診断に直結する

検査値の読み方事典

監修　中原一彦
編著　池田　均

総合医学社

監修の序

近年，医療の世界において，臨床検査の重要性は急速に増している．疾患の診断や，病態の解析に不可欠のものとなっていることは，多くの人が首肯するところであろう．その背景には，診断に直結した検査項目が多く開発され，また，臨床検査の精度管理が精力的かつ継続的に実施されている結果，わが国では，どこでもいつでも，迅速に信頼のおける検査結果が得られるようになったことが挙げられる．また，各疾患の診断のみならず，治療方法の進歩により，以前では難治性といわれていた疾患の予後が急速に改善しており，そうした疾患のモニタリングのうえでも，精確で簡便な臨床検査は重要である．

このような状況の中で，臨床検査を十分に活用して診療にあたることは，患者にとって大きな福音であり，医療従事者にとっては必要不可欠なことであろう．疾患の診断や治療には，問診や身体診察が基本であることは言を俟たないが，そのうえで的確かつ有効に臨床検査を是非利用していただきたい．

本書は，そうしたことを念頭において，重要な検査項目を厳選し，簡便で使いやすいように作成されている．先に総合医学社から出版された『パーフェクトガイド　検査値事典』は，できる限り多くの項目を掲載するように編集されているが，本書は，編集を担当した池田　均先生が「編集にあたって」で述べているように，**日常の実臨床において是非とも必要と思われる項目を厳選し，メカニズムを通して，実際にどのようにして疾患の診断・治療に結びつけていくかがわかるように編集されている**．また，**検査値を解釈する際の注意点や，疾患のフォローアップでの留意点などにも触れている**．内容もコンパクトに2ページにまとめられており，短時間で理解しやすいように編纂されている．緊急に，ある検査項目について知りたいときはもちろん，時間のあるときに本書を通読しても，臨床検査の全体像が整理でき，非常に有用であると思われる．いつも身近に置いて，必要に応じて活用していただければ幸いである．

平成26年3月吉日

中原一彦

編集にあたって

iPS（induced pluripotent stem）細胞に続いてSTAP（stimulus–triggered acquisition of pluripotency）細胞の話題が沸騰しているが，昨今の医学の進歩はこのように目覚ましい．もちろん，これは基礎医学に留まらず，臨床医学の各分野でも同じ状況である．このため，各分野の中での専門分化も顕著となっている．その結果として，例えば同じ内科医であっても，自分の専門分野でない疾患については，「自家薬籠中のもの」のように対応できないことも少なくない．とくに大学病院において診療科ごとに内科や外科が再編されてきた現在，この傾向は強まる一方と考えられる．臨床検査の結果判断についても同様である．自分が，普段あまり利用しないような専門外の臨床検査項目については，細かい点まで把握するのが難しいことを経験される医療関係の方々も少なからずおられるのではないだろうか．

このためには，臨床検査項目をもらさず紹介する事典のような書物が考えられ，実際に多く上梓されている．**一方，本書は膨大な項目を網羅するといった立場とは異なり，日常臨床の場で，よく用いられる項目をピックアップし，それらの変化するメカニズムに注目し，実際にどのように利用するかに焦点を当てて解説することを心がけた．**編集の過程において，執筆をお願いした多くの専門家から項目の採否について，ご意見をいただき，臨床の現場に，よりよく合うように修正も行った．結果として専門外の方にはわかりやすく，かつ利用価値高く，また専門家にとっても知識の整理確認に役立つような書物としてお役立ていただければ望外の喜びである．

平成26年3月吉日

池田　均

執筆者一覧

●監修者　中原　一彦（東京大学名誉教授 / 前 東京大学医学部附属病院 検査部 / 現（独）大学評価・学位授与機構）
●編集者　池田　　均（東京大学医学部附属病院 検査部）

●執筆者（掲載順）

増田亜希子（東京大学医学部附属病院 検査部）
廣井　透雄（国立国際医療研究センター病院 循環器内科）
池田　　均（東京大学医学部附属病院 検査部）
多田　　稔（東京大学医学部附属病院 消化器内科）
下澤　達雄（東京大学医学部附属病院 検査部）
広浜大五郎（東京大学医学部附属病院 腎臓・内分泌内科）
新美　惠子（東京大学医学部附属病院 光学医療診療部）
藤城　光弘（東京大学医学部附属病院 光学医療診療部）
榎奥健一郎（東京大学医学部附属病院 消化器内科　肝癌治療チーム）
佐藤　博亮（福島県立医科大学 腎臓高血圧・糖尿病内分泌代謝内科学講座）
蔵野　　信（東京大学医学部附属病院 検査部）
神保　りか（小平記念東京日立病院 内科・総合健診センター）
高井　大哉（東京大学医学部附属病院 検査部）
松浦　知和（東京慈恵会医科大学 臨床検査医学講座）
盛田　幸司（帝京大学医学部附属病院 内科（内分泌代謝・糖尿病））
檀原　尚典（防衛医科大学校 内分泌代謝内科）
田中　祐司（防衛医科大学校 総合臨床部）
南方　瑞穂（防衛医科大学校 内分泌代謝内科）
江戸　直樹（防衛医科大学校 内分泌代謝内科）
小山　正剛（防衛医科大学校 総合臨床部）
田中　　碧（防衛医科大学校 内分泌代謝内科）
草薙　真澄（防衛医科大学校 内分泌代謝内科）
三好　優香（防衛医科大学校 内分泌代謝内科）
藤田　直也（防衛医科大学校 内分泌代謝内科）
竹村　友秀（防衛医科大学校 内分泌代謝内科）
栗原　鮎美（防衛医科大学校 内分泌代謝内科）
三橋　知明（埼玉医科大学総合医療センター 臨床検査医学）
竹内　靖博（虎の門病院 内分泌代謝科）
鈴木　尚宜（虎の門病院 内分泌代謝科）
高野　幸路（北里大学病院 内分泌代謝内科）
三谷　康二（東京大学附属病院 腎臓・内分泌内科）
梁　　善光（帝京大学ちば総合医療センター 産婦人科）
本倉　　徹（鳥取大学医学部附属病院 血液内科）
久米　幸夫（東京大学医学部附属病院 検査部）
金子　　誠（東京大学医学部附属病院 検査部）
野々部亮子（東京大学医学部附属病院 検査部）
小野　佳一（東京大学医学部附属病院 検査部）
菅野　信子（東京大学医学部附属病院 検査部）
丸尾　理恵（東京大学医学部附属病院 検査部）
伊井野潤子（東京大学医学部附属病院 輸血部）

須永　眞司（小平記念東京日立病院 内科）
林　　　映（東京医科大学病院 リウマチ・膠原病内科）
太原恒一郎（東京医科大学病院 リウマチ・膠原病内科）
沢田　哲治（東京医科大学病院 リウマチ・膠原病内科）
川畑　仁人（東京大学医学部附属病院 アレルギーリウマチ内科）
松橋　美佳（東京大学医学部附属病院 輸血部）
津野　寛和（東京大学医学部附属病院 輸血部）
永友利律子（東京大学医学部附属病院 検査部）
市川　　幹（湘南東部総合病院 血液内科）
中川　正宏（Department of Genetics & Development Columbia University Medical Center）
名倉　　豊（東京大学医学部附属病院 輸血部）
髙橋　孝喜（東京大学医学部附属病院 輸血部）
中井　達郎（東京逓信病院 臨床検査科）
糸山　　智（三井記念病院 救急センター）
長村　　航（東京逓信病院 呼吸器内科）
吉田　　敦（獨協医科大学 感染制御センター，感染制御・臨床検査医学講座）
岡田　　啓（東京大学医学部附属病院 腎臓・内分泌内科）
藤倉　雄二（防衛医科大学校 内科学講座 感染症・呼吸器）
中山千恵美（東京大学医学部附属病院 消化器内科）
小野　敏嗣（東京大学医学部附属病院 消化器内科）
小池　和彦（東京大学医学部附属病院 消化器内科）
奥川　　周（東京大学医学部附属病院 感染制御部）
龍野　桂太（東京大学医学部附属病院 感染制御部）
後藤　耕司（東京大学医学部附属病院 感染症内科）
畠山　修司（東京大学医学部附属病院 感染症内科）
岡本　　耕（Section of Infectious Diseases, Rush University Medical Center）
（東京大学医学部附属病院 感染症内科）
石岡　春彦（Mahidol-Oxford Tropical Medicine Research Unit, Faculty of Tropical Medicine, Mahidol University）
十菱　大介（東京大学医学部附属病院 感染症内科）
中村　春香（東京大学医学部附属病院 感染症内科）
五藤　　忠（文京動坂診療所）
太田　康男（帝京大学医学部 感染症内科）
古賀　一郎（帝京大学医学部 感染症内科）
貫井　陽子（東京大学医学部附属病院 感染制御部）
齋藤　　真（東京大学医学部附属病院 感染症内科）
佐々木　隆（東京大学医学部附属病院 消化器内科）
川上　正敬（東京大学医学部附属病院 検査部）
多田敬一郎（東京大学医学部附属病院 乳腺内分泌外科）
有本　貴英（東京大学医学部附属病院 女性診療科・産科／女性外科）
大須賀　穣（東京大学医学部附属病院 女性診療科・産科／女性外科）
米虫　良允（東京大学医学部附属病院 泌尿器科・男性科）
西松　寛明（東京大学医学部附属病院 泌尿器科・男性科）
本間　之夫（東京大学医学部附属病院 泌尿器科・男性科）
村木　重之（東京大学医学部附属病院 22 世紀医療センター 臨床運動器医学講座）
宮地　勇人（東海大学医学部 基盤診療学系臨床検査学）
菊池　春人（慶應義塾大学 医学部 臨床検査医学）
肥田あゆみ（東京大学医学部附属病院 神経内科）
清水　　潤（東京大学医学部附属病院 神経内科）

本書の利用に際して

本書の記載事項に関しましては，出版にあたる時点において最新の情報に基づくよう，監修者・編集者・執筆者ならびに出版社では最善の努力を払っております．しかしながら，医学・医療の進歩により，記載された内容が，すべての点において完全，正確であることを保証するものではありません．

実際の使用に際しては，試薬または器機の説明文書などで確認のうえ，読者ご自身で，細心の注意を払われることをお願いいたします．

株式会社　総合医学社

目次

I　生化学検査　1

糖代謝

鉄代謝

電解質・金属

血液ガス

ビタミン

機能検査

間脳下垂体

甲状腺

副甲状腺

副腎皮質

副腎髄質・交感神経

性腺・胎盤

消化管ホルモン

生理活性物質

Ⅲ　血液・凝固・線溶系検査　317

血球検査

■血球計数

■血液像

■造血器関連遺伝子検査

凝固・線溶系検査

免疫グロブリン

補 体

自己抗体

免疫細胞

サイトカイン・ケモカイン・増殖因子

血液型および輸血検査

その他

V 感染症検査

抗酸菌

真 菌

一般細菌関連検査

細菌・真菌以外

■クラミジア類

■スピロヘータ類

■リケッチア類

■マイコプラズマ類

■原虫類

肝炎ウイルス

ATLV・HIV

その他のウイルス

感染・炎症マーカー

Ⅵ 腫瘍・線維化・骨代謝マーカー

腫瘍マーカー

線維化マーカー

骨代謝マーカー

Ⅶ　遺伝子検査　871

がん細胞遺伝子検査

I. 生化学検査

総蛋白質（TP）

total protein

血清中にはアルブミン，免疫グロブリンなど 100 種類以上の蛋白質が存在し，これらの総量が総蛋白として測定される．スクリーニング検査の一つであり，多発性骨髄腫，ネフローゼ症候群，栄養障害，肝疾患などを疑う場合に測定する．

検体の採取・取り扱い・保存

- 血清で測定する．血漿では血清に比べて 0.3〜0.5 g/dL 程度増加する[1)]
- 約 1 週間は冷蔵保存でも安定だが，長期には凍結保存が望ましい

基準値・測定法

- 6.5〜8.0 g/dL
- ビューレット法

高値

- γグロブリンの産生増加
  - ・単クローン性（M 蛋白の産生）：多発性骨髄腫，原発性マクログロブリン血症，M 蛋白血症
  - ・多クローン性：自己免疫疾患，慢性炎症性疾患，肝硬変など
- 脱水症：水分摂取不足，下痢，嘔吐，熱傷など

低値

- 蛋白の体外喪失：ネフローゼ症候群，蛋白漏出性胃腸症，出血
- 蛋白素材の不足：栄養失調症，吸収不良症候群
- 蛋白合成障害：肝機能障害，劇症肝炎など
- 血液の希釈：妊娠

意義・何がわかるか？

- 血清の蛋白成分はアルブミンとγグロブリンに大別される．60〜70％がアルブミン（Alb），約 20％がγグロブリン（IgG，IgA，IgM）である．
- 総蛋白質（total protein：TP）は蛋白異常のスクリーニングとして日常診療に必須の検査であり，主に Alb，IgG の変動を反映する．TP の異常を認めたときは，蛋白分画やγグロブリンを確認する．

生体内での動態

規定因子と血中レベルを決める機序

- TP は産生，異化・代謝，組織体液分布によって左右される．
- TP の大部分は Alb であり，Alb にもっとも影響を受ける．
- γグロブリン以外の血漿蛋白の大部分は肝臓で合成され，肝臓，消化管や腎臓などで異化される．血漿蛋白の半減期は 2〜20 日であるものが多い[2)]．γグロブリンは抗体であり，B リンパ球や形質細胞から産生される．

異常値の出るメカニズム

TP 高値

- TP 高値の場合，γグロブリンの増加を疑う．Alb が増加することはあまりないためである．

- M 蛋白を産生する多発性骨髄腫や原発性マクログロブリン血症，多クローン性高γグロブリン血症を示す肝硬変や慢性炎症性疾患などでTP高値となる．

TP 低値

- 低蛋白血症は多くの疾患でみられる．TP減少の多くはAlb減少によるため，TPは栄養状態の指標となる．
- TP 4.5 g/dL 以下では，ネフローゼ症候群や蛋白漏出性胃腸症などが考えられる．
- ネフローゼ症候群の診断基準（平成22年度）では，Alb 3.0 g/dL 以下が必須項目となっており，TP 6.0 g/dL も参考になるとされている．

参考になる検査とその意義

- TPの値だけで血清蛋白異常を診断するのは困難であるため，Alb，蛋白分画をスクリーニング検査として行う．これらの検査結果から血清蛋白異常が疑われる場合には，免疫電気泳動や免疫固定法を追加する．
- Alb：TPとAlbをセットで測定し，評価する．多くの場合は並行するが，並行しないときは免疫グロブリンの増減が考えられる．
- 蛋白分画：M蛋白の有無を確認する．微量のM蛋白は検出できない可能性がある．
- γグロブリン：IgGやIgAが高値の場合は多発性骨髄腫，IgM高値の場合は原発性マクログロブリン血症が疑われる．免疫電気泳動や免疫固定法にて精査を行う．
- A/G比（アルブミン/グロブリン比）：基準値 1.3～2.0（ビューレット・BCG法）．TPとAlbの差をグロブリン（G）とし，Albとの比をとりA/G比を評価することがある．Albが減少し，γグロブリンが増加する疾患（多発性骨髄腫や重症肝疾患，ネフローゼ症候群）で低値となる．A/G比はあくまで簡便な指標であるため，異常を認めた場合は，蛋白分画などを追加する．

診断へのアプローチ

- TP高値かつγグロブリン高値の場合は，多発性骨髄腫，原発性マクログロブリン血症，M蛋白血症を疑い，蛋白分画，免疫電気泳動，免疫固定法などを確認する．
- 貧血，骨病変，腎機能障害は，多発性骨髄腫を疑う臨床所見である．原因不明の腰痛を診たときは，多発性骨髄腫の可能性を考え，血液検査を施行する．

ピットフォール

- 立位では，仰臥位に比べて高値となる．
- 溶血により高値となる．
- 早朝空腹時の採血が望ましい（乳びによる影響を受けるため）[1]．

予後とフォローアップ

- TPが著明な高値（10 g/dL 以上）の場合は多発性骨髄腫や原発性マクログロブリン血症が強く疑われるため，速やかに血液内科医へ紹介するのが望ましい．
- M蛋白血症の場合は，3ヵ月～半年に1回程度の血液検査により，γグロブリン値をフォローアップする．

■文献

1) 〆谷直人：血漿蛋白とその分画．日本臨牀 67（Suppl 8）：223-229，2009
2) 藤田清貴：血漿蛋白の種類・機能・病態．“臨床検査法提要 第33版”金井正光 監修．金原出版，pp 399-403，2010

（増田亜希子）

アルブミン(Alb)

albumin

血清総蛋白のうち，最も多い成分はアルブミンであり，約 50～70％を占める．アルブミンはスクリーニング検査の一つであり，栄養状態や肝合成能の指標となる．ネフローゼ症候群，栄養障害，肝疾患などを疑う場合に測定する．

検体の採取・取り扱い・保存

- 血清で測定する
- 冷蔵保存可能だが，長期には冷凍保存が望ましい

基準値・測定法

- 3.9～4.9 g/dL
- BCG，改良 BCP

※アルブミンの測定法には BCG 法と改良 BCP 法があり，改良 BCP 法のほうが特異性は高い

高値	●脱水症：水分摂取不足，下痢，嘔吐など
低値	●蛋白の体外喪失：ネフローゼ症候群，蛋白漏出性胃腸症，出血 ●蛋白素材の不足：栄養失調症，吸収不良症候群 ●蛋白合成障害：肝硬変，慢性肝炎など ●蛋白異化亢進：重症感染症，甲状腺機能亢進症など

意義・何がわかるか？

- アルブミン（Alb）は血清総蛋白の約 50～70％を占め，栄養状態や肝合成能の指標となる．
- Alb が高値になることは少なく，低値のときに病的意義がある．
- Alb には血漿膠質浸透圧を維持する働きがあるため，低 Alb 血症では浮腫をきたす．胸・腹水や浮腫の原因精査として，Alb を測定する．
- 低カルシウム血症を認める場合，真のカルシウム低下か，見かけ上のカルシウム低下かを鑑別するため，Alb 測定を行う．
- TP と Alb の差をグロブリン（G）とし，アルブミン/グロブリン比（A/G 比）を評価することがある（「総蛋白質」の項参照）.

生体内での動態

規定因子と血中レベルを決める機序

- Alb は，血漿膠質浸透圧の維持，各種物質（ビリルビン，脂肪酸など）の運搬において重要な役割を果たす．
- Alb は肝臓で合成されるため，肝合成能の指標となる．炎症時には肝臓での Alb 合成は抑制される．腎や消化管からの漏出により，Alb は低下する．

異常値の出るメカニズム

Alb 高値

- 脱水症では Alb 高値となることがある．

Alb 低値

- Alb は半減期が約 17 日と長く，比較的長期間の栄養状態も含めた健康状態の指標と

なる．しかし，肝障害，ネフローゼ症候群などでも低下するため，注意が必要である．

● 蛋白の体外喪失：ネフローゼ症候群では尿中に，蛋白漏出性胃腸症では糞便中に Alb が漏出し，低値となる．
● 蛋白素材の不足：栄養失調症，吸収不良症候群．
● 蛋白合成障害：肝硬変，慢性肝炎などでは，肝臓での Alb 合成能が低下する．
● 蛋白異化亢進：重症感染症，甲状腺機能亢進症など．

参考になる検査とその意義

● 腎機能の評価：ネフローゼ症候群など腎疾患の鑑別診断のため，尿検査や血清クレアチニンなどを測定する．
● 肝合成能の評価：AST，ALT，γ-GTP，コリンエステラーゼ，総蛋白，プロトロンビン時間，血小板数など．
● 栄養状態の評価：Alb は半減期が長いため，栄養アセスメント蛋白としては，より半減期の短いトランスサイレチン（TTR）も用いられる．
● M 蛋白の検索：総蛋白高値かつ Alb 低値の場合は，γグロブリンの異常が疑われる．γグロブリン（IgG，IgA，IgM）を測定するとともに，必要に応じて蛋白分画，免疫電気泳動，免疫固定法を行う．

診断へのアプローチ

● Alb 異常高値を呈する場合は，ヘマトクリット，BUN などを測定し，脱水状態にないか確認する．
● Alb 低値の場合，腎疾患，肝疾患，栄養不良の可能性を考えて精査を行う．ネフローゼ症候群の診断基準（平成 22 年度）では，Alb 3.0 g/dL 以下が必須項目となっている．尿蛋白 3.5 g/day 以上が続く場合は，ネフローゼ症候群が強く疑われる．

ピットフォール

● 血清総蛋白と同様，Alb も体位や採血時間により変動する．
● 溶血は正誤差となる．乳び血清の場合，軽度～中等度では問題にならないが，高度の場合は補正が必要となる[1]．

■文献

1）藤田清貴：血漿蛋白測定法．“臨床検査法提要 第 33 版” 金井正光 監修．金原出版，pp 403-406，2010

（増田亜希子）

蛋白分画

protein fractionation

血清の蛋白成分はアルブミンとγグロブリンに大別される．ほかの蛋白成分も含め，電気泳動法を用いて5分画に分類する検査が蛋白分画である．特に，M蛋白の存在を疑う場合に重要な検査である．

検体の採取・取り扱い・保存

- 血清で測定する．溶血の影響を受けるため，溶血検体は用いない
- 約1週間は冷蔵保存でも安定だが，長期には凍結保存が望ましい．凍結融解の繰り返しは避ける

基準値・測定法

蛋白分画	代表的な蛋白	セルロース・アセテート膜電気泳動法[1]
Alb	Alb	60.8～71.8%
α_1グロブリン	α_1アンチトリプシン（α_1AT）	1.7～2.9%
α_2グロブリン	ハプトグロビン（Hp） α_2マクログロブリン（α_2M）	5.7～9.5%
βグロブリン	トランスフェリン（Tf） βリポ蛋白	7.2～11.1%
γグロブリン	IgG	10.2～20.4%

異常パターンを示す疾患（図1）[2]

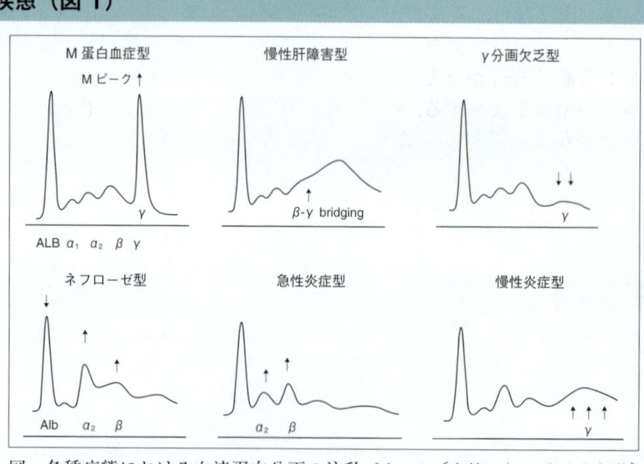

図　各種病態における血清蛋白分画の泳動パターン〔文献2（p118）より転載〕

- 各分画の増減により，いくつかのパターンに分類される．最も重要なのは，M蛋白の検出である
- M蛋白血症型：単クローン性免疫グロブリン（M蛋白）の増加により，β～γ分画に尖鋭なピーク（Mピーク）が形成される．多発性骨髄腫，原発性マクログロブリン血症，MGUS（monoclonal gammopathy of undetermined significance）．IgGはγ分画だが，IgAはβ分画とγ分画の中間に位

置するため，M 蛋白の種類によりピークの位置が異なる

- 慢性肝障害型：肝硬変や慢性肝炎では，多クローン性の免疫グロブリンの増加により β～γ 分画が増加し，β と γ が融合したような波形（β-γ bridging）がみられる．肝硬変では，アルブミンやハプトグロビンなどの肝臓で産生される蛋白が著明に減少する
- γ 分画欠乏型：無～低 γ グロブリン血症では，γ 分画が減少する．
- ネフローゼ型：ネフローゼ症候群では，巨大分子である α_2 マクログロブリンは漏出しないが，Alb などほかの分画の蛋白は尿中に漏出するため，α_2 マクログロブリンの分画が相対的に高くなる．
- 急性炎症型：α_1 アンチトリプシン，ハプトグロビンなど急性相反応物質（α_1～α_2 分画）が増加する．急性感染症，急性心筋梗塞など
- 慢性炎症型：急性炎症型（α_1 アンチトリプシンやハプトグロビンの増加）に加え，多クローン性の γ グロブリンの増加を認める．慢性感染症，悪性腫瘍など

意義・何がわかるか？

- 蛋白分画は蛋白異常のスクリーニングとして行われる検査である．
- 血清蛋白全体を電気泳動法により 5 分画に分類し，個々の蛋白の増減を把握できる．M 蛋白のスクリーニングにも有用である．正常では，60 ～ 70% がアルブミン（Alb），約 20% が γ グロブリン（IgG，IgA，IgM）である．

生体内での動態

異常値の出るメカニズム

- アルブミン分画はアルブミンが，γ グロブリン分画は IgG がほとんどを占めており，各々の増減を反映する．α_1，α_2，β の各分画は数種類の蛋白から構成されているため，その中で比較的濃度の高い成分の増減を反映する．各分画の増減は，前述のようなパターンに分類される．

参考になる検査とその意義

- 蛋白分画のみで特定の疾患を推定することはできない．蛋白分画で異常を認める場合は，まず総蛋白，Alb，免疫グロブリン（IgG，IgA，IgM）を確認する．
- 蛋白分画で M ピークを認める場合は，血清，尿の免疫電気泳動や免疫固定法を行い，M 蛋白を同定するとともに，Bence-Jones 蛋白の有無を確認する．
- 微量の M 蛋白は蛋白分画で検出できない場合がある．ほかの検査データから M 蛋白の存在を疑う場合は，免疫電気泳動や免疫固定法でも確認する．

診断へのアプローチ

- 総蛋白や Alb に異常を認める場合は蛋白分画を行い，どの蛋白に変動があるか推測する．
- 高齢者で，腰痛や骨痛を訴え，貧血や高蛋白血症を認める場合は，多発性骨髄腫の可能性を考えて，免疫グロブリンや蛋白分画の測定を行う．
- M ピークを認める場合は，多発性骨髄腫，原発性マクログロブリン血症などが考えられるため，血液内科医へ紹介するとともに，M 蛋白の同定を行う．

ピットフォール

- 血清蛋白分画は，食事，採血時間，体位，性別による影響を認めないとされる[3]．季節や年齢の影響は受ける．

文献

1）櫻井郁之介 監修：蛋白分画．“今日の臨床検査 2011-2012” 南江堂，pp 224-225，2011

2）山口　晃，木村　聡：血清総蛋白と蛋白分画．medicina 47：114-118，2010

3）〆谷直人：血漿蛋白とその分画．日本臨牀 67（Suppl 8）：223-229，2009

（増田亜希子）

トランスサイレチン（TTR）（プレアルブミン）

transthyretin

トランスサイレチンは，以前はプレアルブミンと呼ばれていた蛋白である．半減期が２日と短く，肝機能や栄養状態の指標として用いられている．

検体の採取・取り扱い・保存

- 血清（凍結）

基準値・測定法

- 22～40 mg/dL
- ネフェロメトリー

高値
- 急性肝炎の回復期，ネフローゼ症候群，甲状腺機能亢進症

低値
- 術後栄養状態不良，栄養摂取不足
- 急性肝炎，慢性肝炎，肝硬変（非代償期）
- 重症感染症

意義・何がわかるか？

- トランスサイレチン（transthyretin：TTR）は，肝臓で合成される分子量約 55 kDa の蛋白である．TTR は，電気泳動でアルブミンより陽極側に検出されることから，プレアルブミンと呼ばれていた．甲状腺ホルモンであるサイロキシンとレチノール（ビタミン A）の輸送に関与していることから，最近は TTR と呼ばれている．
- TTR は半減期が２日と非常に短く，急性相反応物質の一つである．半減期が短いため，栄養摂取や直近の肝合成能を鋭敏に反映する．TTR の血中濃度の変動はアルブミンやトランスフェリンなどよりも早期に起こるため，栄養状態の指標として広く使用されている[1]．
- 家族性アミロイドポリニューロパチーⅠ型では，TTR の遺伝子異常が認められ，異常な TTR が神経線維に蓄積する．

生体内での動態

- TTR は主に肝臓で産生される．脳の脈絡叢でも産生されており，髄液に多く含まれている．
- TTR には大きく分けて２つの役割がある．

①サイロキシンの輸送：サイロキシンの大部分はグロブリンと結合して運搬されるが，一部は TTR と結合している．

②レチノール結合蛋白（RBP）と結合して腎糸球体からの漏出を防ぐ：RBP はレチノールの輸送を担う非常に小型の蛋白である．TTR と結合することで，腎糸球体を通過せず，標的細胞にレチノールを供給できる．

規定因子と血中レベルを決める機序

- TTR は肝臓で合成されるため，肝臓の合成能を反映する．また，血中の半減期が短いため，直近の栄養状態を反映し，栄養状態が不良な場合には低値となる．
- TTR は負の急性相反応蛋白であり，炎症性疾患では低下する．

異常値の出るメカニズム

TTR 低値

- 低栄養状態：TTR の合成に必要なアミノ酸が不足するため低値となる．栄養が補給されると1〜数日で上昇する．
- 肝機能障害：TTR は肝臓で合成されるため，その血中濃度は肝臓での蛋白合成能を反映する．ただし，慢性肝障害では蛋白代謝がほぼ一定の平衡状態にあるため，血清アルブミンのほうがより正確な指標となり，TTR の意義は少ない[2]．
- 炎症性疾患：TTR は負の急性相反応物質であるため，重症感染症などでは低下する．

TTR 高値

- 急性肝炎の回復期：肝細胞壊死が強いときは TTR が低下するが，回復期には蛋白合成が亢進し，TTR は一過性に高値となることがある．
- ネフローゼ症候群：TTR は尿中へ漏出するが，肝臓での蛋白合成も亢進するため，多くは TTR が増加する．
- 甲状腺機能亢進症：TTR の産生亢進による．

参考になる検査とその意義

- 栄養状態の評価：総蛋白質，アルブミン，総コレステロール，トランスフェリンなど．
- 肝合成能の評価：AST，ALT，γ-GTP，コリンエステラーゼ，総蛋白質，アルブミン，プロトロンビン時間，血小板数など．
- ほかの栄養アセスメント蛋白：アルブミン，RBP が参考となる．アルブミンは半減期が約 17 日と長い．一方，RBP は約 0.5 日と短い．アルブミンは，比較的長期間の栄養状態を反映した変動を示し，経過観察に適する．
- 炎症の評価：CRP が参考となる．TTR は低栄養だけでなく炎症性疾患でも低下するため，炎症性疾患の有無を CRP で確認する．

診断へのアプローチ

- 栄養アセスメント：中心静脈栄養から経口・経腸栄養への移行を決定する際の指標として，有用である[2]．

ピットフォール

- TTR は，栄養不良以外の病態でも変化するため，測定値の解釈に注意が必要である．
- TTR は，成人では男性でやや高値を示す．小児では成人よりもやや低値傾向である．喫煙や飲酒，食事の影響は受けない[1]．

■文献

1）矢内　充：トランスサイレチン（プレアルブミン）．日本臨牀 67（Suppl 8）：231-233，2009
2）高木　康：栄養評価蛋白．medicina 47（増刊号）：144-146，2010

（増田亜希子）

免疫電気泳動

immunoelectrophoresis

血清には多種多様な蛋白が含まれるが，免疫電気泳動（IEP）では「沈降線」により個々の蛋白の増減をみることができる．M 蛋白や Bence Jones 蛋白の有無，種類と大まかな量も確認できる．

検体の採取・取り扱い・保存

- 血清で測定する
- 数日は冷蔵保存でも安定だが，長期には凍結保存が望ましい

基準値・測定法

- 基準値：異常な蛋白を認めない（正常血清と比べて，沈降線の位置や形状，太さに違いがない）
- 測定法：寒天・アガロース電気泳動法，免疫沈降法

異常パターンを示す疾患

- M 蛋白血症：多発性骨髄腫，原発性マクログロブリン血症，意義不明の単クローン性 γ グロブリン血症（monoclonal gammopathy of undetermined significance：MGUS）
- 多クローン性高 γ グロブリン血症：感染症，慢性肝疾患，膠原病など
- 免疫グロブリンの減少：原発性免疫不全症候群，後天性の低 γ グロブリン血症
- 健常人における IEP の沈降線パターンを図 1 に[1]，IgG-κ 型 M 蛋白血症の泳動パターンを図 2 に示す

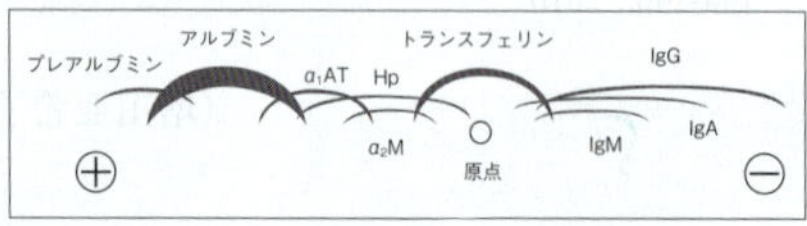

図 1　健常成人における免疫電気泳動の沈降線パターン　〔文献 1（p 119）より転載〕
α_1AT：α_1 アンチトリプシン　α_2M：α_2 マイクログロブリン　Hp：ハプトグロビン

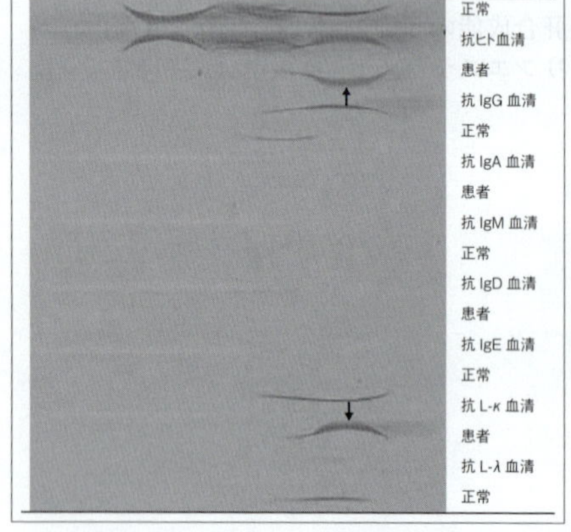

図 2　IgG-κ 型 M 蛋白血症の血清免疫電気泳動像

抗 IgG 抗体，抗 κ 抗体で M-bow を認める

意義・何がわかるか？

- IEPは，電気泳動による蛋白分画法に，ゲル内免疫沈降反応を組み合わせた検査である．微量な蛋白成分を，抗血清との反応で生じる沈降線により，定性的，半定量的に測定できる[2)]．単クローン性免疫グロブリン（M蛋白）の同定に重要な検査である．
- 正常血清と患者血清で，沈降線のパターンを比較する．患者の血清が量・質ともに正常血清と同様であれば，沈降線の形状は抗体を入れた溝に対して線対称となる．線対称でない場合は，異常を疑う．
- M-bowを認める場合はM蛋白の存在が考えられる．沈降線が全体的に太い場合は多クローン性の免疫グロブリンの増加を考える．
- 血清IEPではM蛋白の種類を，尿IEPではBence Jones蛋白（BJP）を同定できる．

生体内での動態

異常値の出るメカニズム

- M蛋白が存在する場合，いずれかの免疫グロブリンの沈降線に弓状のふくらみ（M-bow）を形成する．特異抗血清を用いることにより，軽鎖の種類（κかλか）を確認できる．
- 通常の免疫グロブリンは重鎖と軽鎖で構成されるが，BJPは軽鎖だけの小分子であり，尿の免疫電気泳動法や免疫固定法でκ鎖あるいはλ鎖のみが検出される．
- 多クローン高γグロブリン血症では，いずれの免疫グロブリンも増加し，M-bowは認めない．免疫電気泳動では，各沈降線の太さが増強する．

参考になる検査とその意義

- IEPにてM蛋白を認める場合，多発性骨髄腫などの形質細胞腫瘍を念頭において精査を行う．総蛋白，Alb，免疫グロブリン，骨髄検査，骨X線，CTなど．
- IEPでは微量のM蛋白を検出できない場合がある．M蛋白の存在を強く疑うが，IEPでM-bowを認めない場合，より高感度な方法でM蛋白を検出する．
- 免疫固定法（IFE）：アガロースで電気泳動後，抗血清を反応させ，染め出す方法である．M蛋白の検出において，IEPよりも感度が高い．M蛋白がある場合，幅が狭い濃いバンドが出現する．
- 免疫グロブリン遊離軽鎖κ/λ比（free light chain ratio：rFLC）：ネフェロメトリー法により血清中の遊離κ鎖およびλ鎖を測定し，κ/λ比を算出する検査である．M蛋白検出において，IEPよりも感度が高い．

診断へのアプローチ

- 総蛋白の増減や蛋白分画で異常を認めた場合にIEPを行う．
- 免疫グロブリン高値の場合には，M蛋白血症と多クローン性高γグロブリン血症との鑑別を目的として，IEPを行う．
- IEPでM蛋白を認める場合：IgG型やIgA型では多発性骨髄腫が，IgM型では原発性マクログロブリン血症の可能性がある．臨床症状に乏しい場合は，MGUSが疑われる．血液内科医にコンサルトする．

予後とフォローアップ

- IEPはフォローアップに用いられる場合もあるが，頻繁に行う検査ではない．

■文献

1）木村　聡，山口　晃：免疫電気泳動．medicina 47：119-122，2010
2）櫻井郁之介 監修：免疫電気泳動（IEP）．“今日の臨床検査 2011-2012”南江堂，pp 224-226，2011

（増田亜希子）

ミオグロビン

myoglobin

ミオグロビンは心筋，骨格筋などで酸素を結合する分子量約17,800のヘム蛋白で細胞質に豊富に存在し，虚血などにより細胞膜が傷害を受けると小分子であるため，H-FABP同様に速やかに血中に流出し，横紋筋の傷害を早期に発見できる．

検体の採取・取り扱い・保存

- 採血後，遠心分離し冷蔵し，凍結は避ける
- 採尿後，冷蔵し，凍結は避ける
- 迅速診断キットが存在する

基準値・測定法

- 血　清　60 ng/mL以下，RIA2抗体法
- 部分尿　10 ng/mL以下，RIA2抗体法

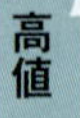 高値	●急性心筋梗塞，心筋炎，筋ジストロフィー，皮膚筋炎，多発性筋炎，横紋筋融解症，甲状腺機能低下症
 低値	●臨床的意義は少ない

意義・何がわかるか？

- ミオグロビンは心筋，骨格筋などの横紋筋に存在する154アミノ酸からなる分子量約17,800のヘム蛋白である．
- 酸素親和性がヘモグロビンより高く，赤血球中のヘモグロビンにより運ばれてきた酸素を筋組織で受け取り，これを筋組織中で運搬，貯蔵し，エネルギー産生系に供給する．
- 細胞質に豊富に存在し，筋肉の赤のもとであるが，筋肉細胞の崩壊時には速やかに細胞外へ逸脱して，血中に流入する．
- 腎臓において糸球体で100％濾過され，尿細管上皮細胞に取り込まれ代謝されるが，血中ミオグロビン濃度が0.5〜1.5 mg/dL以上になると，腎臓の処理能力を超え，尿中にミオグロビンが排出され，赤色〜褐色の尿となる．
- 血中ミオグロビンの測定は，心筋梗塞などの筋傷害や筋ジストロフィーなどの骨格筋傷害，その重症度の診断に有用である．小分子のため，心筋梗塞発症後早期に血中に逸脱し，1〜3時間以内に上昇し，7〜10時間でピークに達し，24〜48時間以内に正常化する[1,2]．
- 心筋梗塞の早期診断，再梗塞，再灌流の指標に適するが，組織特異性は低い．HMG-CoA還元酵素，いわゆるスタチン系薬剤の副作用として，横紋筋融解が有名である．

生体内での動態

規定因子と血中レベルを決める機序

- ヒトのミオグロビンは154個のアミノ酸からなり，8個のαヘリックスをもち，1個のヘム（Fe^{2+}）を取り囲む分子量約17,800の単量体の球状蛋白である．

●酸素親和性は赤血球中のヘモグロビンより高く，酸素を受け取り，貯蔵することができる．
●虚血，強い圧迫，挫滅などにより，心筋，骨格筋の細胞膜が傷害されると，球状の小分子のため，早期に血中に流出し，傷害量に相関する．
●腎機能によりミオグロビンの処理能力が異なるが，横紋筋融解などで大量のミオグロビンが存在する場合は近位尿細管の細胞毒性のため急性腎不全の原因となる[3]．
●尿が酸性であると，ミオグロビンがTamm-Horsfall蛋白と反応し，尿細管傷害が増悪する．

診断へのアプローチ

●急性心筋梗塞で，測定されることもあるが，同程度の分子量で同じように逸脱し，心筋特異性が高いH-FABPや心筋特異性が高く二相性に上昇するトロポニンTが測定されることが多い[4]．
●横紋筋融解症では，CKとともに測定され，その上昇は傷害筋肉量と相関する．

異常値の出るメカニズム

●前述のとおり，横紋筋の傷害で上昇する．
●腎機能障害で上昇する．

参考になる検査とその意義

●心筋傷害時には，細胞質に含まれる可溶性蛋白であるAST（GOT），LDH，H-FABP，CK，CK-MBも上昇するので，同時に測定することは重要である．
●H-FABP，CK-MBは心筋特異性が比較的高く，骨格筋障害との鑑別に有用である．筋原線維マーカーとして，ミオシン軽鎖，トロポニンT，トロポニンIも上昇する．トロポニンは心筋特異性が高い．
●BUN，Cre，UA，Na，K，Clなどの腎機能検査は必須である．
●尿検査で尿潜血陽性で，尿沈渣で赤血球が認められない場合はミオグロビン尿である可能性が高い．
●迅速診断キットも存在する．

ピットフォール

●ミオグロビンは骨格筋に心筋の2倍以上含まれる．
●運動や外傷などによる骨格筋障害でも上昇する．
●腎不全でも上昇する．

予後とフォローアップ

●前述のとおり，速やかに上昇し，低下する．広範な骨格筋傷害では，ミオグロビンが上昇し，腎臓の尿細管細胞が傷害されて急性腎不全になる可能性が高いので，大量輸液を行い，腎機能とともに経過を観察する．

■文献

1）急性心筋梗塞（ST上昇型）の診療に関するガイドライン．http://www.j-circ.or.jp/guideline/pdf/JCS2008_takano_h.pdf
2）金井正光 監修：臨床検査法提要　改訂第33版．金原出版，p 1596，2010
3）Bosch X, Poch E, Grau JM：Rhabdomyolysis and acute kidney injury. N Engl J Med 361（1）：62-72, 2009
4）Kurz K, Giannitsis E, Becker M et al：Comparison of the new high sensitive cardiac troponin T with myoglobin, h-FABP and cTnT for early identification of myocardial necrosis in the acute coronary syndrome.Clin Res Cardiol 100（3）：209-215, 2011

（廣井透雄）

心室筋ミオシン軽鎖1（MLC1）

myosin light chain 1

ミオシン分子は分子量 220 kDa の重鎖と軽鎖（MLC1 27 kDa, MLC2 20 kDa）からなり，心筋細胞の傷害により，血中に流出する．測定は MLC1 を行う．

検体の採取・取り扱い・保存

●採血後，血清を遠心分離し冷蔵保存．測定が遅くなるときは冷凍保存

基準値・測定法

● 2.5 ng/mL 以下
● EIA

高値 ●急性心筋梗塞，心筋炎，筋ジストロフィー

低値 ●臨床的意義は少ない

意義・何がわかるか？

●ミオシンは筋肉の構造蛋白であり，アクチンと相互作用し，ATP をエネルギー源として筋肉細胞を収縮させる．
●心筋ミオシン分子は 1 対の分子量 220kDa の重鎖と 2 対の軽鎖（MLC1 27kDa, MLC2 20kDa）からなる．
●筋肉細胞の傷害により，軽鎖が重鎖から解離して，血液中に逸脱する．
● MLC1 は 195 アミノ酸からなり，測定系が安定している．
●心筋傷害の程度がわかる．

生体内での動態

規定因子と血中レベルを決める機序

●急性心筋梗塞発症後 3～6 時間で上昇し始め，ピークは 2～5 日後，7～14 日間，異常値を持続する[1]．
●傷害を受けた筋肉の量に規定される．
●腎臓排泄のため，腎障害で上昇する．

異常値の出るメカニズム

●前述のとおり，横紋筋の傷害で上昇する．
●腎機能障害で上昇する．

参考になる検査とその意義

●心筋傷害時には，細胞質に含まれる可溶性蛋白である GOT，LDH，H-FABP，CK，CK-MB も上昇するので，同時に測定することは重要である．
● H-FABP，CK-MB は心筋特異性が比較的高く，骨格筋傷害との鑑別に有用である．
●筋原線維マーカーとして，ミオシン軽鎖，トロポニン T，トロポニン I も上昇する．
● BUN，Cre，UA，Na，K，Cl，尿検査などの腎機能検査が必要である．

診断へのアプローチ

●急性心筋梗塞の急性期の診断に使われることはなくなってきており，1 週間くらい前までのイベントが心筋梗塞であったかどうかなどが判断できる[2]．

ピットフォール

●心室筋ミオシン重鎖は，大動脈解離で上昇する．

●筋ジストロフィーで上昇する[3]．
●腎障害で上昇する．

予後とフォローアップ

●高値であると予後が悪い[4]．

■文献
1）Nagai R, Isobe M, Yazaki Y et al：Clinical application of immunoassays for cardiac myosin light chains. Rinsho Byori 37（12）：1353-1359, 1989
2）Nagai R, Yazaki Y：Biochemical diagnosis for acute myocardial infarction：myosin light chain.［Article in Japanese］Rinsho Byori 39（11）：1161-1165, 1991
3）Saitoh M, Miyakoda H, Kitamura H et al：Clinical significance of serum cardiac myosin light chain I in patients with muscular dystrophy. Rinsho Shinkeigaku 30（8）：835-839, 1990
4）Yamada T, Matsumori A, Tamaki S et al：Myosin light chain I grade：a simple marker for the severity and prognosis of patients with acute myocardial infarction. Am Heart J 135（2 Pt 1）：329-334, 1998

（廣井透雄）

心筋トロポニン T, I

cardiac toroponin T, I

心筋トロポニンC, T, Iは複合体を形成し，アクチンとトロポミオシンとともに細フィラメントを形成し，筋収縮の調節に関与する．平滑筋には存在せず，心筋と骨格筋では構造が異なるため，心筋傷害の特異的なマーカーとして測定することができる．

検体の採取・取り扱い・保存

- 採血後，遠心分離し血清を凍結保存

基準値・測定法

- 心筋トロポニンT
  0.014 ng/mL 以下　急性心筋梗塞診断のカットオフ値 0.100 ng/mL，ECLIA
- 心筋トロポニンI
  0.01 ng/mL 以下，CLEIA
- 迅速診断キットが存在する

高値

- 急性心筋梗塞，不安定狭心症，冠攣縮性狭心症，心筋炎，肥大型心筋症，拡張型心筋症，左室肥大，産褥心筋症，たこつぼ心筋症，アミロイドーシス，頻脈，心不全，電気的除細動後，心臓手術後，経皮的冠動脈形成術後，経皮的心筋焼却術後，大動脈解離，肺血栓塞栓症，慢性閉塞性肺疾患，敗血症，化学療法後，一酸化炭素中毒，シアン中毒，くも膜下出血，脳梗塞，頭蓋内出血，てんかん，腎不全，激しい運動後，筋炎，皮膚筋炎，横紋筋融解，前子癇

低値

- 健常者では検出されない

意義・何がわかるか？

- トロポニン複合体はC，T，Iからなり，平滑筋にはなく横紋筋に存在し，心臓型，骨格筋型のアイソフォームがある．
- カルシウムが存在しないときはトロポミオシンがアクチンフィラメントの活性部位を抑制しているが，細胞内 Ca^{2+} の上昇によりトロポニンが Ca^{2+} を結合し，トロポミオシンの抑制をとり，ミオシンとアクチンが接触し，収縮を起こす．
- 心臓型トロポニンTは，295アミノ酸からなる分子量約37kDaの蛋白で，約94％が筋原線維構造蛋白を構成し，約6％が可溶性分画として細胞質に存在し，急性心筋梗塞では3～6時間の早期に細胞質からの遊出（12～18時間後にピーク，32時間後終了）するとともに後期には筋原線維壊死による上昇があり（90～120時間後ピーク），二峰性となる．
- 心臓型トロポニンIは210アミノ酸からなり，急性心筋梗塞発症後3～4時間で上昇し，10～16時間をピークとし，5～9日で正常に戻る．
- H-FABPよりも，心筋特異度が高い．

生体内での動態

規定因子と血中レベルを決める機序

- 虚血などにより，心筋の細胞膜が傷害されると，可溶性の心筋トロポニンT，Iが，比較的早期に血中に流出し，傷害量に相関する．
- 腎臓より排出されるため，腎機能低下時に上昇する．

異常値の出るメカニズム

- 前述のとおり，直接，間接の心筋の傷害で上昇する．
- 腎機能障害で上昇する．

参考になる検査とその意義

- 心筋傷害時には，細胞質に含まれる可溶性蛋白であるAST（GOT），LDH，CK，CK-MB，H-FABPも上昇するので，同時に測定することは重要である．
- CK-MBも心筋特異性が比較的高く，骨格筋傷害との鑑別に有用である．
- 心筋傷害時には，筋原線維マーカーとして，ミオシン軽鎖も上昇する．
- H-FABPと同時に測定すると診断率があがる．
- BUN，Cre，UA，Na，K，Clなどの腎機能検査は必須である．
- 迅速診断キットが存在し，胸痛患者で有用性が高い．

診断へのアプローチ

- 高感度のトロポニン測定により，3時間以内の急性心筋梗塞でも診断が可能[1,2]．
- 急性心筋梗塞で，トロポニンIは感度90.7%，特異度90.2%，3時間以内では陰性的中率が84.1%，陽性的中率が86.7%であった[2]．
- 急性心筋梗塞のみならず，救急外来における種々の疾患の診断，鑑別に有用である[3]．
- トロポニンTは急性期をすぎた心筋梗塞でも，心筋ミオシン軽鎖のように検出ができる．

ピットフォール

- 発症早期では偽陰性を示す場合があるので，疑われるときは胸痛発症後5～6時間で再検査する．
- 心臓にはっきりとした傷害がなくても，間接的な軽微な心筋傷害でも上昇する鋭敏なマーカーである．

予後とフォローアップ

- 急性心筋梗塞における30日目の転帰は，トロポニンIが0.04 ng/mL以上では未満に対して，有意に悪かった[2]．
- 慢性心不全ではトロポニンが重症度と予後評価に重要である[4]．
- 冠動脈形成術などによる再灌流の指標として，発症後14時間後と32時間後のトロポニンTの比をとり，1以上であれば早期の再灌流に成功したと考えられ，1以下であれば再灌流が十分ではなく組織破壊が激しく予後不良と考えられる．

■文献
1）Reichlin T, Hochholzer W, Bassetti S et al：Early diagnosis of myocardial infarction with sensitive cardiac troponin assays. N Engl J Med 361（9）：858-867, 2009
2）Keller T, Zeller T, Peetz D et al：Sensitive troponin I assay in early diagnosis of acute myocardial infarction. N Engl J Med 361（9）：868-877, 2009
3）Tsai SH, Chu SJ, Hsu CW et al：Use and interpretation of cardiac troponins in the ED. Am J Emerg Med 26（3）：331-341, 2008
4）Latini R, Masson S, Anand IS et al：Prognostic value of very low plasma concentrations of troponin T in patients with stable chronic heart failure. Circulation 116（11）：1242-1249, 2007

（廣井透雄）

ヒト心臓由来脂肪酸結合蛋白（H-FABP）（心臓型脂肪酸結合蛋白）

heart type fatty acid binding protein

心臓由来脂肪酸結合蛋白は，脂肪酸の運搬をする分子量約14.9kDaの細胞内低分子可溶性蛋白であり，心筋虚血などにより細胞膜が傷害を受けると，小分子であるため，ミオグロビン同様に速やかに血液中に逸脱する．

検体の採取・取り扱い・保存

●採血後，血清を遠心分離し冷蔵保存．測定まで時間がかかるときは冷凍保存

基準値・測定法

● 6.2 ng/mL 未満
●ラテックス凝集法
●迅速診断キット が存在する

高値

●急性心筋梗塞，心筋炎，心不全，大動脈解離，肺血栓塞栓症，骨格筋傷害，腎機能障害

低値

●臨床的意義は少ない

意義・何がわかるか？

●脂肪酸結合蛋白は，長鎖脂肪酸を細胞膜で取り込み，ミトコンドリアへ運搬し，心臓型，肝臓型，小腸型などのアイソフォームがある．
●心臓型（H-FABP）は，133 アミノ酸からなる分子量約 14.9 kDa の小さな可溶性蛋白であり，急性心筋梗塞発症後，ミオグロビンと同様に 1～3 時間以内に血中濃度が上昇し，超急性期のマーカーとして有用である．
● 7～10 時間でピークに達し，24～48 時間以内に正常化する．
● H-FABP は骨格筋より心筋に多く，ミオグロビンより心筋特異度が 20 倍高い．
●トロポニンよりも，心筋特異度が低い．

生体内での動態

規定因子と血中レベルを決める機序

●虚血などにより，心筋の細胞膜が傷害されると，小分子のため，早期に血中に流出し，傷害量に相関する．
●腎臓より排出されるため，腎機能低下時に上昇する．

異常値の出るメカニズム

●前述のとおり，心筋の傷害で上昇する．
●腎機能障害で上昇する．

参考になる検査とその意義

●心筋傷害時には，細胞質に含まれる可溶性蛋白である GOT，LDH，CK，CK-MB も上昇するので，同時に測定することは重要である．
● CK-MB は心筋特異性が比較的高く，骨格筋傷害との鑑別に有用である．
●心筋傷害時には，筋原線維マーカーとして，ミオシン軽鎖，トロポニン T，トロポニン I も上昇する．
●トロポニンは心筋特異度が高いので，同時

に測定すると診断率があがる.

- BUN, Cre, UA, Na, K, Cl などの腎機能検査は必須である.
- 迅速診断キットが存在し，胸痛患者で有用性が高い.

診断へのアプローチ

- 急性心筋梗塞における H-FABP の感度は，胸痛発症から 0～3 時間で 64.3％，3～6 時間で 85.3％，心臓トロポニン I と同時に測定の感度は 0～3 時間で 71.4％，3～6 時間で 88.2％と上昇する[1].
- H-FABP の陰性的中率は，0～3 時間で 93％，3～6 時間で 97％，心臓トロポニン I と同時に測定の陰性的中率は 0～3 時間で 94％，3～6 時間で 98％，6～12 時間で 99％となり，非常に有用である[1].

ピットフォール

- 心不全，大動脈解離，肺血栓塞栓症，骨格筋傷害，腎機能障害なども上昇する.

予後とフォローアップ

- H-FABP はトロポニン T，心電図変化などと独立して，1 年後の死亡または心筋梗塞を有意に予測するバイオマーカーである[2].
- 肺血栓塞栓症の発症 30 日後の死亡率を予想できる[3].
- 心不全患者のリスクをトロポニンよりも判定できる[4].

■文献

1) McMahon CG, Lamont JV, Curtin E et al：Diagnostic accuracy of heart-type fatty acid-binding protein for the early diagnosis of acute myocardial infarction. Am J Emerg Med 30（2）：267-274, 2012

2) McCann CJ, Glover BM, Menown IB et al：Novel biomarkers in early diagnosis of acute myocardial infarction compared with cardiac troponin T. Eur Heart J 29（23）：2843-2850, 2008

3) Kaczyñska A, Pelsers MM, Bochowicz A et al：Plasma heart-type fatty acid binding protein is superior to troponin and myoglobin for rapid risk stratification in acute pulmonary embolism. Clin Chim Acta 371（1-2）：117-123, 2006

4) Niizeki T, Takeishi Y, Arimoto T et al：Heart-type fatty acid-binding protein is more sensitive than troponin T to detect the ongoing myocardial damage in chronic heart failure patients. J Card Fail 13（2）：120-127, 2007

（廣井透雄）

ヒアルロン酸（HA）

hyaluronic acid

高分子多糖体で，肝臓の線維化マーカーとして用いられる．肝臓の線維化以外にも炎症や腫瘍性疾患で血中レベルが上昇することが知られている．

検体の採取・取り扱い・保存

●血清にて測定するが，食事により上昇するので，空腹時に採血する

基準値・測定法

● 50 ng/mL 以下
●ラテックス免疫凝集法

高値	●線維化の進んだ肝疾患．炎症性疾患，腫瘍性疾患
低値	●意義は小さい

意義・何がわかるか？

●肝臓に対して，障害が慢性的に続くと，ウイルス・アルコール・自己免疫機序・脂肪沈着など原因にかかわらず線維化をきたす．肝線維化の診断の gold standard は生検による組織診断であるが，ごく一部の組織により肝臓全体の判断を行うこと，組織診断を行う医師の判断に乖離がありうること，侵襲的な検査で繰り返し行うことが難しいことなどから，ほかの方法，特に血液マーカーによる診断が期待されている．

●ヒアルロン酸は，その血中レベルが肝線維化の進展に伴い上昇するため，血液マーカーの一つとして用いられている．

生体内での動態

規定因子と血中レベルを決める機序

●正常肝において，ヒアルロン酸は類洞内皮細胞上の受容体により取り込まれ代謝される．

●線維肝においては，ヒアルロン酸の類洞内皮細胞による取り込みが低下する．

●炎症性疾患，腫瘍性疾患では，ヒアルロン酸産生が亢進する．

●腎臓から排泄される．

異常値の出るメカニズム

●肝臓の線維化に伴い，構成細胞の一つである類洞内皮細胞は形質転換し，種々の受容体を失い，肝臓特有の血管構造である肝類洞に基底膜が形成される〔毛細血管化（capillarization）〕．この類洞内皮細胞形質転換に伴う受容体減少により，ヒアルロン酸の取り込みが低下する結果，血中ヒアルロン酸レベルは上昇する．

●炎症性疾患，腫瘍性疾患においては，ヒアルロン酸産生亢進により血液中レベルは上昇する．

●食後に血中ヒアルロン酸レベルは上昇する．

●腎障害時には，腎臓からの排泄低下により血中ヒアルロン酸レベルは上昇する．

参考になる検査とその意義

●ほかの血中肝線維化マーカーとしてⅣ型コラーゲン，Ⅲ型プロコラーゲンプロペプチ

ドが知られている.

●肝臓の線維化に伴い類洞に基底膜が形成され，同部位にⅣ型コラーゲン沈着が顕著となるが，その反映として血液中Ⅳ型コラーゲンレベルが上昇する.

●Ⅲ型プロコラーゲンプロペプチドは，肝線維化において産生される線維成分としてのⅢ型コラーゲンの産生過程で生成される中間産物である.

●Ⅳ型コラーゲンはヒアルロン酸と同様に肝線維化の程度を示し，Ⅲ型プロコラーゲンプロペプチドは検査時点での肝線維化のスピードを表すと考えられている.

●超音波技術を利用して肝臓の硬さを測定することにより肝線維化を判定するフィブロスキャン，ARFIエラストグラフィ，リアルタイムティッシュエラストグラフィなどが導入されている.

診断へのアプローチ

●ヒアルロン酸は肝臓の線維化の程度，すなわち，検査時点でどれくらい肝臓に線維が沈着しているかを示すものと考えられている.

●線維化の進行した肝硬変の診断のカットオフ値は225 ng/mLとされる.

ピットフォール

●肝線維化の診断に用いる際，炎症性疾患，腫瘍性疾患および腎障害の合併により，線維化の判断としては「偽高値」となりうることに注意する.

予後とフォローアップ

●血液中ヒアルロン酸が高値となり肝硬変の状態の場合，食道静脈瘤，胸腹水や肝性脳症合併および肝細胞がん発症に注意する.

（池田　均）

セルロプラスミン

ceruloplasmin

銅結合蛋白．肝臓で合成され，急性相反応物質の一つ．

検体の採取・取り扱い・保存

- 空腹時採血検体を用いる

基準値・測定法

- 21～37 mg/dL
- ネフェロメトリー

高値	●感染症，悪性腫瘍，胆道閉塞性疾患
低値	● Wilson 病，Menkes 病，栄養障害，重症肝障害（合成能低下），ネフローゼ

意義・何がわかるか？

- 先天性代謝異常症である Wilson 病，Menkes 病で低下し，診断に有用．
- 急性相反応物質であり，炎症性疾患の病勢把握に用いられる．
- 悪性腫瘍で血中レベルが上昇することもあり，病勢把握，治療効果判定に用いられる．

生体内での動態

規定因子と血中レベルを決める機序

- 肝臓で合成され，胆汁中に排泄される．

異常値の出るメカニズム

- 重症肝障害（急性肝炎や肝硬変）では，肝臓での合成低下により血中レベルは低下する．
- ネフローゼや蛋白漏出性胃腸症では，体外への漏出により血中レベルは低下する．
- 感染症，自己免疫疾患などの炎症性疾患では急性相反応物質として血中レベルが上昇する．
- 胆道閉塞疾患で血中レベルが上昇する．
- Wilson 病では肝細胞内の銅輸送に関する膜蛋白に先天的異常があり，肝細胞（cytosol）に銅が蓄積して，アポセルロプラスミンと結合してセルロプラスミンが生成される反応が阻害される．この結果，血中レベルは低下する．
- Menkes 病では肝細胞以外の細胞内銅輸送に関する膜蛋白に先天的異常があり，cytosol に銅が蓄積する．経口摂取した銅は腸管に蓄積して吸収されず，重篤な銅欠乏状態となり，血中セルロプラスミンレベルも低下する．

参考になる検査とその意義

- Wilson 病は，肝機能検査異常，Kayser-Fleischer 輪に加えて，血清銅低値，尿中銅排泄増加が特徴である．
- Menkes 病は生後早期より銅欠乏症状が出現し，血清銅が低下する．

診断へのアプローチ

- Menkes 病は小児期に診断されるが，Wilson 病は発症年齢に幅があり，成人発症例も少なくない．原因不明の肝障害，精神神経障害，腎障害，関節障害などでは Wilson 病を鑑別するため検査を行う．

● Wilson 病は常染色体劣性遺伝形式を示す遺伝性疾患であり，診断には家族歴の十分な聴取，特に血族結婚の有無に注意する．

ピットフォール

●妊娠時には血中セルロプラスミンは高値となる．

予後とフォローアップ

● Wilson 病で急性の経過で神経症状が主な場合は，予後が悪く数ヵ月である．

●慢性の経過の Wilson 病は長期の予後も期待されるが，肝障害のコントロールが重要となる．

●中には，劇症肝炎様の急性の経過をたどる例もある．

（池田　均）

ハプトグロビン(Hp)

haptoglobin

ハプトグロビンは α_2 グロブリン分画に属する糖蛋白であり，血管内溶血により生じた遊離ヘモグロビンに結合し，除去する役割をもつ．溶血性貧血では，ハプトグロビンは消費されて低下する．溶血性貧血の診断の一助となる検査である．

検体の採取・取り扱い・保存

- 血清（冷蔵または凍結保存）．凍結保存で約1年間は安定している[1]
- 採血の際は溶血を防ぐ（溶血によりハプトグロビンは低値となるため）

基準値・測定法[2]

- Hp（型判定なし）：19～170 mg/dL　（ネフェロメトリー）
- Hp1-1 型：43～180 mg/dL　（ネフェロメトリー/AGE）（4～6%）
- Hp2-1 型：38～179 mg/dL　（ネフェロメトリー/AGE）（35～40%）
- Hp2-2 型：15～116 mg/dL　（ネフェロメトリー/AGE）（50～57%）
- 測定法：ネフェロメトリーや薄層アクリルアミドゲル電気泳動法（AGE）が一般的である

※（　）内の%は，日本人における頻度[3]

高値

- 悪性腫瘍，感染症，炎症性疾患

低値

- 溶血をきたす病態：溶血性貧血，血栓性血小板減少性紫斑病，人工弁など
- 無効造血をきたす病態：巨赤芽球性貧血，骨髄異形成症候群
- 肝硬変，急性肝炎，慢性肝炎
- 先天性無ハプトグロビン血症
- 薬剤：エストロゲンなど

意義・何がわかるか？

- ハプトグロビン（haptoglobin：Hp）は，電気泳動で α_2 分画に検出される糖蛋白であり，α 鎖と β 鎖の各2個からなる四量体である．α 鎖には遺伝的な亜型が存在し，Hp1-1，Hp2-1，Hp2-2 の3種類に分類される．主に肝で産生され，血中半減期は2～4日である[3]．
- Hp は，血管内溶血により生じた遊離ヘモグロビン（Hb）に結合し，除去する役割をもつ．
- 溶血性貧血では Hp は消費されて低下するため，溶血性貧血を疑うときに測定する．
- Hp は炎症によっても増加するため，急性相反応蛋白の一つとされている．

生体内での動態

規定因子と血中レベルを決める機序

- Hp は血管内溶血により遊離 Hb が生じると，速やかに強固に結合する．Hb－Hp の複合体は，レセプターを介してマクロファージに取り込まれ，分解される．この機構により，遊離 Hb による組織障害を防ぐとともに，腎糸球体からの Hb 喪失（鉄

の尿中への喪失）も防いでいる．

異常値の出るメカニズム

ハプトグロビン低値

- 溶血をきたす病態：溶血により，Hpが消費されて低下する．自己免疫性溶血性貧血，遺伝性球状赤血球症，発作性夜間血色素尿症，血栓性血小板減少性紫斑病，人工弁置換術後，体外循環，不適合輸血，薬剤による溶血性貧血など．
- 無効造血：Hpが消費されて低下する．巨赤芽球性貧血，骨髄異形成症候群など．
- 肝疾患：蛋白合成能低下によりHp低下をきたす．肝硬変，急性肝炎，慢性肝炎など．
- 先天性Hp産生障害：先天的にHp遺伝子が欠損している．先天性無ハプトグロビン血症．
- 薬剤：エストロゲンで低下，男性ホルモン，プロゲステロン，副腎皮質ホルモンで増加する．

ハプトグロビン高値

- 炎症反応や悪性腫瘍でHp産生が増加する．

参考になる検査とその意義

- Hp低値を認めた場合は，溶血の原因精査を行う．後述の「診断へのアプローチ」参照．

診断へのアプローチ

- Hp低下は，溶血性貧血の厚生労働省診断基準（1997年）の1項目となっており，溶血のスクリーニングとして有用である．
- 溶血性貧血かどうかの検査：上記診断基準に含まれる項目として，ヘモグロビン低下，網赤血球増加，間接ビリルビン増加，骨髄赤芽球増加が挙げられる．血清LDHも溶血の指標となる．
- 溶血性貧血と考えられる場合は，その原因精査：直接クームス試験は，自己免疫性溶血性貧血で陽性となる．末梢血液像で球状赤血球を認める場合は，遺伝性球状赤血球症や自己免疫性溶血性貧血が考えられる．
- 無効造血が疑われる場合：骨髄異形成症候群や巨赤芽球性貧血の鑑別のため，ビタミンB_{12}，葉酸の測定，骨髄検査などを行う．
- 高値の場合は，感染症や悪性腫瘍の可能性があるが，病的意義は少ない．

ピットフォール

- Hpは新生児では低値であり，加齢とともに上昇する．成人では，女性より男性のほうが高値である．生理的変動が大きい．喫煙者では高値傾向．Hpの型の分布は人種差や地域差が大きい[1]．

■文献

1）内山幸信：ハプトグロビン．日本臨牀 67（Suppl 8）：257-260，2009
2）櫻井郁之介 監修：ハプトグロビン．“今日の臨床検査2011-2012”南江堂，pp 263-264，2011
3）日野田裕治：ハプトグロビン．medicina 47（増刊号）：131-132，2010

（増田亜希子）

AST（GOT），ALT（GPT）

asparate aminotransferase, alanine aminotransferase

肝細胞や心筋，骨格筋に含まれ，その障害により血中に遊出する逸脱酵素である．臨床的には肝障害の指標として広く用いられる．

検体の採取・取り扱い・保存

- 比較的安定で食事の影響も受けない．AST については赤血球にも多く含まれ，溶血時に上昇することに注意

基準値・測定法

- AST 10～35 U/L，ALT 5～40 U/L
- JSCC 標準化対応法

高値	●肝障害（急性肝炎，慢性肝炎，肝硬変，自己免疫性肝炎など），心筋障害（心筋梗塞など），筋疾患，溶血性貧血（AST）
低値	●臨床的意義は小さい

意義・何がわかるか？

- AST，ALT が多く含まれる細胞，組織の障害により血中レベルが上昇する．
- AST，ALT ともに，まず肝臓（肝細胞）に多く含まれるため，肝障害の指標として有用である．
- 肝臓以外の組織として，心筋や骨格筋，AST は赤血球の障害も示す．

生体内での動態

規定因子と血中レベルを決める機序

- 逸脱酵素として，遊出してくる組織の障害が強いほど，血中レベルは亢進する．
- ALT のほうが，より肝臓特異性が高い．すなわち，ALT に比して AST の上昇が顕著な場合，心筋や骨格筋障害，溶血性貧血の可能性がある．
- 逸脱した後の血中半減期は AST のほうが短い，すなわち，障害後により早く低下する．したがって，AST に比して ALT の上昇が顕著な場合，急性肝障害の回復期の可能性が考えられる．
- AST，ALT ともにグロブリンと結合してマクロ AST，マクロ ALT が形成されると半減期が延長して血中高値が持続する．この場合，電気泳動法などで解析する必要がある．

異常値の出るメカニズム

- AST，ALT が多く含まれる細胞，組織の障害により異常値となる．
- 異化の遅延による異常値は，マクロ AST，マクロ ALT の場合である．

参考になる検査とその意義

- 肝障害以外の原因による高値の場合もあるので，γ-GTP，ALP やビリルビンといった肝障害の指標も同時に測定し，乖離があるときには肝臓以外からの逸脱の可能性を考える．
- 心筋障害を鑑別するには CK-MB，骨格筋障害の場合は CK-MM，溶血性貧血の場合

は赤血球関連検査に加えてLDH，ハプトグロビン，直接クームス試験が参考になる．

●肝障害による異常値と判定できた場合，障害の原因検索として，肝炎ウイルスマーカー，自己抗体，IgG，IgMなどの測定が必要となる．

診断へのアプローチ

●ASTがALTより高値の傾向が強い場合，肝臓以外の臓器障害を考えるべきことは前述したが，肝障害でもアルコール性肝障害，進行した肝硬変で同様の傾向が，よく認められる．

●脂肪肝ではALTがASTに比して顕著に高値となることが多い．

●肝障害の場合，AST，ALTは検査時の障害の程度を反映して異常値となる．慢性の肝障害は，それまでの変化の蓄積として線維化をきたし，肝臓の機能も障害されていくが，一般には，この点の判断にはAST，ALTは役立たない．一例として，肝線維化の程度はAST，ALTでは判定できない．

ピットフォール

●特にASTは肝障害以外でも異常値となることも多く，AST，ALTともに臓器特異性は高くないことに注意する．

●肝障害の場合，基準値内でも組織学的には障害が存在し，線維化が進展する可能性があることが指摘されている．厚生労働省のウイルス肝炎治療ガイドラインでもALTが30 U/Lを超える例は治療対象とされている．

予後とフォローアップ

●急性肝炎場合，AST，ALTピーク値により肝炎の程度を推定することができる．これが高い場合，プロトロンビン時間に注意し，その延長が顕著な場合，劇症化に備える必要がある．

（池田　均）

ミトコンドリア-AST（m-AST）
ミトコンドリア-GOT（m-GOT）

mitochondria aspartate aminotransferase
mitochondria glutamic oxaloacetic transaminase

ASTのアイソザイムで細胞内ミトコンドリア分画に局在するもの．

検体の採取・取り扱い・保存

●血清で測定する

基準値・測定法

● 7.0 U/L以下　●プロテアーゼ法

高値	●肝障害，筋障害の中でも障害が強度の場合．アルコール性肝障害
低値	●臨床的意義は小さい

意義・何がわかるか？

● ASTには，細胞上清分画に存在するsoluble-AST（s-AST）と，ミトコンドリア分画に存在するミトコンドリアAST（m-AST）がある．

●健常者の場合，総ASTに占めるm-ASTの割合は15〜30%といわれている．

●細胞障害が強い場合，ミトコンドリアが障害される場合に血中m-ASTは上昇する．

生体内での動態

規定因子と血中レベルを決める機序

●逸脱酵素であるが，ミトコンドリアに存在するm-ASTの血中への逸脱は，s-ASTに比べて容易には起こりにくいと推定される．

● m-ASTの半減期は5〜10時間で，s-ASTの10〜20時間より短く，変化は早い．

異常値の出るメカニズム

●細胞障害が強度な細胞壊死，ミトコンドリアへの障害で血中m-ASTは高値となると考えられている．

参考になる検査とその意義

●肝機能検査として，AST，ALTに加えて，合成能の指標となるアルブミン，プロトロンビン時間．これらを総合して，肝障害の重症度を判定する．

●筋障害の指標としてのCK，CK-MB．

診断へのアプローチ

●血中レベル上昇は，重症肝障害，重症筋肉障害を示す．

ピットフォール

●どのようなミトコンドリア障害で血中に逸脱してくるかなど，血中レベル上昇機序のさらに詳しい解明が望まれる．

予後とフォローアップ

●重症肝障害，重症筋肉障害を早期に診断し，的確な対応をとることが必要である．これらの予後判定にも有用と期待される．

（池田　均）

γ-GTP（γ-グルタミルトランスペプチダーゼ）（γ-GT）

γ-glutamyl transpeptidase

血中 γ-GT は肝臓に由来し，肝障害の指標となる．また，飲酒により産生が誘導され，血中レベルが上昇する．

検体の採取・取り扱い・保存

- 血清にて測定し，安定である

基準値・測定法

- 成人男性 50 U/L 以下，成人女性 30 U/L 以下
- JSCC 標準化対応法

高値	●肝障害，特に胆汁うっ滞，脂肪肝．習慣飲酒．薬剤（抗けいれん薬，睡眠薬，ステロイド）服用
低値	●臨床的意義は小さい

意義・何がわかるか？

- 一般の肝障害，特に胆道系に異常をきたす肝内，肝外胆汁うっ滞で血中レベルが亢進する．
- アルコール摂取によっても血中レベルが上昇する．
- 最近注目されている脂肪肝でも血中 γ-GT は上昇する．
- 薬剤（抗けいれん薬，睡眠薬，ステロイド）で血中レベルが上昇する．
- γ-GT が酸化ストレスと関連し，血中レベルが心血管系疾患のリスク因子と報告されている．

生体内での動態

規定因子と血中レベルを決める機序

- 血中 γ-GT は肝臓由来で，主として胆管上皮細胞で産生される．

異常値の出るメカニズム

- 胆汁うっ滞により胆管上皮細胞での産生が増加し，胆汁排泄障害により血中へ流入することにより血中 γ-GT は上昇する．
- 飲酒により，γ-GT 産生酵素が誘導され，産生が増加することにより血中 γ-GT は上昇する．薬剤による上昇も同様の機序と考えられている．

参考になる検査とその意義

- 胆汁うっ滞による血中レベル上昇かの判断には，総胆汁酸や ALP などのほかの胆道系障害の指標となる検査項目も同様に変化しているかが参考になる．
- 胆汁うっ滞が疑われた場合，腹部超音波検査，さらに CT，MRI により胆道閉塞機転の有無を検索する．
- γ-GT 単独の上昇で ALP などの胆道系異常の指標に変化がない場合，習慣飲酒や薬剤（抗けいれん薬，睡眠薬，ステロイド）服用を疑う．この際，習慣飲酒については中性脂肪や尿酸，IgA といったアルコール摂取により影響を受ける検査項目を参考にする．薬剤については詳細な病歴聴取が重要である．

●γ-GT 高値が原発性胆汁性肝硬変症診断の端緒となることも多い．AST，ALT 異常に比べてγ-GT の異常の程度が顕著の場合，ALP の上昇，さらに総胆汁酸の上昇を確認して原発性胆汁性肝硬変症を疑う．診断には IgM，抗ミトコンドリア抗体の測定に加えて，肝生検による胆管破壊（非化膿性破壊性胆管炎）を検索する．

診断へのアプローチ

●γ-GT 上昇が飲酒の影響か否かの判断に，断酒の効果を判定するとの方法が考えられるが，半減期を考慮すると，γ-GT 低下には 2～4 週間の断酒が必要である．

ピットフォール

●飲酒によっても，γ-GT 産生酵素が誘導されない無反応例が存在する（高値を示していない場合も過度の飲酒は否定できない）．

●血中レベルに男女差があることに注意する．

予後とフォローアップ

●γ-GT 値は肝障害の程度，原因が飲酒の場合も，その量に相関して上昇するので，病勢や予後の判断に有用である．

●酸化ストレスと関連するγ-GT は，今後新たな心血管系疾患マーカーとしての意義が解明されるものと期待される．

（池田　均）

乳酸脱水素酵素（LD, LDH）およびアイソザイム

lactate dehydrogenase, isozyme

解糖系酵素で体内の臓器に広く存在するが，特に心，肝，腎，筋肉に多く，これらの障害により血中レベルが上昇する（逸脱酵素）．

検体の採取・取り扱い・保存

- 血清で測定．冷蔵でも保存により測定値が低下する．また，溶血で高値となる

基準値・測定法

- 119〜229 U/L（日本臨床化学会プロジェクト報告値）．JSCC 標準化対応法
- 5 種類のアイソザイム，LDH_1：20〜31 %，LDH_2：28.8〜37 %，LDH_3：21.5〜27.6%，LDH_4：6.3〜12.4%，LDH_5：5.4〜13.2%．アイソザイムは電気泳動法

高値 ↑	●心疾患，肝疾患，筋肉疾患，血液疾患，悪性腫瘍
低値 ↓	●各サブユニット欠損症

意義・何がわかるか？

- 体内臓器に広く存在する酵素で，特に心，肝，筋肉，血液障害で逸脱酵素として血中レベルが上昇する．
- 臓器特異性は低く，ほかの検査項目とあわせて判断し，必要に応じてアイソザイム分析（電気泳動法）を行う．
- LDH は H 型と M 型の 2 種類のサブユニットからなる四量体で，LDH_1：H4，LDH_2：H3M1，LDH_3：H2M2，LDH_4：H1M3，LDH_5：M4 が存在する．LDH_1〜LDH_2 優位の血中上昇は心筋や赤血球由来で心筋梗塞，溶血性貧血，悪性貧血，腫瘍由来としてセミノーマ．LDH_2〜LDH_3 優位は腫瘍由来の白血病，悪性リンパ腫，消化器系固形腫瘍，慢性筋障害として筋ジストロフィー，多発性筋炎．LDH_5 優位は肝由来の急性肝炎，急性筋障害の横紋筋融解症．

生体内での動態

規定因子と血中レベルを決める機序

- 体内臓器の障害により血中に逸脱するためレベルが上昇するが，その程度は障害の大きさと臓器に含まれる量に規定される．

異常値の出るメカニズム

- LDH を多く含む臓器，特に心，肝，筋肉，血液の障害により血中に逸脱してくる．
- 疾患による上昇ではない偽高値として，採血手技などに伴う溶血現象に注意する．血管外の溶血により赤血球に含まれていた LDH が逸脱し高値となる．検体の血清の色調に注意し，K，AST が上昇していることにより判断できる．

参考になる検査とその意義

- LDH は臓器特異性が低いため，より臓器特異性が高い検査を組み合わせて判断する．心疾患の場合は BNP，CK-MB に加えて心電図，心エコー検査，肝疾患では ALT，腹部超音波検査，筋肉疾患ではミオグロビン，CK-MM，血液疾患では赤血球数，白血球数などである．

診断へのアプローチ

- LDH単独高値の場合，アイソザイム解析を用いる．ただし，これによっても障害臓器が特定できないことも少なくなく，ほかの検査結果を参考にする．

ピットフォール

- LDHアノマリーとして異常LDHが認められることがある．多くは免疫グロブリンが結合したもので半減期が長くなる結果，高LDH血症となる．電気泳動法により検出する．
- 腫瘍により異常LDHが産生されることもある．

予後とフォローアップ

- LDH高値となる原因疾患により予後は大きく規定される．
- 悪性腫瘍に伴うLDH高値の場合，初期の診断に加え，治療効果判定や再発診断にLDH値の変化が有用であることが多い．
- LDH単独高値で，アイソザイム分析によっても原因が特定できない場合，経過観察となり，大きな異常が出現してこない症例も経験される．

（池田　均）

アルカリホスファターゼ(ALP)およびアイソザイム

alkaline phosphatase, isozyme

細胞膜に結合する酵素で，腎，小腸，骨芽細胞，胎盤，肝に多く存在し，各臓器障害時に誘導されて血中活性が亢進する.

検体の採取・取り扱い・保存

- 血清で測定する

基準値・測定法

- 115～359 U/L（日本臨床化学会プロジェクト報告値）. JSCC 標準化対応法
- アイソザイムとして，ALP_1：検出されない，ALP_2：35.8～74.0％．ALP_3：25.1～59.9%，ALP_4：検出されない，ALP_5：0.0～16.1%．アイソザイムは電気泳動法

高値	●肝障害，特に胆汁うっ滞．骨新生を伴う骨疾患．妊娠（後期）．甲状腺機能亢進症
低値	●低栄養状態．甲状腺機能低下症

意義・何がわかるか？

- ALP 高値の場合，種々の臓器障害の可能性が考えられるが，アイソザイムの解析により障害臓器を推定する．アイソザイムには ALP_1～ALP_6 が存在する．
- 肝疾患では肝型 ALP_2 が上昇するが，胆汁うっ滞時には ALP_1 が出現する．肝硬変の場合，小腸型の ALP_5 が出現する．
- 骨芽細胞が活発に活動し，骨新生を伴う Paget 病，骨肉腫，悪性腫瘍骨転移で ALP_3 が上昇する．
- 妊娠後期，肺がんなどの悪性腫瘍で ALP_4 が出現する．
- 肝硬変，また，血液型 B と O で高脂肪食後に ALP_5 が上昇する．
- 潰瘍性大腸炎で免疫グロブリン結合型 ALP_6 が出現する．
- 以上のように異常値を示す病態は多岐にわたるため，アイソザイムの検討とともにほかのパラメーター，特に肝疾患や骨疾患によって変動するものをあわせて判断することが必要である．

生体内での動態

規定因子と血中レベルを決める機序および異常値の出るメカニズム

- ALP が多く存在する臓器の障害で，誘導されることにより血中レベルが上昇する．
- ALP_6 の出現は，免疫グロブリン結合による ALP 分解の遅延の結果，活性が亢進することによる．

参考になる検査とその意義

- 肝疾患では γ-GT，LAP などの胆道系酵素も，ともに上昇する．腹部超音波検査や CT により胆道系の異常を評価する．
- γ-GT が不変で ALP と LAP の上昇の場合，妊娠を考慮する．

診断へのアプローチ

- 臓器特異性は低いため，ほかの検査項目との組み合わせやアイソザイム分析により障

害臓器を特定する．

- 肝疾患例で AST，ALT の異常が軽度で ALP が著明高値の場合，障害が進行し肝硬変となっていることも経験されるので注意する．
- 原因が肝疾患の場合，腹部超音波検査や CT などの画像診断，また，原発性胆汁性肝硬変を疑う場合は肝生検による病理学的診断も必要となる．
- 骨疾患の診断には骨 X 線撮影や骨シンチグラフィーなどを行う．

ピットフォール

- 小児期には骨成長に伴い，成人の 3〜4 倍の高値となる．アイソザイムは ALP_3．
- 小児期に一過性に基準範囲の数十倍の高値を示す場合もあるが，多くは数ヵ月で低下する．アイソザイムとしては ALP_1〜ALP_2 が出現する．
- 血液型 B と O の食後（特に脂肪食）の高値に注意する．

予後とフォローアップ

- 原発性胆汁性肝硬変や原発性硬化性胆管炎で ALP は診断とともに病勢の判断，治療効果判定に有用である．治療にもかかわらず ALP が上昇し症状悪化をきたす場合，予後不良を考え，現状では移植も考慮する．
- 骨転移を伴わない悪性腫瘍による ALP 高値に注意する．この場合も LP 値は病勢の判定に有用である．

（池田　均）

コリンエステラーゼ（ChE）

cholinesterase

肝臓で産生される酵素であり．血中レベルは肝臓合成能の指標として用いられる．

検体の採取・取り扱い・保存

●血清で測定．保存によっても安定

基準値・測定法

● 214～466 U/L
● JSCC 標準化対応法

高値	●脂肪肝，ネフローゼ症候群，甲状腺機能亢進症
低値	●肝合成能低下をきたす肝硬変，劇症肝炎．有機リン製剤中毒．低栄養．先天的欠損症

意義・何がわかるか？

●肝臓合成能の指標として慢性肝障害で低下するが，脂肪肝では上昇する．
●有機リン中毒，サリン中毒で血中活性は著明に低下する．

生体内での動態

規定因子と血中レベルを決める機序

●肝臓での合成により血中活性は規定される．
●半減期は長く，急性肝障害の場合の肝合成能の指標としては評価に注意する．
●有機リンは酵素活性を直接抑制する．

異常値の出るメカニズム

●肝障害では肝臓での産生低下により血中活性は低下する．
●ネフローゼ症候群では腎におけるアルブミン漏出を補うため肝臓での産生亢進があり，コリンエステラーゼの合成も促進される．
●甲状腺機能亢進症においても肝臓蛋白代謝が亢進し，その反映としてコリンエステラーゼの合成も促進される．

参考になる検査とその意義

●肝合成能低下を認める場合，肝障害の原因検索のため，肝炎ウイルスマーカー，自己抗体，イムノグロブリン分画の測定を行い，アルコール摂取，薬剤服用歴にも注意する．腹部超音波検査にて慢性肝障害の存在を検索する．
●脂肪肝を疑う場合も腹部超音波検査は必須である．
●肝障害の進行が示唆される場合，肝臓の画像診断として，さらにCT，MRIが，また門脈圧亢進症を疑って上部消化管内視鏡を考慮する．

診断へのアプローチ

●肝疾患でのChE低値は肝合成能低下を表し，肝障害の進展を示唆する．慢性の経過の場合，肝硬変への進行を考慮する．
●脂肪肝では，ほかの肝障害と異なりChEは上昇する．脂肪肝の中でも最近，臨床上問題となっている非アルコール性脂肪性肝炎（non-alcoholic steatohepatitis：NASH）と単純性脂肪肝との鑑別にはChEは有用ではない．現状では生検による組織診断が必要である．

- 有機リン中毒，サリン中毒では極端な低値となる．

ピットフォール

- 先天的にコリンエステラーゼ活性が低い病態では，筋弛緩剤として使われるサクシニルコリン作用が遷延するため麻酔時には注意を要する．

予後とフォローアップ

- 肝合成能低下の場合，原疾患，肝不全の程度により予後は規定される．
- 一般に慢性肝障害におけるChE低値は障害の進行を示し，予後不良の兆しと考えられる．

（池田 均）

アミラーゼ
膵型(P型)アミラーゼ

amylase

アミラーゼは唾液腺および膵臓から分泌される酵素であり，唾液腺や膵臓疾患の指標になる．

検体の採取・取り扱い・保存

●血清または尿
●血清は普通の生化学検査用の採血

基準値・測定法

●血清アミラーゼ：37～125 U/L
●血清Ｐ型アミラーゼ：16～52 U/L
●酵素法

高値	●膵炎，膵腫瘤（膵がん，炎症性腫瘤）・十二指腸乳頭部腫瘍・総胆管結石などによる膵管狭窄・圧排，IPMN などの膵嚢胞性腫瘍 ●マクロアミラーゼ血症，唾液腺疾患 ●その他，腎不全，腸閉塞，急性胆嚢炎，慢性肝炎，肝硬変，胃十二指腸潰瘍穿孔，腹膜炎，急性虫垂炎，腸間膜動脈閉塞症，外傷，子宮外妊娠，卵巣腫瘍，腹部手術後，絶食，薬剤性
低値	●慢性膵炎，膵がんなどによる膵実質の荒廃，肝硬変，肝がん，薬剤性肝障害，妊娠中毒症

意義・何がわかるか？

●アミラーゼのほとんどは膵臓と唾液腺から分泌される酵素であり，これらの臓器の炎症，外分泌障害を反映して血中に逸脱して高値になる．
●血中への逸脱酵素としての意義での検査であり，炭水化物分解の機能評価ではない．
●アミラーゼは膵臓と唾液腺由来の総和であるが，そのアイソザイムであるＰ型アミラーゼは膵由来のみを反映するため，膵疾患特異性が高い．

生体内での動態

●唾液腺および膵臓から分泌される．膵臓由来のアミラーゼは膵腺房細胞で合成され，膵管を通じて十二指腸乳頭から十二指腸へ分泌される．そこででんぷんやグリコーゲンを分解する炭水化物消化酵素として働く．代謝後は腎より排泄され，血中半減期は2時間ほどである．

異常値の出るメカニズム

●アミラーゼ産生の主要臓器である膵臓あるいは唾液腺の炎症や流出導管の破綻・内圧上昇によりアミラーゼが血中に逸脱して血清アミラーゼの上昇をきたす．その代表疾患は急性膵炎，膵がんなどの膵腫瘍である．
●膵管と総胆管は十二指腸乳頭部で合流するため，総胆管結石嵌頓・十二指腸乳頭部腫瘍など胆道閉塞疾患でも膵液流出障害によりアミラーゼの上昇をきたすことがある．

●腎不全では腎排泄能が低下するため高値となる．

●マクロアミラーゼ血症は，アミラーゼが免疫グロブリンと結合して巨大な分子を形成して腎排泄能が大幅に低下するためにアミラーゼが高値を示し，尿中アミラーゼは低値となる．

●その他の疾患でのアミラーゼ高値を示す機序は必ずしも明らかではないが，通常は軽度の変化にとどまる．

参考になる検査とその意義

●膵臓の外分泌酵素には，炭水化物分解酵素のアミラーゼ，脂肪分解酵素としてリパーゼ，蛋白分解酵素としてエラスターゼなどの酵素があり，これらも膵疾患の指標として用いられる．各種分解酵素の機能を測定しているのではなく，血中半減期の違いにより使い分ける．

●膵疾患の鑑別診断には，腹部超音波検査などの画像診断が必要である．

診断へのアプローチ

●アミラーゼは膵臓と唾液腺由来の双方を反映するため，膵疾患の診断にはＰ型アミラーゼが高いかを確認する必要がある．

ピットフォール

●アミラーゼが高値でＰ型アミラーゼが正常な場合は，マクロアミラーゼ血症や唾液腺疾患を考える．

●マクロアミラーゼ血症では尿中アミラーゼが低下する．なお，マクロアミラーゼ血症は病的意義に乏しい．

■文献

1）東京大学医学部附属病院 検査部ホームページ http://lab-tky.umin.jp/

（多田　稔）

リパーゼ

lipase

リパーゼは膵臓から分泌される酵素であり，膵臓疾患の指標になる．

検体の採取・取り扱い・保存

●血清・普通の生化学検査用の採血

基準値・測定法

●リパーゼ：13～49 U/L
●酵素法

高値	●膵炎，膵仮性嚢胞，膵腫瘤（膵がん，炎症性腫瘤）・十二指腸乳頭部腫瘍・総胆管結石などによる膵管狭窄・圧排 ●その他，腎不全，腸閉塞，急性胆嚢炎，慢性肝炎，肝硬変，胃十二指腸潰瘍穿孔，腹膜炎，急性虫垂炎，腸間膜動脈閉塞症，外傷，子宮外妊娠，卵巣腫瘍，腹部手術後，絶食，薬剤性
低値	●慢性膵炎，膵がんなどによる膵実質の荒廃

意義・何がわかるか？

●リパーゼは膵臓から分泌される脂肪分解酵素の一つであり，中性脂肪を脂肪酸とグリセリンに分解する．膵臓の炎症，外分泌障害を反映して血中に逸脱して高値になる．アミラーゼ同様に血中への逸脱酵素としての意義での検査であり，脂肪分解の機能評価ではない．

●血中リパーゼはほとんど膵由来であるため，唾液腺由来をもつアミラーゼよりは膵疾患特異性が高い．膵型アミラーゼとほぼ同様の意義である．

生体内での動態

●膵腺房細胞で合成され，膵管を通じて十二指腸乳頭から十二指腸へ分泌される．そこで中性脂肪を分解する脂肪消化酵素として働く．血中半減期は6～12時間ほどでアミラーゼより若干長い．また，アミラーゼと異なり尿排泄量が少ないため，尿中の測定は通常行われない．

異常値の出るメカニズム

●リパーゼ産生の主要臓器である膵臓の炎症や流出導管の破綻・内圧上昇により血中に逸脱して血清リパーゼの上昇をきたす．その代表疾患は急性膵炎，膵がんなどの膵腫瘍であり，P型アミラーゼとほぼ同様のメカニズムである．

参考になる検査とその意義

●膵臓の外分泌酵素には，炭水化物分解酵素のアミラーゼ，脂肪分解酵素としてリパーゼ，蛋白分解酵素としてエラスターゼなどの酵素があり，これらも膵疾患の指標として用いられる．各酵素の機能を測定しているのではなく，血中半減期の違いにより使い分ける．

●膵疾患の鑑別診断には，腹部超音波検査などの画像診断が必要である．

診断へのアプローチ

●P型アミラーゼ同様に膵疾患を反映する．軽度高値は膵疾患以外の疾患でも認められる．

ピットフォール

●アミラーゼと比較して異常高値の場合はリパーゼ産生膵腺房がんを念頭におく．リパーゼ産生膵腺房がんは稀な膵腫瘍であるが，皮下脂肪壊死による結節性紅斑様の皮膚症状が有名．

■文献

1）東京大学医学部附属病院 検査部ホームページ http://lab-tky.umin.jp/

（多田　稔）

エラスターゼ 1

elastase 1

エラスターゼ 1 は膵臓から分泌される酵素であり，膵臓疾患の指標になる．

検体の採取・取り扱い・保存

- 血清
- 凍結

基準値・測定法

- 血清エラスターゼ：300 ng/dL 以下
- ラテックス免疫比濁法

高値	●膵炎，膵腫瘤（膵がん，炎症性腫瘤）・十二指腸乳頭部腫瘍・総胆管結石などによる膵管狭窄・圧排など
低値	●慢性膵炎，膵がんなどによる膵実質の荒廃

意義・何がわかるか？

- エラスターゼ 1 は膵臓から分泌される蛋白分解酵素の一つであり，膵臓の炎症，外分泌障害を反映して血中に逸脱して高値になる．
- アミラーゼ，リパーゼ同様，血中への逸脱酵素としての意義での検査であり，蛋白分解の機能評価ではない．
- 半減期がアミラーゼ，リパーゼと比較して長いため，膵がんによる膵液うっ滞を反映して上昇する腫瘍マーカーとしての意義が高い．

生体内での動態

- 膵腺房細胞で合成され，膵管を通じて十二指腸乳頭から十二指腸へ分泌される．不活性型前駆体として膵の腺房細胞にプロエラスターゼとして存在し，膵液に含まれて十二指腸に分泌され，そこでトリプシンにより分解されてエラスターゼ 1 となり活性化される．
- 蛋白分解酵素は炭水化物や脂肪分解酵素と異なり，非活性型の状態で分泌され，膵外に出て活性型となるのが特徴的である．
- 肝臓の網内系で代謝され，半減期が長く，アミラーゼやリパーゼの正常化より 7〜10 日遅くなる．
- ほとんどの膵酵素は腎排泄型だが，エラスターゼ 1 は肝代謝のため，腎不全での影響が少ない．

異常値の出るメカニズム

- エラスターゼ産生臓器である膵臓の炎症や流出導管の破綻・内圧上昇により血中に逸脱して血清エラスターゼの上昇をきたす．その代表疾患は急性膵炎，膵がんなどの膵腫瘍であり，P 型アミラーゼやリパーゼとほぼ同様のメカニズムである．

参考になる検査とその意義

- 膵臓の外分泌酵素には，炭水化物分解酵素のアミラーゼ，脂肪分解酵素としてリパーゼ，蛋白分解酵素としてエラスターゼなどの酵素があり，これらも膵疾患の指標として用いられる．各酵素の機能を測定しているのではなく，血中半減期の違いにより使い分ける．

●膵疾患の鑑別診断には，腹部超音波検査などの画像診断が必要である．

診断へのアプローチ

●リパーゼ，アミラーゼなどほかの膵外分泌酵素と比較して血中半減期が長いため，膵炎軽快後にも高値が遷延する．この特性により，比較的早期の膵がんにおいて随伴性膵炎を反映して高値を示すことがあり，膵炎の指標としてよりは膵がんの腫瘍マーカーの一つとして用いられている．

ピットフォール

●膵特異性に優れ，半減期が長い，腎不全の影響を受けにくいなどの利点があるが，通常はRIA法による測定のため，結果を得るまで時間がかかるのが欠点である．

■文献

1）東京大学医学部附属病院 検査部ホームページ http://lab-tky.umin.jp/

（多田　稔）

血漿レニン活性(PRA)，血漿レニン濃度(PRC)

plasma renin activity, plasma renin concentration

レニンは腎傍糸球体細胞で産生される酵素で，アンジオテンシノーゲンからアンジオテンシンⅠを生成する蛋白質である．血漿レニン活性（PRA），血漿レニン濃度（PRC）はレニンの動態把握を行う検査である．

検体の採取・取り扱い・保存

- 測定上の注意点：ヘパリン採血により低値となる．採血後速やかに血漿を冷却分離して測定する
- 採血時刻，安静度，体位により測定値に差があるため，早朝空腹時30分間安静臥床後に採血するのが最も正確である．採血管はEDTA-2Naを用い，採血後は冷却遠心し速やかに血漿分離する．検査に時間を要する場合は凍結保存する

基準値・測定法

PRA

- 臥位：0.3～2.9 ng/mL/h，立位：0.3～5.4 ng/mL/h
- RIAビーズ固層法

PRC

- 臥位：2.5～21.4 pg/mL，立位：3.6～63.7 pg/mL
- IRMAビーズ固層法

高値

- 腎血流量の減少：利尿薬，腎血管性高血圧，褐色細胞腫
- アンジオテンシンⅡによるnegative feedbackの解除：ACE阻害薬，アンジオテンシン受容体拮抗薬，レニン阻害薬
- レニン分泌の亢進：カルシウム拮抗薬，レニン産生腫瘍，Bartter症候群，Gitelman症候群，21-ヒドロキシラーゼ欠損症，Addison病，両側副腎摘出者，経口避妊薬投与による高血圧症，悪性高血圧，褐色細胞腫

低値

- 腎血流量の増加：食塩摂取，原発性アルドステロン症，偽性アルドステロン症，DOC産生腫瘍，Liddle症候群
- ミネラルコルチコイド分泌性副腎皮質腫瘍，17α-ヒドロキシラーゼ欠損症，11β-ヒドロキシラーゼ欠損症
- 交感神経活動の抑制：β遮断薬
- 低レニン性本態性高血圧症
- レニン阻害薬

意義・何がわかるか？

- レニン－アンジオテンシン－アルドステロン系（RAA系）は，水，電解質，循環血液量調整作用，血管収縮作用のほかに心血管細胞の増殖作用，交感神経刺激など多彩な作用を介して血圧の調節を行っている系

であり，その律速酵素がレニンである．

- レニンは傍糸球体装置から分泌される蛋白分解酵素でプロレニンから活性型のレニンがつくられ，アンジオテンシノーゲンをアンジオテンシンⅠに変換する．
- PRAは，レニン量を把握するのに最も一般的なものであり，測定法は血漿中のレニンとレニン基質を一定時間反応させて，産生されるアンジオテンシンⅠの量を測定する．したがって，血漿中のレニン基質の増減により影響を受ける．
- 一方，PRCは活性型レニンを認識する抗体により直接的に定量するもので，レニン基質の影響を受けないため正確にレニン分泌動態を反映する．
- PRA，PRCともに二次性高血圧症の診断に役立つだけでなく，高血圧以外の電解質代謝異常症の診断にも有用である．

生体内での動態

規定因子と血中レベルを決める機序

- レニン分泌は腎灌流圧，密集斑のCl濃度，交感神経系により調節されている．
- レニン分泌の亢進により体内でNa貯留と末梢血管の収縮をきたす．

異常値の出るメカニズム

- RAA系は基本的には循環血液量調整を介して血圧の調節を行っている系である．したがってレニン分泌は，腎血流量の増減や，RAA系のフィードバック機構の変化によって分泌量が増減する．
- 褐色細胞腫では，腎血流量の減少，β刺激作用の両面からレニン分泌上昇をきたす．
- レニン阻害薬投与で，PRCが上昇しても，PRAはほぼ100%抑制される[1]．

参考になる検査とその意義

- 病態の診断のためには立位負荷試験，フロセミド負荷試験，カプトプリル負荷試験を行い，レニンの反応性をみる．その際，アルドステロン濃度との比較も重要である．

診断へのアプローチ

- 原発性アルドステロンの診断にはアルドステロン・レニン比（ARR）の測定が有用である．ARR>200の場合，原発性アルドステロンが疑われる．

ピットフォール

- ACE阻害薬，アンジオテンシン受容体拮抗薬，レニン阻害薬，カルシウム拮抗薬，利尿薬といったPRA測定に影響を与える降圧薬を内服している場合にはPRAが正確に評価できないため，これらの降圧薬を一定期間中止してからの評価がより正確である．
- 新生児ではPRAは成人の数倍となる．1～2歳で2倍，12歳頃で成人と同値となる．その後加齢とともに低下し，高齢者ではかなり低下する．
- 男性は女性よりもやや高値を示す．成人女性では排卵期は卵胞期よりも低値となる．
- 食塩摂取5g以下への低下，運動，体位変換（立位5分），脱水，喫煙などによってもレニン分泌が刺激される．

予後とフォローアップ

- 近年，高血圧患者の中で原発性アルドステロン症の頻度が高いことが明らかとなり[2]，血漿レニン活性とともに血漿アルドステロン濃度の測定がスクリーニングとして推奨されている．

■文献

1）Fisher ND, Jan Danser AH, Nussberger J et al：Renal and hormonal responses to direct renin inhibition with aliskiren in healthy humans. Circulation 117：3199-3205, 2008

2）Omura M, Saito J, Yamaguchi K et al：Prospective study on the prevalence of secondary hypertension among hypertensive patients visiting a general outpatient clinic in Japan. Hypertens Res 27：193-202, 2004

（下澤達雄，広浜大五郎）

アンジオテンシン変換酵素（ACE）

angiotensin-converting enzyme

ACE はアンジオテンシンⅠをアンジオテンシンⅡに変換するとともに，ブラジキニンを不活性化する酵素である．臨床的にはサルコイドーシスの補助診断や病勢評価に用いられることが多い．

検体の採取・取り扱い・保存

- 酵素活性は，血清の冷凍保存で長期間にわたって安定である．EDTA，クエン酸 Na 採血は不可

基準値・測定法

- 8.3～21.4 IU/L
- 笠原法

高値

- 血中への逸脱：サルコイドーシス，慢性ベリリウム症，珪肺症，腎不全，糖尿病，甲状腺機能亢進症，Gaucher 病
- 分解の低下：肝硬変

低値

- ACE 阻害薬
- Crohn 病，多発性骨髄腫，慢性白血病，肺がん，肺気腫，甲状腺機能低下症

意義・何がわかるか？

- アンジオテンシンⅠ転換酵素（ACE）は生体内に広く分布し，特に肺をはじめとする血管内皮細胞に多く存在する酵素である．
- ACE 活性の測定は，主にサルコイドーシスの補助診断や治療効果の判定に用いられており，活動性サルコイドーシス患者の80％以上で著明な高値を示す．

生体内での動態

規定因子と血中レベルを決める機序

- 生理的には，肺の血管内皮細胞によって産生・放出される血圧調節に関与している酵素である．アンジオテンシンⅠをアンジオテンシンⅡに変換するとともに，ブラジキニンを不活性化する．

異常値の出るメカニズム

- ACE はサルコイドーシスの類上皮細胞肉芽腫に多量に存在していることからサルコイドーシスの補助診断や病態把握，経過観察に用いられている．
- 降圧薬としてよく用いられる ACE 阻害薬投与でも低下する．

参考になる検査とその意義

- 胸部 X 線上の異常所見や霧視などの臨床症状を認め，かつ ACE 値が基準範囲上限の 1.5～2 倍以上の場合は，活動性サルコイドーシスである可能性が高い．
- リゾチームとの併用でいずれかの上昇があれば，サルコイドーシスの可能性が高い．

診断へのアプローチ

- 前述のように，ACE 値が異常値を示す疾

患は多いが，サルコイドーシス以外の疾患でのACE値上昇は通常軽度である．

ピットフォール

●ACE値とサルコイドーシスの重症度は必ずしも相関しないため，同一症例のフォローアップ指標として用いることが一般的である．

予後とフォローアップ

●ステロイド治療中のサルコイドーシス症例においてACEは比較的速やかに低下することがあるので投与開始前に測定することが必要である．

●アンジオテンシンⅠからⅡの変換は主に血管内皮細胞中のACEにより血液の肺循環中に行われるので，ACE値と血圧との間に関連性はない．

●ACE遺伝子座の挿入/欠失多型は血中ACE濃度と強く相関することが報告されて以来，心血管系疾患とりわけ高血圧症との関連は繰り返し調べられてきた[1]．

●しかし有意な関連があるという報告は少なく，現在のところACE遺伝子座の高血圧に対する病因的関与は乏しいであろうと推測されている[2]．

■文献

1）Rigat B, Hubert C, Alhenc-Gelas F et al：An insertion/deletion polymorphism in the angiotensin I-converting enzyme gene accounting for half the variance of serum enzyme levels. J Clin Invest 86：1343-1346, 1990

2）Wellcome Trust Case Control Consortium：Genome-wide association study of 14,000 cases of seven common diseases and 3,000 shared controls. Nature 447：661-678, 2007

（下澤達雄，広浜大五郎）

クレアチンキナーゼ(CK), クレアチンホスホキナーゼ(CPK)

creatine kinase, creatine phosphokinase

クレアチンキナーゼ（CK）は骨格筋，心筋の可溶性分画を中心に存在し，細胞の損傷によって血液中に遊出する酵素であり，骨格筋や心筋の崩壊程度を類推することが可能である．クレアチンホスホキナーゼ（CPK）とも呼ばれる．

検体の採取・取り扱い・保存

- 保存によって活性の低下が起こりやすいので，血清は採取後，速やかに4℃または凍結する．凍結融解を繰り返すと急速に活性が低下するため注意が必要である

基準値・測定法

- 男性：60～270 IU/L，女性：40～150 IU/L
- JSCC 標準化対応法

高値	●心疾患：急性心筋梗塞，心筋炎，心膜炎 ●骨格筋疾患：筋ジストロフィー，多発性筋炎，皮膚筋炎，尿毒症性ミオパチー，アルコール性ミオパチー，周期性四肢麻痺発作，低カリウム性ミオパチー，外傷 ●神経筋疾患：重症筋無力症，てんかん大発作時 ●内分泌疾患：甲状腺機能低下症，副甲状腺機能低下症，糖尿病，末端肥大症 ●薬物：スタチン，フィブラート，βブロッカー ●その他：激しい運動後，筋肉注射，悪性高熱症の保因者，凍傷，ショック，脳血管障害・頭部外傷の急性期，電気的除細動
低値	●甲状腺機能亢進症，全身性エリテマトーデス，Sjögren 症候群，関節リウマチ，ステロイド治療，長期臥床，妊娠，化学療法

意義・何がわかるか？

- 骨格筋や心筋の崩壊を反映して上昇する酵素である． CK アイソザイムと組み合わせて測定することで，心筋由来，骨格筋由来，中枢神経由来の区別に有用である．

生体内での動態

規定因子と血中レベルを決める機序

- CK は，クレアチンリン酸と ADP からクレアチンと ATP を生成する酵素である．骨格筋，心筋，平滑筋，脳などに多く含まれ，それらの部位が損傷を受けると血中に逸脱する．
- ヒト CK はすべて二量体で臓器特異性があり，筋型または骨格筋型（MM），脳型（BB），ハイブリッド型または心筋型（MB）の 3 つのアイソザイムで構成される．通常，血中では大半が骨格筋型の CK-MM であり，CK-BB はほとんど認められず，CK-MB は心筋の障害以外はわずか（総活性の 3% 程度）に検出されるにすぎない．

異常値の出るメカニズム

- 筋肉や脳の組織が損傷される疾患で上昇する．
- 特に急性心筋梗塞では最も重要な検査の一

つであり，緊急検査の必須項目である．

●骨格筋の障害は，全身的な筋疾患の場合も，局所の筋組織の外傷，炎症，虚血などでの場合もある．

●脳は血液脳関門があるために，高度の障害がないと血中 CK は上昇しない．

参考になる検査とその意義

●急性心筋梗塞を疑う場合は迅速な対応を必要とする．他の血液検査（トロポニン T，トロポニン I，H-FABP，白血球，CK アイソザイム，AST，LDH，ミオシン軽鎖など），心電図，画像診断（エコー，X 線）と組み合わせて診断を進め，緊急のカテーテル検査，カテーテル治療，バイパス手術なども含めた適切な対応を行う．

診断へのアプローチ

●高度上昇を示す場合は，急性心筋梗塞，心筋炎，筋ジストロフィー症，多発性筋炎，悪性高熱症，横紋筋融解症を最初に鑑別することが重要である．

ピットフォール

●総 CK 活性には性差が認められ，女性は男性よりも低値である．

●筋肉量の少ない高齢者などでは，病的な上昇が起きても異常が見過ごされる場合がある．

●マラソンなどの激しい運動後には，基準値の 100 倍程度まで上昇することもある．

●また筋肉注射，採血時の号泣，カウンターショックなど（除細動装置）でも上昇がみられるため，問診やほかの血液検査と組み合わせた総合的な判断が重要である．

●CK は血球中には含まれていないが，溶血検体の場合は赤血球中の adenylate kinase により CK が見かけ上高値になる場合がある．

予後とフォローアップ

●急性心筋梗塞では，血清 CK の最高値，あるいは積分して得られる総遊出量は，心筋梗塞の大きさを推測するのに有用である．

●スタチン系薬による軽度の CK 上昇はしばしば経験されるため，定期的な血液検査を行いフォローする．

（下澤達雄，広浜大五郎）

クレアチンキナーゼ(CK)アイソザイム，クレアチンホスホキナーゼ(CPK)アイソザイム

creatine kinase isozyme, creatine phosphokinase isozyme

血中総クレアチンキナーゼ（CK）が上昇している場合に，より詳しく傷害臓器組織を同定する手がかりとしてCKアイソザイム（CK-MM，CK-MB，CK-BB）を測定する．

検体の採取・取り扱い・保存

- 保存によって活性の低下が起こりやすいので，血清は採取後，速やかに4℃で保存し24時間以内に測定する

基準値・測定法

- CK-MM：96～100%，CK-MB：0～3%，CK-BB：0～2%
- アガロースゲル電気泳動法

高値

CK-MB

- 心疾患：急性心筋梗塞，心筋炎，心膜炎，心臓外傷，心臓手術後，ショック

CK-MM

- 心疾患：急性心筋梗塞，心筋炎，心膜炎
- 骨格筋疾患：筋ジストロフィー，多発性筋炎，皮膚筋炎，尿毒症性ミオパチー，アルコール性ミオパチー，周期性四肢麻痺発作，低カリウム性ミオパチー，外傷
- 神経筋疾患：重症筋無力症，てんかん大発作時
- 内分泌疾患：甲状腺機能低下症，副甲状腺機能低下症，糖尿病，末端肥大症
- 薬物：スタチン，フィブラート，βブロッカー
- その他：激しい運動後，筋肉注射，悪性高熱症の保因者，凍傷，ショック，電気的除細動

CK-BB

- 脳外傷，脳血管障害，悪性腫瘍（前立腺，膀胱，消化器，乳がん，肺がん）

低値

- 甲状腺機能亢進症，全身性エリテマトーデス，Sjögren症候群，関節リウマチ，ステロイド治療，長期臥床，妊娠，化学療法

意義・何がわかるか？

- 血中総クレアチンキナーゼ（CK）が上昇している場合に，より詳しく傷害臓器組織を同定する手がかりとしてCKアイソザイムを測定する．

生体内での動態

規定因子と血中レベルを決める機序

- 通常，血中では大半がCK-MMであり，CK-BBはほとんど認められず，CK-MBは心筋障害以外ではわずかに検出されるにすぎない．

異常値の出るメカニズム

- 筋肉や脳の組織が損傷される疾患で上昇する.
- CK-MBは心筋由来であるため，心筋逸脱マーカーとしてCK-MBの蛋白量が測定され，心筋梗塞の診断や発作時のモニタリングによく用いられる.
- 筋ジストロフィー，多発性筋炎など骨格筋障害ではCK-MMが上昇する.
- 脳外傷，脳血管障害時にCK-BBの出現が認められる．血液脳関門があるため脳炎や脳梗塞，くも膜下出血などでは上昇しない.
- 異常分画としてミトコンドリア由来のCKや，免疫グロブリン結合型のCKも存在する．これらはアイソザイムのザイモグラムパターン（泳動像）により推測することが可能である.

参考になる検査とその意義

- 急性心筋梗塞を疑う場合は迅速な対応を必要とする．ほかの血液検査（トロポニンT，トロポニンI，H-FABP，白血球，CKアイソザイム，AST，LDH，ミオシン軽鎖など），心電図，画像診断（エコー，X線）と組み合わせて診断を進め，緊急のカテーテル検査，カテーテル治療，バイパス手術なども含めた適切な対応を行う.

診断へのアプローチ

- CKアイソザイムと組み合わせて測定することで，ある程度は心筋由来，骨格筋由来，中枢神経由来の区別をすることが可能である.

ピットフォール

- 通常の骨格筋障害ではCK-MBは総CKの5%を超えない.
- CK-MBの上昇は一般的には心筋の損傷を意味するが，再生中の骨格筋はCK-MBも多く含むので進行性筋ジストロフィーや皮膚筋炎でも上昇することがあるので注意を要する.

予後とフォローアップ

- 血清中MBは心筋梗塞発作後，4～8時間で増加し，24時間で最大となり，3日間上昇が認められることが多い．したがって，経時的に測定しフォローアップすることが重要である.
- 血中CK-MBの最高値をとらえ，これから梗塞に陥った心筋量を推定し重症度や予後を判定することも可能である.

（下澤達雄，広浜大五郎）

ペプシノゲンⅠ，ペプシノゲンⅡ

pepsinogen

胃粘膜萎縮や胃液分泌状態のマーカーである．胃がんは萎縮性胃炎を背景に発生することが多く，ペプシノゲン法陽性は胃がん高危険群であり，胃がん検診のスクリーニングに用いられる．

検体の採取・取り扱い・保存

● 血清 0.3 mL，室温 3 日間，冷蔵 7 日間保存できる

基準値・測定法

● 基準値は，ペプシノゲンⅠ：70.1 ng/mL 以上，15〜100 ng/mL，ペプシノゲンⅡ：3.1 ng/mL 以上，3〜40 ng/mL，ペプシノゲンⅠ/Ⅱ：1〜9 であり，EIA 法，CLIA 法，ラテックス凝集比濁法，IRMA 法などの測定法がある

● 胃粘膜萎縮の判定基準として，陰性（−）：PG Ⅰ 70.1 以上または PG Ⅰ/Ⅱ比 3.1 以上，疑陽性（±）：PG Ⅰ 40.0 以下または PG Ⅰ/Ⅱ比 2.5 以下，陽性（+）：PG Ⅰ 70.0 以下かつ PG Ⅰ/Ⅱ比 3.0 以下，強陽性（2+）：PG Ⅰ 30.0 以下かつ PG Ⅰ/Ⅱ比 2.0 以下がある

高値	● 消化性潰瘍（胃・十二指腸潰瘍），出血性胃びらん，Zollinger-Ellison 症候群，急性胃粘膜病変（AGML），*Helicobacter pylori* 菌陽性，慢性腎不全，腎機能障害（クレアチニン値 3 mg/dL 以上），プロトンポンプインヒビター（PPI）服用
低値	● 萎縮性胃炎，胃がん，胃腺腫，切除胃，悪性貧血（A 型胃炎），肝硬変

意義・何がわかるか？

● ペプシノゲン（PG）は，胃粘膜に分泌される蛋白分解酵素で，消化性潰瘍の成因に関与する攻撃因子ペプシンの不活性前駆体であり，胃酸によりペプシンへ変換され，消化酵素として作用する．

● 胃粘膜萎縮，胃分泌機能，胃粘膜の炎症，消化性潰瘍の再発性・難治性の危険率などを調べる目的で測定される．

● 胃粘膜の炎症の指標として，*Helicobacter pylori* 除菌判定，AGML の血清学的診断として用いる．

● 萎縮性胃炎を推定し，胃がん（特に分化型）の高危険群を選別できる．

生体内での動態

規定因子と血中レベルを決める機序

● PG は胃底腺領域で産生され外分泌されるが，約 1%が血中に入り，99%は胃内腔に分泌される．

● 排泄は腎からなされる．

● PG には，PG Ⅰ と PG Ⅱ の 2 つのアイソザイムがある．

● PG Ⅰ は胃底腺領域の主細胞と副細胞に，PG Ⅱ は胃底腺，噴門腺，幽門腺，十二指腸腺に存在する．

異常値の出るメカニズム

●高値を示す場合は，胃粘膜内での産生増加もしくは腎から排泄減少による．

●十二指腸潰瘍では，PG Ⅰ・Ⅱともに高値だが，特にPG Ⅰ高値のためPG Ⅰ/Ⅱ比が高値を示す．

●胃潰瘍では，PG Ⅰがやや高値だが，特にPG Ⅱ高値のためPG Ⅰ/Ⅱ比が低値を示す．

● Zollinger-Ellison症候群，AGML，*Helicobacter pylori*陽性時，腎機能障害では，PG Ⅰ・Ⅱともに高値を示す．

●低値を示す場合は，胃粘膜内での産生減少もしくは胃切除後などの胃粘膜量そのものの減少による．

●胃粘膜が萎縮すると，主細胞や壁細胞が減少し分泌能が低下するため，PG Ⅰ，PG Ⅰ/Ⅱ比が低下する．

●萎縮性胃炎，胃腺腫，胃がん，悪性貧血（A型胃炎）では，PG Ⅰ・Ⅰ/Ⅱ比はともに低値を示す．

●切除胃，肝硬変では，PG Ⅰ・Ⅱともに低値を示し，胃全摘では両値ともにほぼ0になる．

参考になる検査とその意義

●PG Ⅰ/Ⅱ比は，内視鏡的胃酸分泌機能検査法であるコンゴーレッド法による腺境界分類でみた広がりと，その程度を反映する．

●PG Ⅰ/Ⅱ比は，最大酸分泌量（MAO）と相関する．

●ガストリン値，*Helicobacter pylori*抗体価，上部内視鏡検査などを組み合わせて行う．

診断へのアプローチ

●PG Ⅰ高値は，再発・難治性潰瘍危険群である．

●PG Ⅰ/Ⅱ比は，萎縮の程度の指標になる．

●強陽性，陽性，疑陽性，陰性の胃がん随伴の確率は，それぞれ2%，1%，0.1%，0.01%である．

●萎縮性胃炎で，PG異常値の場合は，上部内視鏡検査にて疾病の早期発見，早期治療に心がける．

ピットフォール

●異常値の場合は，既往歴（腹部手術歴など），現病歴（飲酒，喫煙，PPIなどの薬物使用など），家族歴，理学的所見を再度チェックする．

●食事の影響，日差変動，季節変動，性差，人種差はほとんど認めない．

●PPIにてPG Ⅰ・Ⅱともに服用前の2〜3倍高値となるが，中止後1〜2ヵ月後に元に戻る．

●PG陰性群からも胃がん（特に未分化型）は発生する．

■文献

1）Miki K, Morita M, Sasajima M et al：Usefulness of gastric cancer screening using the serum pepsinogen test method. Am J Gastroenterol 98（4）：735-739, 2003

（新美惠子，藤城光弘）

アデノシンデアミナーゼ(ADA)

adenosine deaminase serum

アデノシンを加水分解しイノシンとアンモニアを生成する酵素で，生体内の各組織に広く分布し，各組織障害により血中に遊出する．肝疾患や結核の補助診断に用いられる．

検体の採取・取り扱い・保存

- 血清 0.4 mL，冷凍保存
- 血清，胸水，腹水いずれも検体として使用できる

基準値・測定法

- 5～20 IU/L
- 酵素法

高値	●血清：白血病（特にリンパ性，T 細胞性），骨髄異形成症候群，感染症（伝染性単核症，風疹，結核，腸チフス，水痘など），HIV 感染，急性・慢性肝炎，肝硬変，悪性腫瘍（肝細胞がんなど），サルコイドーシス，痛風，赤血球 ADA 過剰産生症など ●胸水・腹水：結核性胸膜炎・腹膜炎
低値	● ADA 欠損症（先天性複合型免疫不全症）

意義・何がわかるか？

- ADA はプリン代謝系の酵素で，アデノシンのアミノ基を分解してイノシンとアンモニアを生成する反応を触媒する酵素である．
- リンパ組織の分化，成熟過程において重要な役割を担っており，脾，リンパ節，肝，腸管粘膜，胸腺，扁桃など広く体内に分布しているが，特にリンパ球や単球で活性が高い．
- ADA 活性は，組織の炎症，壊死およびリンパ球の活性を反映している．
- 細胞内 ADA 活性の上昇は，プリン代謝の亢進を反映する．
- 血清 ADA 活性の上昇は，細胞内 ADA の細胞外への漏出による．
- ADA 活性は肝疾患，血液疾患，感染症，悪性腫瘍などで高値を示す．
- 慢性肝疾患のスクリーニング・経過観察や結核性胸膜炎・腹膜炎，ADA 欠損症の診断に有用である．

生体内での動態

規定因子と血中レベルを決める機序

- ADA はプリン体の回収系に属する．
- プリン体は細胞増殖に必要で，増殖の盛んな組織（リンパ球など）では回収系の働きが重要であり，回収系の律速段階の本酵素は活性が高い．
- ADA には ADA1 と ADA2 の 2 種類のアイソザイムが存在し，ADA1 は組織由来，ADA2 は T 細胞由来である．
- 血清中の約 80％が ADA2 である．

異常値の出るメカニズム

- 上昇は，プリン代謝そのものの亢進，腫瘍性増殖によるプリン代謝の亢進，リンパ球活性化によるプリン代謝の亢進および細胞外へ分泌されるADAの増加が主な原因である．
- 急性肝炎ではトランスアミナーゼとよく相関し，発症初期にADA1，回復期にADA2が増加し，早期に正常化することが多い．
- 肝硬変ではICGとよく相関し，脂肪肝，アルコール性肝障害では，肝線維化や病態が重症化するに伴い高値をとる．
- 赤血球内はADA活性が高いため，溶血により赤血球ADAが血清に逸脱し，活性増加を認める．
- 赤血球ADA過剰産生症は，赤血球内でADA活性が高まり，ミトコンドリアをもたない赤血球内のATPが消費され，溶血性貧血を呈する．
- 血液の腫瘍性疾患ではADA高値をみる．
- 白血病ではADA1活性が上昇するが，成人T細胞性白血病などT細胞性白血病ではADA2が増加する．
- 胸膜炎では，がん性，結核性ともに血清ADA活性は高値を示すが，胸水ADA活性は，がん性は低値，結核性では著しく高値を示すため，鑑別に有用である．
- 結核性胸膜炎では，胸腔内に集積したT細胞の活性化によって胸水中濃度が上昇する．
- 膿胸，関節リウマチに伴う胸水や悪性リンパ腫，胸膜中皮腫などにおいても，ADA上昇がみられる．
- 風疹，結核での活性上昇は，T細胞系リンパ球に由来する．
- ADAの遺伝子座は20番染色体（20q13.11）に存在し，この染色体異常がADA欠損症を引き起こし重症複合免疫不全症の原因となる．

参考になる検査とその意義

- 胸水採取時は，ADAのみならず，一般性状，細胞分画，細菌検査，抗酸菌検査，腫瘍マーカー，リウマトイド因子などをあわせて行う．

診断へのアプローチ

- 肝疾患，胸膜炎，先天性免疫不全の診断時に検査する．
- リンパ球性優位な滲出性胸水で，ADA活性が高値（50 IU/mL以上）の場合は，結核性胸膜炎を強く疑う．
- がん性胸膜炎では20 IU/L前後，心不全による漏出性胸水症では6 IU/L程度にとどまる．
- ADA欠損症は常染色体劣性遺伝形式をとり，リンパ球の量的質的異常がみられる．乳幼児期に感染症により死亡することが多い．

ピットフォール

- 非A非B型ウイルス肝炎が遷延する場合，ADAはトランスアミナーゼと相関せず，回復期になってもやや高値が持続し，予後の判定に役立つ．
- 新生児では成人と活性は変わらないが，乳児期には成人の1.5〜2倍に上昇し，その後，漸減し成人の値に達する．
- 加齢や免疫能低下ではADAが偽陰性を示す．
- 胸水を採取する場合は，血液の混入に注意が必要である．

（新美惠子，藤城光弘）

総ビリルビン

total bilirubin

ビリルビンは主に赤血球ヘモグロビンの代謝分解物であり肝臓で胆汁へ排泄される．ゆえに，その総和である総ビリルビンを調べることで赤血球の分解亢進，肝機能障害，胆道閉塞などの異常を検出することができる．

検体の採取・取り扱い・保存

- 非抱合型ビリルビン（間接ビリルビン）は光により分解しやすいので，採血後速やかに測定する必要がある．保存血清で測定する場合には血清を遮光冷凍しておく

基準値・測定法

- 総ビリルビンの定量にはジアゾ反応法，酵素法，化学酸化法などが用いられている．いずれの場合も，総ビリルビンの基準範囲は 0.2〜1.2 mg/dL である

高値

非抱合型ビリルビンが高いとき

- 非抱合型ビリルビン生成過剰：溶血性黄疸
- 抱合異常：体質性黄疸（Gilbert 症候群，Crigler-Najjar 症候群），新生児黄疸

抱合型ビリルビンが高いとき

- 肝細胞性黄疸（さまざまな原因で肝細胞機能が低下しビリルビンを処理能力が低下）：急性肝炎（ウイルス性，薬剤性，特発性），劇症肝炎，慢性肝炎（ウイルス性，アルコール性，自己免疫性，寄生虫性，Wilson 病などの代謝性），肝硬変，肝がん
- 肝内胆汁うっ滞：原発性胆汁性肝硬変，原発性硬化性胆管炎
- 肝外胆汁うっ滞：胆管結石，胆管・胆嚢・十二指腸乳頭の悪性腫瘍，膵頭部がん
- きわめて高度の貧血

低値

- 先天性胆道閉鎖症，先天性胆道拡張症

意義・何がわかるか？

- ビリルビン代謝系のどこかに異常が起きているときに総ビリルビンは高くなる．
- 総ビリルビンは非抱合型ビリルビンと抱合型ビリルビンの総和であり，この 2 つのどちらが高くなっているかを調べることにより，ビリルビン代謝系のどこで異常が起きているかを推測することができる．

生体内での動態

規定因子と血中レベルを決める機序

- ビリルビンの 75％は赤血球ヘモグロビンに由来する．15％は筋ミオグロビン，10%はほかのヘム蛋白（カタラーゼ，チトクローム）に由来している．
- 赤血球ヘモグロビンも筋ミオグロビンも網内系でヘム部分はビリルビンになる．このビリルビンはまだ抱合されていないので非抱合型ビリルビンと呼ばれる．非抱合型ビリルビンは疎水性なのでアルブミンに結合

して肝臓まで輸送される．非抱合型ビリルビンをジアゾ反応で測定するためにはアルコールなどの界面活性剤でアルブミンからはずしてやらないと測定できない．直接測定できないため間接型ビリルビンとも呼ばれる．

●非抱合型ビリルビンは肝細胞内でグルクロン酸抱合される．抱合されたビリルビンはごく一部が血中に漏出するが，ほぼすべてが毛細胆管，肝内胆管，肝外胆管を経て十二指腸に排泄される．

異常値の出るメカニズム

●非抱合型ビリルビンが高いときには，非抱合型ビリルビン生成過剰（つまり溶血性疾患）か抱合異常が生じていると推測される．

●抱合型ビリルビンが高いときには，肝細胞性黄疸（さまざまな肝疾患による肝細胞機能低下），肝内胆汁うっ滞（原発性胆汁性肝硬変，原発性硬化性胆管炎），肝外胆汁うっ滞（胆道閉塞）のいずれかが起きていると推測される．

参考になる検査とその意義

●非抱合型ビリルビンが高いときには，溶血性貧血を考えLDH，血清ハプトグロビン，網赤血球を測定する．溶血性貧血であれば赤血球の破壊を反映してLDHは上昇し，血中に遊離したヘモグロビンに結合して消費されるためハプトグロビンは低下する．そして赤血球の産生が盛んになり網赤血球が増加する．また，自己免疫性溶血性貧血を考える場合はクームス試験を行い，赤血球に対する自己抗体が存在するかどうかを調べる．遺伝性球状赤血球症や赤血球破砕症候群を考える場合は，赤血球の形態を観察する．

●抱合型ビリルビンが高いときは，肝障害によるものなのか胆道系の異常によるものなのかを鑑別する必要がある．そのためにはAST，ALTなど肝逸脱酵素や血清アルブミンやプロトロンビン時間などから肝障害の有無・現在の肝機能を調べ，腹部超音波検査やCT・MRCPにより肝胆道系の画像検査を行い胆道閉塞などがないかチェックしなくてはならない．

診断へのアプローチ

●新生児黄疸の場合，生後4～8日で10～20 mg/dLまで上昇し，以後は減少する．成人と同様の値になるのは1歳頃．

●健診などで総ビリルビンが2～4 mg/dL程度の場合，ほかに特に肝障害や腹部超音波検査での異常がみあたらなければGilbert症候群の可能性が高い．Gilbert症候群の場合，空腹時の採血では非抱合型ビリルビンが軽度高値になる．日本人の5%程度はGilbert症候群と考えられている．

●血清中の総ビリルビンがおおよそ3.0 mg/dL以上になると皮膚や粘膜の黄染を肉眼的に確認できるようになる．これを顕性黄疸という．

ピットフォール

●薬剤による胆汁うっ滞は単純型（胆汁の輸送・分泌の障害のみ），炎症型，胆管障害型（小葉間胆管の障害）の3つに分けられる．

●単純型：ピル，蛋白同化ステロイド，シクロスポリン，ワーファリンなど．

●炎症型：インドメタシン，タモキシフェンなど．

●胆管障害型：アロプリノール，シメチジンなど．

（榎奥健一郎）

総コレステロール

total cholesterol

総コレステロールは，血中ではエステル型（約 2/3）と遊離型（約 1/3）として存在し，細胞膜の構成成分やステロイドホルモンの前駆物質として重要な役割を果たしている．

検体の採取・取り扱い・保存

- 原則として早朝空腹時に採血することが望ましい．血清，冷蔵で保存

基準値・測定法

- 総コレステロール：120～219 mg/dL
- コレステロール酸化酵素法

高値	●家族性高コレステロール血症，家族性Ⅲ型脂質異常症，高 HDL コレステロール血症（CETP 欠損症） ●糖尿病，甲状腺機能低下症，先端巨大症，Cushing 症候群 ●閉塞性黄疸，ネフローゼ症候群，肥満 ●栄養過多 ●閉経 ●薬剤（利尿薬，β 遮断薬，ステロイドなど）
低値	●β リポ蛋白欠損症，家族性低リポ蛋白血症，Tangier 病 ●甲状腺機能亢進症，Addison 病 ●低栄養，肝硬変

意義・何がわかるか？

- 総コレステロールは，すべてのリポ蛋白（カイロミクロン，VLDL，IDL，LDL，HDL）のコレステロール成分を測定したものである．
- コレステロールは細胞膜の構成成分やステロイドホルモンの前駆体として重要な物質で，リポ蛋白の形で血中に存在している．
- 肝臓はコレステロールの合成および異化に中心的な役割を果たしているため，肝臓での合成能の低下により，総コレステロール値は低下する．
- 総コレステロール値の高値は，冠動脈疾患の発症と正の相関関係にある．
- HDL コレステロールが高い場合も，総コレステロールが高くなるので，注意が必要である．
- 高コレステロール血症は，LDL やレムナント中のコレステロールが動脈壁にプラークを形成し，プラークの突然の破裂により血栓が形成され，血管内腔の狭窄や閉塞が起こる．

生体内での動態

規定因子と血中レベルを決める機序

- 血清コレステロール値は，小腸から吸収される外因系と肝臓で合成される内因系により制御されている．

●外因系は，コレステロールが小腸で吸収されアポ蛋白B-48を構造蛋白として産生されたカイロミクロンが血液中で代謝されレムナントとなり肝臓に取り込まれる経路である．

●食事由来のコレステロール（約25%）と胆汁由来のコレステロール（約75%）（腸肝循環系）の約半分は，小腸上皮上に発現している膜蛋白NPC1-L1（Niemann-Pick C1-like 1 protein）を介して小腸粘膜細胞内に吸収される．

●小腸粘膜細胞内に吸収された遊離コレステロールはACAT（acyl coenzyme A cholesterol acyltransferase）によりコレステロールエステルに変換され，MTP（microsomal triglyceride transfer protein）によりアポ蛋白B-48と結合しカイロミクロンが形成され，リンパ管へ分泌され胸管を経て循環血液系に入る．

●カイロミクロンは，リポ蛋白リパーゼ（lipoprotein lipase：LPL）によりカイロミクロンレムナントに変換され，アポ蛋白Eをリガンドとして肝臓のLDL受容体やレムナント受容体により肝臓に取り込まれる．

●内因系は，肝臓で産生され血液中に分泌されるVLDLがLDLとなり末梢組織や肝臓に取り込まれる経路である．

●肝臓では，Acyl-CoAより多くの段階を経てコレステロールが合成されるが，コレステロール合成系の律速酵素は，HMG-CoAをメバロン酸に変換するHMG-CoA還元酵素である．細胞内コレステロール量が減少すると，HMG-CoA還元酵素の活性が亢進し，コレステロール合成が促進される．同時にLDL受容体の合成が亢進し，血液中のLDLの肝臓内への取り込みが亢進する．

●血液中にLDLが十分に存在するときは，血液中のLDLの細胞内への取り込みが優先的に行われ，肝臓内でのコレステロールの合成は抑制される．

●肝臓内での遊離コレステロール量が過剰になると，HMG-CoA還元酵素の活性が抑制され，同時にLDL受容体の合成も抑制され，血液中から肝臓内へのLDLの取り込みが減少する．

●肝臓より分泌されたVLDLはLPLの作用によりトリグリセリドが加水分解され，IDLとなり，肝性リパーゼ（hepatic lipase：HL）によりLDLに変換される．この代謝の間に，IDLは主にアポ蛋白Eを介し，LDLはアポ蛋白B-100を介してLDL受容体に結合し肝臓に取り込まれる．

異常値の出るメカニズム

●家族性高コレステロール血症では，LDL受容体遺伝子異常により，LDL受容体蛋白の機能障害が引き起こされ，主に肝臓でのLDLの取り込みが低下して，高コレステロール血症を呈する．

● PCSK9（proprotein convertase subtilin / kexin type 9）はLDL受容体の分解にかかわる酵素であり，PCSK9の発現が増加することにより肝臓におけるLDL受容体の発現が低下し，高コレステロール血症を呈する．

●アポ蛋白B異常症では，アポ蛋白Bの異常によりカイロミクロン，VLDL，IDL，LDLの形成や分泌が阻害されると低LDLコレステロール血症を呈するが，アポ蛋白B-100のLDL受容体結合能の変異は，LDLの細胞内への取り込みを低下させる．

●栄養状態を鋭敏に反映して低栄養や甲状腺機能亢進症で，血中コレステロール値が減少し，その逆の甲状腺機能低下症や脂肪肝などで，血中コレステロール値が増加する．

●コレステロールの大半が肝臓で産生されることから慢性肝疾患，特に肝硬変で血中コレステロール値が減少する．逆に，閉塞性黄疸では胆汁の排泄が止まるためにコレステロールのクリアランスが低下して，血中コレステロール値が増加する．

●ネフローゼ症候群では，アルブミンの喪失に反応して肝臓でアルブミン合成が加速され，それに伴いコレステロールが過剰に産生され，血中コレステロール血症値が上昇する．

参考になる検査とその意義

- トリグリセリド，HDL コレステロール：Friedewald 式を用いて，LDL コレステロールを算出するために必要．
- リポ蛋白，アポ蛋白：脂質代謝異常症の診断や病態把握に有用な指標となる．
- 甲状腺機能，肝機能，糖代謝関連：続発性高コレステロール血症の鑑別．

診断へのアプローチ

- 続発性高コレステロール血症の鑑別を行う．
- 疫学研究より，総コレステロール 220 mg/dL 未満を正常とする基準値が適応されている．300 mg/dL 以上の高値では，家族性高コレステロール血症を疑う．
- Friedewald 式〔LDL コレステロール＝総コレステロール－（トリグリセリド×0.2＋HDL コレステロール）〕を用いて，LDL コレステロールを算出し評価する（食後採血やトリグリセリド 400 mg/dL 以上のときは用いることができない）．
- Friedewald 式を用いることができないとき，non-HDL コレステロール（総コレステロール－HDL コレステロール）で評価する．LDL コレステロールの管理目標値＋30 mg/dL 未満を目標にする．

ピットフォール

- 食事による短時間の変動や生理的変動は少ないが，原則として早朝空腹時に採血することが望ましい．
- 続発性高コレステロール血症の鑑別診断は重要である．特に甲状腺機能低下症．
- 総コレステロールは，コレステロール逆転送で抗動脈硬化作用がある HDL に含まれるコレステロールも含まれるので，高 HDL コレステロール血症の場合も総コレステロール値は高値となる．

予後とフォローアップ

- 日本動脈硬化学会の動脈硬化性疾患予防のための包括的リスク管理チャートを用いて，動脈硬化リスクに応じた治療指針の決定を行う．

■文献

1）日本動脈硬化学会 編：動脈硬化性疾患予防ガイドライン 2012 年版．日本動脈硬化学会，2012

（佐藤博亮）

HDLコレステロール，LDLコレステロール

HDL-cholesterol, LDL-cholesterol

HDL（比重 1.063〜1.210）は，平均粒子径が 7〜10 nm の最も小型なリポ蛋白で，余分なコレステロールを末梢から肝臓へ逆転送するのに重要な役割を果たしている．LDL（比重 1.006〜1.063）は，肝臓より分泌された VLDL が酵素的水解を経て生成され，末梢組織の LDL 受容体より細胞内へ取り込まれ，細胞へのコレステロール供給源として重要な役割を果たしている．

検体の採取・取り扱い・保存

- 食事による変動が少ないため，食後でも評価可能である
- 血清，冷蔵で保存

基準値・測定法

- 基準値：HDL コレステロール：40〜80 mg/ dL，測定法：直接法
- 基準値：LDL コレステロール：70〜120 mg/dL，測定法：直接法，Friedewald 式
- Friedewald 式
- LDL コレステロール＝総コレステロール－（トリグリセリド×0.2＋HDL コレステロール） ※注意：空腹時採血およびトリグリセリド 400 mg/dL 未満のときに適応

高値

- HDL コレステロール：CETP 欠損症，肝性リパーゼ欠損症，原発性胆汁性肝硬変，飲酒，薬剤（エストロゲン，インスリン）
- LDL コレステロール：家族性高コレステロール血症，ネフローゼ症候群，甲状腺機能低下症，閉塞性黄疸，肥満，2 型糖尿病，閉経

低値

- HDL コレステロール：LCAT 欠損症，魚眼病，Tangier 病，LPL 欠損症，アポ蛋白 A-I 異常症，高トリグリセリド血症，肥満，喫煙，運動不足，インスリン抵抗性糖尿病
- LDL コレステロール：甲状腺機能亢進症，肝硬変，家族性低コレステロール血症

意義・何がわかるか？

【LDL コレステロール】

- LDL は，末梢組織にコレステロールを肝臓から運搬するのに必要なリポ蛋白である．
- LDL コレステロールは虚血性心疾患の発症頻度との間に正相関を示す．
- 高 LDL 血症が持続すると，血管内皮下に蓄積した LDL が酸化変性を受け，単球が貪食し，LDL を飽食したマクロファージが泡沫細胞化し，血管内皮下に多量蓄積し，動脈硬化プラークを形成する．このプラークが破綻し，血小板の活性化と集積に加えてフィブリン塊を形成して，急性冠症候群を引き起こす．

【HDL コレステロール】

- HDL は末梢細胞に蓄積した遊離コレステロールを引き抜いて肝臓へ戻すこと（逆転送系）で，抗動脈硬化に重要な役割を果た

しているリポ蛋白である．

- HDL コレステロールは，虚血性心疾患の発症頻度との間に逆相関を示す．

生体内での動態

規定因子と血中レベルを決める機序

【LDL コレステロール】

- 肝臓内での遊離コレステロール量が過剰になると，LDL 受容体の合成も抑制され，肝臓 LDL が取り込まれなくなる．
- 肝臓から分泌された VLDL は，LPL により IDL に代謝されると，ただちに肝臓 LDL 受容体を介して取り込まれ，一部の IDL が LDL へと変換される．
- LDL 受容体が欠損したり，減少したりすると，IDL は LDL に多量に変換され血中 LDL が増加する．

【HDL コレステロール】

- 円盤状の原始 HDL（HDL3）は，ABCA1（ATP binding cassette transporter A1）の作用により末梢組織から遊離コレステロールを取り込み，さらに LCAT の作用により遊離コレステロールからコレステロールエステルに変換させ，球状の成熟 HDL（HDL2）に変換する．
- 成熟 HDL（HDL2）のコレステロールエステルは，アポ蛋白 A-I を介して肝臓の HDL 受容体（scavenger receptor class B type1：SR-B1）に取り込まれる．
- 肝臓に逆転送されたコレステロールは，胆汁酸に変換されるかコレステロールのまま胆汁中に分泌される．
- 成熟 HDL（HDL2）は，CETP の作用により，コレステロールエステルを LDL，IDL，VLDL に転送させ，トリグリセリドを取り込む．
- トリグリセリドが豊富になった成熟 HDL（HDL2）は，HTGL（肝性トリグリセリドリパーゼ）の作用によりトリグリセリドが分解され，原始 HDL（HDL3）に転換する．
- 肝臓では，多量の LDL コレステロールが LDL 受容体から取り込まれるが，HDL コレステロールのほうが LDL コレステロールより，速やかに胆汁中へ排泄される．

異常値の出るメカニズム

【LDL コレステロール】

- 家族性高コレステロール血症では，LDL 受容体遺伝子異常により，LDL 受容体蛋白の機能障害が引き起こされ，主に肝臓での LDL の取り込みが低下して，高 LDL コレステロール血症を呈する．
- PCSK9（proprotein convertase subtilin / kexin type 9）は LDL 受容体の分解にかかわる酵素であり，PCSK9 の発現が増加することにより肝臓における LDL 受容体の発現が低下し，高 LDL コレステロール血症を呈する．
- 栄養状態を鋭敏に反映して低栄養や甲状腺機能亢進症で血中 LDL コレステロール値は減少し，その逆の甲状腺機能低下症や脂肪肝などで血中 LDL コレステロール値は増加する．
- コレステロールの大半が肝臓で産生されることから慢性肝疾患，特に肝硬変で血中 LDL コレステロール値は減少する．逆に，閉塞性黄疸では胆汁の排泄が止まるためにコレステロールのクリアランスが低下し，血中 LDL コレステロール値は増加する．
- ネフローゼ症候群では，アルブミンの喪失に反応して肝臓でアルブミン合成が加速され，それに伴いコレステロールが過剰に産生され，血中 LDL コレステロール値が増加する．

【HDL コレステロール】

- CETP 欠損症では，HDL からアポ蛋白 B 含有リポ蛋白へのコレステロールエステルの転送および逆方向へのトリグリセリドの転送が阻害されるため，高 HDL コレステロール血症を呈するが，成熟 HDL（HDL2）が増加していて，抗動脈硬化作用は強くなく，日本人で比較的多い遺伝性疾患である．
- アポ蛋白 A-I 欠損症・異常症では，HDL の形成や分泌が阻害されるため，低 HDL 血症を呈する．
- Tangier 病では，原因遺伝子である

ABCA1の遺伝子異常により，末梢組織からの遊離コレステロールの引き抜きが障害され，HDLが形成されず，低HDL血症を呈する．

●LCAT欠損症・魚眼病では，LCAT活性の低下により遊離コレステロールからコレステロールエステルへの変換が阻害され，成熟HDLの生成が障害され，低HDL血症を呈する．

参考になる検査とその意義

●総コレステロール：Friedewald式を用いて，LDLコレステロールを算出するために必要．

●リポ蛋白，アポ蛋白：脂質代謝異常症の診断や病態把握に有用な指標となる．

●甲状腺機能，肝機能，糖代謝関連：続発性高LDLコレステロール血症，続発性低HDL血症の鑑別．

診断へのアプローチ

●HDLコレステロール20 mg/dL以下の場合は，アポ蛋白A-I欠損症〔(早期虚血性心疾患，黄色腫，角膜混濁を認める)，LCAT欠損症（角膜混濁，黄色腫，腎障害を認める)，魚眼病（角膜混濁を認める)，Tangier病（黄色扁桃腺肥大，肝脾腫，末梢神経障害（知覚および運動神経障害)，角膜混濁が認める〕，肝硬変，慢性腎不全などを鑑別する．

●HDLコレステロール20～40 mg/dLの場合は，肥満，糖尿病，甲状腺機能亢進症，肝硬変，慢性腎不全，骨髄腫，喫煙，プロブコール内服中などを鑑別する．

●HDLコレステロール80 mg/dL以上の場合は，コレステロールエステル転送蛋白（Cholesteryl ester transfer protein：CETP）欠損症，肝性リパーゼ（HL）欠損症，原発性胆汁性肝硬変，飲酒，薬剤（エストロゲン，インスリン）などを鑑別する．

●続発性高LDLコレステロール血症の鑑別を行う．

●LDLコレステロール180 mg/dL以上の場合は，家族性高コレステロール血症〔腱黄色腫（手背，肘，膝などの腱黄色腫またはアキレス腱肥厚）あるいは皮膚結節性黄色腫，早発性冠動脈疾患の家族歴（2親等以内の血族)〕を疑う．

ピットフォール

●飲酒によりHDLは増加するが，この機序としてCETPが抑制されるからで，抗動脈硬化作用を有する原始HDL（HDL3）ではなく，成熟HDL（HDL2）が増加するので抗動脈硬化作用を有しないという報告もあるが，飲酒が虚血性心疾患に抑制的に働くという報告もあり，一定の見解を得ていない．

●LDLコレステロール値は，極端な乳び血清は偽高値となる．

●LDLコレステロール直接測定法は，わが国で開発されたもので，界面活性剤などを用い，特定のリポ蛋白質を破壊するなどして，LDLに含まれるコレステロール値を測定するものあるが，直接法の測定キットが複数あり，キット間に不一致があることや血清トリグリセリド値が高値を示す場合には同一キットにおいても標準値とも乖離を認めること，その乖離の様態が一定でないなどの問題がある．

予後とフォローアップ

●日本動脈硬化学会の動脈硬化性疾患予防のための包括的リスク管理チャートを用いて，動脈硬化リスクに応じた治療指針の決定を行う．

●低HDL血症は動脈硬化症の危険因子となるので是正する必要があるが，増加させる薬剤は存在しないのでHDLを低下させる原因（喫煙，運動不足，肥満など）を取り除く必要がある．

■文献

1）日本動脈硬化学会 編：動脈硬化性疾患予防ガイドライン 2012年版．日本動脈硬化学会，2012

（佐藤博亮）

トリグリセリド(TG)(中性脂肪)

triglyceride

トリグリセリド（TG）は，3分子の脂肪酸がグリセロールにエステル結合したもので，カイロミクロンとVLDLの主要な脂質成分で，生体のエネルギー貯蔵と運搬に重要な役割を果たしている．

検体の採取・取り扱い・保存

- 食事の影響を受け食後に高値となることから，早朝空腹時に採血する
- 血清，冷蔵保存

基準値・測定法

- アセチルアセトン法：35～135 mg/dL
- Fletcher法：30～150 mg/dL
- 酵素法（遊離グリセロールを含む）：40～170 mg/dL
- グリセロール消去酵素法：35～150 mg/dL

高値	●家族性高リポ蛋白血症，閉塞性黄疸，脂肪肝，ネフローゼ症候群，急性膵炎，糖尿病，肥満，アルコール
低値	●βリポ蛋白血症，甲状腺機能亢進症，吸収不良症候群，Addison病，重症肝障害，悪液質

意義・何がわかるか？

- トリグリセリドは，すべてのリポ蛋白（カイロミクロン，VLDL，IDL，LDL，HDL）の中性脂肪成分を測定したものである．
- 血清中の中性脂肪の90～95％はトリグリセリドである．
- トリグリセリドは動脈硬化の独立した危険因子である．
- トリグリセリドの評価は空腹時採血で行われていたが，非空腹時のトリグリセリドのほうが心血管イベントの予測能が高いとの報告もある．

生体内での動態

規定因子と血中レベルを決める機序

- 血清トリグリセリド値は，小腸から吸収される外因系と肝臓でつくられる内因系により制御されている．
- 小腸で吸収されたモノグリセリドと脂肪酸が小腸粘膜上皮細胞内でDGAT（acyl CoA diacylglycerol acyltransferase）によりトリグリセリドに変換され，ACAT（acyl CoA-cholesterol acyltransferase）によりカイロミクロンとなり，リンパ管から胸管を経て血中へ運ばれる．
- 血中では，リポ蛋白リパーゼ（LPL）と肝性トリグリセリドリパーゼ（HTGL）の作用で加水分解されて組織に取り込まれ，エネルギー源として使われる一方，カイロミクロンレムナントとして肝臓へ取り込まれる．
- 肝臓でつくられる内因性トリグリセリドは，VLDLを形成して血中に放出され，LPLとHTGLの作用を受けてトリグリセリドを放出しながらIDLを経てLDLとなる．
- トリグリセリドは末梢組織でエネルギー源

となるほか，余剰のトリグリセリドは脂肪組織に蓄積される．したがって，トリグリセリドの代謝に関係するLPLやHTGLの欠損が存在すると代謝が障害されるので，トリグリセリドが高値となる．

異常値の出るメカニズム

- 家族性LPL欠損症では，カイロミクロンおよびVLDLのトリグリセリドの加水分解が低下するために，高カイロミクロン血症および高VLDL血症を生じる．
- アポ蛋白C-Ⅱ欠損症では，LPLの活性化が低下するために，カイロミクロンおよびVLDLのトリグリセリドの加水分解が低下し，高カイロミクロン血症および高VLDL血症を呈する．
- 家族性Ⅲ型脂質異常症では，レムナントの代謝に関与しているアポ蛋白Eの遺伝子異常に加え，VLDLの合成亢進を引き起こすようなインスリン抵抗性や耐糖能異常，肥満，大量のアルコール摂取が影響し，IDLが増加する．
- 肥満やインスリン抵抗性糖尿病では，LPL活性が低下するのでトリグリセリドが増加し，HDLは逆に減少する．

参考になる検査とその意義

- 総コレステロール，HDLコレステロール：Friedewald式を用いて，LDLコレステロールを算出するために必要．
- リポ蛋白，アポ蛋白：脂質代謝異常症の診断や病態把握に有用な指標となる．
- 肝機能，膵酵素，糖代謝関連，飲酒：続発性高トリグリセリド血症の鑑別．

診断へのアプローチ

- リポ蛋白分画を測定し，どのリポ蛋白が増加しているかを調べる．
- 高カイロミクロン血症（12時間以上絶食後の血清中にカイロミクロンが存在する．血清トリグリセリド1,000 mg/dLとなる場合が多い）：家族性LPL欠損症，アポC-Ⅱ欠損症，原発性Ⅴ型脂質異常症などを鑑別する．
- 高VLDL血症：家族性Ⅳ型脂質異常症，特発性高トリグリセリド血症などを鑑別する．
- 高IDL血症：家族性Ⅲ型脂質異常症などを鑑別する．

ピットフォール

- 食事やアルコールによる影響を避ける．10時間以上早朝空腹採血が望ましい．
- 食後4時間以上にわたり上昇していることがある．
- アルコール摂取で上昇する．
- トリグリセリドリッチなリポ蛋白が増加すると小型のsmall dense LDLの産生が増加する．small dense LDLはLDL受容体への結合力が弱いので血中に増加し，酸化変性を受けやすいので，マクロファージの標的となって，その泡沫細胞化を促進させて動脈硬化を進展させる．

予後とフォローアップ

- 血清トリグリセリド値が1,000 mg/dL以上のときは，急性膵炎の発症に注意する．
- 血清トリグリセリド値が4,000 mg/dL以上では，急性膵炎がほぼ100％発症し，また眼底検査で網膜血管が白色ピンク状にみえる網膜脂血症が認められる．
- 日本動脈硬化学会のガイドラインではトリグリセリド150 mg/dL以上は動脈硬化の危険因子とされているため，150 mg/dL未満を治療目標とする．
- 高トリグリセリド血症にはレムナントリポ蛋白の増加，small dense LDLの増加，低HDLコレステロール血症合併，メタボリックシンドロームの一所見など，別の重要な因子が含まれていることが多く，トリグリセリド上昇に伴うほかの因子を十分考慮する必要がある．

■文献

1）日本動脈硬化学会 編：動脈硬化性疾患予防ガイドライン 2012年版．日本動脈硬化学会，2012

（佐藤博亮）

アポ蛋白分画

lipoprotein fractionation

アポ蛋白は，リポ蛋白の構成蛋白であり，それぞれのアポ蛋白の定量は脂質異常症の病因の特定や病態の把握に必要な検査である．
アポ蛋白 A-Ⅰ：HDL の構成蛋白，LCAT の補酵素など
アポ蛋白 A-Ⅱ：肝性リパーゼ HL を活性化，LCAT 活性を抑制
アポ蛋白 B-48：カイロミクロン，カイロミクロンレムナントの構成蛋白
アポ蛋白 B-100：VLDL，IDL，LDL の構成蛋白，LDL 受容体のリガンド
アポ蛋白 C-Ⅱ：LPL の活性発現に不可欠
アポ蛋白 C-Ⅲ：LPL 活性を抑制
アポ蛋白 E：LDL 受容体，VLDL 受容体，レムナント受容体などのリガンド

検体の採取・取り扱い・保存

- 早朝空腹時測定．血清，冷蔵保存

基準値・測定法

- アポ蛋白 A-Ⅰ（mg/dL）：122～161，M：119～155，F：126～165
- アポ蛋白 A-Ⅱ（mg/dL）：25.1～34.5，M：25.9～35.7，F：24.6～33.3
- アポ蛋白 B（mg/dL）：69～105，M：73～109，F：66～101
- アポ蛋白 C-Ⅱ（mg/dL）：1.6～4.2，M：1.8～4.6，F：1.5～3.8
- アポ蛋白 C-Ⅲ（mg/dL）：5.5～9.5，M：5.8～10.0，F：5.4～9.0
- アポ蛋白 E（mg/dL）：2.7～4.5，M：2.7～4.3，F：2.8～4.6
- 測定法：免疫比濁法

高値

- アポ蛋白 A-Ⅰ：原発性高 HDL-C 血症（CETP 欠損症，HTGL 欠損症），原発性胆汁性肝硬変
- アポ蛋白 A-Ⅱ原発性高 HDL-C 血症（CETP 欠損症，HTGL 欠損症）
- アポ蛋白 B：Ⅱa 型脂質異常症（家族性高コレステロール血症），Ⅱb 型脂質異常症（家族性複合型脂質異常症），Ⅲ型脂質異常症，Ⅳ型脂質異常症，Ⅴ型脂質異常症，家族性欠陥アポ蛋白 B-100 血症，糖尿病，甲状腺機能低下症，ネフローゼ症候群，閉塞性黄疸，脂肪肝
- アポ蛋白 C-Ⅱ：LPL 欠損症，高 TG 血症，Ⅲ型脂質異常症，Ⅳ型脂質異常症，Ⅴ型脂質異常症，閉塞性黄疸，糖尿病，ネフローゼ症候群
- アポ蛋白 C-Ⅲ：高 TG 血症，Ⅱb 型脂質異常症，Ⅲ型脂質異常症，Ⅳ型脂質異常症，Ⅴ型脂質異常症，閉塞性黄疸，ネフローゼ症候群
- アポ蛋白 E：高 TG 血症，Ⅱa 型脂質異常症，Ⅱb 型脂質異常症，Ⅲ型脂質異常症，Ⅳ脂質異常症，Ⅴ型脂質異常症，変異アポ蛋白 E 血症，閉塞性黄疸，ネフローゼ症候群

低値	●アポ蛋白A-Ⅰ：アポ蛋白A-Ⅱ欠損症/異常症, Tangier病, LCAT欠損症, 魚眼病, 高TG血症, 急性・慢性肝炎, 肝硬変, 閉塞性黄疸, 慢性腎不全, 糖尿病 ●アポ蛋白A-Ⅱ：アポ蛋白A-Ⅰ欠損症/異常症, Tangier病, LCAT欠損症, 魚眼病, 高TG血症, 急性・慢性肝炎, 肝硬変, 閉塞性黄疸, 慢性腎不全, 糖尿病 ●アポ蛋白B：無〜低βリポ蛋白血症, 変異アポ蛋白B血症, 甲状腺機能亢進症, 重症肝障害 ●アポ蛋白C-Ⅱ：アポ蛋白C-Ⅱ損症/異常症, 重症肝障害 ●アポ蛋白C-Ⅲ：重症肝障害 ●アポ蛋白E：アポ蛋白E欠損症

意義・何がわかるか？

●アポ蛋白は, ①水に不溶性の脂質と結合してリポ蛋白を形成し, 種々の組織に脂質を転送する役割, ②種々の組織に存在するアポ蛋白特異的な受容体と結合するリガンドとしての役割, ③脂質代謝関連酵素の活性亢進・抑制機能など補酵素としての役割を有し, アポ蛋白はリポ蛋白の代謝調節に重要な役割を果たしており, その測定は脂質代謝異常症の診断や病態把握に有用な指標となる.

●各種アポ蛋白は, それぞれ特定のリポ蛋白に存在しており, 各種アポ蛋白は, 各種リポ蛋白を特徴づけるマーカーとなる.

生体内での動態

規定因子と血中レベルを決める機序

●アポ蛋白A群は, HDLの主な構成蛋白である.

●アポ蛋白A-Ⅰの主な機能は, LCAT活性化と細胞からのコレステロールの引き抜きであり, HDLの抗動脈硬化作用としてのコレステロール逆転送において重要な役割を果たしている.

●アポ蛋白A-Ⅱの主な機能は, 肝性リパーゼ活性化, LCAT活性抑制, CETPによる脂質転送反応の抑制などの作用が報告されているが, 抗動脈硬化作用は不明である.

●アポ蛋白B群には, 内因性リポ蛋白であるVLDL, IDL, LDLの主要構成蛋白であるアポ蛋白B-100と外因性リポ蛋白であるカイロミクロン, カイロミクロンレムナントの主要構成蛋白であるアポ蛋白B-48がある.

●アポ蛋白B-100は, 肝臓でMTPの作用によりVLDLとassemblyされて成熟したVLDLとなり血中に分泌される.

●アポ蛋白B-100は, C末端側にLDL受容体との結合部位をもつLDL受容体のリガンドであり, 内因性リポ蛋白の代謝調節に大きくかかわっており, 動脈硬化と正相関を示す.

●アポ蛋白B-48は, 小腸でMTPの作用によりカイロミクロンとassemblyされて成熟したカイロミクロンとなり, リンパ管へ分泌され胸管を経て循環血液系に入る.

●アポ蛋白C群の主なアポ蛋白は, C-Ⅱ, C-Ⅲであり, トリグリセリドリッチリポ蛋白の代謝に関与する.

●アポ蛋白C-Ⅱの主な機能は, LPLの活性化である.

●アポ蛋白C-Ⅱは, カイロミクロン, VLDL中のトリグリセリドがLPLの作用により水解されるとHDLに移行し, カイロミクロンやVLDLが新たに合成分泌されるとHDLからカイロミクロンやVLDLに再移行する.

●アポ蛋白C-Ⅲの主な機能はLPL活性抑制作用とVLDLやIDLのLDL受容体への結合を抑制するため, トリグリセリド代謝が遅延する.

●アポ蛋白Eは, カイロミクロンやVLDLとHDLの主要なアポ蛋白の一つである.

●アポ蛋白Eは, LDL受容体, VLDL受容体，レムナント受容体のリガンドであり，VLDLのみならず催動脈硬化作用の強いカイロミクロンレムナントやIDLの代謝を促進する．

異常値の出るメカニズム

- アポ蛋白A-I欠損症・異常症では，HDLの形成や分泌が阻害されるため，低HDL血症を呈する．
- 家族性欠陥アポB-100血症は，アポ蛋白B-100遺伝子異常によりLDL受容体との親和性が消失し，高LDLコレステロール血症を呈する．
- アポ蛋白C-Ⅱ, C-Ⅲ, トリグリセリドリッチリポ蛋白が増加する疾患で上昇する．
- アポ蛋白C-Ⅱ欠損症は，LPLの活性化がされないために，高カイロミクロン血症，高VLDL血症を呈する．
- 家族性Ⅲ型脂質異常症では，レムナントの代謝に関与しているアポ蛋白Eの遺伝子異常に加え，VLDLの合成亢進を引き起こすようなインスリン抵抗性や耐糖能異常，肥満，大量のアルコール摂取が影響し，IDLが増加する．

参考になる検査とその意義

- 総コレステロール，トリグリセリド，HDLコレステロール，リポ蛋白分画測定：脂質代謝異常症の診断や病態把握に有用な指標となる．
- 甲状腺機能，肝機能，糖代謝関連：続発性脂質異常症の鑑別．

診断へのアプローチ

- アポ蛋白A-I低下の場合，HDLコレステロール，LCAT活性，臨床症状（角膜混濁，黄色腫，神経障害，腎障害，早発性冠動脈疾患の家族歴）などにより，アポ蛋白A-I欠損症/異常症，Tangier病，LCAT欠損症，魚眼病などの疾患を鑑別する．
- アポ蛋白B/LDLコレステロール＞1.0のとき，small dense LDLの存在が疑われ，家族性複合型脂質異常症や糖尿病などの続発性脂質異常症を鑑別する．
- アポ蛋白C-Ⅱ，C-Ⅲ高値の高トリグリセリド血症のとき，インスリン抵抗性糖尿病，メタボリックシンドローム，ネフローゼ症候群を鑑別する．
- アポ蛋白E/総コレステロール≧0.5のとき，IDLの存在が確認されたら，家族性Ⅲ型脂質異常症を疑い，アポE遺伝子検査を行う．

ピットフォール

- 空腹時アポ蛋白B-48は動脈硬化惹起リポ蛋白であるカイロミクロンレムナントの簡便な指標となり，冠動脈疾患の新しいマーカーとなる可能性があるが，現在，日常診療ではまだ測定できない．
- アポ蛋白E3が野生型で，E2はE3に比べてLDL受容体に対する結合能が著しく低下しており，Ⅲ型脂質異常症を呈する．また，E4はアルツハイマーの危険因子とされている．

予後とフォローアップ

- small dense LDLをアポ蛋白B/LDLコレステロールやアポ蛋白B/アポ蛋白A-Iにより評価できる．
- アポC-Ⅲ高値は，インスリン抵抗性糖尿病や肥満やメタボリックシンドロームと相関する．
- アポ蛋白はリポ蛋白粒子の代謝を決定づける重要な役割を果たし，動脈硬化の発症，進展および防御機構に重要な役割を果たしているが，アポ蛋白の欠損症や異常症の診断的役割を除いては，現在の日常診療において簡便な血清脂質測定で十分である．

■文献

1）日本動脈硬化学会 編：動脈硬化性疾患予防ガイドライン 2012年版. 日本動脈硬化学会，2012

（佐藤博亮）

レシチンコレステロールアシルトランスフェラーゼ(LCAT)

lecithin-cholesterol acyltransferase

LCAT は，リン脂質であるレシチンの脂肪酸を遊離コレステロールへ転移させ，コレステロールエステルを生成する酵素である．血中コレステロールエステルの大部分がその生成過程で LCAT に依存している．LCAT は肝臓でのみ合成されるため，肝臓での蛋白合成能も反映している．

検体の採取・取り扱い・保存

- 通常は空腹時，EDTA 入り採血管にて採血．血漿，冷蔵保存

基準値・測定法

- 男性 67.3〜108.2 nmol/mL/h/37℃　女性 53.3〜95.5 nmol/mL/h/37℃
- ディパルミトイルレシチン基質法

高値	●原発性高リポ蛋白血症，肥満，脂肪肝，糖尿病，ネフローゼ症候群，妊娠，副腎皮質ステロイド投与
低値	●家族性 LCAT 欠損症，魚眼病，無 β リポ蛋白血症，低 β リポ蛋白，Tangier 病，アポ蛋白 A-Ⅰ欠損症，急性肝炎，慢性肝炎，肝硬変，劇症肝炎，閉塞性黄疸，甲状腺機能低下症，吸収不良症候群，心筋梗塞，悪性腫瘍

意義・何がわかるか？

- LCAT は主に肝臓で合成される 416 個のアミノ酸からなる糖蛋白で，血中に分泌され HDL 表面に存在している．
- LCAT は，アポ蛋白 A-Ⅰの補酵素作用で活性化され，遊離コレステロールをコレステロールエステルに変換させ，円盤状の原始 HDL（HDL3）を球状の成熟 HDL（HDL2）へ転換させる役割をもっている．
- LCAT の合成分泌は，HDL とともに肝臓で行われ，また半減期が 24〜76 時間と短く，肝合成能低下に伴い鋭敏に変動するため，肝臓の蛋白合成能を評価できる．
- LCAT 遺伝子異常による LCAT 機能欠損では，遊離コレステロールからコレステロールエステルへの変換が阻害されるために，コレステロールエステルが極度に低下した円盤状 HDL が形成されるとともに，各種リポ蛋白の遊離型コレステロールが増加し，組織に蓄積する．

生体内での動態

規定因子と血中レベルを決める機序

- 肝臓の蛋白合成能：LCAT は，肝臓で合成分泌されるため，肝実質障害や肝硬変など肝臓の蛋白合成能が低下する疾患では LCAT は低下する．
- アポ蛋白 A-Ⅰ：アポ蛋白 A-Ⅰは，LCAT を活性化する補酵素であるため，低アポ蛋白 A-Ⅰ血症やアポ蛋白 A-Ⅰ異常症では LCAT 活性が低下する．
- ABCA1：ATP-binding cassette transporter 1（ABCA1）は，ATP を利用して細胞内からリン脂質とコレステロールを輸送しアポ蛋白 A-Ⅰと HDL を形成する．このため，ABCA1 の機能低下は，末梢細胞からコレ

ステロールの放出ができず，HDL が形成されず，アポ蛋白 A-I の異化が促進されアポ蛋白 A-I の低下に伴い，LCAT が低下する．

- 末梢組織での余剰コレステロールの多い病態では，LCAT 活性の上昇が認められる．
- LCAT は，肝臓での蛋白合成能が亢進している病態で, LCAT の上昇が認められる．

異常値の出るメカニズム

- LCAT は，HDL 表面に存在し，末梢組織の不要になったコレステロールを肝臓へ移送するためにエステル化して引き抜いてくる．したがって，余剰コレステロールの多い病態では, LCAT 活性の上昇がみられる．
- LCAT はアポ蛋白 A-I の補酵素作用で活性化され，遊離型コレステロールをエステル化して，疎水性の強いエステル型コレステロールへと変換している．エステル型コレステロールはコレステロールエステル転送蛋白（cholesterol ester transfer protein：CETP）により，VLDL や LDL に転送される．したがって，この経路が障害されるとエステル型コレステロールが形成されず，遊離型コレステロールが増加し，組織に蓄積する．
- LCAT 活性が異常を示す原因には，LCAT 遺伝子の異常（LCAT 欠損症，魚眼病），酵素反応の場である HDL 側の異常（アポ蛋白 A-I 異常，Tangier 病），および肝臓の合成障害などが挙げられる．

参考になる検査とその意義

- LCAT の活性化因子は，HDL 表面のアポ蛋白 A-I であり，アポ蛋白 A-I 異常症に伴い LCAT 活性の低下が認められる．
- 血清脂質：特に遊離コレステロール，コレステロールエステル．
- リポ蛋白分画：HDL，VLDL，IDL，LDL．
- アポ蛋白：特にアポ A-I．
- 胆道系酵素

診断へのアプローチ

- LCAT 活性は，コレステロールエステル比の異常，HDL コレステロールやアポ蛋白 A-I が低値の場合に測定する．
- LCAT 活性の低下は，コレステロールのエステル化を反映するコレステロール/コレステロール比の低下を伴う．
- LCAT 欠損症の診断には必須である．低 HDL 血症およびコレステロールエステル比の低下が認められる場合，LCAT 測定の適応となる．
- 家族性 LCAT 欠損症と魚眼病はともに低 HDL コレステロール血症と角膜混濁を特徴とするが，家族性 LCAT 欠損症はさらに溶血性貧血，蛋白尿，腎機能障害なども示す．

ピットフォール

- LCAT 活性は，一般的には EDTA 溶液を加えた血漿で測定するが，血清またはヘパリン血漿でも酵素活性の測定は可能である．LCAT 活性は血漿中では比較的安定であり，4℃なら 1 週間，－80℃なら長期の保存が可能であるが，凍結融解を繰り返すことにより活性が低下する．
- LCAT 活性は，加齢において有意差を認めないが，若年では男性が高い．
- LCAT 活性は食事による影響を認めないが，ほかの脂質検査などと一緒に評価する必要があるため，空腹時採血が望ましい．

予後とフォローアップ

- 角膜輪，貧血，蛋白尿などの症状があり，LCAT 欠損症疑った場合は LCAT の測定は必須である．
- LCAT 欠損症は，常染色体劣性遺伝で，各リポ蛋白分画の異常と遊離コレステロールの組織への沈着がみられる．
- 続発性に LCAT 値が異常になることもあり，基礎疾患の検索も重要である．

■文献

1）木下　誠，寺本民生：最新酵素アイソザイム検査．レシチンコレステロールアシル転換酵素（LCAT）．臨床病理レビュー 116：125-130, 2001

（佐藤博亮）

総胆汁酸

total bile acid

胆汁酸は腸肝循環を繰り返しているため健常者では末梢循環には微量しか含まれていないが，肝臓・胆道の疾病によって特異的に増量する．

検体の採取・取り扱い・保存

●血清を用いる

基準値・測定法

●正常範囲：10 μmol/L 以下
●酵素法

高値	●急性肝炎，慢性肝炎，肝硬変，肝がん ●閉塞性黄疸 ●ウルソ内服中
低値	●回盲部に何らかの障害がある ●陰イオン交換樹脂内服中

意義・何がわかるか？

●高値の場合には肝細胞障害か胆汁排泄障害があると予測される．

●低値の場合は回盲部からの再吸収に障害がある可能性がある．

生体内での動態

規定因子と血中レベルを決める機序

●胆汁酸は肝細胞でコレステロールから合成される．胆汁酸はタウリン・グリシンなどと抱合された後，胆汁中に分泌される．そして食物中の脂肪をミセル化して水溶性にし腸管から吸収できるようにする．その後回腸末端から再吸収され，門脈を経て大部分が肝に戻る．胆汁酸の回収率は95～98％といわれている．

●このように胆汁酸は腸肝循環を繰り返しているため，健常者では主に門脈内にのみ存在し，末梢静脈には微量しか含まれていない．

異常値の出るメカニズム

●肝内の胆汁酸代謝に障害があるときや肝外胆管閉塞があるとき，末梢血中の胆汁酸が高くなる．

●回盲部から再吸収されるので回盲部に何らかの障害があると低値になる．

参考になる検査とその意義

●高値の場合は肝内胆汁うっ滞や肝外胆管閉塞を考え，採血や画像検査を行う必要がある．

●低値の場合は，回盲部付近の疾患を念頭におき検査を組む必要がある．

診断へのアプローチ

●閉塞性黄疸の場合，閉黄が解除されると胆汁酸はビリルビンよりも速やかに低下する．

●健常者ではケノデオキシコール酸が多く，コール酸/ケノデオキシコール酸の比は0.7〜1.0程度．肝硬変ではケノデオキシキコール酸の割合が増え，胆汁うっ滞ではコール酸の割合が増えるといわれている．

ピットフォール

●血清胆汁酸は食事により上昇するので，空腹時に採血する必要がある．

●陰イオン交換樹脂は腸肝内で胆汁酸を抱合してそのまま糞便中に排泄させることにより，コレステロールを胆汁酸合成に消費させようという脂質異常症薬である．この薬剤を内服している場合は回盲部からの再吸収が減るので，末梢血の胆汁酸は低下する．

●ウルソはウルソデオキシコール酸（胆汁酸の一種）であり，内服後2時間程度は末梢血の胆汁酸は高くなる．

（榎奥健一郎）

アンモニア

ammonia

門脈血が肝臓を介さず大循環にシャントされる，肝臓のアンモニア処理能力が低下している，尿素サイクルが先天的酵素欠損している，という3つのメカニズムでアンモニアは上昇する．

検体の採取・取り扱い・保存

- 採血後に全血のまま室温で放置した場合，赤血球からのアンモニア遊離と血漿蛋白に由来するアンモニアにより急速に上昇する．ゆえに採血後は速やかな検体処理が必要（氷で冷やすか，血漿分離するか，除蛋白をする）

基準値・測定法

- 12～66 μg/dL
- 酵素法

高値	●アンモニア代謝低下：肝臓を血液が通らない（門脈－大循環シャントの存在） ●肝臓のアンモニア代謝能力が低下（劇症肝炎，急性肝炎，肝硬変，先天的酵素欠損） ※増悪因子として便秘，高蛋白食，過度の利尿，脱水など
低値	●低蛋白食

意義・何がわかるか？

- 門脈血が肝臓を介さず大循環にシャントされる，肝臓のアンモニア処理能力が低下している，尿素サイクルが先天的酵素欠損している，という3つのメカニズムでアンモニアは上昇する．したがって，アンモニアが高いときにはこの3つを鑑別に考える．
- 便秘，高蛋白食，消化管出血，過度の利尿，脱水などもアンモニアを上昇させる．

生体内での動態

規定因子と血中レベルを決める機序

- 血液中のアンモニアには食事中のアミノ酸が腸内細菌によって分解されて生じたものと体内のアミノ酸代謝の過程で生じたものの2種類からなる．体内で最も多くアンモニアを産生しているのは小腸・大腸の腸内細菌である．
- アンモニアのほとんどは肝臓の尿素サイクルで代謝され，尿素となり，腎臓から体外に排出される．

異常値の出るメカニズム

- アンモニア産生過剰：腸内細菌によるアミノ酸代謝が過剰（便秘，高蛋白食，消化管出血）．
- アンモニア代謝低下：肝臓を血液が通らない（門脈－大循環シャントの存在），肝臓のアンモニア代謝能力が低下（劇症肝炎，急性肝炎，肝硬変，先天的酵素欠損）．
- 先天的酵素欠損としては，Reye症候群，先天性尿素サイクル酵素欠損症，高オルニチン血症などがある．

参考になる検査とその意義

- 門脈－大循環シャントが疑われる場合には造影CTが有用である．
- アンモニアの代謝低下が疑われる場合は，腹部超音波検査や採血で肝臓の状態を評価する必要がある．

診断へのアプローチ

- 肝性脳症は必ずしもアンモニアの値と比例しない．アンモニアの値が低くとも肝性脳症になることもあり，その逆もある．したがって，肝性脳症に対してはアンモニアはあくまでも参考値として考えるべきである．

ピットフォール

- もともと肝硬変がある患者の場合は，便秘・脱水は肝性脳症の誘因であるので，あらかじめそのことを患者と家族によく説明しておく必要がある．
- 食事や運動の影響を受けるので，安静・空腹時に採血する．

（榎奥健一郎）

尿素窒素（BUN）

blood urea nitrogen

血中尿素窒素（BUN）は，血中の尿素に含まれる窒素分を表すもので，生理学的には尿素と同義である．主に腎機能の指標として用いられる．

検体の採取・取り扱い・保存

- 室温で1日，冷蔵保存で数日，凍結保存で6ヵ月は安定している

基準値・測定法

- 9～21 mg/dL
- ウレアーゼGLDH法

高値

- 腎排泄の低下：腎機能障害，閉塞性尿路疾患
- 尿細管再吸収の亢進：循環血漿量減少（脱水，ショック）
- 蛋白異化の亢進：消化管出血，絶食，副腎ステロイド治療，甲状腺機能亢進症，悪性腫瘍，外科的侵襲，熱傷
- 蛋白摂取量の増加：高蛋白食摂取，アミノ酸輸液

低値

- 循環血漿量増加：容量負荷，妊娠，SIADH
- 尿細管再吸収の低下：尿崩症，マンニトールなどによる水利尿
- 蛋白異化の低下：低蛋白食，肝不全，蛋白同化ホルモン治療

意義・何がわかるか？

- 日常診療では腎機能の指標として広く利用されているが，循環血漿量減少，蛋白異化亢進，蛋白摂取量増加などの場合にも病態の補助診断として用いられている．

生体内での動態

規定因子と血中レベルを決める機序

- BUNは，血液中に含まれる尿素量を表し，血清の除蛋白成分の中の窒素成分の総称である非蛋白窒素（NPN）の約50％を占める．
- 経口摂取した蛋白や組織蛋白の分解産物であるアンモニアが，そのままでは神経毒性を有するため，肝で尿素サイクルの代謝を受けて尿素に変換される．
- 尿素のほとんどは腎臓より糸球体で濾過されて尿中に排泄されるが，その一部は尿細管で再吸収され血中に戻される．
- すなわち，BUNは，①蛋白摂取，異化亢進，②肝臓での尿素合成，③腎での排泄機能の影響を受ける．

異常値の出るメカニズム

- 通常，糸球体濾過値が半分以下に低下するとBUNはクレアチニンとともに上昇するため，基本的に腎からの排泄異常，すなわち腎機能障害を反映するが，それに加えて，以下の因子の影響を受ける．
- 循環血漿量減少による尿細管再吸収の亢進，絶食，副腎ステロイド治療，外科的侵襲，熱傷などによる蛋白異化の亢進，蛋白摂取量の増加時には高値となる．
- 循環血漿量増加，尿崩症・マンニトールなどでの水利尿，低蛋白食・肝不全などでの

蛋白異化の低下により低値となる.

参考になる検査とその意義

- 腎機能の指標としては特異性が低いため，より正確な腎機能評価には血清クレアチニンや血清シスタチンCなどとの同時測定が有用である.

診断へのアプローチ

- 血清クレアチニンとの比率を評価することが病態診断に必須である.
- 一般にBUN/クレアチニン比はおよそ10：1であるが，BUN上昇時でこの比が10以上の場合は腎外性因子を，10以下の場合は腎性因子を考慮する.
- 尿中尿素窒素は，窒素出納の把握，蛋白摂取量の指標，尿素クリアランス算出を目的に測定する.

ピットフォール

- 男性が女性よりも10～20%高値である.
- 生後3日に最高値を示し，約2ヵ月で成人と同等になる. 40歳以降は，加齢とともに増加する.
- 日内変動が認められ，日中は高く夜間は低値をとる.
- フッ化ナトリウムの入った血糖用採血管の検体では，ウレアーゼの阻害により低値となる.
- BUNは細胞内外に均等に分布する溶質であり，浸透圧を構成する.
- 推定血漿浸透圧＝2（Na＋K）＋18/BS＋2.8/BUNで算出可能である.

予後とフォローアップ

- 急性腎不全では連日測定する. 腎機能が廃絶した場合，1日に10～40 mg/dLの上昇をみるが，異化が亢進した状態などではさらに上昇する場合もある.
- 慢性腎不全では，腎障害の進行速度と，程度により異なるが，1～2ヵ月に1回は測定することが望ましい.
- 腎機能悪化の速度や体格にもよるが，尿毒症症状はBUN値と相関するとされ，BUN＞80～100 mg/dLで尿毒症症状が認められることが多い.

（下澤達雄，広浜大五郎）

クレアチニン(Cr)

creatinine

クレアチニンは，主に筋肉内でクレアチンから非酵素的脱水反応により産生される最終代謝産物である．腎機能の指標として用いられる．

検体の採取・取り扱い・保存

●冷蔵保存で約 1 週間，凍結保存で長期間安定している

基準値・測定法

●男性：0.65〜1.09 mg/dL，女性：0.46〜0.82 mg/dL
●酵素法

高値	●糸球体血流低下による濾過量の低下：脱水，ショック，心不全 ●腎障害による濾過量の低下：腎不全（急性・慢性），糸球体腎炎（急性・慢性），薬剤性腎障害 ●閉塞性尿路疾患 ●尿細管からの分泌低下：シメチジン，プロベネシド，トリメトプリル・スルファメトキサゾール ●血液濃縮：脱水，熱傷 ●筋細胞肥大（末端肥大症，巨人症）
低値	●産生の低下：肝不全，筋肉量減少（筋ジストロフィー，多発性筋炎，筋萎縮性側索硬化症，長期臥床） ●糸球体濾過量の増加：妊娠，尿崩症，糖尿病の初期

意義・何がわかるか？

●クレアチニンは糸球体で濾過されたのち，尿細管でほとんど再吸収されないことから糸球体濾過量を反映する優れた指標として用いられている．

●クレアチニンの尿への排泄量は，筋肉量に比例し，腎機能や筋肉量に変化がない場合は各個体で約 1 g/day と一定である．随時尿中の物質濃度を尿中クレアチニン 1 g あたりで補正することで，検体間の比較が可能である．特に，尿中蛋白濃度の g クレアチニン補正は，1 日尿蛋白量と相関し有用とされる．

●蓄尿クレアチニン量は，蓄尿が正確に行われたかどうかを判断する指標となる．

生体内での動態

規定因子と血中レベルを決める機序

●血清クレアチニン値に影響を与える因子は，①糸球体濾過量，②尿細管分泌，③筋肉でのクレアチニン産生，である．

●食事など外的因子の影響を受けないが，筋肉量によって値が大きく変動することから，糸球体濾過量の計算には筋肉量による補正が必要である．

異常値の出るメカニズム

●糸球体障害による濾過量の低下，糸球体血

流低下による濾過量の低下，閉塞性尿路疾患，尿細管からの分泌低下，血液濃縮，筋細胞肥大時で高値となる．

- 糸球体濾過量の増加，クレアチニン産生の低下時に低値となる．

参考になる検査とその意義

- 最近は，血清クレアチニン値，年齢，性別をもとに推定 GFR（eGFRcreat）を算出し，腎機能を評価することが推奨されている〔「推定 GFR 値（eGFR）」の項参照〕．安価で簡便な検査であるため，汎用性が高い．
- 血清クレアチニンの逆数を経時的にプロットすることで，腎機能障害の進行速度を予測できる．
- クレアチニンクリアランスは eGFRcreat と比べて，腎機能正常時には糸球体濾過量を過小評価しやすい．逆に腎機能低下時には尿細管からのクレアチニン分泌増加を反映して，糸球体濾過量を過大評価しやすいという特徴がある．

診断へのアプローチ

- 血清尿素窒素（BUN）も腎機能を反映するが，外的因子（食餌蛋白摂取など）の影響をほとんど受けない点で，クレアチニンが腎機能の指標としてより優れている．
- BUN との比率を評価することが病態診断に有用である．
- 一般に BUN/クレアチニン比はおよそ 10：1 であるが，BUN 上昇時でこの比が 10 以上の場合は腎外性因子を，10 以下の場合は腎性因子を考慮する．

ピットフォール

- クレアチニン産生量は筋肉総量と比例するため，男性より女性，成人より小児のほうが低めの値をとる．また肥満者では体重に占める筋肉の割合が低いため体重に比べ低値をとる．
- 内因性クレアチニンクリアランスは 2 時間法，24 時間法が行われるが，GFR は日中が高いため 2 時間法のほうが一般に 24 時間法より高値を示しやすい．したがって，24 時間法のほうが正確である．
- 測定法には Jaffe 法と酵素法があり，前者は一部セファロスポリン系薬剤などの薬剤と反応して高値を示し，後者はフルシトシンと反応して高値となる．
- アジ化ナトリウム添加検体では正誤差を生じるため，注意する必要がある．

予後とフォローアップ

- 急性腎不全では連日測定する．腎機能が廃絶した場合には 1.0〜2.0 mg/dL/day の速度で上昇する．
- 慢性腎不全では，糸球体濾過量の変化をみるために，1〜2 ヵ月に 1 回は測定すべきである．
- 腎機能が短期間で急速に変化している場合は eGFRcreat ではなく，クレアチニンクリアランスを用いて評価する．

（下澤達雄，広浜大五郎）

推定GFR値（eGFR）

glomerular filtration rate（estimated GFR）

推定 GFR（eGFR）は年齢，性別を考慮して算定した推定糸球体濾過量のことである．近年概念が確立され，日常臨床で用いられるようになっている．血清クレアチニン値の推定式（eGFRcreat）と血清シスタチン C の推定式（eGFRcys）がある．

検体の採取・取り扱い・保存

- 「クレアチニン（Cr）」，「シスタチン C」の項参照．

基準値・測定法

- 基準範囲：eGFR≧60 mL/min/1.73 m^2
- 測定計算式（18 歳以上にのみ適用．日本人用）：

男性

eGFRcreat（mL/min/1.73 m^2）$= 194 \times Cr^{-1.094} \times Age^{-0.287}$

eGFRcys（mL/min/1.73 m^2）$= (104 \times Cys\text{-}C^{-1.019} \times 0.996^{Age}) - 8$

女性

eGFRcreat（mL/min/1.73 m^2）$= 194 \times Cr^{-1.094} \times Age^{-0.287} \times 0.739$

eGFRcys（mL/min/1.73 m^2）$= (104 \times Cys\text{-}C^{-1.019} \times 0.996^{Age} \times 0.929) - 8$

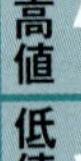

高値 / 低値

- 「クレアチニン（Cr）」，「シスタチン C」の項参照．ただし，クレアチニン高値，シスタチン C 高値ともに eGFR 低値と同義である

意義・何がわかるか？

- eGFR は蓄尿を必要としない簡便な検査として日常診療で用いやすいため，糸球体濾過量測定方法として近年急速に普及している．
- 日本腎臓学会ではより正確な GFR 推定式を得るため，イヌリンクリアランスにより GFR を実測した症例データを収集し，413 例より「基準値・測定式」に示した日本人用 eGFRcreat 式を作成した．現在はこの式を用いることが推奨されている[2)]．

生体内での動態

規定因子と血中レベルを決める機序

- eGFRcreat 算出式（MDRD 式）は 1,070 名のアメリカ人の実測 GFR を用いて，血清 Cr，年齢，性別，人種（白人か黒人）から GFR を推定する式として作成された．この後，血清 Cr 測定法の標準化などに応じて式の係数が変更され，酵素法 Cr に対応した式に至っている[1)]．

異常値の出るメカニズム

- 腎機能低下や加齢により，eGFR は低下する．

参考になる検査とその意義

- GFR は生体内で代謝されず，糸球体より水と同様に濾過され，尿細管で再吸収も分泌もされない物質の腎クリアランスとして測定される．イヌリンがこのGFR物質として条件を満足していることから，イヌリンクリアランスがGFR測定の標準法として確立している．

- eGFRcreat式を用いたGFR値がイヌリンクリアランスと非常によく相関することが示されている点も，この推定式が汎用される理由の一つである．
- eGFR以外で簡便な糸球体濾過量評価方法としては，クレアチニンクリアランス測定が行われる．

診断へのアプローチ

- 3ヵ月以上にわたり検尿異常などの腎障害を示唆する所見，あるいはeGFR 60 mL/min/1.73 m^2 未満である場合には，慢性腎臓病（CKD）と診断され，eGFRにより病期分類する[3]．

ピットフォール

- 正常値に近いほど誤差が大きい
- eGFRは上記のeGFRcreat式を用いて算出するが，るいそう，肥満，下肢切断者，筋肉量が多い場合などではeGFRcys式がより適切である．
- 高齢者では血清クレアチニン値が正常範囲内で，尿所見に異常が認められなくても，加齢に伴い腎機能が低下している場合がある．そのようなケースでは，eGFRを用いた腎機能評価が有用である．

予後とフォローアップ

- 近年，CKDという概念が提唱され定着している．大規模な疫学調査で，腎機能の低下が心血管イベントの独立したリスクファクターであることがわかり，その重要性が再認識されている．つまり，心血管病のリスク評価という観点からも，日常診療でのeGFR測定は推奨される．

■文献

1) Levey AS, Coresh J, Greene T et al：Using standardized serum creatinine values in the modification of diet in renal disease study equation for estimating glomerular filtration rate. Ann Lntern Med 145：247-254, 2006
2) Matsuo S, Imai E, Horio M et al：Revised equations for estimated GFR from serum creatinine in Japan. Am J Kidney Dis 53：982-992, 2009
3) 日本腎臓学会 編：CKD診療ガイド2012. 東京医学社, pp 1-4, 2012

（下澤達雄，広浜大五郎）

シスタチンC（Cys-C）

cystatin C

糸球体濾過量（GFR）を反映する新しい血中指標．筋肉量をはじめとしたほかの因子の影響を受けづらいため，初期の腎機能障害をより鋭敏に反映するとされる．

検体の採取・取り扱い・保存

- 冷蔵保存で安定である

基準値・測定法

- 基準範囲には測定法による格差があり，標準化が必要である
  ①ラテックス凝集比濁法（基準範囲：0.59～1.03 mg/L）
  ②金コロイド凝集法（基準範囲：男性 0.63～0.95 mg/L，女性 0.56～0.87 mg/L）
  ③ネフェロメトリー法（基準範囲：0.53～0.95 mg/L）

高値	●腎機能障害，甲状腺機能亢進症，糖尿病性腎症早期
低値	●甲状腺機能低下症

意義・何がわかるか？

- シスタチンCは従来の検査と比べて，より初期からのGFR低下を反映する．つまり，血清クレアチニン値はGFR　30～50 mL/min以下に低下しないと上昇しないが，血清シスタチンCは，GFRが70～80 mL/min以下に低下すると異常値を示す．

生体内での動態

規定因子と血中レベルを決める機序

- シスタチンCは全身の有核細胞から産生され，一定の速度で分泌される．また，血中の蛋白質とは結合せず，また複合体も形成しない性質をもつ．このため，β_2-マイクログロブリンと同様に，腎糸球体を容易に通り抜け，近位尿細管で再吸収されたうえで，最終的に分解を受ける．
- GFRが低下すると，糸球体濾過量の低下を反映してシスタチンCの尿中排泄が低下し，血中濃度が上昇する．これを利用し，血清シスタチンC濃度の逆数からGFRを推定することができる．

異常値の出るメカニズム

- GFRが低下し排泄が低下した際に高値となる．基準範囲内であれば，腎機能は正常（GFR 70 mL/min 以上）と考えられる．
- 甲状腺機能亢進症で高値となり，甲状腺機能低下症で低値となるが，その明確な機序は不明である[1]．

参考になる検査とその意義

- 血中尿素窒素（BUN）やクレアチニンをGFRの指標として使用する際には，食事の影響や組織蛋白の異化に敏感に反応し変動してしまう点を考慮する必要がある．
- β_2マイクログロブリンやα_1マイクログロブリンは感度が高いGFRの指標であるが，炎症や悪性腫瘍が併存することで偽高値となる．

●シスタチンCは，一定の割合で血中に分泌されているため炎症時にも基本的に血中濃度の増加はない，つまり，腎外性の因子の影響を受けづらいGFRの指標といえる．

診断へのアプローチ

●日常診療での血清シスタチンC測定は，BUNまたはクレアチニンにより腎機能低下が疑われた場合に，3ヵ月に1回に限り算定できる．
●逆に，腎機能が短期間で変動している際には，血清シスタチンCの頻回測定は認められておらず，BUN，血清クレアチニン値，血清クレアチニンによるeGFR（eGFRcreat)をもとに腎機能を評価することが妥当である．
●臨床的には，血清シスタチンCを10倍すると血清クレアチニンとほぼ同様の値になり，異常値の閾値も血清クレアチニンと近似である．

ピットフォール

●甲状腺機能の影響を受けるため，シスタチンC値の判定時には甲状腺機能異常の有無を調べておくことが望ましい．
●腎機能が正常域では血清シスタチンC濃度は鋭敏に反応するが，腎機能低下例では上昇が鈍化する傾向がある．

予後とフォローアップ

●血清シスタチンを用いたeGFR式（eGFRcys）はGFRを推定する新しい指標として活用が期待されており，特に，るいそう，肥満，下肢切断者，筋肉量が多い場合などではeGFRcys式がより適切である．
●65歳以上の，4,637人の一般住民を対象とした大規模研究では，シスタチンCが高いほど心筋梗塞・脳血管障害などの心血管イベントによる死亡の危険度が高く，シスタチンCがこれらの独立した規定因子であることが報告されている[2]．

■文献

1）Fricker M, Wiesli P, Brändle M et al：Impact of thyroid dysfunction on serum cystatin C. Kidney Int 63：1944-1947, 2003
2）Shlipak MG, Sarnak MJ, Katz R et al：Cystatin C and the risk of death and cardiovascular events among elderly persons. N Engl J Med 352：2049-2060, 2005

（下澤達雄，広浜大五郎）

尿　酸

uric acid

尿酸は，核酸の構成成分であるプリン体の終末代謝産物で，プリン体代謝異常や腎機能障害の診断に有用な検査である．

検体の採取・取り扱い・保存

- 冷蔵保存で約 1 週間，凍結保存で長期間安定

基準値・測定法

- 男性：3.0〜7.0 mg/dL，女性：2.0〜7.0 mg/dL
- ウリカーゼペルオキダーゼ法

高値

- 一次性痛風：特発性高尿酸血症
- プリンヌクレオチド代謝関連酵素異常症：Lesch-Nyhan 症候群（HGPRT 欠損症），APRT 欠損症
- 核酸代謝の亢進による産生亢進：白血病，悪性リンパ腫などの悪性腫瘍，高プリン体食の過剰摂取，熱傷，肥満
- ATP の代謝亢進による産生亢進：糖原病 I，III，V，VI，アルコール摂取など
- 腎排泄低下：腎機能障害，利尿薬内服，Bartter 症候群

低値

- 産生の低下：キサンチンオキシダーゼ欠損症（キサンチン尿症）をはじめとする酵素欠損症，肝不全，薬剤（尿酸合成阻害薬）
- 腎排泄増加：腎性低尿酸血症，尿細管性アシドーシス，Fanconi 症候群，Wilson 病，アルコール中毒，薬剤（尿酸排泄促進薬）

意義・何がわかるか？

- 尿酸は主に肝臓で代謝され，主として腎臓から排泄される核酸の最終代謝産物である．プリン体代謝異常や腎機能障害の診断に有用であり，高値の場合は，痛風や痛風腎，尿路結石症を発症する．

生体内での動態

規定因子と血中レベルを決める機序

- 尿酸はプリン体の最終産物である．プリン体（アデニン，グアニン）の合成は新たに合成する *de novo* 合成と核酸の分解などからできるプリン塩基を再利用するサルベージ経路がある．
- ウリカーゼをもつ動物では尿酸をさらにアラントインに分解し排泄するが，ヒトでは溶解度約 7.0 mg/dL の尿酸は血中に残り，溶解できない尿酸は関節などに沈着し，痛風を発症させる．
- 腎や尿路において尿中に溶解している有機・無機塩類が析出すると尿路結石を生じ，特に尿の酸性化により尿酸塩として析出する．
- 最近では腎臓からの排泄メカニズムが分子レベルで明らかになり尿酸トランスポーター（URAT1，GLUT9/URATv1）がクローニングされた[1,2]．

異常値の出るメカニズム

●血液中の尿酸値は，尿酸産生量と腎からの排泄量によって規定される．
●生成亢進の原因としては食餌由来（高プリン体食）のほか，抗がん薬投与などによる核蛋白の崩壊亢進，プリンヌクレオチド代謝関連酵素異常症による合成促進などがある．
●排泄低下の原因には，尿細管での分泌障害および再吸収の亢進などがある．
●近年，欧米化した食生活や運動不足などに主として原因する生活習慣病としても，高尿酸血症が注目されている．特に肥満，糖尿病，脂質異常症，高血圧などが合併するメタボリックシンドロームにおいて，高尿酸血症が高頻度に合併する．その原因は，食生活や運動不足などの環境因子に加えて，内臓脂肪蓄積に伴う尿酸産生亢進，インスリン抵抗性や高インスリン血症による腎臓での尿酸排泄の低下などが考えられている．

参考になる検査とその意義

●血清尿酸値 7.0 mg/dL 異常を認めた場合，高尿酸血症の病型の鑑別のために，尿中尿酸排泄量，尿酸クリアランスを求めることを推奨している[3]．
●排泄亢進型の病態であれば，画像的に尿路結石の検索（KUB，腹部～骨盤 CT など）を行う．

診断へのアプローチ

●痛風発作中の血清尿酸値は必ずしも高値を示さない．尿酸値の急激な上昇，低下時に発作を起こす．このため血清尿酸値による痛風の診断価値は高くない．したがって，血清尿酸値が正常でも痛風関節炎を否定することはできない．痛風結節の有無をよく観察し，単関節の片側性の場合は，関節腔内の尿酸血漿の有無を検索することが必要である．

ピットフォール

●血清尿酸値が 7.0 mg/dL 以上の場合は，年齢・性を問わず高尿酸血症と診断する．
●男性が女性よりも高値で，閉経後は女性も増加する．
●幼児は低値だが，年齢とともに増加する．男性では思春期以降も増加し 20 歳すぎまで増加するが，女性は思春期以降はほぼ一定になる．
●食事，無酸素運動，精神活動などによる影響を受け，日内変動，日差変動，季節変動を認める．

予後とフォローアップ

●高尿酸血症，低尿酸血症の病態に応じて，フォローアップすることが重要である．
●緊急に治療すべき唯一の高尿酸血症は，白血病，リンパ腫，骨髄腫などの化学療法時に生じる急性尿酸性腎症で，この場合は水分の補給とアロプリノールの投与を行う．
●痛風発作の既往がある場合は 7 mg/dL 以上で薬物療法を開始し，既往はないが合併症（腎障害，尿路結石，高血圧，脂質異常症，虚血性心疾患，耐糖能異常）がある場合は，8 mg/dL 以上で薬物療法を行い，既往も合併症もない高尿酸血症は 9 mg/dL で薬物療法を行うことが推奨されている[3]．
●腎性低尿酸血症は，尿酸トランスポーター（そのほとんどは URAT1）の異常により引き起こされ，日本人に多い病態である．患者の約 10％に尿酸結石や運動後急性腎障害の既往を認める．運動後急性腎障害は再発を認めることが多いため，運動強度を含めた生活指導が必要である．
●高尿酸血症自体が心血管イベントにつながる可能性も指摘されており，今後の解明が待たれる．

■文献

1）Enomoto A, Kimura H et al：Molecular identification of a renal urate anion exchanger that regulates blood urate levels. Nature 417：447-452, 2002
2）Matsuo H, Chiba T, Nagamori S et al：Mutations in glucose transporter 9 gene SLC2A9 cause renal hypouricemia. Am J Hum Genet 83：744-751, 2008
3）日本痛風・核酸代謝学会ガイドライン改訂委員会 編：高尿酸血症・痛風の治療ガイドライン（第2版）．メディカルレビュー社，2010

（下澤達雄，広浜大五郎）

グルコース（血糖，ブドウ糖）

glucose

グルコースは，ATP を産生するもととして生体組織，細胞の機能維持に必要不可欠な物質である．したがって，生物においては，本来，その濃度は複雑な機構によって厳密に調節されている．

検体の採取・取り扱い・保存

- 解糖阻害薬（NaF，EDTA など）が含まれている採血管を使用する．ただし，解糖阻害薬も完全ではないため，できるだけ速やかに測定する．速やかに測定できないときは，冷却保存が推奨される
- 日常検査では静脈血漿で血糖を測定することが多いが，血糖の自己測定では，毛細管血を使う

基準値・測定法

- 空腹時血漿血糖 70～109 mg/dL
- 酵素法（glucose oxidase：GOD）が現在の主流である

高値	●1型糖尿病，2型糖尿病，境界型耐糖能異常 ●胃切除後 ●甲状腺機能亢進症，Cushing 症候群，褐色細胞腫，グルカゴノーマ ●急性膵炎，慢性膵炎 ●異常インスリン血症
低値	●反応性低血糖 ●医原性低血糖（糖尿病治療中） ●インスリノーマ ●インスリン自己免疫症候群 ●副腎機能低下症，甲状腺機能低下症，汎下垂体機能低下症 ●肝腫瘍 ●アルコール多飲 ●糖原病（Ⅰ，Ⅲ，Ⅳ型） ●IGF 産生腫瘍

意義・何がわかるか？

- グルコースは，日常臨床では主に糖尿病の診断，およびスクリーニングに重要である．また，稀ではあるが，低血糖発作の鑑別に必要である．

生体内での動態

規定因子と血中レベルを決める機序

- 血中グルコース値は，小腸からの糖の吸収，主に肝臓での糖の新生・放出，各組織での糖の利用によって規定される．
- 各組織での糖の利用は，血糖コントロールに重要なホルモンであるインスリンの絶対量（インスリン分泌能）およびインスリンの効きやすさ（インスリン感受性）によって決定される．また，特殊な病態によっては，腫瘍におけるグルコース消費なども関与する．

異常値の出るメカニズム

- 糖尿病における血中グルコース濃度の異常は，前述の血糖値を正常に保つ機構の破綻に起因する．すなわち，インスリン分泌能の低下あるいはインスリン感受性の低下（インスリン抵抗性）による．インスリン分泌能の低下は，絶対的な低下（例えば1型糖尿病）のほかに，感染症や手術，妊

娠によりインスリン需要が高まった状態における相対的インスリン不足も含まれる．インスリン感受性の低下の代表例としては，いわゆるメタボリックシンドロームなどにおけるインスリンシグナルの低下が挙げられる．

- その他のグルコースを増加させる機序としては，グルコースを増加させるホルモンの分泌増加（Cushing 症候群，グルカゴノーマ，褐色細胞腫），小腸からのグルコース吸収速度の上昇（甲状腺機能亢進症，胃切除後）などが挙げられる．
- グルコースが異常に低下する機序は，血中グルコース濃度に対してインスリンが過剰に存在する場合であり，インスリン過剰投与や経口糖尿病薬の過多，インスリノーマなどが挙げられる．その他，マイナーな機序として，血中グルコース濃度を低下させる IGF 産生腫瘍やアルコール依存症におけるグリコーゲンの欠乏，腫瘍によるグルコースの消費などが挙げられる．

参考になる検査とその意義

- インスリン，C ペプチド：高血糖，低血糖の成因を診断するために重要である．
- グルコース負荷試験，HbA1c，グリコアルブミン：糖尿病の診断のために重要である．

診断へのアプローチ

- 糖尿病の診断は，血糖値，HbA1c，糖尿病の臨床症状が重要である．詳しくは日本糖尿病学会より発表されているので参考にされたい．本章の「経口グルコース負荷試験（OGTT）」にまとめたので参照されたい．
- 低血糖発作の診断は，以下に記載する順序で鑑別していくが，かなり難しいケースも多い．

①低血糖症の診断：症状出現時に 60 mg/dL 以下であれば，可能性が高いが，健常人でもありうる値である．

②反応性低血糖症の診断：食後 5 時間以内にのみ低血糖症を認める．

③薬剤性低血糖症の診断：さまざまな薬剤で起こりうる（成書参照のこと）．

④二次性低血糖の診断：ホルモン分泌不全や，敗血症，腎不全，肝不全，神経性食思不振症など．

⑤インスリン自己免疫症候群の診断：見かけ上 IRI が 100 μU/mL 以上と高く，自己免疫性疾患の合併が多い．抗インスリン抗体陽性．

⑥外因性インスリンによる低血糖．

⑦インスリノーマの診断：C-ペプチド抑制試験，72 時間絶食試験．

⑧その他の原因による低血糖症の診断：SU 薬自己内服など．

ピットフォール

- 血中グルコース濃度は，健常人においても，空腹時か，それとも食後かによって大きく異なる．また，日本糖尿病学会から出されている糖尿病診断基準においても採血条件が厳密に規定されている[1)]．
- 「血糖」は血液の採取部位により多少とも違いがある．すなわち毛細管血は静脈血よりも動脈血に近いため，静脈血漿より毛細管血で血糖を測定したほうが，血糖値はやや高く出る．空腹時では，静脈血に比べ，毛細血管血は 4 mg/dL，動脈血は 10 mg/dL 程度高い．

予後とフォローアップ

- 前述のように血中グルコース濃度が高すぎても低すぎても生命の危機に陥る．筆者が所属する病院においては，血糖値 500 mg/dL 以上，あるいは血糖値 40 mg/dL 以下を緊急報告値（パニック値）と設定して，主治医および糖尿病代謝内科医に直接連絡するシステムをとっている．このような値の際は，緊急に対応する必要がある．

■文献

1）日本糖尿病学会 編：糖尿病専門医研修ガイドブック．診断と治療社，2012

（蔵野　信）

HbA1, HbA1c（ヘモグロビンA1, ヘモグロビンA1c）（糖化ヘモグロビン）

glycated hemoglobin

ヘモグロビンが非酵素的に糖化されるために生じる物質であるため，約２ヵ月の血糖値の平均を反映する検査である．

検体の採取・取り扱い・保存

- EDTA-2NaF 加採血．測定系にもよるが，凍結・融解の繰り返しは避けたほうがよい

基準値・測定法

- HbA1c（NGSP）：4.6～6.2％
- HbA1c（JDS）：4.3～5.8％
- HbA1：6～8％
- HPLC 法がスタンダードであるが，ほかに HbA1c 抗体を用いた免疫学的方法と酵素法がある

高値

- 糖尿病
- 腎不全
- 異常ヘモグロビン血症
- アルコール中毒症
- HbF
- アスピリン大量内服

低値

- 赤血球の寿命短縮（出血，溶血）
- 赤血球回復（鉄欠乏性貧血治療中，エリスロポエチン投与中）
- 肝硬変
- 持続性低血糖
- 異常ヘモグロビン血症

意義・何がわかるか？

- 先行する２ヵ月の血糖値の平均が反映される．したがって長期の血糖のコントロールの状態がわかるため，糖尿病の診断，治療に重要である．

生体内での動態

規定因子と血中レベルを決める機序

- ヘモグロビンが非酵素的に血中の糖と徐々に結合し，糖化ヘモグロビンが形成される．すると電気泳動上，糖の結合していない HbA0 と比べて，より陽極へ泳動される（これを HbA1）という．以前は HbA1 が検査に使用されていたが，陽イオン交換カラムを用いた HPLC にかけると，HbA1 は HbA1c, HbA1b, HbA1a に分離される．このうち HbA1c が最も血糖値の変化を反映するため，現在では HbA1c が検査に利用される．
- 以上の測定原理を考えると，HbA1c の血中レベルを規定するのは，血糖値側の要因とヘモグロビン側の要因であることがわかる．

異常値の出るメカニズム

- 血糖値側の要因として，慢性の高血糖が続けばHbA1cは高くなり，逆に低血糖発作が頻繁に起こればHbA1cは低くなる．
- ヘモグロビン側の要因としては，赤血球の寿命が短縮して，血中ヘモグロビンのturnoverが早い場合は低くなる．例を挙げると，溶血性貧血や脾機能亢進をきたす肝硬変,鉄欠乏性貧血の鉄剤内服中の回復期,腎性貧血のエリスロポエチン投与中が挙げられる．
- HbA1cが実際の血糖値よりも高めに出る場合は，HPLC上，HbA1c以外のヘモグロビンをHbA1cのピークに測りこんでしまう場合が多い．例えば腎不全では，カルバミル化ヘモグロビンが産生され，慢性アルコール中毒患者，アスピリン大量内服者では，アセトアルデヒド，アスピリンがそれぞれヘモグロビンと結合するとHbA1c分画と重なることがある．
- 先天性遺伝子異常による異常ヘモグロビン血症では，ヘモグロビンのHPLCパターンが変化し，HbA1cが異常な低値，あるいは高値となり，血糖値を反映しないことがある．

参考になる検査とその意義

- グリコアルブミン，フルクトサミン：HbA1cが血糖値を正確に反映していない可能性がある場合，長期間の血糖値を反映する指標として測定する意義がある．
- 血糖値（血中グルコース値）：HbA1cが血糖値を正確に反映しているかどうか，判断しにくい場合，血糖値や自己血糖測定値の値と比較して，妥当かどうか判断する必要がある．

診断へのアプローチ

- HbA1cは糖尿病への診断基準に組み込まれている．詳細は，本章の「経口グルコース負荷試験（OGTT）」にまとめたので参照されたい．その際に特に，本項における「異常値の出るメカニズム」を考慮に入れ，HbA1cが血糖値の平均を示しているかどうか，総合的に判断する必要がある．

ピットフォール

- HbA1cは，わが国で用いられてきたJapan Diabetes Society（JDS）値よりも，わが国以外のほとんどの国々で広く用いられているNational Glycohemoglobin Standardization Program（NGSP）値との間に約0.4％の乖離があることが明らかになり，2012年4月よりJDS値からNGSP値へと移行したため，過去のデータの解釈には注意が必要である．詳細は日本糖尿病学会のホームページを参照されたい．
- HbA1cは，あくまでの約2ヵ月の血糖値の平均を示しているため，治療判定に用いる際には，注意を要する．すなわち，HbA1cが高くても，ここ数週間で急激に血糖コントロールが改善している場合もあり，糖尿病治療薬を追加する際には一考が必要である．逆にHbA1cが正常でも異常高血糖を示している場合は，例えば劇症1型糖尿病発症のように，急激に血糖コントロールが悪化している場合もある．また，HbA1cが基準値付近である場合も，血糖値が非常に高い場合と非常に低い場合を繰り返す不安定な状態である場合もあり，特に1型糖尿病などインスリン治療中の患者には注意が必要である．

予後とフォローアップ

- 血糖値と異なりHbA1cの値が緊急報告値となることはまずないが，数々の臨床研究よりHbA1cが糖尿病の予後（糖尿病の細小血管合併症，大血管合併症）と関連することがわかっており，日本糖尿病学会からは糖尿病のコントロール指標としてのHbA1cレベルが示されている．

（蔵野　信）

フルクトサミン

fructosamine

血液中で糖化された血清蛋白であるため，約１ヵ月の血糖値の平均を反映する検査である．

検体の採取・取り扱い・保存

●EDTA-2NaF 加採血を行い，血漿分離後凍結する

基準値・測定法

●210～290 μmol/L 程度（測定法によって多少異なる）
●ニトロブルーテトラゾリウム（NBT）などを基質とした呈色反応により定量する

高値	●糖尿病
低値	●低蛋白血症 ●甲状腺機能亢進症 ●ネフローゼ症候群

意義・何がわかるか？

●血清蛋白が非酵素的に血中のグルコースと結合して，不可逆なケトアミンとなったものを，アルカリ溶液中で強い還元力を有することを利用して糖化血清蛋白を測定したものであるため，血清蛋白が曝露された血中のグルコース濃度を示すとされる．

●血清蛋白の血中半減期が1～3週間であるため，約１ヵ月の血糖値の平均を反映している．

●特に，血糖コントロールのゴールデンスタンダードであるHbA1cが正確に血糖値を反映しないような病態，および，より短期間の血糖値のコントロールを知りたい場合に有用である．

生体内での動態

規定因子と血中レベルを決める機序

●フルクトサミンは前述のように血清蛋白を糖化する血中グルコース濃度により規定される．また，糖血清蛋白の絶対量で表されるため，血清蛋白量によって規定される．

異常値の出るメカニズム

●血清蛋白を糖化する要因としてコントロール不良の糖尿病のように血中グルコース濃度が高い場合，高値を示す．

●フルクトサミンはグリコアルブミンと異なり，「比率」ではなく「絶対量」で表示されるため，血中蛋白濃度に多大に影響される．つまり，低蛋白血症の病態や，血清蛋白の回転が速い病態（例えば，甲状腺機能亢進症やネフローゼ症候群）では，異常低値を示す．

参考になる検査とその意義

●HbA1c，グリコアルブミン：ある一定期間の血糖コントロールを示すほかの指標として測定する意義がある．

●血糖値（血中グルコース値）：フルクトサミンが血糖値を正確に反映しているかどうか，判断しにくい場合，血糖値や自己血糖

測定値の値と比較して，妥当かどうか判断する必要がある．

- 総蛋白量：フルクトサミンが低くなる病態として，低蛋白血症があり，その除外のために測定することが望ましい．

診断へのアプローチ

- ある一定期間の血糖コントロールを示す指標として有用であるが，現在のところ糖尿病の診断基準には組み込まれていない．
- 主にHbA1cが血糖値を正確に反映できないような病態において有用である．

ピットフォール

- フルクトサミンは確かにある一定期間の血糖値を反映するが，HbA1cに比べるとその有用性は限られているといわざるを得ない．
- HbA1cやグリコアルブミンと比較して，絶対値で示されるため，血清蛋白量による影響が大きいため注意が必要である．

予後とフォローアップ

- フルクトサミンが高値の場合，血糖値やほかの指標により血糖値の平均を正確に反映しているか判断する必要がある．
- グルコースやHbA1c高値の場合に準じて対応する．

（蔵野　信）

グリコアルブミン〔糖化アルブミン(GA)〕

glycoalbumin

グリコアルブミンは，血液中で糖化された血清アルブミンであるため，約1ヵ月の血糖値の平均を反映する検査である．

検体の採取・取り扱い・保存

- 採血後，血清分離して凍結

基準値・測定法

- 11～16％
- 現在の主流は，自動化された2段階のHPLC（第一段階のHPLCで血清蛋白からアルブミンを単離，第二段階のHPLCでグリコアルブミンを分離する）．グリコアルブミン量は全アルブミンに対する比で表される
- その他の方法として，グリコアルブミン抗体を用いたEIA法も行われている

高値

- 糖尿病
- 甲状腺機能低下症

低値

- ネフローゼ症候群
- 甲状腺機能亢進症

意義・何がわかるか？

- 血清アルブミンが非酵素的に血中のグルコースと結合して，糖化産物となったアルブミンであるため，アルブミンが曝露された血中のグルコース濃度を示す．
- 血清アルブミンの血中半減期が約17日であるため，約1ヵ月の血糖値の平均を反映しているとされる．
- 特に，血糖コントロール指標のゴールデンスタンダードであるHbA1cが正確に血糖値を反映しないような病態，および，より短期間の血糖値のコントロールを知りたい場合に有用である．
- 前項のフルクトサミンより，より特異的に血糖コントロール状態を反映している，と考えられている．
- 実際の臨床では，グリコアルブミンは，HbA1cに次いで一定期間の血糖コントロールを示す“2番手の”指標と考えられている．

生体内での動態

規定因子と血中レベルを決める機序

- グリコアルブミンは前述のように血清アルブミンを糖化する血中グルコース濃度と，アルブミン自体の代謝動態によって規定される．

異常値の出るメカニズム

- 血清アルブミンを糖化する要因として糖尿病のように血中グルコース濃度が高い場合，高値を示す．
- グリコアルブミンは，フルクトサミンと異なり，「絶対量」ではなく「比率」で表示されるため，フルクトサミンよりは，血糖コントロールレベルを特異的に反映してい

るといえる．ただし，アルブミンの代謝回転により，血中グルコースへの曝露時間が変化するため，血清アルブミンの代謝回転が速い病態（甲状腺機能亢進症やネフローゼ症候群）では，異常低値を示し，代謝回転が遅い場合（甲状腺機能低下症など）では，高値を示す．

- 肝硬変においては，アルブミン産生が低下して，代謝回転がやや遅くなるため，グリコアルブミンは，通常時に反映する血糖コントロールに比べ，高めの値になる．しかし，脾機能亢進を伴う場合は，HbA1c よりも正確に血糖値の平均を反映している，と考えられる．

参考になる検査とその意義

- HbA1c，フルクトサミン：ある一定期間の血糖コントロールを示すほかの指標として測定する意義がある．
- 血糖値（血中グルコース値）：グリコアルブミンが血糖値を正確に反映しているかどうか，判断しにくい場合，血糖値や自己血糖測定値の値と比較して，妥当かどうか判断する必要がある．
- 血清アルブミン，尿蛋白：グリコアルブミンが血糖値を反映しなくなる病態として，アルブミンの代謝回転が速くなったり，遅くなったりする病態が存在するかどうか調べる．

診断へのアプローチ

- ある一定期間の血糖コントロールを示す指標として有用であるが，現在のところ糖尿病の診断基準には組み込まれていない．
- 主に HbA1c が血糖値を正確に反映できないような病態において有用である．
- 正確に血糖値の平均を反映するような状態では，グリコアルブミンを 3 で割ると，およそ HbA1c に相当する．

ピットフォール

- グリコアルブミンは，アルブミンの代謝動態により，血糖値の平均を正確に反映しない場合もあるので注意が必要．

予後とフォローアップ

- グリコアルブミンが高値の場合，血糖値やほかの指標により血糖値の平均を正確に反映しているか判断する必要がある．
- グルコースや HbA1c 高値の場合に準じて対応する．

（蔵野　信）

インスリン（IRI）

immunoreactive insulin

血中インスリン値を測定する検査．測定値はインスリン抗体に対する免疫活性をみた結果であるため，IRI（immunoreactive insulin）と呼ばれる．

検体の採取・取り扱い・保存

- 血清分離をして，凍結保存．凍結融解の繰り返しは避ける

基準値・測定法

- 正常人の空腹時 IRI は概ね 5～10 μU/mL であるが，血糖値，および測定のタイミング（空腹時か，食後か）によって大きく異なる

高値	●2 型糖尿病（インスリン抵抗性の要因が強い場合），肥満 ●肝硬変 ●腎不全 ●インスリン抗体 ●異常インスリン血症，インスリン受容体異常 ●インスリノーマ ●外来性インスリン（インスリン治療中） ●インスリン分泌促進薬内服中
低値	●1 型糖尿病 ●2 型糖尿病（インスリン分泌低下の要因が強い場合）

意義・何がわかるか？

- インスリンは，以前はアイソトープを用いるラジオイムノアッセイ（RIA）にて測定することが主流であったが，現在では，主に抗インスリン抗体を用いた免疫学的方法によって測定している．免疫学的方法によって測定した値は，インスリン抗体に対する免疫活性をみた結果であるため，IRI（immunoreactive insulin）と呼ばれる．
- 膵 β 細胞から分泌されるインスリン量を推定することができるが，その解釈には「採血のタイミング」「採血した際の血糖値」を考慮に入れる必要がある．
- すなわち，採血を施行したのが，食前であると，当然インスリン値は低く，食後であるとインスリン値は高くなる．また，血糖値が低い場合は，一般的にインスリンは必要量が少ないため低く，逆に高い場合は高くなる（ただし，糖尿病などインスリンの相対的な不足を招いている状態は異なる）．
- IRI の解釈は血糖値との組み合わせによってなされる．汎用されている指標としては，HOMA-R〔(空腹時血糖×IRI)/405〕と HOMA-β〔(IRI×360)/(空腹時血糖－63)〕であり，前者はインスリン抵抗性，後者はインスリン分泌能を示している．ただし，血糖値が高値の場合は必ずしも有用とはいえないので，注意が必要である．

生体内での動態

規定因子と血中レベルを決める機序

- 膵β細胞からのインスリンの分泌量および，組織・細胞におけるインスリンの効きやすさ（インスリン抵抗性）によって規定される．
- また，腎臓や肝臓におけるインスリンのクリアランスによっても規定される．

異常値の出るメカニズム

- 異常高値を示すメカニズムは，肥満者，2型糖尿病（インスリン抵抗性が主因）の場合は，組織・細胞におけるインスリン抵抗性のため，健常時のインスリン量では血糖の恒常性が維持できない．そのため，膵β細胞からのインスリン分泌量が増える．
- 肝硬変や腎不全では，インスリンのクリアランスの低下によりインスリン値が高くなる．
- インスリノーマでは腫瘍からのインスリン過剰産生によりインスリン値が高くなる．
- 異常インスリン血症では，異常インスリンが代謝されにくい，またインスリンの必要量が増大するため高インスリン血症となる．
- 異常低値を示すメカニズムは，1型糖尿病でみられる膵β細胞の破壊，インスリン分泌低下型の2型糖尿病による．

参考になる検査とその意義

- C-ペプチド：別項に述べるように外因性ではなく内因性のみのインスリンの指標となる．すなわち，インスリンが高くても，C-ペプチドが低ければ，外来性インスリン投与中，あるいは異常インスリン血症などを考える．
- グルコース：前述のようにインスリンとあわせることによりインスリン分泌能，インスリン抵抗性の指標となりうる．
- HbA1c，グリコアルブミン，フルクトサミン：ある一定期間の血糖コントロールの指標．
- インスリン抗体：高インスリン血症の鑑別．

診断へのアプローチ

- 低インスリン血症の鑑別はあまり問題とならないので，ここでは高インスリン血症の鑑別について記載する．

①抗インスリン抗体の有無：陽性なら，インスリン注射歴がなければインスリン自己免疫症候群を疑い，注射歴があれば，特に疾患といえない．

②インスリン抵抗性の有無：インスリン抵抗性があれば，肥満などのほかにインスリン受容体異常症の可能性もある．

③ IRI/C-ペプチドのモル比が高い（正常のIRI/C-ペプチドのモル比は0.2であるが，1.0くらいの高値を示す）：異常インスリン血症．

④そのほかの可能性：プロインスリン血症．

ピットフォール

- 血糖と同様に，採血のタイミングによって値が大きく変わるので，その解釈には気を付けること．
- インスリンを自己注射している場合は，内因性インスリン分泌はC-ペプチドによって判断する必要がある．

予後とフォローアップ

- 糖尿病の場合，糖尿病の成因に関する診断の一助になる．この結果を，薬物療法の選択や患者指導に反映させることが望ましい．

（蔵野　信）

C-ペプチド（CPR）

connecting peptide immunoreactivity

生体内で，インスリンがプロインスリンから産生される際に，C-ペプチドが副産物としてつくられるため，内因性のインスリン分泌を表す検査として主に利用されている．また，C-ペプチドは肝臓での取り込みはごくわずかで，大部分は腎臓において排出されるため，尿中C-ペプチドも内因性のインスリン分泌の指標となる．

検体の採取・取り扱い・保存

- 血清あるいは血漿分離して，－20℃保存．凍結融解の繰り返しは避けること
- 尿中C-ペプチドは細菌汚染によりC-ペプチドが分解されるため，防腐剤（NaN_3）の添加が必要である

基準値・測定法

- 施設にもよるが血中C-ペプチド 1～3 ng/mL 程度．尿中CPR 40～100 μg/day 程度
- EIA

高値

- 肥満
- 2型糖尿病（インスリン抵抗性が主因）
- 慢性腎不全
- 肝硬変（重度）
- インスリノーマ
- インスリン自己免疫症候群
- 家族性高プロインスリン血症

低値

- 1型糖尿病
- 2型糖尿病（インスリン分泌低下が主因）
- 境界型耐糖能異常（インスリン分泌低下が主因）

意義・何がわかるか？

- C-ペプチドはインスリンが生体内でつくられる際に生じる分解産物であるため，そのクリアランスに異常がない，またプロインスリンに異常がない限り，内因性インスリン分泌能を推定することができる．
- 臨床的には，インスリン依存状態（生存のためにインスリンが不可欠な状態），また血糖値是正のためにインスリンが必要である状態を示す指標として有用である．具体的には，尿中C-ペプチドは，20 μg/day 以下の場合インスリン依存性，30 μg/day 以上の場合インスリン非依存性，20～30 μg/day の場合インスリン治療必要性がある，という目安となる．血中C-ペプチドに関しては，本章の「グルカゴン負荷試験」に記載したので参照されたい．

生体内での動態

規定因子と血中レベルを決める機序

- C-ペプチドがプロインスリンからインスリンに変換される際の産物であるため，インスリンの分泌能がC-ペプチドの血中および尿中レベルを決める最大の規定因子である．
- 膵β細胞ではインスリンとC-ペプチドのモル比は1：1で分泌されるが，C-ペプチドの半減期はインスリンの2～3倍と長く，空腹時末梢血中ではモル比でC-ペプチドのほうが10倍高いのが普通である．
- C-ペプチドは，主に腎臓にて尿中に排泄されるため，腎機能はC-ペプチドの重要規定因子である．また，腎臓に比べれば，わずかではあるが肝臓においても代謝される．

異常値の出るメカニズム

- 異常低値を示すメカニズムは，膵β細胞におけるインスリン産生低下による副産物であるC-ペプチドの産生が低下する病態，すなわち，1型糖尿病，インスリンの分泌不全を呈する2型糖尿病である．
- 異常高値を示すメカニズムは，大別するとC-ペプチドの産生亢進とC-ペプチドの代謝遅延である．前者は，インスリン抵抗性を主因とする2型糖尿病のほか，インスリノーマ，家族性高プロインスリン血症（プロインスリンはC-ペプチドを含むため，C-ペプチドも高値を示す）などがある．後者は，慢性腎不全による腎での代謝，排泄障害が多いが，肝臓でも多少は代謝されるため，重症肝不全でも高値を示すことがある．

参考になる検査とその意義

- インスリン；本章の「インスリン（IRI）」に示したように，C-ペプチドとの関係にて高インスリン血症の鑑別に役に立つ．
- グルコース；前述のようにC-ペプチドとあわせることによりインスリン分泌能，インスリン抵抗性の指標となりうる．
- HbA1c，グリコアルブミン，フルクトサミン；ある一定期間の血糖コントロールの指標．
- インスリン抗体，プロインスリン；高C-ペプチド血症の鑑別．

診断へのアプローチ

- C-ペプチドは内因性のインスリンを反映しているため，糖尿病の病態（インスリン依存性かどうか），治療薬の選択に有用である．
- C-ペプチドは血糖値との組み合わせで，インスリン分泌を示す指標がいくつか提唱されている．詳しくは，糖尿病学会誌などを参照されたい．

ピットフォール

- 血糖と同様に，採血のタイミングによって値が大きく変わるので，その解釈には気を付けること．
- 特に腎不全では，C-ペプチドの代謝，排泄遅延によりインスリンよりも高めの値が出るため，解釈に注意を要する．

予後とフォローアップ

- 糖尿病の場合，糖尿病の成因に関する診断の一助になる．この結果を，薬物療法の選択や患者指導に反映させることが望ましい．

（蔵野　信）

グルカゴン負荷試験

glucagon tolerance test

グルカゴンは膵β細胞からの強力なインスリン分泌刺激物質でもある．そのため，インスリン分泌能の評価に用いられている．

検体の採取・取り扱い・保存

- 早朝空腹時にグルカゴン1 mgを静注して，静注前および5分後（あるいは6分後）に採血し，血糖とC-ペプチドを測定する

基準値・測定法

- 基準値は特に設定されていないが，試験の解釈については後述の「診断へのアプローチ」を参照されたい
- 血糖とC-ペプチドの測定法は各該当項を参照されたい

高値	特になし
低値	インスリン分泌能が低下している糖尿病

意義・何がわかるか？

- グルカゴンは膵α細胞から分泌される血糖値を上昇させるホルモンである．一方で，グルカゴンは膵β細胞に直接作用してインスリンを分泌させる作用も知られている．本試験ではその作用を利用して，糖尿病患者におけるインスリン分泌能を測定する検査である．
- したがって，インスリンの分泌能，特にインスリン依存性（生存のためにインスリンが必要），インスリン治療の必要性を判断する際の目安となる．
- また，グルカゴンには成長ホルモンの分泌刺激作用もあるため，成長ホルモン分泌不全の検査にも有用である．

生体内での動態

規定因子と血中レベルを決める機序

- 本試験の結果の規定因子は膵β細胞のインスリン分泌能である．

異常値の出るメカニズム

- インスリン分泌能が低下している病態では，グルカゴン刺激に対するインスリン分泌が低下しているため，C-ペプチドも低値を示す．

参考になる検査とその意義

- インスリン，C-ペプチド；本章の「インスリン（IRI）」，「C-ペプチド」に示したように，インスリン分泌能のほかの指標として参考となる．
- グルコース：前述のようにC-ペプチドとあわせることによりインスリン分泌能，インスリン抵抗性の指標となりうる．
- HbA1c，グリコアルブミン，フルクトサミン：ある一定期間の血糖コントロールの指標．
- アルギニン負荷試験：アルギニンはインスリン分泌およびグルカゴン分泌作用があるため，糖尿病患者におけるインスリン分泌能の評価に用いられることもあるが，本試

	空腹時血中 C-ペプチド	グルカゴン負荷後 C-ペプチド	ΔC-ペプチド
インスリン依存性	0.5 ng/mL 以下	1.0 ng/mL 以下	0.5 ng/mL 以下
インスリン非依存性	1.0 ng/mL 以上	2.0 ng/mL 以上	
インスリン治療必要		1.8 ng/mL 以下	0.7～1.0 ng/mL 以下

※ΔC-ペプチド＝(グルカゴン投与後の C-ペプチド濃度)－(グルカゴン投与前の C-ペプチド濃度)

験と比較すると，施行されることは圧倒的に少ない．方法は，早朝空腹時に 10％アルギニン液を 30 分かけて静脈点滴し，経時的に血糖，インスリン，C-ペプチドを測定する検査である．

診断へのアプローチ

●表に示すように，インスリン依存性やインスリン治療の必要性を判断する際の目安となる．

ピットフォール

●グルカゴンは副腎髄質からのカテコラミン分泌刺激作用を有しているため，褐色細胞腫が疑われる患者には禁忌である．

●インスリン依存性，インスリン治療の必要性などは，あくまでも目安であり，患者の臨床像から総合的に判断する必要がある．

予後とフォローアップ

●本検査の結果を利用して，糖尿病治療，特にインスリンを導入するか，内服治療へ移行するかなどの判断の参考にする．

（蔵野　信）

経口グルコース負荷試験（OGTT）

oral glucose tolerance test

経口でグルコースを負荷し，経時的に血糖値，インスリン値を測定する検査．糖尿病，耐糖能異常の診断，インスリン分泌能を調べるための検査．

検体の採取・取り扱い・保存

- 10～14 時間絶食後の早朝空腹時（午前 9 時までに開始）に，ブドウ糖 75 g に相当するオリゴ糖（トレーラン G® など）を 5 分以内に経口投与する（小児の場合は 1.75 g/kg のブドウ糖（最大 75 g）．負荷前，開始後 30 分，60 分，90 分，120 分に採血し，血糖，IRI を測定する（必要に応じて C-ペプチドも）
- 検体の取り扱い・保存は各項目参照のこと

基準値・測定法

- 負荷前血糖値 110 mg/dL 未満，負荷後 2 時間血糖値 140 mg/dL 未満（後述の糖尿病の診断基準なども参照されたい）

高値	血糖が基準より高い場合は，境界型耐糖能障害，糖尿病
低値	該当なし

意義・何がわかるか？

- 後述するように糖尿病の診断基準において重要な役割を占めているため，糖尿病，境界型耐糖能異常の診断に有用である．
- また，インスリンも一緒に測定しているため，インスリン分泌能についても参考になる．例えば, Insulinogenic Index（ΔIRI(30 min – 0 min)/Δ血糖（30 min – 0 min）が 0.4 未満の場合，糖尿病ではなくても，膵 β 細胞からのインスリン初期分泌障害の存在を示唆し，将来の糖尿病に進展する可能性が高い．

生体内での動態

規定因子と血中レベルを決める機序

- 経口にて吸収されたグルコースが血糖値を増加させ，それが膵 β 細胞からのインスリン分泌刺激となるため，インスリンの分泌能が血糖値の推移を規定する大きな因子となる．また，1 ポイントではなく経時的に血糖値を測定するため，インスリンの分泌の総量のみでなく，インスリンの分泌のタイミング（インスリン分泌遅延があるかどうか）も血糖値の推移を規定する大きな要因となっている．
- また，近年 DPP4 阻害薬やインクレチンアナログの臨床現場における登場により注目を浴びている，腸から分泌されるインクレチンもインスリン分泌刺激となるため，インクレチンの分泌も本試験の結果に間接的に関与している可能性がある．
- インスリンが分泌された後，インスリンは肝臓，骨格筋，脂肪組織に作用して，血糖を低下させる働きをするので，組織，臓器におけるインスリンの効きやすさも本試験の結果に大きく作用する．

異常値の出るメカニズム

- インスリン分泌低下があると，血糖値の上昇幅が大きくなり，低下速度も緩い.
- インスリン分泌遅延があると，血糖値のピークが遅くなる（ピークが90分，120分にみられるなど）．また，インスリンも30分あるいは60分をピークとすることが多いが，そのピークが遅くなる.
- 肥満やメタボリックシンドローム，脂肪肝などがあるとインスリンが効きにくく（インスリン抵抗性が大きい），血糖の低下が緩やかになる．それに伴って，インスリン分泌のピークも遅くなる.

参考になる検査とその意義

- HbA1c，グリコアルブミン，フルクトサミン：ある一定期間の血糖の状態を反映する．HbA1cは後述のとおり，糖尿病の診断に必要.

診断へのアプローチ

- 本試験は糖尿病の診断に使われることが多いため，糖尿病の診断基準をまとめた.
- 糖尿病型：血糖値（空腹時126 mg/dL以上，OGTT2時間値200 mg/dL以上，随時血糖200 mg/dL以上）またはHbA1c（NGSP値）6.5％以上を糖尿病型とする.
- 糖尿病型が別の日に2回以上確認されれば糖尿病と診断される（ただし，HbA1cのみ2回では診断できない）.
- 血糖値の項目のいずれかとHbA1cが確認されれば初回検査のみでも糖尿病と診断できる.
- 血糖値の項目のいずれかと糖尿病の典型的な症状あるいは確実な糖尿病性網膜症があれば，初回検査のみでも糖尿病と診断できる.

ピットフォール

- すでに糖尿病の診断基準が満たされていれば，本試験を行う必要はない．特に，極端な高血糖状態が明らかな場合や糖尿病性ケトーシスなどが認められる場合などは，糖負荷試験を行うとさらに状況を悪化させるので禁忌である.

予後とフォローアップ

- 糖尿病，境界型耐糖能異常がある場合は，患者への結果の説明およびフォローアップ，治療を行う.

（蔵野　信）

抗膵島細胞質抗体（ICA）

anti-islet cell cytoplasmic antibody

抗膵島細胞質抗体とは，膵組織切片において膵島細胞に反応する抗体と定義される．１型糖尿病の免疫学的マーカーとしての地位が確立している．

検体の採取・取り扱い・保存

●血清分離し，－20℃以下で保存

基準値・測定法

●陰性

●凍結ヒト膵切片（血液型Ｏ型）を用いた間接免疫蛍光抗体法が標準法となっている

陽性	●１型糖尿病
陰性	●該当なし

意義・何がわかるか？

●ICAは１型糖尿病の発症前より血中に出現し，発症時における陽性率は60～80％であり，１型糖尿病のマーカーとなっている．

生体内での動態

規定因子と血中レベルを決める機序

●膵組織の標的抗原（例えば，GM-1ガングリオシド，グルタミン脱炭酸酵素など）に対する抗体が存在すれば陽性となる．

異常値の出るメカニズム

●１型糖尿病で，ICAが出現するメカニズムの詳細は不明であるが，免疫学的応答などにより膵β細胞が破壊されることによる，とされている．

参考になる検査とその意義

●血糖，インスリンなど：１型糖尿病の診断．

●ICAはすべての１型糖尿病で陽性となるわけではない．また，測定法も煩雑である．したがって，現在利用される以下に挙げるその他の自己抗体を参考にするとよい（むしろ現在では抗GAD抗体が臨床において主流となっている）．

●抗GAD抗体：１型糖尿病の発症早期患者における陽性率は60～80％．成人発症例で高頻度に検出される．ICAと異なり，１型糖尿病発症後５年以上経過しても高頻度に検出されるため，特に緩徐進行１型糖尿病を２型糖尿病から鑑別するには有用である．ほかの自己免疫疾患を合併すると異常高値を示すことが多い．また，１型糖尿病以外ではstiff-man症候群で陽性となることが知られている．

●IA-2抗体：１型糖尿病発症早期の陽性率は60～70％．特に若年発症患者において高頻度に検出される．

●インスリン自己抗体（IAA）：１型糖尿病発症早期の陽性率は40～90％．特に発症年齢が若いほど抗体価が高く，５歳以下における陽性率は90％以上．

診断へのアプローチ

●１型糖尿病患者の90％以上は，IA-2抗体，IAA，抗GAD抗体の少なくとも１抗体を有するとされ，1 型糖尿病の診断に非常に有用である．したがって，インスリン分泌低下型の肥満歴のない糖尿病患者では，特に測定する価値がある．
- 2 型糖尿病の臨床像を呈していた患者の中にも，緩徐進行 1 型糖尿病患者も含まれているため，場合によっては測定する必要がある．

ピットフォール

- ICA にかぎらず，すべての自己抗体は，1 型糖尿病を強く示唆するが，これらが陰性だからといって，1 型糖尿病ではない，とは診断できないため，総合的に判断することが必要である．
- 特に抗 GAD 抗体以外の自己抗体は，1 型糖尿病発症から 5 年経過すると陰性化する確率が高いため，注意が必要．

予後とフォローアップ

- 本検査から 1 型糖尿病が診断された場合，原則，インスリン療法が必要となる．

（蔵野　信）

ケトン体分画

ketone body fractionation

アセト酢酸，3-ヒドロキシ酪酸，アセトンを総称してケトン体という．ケトン体は肝臓において脂肪酸の酸化により生成される．よって，ケトン体が高いということは，エネルギー源において，グルコースに対する脂肪酸の割合が高くなっていることを示唆している．

検体の採取・取り扱い・保存

- 早朝空腹時を原則とする．アセト酢酸は不安定であり，採血後速やかに分離し，測定することが望ましい

基準値・測定法

- アセト酢酸：68μM 以下
- β-ヒドロキシ酪酸：74μM 以下
- 総ケトン体：120μM 以下
- 酵素法

高値	●糖尿病（1 型，血糖コントロール不良の 2 型） ●糖尿病性ケトアシドーシス ●栄養不良 ●短期絶食 ●運動後 ●甲状腺機能亢進 ●発熱
低値	●該当なし

意義・何がわかるか？

- 血中ケトン体の測定により，肝臓での脂肪酸をエネルギー源としている程度がわかる．つまり，糖尿病においては，インスリンの作用不足により，グルコース利用が低下し，脂肪組織での脂肪分解が亢進している，という病態（代表例として糖尿病性ケトアシドーシスなど）を示している．

生体内での動態

規定因子と血中レベルを決める機序

- 肝臓において脂肪酸代謝をエネルギー源とする程度によって規定される．すなわち，糖尿病では，主にインスリンの作用が十分で，グルコースをエネルギー源として利用できているか，が重要な規定因子である．
- 発熱や甲状腺機能亢進症，運動など，インスリン拮抗ホルモンが増加する病態では，脂肪組織での脂肪分解が亢進することにより，高値を示す．

異常値の出るメカニズム

- コントロール不良の糖尿病では，インスリン不足によりグルコースの利用障害をきた

す．そのため，肝臓において脂肪酸代謝が主となり，ケトン体が高陽性となる．この病態は，特に，糖尿病性ケトアシドーシスのときに顕著であるが，1 型糖尿病，コントロール不良の 2 型糖尿病でも増加する．

- また，インスリン不足のほかに，甲状腺機能亢進症や飢餓状態など，脂肪酸分解が亢進するような病態，生理的な状態では肝臓に流入する遊離脂肪酸が増加するため，高ケトン体血症となる．

参考になる検査とその意義

- 血糖，インスリン：インスリン作用不足の状態でないかどうかを調べる．

診断へのアプローチ

- 1 型糖尿病か 2 型糖尿病か鑑別が難しい症例では，血中ケトン体，特に 3-ヒドロキシ酪酸の値が参考になる．すなわち，血中総ケトン体が 500 μM 以上あるいは 3-ヒドロキシ酪酸が 320 μM 以上では，ほとんど 1 型糖尿病と考えてよい．また，アセト酢酸よりも 3-ヒドロキシ酪酸の増加の程度が大きいため，3-ヒドロキシ酪酸/アセト酢酸比が増加する（正常空腹時 0.27～1.21 → 1 型糖尿病 3 以上のことが多い）．
- 2 型糖尿病においても，インスリン治療が必要である，あるいは将来必要になる症例においては，血中ケトン体が高値を示す，という報告がある．
- 従来より尿ケトン体の測定に使われているニトロプルシド法は，アセト酢酸は反応するが，3-ヒドロキシ酪酸には反応しない．そのため，血中ケトン体の増加を必ずしも反映しない場合があり，ケトーシスの病態を見逃すこともある．そのため，血中ケトン体測定は有用である．

ピットフォール

- 3-ヒドロキシ酪酸に比べ，アセト酢酸は不安定であるため，特に両者の比を検討する際は，できるだけ速やかに血清分離し測定する必要がある．

予後とフォローアップ

- 特に糖尿病性ケトアシドーシスは緊急治療を要する病態であるため，速やかな対応が必要である．

（蔵野　信）

乳酸（有機モノカルボン酸定量）

lactic acid

乳酸は，解糖系代謝経路の最終産物として嫌気的に産生され，肝あるいは腎にて代謝される．したがって，嫌気性代謝が亢進する病態，すなわち循環不全の存在を示したり，肝不全や腎不全といった排泄・代謝系が障害されていることを示す．また，乳酸の産生亢進，処理力低下を示すインスリン欠乏状態であることを反映することもある検査である．

検体の採取・取り扱い・保存

●駆血帯をして採血をすると増加するため，非駆血下採血が望ましい．除蛋白して，短期は4℃保存，長期は凍結保存する

基準値・測定法

●成人：4～16 mg/dL
●小児：8～18 mg/dL
●酵素法

高値

●ショック（心不全，呼吸不全，大量出血など循環不全による）
●骨格筋の過剰運動
●急性一酸化炭素中毒
●肝不全
●腎不全
●糖尿病
●糖尿病性ケトアシドーシス
●乳酸アシドーシス
●先天性酵素欠損症（糖原病Ⅰ型，フルクトース-1, 6-ビスホスファターゼ欠損症，ピルビン酸カルボキシラーゼ欠損症，ピルビン酸脱炭酸酵素欠損症，ミトコンドリア異常症）

低値

●１型以外の糖原病
●乳酸脱水素酵素欠損症
●筋ホスホグリセリン酸キナーゼ欠損症

意義・何がわかるか？

●乳酸の意義は，異常高値では乳酸アシドーシスという病態であり，非常に致死的な状態であることを示している．
●筋疾患，脳筋症などの鑑別疾患として，糖原病やミトコンドリア異常症を考えるときも，診断の一助となる．

生体内での動態

規定因子と血中レベルを決める機序

●血中乳酸の規定因子は，末梢組織が好気的代謝が十分できるか，すなわち低酸素状態

にないかどうか，血流が十分に行きわたっているかどうか，が重要である．また，肝，骨格筋での乳酸の処理能，腎臓における乳酸の排泄能も重要な規定因子である．

異常値の出るメカニズム

- 乳酸値上昇の一番頻度が高い機序は，末梢循環不全，低酸素による場合である．メカニズムとしては，ショック（心原性，出血性，敗血症）により，十分な酸素を含んだ血流が末梢組織に行きわたらないこと，一酸化炭素中毒や急性シアン中毒のように，酸素を末梢組織に運べない状態にある場合が挙げられる．
- 循環不全を伴わない場合，インスリン欠乏状態では，肝および骨格筋での乳酸処理能力が低下し，また産生が亢進して，乳酸が高値になりやすい．
- 薬剤性でも乳酸が高値になることがあるが，有名なものは糖尿病治療薬であるビグアナイドによる乳酸アシドーシスである．発症機序は，ビグアナイド薬が肝臓のミトコンドリア細胞膜に結合し，酸化的リン酸化を阻害することにより生じるのではないか，と考えられている．
- ただし，高齢者や心，肺，腎機能異常などの乳酸アシドーシスの高リスク患者を除外すれば，現在臨床にて使われているビグアナイド薬により乳酸アシドーシスをきたす確率は非常に低いと考えられる．
- ごく稀ではあるが，乳酸の代謝に関与する酵素の先天的欠損症では異常値を呈する．

参考になる検査とその意義

- 動脈血 pH：乳酸高値であり，かつ pH が低値（7.35 以下）であれば，乳酸アシドーシスの状態であると考えられる．

診断へのアプローチ

- 乳酸アシドーシスの診断基準は，一般的には血中乳酸濃度が 5 mM 以上，pH 7.35 未満とされる．

ピットフォール

- 乳酸は，駆血帯をしめて採血すると，一時的に末梢循環不全に似た状態をつくるため，高値を示す．
- また，激しい運動をした後も同様であり，乳酸が病的に高い，と判断するには，あくまでも，患者の全身状態などを判断したうえで，総合的に診断する必要がある．

予後とフォローアップ

- 乳酸アシドーシスの死亡率は約 50％ともいわれ，非常に重篤な病態である，といえる．

（蔵野　信）

フルクトース

fructose

血中のフルクトースを測定し，フルクトース代謝に関する遺伝的酵素欠損症を診断する検査.

検体の採取・取り扱い・保存

- ヘパリン採血

基準値・測定法

- 1 mg/dL 以下
- 酵素法，ガスクロマトグラフィー法

高値

- 良性果糖尿症
- 遺伝性果糖不耐症
- フルクトース-1, 6-ビスホスファターゼ欠損症
- コントロール不良の糖尿病

低値

- 該当なし

意義・何がわかるか？

- 血中のフルクトース濃度を測定するため，フルクトース代謝にかかわる異常があるかどうか，がわかる.

生体内での動態

規定因子と血中レベルを決める機序

- フルクトースは小腸で吸収され，肝臓で代謝されるが，遺伝的異常として問題になるのは肝臓でのフルクトース代謝障害により，血中フルクトース濃度が上昇する場合である.

異常値の出るメカニズム

- フルクトースが異常高値を示す遺伝的疾患は，次の3つがある．いずれも常染色体劣性遺伝であり，フルクトースが体内に入らなければ無症状であるが，フルクトースが体内に入ると代謝異常が明らかになる.
- 良性果糖尿症：フルクトキナーゼの遺伝的欠損によって，フルクトースからフルクトース 1-リン酸への返還が障害されるため，血中，尿中フルクトースが軽度上昇する．無症状．偶然発見されることが多い.
- 遺伝性果糖不耐症：フルクトアルドラーゼBの欠損により，フルクトース 1-リン酸の蓄積とグリコーゲン分解の障害が起こる．そのため，フルクトースを含む離乳食を食べると，低血糖や嘔吐が誘発され，肝不全に至る場合がある.
- フルクトース-1,6-ビスホスファターゼ欠損症：フルクトース-1,6-ビスホスファターゼは，糖新生のために重要な酵素であり，低血糖を起こしやすい.

参考になる検査とその意義

- グルコース，HbA1c：コントロールの不良の糖尿病でも，血中フルクトースが増加する，という報告がある.

診断へのアプローチ

●遺伝性果糖不耐症の診断には，肝生検を行い，酵素の欠損を証明するか，フルクトース負荷試験（フルクトースを静脈注射して，血中，尿中フルクトースの遷延性上昇を証明する）を行う．

ピットフォール

●グルコースなどの検体中に存在する還元物質によって影響を受けやすいとされる．

予後とフォローアップ

●遺伝的疾患の診断がついたら，フルクトースを含まない食事をする．その限りは健康障害は出現しにくい．

（蔵野　信）

鉄(Fe)（血清鉄）

iron (serumiron)

血清鉄は体内の鉄動態を反映する検査の一つである．鉄欠乏や鉄過剰を疑うときに測定するが，必ずしも体内の鉄量を反映するとは限らないため，TIBC（または UIBC），フェリチンとあわせて評価するのが望ましい．

検体の採取・取り扱い・保存

- 血清（冷蔵）
- 赤血球中にはヘモグロビン鉄が存在するため，溶血により高値となる

基準値・測定法

- 血清鉄　男性：50～200 μg/dL，女性：40～180 μg/dL
- 比色法

高値	●再生不良性貧血，骨髄異形成症候群　●急性肝炎 ●ヘモクロマトーシス，赤血球輸血による鉄過剰症
低値	●鉄欠乏性貧血，妊娠，慢性失血，吸収不良症候群 ●悪性腫瘍，慢性炎症，真性多血症

意義・何がわかるか？

- 血清鉄は血清中の鉄量をそのまま測定したものであり，体内の鉄動態を反映する．
- 血清鉄は，月経のある女性では男性よりも低値であり，成人女性の多くが鉄欠乏傾向にあることを示している．
- 血清鉄は，鉄欠乏や鉄過剰を疑うときに測定するが，必ずしも体内の鉄量を反映するとは限らないため，総鉄結合能（TIBC）または不飽和鉄結合能（UIBC），フェリチンとあわせて評価するのが望ましい．

生体内での動態

規定因子と血中レベルを決める機序

- 鉄は過剰に存在すると細胞に対して毒性を示すため，生体内には遊離鉄を最小限に抑えるためのメカニズムが存在する．
- 鉄の体内での動態：生体内の鉄は，1 日約 1 mg の吸収と排泄によってバランスが保たれている半閉鎖系である．成人の体内の鉄総量は 3～5 g であり，約 2/3 はヘモグロビンと結合し赤血球内に，残りの大半はフェリチンとして肝臓や脾臓などに貯蔵されている．血清に存在する鉄は約 0.1%（約 4 mg）にすぎず，Fe^{3+} としてトランスフェリン（Tf）に結合して運搬される．
- 食事中の鉄の約 5～10% にあたる 0.6～1.5 mg/day の鉄が十二指腸から吸収され，鉄はフェリチンとして貯蔵されるか，Tf と結合して運搬される．Tf 結合鉄の大部分は骨髄で赤血球造血に利用される．老化した赤血球は網内系で分解され，再び Tf 結合鉄となった後，再利用される．成人では，1 日約 1 mg の鉄が汗，便，尿中などに排泄されるが，女性では月経出血のためより多く排泄される（鉄の排泄量は男性よりも 0.75 mg/day 多い）[1]．

異常値の出るメカニズム

血清鉄低値

- 鉄欠乏状態：鉄欠乏性貧血が代表的である．貧血の原因として，月経過多，慢性失血，吸収不良症候群などが挙げられる．妊娠時も鉄の需要が増加する．
- 鉄の体内の分布の変化：悪性腫瘍，慢性炎症，真性多血症．

※慢性炎症や膠原病，悪性疾患などでみられる貧血（anemia of chronic diseases：ACD）では血清鉄低値となるが，鉄欠乏ではない．ACDではヘプシジンと呼ばれる鉄代謝ホルモンの分泌亢進により，消化管からの鉄吸収と網内系細胞からの鉄放出が抑制され，造血に利用できる鉄が減少し，鉄欠乏に類似した貧血を呈する[2)]．

血清鉄高値

- 鉄が造血に有効活用されない：再生不良性貧血，骨髄異形成症候群．
- 肝細胞の破壊に伴う血清鉄高値：急性肝炎．
- 鉄過剰症：ヘモクロマトーシス，赤血球輸血による鉄過剰症．

※赤血球輸血製剤は1単位あたり約100 mgの鉄を含んでいるが，ヒトの鉄の排出は1日1 mg程度に限られるため，頻繁な輸血により鉄過剰症をきたす．

参考になる検査とその意義

- 血清鉄は必ずしも体内の鉄量を反映するとは限らないため，以下の検査項目を参考にする．

・血算，末梢血液像，網赤血球数．
小球性貧血（平均赤血球容積［MCV］<80）の場合，鉄欠乏性貧血が示唆される．

・フェリチン：貯蔵鉄のマーカーであり，鉄欠乏，鉄過剰の診断に有用である．

・総鉄結合能（TIBC），不飽和鉄結合能（UIBC）．

・トランスフェリン（Tf），トランスフェリン飽和度（SatTf）．

診断へのアプローチ

- 鉄欠乏性貧血と診断した場合，貧血の原因精査が重要である．男性では消化管出血，女性では月経過多，婦人科疾患（子宮筋腫など）が原因であることが多い．
- 鉄過剰症の診断には血清フェリチン値が重要であるため，血清鉄のみでなくフェリチンを評価することが重要である．

・血清鉄低値かつTIBC，UIBC高値：鉄欠乏性貧血と考えられる．血清フェリチン低値（<12 ng/mL）であれば確実である．

・血清鉄低値かつTIBC, UIBC正常～低値：ACDでみられる．鉄欠乏性貧血との鑑別には，血清フェリチンを測定する．ACDでは血清フェリチンは低下しない．

・血清鉄高値かつTIBC正常，UIBC低値：鉄が有効利用されていないパターンであり，再生不良性貧血，骨髄異形成症候群などを考える．

・血清鉄高値かつTIBC低値，UIBC低値：ヘモクロマトーシス

ピットフォール

- 日内変動：食事の影響はほとんどない．
- 生体内の鉄量の減少は，まず貯蔵鉄の減少として現れるため，潜在的鉄欠乏の場合は，血清鉄正常，血清フェリチン低値となる．
- 鉄欠乏性貧血であっても，鉄剤投与中は血清鉄高値となることがある．

予後とフォローアップ

- 鉄欠乏性貧血の場合，鉄剤投与により改善を認める．改善しない場合は，慢性失血やほかの原因の貧血を鑑別に考え，精査を行う．
- 鉄過剰症の場合，血清フェリチンが治療開始基準やモニタリングの指標になる．

■文献

1）山内一由：4. 血清鉄（Iron, Fe），総鉄結合能（TIBCとUIBC）．"臨床検査法提要 第33版"金井正光 監修．金原出版，pp 504-508，2010
2）辻岡貴之，通山　薫：フェリチン，血清鉄と鉄結合能．medicina 47（増刊号），281-284，2010

（増田亜希子）

総鉄結合能(TIBC), 不飽和鉄結合能(UIBC)

total iron binding capacity, unsaturated iron binding capacity

総鉄結合能 (TIBC), 不飽和鉄結合能 (UIBC) は鉄代謝に関連した検査であり, 貧血や鉄過剰症の鑑別診断に用いられる. UIBC は鉄と結合していないトランスフェリン (Tf) の量であり, TIBC はすべての Tf が結合できる総鉄量である.

検体の採取・取り扱い・保存

- 血清 (冷蔵)
- 鉄分が混入しないよう注意する

基準値・測定法[1)]

- TIBC　男性：253〜365 μg/dL (比色法)
  女性：246〜410 μg/dL
  男性：254〜400 μg/dL (CPBA)
  女性：261〜404 μg/dL
- UIBC　男性：104〜259 μg/dL (比色法)
  女性：108〜325 μg/dL
  男性：110〜278 μg/dL (CPBA)
  女性：121〜290 μg/dL

高値

- 鉄欠乏性貧血, 真性多血症

低値

- TIBC：悪性腫瘍, 急性肝炎, 感染症, 無トランスフェリン血症, ネフローゼ症候群
- UIBC：再生不良性貧血, ヘモクロマトーシス, 溶血性貧血, 急性肝炎, 感染症, 無トランスフェリン血症

意義・何がわかるか？

- トランスフェリン (Tf) は β_1 グロブリンに属する糖蛋白であり, 鉄を輸送する機能をもつ.
- Fe は血中では Fe^{3+} として, ほとんどすべて Tf と結合している. 健常人では Tf の約 1/3 が Fe と結合し, 残り 2/3 は Fe と未結合の Tf (UIBC) である. UIBC は鉄と結合していない Tf の量であり, TIBC はすべての Tf が結合できる総鉄量である. TIBC＝血清鉄＋UIBC となる (測定法の違いもあり, 一致しない場合もある).
- TIBC, UIBC は, 血清鉄やフェリチンなどと組み合わせて, 貧血や鉄過剰症の鑑別診断に用いられる.

生体内での動態

規定因子と血中レベルを決める機序

- TIBC は Tf 量と相関する. 鉄欠乏性貧血や潜在性鉄欠乏状態で増加し, ネフローゼ症候群のように尿中への排泄が高まる場合, 肝障害により合成能が低下する場合には減少する[2)].

異常値の出るメカニズム

●通常，血清鉄が下がるとTIBC，UIBCが増加し，血清鉄が上がるとTIBC，UIBCは減少する．再生不良性貧血，ヘモクロマトーシスでは，血清鉄は上がるが，TIBCはあまり変化しないため，UIBCは減少する．

参考になる検査とその意義

●TIBC，UIBC単独でなく，血清鉄や血清フェリチンとあわせて評価を行う．

・血算，末梢血液像，網赤血球数．
小球性貧血（平均赤血球容積[MCV]＜80）の場合，鉄欠乏性貧血が示唆される．

・血清鉄．

・フェリチン：貯蔵鉄のマーカーであり，鉄欠乏，鉄過剰の診断に有用である．

・トランスフェリン（Tf），トランスフェリン飽和度（SatTf）．

診断へのアプローチ

●TIBC，UIBC高値：鉄欠乏性貧血の可能性を考え，血清鉄，血清フェリチンを確認する．血清フェリチン低値の場合，鉄欠乏性貧血と考えられる．

●TIBC低値：無トランスフェリン血症の場合，著明な低値（＜100 ng/dL）となる．それ以外では，TIBCが大きく低下することはあまりないため，ほかの鉄代謝関連の検査所見とあわせて判断する．

●UIBC低値：ヘモクロマトーシス，再生不良性貧血では著減する．鉄過剰症の評価のため，血清フェリチンを確認する．

ピットフォール

●小児期では成人に比べて男女とも平均的に高値を示す（潜在的な鉄欠乏状態を反映）．

予後とフォローアップ

●鉄欠乏や鉄過剰のフォローアップとしては，通常，TIBC（またはUIBC）のみでなく，血清鉄や血清フェリチンとセットで測定を行う．

■文献

1）櫻井郁之介 監修：総鉄結合能（TIBC），不飽和鉄結合能（UIBC）．“今日の臨床検査 2011-2012”南江堂，pp 167-168，2011

2）山内一由：4. 血清鉄（Iron, Fe），総鉄結合能（TIBCとUIBC）．“臨床検査法提要 第33版”金井正光 監修．金原出版，pp 504-508，2010

（増田亜希子）

フェリチン（腫瘍マーカーとしてのフェリチンも含む）

ferritin

血清フェリチンは簡便に測定できる貯蔵鉄のマーカーであり，鉄欠乏では低値，鉄過剰状態では高値となる．貧血や鉄過剰症の診断に用いられる．鉄過剰以外の病態では，血球貪食症候群で高値を示す．

検体の採取・取り扱い・保存

- 血清を凍結保存する
- 4℃の冷蔵保存では，数週間で血清フェリチンが低下するため，偽陰性の原因となる[1)]

基準値・測定法

- 男性：10～200 ng/mL
  女性：5～80 ng/mL
- 日本鉄バイオサイエンス学会では，鉄欠乏の目安は血清フェリチン＜12 ng/mL とされている[3)]
- CLIA などのキットが用いられる．キットの種類により値が多少異なる

高値

高度上昇（＞5,000 ng/mL）

- 鉄過剰症，血球貪食症候群

中等度上昇（1,000～5,000 ng/mL）

- 鉄過剰症，成人 Still 病，血球貪食症候群など

軽度上昇（500～1,000 ng/mL）

- 悪性腫瘍，鉄過剰症（初期）など

やや上昇（250～500 ng/mL）

- 悪性腫瘍，造血器腫瘍，慢性肝障害，慢性炎症，感染症，自己免疫疾患など

低値

- 鉄欠乏性貧血，鉄欠乏

意義・何がわかるか？

- フェリチンは鉄と結合して貯蔵するための蛋白であり，簡便に測定できる貯蔵鉄のマーカーとして用いられている．鉄欠乏や鉄過剰状態が予想される場合に測定する．
- フェリチンは，鉄欠乏状態では低値を示し，鉄過剰状態では高値を示す．
- 血球貪食症候群でも高値を示すことが多く，診断基準に取り入れられている．
- 慢性炎症や悪性疾患などでみられる貧血（anemia of chronic diseases：ACD）では，血清鉄は低値だが，血清フェリチンが正常～高値を示すため，鉄欠乏性貧血との鑑別に用いられる．
- 鉄欠乏性貧血や鉄過剰症の治療効果のモニタリングにも有用である（貧血に対する鉄剤投与，鉄過剰状態に対する鉄キレート療法）．

生体内での動態

規定因子と血中レベルを決める機序

- 鉄は過剰に存在すると細胞に対して毒性を

示すため，生体内には遊離鉄を最小限に抑えるためのメカニズムが存在する．細胞内ではフェリチンが，血液中ではトランスフェリンが，その役割を担っている．

●フェリチンは，2種類のサブユニットからなる分子量45万の鉄結合蛋白であり，1分子で最大約4,500のFe^{3+}を貯蔵する．フェリチンは，肝臓や脾臓，骨髄などに多く存在し，血中にも微量だが分泌される．これが血清フェリチンとして測定される．細胞内の鉄濃度が上昇すると組織のフェリチンは増加し，血清フェリチンは組織のフェリチン量を反映して変動する．体内の鉄分布異常や組織破壊によっても血清フェリチンが高値となる場合がある．

異常値の出るメカニズム

血清フェリチン高値

●鉄過剰状態とそれ以外とに大別される．軽度上昇の原因は様々であり，疾患特異性に乏しい．

●鉄過剰症：ヘモクロマトーシス，ヘモジデローシス，頻繁な赤血球輸血，鉄剤過剰投与（静注の場合，鉄剤過剰投与によって鉄過剰症を生じることがある）．

●鉄利用が障害される疾患：再生不良性貧血，骨髄異形成症候群．

●組織からの逸脱：悪性腫瘍，肝炎など．組織破壊の結果，フェリチンが血中に放出され，血清フェリチンが高値となる．

●体内の鉄分布異常：血球貪食症候群，慢性炎症，肝障害．血球貪食症候群では，脾臓などのマクロファージに鉄が増加し，フェリチン合成が誘導され，高フェリチン血症を呈する[1)]．

血清フェリチン低値

●血清フェリチン＜12 ng/mLの場合，さまざまな原因による鉄欠乏が示唆される．

●鉄欠乏が顕在化しない潜在的鉄欠乏の状態でも，血清フェリチン値は低下する．

参考になる検査とその意義

●血清フェリチン値は貯蔵鉄量のマーカーではあるが，必ずしも反映しないことがあるため，ほかの検査と組み合わせて診断する．

・血算，末梢血液像，網赤血球数．
小球性貧血（平均赤血球容積［MCV］＜80）の場合，鉄欠乏性貧血が示唆される．

・血清鉄．

・総鉄結合能（TIBC），不飽和鉄結合能（UIBC）．

・トランスフェリン（Tf），トランスフェリン飽和度（SatTf）．

診断へのアプローチ

●鉄欠乏性貧血とACDの鑑別のポイントを表に示した．

病態	血清鉄	TIBC	UIBC	フェリチン
鉄欠乏性貧血	↓↓	↑↑	↑↑	↓
ACD	↓	↓	↓	正常～↑
鉄過剰症	↑↑	↓	↓↓	↑↑

フェリチン低値の鑑別診断

●フェリチン低値の場合は鉄欠乏状態と考えられるため，鉄欠乏となる原因を調べる．月経過多，消化管出血などがないか確認する．

フェリチン高値の鑑別診断

●1,000 ng/mLを超える高フェリチン血症は，鉄過剰症，血球貪食症候群，成人Still病にほぼ限られる．血球貪食症候群や成人Still病では，時に数千～数万台となる．

●500 ng/mL程度の軽度高値はさまざまな疾患で認められるため，疾患特異性に乏しい．

●貧血でフェリチン高値の場合は，骨髄異形成症候群など血液疾患の可能性があるため，骨髄検査を検討する．

●頻繁な赤血球輸血後にフェリチン高値を認める場合は，鉄過剰症が最も疑われる．輸血後鉄過剰症の診断基準として，①血清フェリチン値500 ng/mL以上，②総赤血球輸血量20単位以上，が挙げられている[2)]．輸血後鉄過剰症に対しては，鉄キレート療法を検討する．

ピットフォール

●貯蔵鉄量の違いを反映し，女性の平均値は男性の約半分である．女性は月経により慢性的に鉄を喪失しているためである．閉経後は男性の値に近くなる．

予後とフォローアップ

●鉄欠乏性貧血や鉄過剰症の診断と治療効果判定に用いるが，1～2ヵ月に1回の測定で十分である．一方，血球貪食症候群や成人Still病の場合は，病勢により値が大きく変化するため，頻繁な測定が有用と思われる．

●鉄欠乏性貧血の治療では，鉄剤はフェリチン値の正常化を目標に投与を継続する．Hb値が正常化した後も鉄剤を継続投与することにより，フェリチンが正常化する．

●静注鉄剤投与直後は，血清フェリチンが貯蔵鉄量を正確に反映していない可能性があるため，投与終了2週間後に測定する[3]．

●鉄キレート療法による効果がある場合は，時間経過とともにフェリチン値は低下する．

■文献

1) 小船雅義，宮西浩嗣，加藤淳二：フェリチン．日本臨牀 67（Suppl 8）：266-269，2009

2) 厚生労働省科学研究費補助金難治性疾患克服研究事業特発性造血障害に関する調査研究班（平成20年度）：輸血後鉄過剰症の診療ガイド，2008 http://www.jichi.ac.jp/zoketsushogaihan/tetsufinal.pdf

3) 内田立身：3 鉄欠乏性貧血の治療指針．"鉄剤の適正使用による貧血治療指針 改訂第2版" 日本鉄バイオサイエンス学会治療指針作成委員会 編，響文社，pp 10-17，2009

（増田亜希子）

トランスフェリン(Tf)

transferrin

トランスフェリンはβ_1グロブリンに属する糖蛋白であり，鉄を輸送する機能をもつ．鉄代謝に関連した疾患の診断に用いる．半減期が短いことから，栄養アセスメント蛋白としても用いられる．

検体の採取・取り扱い・保存

- 血清（冷蔵）
- 血清分離後の保存は，冷蔵，凍結のいずれも1ヵ月以内は大きな変動はないとされている[1)]

基準値・測定法

- 男性：190～300 mg/dL （TIA）
  女性：200～340 mg/dL
- TIA，ネフェロメトリーなどの免疫測定法が用いられる

高値
- 鉄欠乏性貧血，急性肝炎，妊娠，真性多血症

低値
- 鉄過剰症，低栄養状態，ネフローゼ症候群，肝硬変，悪性腫瘍，感染症，無トランスフェリン血症

意義・何がわかるか？

- トランスフェリン（Tf）は分子量約8万のβ_1グロブリンに属する糖蛋白であり，鉄を輸送する機能をもつ．主に肝臓で産生される．
- 健常人では，血清中の鉄はほとんどすべてTfと結合し，輸送される．健常人ではTfの約1/3がFeと結合し，残り2/3はFeと未結合のTf（UIBC）として存在している．すべてのTfがFeと結合しうる能力をTIBCという．鉄過剰症ではTfの結合を逃れた鉄が出現し，これらはトランスフェリン非結合鉄（NTBI）と呼ばれる．
- 1 mgのTfは1.3 μgの鉄を結合することができるため，理論的にはTf（mg/dL）×1.3＝TIBC（μg/dL）となるが，Fe^{3+}の一部はTf以外の血清蛋白にも結合しており，完全には一致しない．
- Tfと鉄の結合率を，トランスフェリン飽和度（trasnferrin saturation：SatTf）として算出する．SatTf（％）＝Fe（μg/dL）/ Tf（mg/dL）×100である．SatTfは鉄過剰症の指標として参考になる．
- 血清Tfは貧血，鉄過剰症の診断目的でほかの検査項目とあわせて測定されるが，血清Tf値はTIBCとよく相関するため，実際にはTIBCで代用されることが多い．
- Tfは低栄養状態や肝障害で低値となるため，栄養アセスメント蛋白としても用いられる．血中半減期は7日である[1)]．

生体内での動態

規定因子と血中レベルを決める機序

- Tfは肝臓で合成され，肝鉄濃度により調節されている．鉄過剰症では減少し，鉄欠乏では増加する．

●トランスフェリン飽和度（SatTf）：Tfのうち，鉄と結合している部分の比率をSatTfと呼ぶ．基準範囲は20〜50％である[2]．健常人では30％前後であり，鉄欠乏性貧血では20％未満となる．鉄過剰症では上昇し，一般にSatTfが70〜75％を超えると，細胞にとって有害なNTBIが出現する[3]．

異常値の出るメカニズム

Tf 高値

●鉄欠乏性貧血：肝臓におけるTf産生が亢進するため，Tf↑，TIBC↑，UIBC↑，SatTf↓．

Tf 低値

●慢性炎症や悪性疾患の貧血（ACD）．

●鉄過剰症：Tfは肝鉄濃度により調節されている．

●低栄養状態，肝障害で低値となるため，栄養アセスメント蛋白として用いられる．Tfの血中半減期は7日であり，アルブミン（約14日）よりも短く，トランスサイレチン（TTR，半減期2日）よりも長いため，比較的早期の蛋白栄養状態の指標となる．

参考になる検査とその意義

●ほかの検査項目と組み合わせて評価する．

●血液学的検査：血算，末梢血液像，網赤血球数．

●血清鉄．

●フェリチン：貯蔵鉄のマーカーであり，鉄欠乏，鉄過剰の診断に有用である．

●総鉄結合能（TIBC），不飽和鉄結合能（UIBC）：TIBCはTfとよく相関する．

●SatTf：基準範囲は20〜50％だが，鉄欠乏で低下，鉄過剰症で上昇する．

診断へのアプローチ

●Tf高値：鉄欠乏性貧血が最も多い．血清鉄，血清フェリチンをあわせて確認する．

●Tf低値：鉄過剰症，低栄養状態など，さまざまな疾患が考えられる．鉄過剰症の診断には血清フェリチンを，栄養状態の評価にはほかの栄養アセスメント蛋白（アルブミン，TTR）を用いる．

ピットフォール

●女性では男性よりやや高値で，加齢により低下する．食事の影響は受けない．

■文献

1）糸賀　栄，山田真子，野村文夫：トランスフェリン，糖鎖欠損トランスフェリン．日本臨牀 67（Suppl 8）：270-273，2009

2）山内一由：6. 主要血漿蛋白成分の測定　d. トランスフェリン．“臨床検査法提要 第33版”金井正光 監修．金原出版，p 414，2010

3）鈴木隆浩：鉄過剰症の診断とバイオマーカー．臨床検査 56：1044-1051，2012

（増田亜希子）

尿中トランスフェリン(Tf)(尿中マイクロトランスフェリン精密測定)

urinary transferrin (precise test of urinary microtransferrin)

トランスフェリン(Tf)は主要な血漿蛋白の一つである．Tfは軽度の糸球体障害により尿中に出現するため，尿中Tfは微量アルブミン尿とともに早期糖尿病性腎症の指標になると考えられている．

検体の採取・取り扱い・保存

- 1日尿，早朝第一尿の測定値の再現性が良好であり，随時尿は変動が大きいとされる[1)]
- 採尿後は速やかに提出し，凍結は避ける

基準値・測定法

- 0.95 mg/g･Cr以下(ネフェロメトリー法)[2)], 0.67 mg/g･Cr以下(ラテックス凝集法)[3)]
- 尿中トランスフェリンの測定法には，immunonephelometry法，ラテックス凝集法などがある
- 基準値は測定法や報告者により異なるため，複数記載した

高値 ↑	糖尿病性腎症，ネフローゼ症候群，尿細管障害など
低値 ↓	低値の場合の臨床的意義は少ない

意義・何がわかるか？

- トランスフェリン(Tf)はβ_1グロブリンに属する糖蛋白であり，鉄を輸送する機能をもつ．
- Tfは軽度の糸球体障害により尿中に出現するため，尿中Tfは微量アルブミン尿とともに早期糖尿病性腎症の指標になると考えられている．
- Tfのクリアランスに対するIgGのクリアランス比はselectivity indexと呼ばれ，ネフローゼ症候群のステロイド治療に対する反応性の予測に用いられている．

生体内での動態

規定因子と血中レベルを決める機序

- Tf(分子量77,000，等電点5.7)は，アルブミン(分子量69,000，等電点4.9)に比べて，分子量は大きく，陰性荷電がやや弱い蛋白である．
- 糸球体基底膜では，分子量の大きい蛋白や陰性に荷電している蛋白は濾過されにくい．糸球体を通過したTfのほとんどは近位尿細管で再吸収される．そのため，Tfは尿中では通常は検出されない．

異常値の出るメカニズム

- 尿中トランスフェリンの上昇は，①糸球体基底膜の荷電状態の変化，②糸球体内圧の上昇，③尿細管細胞の機能障害，④尿細管の組織学的な障害により引き起こされているとされている[1)]．
- 糖尿病性腎症では，早期に尿中に微量蛋白

が出現する．尿中アルブミンは糖尿病性腎症の指標として，病期分類にも取り入れられている．尿中Tfは微量アルブミン尿とともに早期糖尿病性腎症の指標になると考えられている．

参考になる検査とその意義

- 糖尿病関連の検査：空腹時血糖，HbA1c，eGFR，尿一般検査，尿中微量アルブミン，眼科的検査など．
- selectivity index

  selectivity index（SI）＝IgGクリアランス/Tfクリアランス＝(尿中IgG値/血清IgG値)/(尿中Tf/血清Tf)

  分子量や荷電の違いから，クリアランス比にして，TfはIgGの5倍以上腎排泄されやすい．SI≦0.2が正常である．ネフローゼ症候群において，SIはステロイド治療に対する反応性を予測する目的で用いられている．

診断へのアプローチ

- 糖尿病患者の早期腎症の診断には，尿中微量アルブミンの測定が必須である[4]．
- 尿中アルブミンと尿中Tfの挙動は必ずしも一致せず，どちらか一方が有用である症例もあるとされている．そのため，尿中Tfを測定する意義はあると考えられるが，保険診療上は尿中アルブミン定量と尿中Tfは主たるもののみ算定されることに留意が必要である．

ピットフォール

- 年齢による変動：男性では加齢により上昇する傾向が報告されている．

予後とフォローアップ

- 糖尿病で正常アルブミン尿から微量アルブミン尿に進行した患者では，正常アルブミン尿の時期でも尿中トランスフェリンが高値であったとする報告がある．明確なカットオフは不明ではあるが，尿中トランスフェリンが高値の場合はフォローアップを行い，上昇を認める場合は精査加療が望ましいと考えられる．

■文献

1）矢野　裕，住田安弘，三崎盛治：尿中トランスフェリン．日本臨牀 66（Suppl 4）：433-437，2008
2）石橋不可止：インスリン非依存型糖尿病におけるミクロアルブミン尿とミクロトランスフェリン尿の比較．糖尿病 35：949-954，1992
3）Narita T et al：Increased urinary excretions of immunoglobulin g, ceruloplasmin, and transferrin predict development of microalbuminuria in patients with type 2 diabetes. Diabetes Care 29：pp 142-144, 2006
4）日本糖尿病学会 編：糖尿病性腎症の治療．“科学的根拠に基づく糖尿病診療ガイドライン2013”南江堂，pp 97-113，2013

（増田亜希子）

ナトリウム（Na）

sodium

体内のナトリウム（Na）は90％以上が細胞外液に存在し，水分の分布，浸透圧の調整，酸塩基平衡の維持にかかわる．主に水代謝系の異常を調べる目的で血清中や尿中のNa濃度を測定する．低Naは日常みられる水電解質異常の中で最も多いものの一つである．

検体の採取・取り扱い・保存

- 測定検体：血清，尿
- 測定上の注意点：点滴の影響が出ない部位で採血する．うっ血，溶血に注意する．全血のまま保存しておくとNaは細胞内へ移行し低下するため採血後速やかに分離する．分離後は冷蔵保存で安定である．ヘパリンNaやEDTA-Naなどナトリウムを含む凝固防止薬は測定値に影響する

基準値・測定法

- 血清：135～145 mEq/L
- イオン選択電極法，炎光光度法

高値	脱水，尿崩症，高Ca血症，腎不全，原発性アルドステロン症，意識障害患者の不適切な輸液
低値	浮腫性疾患，腎不全，心因性多飲，SIADH，甲状腺機能低下，糖質ステロイド欠乏，腎外性喪失，腎性喪失

意義・何がわかるか？

- Na濃度の異常は水とNaの相対的な異常を示す．
- 血漿浸透圧（mOsm/kg）≒2×Na（mEq/L）＋血糖値（mg/dL）/18＋尿素窒素（mg/dL）/2.8であり，血糖が高くなければ血漿浸透圧はNa濃度の2倍に近似する．

生体内での動態

規定因子と血中レベルを決める機序

- 血清Na濃度は総Na量と細胞外液量により規定される．血清Na濃度が低い場合には，細胞外液量の増加や総Na量の低下が考えられ，逆にNa濃度が高い場合には，細胞外液量の減少や総Na量の増加が考えられる．
- Naの代謝は，主に腎臓で行われる．糸球体濾過量，レニン・アンジオテンシン・アルドステロン系，ナトリウム利尿ペプチド，腎交感神経系などが腎臓からのNa排泄を調節して，生体内のNa含量を一定に保持するように作動している．糸球体濾過量は循環血液量に依存して，増加すると腎からのNa排泄が亢進し，減少するとNa排泄が低下する．
- 水代謝の調節は尿濃縮機構と飲水行動の大きく2つの因子が関与する．尿濃縮機構は，体液を保つために最も重要な役割をもつもので，腎臓の機能と下垂体ホルモンの抗利尿ホルモン（ADH）により血漿浸透圧は

ほぼ 280 mOsm/kg/H_2O に維持されている．

異常値の出るメカニズム

●高 Na 血症は相対的な水欠乏状態であり，Na 喪失以上の水分喪失増加，Na 摂取量に比して相対的水分摂取不足，水分摂取量に対し相対的Na過剰摂取などが原因となる．

●低 Na 血症は Na に対して相対的な水過剰状態であり，低張尿排泄障害と低張液摂取の 2 つの状態が存在することで発症する．

参考になる検査とその意義

●血漿浸透圧：正常時に Na は浸透圧の大部分を占めるはずなので，低 Na があるにもかかわらず浸透圧が正常～高値である場合は Na 以外に浸透圧を規定する何らかの物質が存在することを示す．

●細胞外液量：身体診察やバイタルサイン〔皮膚・粘膜の乾燥，脈拍，血圧（起立性低血圧の有無），浮腫〕，腹部超音波の IVC（下大静脈）径などから体液状態の評価をする．

●尿 Na 濃度：細胞外液や有効循環血漿量や血圧が低下したときは，細胞外液を維持するため腎臓は Na を再吸収しようとするので腎臓が適切に働いていれば，尿中 Na 濃度は 10 mEq くらいと低値になっているはずである．

● ADH：血漿浸透圧が上昇すると，分泌が増え，腎臓からの自由水排泄を抑制し，血漿浸透圧が低下すると分泌が止まり余剰な自由水は排泄される．低 Na が持続的に存在する場合は何らかの理由で ADH の不適切な分泌があり，自由水の排泄が十分に行われていない．

●各種ホルモン検査（レニン，アルドステロン，コルチゾール，ACTH，TSH，fT_4 など）：腎臓での Na 代謝に関連する．

診断へのアプローチ

● Na と水は連動するので一緒に評価する．

●高 Na では水分の喪失，Na 貯留のどちらが主かを考える．水分喪失は腎外性か腎性かを考える．

●水分喪失増加による高 Na の原因：腎外性（発熱，高温環境，火傷，脱水），腎性〔尿崩症，浸透圧利尿（糖，尿素，マンニトール），高 Ca 血症，腎不全〕．

●水分摂取不足による高 Na の原因：意識障害による経口摂取不足，口渇感の異常．

● Na 貯留による高 Na の原因：Cushing 症候群，原発性アルドステロン症，不適切な（Na 過剰）輸液管理．

●低 Na の鑑別は血清浸透圧，細胞外液量評価，尿中 Na，尿浸透圧の順に評価していく．

●浸透圧高値の低 Na 血症の原因：高血糖，マンニトールやグリセオールなどの浸透圧利尿薬投与．

●浸透圧正常の低 Na 血症の原因：偽性低 Na 血症（脂質異常症，多発性骨髄腫やマクログロブリン血症などの高蛋白血症）．炎光光度法で認める．

●細胞外液量の増加を伴う低 Na 血症の原因：心不全，肝硬変，ネフローゼ症候群 （尿 Na＜10 mEq/L）．慢性腎不全，急性腎不全（尿 Na：不定）．

●細胞外液量の低下を伴う低 Na の原因：腎性 Na 喪失（尿 Na＞20 mEq/L）：尿細管障害，Addison 病，利尿薬投与，腎外性 Na 喪失（尿 Na＜10 mEq/L）：下痢，嘔吐，熱傷，third space への移行（腹膜炎，急性膵炎）．

●細胞外液量正常（軽度増加）の低 Na 血症の原因：SIADH．甲状腺機能低下症，糖質ステロイド欠乏，下垂体機能低下症，多飲症．

ピットフォール

●医原性低 Na 血症（過度の塩分制限，不必要な低張輸液）の頻度は高い．

●血糖は 100 mg/dL 上昇すると浸透圧を保つために血清 Na は 1.6 mEq/L 低下する．

●低 Na 血症を急激に補正すると橋中心髄鞘崩壊症を起こすことがある．高 Na 血症も急速に正常化すると脳浮腫が起こる危険性がある．

- 高齢者では老人性鉱質ステロイド反応性低Na血症（MRHE）に注意する．MRHEは加齢による遠位尿細管のアルドステロン反応性の低下により腎性Na喪失が起きることで低Na血症となる病態である．
- イオン電極法では脂質異常症，高蛋白血症存在時でも血清Naは正しく測定される．

予後とフォローアップ

- 165 mEq/L 以上，120 mEq/L 以下は緊急処置が必要である．
- Naの異常は原因が一つではないことも多いため，治療開始後も頻繁に血清および尿中Na値を測定し，治療が正しい方向にいっているかを確認するべきである．
- 低Na血症，高Na血症は生命予後悪化の危険因子である．
- 軽度の低Na血症でも，認知能力や注意力低下による転倒・骨密度低下・骨折リスクがあるためADL低下のリスクも高い．

（神保りか，下澤達雄）

カリウム(K)

potassium

Kは細胞内の主要なイオンである．細胞内外濃度較差により静止膜電位を維持して，細胞の機能，特に神経・筋肉の機能に重要な役割を果たしている．

検体の採取・取り扱い・保存

- 測定検体：血清（血漿は凝固時にKが遊離するため好ましくない），尿
- 測定上の注意点：長時間の駆血により高値となる．全血のまま保存しておくと溶血により高値となるので採血後速やかに遠心分離する．EDTA-2K，ヘパリン-Kを用いて採血した検体では測定する意味がない

基準値・測定法

- 血清：3.5～5.0 mmol/L（mEq/L），1.5～2.5 g/day
- 血清：イオン選択電極法，尿：炎光光度法

高値	●腎不全，Ⅳ型尿細管アシドーシス，アルドステロン分泌あるいは反応性低下，周期性四肢麻痺，横紋筋融解症，溶血性貧血，薬剤投与（β遮断薬，アルドステロン拮抗薬，レニンアンジオテンシン系阻害薬投与），血小板や白血球増多症，不適切な輸液管理，赤血球製剤の大量投与
低値	●代謝性アルカローシス，嘔吐，下痢，インスリン投与，β刺激薬，甘草，利尿薬の服用，原発性アルドステロン症，Cushing症候群，Bartter症候群，Ⅰ，Ⅱ，Ⅲ型尿細管性アシドーシス，低栄養

意義・何がわかるか？

- 低K血症，高K血症はともに緊急の治療を要する場合がある．その際，特に低K血症では尿中Kが>40 mEq/L以上では腎性喪失を，<20 mEqLでは腎外性喪失を考え，原因の検索と補充量を決める．

生体内での動態

規定因子と血中レベルを決める機序

- Kは体内総量の98％は細胞内液に存在し，1～2％のみが細胞外に存在する．
- 血中Kの値は細胞内外のKの移動により変動する．アルカローシス，インスリン，カテコラミン（β_2）受容体刺激により細胞内液へのK移動が促進される．
- K摂取量（約70 mEq/day）の90％は尿中に，残りは大腸から排泄される．尿中排泄の調節は遠位尿細管，皮質集合管で行われ，尿流量（遠位尿細管へのNaや非再吸収性陰イオンの到達量），アルドステロン作用により調整される．

異常値の出るメカニズム

- 摂取量，細胞内外の分布異常，腎臓からの排泄，の異常が血清K値異常の原因となる．

参考になる検査とその意義

- LDH，AST：溶血時に上昇する．
- 心電図：Kが約3.0 mEq/L以下になるとU波増高が目立ち始め，2.5 mEq/L以下

になるとU波高>T波高となることが多く，2.0 mEq/L以下では時にtorsades de pointesも出現する．K5.5 mEq/L以上でQT間隔の短縮，T波が高くて左右対称性の鋭角になる．6.5 mEq/L以上では洞性不整脈・心室性不整脈が発生，QTS波の幅が広がる．そして心室細動につながることがある．

- pH：pHが低下すると（アシドーシス）細胞内からKが遊出するため血清K値は上昇，pHが上昇すると（アルカローシス）Kが細胞内に移行するため血清Kは低下する．
- HCO_3^-：pHとは独立して血清K値に影響を与える．HCO_3^-濃度が上昇するとKの細胞内移行が増加して血清K値は低下し，低下すると血清K値は上昇する．
- 尿中K：低K血症の際に腎性K喪失か，腎外性かを鑑別できる．
- transtubular K gradient（TTKG）．TTKG=(尿K濃度/血清K濃度)÷(尿浸透圧/血漿浸透圧)．高K血症時かつTTKGが6未満で腎排泄低下やアルドステロン作用低下を疑う．低K血症かつTTKG2以上はアルドステロン作用亢進を疑う．ただし，低張尿（尿浸透圧<血漿浸透圧）または尿Na<20 mEq/Lのときにはこの指標は使用できない．
- 尿中Cl：代謝性アルカローシスを伴う低K血症の鑑別に有用である．
- 血漿レニン活性，血漿アルドステロン，コルチゾール：Cl抵抗性アルカローシスを伴う低K血症の鑑別や腎機能正常性での高K血症の鑑別に有用である．

診断へのアプローチ

- 高K血症はLDH，ASTなどの溶血所見，白血球や血小板数，心電図検査などから偽性高Kを除外する（腎機能正常者では特に疑う）．否定されればK摂取量，腎性，腎外性排泄量，細胞内外の移動の原因の有無を評価する．
- 細胞内からのK遊離（尿中K>20 mEq/L）が原因の高K血症：アシドーシス，高浸透圧血症（高血糖），細胞壊死（激しい運動，筋肉崩壊，溶血，腫瘍崩壊），高K性周期性四肢麻痺，薬剤（サクシニルコリン，β遮断薬，ジゴキシン）．
- 排泄の低下（尿中K<20 mEq/L）による高K血症の原因：腎不全，Ⅳ型尿細管アシドーシス（間質性腎炎，移植腎），アルドステロン分泌・反応性低下（糖尿病，副腎不全），薬剤（ACE阻害薬，ARB，NSAIDs，アルドステロン拮抗薬，ヘパリン，メシル酸ナファモスタット，ST合剤）．
- K過剰投与による高K血症の原因：輸液，果汁，輸血製剤．
- 低K血症ではまず，病歴や検査所見からKの細胞内移行を検討し，それが否定されれば尿中K排泄量を測定し，尿中K<20 mEq/Lであれば腎外性K喪失を考える．pH，尿中Cl排泄量，高血圧の有無，各種ホルモン検査などから鑑別していく．
- 細胞内へのK移行による低K血症の原因：アルカローシス，β刺激薬（特にエピネフリン），インスリン過剰，低K血症性周期性四肢麻痺．
- 腎外性の喪失による低K血症の原因（尿中K<20 mEq/L）：嘔吐，下痢（下剤の乱用）．
- 腎性の喪失（尿中K>20 mEq/L）による低K血症の原因：ミネラルコルチコイド受容体過剰刺激（原発性アルドステロン症，Cushing症候群，悪性高血圧，甘草の大量摂取，Bartter症候群），Ⅰ，Ⅱ，Ⅲ型尿細管性アシドーシス，薬剤による尿細管障害（抗生物質，シスプラチン），利尿薬，低Mg血症．

ピットフォール

- 輸液ルートよりの採血，採血困難時などの溶血，全血での冷蔵保存，血小板増多症時の血清，採血時の手指の屈曲運動などで偽性高K血症が起きる．異常高値10.0以上の場合は心電図所見でテント状Tを認めないことなどを確認し，原因を検索してから再検査を行う．

- 腎不全患者や高齢者はレニンアンジオテンシン系阻害薬による高K血症を起こしやすい．
- 体内の主要な細胞成分は筋肉にあり，筋肉量の少ない人では体内総K量が少ないため，少量のKの出納でK濃度の変化が起きやすい．
- アシドーシスに対するアルカリ治療，糖尿病性昏睡に対するインスリン治療などで低K血症を発症することがある．
- アルコール中毒ではMg濃度低下を介して，低K血症が起こる．

予後とフォローアップ

- 高K血症も低K血症も致死的な不整脈を起こすことがあり，原因検索の前に治療を開始しなければならない場合もある．
- 低K血症時の補充治療時はK溶液の濃度は40 mEq/L以下に，投与速度は0.2 mEq/kg/hを超えないようにする．頻繁に血清および尿K濃度測定を行う．必要時は心電図モニタリングも行う．
- 高K血症の治療は細胞内へ移動させる治療と，排泄を促す方法がある．効果の発現や持続時間が違うので異なる治療法の組み合わせをすることが多い．

（神保りか，下澤達雄）

塩素（Cl）

chlorine

細胞外液中に存在する最も多い陰イオンである．Na 代謝異常や酸塩基平衡異常に関与する．

検体の採取・取り扱い・保存

- 測定検体：血清，ヘパリン血漿，尿，髄液
- 測定上の注意点：血清，ヘパリン血漿は速やかに分離する．分離後は比較的安定．採血時のうっ血により低値となる．Na と異なり検体の放置では変化しない

基準値・測定法

- 血清：98～108 mEq/L
- イオン選択電極法，電量滴定法

高値	●高 Na 血症に伴うもの（高張性脱水，血液濃縮，NaCl 過剰投与）．代謝性アシドーシス（尿細管性アシドーシス 消化液の喪失），摂取過多：不適切な輸液管理（生理食塩水，Cl 含有アミノ酸輸液製剤），呼吸性アルカローシス
低値	●低 Na 血症に伴うもの，代謝性アルカローシス（嘔吐，下痢，ミルクアルカリ症候群），呼吸性アシドーシス，有機酸・無機酸の増加

意義・何がわかるか？

- 血清 Cl 測定をすることでアニオンギャップ（AG）を計算することができる．
- 血清 Na と Cl の差をみることで，酸塩基平衡障害の存在を予測することが可能である．
- AG 増加をきたしていない症例であれば Cl 値が HCO_3 の mirror image となりうる．
- 尿中 Cl は代謝性アルカローシスのときには細胞外液量の評価に有用となる．

生体内での動態

規定因子と血中レベルを決める機序

- Na と同様，大部分が細胞外にある浸透圧物質であり，その変動は Na と並行して増減して電気的中性を維持する．
- HCO_3^- などのほかの細胞外液の陰イオンとは逆向きに変動することで，細胞外液総陰イオン濃度を一定に保っている．

異常値の出るメカニズム

- 高 Cl 血症は高 Na 血症，AG の正常な代謝性アシドーシス，Cl 排泄の減少，HCO_3^- の喪失，H^+ 排泄障害，酸投与，呼吸性アルカローシス（過呼吸）への代償反応，AG の減少などに関連する．
- 低 Cl 血症は低 Na 血症，AG の正常な代謝性アルカローシス，Cl の喪失，HCO_3^- の過剰，呼吸性アシドーシスへの代償反応，AG の増加などに関連する．

参考になる検査とその意義

- 血清 Na 値：Na/Cl は 1.4 が正常値であり，この比が正常であれば次に血清 Na 異常の原因を検索する．
- Na/Cl が大きく正常からずれる場合は酸

塩基平衡の異常を考える．

- $AG = Na^+ - (Cl^- + HCO_3^-)$（正常値 14±2）が病態の把握に役立つ．

診断へのアプローチ

- 血清 Cl 値異常ではまず，Na 値異常を伴うかを評価する．否定された場合は pH，AG などから鑑別する．
- 血清 Cl 高値で，AG 正常の場合は高 Cl 性代謝性アシドーシスか呼吸性アルカローシス（過呼吸）への代償反応を考える．
- 高 Cl 性代謝性アシドーシスの原因：Cl 排泄の減少（尿細管性アシドーシス，炭酸脱水素酵素阻害薬），HCO_3^- の喪失（下痢，消化液の喪失），H^+ 排泄障害（遠位尿細管性アシドーシス，低アルドステロン血症，抗アルドステロン薬），酸投与〔NH_4Cl，HCl，高カロリー輸液，輸血（クエン酸）〕．
- AG の減少による高 Cl 血症の原因：高 K，Ca，Mg 血症，IgG 型多発性骨髄腫などの Na 以外の陽イオン増加および低アルブミン血症などの Cl^-，HCO_3^- 以外の陰イオンの減少）．
- 血清 Cl 低値で AG が正常の場合は低 Cl 性代謝性アルカローシスか呼吸性アシドーシスへの代償が考えられる．AG 増加の場合は AG 増加型代謝性アシドーシスが原因である．
- 低 Cl 性代謝性アルカローシスの原因：Cl の喪失（嘔吐，利尿薬過剰投与，鉱質コルチコイド過剰，ペニシリン系薬剤），HCO_3^- の過剰（大量輸血，$NaHCO_3$ 投与，ミルクアルカリ症候群），呼吸性アシドーシスへの代償反応，AG の増加（有機酸，無機酸の増加：ケトアシドーシス，乳酸アシドーシス，腎不全）．

ピットフォール

- イオン選択電極法は Cl^- には銀－塩化銀電極が用いられ，Cl^- 以外のハロゲンイオン（Br^-，I^-）にも反応するため偽性高 Cl 血症を呈することがある〔Br^-（ブロムワレリル尿素，ブチルスコポラミン，パンクロニウム，ハロタン），I^-（造影剤）〕．
- 代謝性アルカローシスは尿中 Cl 濃度に基づいて Cl 反応性もしくは Cl 抵抗性に分類される．この分類は治療にも重要である．
- 髄液の Cl 濃度の低下は結核感染を疑う．

予後とフォローアップ

- Cl 異常に対して，炭酸水素ナトリウム注射液（メイロン）によるアシドーシス補正を行うことがあるが，代謝性アルカローシスの誘発，Na 過剰負荷，低 K，イオン化 Ca の減少などの副作用があるため最小限にとどめる．

（神保りか，下澤達雄）

カルシウム（Ca）

calcium

Ca は生体内では心筋の律動的な収縮，意識の維持，各種のホルモンの分泌，細胞の情報伝達，血液の凝固など生命活動の根源的で重要な役割に関与している．PTH（副甲状腺ホルモン），ビタミン D により血中濃度が一定に保たれているため，これらの分泌不全や作用不全により Ca 代謝異常が生じる．

検体の採取・取り扱い・保存

- 測定検体：血清，尿
- 測定上の注意点：イオン化 Ca はヘパリン Na 採血後空気と遮断する．蓄尿による Ca 測定時は酸性蓄尿する

基準値・測定法

- 8.5～10.5 mg/dL（イオン化 Ca 4.2～5.2 mEq/L）
- OCPC 法．通常総カルシウム（すなわち，蛋白結合カルシウム，複合型カルシウム，およびイオン化カルシウム）が測定される．イオン化 Ca はイオン選択電極法

高値	●原発性副甲状腺機能亢進症，悪性腫瘍による PTHrP の異常産生，サルコイドーシス，結核，多発性骨髄腫，悪性腫瘍骨転移，甲状腺機能亢進症，家族性低 Ca 尿症性高 Ca 血症，長期臥床，サイアザイド，リチウム
低値	●副甲状腺機能低下症，低 Mg 血症，慢性腎不全，ビタミン D 抵抗性くる病，ビタミン D 依存性くる病，クエン酸処理保存血による大量輸血，重症膵炎，Ca 受容体作動薬，カルシトニン，リン酸塩，ループ利尿薬

意義・何がわかるか？

- 血中の Ca 濃度の異常をみたら，腎臓からの Ca 排泄を測定し尿中 Ca>200 mg/day であれば腎臓からの喪失が考えられる．
- PTH やビタミン D 異常の存在が推測できる．

生体内での動態

規定因子と血中レベルを決める機序

- 体内の総 Ca 量は約 1 kg で，その 99％がヒドロキシアパタイトとして骨や歯に貯蔵され，0.1％未満のみが細胞外液に分布している．
- 骨と細胞外液では骨代謝（骨吸収と骨形成）により 500 mg 程度の出納がある．
- 経口摂取されたものが腸での吸収後，骨，腎臓における維持，排泄がコントロールされ血中濃度が一定に保たれている．
- 血中 Ca 濃度低下は Ca 受容体を介した PTH 産生分泌を刺激し，PTH は腎臓でのビタミン D 活性化を引き起こすと同時に骨吸収を促進して Ca 放出を促す．活性化ビタミン D は腸管からの Ca 吸収を亢進させ，尿細管における Ca 再吸収を促進させる．
- 活性型ビタミン D は PTH の遺伝子発現を抑制する働きがあり，フィードバックにより血中 Ca 濃度はきわめて狭い範囲に維持

されている.

- 血清中のCaの約40%がアルブミンと，約10%がほかの陰イオンと結合しており，残り約50%が遊離イオン化Caとして存在している.
- pH 0.1の低下につきイオン化Caは0.12 mg/dL増加する.

異常値の出るメカニズム

- Caの代謝はP代謝と密接に関連している.
- CaおよびPの調節はPTHおよびビタミンDによって行われるので，それらの異常によりCa値異常が生じる．おおまかにはPTHやビタミンDの作用が亢進すれば高Ca，低下すれば低Ca血症を生じる.

参考になる検査とその意義

- 血清アルブミン：生体ではイオン化Caを一定に保とうとする機序がある．実際の検査では血清総Ca濃度を測定しているため，低アルブミン血症（<4 g/dL）があれば実測Ca値は定値となる．その際は「補正Ca（mg/dL）＝測定値Ca（mg/dL）+〔4－血清アルブミン濃度（g/dL）〕とし，補正する.
- 腎機能：ビタミンD投与により高Ca血症を生じる.
- intact PTH，1,25(OH)$_2$D，25(OH)D，PTHrP：骨代謝，腎臓でのCa再吸収および腸管でのCa吸収を調整している.
- 血清P：PTHに関連する.
- ALP：骨代謝に関連する.
- 尿中Ca，FECa：高Ca時に尿中Ca排泄低値（FECa<1%）であれば低Ca尿性高Caを疑う.
- 血清Mg：低MgはPTH作用低下の原因となる.

診断へのアプローチ

- 高Ca血症をみたら，腎機能低下の病歴や薬剤性/サプリメント摂取について確認する.
- さらにintact PTH，PTHrPを測定し，次に1,25(OH)$_2$Dを測定する.
- PTH低値，1,25(OH)$_2$D高値の高Ca血症の原因：ビタミンD過剰症，活性型ビタミンD産生肉芽腫，腫瘍（サルコイドーシス，結核）.
- PTH低値，1,25(OH)$_2$D低値の高Ca血症の原因：骨破壊，骨吸収亢進（多発性骨髄腫，悪性腫瘍骨転移，甲状腺機能亢進症）.
- PTH基準値～高値，尿中Ca排泄高値の高Ca血症の原因：原発性副甲状腺機能亢進症，悪性腫瘍によるPTHrPの異常産生.
- PTH基準値～高値，尿中Ca排泄低値の高Ca血症の原因：腎尿細管Ca再吸収亢進（サイアザイド系利尿薬，家族性低Ca尿症性高Ca血症）.
- その他の高Caの原因：長期臥床，Addison病，褐色細胞腫，薬剤性（テオフィリン，リチウム）.
- 低Ca血症は補正Caを確認し，補正Caも低値の場合は次に血清P値を測定する．P値も高値であればGFR，intact PTHを測定する.
- 低Ca血症で血清P値正常の場合は尿中Ca値を測定する.
- 副甲状腺ホルモンの低下，作用不全による低Ca血症の原因：副甲状腺機能低下症．Ca受容体作動薬（シナカルセット）の副作用，低Mg血症.
- ビタミンD作用不全，欠乏による低Ca血症の原因：慢性腎不全，ビタミンD欠乏症，ビタミンD抵抗性くる病，ビタミンD依存性クル病.
- その他の低Ca血症の原因：クエン酸処理保存血による大量輸血，重症膵炎，薬剤（カルシトニン，リン酸塩，ループ利尿薬）.

ピットフォール

- 高齢者は活性型ビタミンD$_3$内服時に脱水やNSAIDs内服が生じたときに高Ca血症を起こしやすい.
- クエン酸などのキレート剤は，総Ca濃度を変化させずにイオン化Ca濃度を低下させる.

●低 Ca 血症の原因として，血清 Mg 値低下による副甲状腺機能低下の可能性もあるので注意が必要である．テタニーに低 Mg 血症が付随するときは，Ca または K の投与に一過性に反応することもあるが，恒久的な改善には Mg を補充する必要がある．

予後とフォローアップ

●血清 Ca 値 6 mg/dL 以下でけいれん，血清 Ca 値 12～13 mg/dL 以上で不整脈，筋麻痺が出はじめる．

●近年 Ca 受容体が同定され，この受容体をターゲットにした治療薬（シナカルセット）が臨床応用されるようになった．Ca 受容体は副甲状腺ホルモンの分泌を制御しており，受容体作動薬は腎不全による二次性副甲状腺ホルモン亢進症の治療に用いられる．

●Ca 注入は，ジゴキシンを投与されている患者では危険なので緩徐に行い，持続的に心電図モニタリングを行うべきである．

（神保りか，下澤達雄）

アニオンギャップ

anion gap

生体では陽イオン（アニオン）と陰イオン（カチオン）が等価で存在している．アニオンギャップ（AG）は，血液中の陽イオンの総量と，陰イオンの差であり，血漿Na濃度からCl濃度とHCO_3^-濃度との和を引いた差と定義される〔$Na^+-(Cl^-+HCO_3^-)$〕．主に代謝性アシドーシスの際に確認される項目である．

検体の採取・取り扱い・保存

- 血液ガスと生化学を同時に評価する

基準値・測定法

- 12 ± 2 mEq/L
- 電極法

高値
- AGが増加する代謝性アシドーシス，低γグロブリン血症，低K血症，低Ca血症，低Mg血症

低値
- 低Na血症，高Ca血症，高Mg血症，リチウム中毒，高γグロブリン血症，低アルブミン血症

意義・何がわかるか？

- 臨床的に頻度が多く，重要である代謝性アシドーシスの原因を鑑別するのに有用である．

生体内での動態

規定因子と血中レベルを決める機序

- 細胞外液中に含まれる陽イオンはNa，K，Ca，Mg，Hである．通常測定される陽イオンはNaであり，その他のイオンは測定されることもあるが，値が小さいため，未測定細胞外陽イオンとして分類される．K^+，Ca^{2+}，Mg^{2+}で，約11 mEq/Lを占める．通常測定される陰イオンはClとHCO_3^-であり，主な未測定陰イオンは，リン酸塩，硫酸塩，アルブミンなどの種々の陰電荷蛋白，およびいくつかの有機酸で，20〜24 mEq/Lを占める．
- AGは血漿中の未測定の陰イオン濃度の推定に用いられる．
- 腎臓では酸の排泄（滴定酸およびNH_4^+）とHCO_3^-の補充を行っている．
- 酸が負荷されればHCO_3^-を消費して，血中pHを維持しようと緩衝する機構が存在する．
- 異常な酸の酸性（乳酸，ケトン，薬剤）や，酸排泄障害によりAGが増加する．
- 未測定陽イオン（Ca，Mg）が高値になればAGが上昇，低値になればAGが低下する．

異常値の出るメカニズム

- 乳酸アシドーシス：腸管壊死などの局所の血流障害，循環不全，敗血症，大量出血，ビタミンB_1欠乏症，ビグアナイド薬．
- ケトアシドーシス：飢餓，アルコール中毒，糖尿病．
- 薬剤：サリチル酸，メタノール，アルコー

ル中毒, アスピリン中毒, エチレングリコール中毒.

●酸排泄障害：腎不全.

参考になる検査とその意義

● pH：AG は代謝性アシドーシスの鑑別に有用である.

● $PaCO_2$：代謝性アシドーシスの呼吸性代償を評価する.

●血中 Ca, Mg：未測定電解質である.

●尿 Na, K, Cl, NH_4^+：尿 AG の測定に必要である. アシドーシスが腎性かどうかを鑑別できる.

●浸透圧ギャップ：薬物や中毒物質の存在を推測できる.

診断へのアプローチ

● AG 高値であれば補正 HCO_3^- を確認して, 高 AG 代謝性アシドーシス以外に HCO_3^- に影響を与えるものを評価する.

● 補正 HCO_3^- = 実測 HCO_3^- + ΔAG（計算 AG − 12）

● 補正 HCO_3^- >24 であれば代謝性アルカローシスが同時に存在する.

●補正 HCO_3^- <24 であれば AG 正常の代謝性アシドーシスが同時に存在する.

● AG 正常代謝性アシドーシスが存在する場合は尿中 AG を評価する.

尿 AG = 尿 Na^+ + 尿 K^+ − 尿 Cl^- = 80 − 尿 NH_4^+

ピットフォール

●アルブミン低値の影響は, アルブミンが 1 g/dL 低下するごとにアニオンギャップを 2 mEq/L 調整することで代償される.

●多発性骨髄腫などで陽性荷電した IgG が 1 g/dL 上昇すると AG は約 0.9 mEq/L 低下する.

● Br 中毒では, 偽性高 Cl となり, AG が低下する.

予後とフォローアップ

●代謝性アシドーシスの治療はアルカリ投与ではなく, 基礎疾患の是正が重要である.

（神保りか, 下澤達雄）

マグネシウム（Mg）

magnesium

Kに次いで２番目に多い細胞内イオンである．リン酸伝達反応とATPが関与する酵素反応系で重要な役割を担っている微量金属である．イオンチャネルの調整，神経筋興奮伝達に関与するほか，DNAや蛋白合成などの場面において不可欠である．

検体の採取・取り扱い・保存

- 測定検体：血清，ヘパリン血漿，尿
- 測定上の注意点：溶血で上昇する．通常血清を使用するが，血漿の場合はEDTA，クエン酸で低値となるため使用しない．尿中Mgの測定には酸性蓄尿が望ましい

基準値・測定法

- 1.8〜2.3 mg/dL，尿中：2.1〜16.7 mg/day
- 酵素法，原子吸光法，イオン選択電極法（イオン化Mg）

高値	●腎不全，副甲状腺機能亢進症，ビタミンD中毒
低値	●喪失の亢進（利尿薬投与，シクロスポリン，シスプラチンなど尿細管障害を起こす薬剤投与），吸収の低下（腸吸収不良症候群）

意義・何がわかるか？

- 体内で4番目，細胞内で2番目に多い陽イオンであるが，体内の60〜65％が骨中に，27％が筋肉中に6〜7％がその他の組織に存在し，細胞外液に存在するのは残りの1％程度である．
- 細胞外のMgの約70％がイオン化Mgであり，ほとんどすべての酵素（特にATPと反応する酵素群）の活性に必要なイオンである．
- 摂取されたMgは小腸上部で吸収されるが，Mg摂取量，ビタミンD，食事中の成分（脂質により吸収低下）に影響される．Mgは糸球体で濾過され多くがヘンレ係蹄で再吸収されるが，最終的に摂取量の約40％相当分が尿中に排泄される．尿中へのMg排泄は細胞外液量，利尿，アルコール，アシドーシス，高Ca血症，ミネラルコルチコイドにより促進される．

生体内での動態

規定因子と血中レベルを決める機序

- 腸管吸収，骨との出納，腎排泄により規定される．
- ホルモンによる調節機構はもたないため，欠乏や過剰状態をきたしやすい．
- 腎臓による調節が重要である．

異常値の出るメカニズム

- 高Mg血症はMg摂取過剰（腸管吸収の増加，経静脈過剰摂取）＋腎臓からの排泄低下で生じることが多い．そのほか細胞内・骨から細胞外液への移動により生じる．
- 低Mg血症は摂取量の減少，腸管の吸収不全，細胞内への移行，腎排泄の増大などが原因となる．

参考になる検査とその意義

- 腎機能：腎機能が正常であればMgの過剰摂取や細胞外への移動があっても高Mg血症は一過性におさまる．
- FEMg＝尿Mg×血清Cr/0.7×血清Mg×尿Cr：低Mg血症の場合，尿Mg＞24 mg/g CrあるいはFE Mg＞2％では腎排泄増加，尿Mg＜24 mg/g CrあるいはFE Mg＜2％であれば摂取不足，消化管からの喪失など腎排泄増加以外の原因を検索する．
- 心電図：低Mg，高Mgともに心電図異常をきたす
- 血中Ca，P：Mg欠乏ではPTHの作用が減弱して，低Ca，低P血症をきたす．
- 血中K：Mg欠乏は腎臓でのK再吸収を障害して低K血症を起こす．これらはMg補充をしないと改善しない．
- Mgは欠乏状態においても血清中のMgは細胞内から動員されるので血液検査だけでは診断が難しく，尿中のMgの測定が必要となる．

診断へのアプローチ

- 高Mg血症ではまず腎機能を評価する（高Mg血症はほとんどの場合腎機能低下を伴う）．さらにMg過剰摂取(Mg含有制酸薬，緩下薬である酸化Mg)，細胞内からの移行(横紋筋融解，糖尿病ケトアシドーシス)，尿でのMg再吸収増加（甲状腺機能低下，副腎不全，副甲状腺機能亢進），薬剤（ビタミンD投与，Li投与→副甲状腺機能亢進）などを評価する．
- 低Mg血症では，摂取量低下（低栄養，アルコール中毒，ビタミンD欠乏），腸管の吸収不全（吸収不良症候群，下痢），細胞内への移行（インスリン，ハングリーボーン症候群，急性膵炎）などを除外してから，腎排泄増大の原因を検索していく．
- 腎排泄増加による低Mg血症の原因：Gitelman症候群，遺伝性Mg喪失性腎症，急性腎不全利尿期，腎移植後，原発性アルドステロン症，甲状腺機能亢進症，副甲状腺機能低下症，薬剤（利尿薬，シスプラチン，アミノグリコシド，アンホテリシンB，シクロスポリン，タクロリムス，ジゴキシンなど）．

ピットフォール

- 血清Mgの約30％は血清アルブミンと結合しているため，低アルブミン血症では軽度低値となる．
- Mgは処方薬だけではなく，市販薬やサプリメントにも含まれるので，問診時に注意が必要である．
- 腎不全，透析患者ではMg含有下剤の大量内服によって高Mg血症による死亡例もあり，認識と注意が必要である．

予後とフォローアップ

- Mgの補充は細胞内Mgの欠乏状態をみながら行うべきで，Mg 720 mgを負荷し（硫酸Mg 30 mmol）尿中Mg排泄が70下であればMg欠乏と考え補充を行う．
- 低Mgは入院患者の10％以上に合併するといわれるほど頻度が高い．
- Mgは天然のCa拮抗薬ともいえるCaイオンの細胞内流入に拮抗する作用をもつほか，補体作用にも重要な役割を果たす．
- Mgの低下は最近では糖尿病，心血管イベントのリスクになるといわれており，食事性の摂取の重要性がいわれている．わが国ではまだ，平均のMg摂取量はWHOの勧告を下回っており，注意が必要である．

（神保りか，下澤達雄）

リン(P)〔無機リン(IP)〕

phosphorus (inorganic phosphate)

ATP や GTP など有機リン酸の源で，解糖系やヘモグロビン酸素乖離にかかわり生命活動に欠かせない電解質である．

検体の採取・取り扱い・保存

- 測定検体：血清，尿
- 測定上の注意点：食後は糖とともに P が細胞内に移行するので低値となる．溶血で上昇する．EDTA，NaF 入りの採血管で低値となる

基準値・測定法

- 血清：2.5～4.5 mg/dL，小児：4～7 mg/dL（<15 歳）
- 酵素法，比色法

高値	●腎不全，急性組織破壊（横紋筋融解，腫瘍崩壊），ビタミン D 中毒，副甲状腺機能低下症，末端肥大症，甲状腺機能亢進症
低値	●副甲状腺機能亢進症，腫瘍性骨軟化症，腸吸収不良症候群，ビタミン D 不足，アルコール依存症，P 吸着性制酸薬（水酸化アルミニウムを含む），Fanconi 症候群，糖質投与，呼吸性アルカローシス

意義・何がわかるか？

- 体内の P の大半は Ca 塩として骨や歯に存在する．細胞内の P はほとんどが有機 P である．一方細胞外の P は全身の P の 0.1% 程度である．
- P の制御は長らく不明であったが，最近 FGF23 が腎臓での P の排泄に重要であることが明らかになった．

生体内での動態

規定因子と血中レベルを決める機序

- 摂取された P の約 80% が腸管で吸収される．拡散による受動的輸送が主だがビタミン D で活性化される Na 依存性 P 共輸送体による能動的輸送もある．
- 排泄は消化液としての分泌があり，糞便中にも排泄されるが，主な排泄調節は腎の近位尿細管からの再吸収で行われており，PTH や 1,25$(OH)_2$D，FGF23 などにより制御を受けている．
- 尿 P 排泄能は 0～4,000 mg/day と幅が大きいため，P 摂取過剰だけでは高 P 血症を認めることはほとんどない．
- P はさまざまな要因で細胞内外の移動が起きる．

異常値の出るメカニズム

- 尿中排泄，細胞内外の分布，骨との出納，小腸での吸収など要因によって変動する．特に尿中排泄，細胞内外分布の影響を受けやすい．
- 腎尿細管において高 P 血症のほか，PTH や FGF23 の亢進によって，尿細管 Na/P 共輸送体（NaPi Ⅱa，Ⅱc）による再吸収が低下する．
- インスリンはブトウ糖とともに P を細胞

内に移動させる作用があるため食後採血では低値となる.

- 呼吸性アルカローシスによりPは細胞外から細胞内に移動する.
- カテコールアミン，β 刺激薬はPを細胞内に移動させる.
- 白血病や悪性リンパ腫はPを細胞内に取り込むため血清P値が低下する.

参考になる検査とその意義

- Pの異常はCaの異常と密接に関連しており，常にCa濃度との比較検討が必要である．また，体内の過不足は尿中P排泄量を測定する必要がある.
- 組織破壊が疑われる場合はLDH，K，UAをあわせて測定する.
- 酸塩基平衡：呼吸性アルカローシスは低P血症の原因となる.
- PTH，1,25(OH)$_2$D，FGF23：腎臓での再吸収や腸管吸収を調節する.

診断へのアプローチ

- 腎機能を評価する.
- 細胞内外への移行の可能性を評価する.
- 尿と血清のデータからPの再吸収閾値〔TmP/GFR＝血清P値×（1－Piクリアランス/クレアチニンクリアランス)〕を求め，尿中のP排泄の影響を評価する
- 高PでTmP/GFR正常ならP摂取，投与過剰（ビタミンD過剰投与）の可能性を確認．TmP/GFR高値ならPTHを確認．PTH低値なら副甲状腺機能低下症，PTH正常以上なら成長ホルモン過剰を考える.
- 高P血症：排泄低下（腎不全，副甲状腺機能低下症，末端肥大症，甲状腺機能亢進症)，細胞内からの漏出（急性組織破壊)，吸収の亢進（ビタミンD中毒).
- 低P血症の場合，随時尿P濃度＞20 mg/dLで腎排泄亢進の可能性がある．さらにCa濃度高値であれば副甲状腺機能亢進症，PTHrP高値などが考えられる．Ca濃度正常～低値であればくる病，ビタミンD不足，FGF23高値（腫瘍性骨軟化症）を考える.
- 低P血症：排泄亢進（副甲状腺機能亢進症，腫瘍性骨軟化症，Fanconi症候群)，吸収の低下（腸吸収不良症候群，ビタミンD不足，アルコール依存症，P吸着性制酸薬)，細胞内への移行（糖質投与，呼吸性アルカローシス)，薬剤〔シスプラチン，シクロスポリン，含糖酸化鉄（フェジン)〕.

ピットフォール

- 小児は成人より血清P濃度が高い.
- 閉経後の女性は男性よりやや高値を示す.
- 長期保存や溶血，高度の高蛋白血症や脂質異常症でも高値となることがある.
- 日照時間が長いと1,25(OH)$_2$Dが上昇するため血清リン濃度が高くなることがある.
- 腎移植後にはPTHやFGF23高値が遷延することで，低P血症を起こしやすい.

予後とフォローアップ

- 1 mg/dL以下ではヘモグロビンの酸素飽和曲線が左方移動するので末梢が低酸素状態になり横紋筋融解などの重篤な事態となる.
- 慢性高P血症では異所性石灰化による症状が認められ，血管石灰化は心血管イベントを増加させることが報告されている.

（神保りか，下澤達雄）

亜鉛(Zn)

zinc

Zn は DNA ポリメラーゼ，RNA ポリメラーゼ，アルカリホスファターゼなど多くの酵素や，サイトカイン，ホルモンに含まれ生体の構造と機能を正常に維持するために不可欠な必須元素である．

検体の採取・取り扱い・保存

- 測定検体：血清，尿
- 測定上の注意点：ゴム栓は亜鉛含有のため，酸洗浄済みのポリスピッツを使用する．食後は血中濃度が低下する．溶血により増加する．ヘパリン加血漿は血小板よりの放出が抑制されるので血清より 100 μg/L 低値となる

基準値・測定法

- 血清：66～118 μg/dL，尿：300～700 μg/day
- 原子吸光分析法

高値
- 血中：溶血性貧血，赤血球増多症，好酸球増加症，透析液による中毒
- 尿中：多発性神経炎，肝硬変，糖尿病

低値
- 血中：長期の高カロリー輸液，腸性肢端皮膚炎，炎症性腸疾患，糖尿病，肝不全，透析患者
- 尿中：多発性筋炎，パーキンソン病，重症筋無力症

意義・何がわかるか？

- Zn 欠乏症の主な症状としては，皮膚炎と味覚障害がよく知られており，その他に慢性下痢，汎血球減少，成長障害，性腺発育障害などがある．
- Zn 欠乏は微量元素欠乏症の中では最も頻度が高い．

生体内での動態

規定因子と血中レベルを決める機序

- 体内で主に骨格筋，骨，皮膚，肝臓，脳，腎臓などに分布し，ほとんどが蛋白質などの高分子と結合している．
- 吸収は小腸で行われ，吸収の過程で二価の陽イオンである鉄や銅などと拮抗することが報告されている．
- 排泄は，未吸収の Zn や腸管粘膜の脱落，膵液の分泌などに伴う体内 Zn（内因性 Zn）の糞便中への排泄，腎臓からの排泄によって主に行われている．

異常値の出るメカニズム

- 摂取量の過剰や不足，吸収･排泄障害によって血中濃度異常が起こる．
- アルコール摂取により排泄が亢進する．
- 腸性肢端皮膚炎は常染色体劣性遺伝をとる亜鉛の吸収不全症であり，ZIP4 の変異により小腸からの Zn 吸収が抑制される．

参考になる検査とその意義

- アルブミン：栄養状態，吸収状態と関連する．

●銅（Cu）：亜鉛は消化管からの吸収において銅と競合するため，亜鉛の過剰摂取，高値により銅欠乏が生じることがある．
●アルカリホスファターゼ（ALP）：Zn は ALP の構成成分であり，ALP 異常低値の場合は Zn の欠乏も鑑別に挙がる．
●尿中 Zn 値は過剰排泄が欠乏の原因であるときは高値を示す．

診断へのアプローチ

●成人では高カロリー輸液施行中（長期），味覚障害患者など，小児では先天性腸性肢端皮膚炎が疑われる場合，未熟児などで測定する．
●病歴や摂取歴を確認する．
●内分泌異常による高 Zn 血症の原因：成長ホルモン欠損症，甲状腺機能亢進症，副腎不全．
●血液疾患に伴う高 Zn 血症の原因：溶血性貧血，赤血球増多症，好酸球増多症．
●その他の高 Zn 血症の原因：zinc-binding protein の異常．
●摂取不足による低 Zn 血症の原因：長期の高カロリー輸液，動物性蛋白質の少ない食事．
●排泄の亢進による低 Zn 血症の原因：下痢，肝硬変，糖尿病，透析療法．
●吸収障害による低 Zn 血症の原因：腸性肢端皮膚炎，キレート剤，炎症性腸疾患．
●需要増大による低 Zn 血症の原因：妊婦，新生児（未熟児）．

ピットフォール

●Zn はアルブミンと結合しており，低蛋白血症では亜鉛が低下する．
●血清 Zn には著明な日内変動があり，朝から夜にかけて低下傾向を認める．Zn の経日的管理は同一時刻での採血が必要である．

予後とフォローアップ

●Zn キレート作用をもつ薬剤（降圧薬，脳循環改善薬，抗腫瘍薬，抗うつ薬など）による亜鉛欠乏症も存在する．
●味覚障害に対する Zn 治療の有効率は，治療開始の遅れに伴い低下する，早期治療が重要である．

（神保りか，下澤達雄）

血漿浸透圧(Posm)

plasma osmolality

血漿浸透圧は血漿の溶質を構成するNa，K，ブドウ糖，尿素などの濃度の総和で決定される．体液の濃縮・希釈の状態を評価するのに重要である．

検体の採取・取り扱い・保存

●測定検体：血漿
●抗凝固薬，特にEDTAの過量により高くなる可能性がある

基準値・測定法

●血清：275～295 mOsm/kgH_2O，尿：100～1,300 mOsm/kgH_2O
●氷点降下法

高値	●高Na血症（脱水，中枢性神経障害などの水欠乏，尿崩症，Na過剰摂取），高血糖，高窒素血症，体内溶質の増加（乳酸アシドーシス，糖尿病，腎不全），体外からの溶質負荷（アルコール，マンニトール）
低値	●SIADH，水過剰，Na欠乏（利尿薬，下剤），浸透圧利尿，副腎不全，腎不全

意義・何がわかるか？

●血中電解質と血糖，尿素に関係し，体液量や電解質の変動の評価に重要である．
●浸透圧の主要な決定因子は血漿Na濃度であるため，Na異常の鑑別診断に有用である．
●口渇中枢の異常やADH分泌異常，腎臓での反応性の異常が存在する可能性を示す．

生体内での動態

規定因子と血中レベルを決める機序

●血漿の浸透圧は主としてNa，Clに関係し，血漿浸透圧=2×(Na+K)+血糖/18+BUN/2.8で概算できる．
●血漿浸透圧の上昇は口渇中枢刺激と下垂体後葉からのADH分泌を促進し，飲水量や尿中Na排泄を調整する．

異常値の出るメカニズム

●血漿，尿の浸透圧が同じ方向に異常を示す場合は体が正常に反応してADHが分泌され，それに腎臓が呼応していることを示す．特に重要なのは血漿浸透圧が低下しているにもかかわらず尿浸透圧が高い状態であり，Naの異常の項を参考に鑑別診断を行う．
●血漿浸透圧が低下するとADHを抑制して腎での水の再吸収が減少し，血漿浸透圧を戻す方向に働くはずであるが，ADHが抑制されないSIADHや，腎臓でのADHに対する不応，あるいは希釈障害があると血漿浸透圧は低いままとなり，意識障害などを呈する．

参考になる検査とその意義

●Na，Cl：Naは最大の浸透圧物質である．
●BUN，血糖，尿素：Na以外の浸透圧物質．
●ADH：血漿浸透圧の上昇は下垂体後葉からのADH分泌促進作用がある．
●尿浸透圧，尿Na，尿Cl：主病態の把握に

重要である．

診断へのアプローチ

- 血清 Na，身体所見による脱水の有無，尿浸透圧，尿 Na などから鑑別していく．
- 実際の濃度と，血漿の Na，K，ブドウ糖および尿素の濃度から算出した浸透圧との差を算出する（浸透圧ギャップ）．浸透圧ギャップの増加は通常の生化学検査では検出しない浸透圧物質の存在を意味する（メタノール，エタノール，エチレングリコール大量摂取後，乳酸アシドーシスなど）．
- 外因性 ADH に対する腎臓の反応性低下を調べる際にはピトレシン試験を行う．

ピットフォール

- 計算値よりも 15 mOsm/kg 以上低い（＝浸透圧ギャップが増大している）場合には測定上の問題，ケトン体やマンニトールなどの存在，脂質異常症や蛋白の異常な上昇による影響が考えられる．
- 検体の放置による水分蒸発，凍結検体解凍時の水分凝着により異常値となる場合もある．

予後とフォローアップ

- Na 値異常に伴う浸透圧異常は Na 値異常の原因を鑑別し，適切な治療を行うことが重要である．
- 糖尿病における非ケトン性高浸透圧性昏睡は急速な血漿浸透圧上昇により細胞内の水が浸透圧勾配にしたがって細胞外へと移動し，細胞の脱水が増強されることで起こる．2 型高齢糖尿病患者で意識障害を認めた場合，非ケトン性高浸透圧性昏睡を疑い，血糖，BUN，血中 Na（ともに上昇），尿中電解質，血液浸透圧を調べ脱水の評価を行う．血漿浸透圧上昇，脱水の程度が糖尿病性ケトアシドーシスより強い．体重の 10～20％の水分欠乏があり，水分の補給がインスリンの投与よりも優先する．

（神保りか，下澤達雄）

動脈血 pH

arterial blood pH

動脈血の水素イオン指標（酸・アルカリのバランス）をみる検査．呼吸不全に伴う二酸化炭素の貯留や，腎不全に伴う不揮発酸の貯留の評価，腎臓での水素イオン分泌，重炭酸イオンの再吸収の評価などのために用いられる．

検体の採取・取り扱い・保存

- 動脈血検査専用のシリンジを用いて採血．採血後は気泡の混入を防ぎ，速やかに検査へ（白血球増多，高熱時は氷冷のうえ速やかに検査へ提出）

基準値・測定法

- 7.35～7.45
- ガラス電極

高値

- アルカレミア（pH＞7.45）
- 呼吸性アルカローシスによる場合：過換気による低 CO_2 血症
- 代謝性アルカローシスによる場合：大量嘔吐による塩化物イオンの喪失，薬剤によるカリウム排出過剰，経管栄養時のカリウム摂取不足など

低値

- アシデミア（pH＜7.34）
- 呼吸性アシドーシスによる場合：低換気による高 CO_2 血症
- 代謝性アシドーシスによる場合：糖尿病性ケトアシドーシス，乳酸アシドーシス，ケトアシドーシスなど有機酸の産生，腎不全による硫酸，リン酸の貯留，尿細管障害による水素イオン分泌障害，アセタゾラミドなどの薬剤など

意義・何がわかるか？

- 動脈血 pH は生体における代謝のための化学反応や中枢神経での信号伝達のため，7.4 付近に保たれている．
- さまざまな病的状態により pH は異常値をとる．動脈血 CO_2 分圧と base excess，anion gap，血清塩化物イオン（Cl^-）からその病態を解釈することができる．
- 慢性的な病態の場合は，代償機転が働くことが多く，ほかの検査と組み合わせることでその病態を判断する．

生体内での動態

規定因子と血中レベルを決める機序

- 動脈血 CO_2 は 40 mmHg に保たれており重炭酸緩衝系とともに pH を 7.4 付近に保持している．何らかの機序で pH が低下すると呼吸中枢が刺激され，過換気になり pH を上昇させる(代償性呼吸性アルカローシス)．
- 肺および呼吸中枢の障害で低換気になると CO_2 の貯留とともに pH は低下する（呼吸性アシドーシス）．
- 呼吸中枢および肺で代償不能な呼吸性アシドーシスに対しては腎での水素イオン分泌の亢進で代謝性アルカローシスを起こして代償している．
- 過換気で生じる呼吸性アルカローシスに対しては，腎での重炭酸イオンの排泄の促進で代謝性アルカローシスを起こして代償している．

異常値の出るメカニズム

- アシデミア（呼吸性アシドーシスによる場合）：（肺胞でのガス交換不良および呼吸中枢の障害による）低換気に伴う CO_2 の貯留はアシデミアを引き起こす．
- アシデミア（代謝性アシドーシスによる場合）：酸の産生（糖尿病性ケトアシドーシス，乳酸アシドーシス，飢餓によるケトアシドーシス），酸の排出障害（慢性腎不全による硫酸，リン酸の貯留），HCO_3^- の喪失（下痢，尿細管障害），酸を生じる薬剤摂取（ギ酸を生じるメチルアルコール，サリチル酸を生じるアスピリン大量摂取），腎での H^+ 排泄阻害（炭酸脱水素酵素阻害薬アセタゾラミドの摂取）などがアシデミアを生じる．
- アルカレミア（呼吸性アルカローシスによる場合）：呼吸中枢の異常や低酸素血症に対する換気応答による過換気に伴う CO_2 の排出はアルカレミアを引き起こす．
- アルカレミア（代謝性アルカローシスによる場合）：H^+ の喪失（大量嘔吐，胃管からの胃液吸引），K^+ の不足（摂取不足や利尿薬，アルドステロン症，甘草摂取による排泄促進，細胞内液の K^+ と H^+ の交換のため），重曹の投与，大量輸血（含まれるクエン酸による）．

参考になる検査とその意義

- 動脈血 CO_2 分圧：アシデミア，アルカレミアに呼吸性アシドーシス・呼吸性アルカローシスの関与があるかを検討するうえで重要である．
- base excess（BE）：$PaCO_2$=40 mHg，37 ℃，SaO_2=100 % で血液の pH を 7.4 にするのに必要な滴定塩基の量［mEq/L］である．呼吸性アシドーシスの際には正常値であり，代謝性アシドーシスでは BE＜－2 mEq/L，代謝性アルカローシスでは BE＞2 mEq/L である．
- アニオンギャップ：塩化物イオンと重炭酸以外の陰イオン総量であり，anion gap［mEq/L］＝［Na^+］－［Cl^-］－［HCO_3^-］で正常値は 8～16 mEq/L あるいは，カリウムを加えて［Na^+］＋［K^+］－［Cl^-］－［HCO_3^-］とした場合の正常値は 12～20 mEq/L となる．腎不全によるリン酸の貯留，糖尿病性ケトアシドーシスのケトンの貯留，乳酸アシドーシスの乳酸の貯留などで増大する．
- 血清カリウム［K^+］：細胞内液の K^+ と H^+ の交換により，アシドーシスの際には高カリウム血症，アルカローシスの際には低カリウム血症となるが，尿細管性アシドーシスでは低カリウム血症に代謝性アルカローシスを合併する．

診断へのアプローチ

- アシドーシスは呼吸中枢を抑制するため，基礎疾患があり高度なアシドーシスがあれば診断は急を要する．前述の検査項目が鑑別に役立つが，基礎疾患の診断もあわせて行う必要がある．

ピットフォール

- 病態が慢性的に続けば代償機構が働く．例えば代謝性アシドーシスに対しては呼吸性アルカローシスが働き，pH は 7.4 を超えることはないが 7.4 に近づく．
- したがって pH の変化が小さくとも，原疾患の状態はその他の指標で評価する必要がある．

予後とフォローアップ

- 代償機構が働くことから動脈血 pH のみで原疾患の重症度を測ることは適切ではない．
- 原疾患を正しく評価して，適切な補正を行うことが重要である．

（高井大哉）

塩基過剰(BE)

base excess

動脈血の水素イオンを緩衝するHCO_3^-とそれ以外の塩基の総量の変化を計算から求めたもの．総ヘモグロビン値tHb，HCO_3^-，pHから計算される．代謝性アシドーシス・呼吸性アシドーシスの鑑別や，代謝性アシドーシス・代謝性アルカローシスの鑑別に用いられる．

検体の採取・取り扱い・保存

●動脈血検査専用のシリンジを用いて採血．採血後は気泡の混入を防ぎ，速やかに検査へ（白血球増多，高熱時は氷冷のうえ速やかに検査へ提出）

基準値・測定法

●−2〜2 mEq/L

●血液のbase excess BE_b=（1−0.014×tHb）〔（[HCO_3^-]−24.8）+（1.43×tHb+7.7）×（pH−7.40）〕．呼吸に依存しないpH異常の評価のために用いられる細胞外液のbase excessとしてBE_{ecf}=[HCO_3^-]−24.8+16.2×（pH−7.40）という値が用いられる場合もある

高値	● BE＞2 mEq/L	代謝性アルカローシス
低値	● BE＜−2 mEq/L	代謝性アシドーシス

意義・何がわかるか？

●代謝性の酸塩基平衡の異常をとらえるために重炭酸イオン（HCO_3^-）とその他の不揮発酸の和を1948年にSingerとHastingsがbuffer baseとして提唱した[1)]．buffer base=[HCO_3^-]+[Buf^-]である．buffer baseの計測は困難であるが，概念的には理解しやすい．buffer baseの変化量がbase excessである．

生体内での動態

規定因子と血中レベルを決める機序

●血中のbase excess（BE_b）は総ヘモグロビンtHb，pH，HCO_3^-から計算される．

●総ヘモグロビン量は自動計測器で光学的に計測された還元ヘモグロビン（HHb）・酸素化ヘモグロビン（O_2Hb）の濃度にヘモグロビンの分子量を乗じて得る．tHb[g/dL]=（HHb+O_2Hb）[M]×1.611425である．

●HCO_3^-は次項のHenderson-Hasselbalchの式 $pH=6.1+\log\frac{[HCO_3^-]}{[H_2CO_3]}$ から，$[HCO_3^-]=10^{(pH-6.1)}\times0.03\times PaCO_2$で求めることができる．

●CO_2貯留の呼吸性アシドーシスの際には，$CO_2+H_2O \rightarrow HCO_3^-+H^+$となり，産生された水素イオンは$HCO_3^-$以外の塩基と結合し，血液のpHは保たれ，$HCO_3^-$は増加し$Buf^-$は減少する．このときbuffer baseは変わらない．すなわちbase excessは0である．

●不揮発酸が貯留する代謝性アシドーシスの際には，負荷された水素イオンは

$H^+ + HCO_3^- \rightarrow CO_2 + H_2O$となり，$HCO_3^-$は減少し$CO_2$は呼吸により排出される．また水素イオンは$Buf^-$とも結合し，$HCO_3^-$と$Buf^-$はともに減少し，base excessは負の値になる．

異常値の出るメカニズム

- 代謝性アシドーシス：乳酸アシドーシス，ケトアシドーシスなどに際して，負荷された水素イオンは$H^+ + HCO_3^- \rightarrow CO_2 + H_2O$となり，$HCO_3^-$は減少し$CO_2$は呼吸により排出される．また水素イオンは$Buf^-$とも結合し，$HCO_3^-$と$Buf^-$はともに減少し，base excessは負の値になる．
- 代謝性アルカローシス：嘔吐などによるH^+の喪失や，摂取不足や利尿薬などによるK^+の不足による細胞内へのH^+の取り込みは，$CO_2 + H_2O \rightarrow H^+ + HCO_3^-$と$HBuf \rightarrow H^+ + Buf^-$となり，$HCO_3^-$と$Buf^-$はともに増加し，base excessは正の値になる．

参考になる検査とその意義

- アニオンギャップ：塩化物イオンと重炭酸以外の陰イオン総量であり，anion gap［mEq/L］＝［Na^+］－［Cl^-］－［HCO_3^-］で正常値は8～16 mEq/Lあるいは，カリウムを加えて［Na^+］＋［K^+］－［Cl^-］－［HCO_3^-］とした場合の正常値は12～20 mEq/Lとなる．腎不全によるリン酸の貯留，糖尿病性ケトアシドーシスのケトンの貯留，乳酸アシドーシスの乳酸の貯留などで増大する．
- 血清カリウム［K^+］：細胞内液のK^+とH^+の交換により，アシドーシスの際には高カリウム血症，アルカローシスの際には低カリウム血症となるが，尿細管性アシドーシスでは低カリウム血症に代謝性アルカローシスを合併する．

診断へのアプローチ

- 代謝性アシドーシス・代謝性アルカローシスの鑑別診断を進める．

予後とフォローアップ

- 原疾患を正しく評価して，適切な治療を行うことが重要である．

■文献

1）Singer RB, Hastings AB：An improved clinical method for the estimation of disturbances of the acid-base balance of human blood. Medicine（Baltimore）27（2）：223-242, 1948

（高井大哉）

血漿 HCO_3^- 濃度

plasma HCO_3^- density

血液中の pH の緩衝機構のうち重炭酸緩衝系は約半分（53%）を占める．重炭酸イオン濃度は pH と動脈血酸素分圧から，Henderson-Hasselbalch の式より計算することができ，pH，$PaCO_2$ とあわせて，酸塩基平衡異常の原因解明に用いられる．

検体の採取・取り扱い・保存

● 動脈血検査専用のシリンジを用いて採血．採血後は気泡の混入を防ぎ，速やかに検査へ（白血球増多，高熱時は氷冷のうえ速やかに検査へ提出）

基準値・測定法

● 22～26 mEq/L　男性の基準範囲が 22.5～26.9 mEq/L，女性の基準範囲が 21.8～26.2 mEq/L である

● $PaCO_2$ と動脈血 pH から Henderson-Hasselbalch の式を変形して，$[HCO_3^-] = 10^{(pH-6.1)} \times 0.03 \times PaCO_2$ で得られる．実測値であることを明示するため HCO_3^- ACT と表すこともある．なお呼吸性因子を除外した（$PaCO_2$ = 40 mmHg，温度 37℃とした場合）標準状態重炭酸イオン濃度として HCO_3^-STD を用いる場合もある．HCO_3^- STD は前項の BE_b および総ヘモグロビン値 tHb に依存するので，男性と女性で基準値がわずかに異なる．$A = BE_b - 0.2\ tHb\ (100 - SaO_2)/100$ に対して $HCO_3^-STD = 24.5+0.9A+(A-2.9)^2\ (2.65+0.31\ tHb)/1000$ で得られる

高値 ● $HCO_3^- > 26$ mEq/L　呼吸性アシドーシス，代謝性アルカローシス

低値 ● $HCO_3^- < 22$ mEq/L　呼吸性アルカローシス，代謝性アシドーシス

意義・何がわかるか？

● 酸塩基平衡の中で重炭酸緩衝系は約半分の 53%を占め，このほかはヘモグロビン（35%），血漿蛋白（7%），リン酸緩衝系（5%）とされる．重炭酸緩衝系は呼吸による CO_2 の排出および腎における重炭酸イオンの再吸収により維持されており，その変化はアシドーシス，アルカローシスの補正にかかわり，pH と $PaCO_2$ の値と組み合わせたノモグラム（図）から，病態の把握に役立つ．

生体内での動態

規定因子と血中レベルを決める機序

● 血漿 HCO_3^- 濃度は pH と $PaCO_2$ から計算によって得られる．

● 二酸化炭素と水の反応によって生じる炭酸の酸解離定数の対数値が 6.1 であることから $pH = pK_a + \log\frac{[HCO_3^-]}{[H_2CO_3]} = 6.1 + \log\frac{[HCO_3^-]}{[H_2CO_3]}$ となる．また H_2CO_3 は $PaCO_2$ との間に $H_2CO_3\ [mM] = 0.03 \times PaCO_2\ [mmHg]$ の関係があることから，

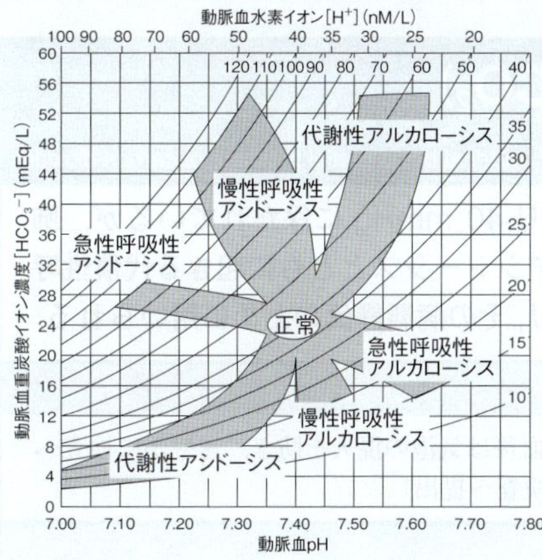

図　動脈血 pH と HCO_3^- によるノモグラム
（文献 1 を参照して作成）

$pH = pK_a + \log \frac{[HCO_3^-]}{0.03 \times PaCO_2}$ となる．この式を変形して，$[HCO_3^-] = 10^{(pH-6.1)} \times 0.03 \times PaCO_2$ で血漿 HCO_3^- 濃度が求められる．

異常値の出るメカニズム

- 代謝性アシドーシス：乳酸アシドーシス，ケトアシドーシスなどに際して，負荷された水素イオンは $H^+ + HCO_3^- \rightarrow CO_2 + H_2O$ となり，CO_2 は呼吸により排出され HCO_3^- は減少する．
- 代謝性アルカローシス：嘔吐などによる H^+ の喪失や，摂取不足や利尿薬などによる K^+ の不足による細胞内への H^+ の取り込みは，$CO_2 + H_2O \rightarrow H^+ + HCO_3^-$ となり，HCO_3^- は増加する．
- 呼吸性アルカローシス：H^+ 高値（pH の低下）と低酸素血症は呼吸中枢を刺激して，過換気を引き起こし，$H^+ + HCO_3^- \rightarrow CO_2 + H_2O$ の方向へ状態が移行し，HCO_3^- は減少する．
- 呼吸性アシドーシス：CO_2 貯留の際には，$CO_2 + H_2O \rightarrow HCO_3^- + H^+$ となり，HCO_3^- は増加する．

参考になる検査とその意義

- 動脈血 CO_2 分圧，動脈血 pH と血漿 HCO_3^- 濃度から，ノモグラム（図）に従い，酸塩基平衡の異常を知ることができる．

診断へのアプローチ

- 代謝性アシドーシス・代謝性アルカローシス，呼吸性アシドーシス，呼吸性アルカローシスの鑑別診断を進める．

予後とフォローアップ

- 代償機構が働くことから血漿 HCO_3^- 濃度のみで原疾患の重症度を測ることは適切ではない．原疾患に従って治療を行い，重曹の負荷による補正は必要に応じて行う．

■文献

1）Renner BM, Rector FC Jr：Acid-base disorders. In "The Kidney, 3rd ed" eds. Saunders, pp 457- 517, 1986

（高井大哉）

動脈血二酸化炭素分圧（$PaCO_2$）

arterial blood partial pressure of carbon dioxide

動脈血の二酸化炭素分圧．呼吸中枢により 40 mmHg に保たれているが，肺での低換気や，呼吸中枢の異常，代謝性アシドーシスとともに起きる代償性呼吸性アルカローシスの際には異常値をとり，その病態評価のために用いられる．

検体の採取・取り扱い・保存

- 動脈血検査専用のシリンジを用いて採血．採血後は気泡の混入を防ぎ，速やかに検査へ（白血球増多，高熱時は氷冷のうえ速やかに検査へ提出）

基準値・測定法

- 35〜45 mmHg
- Stow-Severinghaus 電極（図）．pH 測定用のガラス電極を湿らせたゴム製スポンジで覆い，CO_2 がスポンジ内の水に溶解・電離した際の pH の低下を検出する二酸化炭素電極が 1954 年 Stow により考案された．後に Severinghaus が重炭酸緩衝液で計測を安定化させたものが Stow-Severinghaus 電極[1] である

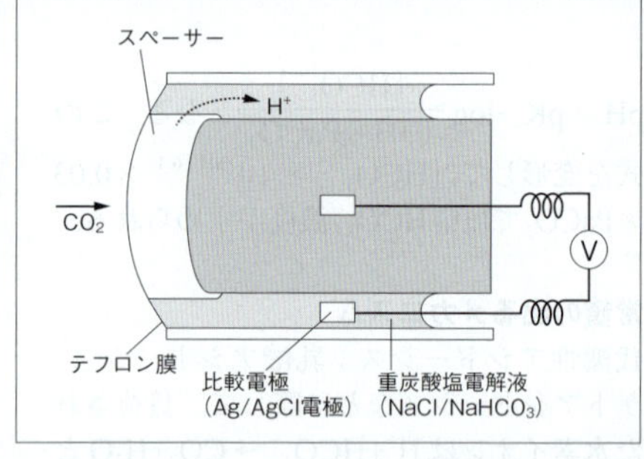

図　CO_2 電極（文献 2 より引用）

高値

- 高 CO_2 血症：COPD や拘束性障害による呼吸不全，ALS，筋ジストロフィー，Guillain Barré 症候群のような神経筋疾患，呼吸中枢の障害では換気不全で CO_2 が貯留する

低値

- 低 CO_2 血症：低酸素血症による呼吸促進，脳炎など中枢神経障害に伴う過換気のほか，代謝性アシドーシスに伴う代償性呼吸性アルカローシスも過換気により CO_2 は低値になる

意義・何がわかるか？

- 呼吸により生じる CO_2 は単なる排泄物のみとしてではなく，重炭酸緩衝系の中で重要な役割を果たす．とりわけ代謝性アシドーシスに際して，CO_2 を排出する呼吸性アルカローシスで代償することで，pH を 7.4 に近い値に保とうとする機構は重要である．

生体内での動態

規定因子と血中レベルを決める機序

- PaO_2：頸動脈小体では動脈血中の PaO_2 が 60 mmHg 以下になると呼吸中枢を刺激し，過換気になる．このため $PaCO_2$ は低下する．
- $PaCO_2$：動脈血中の水素イオンは脳血流関門を越えることはできないが，二酸化炭

素は脳血流関門を越え，脳脊髄液中で電離し，水素イオンを生じる．水素イオンは延髄の化学受容体を介して呼吸中枢を活性化させる（ただし髄液の pH が低下しすぎると呼吸中枢は抑制される）．

●動脈血 pH：頸動脈小体は水素イオンの増加に反応して，呼吸中枢を刺激し，過換気にすることで，$PaCO_2$ を低下させる（代償性呼吸性アルカローシス）．

異常値の出るメカニズム

●換気不全：COPD による気腫性変化や，胸郭の高度の変形は拘束性障害による換気不全をもたらし，CO_2 の貯留をきたす．

●神経筋疾患：呼吸筋の働きが低下した状態も，CO_2 貯留が生じる．

●呼吸中枢異常：多系統萎縮による呼吸中枢障害や原発性中枢性肺胞低換気症候群などは睡眠時に，呼吸中枢の機能低下により低換気となり CO_2 貯留をきたす．

●代謝性アシドーシス：動脈血中の水素イオン濃度上昇に対して呼吸中枢が刺激され，過換気となり，$PaCO_2$ は低下する．代償性に生じる呼吸性アルカローシスである．

●過換気症候群：心因的な刺激などによる過換気も $PaCO_2$ を低下させる．

●慢性呼吸不全：PaO_2 の低下による頸動脈小体を介した呼吸中枢の刺激が過換気を引き起こし，$PaCO_2$ を低下させる．

参考になる検査とその意義

●動脈血 O_2 分圧：肺胞気動脈血酸素分圧較差（$A\text{-}aDO_2$）を計算すれば，肺が原因の呼吸不全か，換気が原因の呼吸不全下の鑑別に役立つ．

●動脈血 pH：アシドーシスの有無と重炭酸イオン濃度から，重炭酸イオンの項のノモグラムを用いて，病態の解釈を行うことができる．

診断へのアプローチ

●PaO_2，$PaCO_2$ から呼吸不全の有無を確認するとともに，HCO_3^-，pH から HCO_3^- のノモグラムを用いて，呼吸性アシドーシス，呼吸性アルカローシス，代謝性アシドーシス，代謝性アルカローシスの鑑別を行い，原疾患の鑑別を行う．

ピットフォール

●低換気に伴う CO_2 貯留は睡眠時が特に問題である．早朝起床時の動脈血採血が重要である．

予後とフォローアップ

●原疾患を正しく評価して，適切な治療を行うことが重要である．

■文献

1）Severinghaus JW：First electrodes for blood PO_2 and PCO_2 determination. J Appl Physiol 97：1599-1600, 2004

2）日本呼吸器学会肺生理専門委員会：呼吸機能検査ガイドラインⅡ－血液ガス，パルスオキシメーター．メディカルレビュー社，pp 5-8, 2006

（高井大哉）

動脈血酸素分圧（PaO_2）

partial pressure of oxygen in arterial blood

動脈血の酸素分圧．呼吸中枢により80～100 mmHgに保たれているが，肺での低換気や，呼吸中枢の異常，代謝性アシドーシスとともに起きる代償性呼吸性アルカローシスの際には異常値をとり，その病態評価のために用いられる．

検体の採取・取り扱い・保存

- 動脈血検査専用のシリンジを用いて採血．採血後は気泡の混入を防ぎ，速やかに検査へ（白血球増多，高熱時は氷冷のうえ速やかに検査へ提出）

基準値・測定法

- 80～100 mmHg．60 mmHg未満を呼吸不全としている
- Clark電極（図）による．血漿中の蛋白などによる白金電極の絶縁を防ぐための酸素透過性のよいテフロン膜などを介して銀・塩化銀電極と白金電極の間に0.5～0.8 Vの電圧を印加する．白金電極表面で酸素が還元（$O_2+2H_2+4e^- \rightarrow 4OH^-$）された際に，銀・塩化銀電極で発生する電子による電流（$4Ag+4Cl^- \rightarrow 4AgCl+4e^-$）を検出し，間接的に酸素分圧を測定する（隔膜ポーラログラフ）

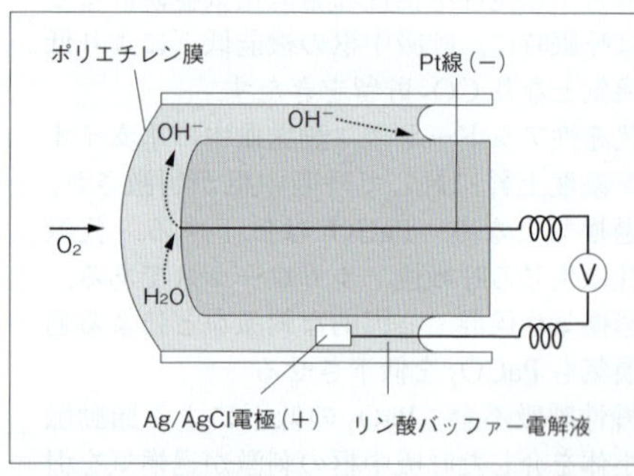

図　CO_2電極（文献1より引用）

高値

- 高値（>100 mmHg）
- 高酸素血症：過換気で生じる．器質的な異常を伴わない過換気症候群のほか，脳炎や発熱の際の過換気，また代謝性アシドーシスに伴う代償性呼吸性アルカローシスの過換気も高酸素血症を生じる．過剰な酸素吸入下でも起こる

低値

- 低値（<80 mmHg）
- 低酸素血症：PaO_2が60 mmHg未満の場合を呼吸不全としており，$PaCO_2$が45 mmHg以下であればⅠ型呼吸不全，45 mmHg以上をⅡ型呼吸不全としている．本来呼吸器および呼吸中枢が正常であれば，PaO_2の低下は頸動脈小体を介した呼吸中枢の興奮と過換気を引き起こし，CO_2はむしろ低下するはずである．Ⅱ型呼吸不全は，COPDに伴う気腫性変化や胸郭の変形などによる拘束性障害や，神経筋疾患，呼吸中枢の異常を疑わせる．肺胞気動脈血酸素分圧較差（$A\text{-}aDO_2$）を計算することで，肺胞低換気の鑑別ができる．また白血球増多や発熱時には血球による酸素の消費が亢進するので，速やかな検査を行わないと低値を呈する場合がある

意義・何がわかるか？

- 動脈血の酸素化は肺で行われる．低酸素血症をきたす肺の病態としては肺胞面積の減少（細菌性肺炎，肺水腫などによる肺胞の液体成分による占拠，肺気腫などによる肺胞の破壊，手術などによる切除や気胸・胸水貯留による圧排），気道の狭窄（気管支喘息発作による中枢気道の狭窄や，COPDによる末梢気道の狭窄，耳鼻科領域の腫瘍などによる上気道の狭窄），肺胞腔と血管内腔の開大（間質性肺炎や肝肺症候群）などがある．一方，呼吸中枢および胸郭・横隔膜などの呼吸筋とそれを動かす神経群の異常も低酸素血症の原因となる．
- 一般に肺での換気の不良は肺胞気動脈血酸素分圧較差（A-aDO_2）の開大という形で現れる．すなわちA-aDO_2 = PAO_2 − PaO_2 = FIO_2 − PaO_2 − $PaCO_2$/0.8 が 10 mmHg以上であれば肺実質の障害を考える必要がある．
- 一方でA-aDO_2の開大を伴わない低酸素血症の代表は神経筋疾患などの肺胞低換気である．例えば室内気でPaO_2：60 mmHg，$PaCO_2$：64 mmHgであればⅡ型呼吸不全であるが，A-aDO_2を計算すると10 mmHgとなり，肺胞低換気であることがわかる．もちろんこの際に必要なのは酸素投与ではなく補助換気である．
- このほかに肺内・肺外のシャントも低酸素血症の原因となる．

参考になる検査とその意義

- 前項の動脈血二酸化炭素分圧（$PaCO_2$）のようにA-aDO_2を求めることで肺胞低換気であるかどうかを鑑別することができる．吸入気が空気でない場合は呼吸商が0.8，37℃での飽和水蒸気圧が47 mmHgであることからA-aDO_2 = PAO_2 − PaO_2 = (760 − 47) × FIO_2 − PaO_2 − $PaCO_2$/0.8 となる．

診断へのアプローチ

- 低酸素血症に限らず理学所見と経過が診断・治療方針決定のためには重要である．
- 急性発症で発熱，炎症反応を認め，胸部X写真で浸潤影がみられれば肺炎の診断は容易である．その他急性呼吸不全の原因としては気胸や気管支喘息の発作などがよくみられる疾患である．
- 慢性の呼吸不全では基礎疾患や喫煙歴，既往歴が重要である．COPD，特発性間質性肺炎など，その原因は多岐にわたる．画像所見，呼吸機能検査などと組み合わせることで鑑別疾患を絞り込む必要がある．

ピットフォール

- 低酸素血症の原因として呼吸器疾患が圧倒的に多いが，神経筋疾患による肺胞低換気も，時にみかける．まずA-aDO_2を計算しておく．

予後とフォローアップ

- 原疾患を正しく評価して，適切な治療を行うことが重要である．

■文献

1）日本呼吸器学会肺生理専門委員会：呼吸機能検査ガイドラインⅡ－血液ガス，パルスオキシメーター－．メディカルレビュー社，pp 5-8，2006

（高井大哉）

動脈血酸素飽和度（SaO_2）（観血的動脈血酸素飽和度）

arterial blood hemoglobin oxygen saturation

赤血球中のヘモグロビンは肺胞に接する毛細血管で酸素化される．動脈血の酸素含量はヘモグロビン値とヘモグロビンの酸素飽和度に依存している．よって動脈血のヘモグロビンの酸素飽和度は組織に供給される酸素の量を決定する重要なパラメータである．

検体の採取・取り扱い・保存

●動脈血検査専用のシリンジを用いて採血．採血後は気泡の混入を防ぎ，速やかに検査へ（白血球増多，高熱時は氷冷のうえ速やかに検査へ提出）

基準値・測定法

● 94～99％

●マイクロキャピラリーと半導体レーザーによる散乱，透過光を用いて酸素化ヘモグロビン（O_2Hb）と還元ヘモグロビン（HHb）の濃度を求め，総ヘモグロビンに占める酸素化ヘモグロビンの値を実測している．SaO_2［%］= $O_2Hb/(O_2Hb+HHb)$．また，自動計測器によっては，ヘモグロビン酸素解離曲線に関する Kelman の式[1] を用いて，ヘモグロビン値，PaO_2，base excess を用いて SaO_2（calculation：c）などと表す場合もある

$$SaO_2\ (c) = \frac{N^4 - 15N^3+2045N^2+2000N}{N^4 - 15N^3+2400N^2 - 31100N+2.4\times10^6}\times100$$

ただし，$N = PaO_2\times10^{[0.48\ (pH-7.4)\ -0.0013BEb]}$ とする

高値

●高酸素血症：酸素吸入下，過換気による．病的意義はないが，PaO_2 とあわせて評価を行う

低値

●低酸素血症：呼吸不全．このほかにアシドーシス〔ヘモグロビン・酸素解離曲線は酸性下では右方変異する；ボーア効果（図）〕，高体温で SaO_2 は低下する

意義・何がわかるか？

●動脈血 1 dL あたりの酸素含量（O_2 content：CaO_2）は 1 g のヘモグロビンが 1.34 mL の酸素と結合し，1 dL の血漿が 1 mmHg あたり 0.003 mL の酸素を溶存させることができるため，$CaO_2 = Hb\times1.43\times SaO_2 + PaO_2\times0.003$　で求められる．例えば Hb= 15 g/dL，PaO_2=100 mmHg，SaO_2 = 98%であれば $CaO_2 = 15\times1.43\times0.98 + 100\times0.003 = 20$ mL となり，健常人では動脈血 1 dL あたり 20 mL の酸素が含まれている．呼吸不全の目安となる PaO_2 = 60 mmHg では SaO_2 は約 90%である．

生体内での動態

規定因子と血中レベルを決める機序

●成人のヘモグロビンは通常は α グロビンと β グロビン 2 分子ずつがそれぞれ 1 分子のヘムと結合し，通常 $\alpha_2\beta_2$ の四量体を形成している．グロビンと結合したヘムの鉄原子は 1 分子の酸素と配位結合しているが，酸素分圧が上がると，$HHb + O_2 \rightarrow O_2Hb$

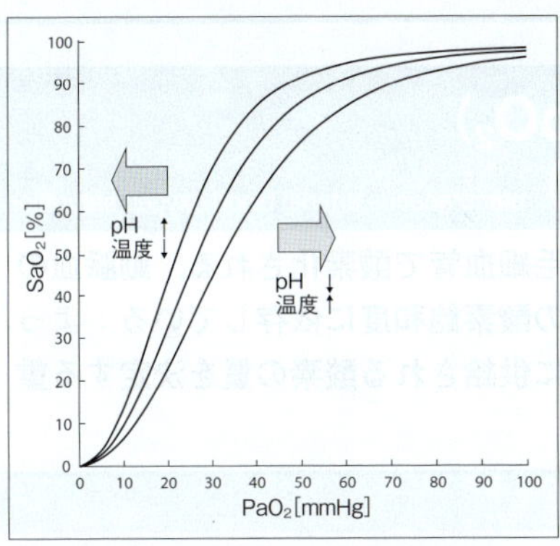

図　酸素分圧とヘモグロビン酸素飽和度におけるボーア効果

となる．この際ヘム間相互作用として四量体のうちの一つのヘモグロビンの酸素化が生じると，ほかのヘモグロビンの酸素への親和性が上がる．このため，酸素分圧が上がるとヘモグロビンの酸素飽和度は直線上ではなくS字状に高くなる．この性質をアロステリック効果と呼ぶ．

- SaO_2 は酸素分圧とpHに依存している．肺胞では酸素分圧が100 mmHg程度で二酸化炭素分圧が5 mmHg程度であり，このため高酸素分圧・アルカリ環境でヘモグロビンのほとんどが酸素で飽和される．末梢組織では酸素分圧が低く，二酸化炭素分圧が40 mmHg程度なので低酸素・酸性環境であり酸素は末梢組織に放出される．
- 全身でのアシドーシスとりわけ急性呼吸性アシドーシスでは CO_2 の貯留が補正されず，pHは大きく下がる．そのため SaO_2 も低下する．PaO_2 と SaO_2 の解離をみることができる．

異常値の出るメカニズム

- 呼吸不全：低酸素下では酸素化ヘモグロビンから酸素は解離してしまう．このためヘム間相互作用によるヘモグロビンと酸素の親和性は失われ，酸素飽和度は低下する．
- アシドーシス：ヘムのアミノ末端のバリン基に水素イオンや二酸化炭素が結合することで，前述のヘム間相互作用が失われ，同じ酸素分圧でもヘモグロビンと酸素の結合は弱まり，アシドーシスの際には酸素飽和度は低下する．低酸素・アシドーシスの際のヘム間相互作用の喪失がボーア効果の生化学的原理である．
- 発熱時：ヘムと酸素の配位結合が熱運動のためはずれるため，酸素飽和度は低下する．

参考になる検査とその意義

- PaO_2，$PaCO_2$，pH，ヘモグロビン値から，bBEを求めて，Kelmanの式に代入すれば，SaO_2（c）が求められる．もし SaO_2 と SaO_2（c）の間に解離が認められれば，一酸化炭素中毒（カルボキシヘモグロビン：COHb），片頭痛の治療薬であるトリプタン製剤の大量服用（サルファヘモグロビン：SulfHb，560 nmにも吸光ピークがあり緑色にみえる），亜硝酸塩や硝酸化合物などの薬剤（メトヘモグロビン：MetHb）などが疑われる．多波長の半導体レーザーによるCO-オキシメトリーによりこれらの異常ヘモグロビンの含量を知ることができる．

診断へのアプローチ

- 多くの場合は，呼吸不全が SaO_2 の低下の原因であるが，動脈血酸素分圧，二酸化炭素分圧，pHから総合的に診断を進める必要がある．

ピットフォール

- 発熱で SaO_2 が下がることはよくあり，発熱時に SaO_2 が下がったからといってやみくもに肺炎の治療を行ってはいけない．理学所見，X線所見から総合的に診断を進める．

予後とフォローアップ

- 原疾患を正しく評価して，適切な治療を行うことが重要である．

■文献

1）Thomas LJ Jr：Algorithms for selected blood acid-base and blood gas calculations. J Appl Physiol 33：154-158, 1972

（高井大哉）

経皮的動脈血酸素飽和度（SpO_2）（非観血的動脈血酸素飽和度）
percutaneous arterial blood oxygen saturation

動赤血球中のヘモグロビンは肺胞に接する毛細血管で酸素化される．動脈血の酸素含量はヘモグロビン値とヘモグロビンの酸素飽和度に依存している．よって動脈血のヘモグロビン酸素飽和度は組織に供給される酸素の量を決定する重要なパラメータである．

検体の採取・取り扱い・保存

●赤色光（660 nm）および赤外光（900 nm 以上）を発するLEDとフォトトランジスタを用いた非観血的検査である．脈圧の変化と光の透過性が重要なので，循環がよく，薄い指先や小児では耳朶で計測する場合もある

基準値・測定法

● 94～99％

高値

●高酸素血症：酸素吸入下，過換気による．病的意義はないが，PaO_2 とあわせて評価を行う

低値

●低酸素血症：呼吸不全．このほかにアシドーシス（ヘモグロビン・酸素解離曲線は酸性下では右方変異する，ボーア効果），高体温で SpO_2 は低下する

意義・何がわかるか？

●呼吸不全の目安となる PaO_2＝60 mmHg では SpO_2 は約 90％である．

生体内での動態

規定因子と血中レベルを決める機序

●動脈血が赤く見えるのは酸素化ヘモグロビンが 700 nm 前後の赤色光を吸収することによる．還元ヘモグロビンはこの波長での吸光度は高くない．また，900 nm 前後の赤外光領域での吸光度はほぼ差がない（図1）．したがって脈波に同期して透過光強度を抽出して（図2）[1]，赤色光／赤外光の比からヘモグロビンの酸素飽和度を計算することができる（図3）[1]．

異常値の出るメカニズム

●成人のヘモグロビンは通常は α グロビンと

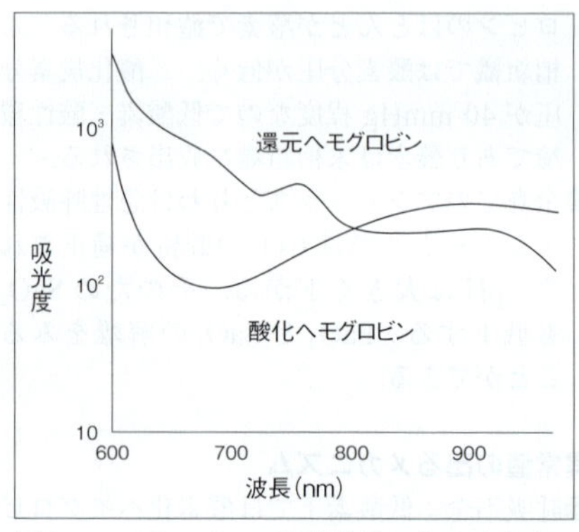

図1　ヘモグロビンの酸化状態による吸光度の違い

β グロビン 2 分子ずつがそれぞれ 1 分子のヘムと結合し，通常 $\alpha_2\beta_2$ の四量体を形成している．グロビンと結合したヘムの鉄原子は 1 分子の酸素と配位結合しているが，

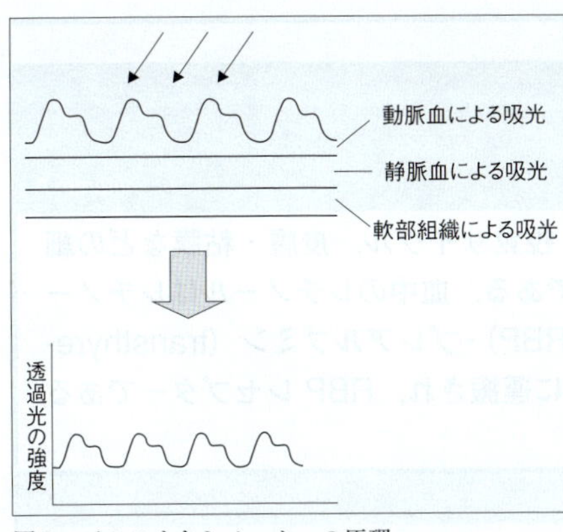

図2　パルスオキシメーターの原理

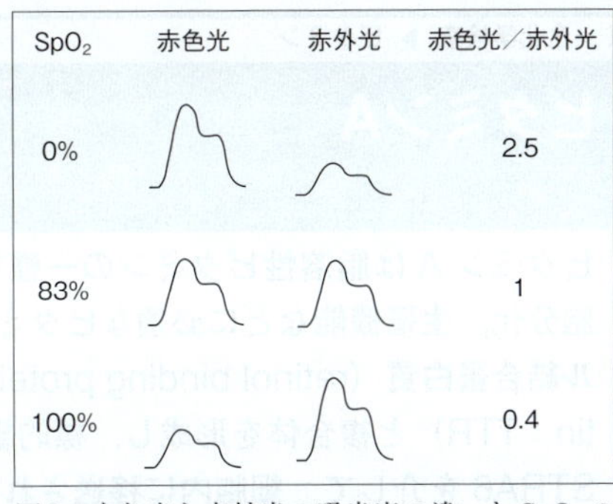

図3　赤色光と赤外光の吸光度の違いと SpO_2 の関係

酸素分圧が上がると，$HHb+O_2 \rightarrow O_2Hb$ となる．この際ヘム間相互作用として四量体のうちの一つのヘモグロビンの酸素化が生じると，ほかのヘモグロビンの酸素への親和性が上がる．このため，酸素分圧が上がるとヘモグロビンの酸素飽和度は直線上ではなくS字状に高くなる．この性質をアロステリック効果と呼ぶ．

- SpO_2 は酸素分圧とpHに依存している．肺胞では酸素分圧が100 mmHg程度で二酸化炭素分圧が5 mmHg程度であり，このため高酸素分圧・アルカリ環境でヘモグロビンのほとんどが酸素で飽和される．末梢組織では酸素分圧が低く，二酸化炭素分圧が40 mmHg程度なので低酸素・酸性環境であり酸素は末梢組織に放出される．
- 全身でのアシドーシスとりわけ急性呼吸性アシドーシスでは CO_2 の貯留が補正されず，pHは大きく下がる．そのため SpO_2 も低下する．動脈血ガス解析では PaO_2 と SaO_2 の解離をみることができる．

参考になる検査とその意義

- 動脈血ガス検査による PaO_2，$PaCO_2$ がもちろん重要である．

診断へのアプローチ

- 呼吸状態の非観血的モニタリングとしては優れるが，異常値が出れば動脈血ガス解析を行う．

ピットフォール

- 発熱で SpO_2 が下がることはよくあり（ボーア効果による），発熱時に SpO_2 が下がったからといってやみくもに肺炎の治療を行ってはいけない．理学所見，X線所見から総合的に診断を進める．
- マニキュアやつけ爪は赤色光を遮るのでほかの指を用いる．脈圧・血圧が極端に低い場合や，脈圧のない人工心臓，心房細動などの不整脈では計測ができない場合がある．

予後とフォローアップ

- 原疾患を正しく評価して，適切な治療を行うことが重要である．

■文献

1）パルスオキシメーターの原理
http://www.konicaminolta.jp/instruments/knowledge/pulseoximeters/details/principle.html

（高井大哉）

ビタミンA

vitamin A

ビタミンＡは脂溶性ビタミンの一種で，視覚サイクル，皮膚・粘膜などの細胞分化，生殖機能などに必須なビタミンである．血中のレチノールはレチノール結合蛋白質（retinol binding protein：RBP）・プレアルブミン（transthyretin：TTR）と複合体を形成し，標的細胞に運搬され，RBP レセプターである STRA6 を介して，細胞内に移送される．

検体の採取・取り扱い・保存

- 血清に分離後，遮光用の容器に入れ，冷蔵

基準値・測定法

- レチノール：97～316 IU/dL（SRL）
- HPLC（高速液体クロマトグラフ）法

低値

- ビタミンＡ欠乏症
- 吸収不良症候群，低栄養
- 閉塞性黄疸，黄疸を伴う重度肝障害
- 甲状腺機能亢進症
- 感染症，火傷，外傷
- Zn 欠乏症

意義・何がわかるか？

- 血中レチノール測定の最大の意義は，ビタミンＡ欠乏症の把握である．
- アフリカ，東南アジア，南米を中心に，いまだ１億３千万人の就学前児童と 700 万人がビタミンＡ欠乏症に罹患している．
- ビタミンＡ欠乏により，免疫機能の低下，特に腸管免疫の低下をきたし，感染性下痢症によって，乳幼児の生命が奪われる．また，夜盲症（暗順応障害）を発症し，眼球乾燥症から失明に至る．しかし，わが国においては，夜盲症に至る完全なビタミンＡ欠乏は少なく，むしろ症状がでない程度のビタミンＡ栄養状態の低下の把握には，血清レチノールレベルでは把握できないのが現状である．
- 脂溶性ビタミンであるため，長期の黄疸では吸収が低下し，ビタミンＡ欠乏が顕在化することがある．また，感染症や火傷などでは，ビタミンＡが消費され，欠乏状態を招くこともありうる．
- ビタミンＡ過剰症は，薬剤・サプリメントの長期・過剰摂取などで起こりうる．

生体内での動態

- ビタミンＡは緑黄色野菜の β カロテンまたは動物肝臓のレチニールエステルが食事から摂取され，小腸粘膜からレチノールとして吸収される．
- 小腸粘膜ではレチノールはエステル化され，カイロマイクロンとしてリンパ管に放出され，大循環を経て肝臓に運ばれる．
- 肝細胞にレセプターを介して取り込まれたカイロマイクロンのレチニールエステルは

再び水酸化され，レチノールとなり，RBPに結合した状態で肝細胞から放出される．

●過剰なレチノールは肝類洞の Disse 腔の星細胞の脂肪滴にレチニールエステルとして蓄積する．

●大循環には RBP・TTR との複合体としてレチノールが灌流され，網膜色素上皮，皮膚などの標的細胞に運ばれる．

異常値の出るメカニズム

●血中ビタミン A 濃度は，肝臓星細胞への貯蔵，RBP との結合で，きわめて精緻に調節されている．

●このため，ビタミン A 欠乏症では血中ビタミン A 濃度の低下は，暗順応低下や夜盲などが発症する極端な欠乏では観察されるが，発症前に血清濃度のみでの欠乏判定はきわめて困難である．

●ビタミン A 過剰症を血中ビタミン A 濃度で判定することは，事実上不可能である．

参考になる検査とその意義

●生体のビタミン A 欠乏あるいは過剰を把握するための最も重要な点は，肝臓でのビタミン A 貯蔵状態を把握することであるが，現状では肝臓ビタミン A 貯蔵を知るための非侵襲的検査法が存在しない．

診断へのアプローチ

●血漿 RBP 濃度測定の最も重要な診断的意義は，栄養評価（栄養アセスメント）と重度肝障害時の肝機能障害の程度を把握することである．

●したがって，血漿 RBP が基準範囲以下の場合，両者の病態が進んでいると判定される．また，治療による回復過程を血漿 RBP 濃度の推移で判定することができる．

ピットフォール

●血清ビタミン A 濃度のみで，全身のビタミン A の栄養状態を把握することはできない．

予後とフォローアップ

●血中ビタミン A 低下は，食事からの供給不足以外に，全身炎症などの消費の過剰などでも起こりうる．低下の原因を探り，補充ばかりでなく原疾患の治療を行うべきである．

■文献

1）日本ビタミン学会 編：ビタミン A.“ビタミン総合辞典”朝倉書店，pp 10-43，2010

（松浦知和）

レチノール結合蛋白（RBP）

retinol binding protein

RBP は肝臓で合成される血中レチノールの輸送蛋白質である．標的細胞にレチノールを受け渡すと腎臓尿細管で異化される．血中半減期が 16 時間と短い蛋白のため，代表的な rapid turnover protein として臨床的には測定される．

検体の採取・取り扱い・保存

●血液から血清を分離し，測定まで冷所保存する．長期保存が必要であれば，－20℃以下で凍結保存する

基準値・測定法

●男性：2.7～6.0 mg/dL（SRL）
●女性：1.9～4.6 mg/dL（SRL）
●ラテックス凝集比濁法

高値	●脂肪肝 ●腎不全
低値	●ビタミン A 欠乏症 ●吸収不良症候群 ●甲状腺機能亢進症 ●閉塞性黄疸

意義・何がわかるか？

●主に肝細胞が産生する血清蛋白の一つ．
●rapid turnover protein（半減期 16 時間）として，栄養評価に利用する．低蛋白・低栄養・吸収不良症候群では血清 RBP は低下する．
●肝障害特に肝不全時には血中 RBP は低下し，肝機能評価に利用する．
●尿細管障害を伴う腎不全では，血中 RBP は上昇する．

生体内での動態

規定因子と血中レベルを決める機序

●RBP は主に肝臓の肝細胞で産生される分子量 21 kDa の血漿蛋白質である．
●RBP は血漿レチノール（ビタミン A）を特異的に結合して，血漿中を輸送する蛋白質である．
●ビタミン A 結合蛋白質には，細胞内レチノール結合蛋白質（cellular retinol binding protein：CRBP）や細胞内レチノイン酸結合蛋白質（cellular retinoic acid binding protein：CRABP）などがあり，近年，それらを RBP ナンバーで呼称することになり，従来の RBP は「RBP4」とも呼ばれる．
●RBP は肝細胞以外では脂肪細胞でも産生され，インスリン抵抗性を惹起するアディポサイトカインとしての機能が注目されている．
●肝細胞で合成された RBP はレチノールと結合した holo-RBP として分泌される．2 分子の holo-RBP が 2 分子のやはり肝臓で

合成されたトランスサイレチン（プレアルブミン，TTR）と結合し，複合体を形成して血中を流れ，レチノールを標的細胞に運ぶ．

●標的細胞である網膜色素上皮，精巣（睾丸）上皮，皮膚・粘膜上皮などにはRBPレセプターである細胞膜蛋白質STRA6によって，レチノールが細胞内に移送される．

●標的細胞にレチノールを輸送後，複合体はapo-RBPとTTRに分離し，apo-RBPは腎臓糸球体で濾過され，尿細管で再吸収され，異化される．このため，RBPの血中半減期は短い．

異常値の出るメカニズム

●低栄養・吸収不良症候群，また，肝臓実質障害では，肝臓でのRBP合成が低下し，血中半減期が短いため，血清RBP濃度は鋭敏に低下する．

●甲状腺機能亢進症，火傷などの炎症では，蛋白質消費が亢進するために血清RBP濃度は低下する．

●高度のビタミンA欠乏症でもholo-RBPが形成されず，血清RBPは低下するが，ビタミンA欠乏ではしばしば蛋白質欠乏も伴うため，両欠乏を反映している可能性が高い．

●腎不全では，尿細管でのapo-RBPの異化が低下し，血清RBP濃度の増加を認める．

参考になる検査とその意義

●栄養評価や肝機能評価としてのrapid turnover proteinとしては，TTR（プレアルブミン）やLCAT（lecithin choresterol acyltransferase）も挙げられ，血清RBPとともに測定すると，より精密な評価が可能となる．

●窒素バランスの測定は，蛋白質合成が生体でマイナスに傾いているか，プラスに傾いているか判定することができ，血漿RBP濃度の推移とあわせて測定し，栄養評価に役立てることができる．

診断へのアプローチ

●血清RBP濃度測定の最も重要な診断的意義は，栄養評価（栄養アセスメント）と重度肝障害時の肝機能障害の程度を把握することである．

●したがって，血清RBPが基準範囲以下の場合，両者の病態が進んでいると判定される．また，治療による回復過程を血清RBP濃度の推移で判定することができる．

ピットフォール

●近年，脂肪肝が増加し，肝臓インスリン抵抗性が糖尿病の初期病態として注目されている．RBPは肝臓以外に内臓脂肪細胞でも合成されており，脂肪肝における血清RBP濃度の上昇は，単に肝臓RBP合成と分泌亢進の反映とはいい切れない．

●むしろ，脂肪肝では肝臓RBPは放出されずに肝細胞内にとどまっているとの報告もある．

●血清RBP濃度が基準範囲以上の脂肪肝症例に関しては，その解釈は今後の課題である．

予後とフォローアップ

●肝不全において血清RBP濃度の増加は肝実質機能の回復を意味する．このため，定期的な測定を行い，フォローする必要がある．

■文献

1）日本ビタミン学会 編：ビタミンA．“ビタミン総合辞典” 朝倉書店，pp 10-43，2010

（松浦知和）

ビタミンB_1（チアミン）

vitamin B_1 (thiamin)

ビタミンB_1はチアゾール環とピリミジン環がメチレン基を介して結合した構造をもち，チアミンニリン酸が脱炭酸反応とケトール基転移反応の補酵素として機能する．赤血球中のビタミンB_1濃度が生体内蓄積量を反映する．

検体の採取・取り扱い・保存

- 血液をEDTA-2K入り専用容器に採取し，全血を−20℃以下で凍結保存する

基準値・測定法

- 24～66 ng/mL（SRL）
- HPLC法

低値

- 脚気
- Wernicke脳症
- Korsakoff症候群
- 糖尿病性多発神経炎

意義・何がわかるか？

- 赤血球中でのビタミンB_1濃度が体内蓄積量を反映するため，全血でのビタミンB_1濃度を測定する必要がある．
- ヒト体内のビタミンB_1には，チアミンのほかに3種類のチアミンエステル，チアミン一リン酸（TMP），チアミン二リン酸（TDP＝TPP），チアミン三リン酸（TTP）が存在する．
- このうち生理活性が明らかなのは，TDPとTTPである．
- 潜在性ビタミンB_1欠乏：ビタミンB_1は体内蓄積量が30 mgと少なく，代謝回転も速いため，潜在欠乏を起こしやすい．初期症状は，疲労感，不眠，筋肉痛，食欲不振，便秘などの不定愁訴が多い．潜在欠乏での血中ビタミンB_1濃度は20～30 ng/mLである．
- ビタミンB_1の摂取不足から惹起される一次性ビタミンB_1欠乏症は，精米した米食のみの食事，過度の糖質中心の偏食，ビタミンB_1を添加しない中心静脈栄養などが原因で惹起される．需要の増加による二次性ビタミンB_1欠乏は，妊娠・授乳，アルコール依存症などが原因となりうる．
- ビタミンB_1欠乏で惹起される脚気には，乾性脚気と湿性脚気がある．乾性脚気はチアミン欠乏性神経障害で，運動失調を呈する末梢神経障害と，しびれ・痛みなどの知覚障害，腱反射低下が起こる．湿性脚気とは，心血管系症状で急激に発症して，数日で死に至ることがある．
- ビタミンB_1欠乏で惹起される脳症が，Wernicke脳症（急性出血性灰白脳炎）である．眼球運動障害，失調性歩行，意識障害が主な症状である．アルコール依存症に頻発し，Wernicke-Korsakoff症候群（記銘力減弱，見当識障害，作話）と知られる．

生体内での動態

規定因子と血中レベルを決める機序

- ビタミンB_1は米・小麦の麦芽，豆類，肝臓，

豚肉に多く含まれる．
- ニンニク，ニラ，ネギに含まれるアリシンとビタミンB_1の結合物であるアリチアミンは脂溶性で小腸から効率よく吸収される．
- 腸内細菌のアノイリナーゼはビタミンB_1を分解する酵素で，アノイリナーゼ菌の保菌者はビタミンB_1欠乏になりやすい．

異常値の出るメカニズム

- 経口摂取されたチアミンは十二指腸から吸収される．リン酸化エステルは小腸上皮のアルカリホスファターゼで脱リン酸化され，遊離型チアミンとして吸収される．
- 動物細胞にはチアミン膜輸送蛋白質として，Thtr1, Thtr2が同定されている．ヒトThtr1は，チアミン反応性貧血症候群（巨赤芽球性貧血，インスリン感受性糖尿病，難聴など）の原因遺伝子である．
- 動物細胞内では，TPPがほぼ80％と多量に存在し．次いでTMPが多い．TPPが糖代謝酵素の補酵素として機能する．
- 利用されたチアミンリン酸エステル類はチアゾール，ピリミジン類に分解され，主に尿中，一部胆汁中に排泄される．過剰なチアミンはそのまま尿中に排泄されてしまう．

参考になる検査とその意義

- ビタミンB_1欠乏症では，糖質の酸化が不十分となり，血糖上昇，ピルビン酸・乳酸の上昇を認める．

診断へのアプローチ

- 食事を摂っていない大量飲酒者では，末梢神経症状や脳症を認めたとき，ビタミンB_1欠乏を疑う必要がある．

ピットフォール

- 高カロリー輸液での乳酸アシドーシスでは，ビタミンB_1の投与を怠っている可能性もあり，輸液内容を確認し，早急に対応する必要がある．

予後とフォローアップ

- ビタミンB_1欠乏は，症状や栄養摂取状態から早く診断し，対応することで改善する．

■文献

1）日本ビタミン学会 編：ビタミンB_1．“ビタミン総合辞典”朝倉書店，pp 152-182，2010

（松浦知和）

ビタミンB_2（リボフラビン）

vitamin B_2（riboflavin）

ビタミンB_2は生体内の酸化還元反応や酵素添加反応に作用する酵素の補酵素として，エネルギー産生，薬物代謝などの幅広い反応に関与している．

検体の採取・取り扱い・保存

- 血液をEDTA-2K入り専用容器に採取し，全血を－20℃以下で凍結・遮光保存する

基準値・測定法

- 66.1～11.4 ng/mL（SRL）
- HPLC法

低値

- 成長停止
- 口角炎・口唇炎
- 脂漏性皮膚炎

意義・何がわかるか？

- ビタミンB_2の生理作用は，ミトコンドリアやミクロソームの電子伝達系に含まれる酸化還元反応を触媒するフラビン酵素の作用を通じて発揮される．
- したがって，エネルギー産生，脂肪酸代謝，薬物代謝に広く関与する．
- ビタミンB_2欠乏では，リボフラビンとその補酵素型のフラビンモノヌクレオチド（FMN）とフラビンアデニンジヌクレオチド（FAD）が低下する．
- ヒトにおける欠乏症状は，口角炎，口唇炎，角膜周囲の血管新生，白内障，脂漏性皮膚炎，舌炎，貧血，性格の変化などである．

生体内での動態

規定因子と血中レベルを決める機序

- ビタミンB_2の単なる摂取不足のみでなく，吸収，補酵素型への変換，生理作用を発揮するまでのいくつかの過程での障害でも，ビタミンB_2欠乏症状は惹起される．
- ビタミンB_2は豆類，酵母，肝臓，牛乳，卵に多く含まれ，小腸上部で吸収される．血中ではリボフラビン結合蛋白と結合して存在する．細胞内では，フラボキナーゼとFAD合成酵素によって補酵素型のFMN，FADに変換される．リボフラビンとその代謝物は尿中に排出される．

異常値の出るメカニズム

- 肝疾患，下垂体疾患，糖尿病などの場合のビタミンB_2欠乏症状は，主としてリボフラビンの補酵素型への変換障害である．
- テトラサイクリンなどの抗生物質，クロルプロマジンなどの向精神薬，経口避妊薬の連用によってもビタミンB_2欠乏症状が現れることがある．これは，薬物とフラビンの複合体形成，補酵素型への転換阻害，酵素反応阻害，腸内細菌の増殖抑制などが原因である．

参考になる検査とその意義

- ビタミンB_2欠乏によってビタミンB_6の活性型であるピリドキサールリン酸の組織内レベルの低下，ジヒドロリポアミドやテトラヒドロ葉酸の再生抑制を惹起する．

●トリプトファンからNADへの生成過程の補酵素としてビタミンB_2が作用するため，ナイアシン欠乏との合併で皮膚炎を発症する．

●リボフラビンとの構造の相同性から，フェノチアジン系薬剤のクロルプロマジンや三環系抗うつ薬のイミプランが，リボフラビンの代謝に拮抗的阻害作用を示す．

診断へのアプローチ

●先進国ではビタミンB_2不足はなく，典型的な欠乏症は認めない．

ピットフォール

●食生活の変化によるビタミンB_2要求性の増大，妊婦・乳幼児・高齢者における摂取不足，抗生物質などの薬剤によるビタミンB_2利用不全によって潜在欠乏を認める．

予後とフォローアップ

●ビタミンB_2欠乏は，多岐にわたる酵素反応に影響するため，皮膚症状などで疑いがあれば血中濃度を測定し，補充すればよい．

■文献

1）日本ビタミン学会 編：ビタミンB_2．“ビタミン総合辞典”朝倉書店，pp 183-211，2010

（松浦知和）

ビタミンB_6(ピリドキシン)

vitamin B_6 (pyridoxine)

ビタミンB_6は，ピリドキシン，ピリドキサール，ピリドキサミンおよびそのリン酸エステル型総称で，リン酸化されたピリドキサールリン酸，ピリドキサミンリン酸はアミノ酸を中心とする代謝のさまざまな反応の補酵素として機能する.

検体の採取・取り扱い・保存

- 血清を凍結し，遮光保存する

基準値・測定法

- ピリドキサール（PL）として，男性：6.0〜40.0 ng/mL，女性：4.0〜19.0 ng/mL（SRL）
- HPLC 法

低値

- 口内炎，舌炎
- 精神錯乱
- 乳幼児のけいれん発作
- 動脈硬化

意義・何がわかるか？

- ビタミンB_6の生理作用は，アミノ酸を中心とする代謝の補酵素である.
- 動物性食品にはピリドキサール 5′-リン酸（PLP），ピリドキサミン 5′-リン酸（PMP）として，植物性食品にはピリドキシン（PN）として広く含まれる.
- 生体の酵素反応のおよそ4%をビタミンB_6が触媒する.
- 免疫応答，発がん予防，抗酸化作用，心臓病予防，グリケーション抑制作用などもビタミンB_6の機能として，近年報告されている.

生体内での動態

規定因子と血中レベルを決める機序

- 摂取されたリン酸型のPLP，PMPは，小腸を移動する間に粘膜のアルカリホスファターゼによって脱リン酸化され遊離型になる.
- 遊離型は単純拡散で空腸粘膜から効率よく吸収され，門脈から肝臓に取り込まれる.
- 肝細胞では安定なリン酸型となり，特にPLPはサイトゾル，ミトコンドリアに分布する.
- 血流中のPLPはアルブミンと結合して循環し，各組織に運ばれる.
- PLPやPMPとして肝臓，腎臓，脾臓，筋肉，脳などにプールされる.

異常値の出るメカニズム

- PLPの筋肉でのプールは大きく，欠乏症は起こしにくい.
- しかし，ビタミンB_6代謝を阻害する薬剤の連続投与によって欠乏症を発症することがある.
- 抗結核薬のイソニコチン酸ヒドラジド（INH）では，PLP，PLが共有結合してヒドラジドを形成し，ビタミンB_6を尿中に排出させるため，ビタミンB_6欠乏となりけいれんが惹起されることがある．抗うつ薬のフェネルジンも同様である．

参考になる検査とその意義

●血中PLPは長期間のビタミンB_6の摂取状況を反映する．このため，ビタミンB_6の栄養状態の評価に，その定量は有意義である．

●ただし，女性において妊娠や経口避妊薬の服用によって血漿PLP濃度は低下する傾向があり，問診で確認する必要がある．

診断へのアプローチ

●普通の摂取状況ではビタミンB_6不足は起こりにくく，薬剤，妊娠の影響を受けるため，十分な問診が必要である．

ピットフォール

●INHや一部の抗精神病薬の服用でビタミンB_6欠乏が惹起されることがある．

予後とフォローアップ

●ビタミンB_6欠乏は，多岐にわたる酵素反応に影響するため，皮膚症状などで疑いがあれば血中濃度を測定し，補充すればよい．

■文献

1）日本ビタミン学会 編：ビタミンB_6.“ビタミン総合辞典”朝倉書店，pp 212-240，2010

（松浦知和）

ビタミンB_{12}（コバラミン）

vitamin B_{12}（cobalamin）

ビタミンB_{12}は，分子中にコバルトとリンを含む赤色の分子で，生体内では葉酸とともに核酸合成に関与している．ビタミンB_{12}は，赤芽球造血を促進し，その不足によって悪性貧血が惹起される．

検体の採取・取り扱い・保存

- 血清を冷蔵保存

基準値・測定法

- 180～914 pg/mL（SRL）
- 化学発光酵素免疫測定法（CLEIA）

高値

- 慢性骨髄性白血病
- 骨髄増殖性症候群
- 真性多血症，赤白血病
- 骨髄線維症
- 急性肝炎
- 肝がん（原発性・転移性），乳がん，肺がん，甲状腺がん

低値

- 悪性貧血
- 胃切後症例のビタミンB_{12}吸収障害
- 萎縮性胃炎
- 慢性膵炎
- 肺結核
- 妊娠
- 慢性アルコール中毒

意義・何がわかるか？

- 生体では，2種類のビタミンB_{12}依存性酵素があり，それらの補酵素として機能する．
- 奇数鎖脂肪酸や分岐鎖アミノ酸代謝に関与するアデノシルコバラミン依存性メチルマロニルCoAムターゼ（MCM）と，メチオニン生合成に関与するビタミンB_{12}依存性メチオニン合成酵素（MS）である．
- ビタミンB_{12}不足欠乏によるMS活性低下によって，葉酸代謝異常が惹起され，また，メチオニン合成も阻害される．メチオニンとその代謝物でありポリアミン前駆体であるS-アデノシルメチオニンの低下も惹起される．
- 葉酸が減少すると，核酸合成・アミノ酸代謝が阻害され，悪性貧血が惹起される．
- 神経障害にはMCM活性低下とMS活性低下の両者が関与していると考えられている．DNA・蛋白質のメチル化の低下が原因と推定される．
- 高齢者のビタミンB_{12}欠乏による骨密度の低下に関しては，その詳細は不明である．

生体内での動態

規定因子と血中レベルを決める機序

- 食物中の蛋白質と結合したビタミンB_{12}は，胃酸や消化酵素で遊離され，唾液腺由来の糖蛋白質であるハプトコリンに結合．ハプトコリンが膵液中のトリプシンで部分消化され，胃壁細胞から分泌される内因子にビタミンB_{12}は移動する．
- 回腸下部の内因子レセプター（キュビリン）によって内因子－ビタミンB_{12}複合体は吸収される．
- 腸上皮のトランスコバラミンにビタミンB_{12}は結合し，門脈血から肝臓および末梢の組織に運ばれる．
- 組織にはトランスコバラミン－ビタミンB_{12}複合体に対するレセプター（メガリン）を介して取り込まれる．
- 腎臓と筋肉はビタミンB_{12}の一時的なプールとして機能する．
- ビタミンB_{12}の排泄経路は，肝臓から胆汁を経て糞便に排出される経路が主体である．

異常値の出るメカニズム

- 中・高齢者の壁細胞の消失を伴う著しい萎縮性胃炎による内因子欠乏によるビタミンB_{12}の吸収障害．
- 15歳以下に発症する先天性の胃液中の内因子分泌障害（juvenile pernicious anemia），回腸におけるビタミンB_{12}-内因子複合体吸収障害（Imersland-Grasbeck症候群），トランスコバラミンⅡの欠乏・機能障害などの先天異常も存在する．

参考になる検査とその意義（低下症について）

- バリン負荷での尿中メチルマロン酸の増加．
- 抗内因子抗体の検出（陽性率は低いが，特異性は高い）．胃壁細胞抗体の検出（陽性率は高いが，特異性は低い）．
- 大球性正色素性貧血．
- ビタミンB_{12}を経口投与し，尿中ビタミンB_{12}を測定（Schilling試験）．

診断へのアプローチ

- 50歳以上の中高齢者では萎縮性胃炎などで胃酸分泌量が低下しており，食物中の蛋白質結合性ビタミンB_{12}の吸収率が減少する．このため，常にビタミンB_{12}欠乏の可能性を念頭におくことが必要である．

ピットフォール

- 胃酸分泌を強力に抑制するプロトンポンプインヒビターの長期投与では，特に高齢者でビタミンB_{12}欠乏が惹起される可能性がある．

予後とフォローアップ

- 加齢や胃切による内因子欠乏，術後のビタミンB_{12}消費細菌の増加（blind loop症候群），薬剤による菌交代症に伴うビタミンB_{12}消費細菌の増加により，ビタミンB_{12}欠乏をきたす機会は多く存在する．このため，疑いのある場合は血中濃度を測定し，必要であれば結合蛋白の影響のない遊離型ビタミンB_{12}やビタミンB_{12}アナログ製剤の投与を行う．

■文献

1）日本ビタミン学会 編：ビタミンB_{12}．"ビタミン総合辞典"朝倉書店，pp 320-354，2010

（松浦知和）

ビタミンD
[1,25-ジヒドロキシビタミンD_3〔1α-25-$(OH)_2$-D_3〕] calcitriol

皮膚の7-デヒドロコレステロールが太陽光によってプレビタミンD_3となり，ビタミンD_3となる．肝臓で25-(OH)D_3に代謝され，腎臓で活性型ビタミンDである1α-25-$(OH)_2$-D_3となる．活性型ビタミンDは，核内ビタミンDレセプター（VDR）を介して主にカルシウム代謝を調節する．

検体の採取・取り扱い・保存

- 血清を冷蔵保存

基準値・測定法

- 成人：20.0～60.0 pg/mL（SRL）
- 小児：20.0～70.0 pg/mL（SRL）
- RIA2抗体法

高値	●原発性副甲状腺機能亢進症 ●ビタミンD依存性くる病Ⅱ型（ビタミンDレセプター機構の異常） ●ビタミンD製剤投与者
低値	●透析患者 ●慢性腎不全 ●特発性副甲状腺機能低下症 ●ビタミンD依存性くる病Ⅰ型（活性型ビタミンD産生異常）

意義・何がわかるか？

- 細胞内外のカルシウム濃度を一定範囲に保つため，副甲状腺ホルモン（PTH）とともにビタミンDが中心的な役割を果たしている．
- 1α-25-$(OH)_2D_3$は，小腸刷子縁からのカルシウム取り込みを促進する．小腸漿膜でのカルシウム輸送活性も1α-25-$(OH)_2D_3$によって増加する．したがって，骨基質の石灰化に必要なカルシウムを取り込む間接作用が，骨形成における活性型ビタミンDの生理作用である．
- 1α-25-$(OH)_2D_3$は，副甲状腺のカルシウム感受性受容体を介して，カルシウムイオン受容体感受性を改善し，PTH分泌抑制，PTH合成などを調節している．

生体内での動態

規定因子と血中レベルを決める機序

- コレステロール合成の最終中間体7-ヒドロコレステロールは皮膚で紫外線によってプレビタミンD_3に変換され，体温で異性化されてビタミンD_3となる．
- ビタミンD_3はビタミンD結合蛋白質（DBP）に結合して肝臓に運ばれ，25位が水酸化され，さらに腎臓で1α位が水酸化され，活性型ビタミンDである 1α-25-$(OH)_2D_3$ となる.

- 1α-25-$(OH)_2D_3$ はDBPとの結合親和性が弱く，血中半減期が約1日と短い.
- ビタミンDとその代謝産物はDBPとともに生体内を巡ったのち，胆汁中から排泄される.

異常値の出るメカニズム

- 腎臓での 25-$(OH)D_3$ から 1α-25-$(OH)_2D_3$ への変換において，PTHは促進的に，1α-25-$(OH)_2D_3$ 自身は抑制的に調節する．このため，1α-25-$(OH)_2D_3$ の血中濃度は厳密に一定範囲で調節されており，著しい濃度変化はカルシウム代謝が大きく変化したときのみと考えられている.
- 高齢女性では，65歳ころから腎臓でのPTHによる 1α-25-$(OH)_2D_3$ 産生能が低下し，小腸や腎臓でのカルシウム吸収が低下する．慢性的なビタミンD不足とカルシウム摂取不足が重なると，血中PTH濃度が次第に上昇し，続発性副甲状腺機能亢進症となる.
- 透析患者・腎不全患者では，腎臓での 25-$(OH)D_3$ から 1α-25-$(OH)_2D_3$ への変換が低下し，骨粗鬆症が惹起される.

参考になる検査とその意義（低下症について）

- 血中PTH測定は原発性および続発性副甲状腺機能亢進症の診断に有用.
- 25-$(OH)D_3$ 測定は，ビタミンDの栄養状態の評価に有用.
- 血中カルシウム濃度のモニタリングはビタミンD製剤の副作用予防に有用.

診断へのアプローチ

- 慢性腎臓病や透析患者，高齢者（特に女性）では，カルシウム濃度低下や骨量減少を認めた場合，血中 1α-25-$(OH)_2D_3$ を測定し，活性型ビタミンDの低下がないか検討する.

ピットフォール

- サプリメントやビタミンD製剤の服用によって，血清カルシウム値が高値を示すことがある．病歴・服薬歴の聴取とともに，活性型ビタミンD測定を行うことは，診断に有用である.

予後とフォローアップ

- 慢性腎臓病患者，透析患者，高齢者では，血中の活性型ビタミンDを測定しながら経過観察することが望ましい.

■文献

1）日本ビタミン学会 編：ビタミンA. “ビタミン総合辞典” 朝倉書店，pp 44-81，2010

（松浦知和）

ビタミンD [25-ヒドロキシビタミンD_3〔25-$(OH)_2$-D_3〕] calcifediol

皮膚で合成されたビタミンD_3，食物中のビタミンD_2は，肝臓で側鎖の25位が水酸化され，活性型ビタミンDの前駆体である25-(OH)-D_3となる．血中ビタミン代謝物としては，最も高濃度に存在し，ビタミンDの栄養状態を反映する．

検体の採取・取り扱い・保存

- 血清を冷蔵保存

基準値・測定法

- 成人：7～41 ng/mL（ビタミンD_2とD_3の総量として）（SRL）
- 放射性免疫測定2抗体法（RIA2抗体法）

高値	●ビタミンD製剤投与者（過剰摂取）
低値	●ビタミンD欠乏症 ●くる病 ●骨軟化症

意義・何がわかるか？

- ビタミンDには側鎖の異なるビタミンD_2～D_7まで存在する．活性が高く，自然界に存在するのは，D_2とD_3である．
- ビタミンD_2は，食物ではシイタケのような植物性食品に含まれている．一方，ビタミンD_3は，卵黄や乳製品などの動物性食物に含まれるが，その含有量は多くない．
- ビタミンD_3の大半は，コレステロールの最終中間代謝産物である皮膚の7-デヒドロコレステロールから皮膚で紫外線を受けて生成される．
- したがって，ビタミンD_2とD_3が肝臓で水酸化されて生成した血清25-(OH)-D_3濃度は，生体のビタミンDの栄養状態を反映する．

生体内での動態

規定因子と血中レベルを決める機序

- コレステロール合成の最終中間体7-ヒドロコレステロールは皮膚で紫外線によってプレビタミンD_3に変換され，体温で異性化されてビタミンD_3となる．
- ビタミンD_3はビタミンD結合蛋白質（DBP）に結合して肝臓に運ばれ，25位が水酸化され，さらに腎臓で1α位が水酸化され，活性型ビタミンDである1α-25-$(OH)_2D_3$となる．
- 25-(OH)-D_3はDBPとの結合親和性が強く，ビタミンD_3の約30倍，1α-25-$(OH)_2D_3$の約700倍である．このため，血中半減期が約30日ときわめて安定である．
- ビタミンDとその代謝物はDBPとともに生体内を巡ったのち，胆汁中から排泄される．

異常値の出るメカニズム

- 血清 25-(OH)-D_3 は，皮膚でのビタミン D_3 産生量，経口摂取されたビタミン D 量を反映する．
- 夏期に高く，冬期に低下する傾向を示す．

参考になる検査とその意義

- 血中 PTH 測定は原発性および続発性副甲状腺機能亢進症の診断に有用．
- 25-(OH)-D_3 測定は，ビタミン D の栄養状態の評価に有用．
- 血中カルシウム濃度のモニタリングはビタミン D 製剤の副作用予防に有用．

診断へのアプローチ

- 慢性腎臓病や透析患者，高齢者（特に女性）では，カルシウム濃度低下や骨量減少を認めた場合，血中 1α-25-$(OH)_2D_3$ を測定し，活性型ビタミン D の低下がないか検討する．

ピットフォール

- サプリメントやビタミン D 製剤の服用によって，血清濃度が高値を示す可能性がある．病歴・服薬歴の聴取とともに，活性型ビタミン D 測定を行うことは，診断に有用である．

予後とフォローアップ

- サプリメント過剰摂取，ビタミン D 欠乏の際は，血清 25-(OH)-D_3 を測定し，栄養状態を評価しながら，指導を行う．

■文献

1) 日本ビタミン学会 編：ビタミンD.“ビタミン総合辞典” 朝倉書店，pp 44-81，2010

（松浦知和）

ビタミンK

vitamin K

ビタミンKは，凝固因子，オステオカルシンなどのGla含有蛋白質産生におけるγ-カルボキシル化に関与するカルボキシラーゼの補酵素として働く．自然界にはビタミンK_1とK_2が存在し，後者はMK-1からMK-14まで分類される．ヒト血清中のビタミンK濃度は，食事内容に影響される．

検体の採取・取り扱い・保存

- クエン酸ナトリウム入り専用容器に指定量を正確に採血し，血漿に分離後，凍結・遮光し保存

基準値・測定法

- ビタミンK_1：0.15〜1.25 ng/mL（SRL）
- ビタミンK_2（MK-4）：0.10 ng/mL以下（SRL）
- HPLC

高値	●ビタミンK製剤服用者（過剰摂取）
低値	●新生児ビタミンK欠乏性出血症 ●特発性乳児ビタミンK欠乏性出血症 ●肝・胆道系疾患に合併するビタミンK欠乏性出血症 ●抗菌薬投与中のビタミンK欠乏性出血症 ●経口抗凝固薬ワルファリン投与によるビタミンK欠乏による出血傾向

意義・何がわかるか？

- 血漿ビタミンK濃度測定によって，ビタミンKの栄養状態が判定できる．
- 新生児でのビタミンK欠乏，肝胆道疾患や抗菌薬の菌交代によるビタミンK吸収障害で低下する．

生体内での動態

規定因子と血中レベルを決める機序

- 天然のビタミンKには，植物の葉緑体で産生されるフィロキノン（ビタミンK_1）と細菌や動物体内で産生されるナノキロン類（MK-n, n=4〜14）がある．フェロキノンは緑色野菜や豆類，ナノキノンは肉類・鶏卵・乳製品・発酵食品に含まれる．フェロキノンの多くはMK-4（ビタミンK_2）であるが，納豆にはMK-7が多く含まれる．
- ビタミンKは，小腸内に遊離しミセル化され吸収される．小腸上皮ではカイロミクロンに取り込まれ，リンパ管から血中に移行する．カイロミクロンのビタミンKは，肝臓に取り込まれる．
- ビタミンKは多くの血液凝固因子（第X，IX，II）活性化の補因子として機能する．また，プロテインCとSは，グラドメインをもつビタミンK依存性蛋白質である．このため，その欠乏によって出血傾向が惹起される．
- 骨芽細胞の骨基質蛋白質であるオステオカルシンもビタミンK依存性カルボキシラー

ゼでグラ化されて，骨に蓄積する．

異常値の出るメカニズム

●ビタミンK欠乏によって，血液凝固系の内因性経路，外因性経路はともに抑制され，出血傾向が惹起される．

参考になる検査とその意義

●ワルファリンなどのビタミンK依存の凝固調節には，プロトロンビン時間（PT-INR）を参考とする．
●グラ化蛋白である血清PIVKAⅡはビタミンK欠乏で上昇する．

診断へのアプローチ

●ビタミンK欠乏に関しては血漿ビタミンKの直接測定のみでなく，PIVKAⅡ測定で把握することができる．

ピットフォール

●肝がん腫瘍マーカーとしてのPIVKAⅡ増加，PTの著しい低下では，ビタミンK欠乏の可能性も考え，ワルファリンなどの服用歴を確認する必要がある．
●高用量のビタミンE摂取によって，化学構造の類似したビタミンK欠乏状態が惹起される可能性がある．

予後とフォローアップ

●ビタミンKは薬剤投与によってその血中濃度が変化しうるため，PTやPIVKAⅡでその栄養状態が評価できなければ，直接血中濃度を測定する．

■文献

1）日本ビタミン学会 編：ビタミンE．“ビタミン総合辞典”朝倉書店，pp 115-149，2010

（松浦知和）

葉酸（FA）

folic acid

葉酸は，抗貧血因子として報告されたB群水溶性ビタミンである．キ酸酸化経路，アミノ酸代謝，チミジンやプリン体合成反応に不可欠で，DNA合成や細胞分裂にとって重要である．

検体の採取・取り扱い・保存

- 血清を冷蔵保存

基準値・測定法

- 3.1 ng/mL 以上（SRL）
- 化学発光酵素免疫測定法（CLEIA）

低値

- 巨赤芽球性貧血
- 慢性下痢症
- メトトレキセート服用
- 妊娠
- 慢性アルコール中毒

意義・何がわかるか？

- 葉酸欠乏によるDNA合成障害によって，造血機能異常（巨赤芽球貧血）が惹起される．
- 葉酸欠乏に伴う血漿ホモシステイン濃度の増加により，その酸化作用のため，血管内にラジカルが生成され，動脈硬化が促進し，虚血性心疾患，脳卒中のリスクが増加する．
- また同様の理由から，妊娠初期の葉酸欠乏は，胎児の神経管閉塞障害を起こす可能性がある．

生体内での動態

規定因子と血中レベルを決める機序

- 葉酸は緑黄色野菜，果実，肝臓などに含まれており，十二指腸と空腸から吸収される．
- 門脈から肝臓に運ばれ，ポリグルタメート型で貯蔵される．一部の葉酸モノグルタメートは，血液から組織に運ばれて，代謝に利用される．一部の肝臓内葉酸は胆汁から腸管内腔に分泌され，再吸収を受ける．

異常値の出るメカニズム

- 慢性のアルコール摂取によって小腸粘膜での葉酸吸収障害が惹起される．また，脂肪肝の進行によって，肝臓での葉酸補足障害も起こし，欠乏状態が惹起しやすい．
- 潰瘍性大腸炎の治療に用いるスルファサラジン，経口避妊薬，抗けいれん薬によって，γ-グルタミルヒドロラーゼの活性が阻害され，葉酸の吸収は阻害される．
- ビタミンB_{12}欠乏，葉酸拮抗薬投与，先天性葉酸代謝酵素の欠損によって，葉酸の利用障害が惹起されやすくなる．
- 妊娠期，悪性腫瘍，溶血性貧血，甲状腺機能亢進症などでは，葉酸の需要が増大し，欠乏状態に陥りやすくなる．

参考になる検査とその意義（低下症について）

- 5-ホルムイムノグルタミン酸の尿中排泄増加.
- 血清ホモシステインの増加（葉酸欠乏を評価するよいバイオマーカー，ビタミン B_6, B_{12} 欠乏でも増加).
- 骨髄での巨赤芽球の増加.

診断へのアプローチ

- 多くの食品から葉酸は摂取できるので，欠乏症は起こりにくいといわれるが，薬剤によって葉酸の吸収は阻害されるので，大球性貧血では病歴をよく聴取し，血清葉酸濃度測定を行うことを考慮する.

ピットフォール

- サプリメントの服用によって，血清葉酸値が高値を示すことがある．しかし，血清葉酸濃度測定では，溶血検体では高値を示すため，検体の採取状況や溶血の有無を確認する必要がある.

予後とフォローアップ

- 葉酸欠乏や代謝障害が考えられたとき，あるいは葉酸代謝拮抗薬(メトトレキセート)などを用いるときは，葉酸製剤，還元型葉酸製剤を投与する．抗がん薬としての代謝拮抗薬投与時は，活性型葉酸製剤を投与する.

■文献

1）日本ビタミン学会 編：葉酸.“ビタミン総合辞典”朝倉書店，pp 289-319，2010

（松浦知和）

BT-PABA 試験（PFD 試験，PABA 排泄率），セクレチン試験

p-aminobenzoic acid test

N-benzoyl-tyosyl-paraaminobenzoic acid（BT-PABA）は，膵臓から分泌されるキモトリプシンによってペプチドが切断され，消化管から吸収された安息香酸（PABA）が肝臓で抱合される．一定時間に尿中に排出されたPABAを計測することで，キモトリプシン分泌から膵臓外分泌機能を判定する．

検体の採取・取り扱い・保存

①早朝空腹時，排尿（対照として冷蔵保存）
② PFD（pancreatic function diagnostant）1 アンプル（500 mg）を 250 mL の水とともに内服
③約 1 時間後にさらに 250 mL の水を服用
④ PFD 服用後 4 時間まで絶食，その後は食事可能
⑤ PFD 服用後 6 時間蓄尿し，尿量を正確に測定後，蓄尿の一部 10 mL を PABA 測定用に冷蔵保存

基準値・測定法

●尿中 PABA 排出率：81.6±8.5%（基準範囲下限値　64.6%）PFD 臨床研究会

低値

●膵臓外分泌機能低下（慢性膵炎，膵臓がん）
●脂肪性下痢
●吸収不良症候群
●肝機能障害

意義・何がわかるか？

●そのままでは腸管吸収を受けない一定量のPABA を服用させ，PABA が膵液中の α-キモトリプシンで分解されて生ずる PABA を一定時間尿中で測れば，膵液の分泌状態を把握できる．

● PABA 排泄率（%）＝

$$\frac{(\text{投与後 PABA 濃度} - \text{投与前 PABA 濃度}) \times \text{尿量 (mL)} \times 100}{[\text{投与した PABA 量 (mg)}] \times 10^3}$$

生体内での動態

規定因子と測定機序

● PFD はパラアミノ安息香酸（PABA）がチロシンとペプチド結合した合成ペプチドである．

● PFD は消化管で吸収されないが，膵液中の α-キモトリプシン特異的にペプチド結合が切断され，安息香酸，チロシン，PABA に分解される．

●安息香酸と PABA は腸管から吸収され，肝臓で抱合され，主に馬尿酸，p-馬尿酸となって，尿中に排出される．

参考になる検査とその意義（セクレチン試験）

●セクレチン試験は，BT-PABA 試験同様膵外分泌機能試験である．

●感度，特異度は PT-PABA 試験に優る．

● 12 時間絶食後の早朝空腹時に，膵液採取用二重管ゾンデを経口挿入し，X 線透視下

で先端部を十二指腸第三部におく．
- 30 mmHg の陰圧で，胃液と十二指腸液を別々に採取する．
- 膵液は前採液後，セクレチン 100 単位を生食 20 mL に溶解して，2 分間かけて静注し，10 分間ずつ，6 分画（60 分間）を氷冷しながら採取する．
- 採取後液量，重炭酸塩濃度，アミラーゼ活性を測定する．
- 重炭酸塩濃度に加えて，膵酵素分泌量と膵液量の両者あるいは一方が減少していれば，慢性膵炎と診断される．

診断へのアプローチ

- BT-PABA 試験には，α-キモトリプシンによる腸管での「分解」，小腸での PABA の「吸収」，肝臓での「抱合」，および腎臓での「排出」の 4 過程が含まれており，「分解」以外の過程は異常がないという仮定のもとで検査を行っている．

ピットフォール

- 消化酵素製剤，制酸薬，利胆薬の服用は，本検査に影響を与えうる．
- 芳香族アミンを有するサルファ剤，サイアザイド系利尿薬，スルホニルウレア製剤などは，検査 3 日前に休薬．
- 高度肝機能障害では PABA 抱合化低下，あるいは高度腎臓障害（血清クレアチニン 2 mg/dL 以上）では，PABA 排泄が低下する．

予後とフォローアップ

- 本試験で診断できるのは，高度な膵外分泌機能障害で，軽症～中等度の障害の診断には不十分である．

■文献

1）大槻　眞：BT-PABA 試験．生体・機能検査の ABC．日本医師会雑誌 120：S170-171，1998
2）越智浩二，原田英雄：セクレチン試験．日本医師会雑誌 120：S166-168，1998

（松浦知和）

ICG 試験（インドシアニングリーン試験）

indocyanine green test

ICG は血液から肝細胞に取り込まれ，胆汁中に排出される色素である．ICG の血中排出は，肝循環動態と肝細胞機能に依存する．このため，ICG の血中停滞率は，肝機能障害で上昇する．

検体の採取・取り扱い・保存

①早朝空腹時，安静臥位で前採血を行う
②体重 1 kg あたり 0.5 mg の ICG を注射用蒸留水に溶解し，肘静脈より 30 秒以内に注入する
③ 15 分後に反対側の肘静脈より採血する
④血清を分離し，血清 1 mL あたり 2 mL の生食を加え，分光光度計（波長 805 nm）で血中 ICG 濃度を測定する
⑤静脈注射直後の ICG の最大血中濃度の理論値は 1 mg/dL であり，これを 100% として ICG 15 分停滞率（ICG R15）を表示する

- ICG は光に不安定なので，採血後血清は早く測定するか，冷暗所に保存する

基準値・測定法

- 15 分停滞率　10% 以下

高値

- 肝硬変
- 急性肝炎（急性期）
- 慢性肝炎（活動期）
- 体質性黄疸のなかで Rotor 症候群

意義・何がわかるか？

- ICG の血中から肝細胞への移行に影響する，有効肝血液量と肝細胞の ICG 摂取能から評価した肝機能検査．
- 肝硬変患者の肝予備能，手術適応の判断に利用される．

生体内での動態

規定因子と測定機序

- ICG は血中ではリポ蛋白と結合して肝臓に運ばれ，類洞から肝細胞に取り込まれる．
- 肝細胞では，ICG は抱合を受けることなく，胆汁中に排出される．

参考になる検査とその意義

- ICG 血漿消失率（ICG K 値）
  5, 10, 15 分で採血し，その血中濃度から半減期（$t_{1/2}$）を求める．
  血漿消失率 K 値＝$0.693/t_{1/2}$
  基準範囲　0.187±0.019 肝硬変では低下．
- ICG 最大除去率（ICG Rmax）
  ICG の負荷量を 0.5〜5 mg/kg 体重の範囲で少なくとも 2 回以上変えて投与し，各々の K 値から Rmax が求められる．X 軸に投与量の逆数，Y 軸に ICG 除去率（R）の逆数をプロット（Lineweaver-Burk プロット）し，直線の Y 切片の逆数が Rmax となる．基準範囲 3.18±1.62 mg/kg/分

● BNP（スルフォブロモフタレイン）試験

BNP は血清蛋白への結合力が弱く，肝臓ではグルタチオン抱合を受け，腎臓でも一部排泄されることから，肝機能検査としては用いられなくなった．しかし，Dubin-Johnson 症候群や Rotor 型過ビリルビン血漿では，診断的価値がある．

診断へのアプローチ

- K 値ともよく相関するのは小葉の改築，次いで門脈域の線維化で，慢性肝炎の診断に有用である．
- Rmax は肝機能予備能を表す方法としてきわめて有用で，肝硬変では Rmax 0.2 以下では 1 年以内の死亡確率が高い．肝切除以外の肝臓外科手術では術前 Rmax が 0.4 mg/kg/分以上であれば予後良好である．肝切除術でも術後 Rmax 0.4 mg/kg/分以上であれば予後は良好である．
- R15 は K 値と逆相関し，簡易なため，肝機能検査に最もよく用いられる負荷試験である．

ピットフォール

- 著しい肥満や痩せた患者，腹水や浮腫患者では，標準体重に基づいて ICG 投与を決めるべきである．
- 心疾患などで心拍出量減少，門脈塞栓などで有効肝血流量の低下があると，ICGR15 は高値を示す．

予後とフォローアップ

- 肝切除症例において残存肝臓の Rmax が 0.4 以上で，CT で測定した単位肝容積あたりの Rmax が 0.8 μg/kg/分/cm^3 以上であれば回復は良好であるが，0.5 μg/kg/分/cm^3 以下であれば長期生存が難しい．

■文献

1）滝川　一：肝のクリアランス試験．生体・機能検査の ABC．日本医師会雑誌 120：S175-176，1998

（松浦知和）

Ⅱ. 内分泌学的検査

成長ホルモン（GH）

growth hormone

成長ホルモン（GH）は，191個のアミノ酸よりなる単鎖ポリペプチドホルモンである．蛋白同化，脂肪分解などさまざまな代謝作用を有し，小児期では成長促進に重要な役割をもつホルモンで，脳下垂体前葉のGH分泌細胞で合成・分泌される．主にGH分泌不全性低身長症や下垂体性巨人症，成人GH分泌不全症や先端巨大症など，視床下部・下垂体機能障害が疑われる際に測定する．

検体の採取・取り扱い・保存

- 血中GH：30分以上安静の後採血し，血清分離し測定する．血清は凍結にて約6ヵ月保存可能である

基準値・測定法

- 血中GH：男性0.17 ng/mL以下，女性0.28～1.64 ng/mL
- RIA法
- キット間較差の是正のため，2005年よりリコンビナントGHの標準品化が進んでいる

高値

- 先端巨大症・下垂体性巨人症（GH産生下垂体腺腫や異所性GHRH産生腫瘍），GH不応症（Laron症候群），肝障害，腎不全，神経性食思不振症などの低栄養状態

低値

- GH分泌不全性低身長症，成人GH分泌不全症，汎下垂体機能低下症，甲状腺機能低下症，肥満・過栄養，向中枢神経薬の服用，グルココルチコイドの薬理量投与など

意義・何がわかるか？

- GHの末梢ホルモンに相当する血清IGF-I値とペアで測定することで，GH分泌動態に影響を及ぼす各種疾患の診断に利用できる．また先端巨大症・下垂体性巨人症の治療効果判定にも有用である．

生体内での動態

規定因子と血中レベルを決める機序

- GHは脳下垂体前葉のGH分泌細胞で合成され，律動的に分泌される（1日数回のパルス：図）[1]．日内変動があり，夜間や睡眠中に分泌が多い．ほかにも食事，運動，ストレスなどの影響を受ける[2]．加齢とともに分泌は低下する．

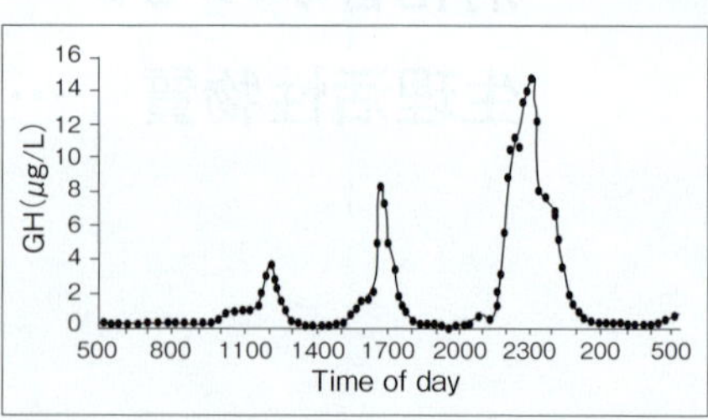

図　健常人での1日のGHパルス状分泌の一例[1]

- 視床下部ホルモンである成長ホルモン放出ホルモン（GHRH）により促進的に，ソマトスタチン（GIF）により抑制的に調節

される．また，主に胃で産生するグレリンによってもGH分泌は刺激される．また下位ホルモンであるIGF-Ⅰからはネガティブフィードバックを受ける．

異常値の出るメカニズム

- GH産生下垂体腺腫による自律性過剰産生があるとGH高値となり，糖負荷試験などの抑制試験でも十分抑制を受けなくなる．稀に異所性GHRH産生腫瘍によりGH過剰産生をきたす場合もある．
- 栄養状態不良（神経性食思不振症など）では，IGF-Ⅰ低下やグレリン上昇などもあり，GHは高値となる．
- 腫瘍や炎症，虚血，放射線治療，外傷，くも膜下出血などによる視床下部や下垂体茎・下垂体機能の障害はGH分泌不全の要因となる．
- 薬理量のグルココルチコイドは，GH分泌を抑制しうる．

参考になる検査とその意義

- 血中IGF-ⅠはGH依存性に分泌され，GHよりも半減期が長く安定なため，血清IGF-Ⅰ測定と組み合わせることにより，GHの分泌動態をより正しく評価することができる．
- 各種GH分泌刺激試験，GH分泌抑制試験がGH分泌異常の確定診断に有用である．
- GH分泌異常の原因究明には，下垂体MRIなどの画像検査も重要である．

診断へのアプローチ

- 健常人のGHはパルス状に分泌し変動が大きいため，血中GH値の単回測定だけで確定診断に至ることは少ない．血清IGF-Ⅰとあわせて評価するとともに，GH分泌不全性低身長症，成人GH分泌不全症などのGH分泌不全を疑う際はGH分泌刺激試験を，先端巨大症，下垂体性巨人症などのGH分泌過剰症を疑う際はGH分泌抑制試験を行うことで確定診断に至る．

ピットフォール

- 前述のとおり，GHはパルス状に分泌され，食事，運動，ストレスなどの影響を受けるので単回・単独測定では確定診断に至れない．
- 先端巨大症に対し，成長ホルモン受容体拮抗薬であるペグビソマントで治療中の場合，血中GH測定に干渉し，内因性GH分泌を反映した値を得られない．

予後とフォローアップ

- 予後は原疾患によって異なる．
- 先端巨大症については，治療による血中GH値が予後規定因子の一つとなっている[3]．
- GH分泌不全症では，ガイドラインに従ってGH補充を考慮する．

■文献

1）Dimaraki EV, Jaffe CA, DeMott-Friberg R et al：Acromegaly with apparently normal GH secretion：implications for diagnosis and follow-up. J Clin Endocrinol Metab 87（8）：3537-3542, 2002

2）Iranmanesh A, Grisso B, Veldhuis JD：Low basal and persistent pulsatile growth hormone secretion are revealed in normal and hyposomatotropic men studied with a new ultrasensitive chemiluminescence assay. J Clin Endocrinol Metab 78：526-535, 1994

3）Bates AS, van't Hoff W, Jones JM et al：An audit of out-come of treatment in acromegaly. Quarterly Journal of Medicine 86：293-299, 1993

（檀原尚典，盛田幸司，田中祐司）

成長ホルモン放出ペプチド-2（GHRP-2）負荷試験

growth hormone releasing peptide-2 test

成長ホルモン分泌不全症（GHD）を疑った際に施行する成長ホルモン（GH）分泌刺激試験の一つである．刺激が強力で再現性が強く，副作用（低血糖など）も少なく，簡便（1時間で終了）なため，特に成人での検査では汎用されるようになってきた．副腎皮質刺激ホルモン（ACTH）の分泌も刺激するが，これについてはまだ判定基準などは確立していない．

検体の採取・取り扱い・保存

- 静脈ルートを確保し30分以上安静の後，前採血したうえで，注射用GHRP 100 μg（4～18歳の小児では2 μg/kg：最大100 μg）を静注する．その後15分おきに60分後まで採血し，血清分離のうえ，GHを測定する．ACTH系も評価する場合は，検体は氷冷でただちに血漿分離を行い，冷凍保存する

基準値・測定法

- 成人の場合，血清GH頂値が9 ng/mL以下（リコンビナントGHが測定の標準品）であるときGH低反応（重症成人GH分泌不全症に該当）と判定する[1]．中等度の分泌不全と正常反応を判別する基準は未確立である
- 小児の場合，血清GH頂値が10 ng/mL（同）以下で重症GH分泌不全性低身長症に該当，16 ng/mL（同）以下では中等症GH分泌不全性低身長症に該当するレベルと判定する[1]．16 ng/mL（同）を超える場合は正常反応である

高値	●分泌刺激試験であり，高反応は正常である
低値	●GH分泌不全性低身長症，重症成人GH分泌不全症（原疾患は多岐にわたる）

意義・何がわかるか？

- 成長ホルモン放出ペプチド-2（GHRP-2）は下垂体GH産生細胞への直接作用（グレリンの作用点である，GH放出促進因子（GHS）受容体の刺激）もあるが，それ以上に視床下部の内因性GHRH分泌（＋抗ソマトスタチン作用）を介した刺激でGH分泌を促すと考えられている[2]．GH分泌不全の診断とともに，ほかの刺激試験との比較により障害部位の推定にも有用である．
- また，GHRP-2は視床下部を介しACTH分泌も促進する（機序は不明な点も多い[3]）が，ACTH分泌不全症への診断の有用性はまだ検証が十分でない．

生体内での動態

規定因子と血中レベルを決める機序

- 前述の通り，GHRP-2は主に視床下部を介して下垂体からのGH分泌を促進させる．よって下垂体のGH産生機能のみならず，視床下部機能も本試験の反応性に関係する．

異常値の出るメカニズム

- 下垂体GH産生細胞の障害，ないしは視

床下部機能障害があると本試験でのGH反応は減弱する．

参考になる検査とその意義

- GHRHは下垂体GH産生細胞にGHRH受容体を介して直接働くことから，GHRH負荷試験と組み合わせることにより，GH分泌障害の責任病巣（視床下部障害もしくは下垂体障害）を推測できる場合がある．
- ほかにインスリン負荷試験，アルギニン負荷試験，L-DOPA負荷試験，グルカゴン負荷試験(小児ではクロニジン負荷試験も)がGH分泌不全症（GHD）の診断に使用される．状況によっては，GHD確定診断に複数の負荷試験を要する．

診断へのアプローチ

- 小児では成長障害がある場合（乳幼児では低身長を認めない場合でもGH分泌不全が原因と考えられる症候性低血糖がある場合），頭蓋内器質性疾患やほかの下垂体ホルモン分泌不全がある場合などにGHDを疑う．
- 成人では，頭蓋内器質性疾患の存在ないし既往歴，治療歴または周産期異常の既往がある場合，易疲労感，スタミナ・集中力・気力低下などの自覚症状があり，皮膚乾燥・菲薄化，体毛柔軟化，体脂肪（内臓脂肪）増加，除脂肪体重低下，骨量・筋力低下などの諸所見がある場合，ほかの下垂体ホルモン分泌不全がある場合などにGHDを疑い，GHとIGF-Ⅰの基礎値測定や本試験実施を考慮する．
- GHDの診断には厚生労働科学研究費補助金難治性疾患克服研究事業「間脳下垂体機能障害に関する調査研究班」の手引きが参考になる．

ピットフォール

- 重症型以外の成人GH分泌不全症（AGHD）を診断できる本試験基準値はまだ定まっていない．
- 小児に関しては，2008年3月に厚生労働省研究班「GH分泌不全性低身長症の診断の手引き（2007年度改訂）」で本試験が診断のための検査として採用されているが，まだ小児慢性特定疾患認定のための基準としては書き加えられていない（今後，加わると予想される）．

予後とフォローアップ

- GHD（AGHD含め）の診断を適切に行い加療することで，予後の改善が期待できる．

■文献

1）日本内分泌学会：成人成長ホルモン分泌不全症の診断と治療の手引き（平成21年度改訂）

2）朝倉由美，室谷浩二，佐藤武志 他：GHRP-2負荷試験の有用性と限界．ホルモンと臨床 59（3）：225-230，2011

3）Kimura T, Shimatsu A, Arinura H et al：Concordant and discordant adrenocorticotropin（ACTH）responses induced by growth hormone-releasing peptide-2（GHRP-2）, corticotropin-releasing hormone（CRH）and insulin-induced hypoglycemia in patients with hypothalamopituitary disorders：evidence for direct ACTH releasing activity of GHRP-2. Endocr J 57：639-644, 2010

（檀原尚典，盛田幸司，田中祐司）

成長ホルモン放出ホルモン（GHRH）負荷試験

growth hormone releasing hormone

成長ホルモン放出ホルモン（GHRH）は視床下部から分泌されるペプチドホルモンで，下垂体門脈を通り下垂体前葉に達し，成長ホルモン（GH）分泌を促進する．本試験はそのGHRHを末梢より投与し，GH分泌能を調べる検査である．現在，本試験は成長ホルモン分泌不全症（GHD）の公的な診断基準に採用されていない[1)]が，ほかの刺激試験と組み合わせることで，GH分泌障害の責任病巣（視床下部性／下垂体性）鑑別の一助となる．

検体の採取・取り扱い・保存

- 静脈ルートを確保し30分以上安静の後，前採血したうえで，GHRH（注射用GRF）100 μg（5〜18歳の小児では1 μg/kg）を静注する．その後30分おきに120分後まで採血し，血清分離のうえ，GHを測定する

基準値・測定法

- GHDの公的な診断基準に採用されていないことから，判定基準も正式なものは存在しないが，血清中GHの頂値（多くは60〜90分後）が3 ng/mL（リコンビナントGHを標準品とする測定）以下の場合，低反応と判断する

高値

- 分泌刺激試験であり，反応高値は正常である．しかし，本試験は下垂体GH産生細胞を直接刺激する試験であるため，視床下部障害によるGHDの一部でも反応を認める場合がある

低値

- GH分泌不全性低身長症，成人GH分泌不全症（原疾患は多岐にわたる）
- 高齢者や肥満者でも低反応を認める

意義・何がわかるか？

- GHRH受容体を介し，下垂体前葉GH産生細胞を直接刺激する負荷試験であり，下垂体自体のGH分泌能が評価できる．よってほかの視床下部を介した刺激試験と比較することで，障害部位の推定の一助となる．

生体内での動態

規定因子と血中レベルを決める機序

- 下垂体前葉のGH分泌能，GHRH反応性が負荷試験の結果を規定する．

異常値の出るメカニズム

- 下垂体GH産生細胞の障害があると本試験でのGH反応は減弱する．
- 加齢により，下垂体GH産生細胞のGHRH反応性は低下する．加齢によるGH分泌の低下には，ソマトスタチンの分泌亢進，GHRHの分泌低下などが関与すると推定されている[2)]．
- 肥満では，下垂体GH産生細胞のGHRH反応性は低下する．これにはソマトスタチンの分泌亢進が関与すると推定されている[2)]．

参考になる検査とその意義

- GHRHは下垂体GH産生細胞にGHRH受容体を介して直接働くが，一方でGHRP-2は視床下部の内因性GHRH分泌を介した刺激でGH分泌を促すと考えられており，GHRP-2負荷試験と組み合わせることにより，GH分泌障害の責任病巣を推測できる場合がある．
- ほかにインスリン負荷試験，アルギニン負荷試験，L-DOPA負荷試験，グルカゴン負荷試験(小児ではクロニジン負荷試験も)がGH分泌不全症（GHD）の診断に使用される．

診断へのアプローチ

- 本試験はGHDの公的な診断基準に採用されていない[1]ため，ほかのGH分泌刺激試験をもって，GHDの診断を行う．

ピットフォール

- GH分泌抑制系であるソマトスタチンの影響を強く受けるため，GHRHでの反応性には個人差が大きく，同一被験者での再現性もあまり高くない．また視床下部機能を評価できない．このため，GHDの公的な診断基準にも採用されていない[1]．
- 下垂体に疾患を有していなくても，肥満や加齢(特に40歳以上)だけで低反応を示す．

予後とフォローアップ

- GHDの診断を適切に行い加療することで，予後の改善が期待できる．

■文献

1) 日本内分泌学会：成人成長ホルモン分泌不全症の診断と治療の手引き（平成21年度改訂）

2) 南　史郎：GH/IGF-Ⅰの分泌調整および経年変化．“成人成長ホルモン分泌不全症の臨床” 千原和夫，寺本明，藤枝憲二 編．メディカルレビュー社，pp 35-47, 2006

（檀原尚典，盛田幸司，田中祐司）

インスリン低血糖試験

insulin loading test

インスリン投与による低血糖が，視床下部を介してGHおよびACTH，コルチゾール系を刺激する分泌刺激試験．成長ホルモン分泌不全症（GHD）の診断および副腎皮質機能低下症で視床下部・下垂体・副腎系（HPA axis）を統合的に評価する目的で施行する．

検体の採取・取り扱い・保存

- 早朝空腹時に安静臥床後30分以上経過した状態で検査を開始する．速効型インスリン0.1単位/kg体重を静注し，静注前および静注30，60，90分後に採血しておのおのの血糖値，血清GH，血漿ACTH，血清コルチゾール値を測定する．血漿検体は採血後ただちに氷冷し遠心分離は4℃の条件下で行う

基準値・測定法

- GH基準値：成人で頂値＞3 ng/mL，小児で頂値＞6 ng/mL（静注30～60分後に頂値となることが多い）．なお，数値はリコンビナントGHを標準品とした測定法での値である
- ACTH基準値：頂値が前値の2倍以上（静注30～60分後に頂値となることが多い）
- コルチゾール基準値：頂値≧15 μg/dL（静注60～90分後に頂値となることが多い）

高値

- GH系とACTH系の分泌刺激試験であるため，高値となるのが正常

低値

- GH系は，成人でGH頂値≦3 ng/mL，小児でGH頂値≦6 ng/mLのときGHDと判定する．原因疾患にはトルコ鞍内～外の腫瘍（下垂体腺腫，頭蓋咽頭腫，ラトケ嚢胞など），視床下部･下垂体領域の手術や放射線治療後，頭部外傷，リンパ球性下垂体炎，Sheehan症候群（周産期異常による下垂体障害）などがある
- ACTH系は，ACTH頂値が前値の2倍未満かつコルチゾール頂値＜15 μg/dLのとき中枢性副腎皮質機能低下症と判定する．原因疾患としてはGHDと同様な視床下部・下垂体疾患に加え，ACTH単独欠損症，CRH単独欠損症なども挙げられる

意義・何がわかるか？

- GHDの診断が可能であるとともに，HPA axisの評価では視床下部・下垂体・副腎の全レベルを統合的に評価することが可能で，より生理的なストレス応答反応を評価できる．

生体内での動態

規定因子と血中レベルを決める機序

- インスリン投与による低血糖が，視床下部のグルコレセプターを刺激して視床下部から成長ホルモン放出ホルモン（GHRH）を分泌促進し，また，ソマトスタチンの分泌を抑制することによりGH分泌を促進

する[1]．

- 低血糖ストレスは同様に視床下部を刺激し，CRH などの分泌を刺激することにより ACTH，コルチゾールの分泌を促す．

異常値の出るメカニズム

- 視床下部・下垂体いずれのレベルにおける分泌障害であっても，本試験での GH 反応，ACTH/コルチゾール反応は低下しうる．

参考になる検査とその意義

- 血清 IGF-Ⅰ値：GHD の所見として GH の末梢ホルモンに相当する血清 IGF-Ⅰ値の低値を認める．
- GHRP-2 負荷試験など，ほかの GH 分泌刺激試験
- CRH 負荷試験など，ほかの ACTH 分泌刺激試験
- 細は他項に譲る．

診断へのアプローチ

- GHD については，小児では成長障害のエピソード，成人では頭蓋内器質性疾患の既往歴や周産期異常の既往歴が診断のヒントになる．自覚症状としては易疲労感，スタミナ低下，集中力低下，うつ状態，気力低下，性欲低下などがあり，身体所見には皮膚の乾燥と菲薄化，体毛の柔軟化，体脂肪（内臓脂肪）の増加，ウエスト/ヒップ比の増加，骨量低下，筋力低下などが挙げられる．
- 中枢性副腎皮質機能低下症では，ACTH-コルチゾール系分泌不全による症状として倦怠感，食思不振，嘔気嘔吐，低ナトリウム血症，低血糖などがあり，こうした副腎不全徴候から疑って精査を行う．
- 本試験は低血糖昏睡や副腎不全の誘発など，リスクの大きい検査なため，適応は慎重に検討する（ほかの刺激試験で代用できないか？をまず検討）．
- GH 系や ACTH 系の分泌異常が検出されたら，画像検査にて視床下部・下垂体の器質的病変評価も行う．

ピットフォール

- インスリン投与後の血糖値が 50 mg/dL 以下または前値の 50％以下になった場合を有効刺激が得られたと定義し，検査結果を評価できる．
- 基礎疾患に虚血性心疾患やけいれん発作をもつ患者は禁忌である．高齢者への施行も注意が必要である．
- 甲状腺機能亢進症や低カリウム血症でも検査は慎重に行う[2]．
- 糖質コルチコイド，α 遮断薬，β 刺激薬，抗ドパミン作動薬，抗うつ薬，抗精神病薬，抗コリン薬，抗セロトニン作動薬，抗エストロゲン薬など，成長ホルモン分泌に影響を与える薬剤投与中は低反応を示すことがあるため注意を必要とする．
- 甲状腺機能低下症や中枢性尿崩症がある場合は低反応を示すことがあるため，それぞれ，甲状腺ホルモンや DDAVP 投与による治療を行っている期間中に検査する[3]．
- インスリン投与量は副腎皮質機能低下症が強く疑われる症例や，負荷試験開始時の空腹時血糖が 60 mg/dL 以下の症例では投与量を 0.5 単位/kg 体重に減量したり，インスリン抵抗性が強い症例には増量して投与することもある．
- 検査中低血糖が必発するため，低血糖対策が重要である．検査前にベットサイドに 50％グルコース液と静注用のステロイド，簡易血糖測定器を用意しておく．血糖値はインスリン静注後約 15 分後から低血糖症状（発汗，動機，顔面紅潮）が出現し始め，20～30 分前後で最低値となる．その間はベッドサイドで待機し低血糖症状の有無および程度を観察し，適宜患者に声掛けをして状態を把握する．低血糖症状は 45～60 分後には自然消退することが多いが，症状出現時は血糖値を測定し，高度頻脈やけいれんなどの中枢神経症状が出現した場合にはグルコースを静注する．副腎不全で検査継続困難な場合は，ステロイドを静注し，検査を中止する．
- 低血糖発作で途中グルコースを投与した場

合も，有効刺激であれば検査は有効である．

●糖尿病治療中で無自覚性低血糖がある場合など，低血糖が頻繁に生じている状況では，反応閾値が変化し，低反応となる場合もある．

予後とフォローアップ

●原疾患の予後は，おのおのの疾患によって異なる．

●GH欠乏症に対してはGH補充療法を行う．小児には普及しているが，成人に対しても体幹脂肪減少，骨塩増加，筋力増強，血清脂質改善，心機能改善，幸福感向上などの効能が確立し保険適用となっている．

●中枢性副腎皮質機能低下症に対しては，腫瘍などの原疾患の治療とともに欠乏ホルモンの補充を行う．補充は末梢ホルモンであるグルココルチコイドで行う．

■文献

1）成長科学協会：成人成長ホルモン分泌不全診断と治療のガイドライン，2007

2）日本医師会 編：生体・機能検査のABC．医歯薬出版，pp 191-192，1998

3）厚生労働省科学研究費補助金難治性疾患克服研究事業間脳下垂体機能障害に関する調査研究班（大磯ユタカ班長）：成人成長ホルモン分泌不全の診断と治療の手引き．平成21年度総括・分担研究報告書：172-175，2010

（南方瑞穂，盛田幸司，田中祐司）

その他のGH分泌刺激試験（アルギニン負荷試験，グルカゴン負荷試験）

other provocative tests for GH secretion（arginine loading test, glucagon loading test）

成長ホルモン（GH）は脳下垂体前葉よりパルス状に分泌され，血中濃度は常に変動するため，単回採血では評価が困難である．このため間接/直接的に下垂体前葉のGH産生細胞を刺激することでGH分泌能を確認するGH分泌刺激試験は，GH分泌不全症の診断に重要である．アルギニン負荷試験，グルカゴン負荷試験もこうした試験の一つである．

検体の採取・取り扱い・保存

アルギニン負荷試験

- 静脈ルートを確保し30分以上安静の後，前採血（0分値）したうえで，10% L-アルギニン塩酸塩300 mL（小児では5 mL/kgで，最大300 mLまで）を30分かけて持続点滴する．点滴終了時に採血し（30分値）その後30分おきに120分値の分まで採血し，血清分離のうえ，GHを測定する

グルカゴン負荷試験

- 静脈ルートを確保し30分以上安静の後，前採血（0分値）したうえで，グルカゴン1 mg（小児では0.03 mg/kgで，最大1 mgまで）を皮下注射する．その後30分おきに180分値の分まで採血し，血清分離のうえ，GHを測定する

基準値・測定法

- 成人の場合，GHの頂値が3 ng/mL（リコンビナントGHを標準品とするGH測定法）以下であるとき，成人GH分泌不全症（aGHD）と判定する．さらに1.8 ng/mL（同）以下の場合，重症aGHDと判定する
- 小児の場合，血清GH頂値が6 ng/mL（同）以下では中等症GH分泌不全性低身長症に該当，さらに3 ng/mL（同）以下で重症GH分泌不全性低身長症に該当すると判定する．6 ng/mL（同）を超える場合は正常反応とする

高値	●分泌刺激試験であり，反応高値は正常である
低値	● GH分泌不全性低身長症，成人GH分泌不全症（原疾患は多岐にわたる）

意義・何がわかるか？

アルギニン負荷試験

- アルギニンは視床下部のソマトスタチン分泌抑制を介してGH分泌を増加させると考えられている．このためGH分泌不全の診断とともに，ほかの機序の異なる刺激試験との比較により，病態推定にも有用である．

グルカゴン負荷試験

- グルカゴン負荷による血糖上昇後，膵β細胞からのインスリン分泌が促進されることで血糖が降下し低血糖となる．その結果，視床下部のグルコレセプターが刺激さ

れ，視床下部のGH放出ホルモン（GHRH）分泌促進，ソマトスタチン分泌抑制が生じ，下垂体からのGH分泌が増加すると考えられている．このためGH分泌不全の診断とともに，ほかの機序の異なる刺激試験との比較により病態推定にも有用である．

生体内での動態

規定因子と血中レベルを決める機序

●前述のように，アルギニン，グルカゴンともに視床下部を介して下垂体からのGH分泌を促進させる．よって下垂体のGH産生・分泌能のみならず，視床下部機能（ソマトスタチンやGHRHなど）も本試験の反応性に関係する．

異常値の出るメカニズム

●下垂体GH産生細胞の障害，ないしは視床下部機能障害があると本試験でのGH反応は減弱する．

●加齢（特に40歳以上）や肥満では視床下部のソマトスタチン分泌が亢進するとされており，本試験でのGH反応も低下する[1]．

参考になる検査とその意義

●アルギニン負荷試験，グルカゴン負荷試験のほかに，インスリン負荷試験，GHRP-2負荷試験が成人GH分泌不全症（aGHD）の診断に使用される．重症成人GH分泌不全症が疑われる場合は，禁忌でない限り，精度の高いインスリン負荷試験かGHRP-2負荷試験を第一選択とする．小児のGH分泌不全性低身長症では，インスリン負荷試験，クロニジン負荷試験，L-dopa負荷試験も診断に使用される．

診断へのアプローチ

GHDの診断は次のステップをふむ

●成人において，頭蓋内器質性病変の合併ないしその既往/治療歴，または周産期異常の既往のあり，GHを含めて複数の下垂体ホルモンの分泌低下がある場合，前述の負荷試験のうち1種類の負荷試験でaGHDの確定診断に至るが，それ以外の場合には確定診断に複数の負荷試験を要する[2]．

●小児では，前述の条件に成長障害が伴っている場合，もしくはGH分泌不全に基づく症候性低血糖がある場合，前述の負荷試験のうち1種類の負荷試験で確定診断に至るが，それ以外の場合には確定診断に複数の負荷試験を要する[3]．

ピットフォール

●特異度が高くない．肥満者では偽陽性（反応低下）を示すことが多い．

●負荷試験に時間がかかる．

●アルギニン負荷試験では，薬剤の血管外漏出が起きないよう注意が必要である．また稀ながらアナフィラキシーの報告もあるため，アレルギーの既往のある患者には注意が必要である．また高クロール性アシドーシスの患者では代謝性アシドーシスを悪化させる可能性があり注意を要する．

●グルカゴン負荷試験では，低血糖のリスクについて注意が必要である．

予後とフォローアップ

●GHDの診断を適切に行い加療することで，予後の改善が期待できる．

■文献

1）南　史郎：GH/IGF-1の分泌調整および経年変化．"成人成長ホルモン分泌不全症の臨床" 千原和夫，寺本明，藤枝憲二 編．メディカルレビュー社，pp 35-47，2006

2）日本内分泌学会：成人成長ホルモン分泌不全症の診断と治療の手引き（平成21年度改訂）

3）日本内分泌学会：成長ホルモン分泌不全性低身長症の診断の手引き（平成19年度改訂）

（檀原尚典，盛田幸司，田中祐司）

75 g 経口ブドウ糖負荷試験（先端巨大症・下垂体性巨人症の診断）

75 g oral glucose tolerance test (diagnosis of a cromegaly and pituitary gigantism)

本試験は糖尿病の診断に用いる検査であるが，先端巨大症や下垂体性巨人症といった成長ホルモン（GH）自律・過剰分泌の診断にも利用される．健常人でGH はパルス状（1 日数回）に分泌されるため，単回の GH 測定で高値であっても，過剰分泌との診断は確定できない．本試験は GH 分泌抑制作用のあるブドウ糖を投与し，パルス状分泌を打ち消し，GH 底値をあぶりだすことで，自律・過剰分泌の有無を診断するものである．

検体の採取・取り扱い・保存

- 試験は早朝・安静・空腹時に施行する．30 分以上安静臥床後，前採血を行い，トレーラン G® 1 本（ブドウ糖 75 g）を服用する．以後 30 分おきに 120 分後まで採血し，GH や血糖を（必要に応じ IRI も）測定する
- 採血後に血清を遠心分離して測定するが，GH 測定用の血清は凍結にて約 6 ヵ月保存可能である

基準値・測定法

- わが国では，nadir GH（糖負荷後最低値）<1.0 ng/mL（リコンビナント GH を標準品とする GH 測定法）が正常域とされ，平成 22 年度改訂の「先端巨大症および下垂体性巨人症の診断と治療の手引き」にも明記されている．しかし GH 測定感度の上昇に伴う解析の進歩により，海外では nadir GH <0.4 ng/mL を正常域として提唱する報告がある[1,2]．わが国でも基準の改定が待たれる

高値

高値のとき（＝GH 抑制不十分）

- 先端巨大症・下垂体性巨人症（術後の場合は治療不十分例または無効例）
- 制御不良な糖尿病，肝疾患，腎疾患，青年例で，時に GH 抑制不十分になる場合がある

低値

低値のとき（＝GH が正常域にまで抑制）

- 健常人，もしくは先端巨大症・下垂体性巨人症の治療後寛解例

意義・何がわかるか？

- 本試験での nadir GH は，GH 分泌の日内リズムにおける trough GH 値（底値）とよく一致する[3]．GH の健常なパルス状分泌を打ち消すことで，GH の非生理的な自律･過剰分泌の有無を評価することができ，先端巨大症・下垂体性巨人症の診断に利用される．

生体内での動態

規定因子と血中レベルを決める機序

- 糖負荷によって GH が抑制される機序に

ついては，視床下部によるソマトスタチン分泌の促進，GHRH 分泌の抑制などを介すると考えられているが，視床下部機能に依存しないとの「否定的な報告」[4] もあり，明確な機序は不明である．

● nadir GH は，年齢や BMI と負の相関，および性差が指摘されている[5]．

異常値の出るメカニズム

● 先端巨大症や下垂体性巨人症などで，GH 産生下垂体腺腫（や異所性 GHRH 産生腫瘍など）が存在すると GH は自律性に分泌するため，糖負荷による GH の抑制が消失する．また血糖管理不良な糖尿病，肝疾患，腎疾患で GH 抑制不十分になることもある．

参考になる検査とその意義

● GH の分泌総量の指標として，血清 IGF-Ⅰ測定は有用である．

● GH 産生下垂体腺腫の画像評価には下垂体造影 MRI 検査が有用である．

● 先端巨大症・下垂体性巨人症と診断された場合，内科治療有効性検討のため，オクトレオチド負荷試験やブロモクリプチン負荷試験が有用である．

● 先端巨大症・下垂体性巨人症では TRH 負荷試験や GnRH 負荷試験で GH が奇異性に上昇する場合があり，必要に応じ補助診断や治癒判定に利用される．

診断へのアプローチ

● 先端巨大症や下垂体性巨人症を疑う身体所見を認めた場合，まず GH や IGF-Ⅰを測定する．確定診断には本試験を用いるが，nadir GH が＜1.0 ng/mL に抑制されても，本症を完全には否定できない[1,2]ので，IGF-Ⅰ値も参考に総合的に評価する．

● 下垂体腺腫の有無評価には下垂体造影 MRI 検査を行う．

● 先端巨大症・下垂体性巨人症の診断には，「先端巨大症および下垂体性巨人症の診断と治療の手引き（平成 22 年度改訂）」（厚生労働科学研究費補助金難治性疾患克服研究事業 間脳下垂体機能障害に関する調査研究班）が参考となる．

ピットフォール

● 前述のように，本試験での nadir GH の正常域については，さまざまな議論がある．nadir GH が＜1.0 ng/mL（わが国の基準）に抑制されても，先端巨大症・下垂体性巨人症を完全に否定できるものではない．

● また，年齢や BMI，性別，栄養状態，肝腎疾患によっても nadir GH の値は影響される．血糖管理不良な糖尿病，肝疾患，腎疾患の一部では偽陽性（自律分泌なくとも GH 抑制不十分）になることもある．

予後とフォローアップ

● 先端巨大症・下垂体性巨人症の治療後の予後については，治療後の本試験での nadir GH の値，IGF-Ⅰの正常化の有無が影響する．手術例で十分な低下が得られなかった場合は，内科治療や放射線治療，再手術など，症例ごとに適切な治療を追加し，制御に努める．

■文献

1）Melmed S, Casanueva F, Cavagnini F et al：Consensus statement：medical management of acromegaly. Eur J Endocrinol 153：737-740, 2005

2）Giustina A, Chanson P, Bronstein MD et al：A consensus on criteria for cure of acromegaly. J Clin Endocrinol Metab 95：3141-3148, 2010

3）Dimaraki EV, Jaffe CA, Demott-Friberg R et al：Acromegaly with apparently normal GH Secretion：Implications for diagnosis and follow-Up. J Clin Endocrinol Metab 87：3537-3542, 2002

4）Verrua E, Filopanti M, Ronchi CL et al：GH response to oral glucose tolerance test：a comparison between patients with acromegaly and other pituitary disorders. J Clin Endocrinol Metab 96：E83-E88, 2011

5）Arafat AM, Mohlig M, Weickert MO et al：Growth hormone response during oral glucose tolerance test：the impact of assay method on the estimation of reference values in patients with acromegaly and in healthy controls, and the role of gender, age, and body mass index. J Clin Endocrinol Metab 93：1254-1262, 2008

（江戸直樹，盛田幸司，田中祐司）

ブロモクリプチン負荷試験

bromocriptine test

ドーパミンアゴニストであるブロモクリプチン投与により，GH 産生下垂体腺腫では GH の奇異性低下が，プロラクチーマをはじめとする高プロラクチン (PRL) 血症の多くでは PRL の低下がみられることから，GH 産生下垂体腺腫の補助診断と治療効果予想，プロラクチノーマなどの治療効果予想のため，本試験を実施する．

検体の採取・取り扱い・保存

- 早朝空腹時に実施する．GH 産生下垂体腺腫に対し施行する場合，前採血後（その後軽い朝食を可とする報告があるが，筆者らは「朝食止め」で施行）ブロモクリプチン 2.5 mg を内服させ，2・4・6・8 時間後（場合によっては 12・24 時間後も）に採血し，GH と PRL を測定する．内服後 4 時間以降は通常食摂取を許可する
- プロラクチノーマなどの高 PRL 血症に対し施行する場合，同薬内服前と内服後 1 時間おきに 6 時間後まで採血し，PRL を測定する．PRL のみの測定の場合，食事の影響は少なく，制限しなくてもよい

基準値・測定法

- GH：健常人では GH は前値より上昇する．GH 産生下垂体腺腫の場合，GH が前値の 1/2 以下に抑制された場合，奇異性低下ありと判定する（通常 1〜2 時間で低下し始め，4〜8 時間で最小値をとる）
- PRL：健常人でも PRL は低下する．プロラクチノーマなどで PRL が前値の 1/2 以下に抑制された場合，治療効果ありと判定する

高値

高値（＝抑制不十分）のとき

- GH：健常人では GH は負荷後上昇する．ブロモクリプチン抵抗性の GH 産生下垂体腺腫では抑制不十分となる
- PRL：ブロモクリプチン抵抗性プロラクチノーマ

低値

低値（＝抑制十分）のとき

- GH：ブロモクリプチンが有効な GH 産生下垂体腺腫
- PRL：ブロモクリプリン有効なプロラクチノーマなどの高 PRL 血症

意義・何がわかるか？

- GH 産生下垂体腺腫やプロラクチノーマにおける，ブロモクリプチンの内分泌的治療有効性が事前に検証できる．

生体内での動態

規定因子と血中レベルを決める機序

- 健常者では，ドーパミンアゴニストは視床下部の GHRH 分泌を介し GH 分泌を促進するが，GH 産生下垂体腺腫では腺腫細胞に D_2 受容体が発現しており，その直接作

用で GH 分泌が低下する．PRL はもともと視床下部からのドーパミンにより抑制性に調整されているため，外因性のドーパミンアゴニストにより，PRL 分泌細胞の D_2 受容体を介し分泌が抑制される．いずれも腫瘍による D_2 受容体を介した反応性の程度が規定因子となる．

異常値の出るメカニズム

- GH 産生下垂体腺腫やプロラクチノーマでの腫瘍細胞 D_2 受容体を介した反応性の程度が負荷試験での結果を左右する．プロラクチノーマでは，ドーパミンアゴニスト抵抗性と D_2 受容体 long isoform の mRNA 量の減少とが相関する[1)]．

参考になる検査とその意義

- 先端巨大症・下垂体性巨人症の診断のためには，GH/IGF-Ⅰ値の基礎値測定や 75 g OGTT が施行される．また GH 産生下垂体腺腫やプロラクチノーマの画像診断として，下垂体造影 MRI を施行する．

診断へのアプローチ

- 前述の検査に加え，厚生労働科学研究費補助金 難治性疾患克服研究事業の間脳下垂体機能障害に関する調査研究班が作成している「先端巨大症および下垂体性巨人症の診断と治療の手引き（平成 22 年度改訂）」「プロラクチン（PRL）分泌過剰症の診断と治療の手引き（平成 22 年度改訂）」が参考となる．

ピットフォール

- 有害事象として，消化器症状（悪心・嘔吐）や起立性低血圧，頭痛などが生じることがあり，事前の説明と症状出現時の臥位・座位安静指示など，適切な対応が求められる．頭痛の際には下垂体卒中の鑑別も必要である．
- 最近はドーパミンアゴニストとしてより強力なカベルゴリンを使用することが多くなった．本試験でカベルゴリンの長期効果をどの程度正確に予想できるかは不明な点もある[2)]．

予後とフォローアップ

- GH 産生下垂体腺腫の場合，ドーパミンアゴニスト単独での治療効果は限定的であり，手術を中心に総合的な治療戦略が求められる．プロラクチノーマの典型例の場合，ドーパミンアゴニストで腫瘍縮小も期待でき，治療の第一選択となる場合が多いが，薬剤抵抗例などでは手術を考慮する．

■文献

1) Shimazu S, Shimatsu A, Yamada S et al：Resistance to dopamine agonists in prolactinoma is correlated with reduction of dopamine D_2 receptor long isoform mRNA levels. Eur J Endocrinol 166（3）：383-390, 2012
2) Suda K, Inoshita N, Iguchi G et al：Efficacy of combined octreotide and cabergoline treatment in patients with acromegaly：a retrospective clinical study and review of the literature. Endocr J 60（4）：507-515, 2013

（盛田幸司，小山正剛，田中祐司）

オクトレオチド試験

octreotide test

視床下部や膵消化管由来のソマトスタチンは，GH や TSH，種々の膵消化管ホルモンの分泌を抑制するホルモンで，血中半減期は2～4 分程度である．半減期を長くしたソマトスタチンアナログ製剤は，上記のホルモン過剰分泌症への治療薬として使用される．オクトレオチドはこのアナログ製剤の一つで，(主に先端巨大症・下垂体性巨人症に対し）有効性や効果持続性検討のため，本試験を施行する．

検体の採取・取り扱い・保存

●試験は早朝・安静・空腹時に施行する．30 分以上安静臥床後，前採血を行い，オクトレオチド酢酸塩 50 μg を皮下注射する．以後，2 時間おきに 8 時間後まで採血し，目的のホルモン（GH 産生下垂体腺腫であれば GH，他疾患ではおのおの TSH，ACTH，インスリン，ガストリン，グルカゴンなど該当するもの）を測定する（必要に応じ血糖値も測定）．GH 測定の場合は血清を用い，冷蔵（2～8℃）で 8 時間，－20℃で 2 ヵ月保存可能である（検体量：血清 0.3 mL）

基準値・測定法

GH

●負荷試験で前値の 1/2 以下に GH が減少した場合，オクトレオチド有効と判定する（先端巨大症，下垂体性巨人症では約 70％の症例でこの基準を満たす抑制を認める）

TSH その他

●決まった判定基準はないが，適宜低下度合いや低下効果持続時間をみて，有効性検討の参考にする

高値

高値のとき（＝目的のホルモンが抑制されない）

●先端巨大症・下垂体性巨人症でオクトレオチド抵抗性の腫瘍．TSH 産生腫瘍でオクトレオチド抵抗性の腫瘍．Cushing 病（通常 ACTH はあまり抑制されないことが多い）．膵消化管・神経内分泌腫瘍（NET）でオクトレオチド抵抗性の腫瘍

低値

低値のとき（＝目的のホルモンが抑制される）

●先端巨大症・下垂体性巨人症でオクトレオチド反応性の腫瘍．TSH 産生腫瘍でオクトレオチド反応性の腫瘍．異所性 ACTH 産生腫瘍の一部（気管支カルチノイドなどでは ACTH が抑制されることが多い）．膵消化管・神経内分泌腫瘍（NET）でオクトレオチド反応性の腫瘍

意義・何がわかるか？

●オクトレオチドは，GH 産生下垂体腺腫やTSH 産生下垂体腺腫，種々の膵消化管・神経内分泌腫瘍，カルチノイドに発現するソマトスタチン受容体（SSTR）のうち，主に SSTR 2（と 5）のサブタイプに結合しホルモン分泌を抑制，時に腫瘍縮小効果も発揮する．その受容体数とホルモン分泌抑制度には密接な関係がある[1]．このため，本試験でホルモンが十分に抑制されれば，SSTR 2（や 5）の発現によりオクトレオチドが治療に有効と予想できる．また単回皮下注射の際の効果持続時間も評価できる．

生体内での動態

規定因子と血中レベルを決める機序

●SSTR は G 蛋白共役型膜受容体で，先に述べたように 5 つのサブタイプ（SSTR1～5）が存在する．ソマトスタチンアナログはサブタイプごとに親和性が微妙に異なり，腫瘍での SSTR2（や 5）の発現率の高さがオクトレオチドでのホルモン抑制効果と相関する[2]．

異常値の出るメカニズム

●SSTR を発現していても，SSTR 2（や 5）の発現が低い腫瘍の場合，オクトレオチドを投与しても，目的のホルモンの分泌は抑制されにくい．

参考になる検査とその意義

●オクトレオチドの有効性を確認する目的としては，本試験を行うのが簡便で最もよいと考えられる．

診断へのアプローチ

●先端巨大症・下垂体性巨人症の診断そのものについては，厚生労働科学研究費補助金難治性疾患克服研究事業　間脳下垂体機能障害に関する調査研究班による「先端巨大症および下垂体性巨人症の診断と治療の手引き（平成 22 年度改訂）」を参考に行う．

●TSH 産生下垂体腺腫についても，診断そのものは同班による「TSH 産生下垂体腫瘍の診断の手引き（平成 22 年度改訂）」を参考に行う．

●先端巨大症・下垂体性巨人症，あるいはTSH 産生下垂体腺腫，ないしは各種神経内分泌腫瘍（NET）と診断された後，内分泌学的なオクトレオチド有効性を検証する目的で，本試験を実施する．

ピットフォール

●オクトレオチドは血糖調節に関して拮抗し合う複数のホルモンの分泌を抑制するため，投与後の血糖値の変動（高血糖・低血糖）に注意が必要である．

●本試験はあくまで単回皮下注射での内分泌学的反応を見ているにすぎず，徐放製剤の筋肉注射による長期使用時の効果や，腫瘍縮小効果まで予測するには限界もある．GH 産生下垂体腺腫では稀だが，NET などでは長期使用によるエスケープ現象も知られている．

●投与後の副作用として，嘔吐，胃部不快感，下痢などの消化器症状をきたすこともある．

予後とフォローアップ

●本試験でオクトレオチドの有効性を評価し，治療を考慮する．オクトレオチド治療ではホルモン分泌抑制効果と腫瘍縮小・安定化効果が期待される．

●徐放性製剤投与中は，胆石形成や糖尿病悪化などの有害事象が生じないか，注意してフォローする．

■文献

1）島津　章 他：末端巨大症及び下垂体性巨人症に対するSM201-995（酢酸オクトレオチド）の多施設臨床試験．日本内分泌学会会誌 65（7）：640，1989

2）堀口和彦，山田正信：薬物療法の分子メカニズム．下垂体腫瘍のすべて．医学書院，pp 99-105，2009

（田中　碧，盛田幸司，田中祐司）

インスリン様成長因子（IGF-Ⅰ）（ソマトメジンC）

insulin like growth factor-1（somatomedin C）

IGF-Ⅰ（insulin like growth factor-Ⅰ：ソマトメジンC）は，70アミノ酸基からなる7.5kDaのポリペプチドであり，プロインスリンと構造が類似し，relaxinやinsulinなどと同じペプチドホルモンファミリーに属している．血中IGF-Ⅰの大半は，成長ホルモン（GH）依存性に産生された肝臓由来とされ，GHの分泌総量の指標となる[1]．また栄養状態も反映する．運動，ストレス，睡眠，食事の影響をほとんど受けず日内変動が少ないため，単回採血での評価には適している．

検体の採取・取り扱い・保存

- IGF-ⅠはGHと異なり，食事や運動，ストレス，睡眠による影響を受けず，日内変動も少ない．一方，血清分離後4℃保存であると不活性化するため，冷却遠心後の血清は−20℃以下で保存する

基準値・測定法

- IGF-Ⅰは年齢（思春期に最高となり加齢とともに低下）や性の影響を受けるため，年齢・性別ごとの基準値を用いて評価する（表）[2]
- 測定方法はRIA固相法（IRMA）である

高値
- 先端巨大症，下垂体性巨人症，IGF-Ⅰ抵抗性低身長症，妊娠後期，腎機能障害

低値
- GH分泌不全性低身長症，成人GH分泌不全症，汎下垂体機能低下症，Laron型低身長症，IGF-Ⅰ遺伝子欠損による低身長症，思春期遅発症，甲状腺機能低下症，肝硬変，低栄養（神経性食思不振症など），心不全，コントロール不良の糖尿病

意義・何がわかるか？

- 特異的な顔貌や容姿，高・低身長などといった成長ホルモン系の異常が疑われる場合のスクリーニングとして行われる．
- また，先端巨大症・下垂体性巨人症の治療効果判定にも有用である．

生体内での動態

規定因子と血中レベルを決める機序

- 血中IGF-Ⅰの大半はGH依存性に肝臓より産生されたものであり，GHの合成能や分泌状態を反映するとされる．
- 一方，血中IGF-Ⅰの大部分が肝臓に依存するため，肝機能や栄養状態などの影響を受ける．
- また，下垂体におけるGH合成・分泌は甲状腺ホルモンの影響を受けるため，甲状腺ホルモンの作用が低下するような病態ではIGF-Ⅰも低値となる．

異常値の出るメカニズム

- 血中IGF-ⅠはGH依存性であり，GH過

表　血中IGF-Ⅰ濃度基準範囲

平成24年改定

男性					年齢	女性				
−2SD	−1SD	中央値	+1SD	+2SD		−2SD	−1SD	中央値	+1SD	+2SD
142	214	301	405	526	18	188	247	326	431	574
143	210	292	389	501	19	182	238	311	408	539
142	204	280	368	470	20	175	226	293	381	499
139	197	265	345	436	21	168	214	275	355	459
135	188	251	323	405	22	161	204	259	331	425
131	180	237	304	379	23	155	195	247	312	397
128	173	226	287	356	24	151	189	237	297	375
125	167	216	273	337	25	147	183	228	286	358
119	163	212	268	329	26	146	180	223	274	336
116	159	208	262	322	27	141	176	217	267	328
114	155	203	256	315	28	137	171	212	261	320
111	152	199	251	309	29	133	166	206	254	312
109	149	195	246	303	30	129	162	201	248	304
107	146	191	241	297	31	126	158	196	242	297
105	143	187	237	292	32	122	154	192	237	290
103	141	184	233	287	33	119	150	187	231	283
102	138	181	229	283	34	115	146	183	226	277
100	136	178	226	279	35	112	142	178	221	271
99	134	175	222	275	36	109	139	174	216	265
97	132	173	219	272	37	106	135	170	211	260
96	131	171	217	269	38	103	132	166	207	254
95	129	168	214	266	39	100	129	163	203	250
94	127	166	212	263	40	98	126	159	199	245
94	126	165	209	261	41	95	123	156	195	240
93	125	163	207	259	42	93	120	153	191	236
92	124	161	206	257	43	90	117	150	188	233
92	123	160	204	255	44	88	115	147	185	229
91	122	159	202	253	45	87	113	145	182	226
90	120	157	199	250	46	85	111	142	180	224
90	120	156	199	250	47	83	109	140	177	221
89	118	154	197	248	48	82	108	138	176	219
88	117	153	196	246	49	81	106	137	174	218
87	116	152	194	245	50	80	105	135	172	216
87	115	151	193	243	51	79	104	134	171	215
86	114	149	192	242	52	78	102	133	169	213
85	114	148	190	240	53	77	101	131	168	212
84	113	147	189	239	54	76	100	130	167	211
84	112	146	188	238	55	75	99	129	165	210
83	111	145	187	237	56	74	98	128	164	208
82	110	144	186	236	57	73	97	126	162	207
81	109	143	185	235	58	72	95	125	161	205
80	108	142	184	233	59	71	94	123	159	203
79	107	141	182	232	60	70	93	121	157	201
77	105	140	181	230	61	69	91	120	155	198
76	104	138	180	228	62	68	90	118	153	196
75	103	137	178	226	63	66	88	116	151	194
73	101	135	176	224	64	65	87	114	149	191
72	100	134	174	221	65	64	85	112	146	188
70	98	132	172	219	66	62	84	110	144	186
68	96	130	170	216	67	61	82	109	142	183
66	95	128	168	213	68	60	80	107	139	180
65	93	126	165	209	69	59	79	105	137	177
63	91	124	162	206	70	57	77	103	135	175
61	89	122	160	202	71	56	76	101	133	172
58	87	119	157	198	72	55	75	100	131	170
56	84	117	153	194	73	54	73	98	129	167
54	82	114	150	190	74	53	72	96	127	165
52	80	112	147	185	75	52	71	95	125	163
50	78	109	144	181	76	50	69	93	123	160
48	75	106	140	177	77	49	68	92	121	158

「厚生労働科学研究費補助金 難治性疾患克服研究事業 間脳下垂体機能障害に関する調査研究班 診断と治療の手引き」に附表として記載されている血中IGF-Ⅰ濃度基準範囲.

剰産生（先端巨大症など）やIGF-Ⅰ受容体の作用低下がある病態では高値となる．また，妊娠後期にも高値となり，腎機能障害ではクリアランスの低下によって高値となる．

- 一方，GHの産生量低下や作用低下（異常GHやGH受容体異常など）により低値となる．
- また，肝硬変や低栄養，重症の糖尿病では，IGF-Ⅰを産生する肝機能の影響を受けてIGF-Ⅰは低値となる．

参考になる検査とその意義

- 上位ホルモンに相当するGHの評価はIGF-Ⅰを評価するうえで，不可欠である．そのうえで，GH過剰分泌を疑う所見がある場合は75 g OGTTなどのGH分泌抑制試験を，GH分泌不全を疑う所見がある場合はGHRP-2試験やインスリン低血糖試験などのGH分泌刺激試験を検討する．下垂体性小人症では，IGFBP-3（インスリン様成長因子結合蛋白3型）の測定も参考となる．
- 画像検査として，下垂体造影MRIなどで下垂体病変の有無を確認することも重要である．

診断へのアプローチ

- IGF-ⅠとともにGHを測定する（GHの検体採取については別項参照）．両者が高値で特徴的な身体所見などを有する場合，先端巨大症・下垂体性巨人症を疑う．下垂体造影MRIで腺腫の有無を評価しつつ75 g OGTTでGH抑制の有無を確認する．
- 両者が低値で低身長などのGH作用低下を疑う所見がある場合，GHDを疑う．IGFBP-3測定や，GH分泌刺激試験を行う．また，ほかの下垂体ホルモン系や頭蓋内器質性疾患の評価も行う．
- IGF-Ⅰが低値でGHが高値で低身長などの所見を認める場合，Laron型低身長症を疑う．しかし，頻度は稀であり，多くは肝硬変や低栄養などの肝臓でのIGF-Ⅰ産生低下の影響を見ていることがあるので，これらを慎重に除外していく必要がある．

ピットフォール

- IGF-Ⅰ値に影響しうる，妊娠や肝機能，甲状腺機能，栄養状態，糖尿病など有無には注意を要する．また年齢・性別により基準値が異なることには注意を要する．

予後とフォローアップ

- 予後は原疾患によって異なる．
- 先端巨大症などGH産生下垂体腺腫によるものは，経蝶形骨洞的腫瘍摘出術や内科治療，放射線治療によりIGF-Ⅰ値を制御することで，予後改善が期待できる．
- GHDでは適切なGH補充により，予後の改善が期待できる．

■文献

1) Thissen JP, Ketelslegers JM, Underwood LE：Nutritional regulation of the insulin-like growth factors. Endocr Rev 15：80-101, 1994
2) Isojima T, Shimatsu A, Yokoya S et al：Standardized centile curves and reference intervals of serum insulin-like growth factor-Ⅰ（IGF-Ⅰ）levels in a normal Japanese population using the LMS method. Endocr J 59（9）：771-780, 2012
3) 厚生労働科学研究費補助金難治性疾患克服研究事業間脳下垂体機能障害に関する調査研究班：成長ホルモン分泌不全性低身長の診断と治療の手引き．平成19年度総括・分担研究報告所，2008

（江戸直樹，盛田幸司，田中祐司）

プロラクチン（PRL）

prolactin

PRL は下垂体前葉から分泌され，乳汁分泌促進作用や中枢性に性腺機能を抑制する作用を有する．女性に原因不明の無月経や乳汁分泌を認める場合，高 PRL 血症である可能性がある．男性では性腺機能低下以外に高 PRL 血症特有の臨床症状が現れるわけではないため，疑わしい場合には血清 PRL 濃度を測定し，高 PRL 血症の鑑別を行う．低 PRL 血症では女性で出産後の乳汁分泌低下を認める．

検体の採取・取り扱い・保存

- 測定検体：血清（採血後血清を分離し凍結保存する）
- 保存期間：6 ヵ月まで
- 検体量：血清 0.3 mL

基準値・測定法

- PRL：男性：3.58～12.78 ng/mL
  女性（非妊娠時）：6.12～30.54 ng/mL
  （妊娠中）：10～209 ng/mL
  （閉経後）：20 ng/mL 以下
- RIA 法，EIA 法，FIA 法

高値

- 下垂体疾患（プロラクチノーマ，ほかの下垂体腺腫の一部），下垂体茎部断裂
- 視床下部疾患（腫瘍，肉芽腫，外傷，脳炎）
- 原発性甲状腺機能低下症
- 妊娠，分娩後（Chiari-Flommel 症候群），薬剤性高プロラクチン血症
- 胸部からの求心神経路刺激（胸壁や頸椎の疾患）
- マクロプロラクチン血症
- 腎不全

低値

- 下垂体機能低下症，Sheehan 症候群

意義・何がわかるか？

- 血清 PRL 濃度を測定することで，上記疾患をはじめとした無月経や乳汁漏出などの原因疾患を鑑別することができる．

生体内での動態

規定因子と血中レベルを決める機序

- PRL は下垂体前葉から分泌される．
- PRF（prolactin releasing factor） と PIF（prolactin inhibiting factor）が視床下部より産生されるが，生理的には主に PIF が PRL 分泌を制御している．

- TRH か VIP，ほかに VIP と共通の前駆物質に由来する PHI（peptide histidine isoleucine）などに PRL 分泌促進作用があり[1]，PRF として知られる視床下部で産生されるドーパミンは下垂体に対して PRL 産生を抑制し，PIF とともに PRL 分泌を抑制する．
- PIF が生理的に主たる調節因子であるため，視床下部と下垂体の連続性が絶たれると血清 PRL は上昇する．
- エストロゲンは PRL の分泌を促進させるが，PRL 受容体を減少させることで，PRL の生理作用を抑制する．

異常値の出るメカニズム

- PIF による抑制が優位であるため，視床下部や下垂体茎部の障害，ドーパミン産生を抑制する薬剤の使用により PRL は高値を示す．
- ドーパミンのレセプターに作用する apomorphin や bromocriptine などのドーパミンアゴニストはドーパミン同様に PRL 分泌を抑制し，ドーパミン拮抗薬は PRL 分泌を促進する．
- 原発性甲状腺機能低下症では，甲状腺ホルモンの低下によって視床下部からの TRH の分泌が亢進し，その結果 PRL 分泌が亢進する．
- 外傷，胸壁帯状疱疹など胸壁や頸椎の疾患により胸部からの末梢求心性神経刺激があるときには PRL 分泌亢進を生じる場合がある．
- マクロプロラクチン血症では PRL に対する自己抗体（主に IgG）と PRL の複合体形成によってクリアランスの低下が起こり，血清 PRL は高値を示すが，無症状で経過する[2]．
- 慢性腎不全では PRL の代謝・排泄の遅延や PRF の蓄積により血清 PRL 高値となる．

参考になる検査とその意義

分泌刺激試験

- TRH 負荷試験：潜在的高 PRL 血症の判断に用いられる．正常人では血清 PRL は上昇する．下垂体 PRL 産生腫瘍では基礎値は高いが反応は弱い．機能性障害では正常人と同じ反応がみられることが多い．
- PRL 分泌低下症では，血清 PRL 値が 1.5 ng/mL 未満であり，TRH 負荷に対し血清 PRL の反応性の低下または欠如がみられる．
- Sulpiride 負荷試験：機能性高 PRL 血症ではよく反応する．下垂体腺腫や視床下部障害では反応が悪い．

分泌抑制試験

- L-dopa 負荷：下垂体腫瘍ではやや反応不良であり，逆に機能性高 PRL 血症はよく反応する．視床下部障害の症例には反応しないものもある．

診断へのアプローチ

- 血清 PRL 値が 200 ng/mL を超える場合には下垂体 PRL 産生腫瘍である可能性が高い．
- それ以下の場合には視床下部・下垂体疾患の症状，甲状腺機能異常に伴う症状，薬剤服用歴などを聴取し，画像検査（CT, MRI），ほかの内分泌機能検査を加えて鑑別を進める．

ピットフォール

- アッセイによる標準物質の種類により判定が異なることがある．
- 基準値や刺激試験の反応値には性差や妊娠の有無などが影響する．
- マクロプロラクチン血症の確認には，簡便な PEG 法によるスクリーニングが望ましい[3]．

予後とフォローアップ

- プロラクチノーマ：典型的なプロラクチノーマでは，薬物療法が第一選択となることが多い．
  - ・手術療法→蝶形骨洞下垂体腺腫摘出術
  - ・薬物療法→ドーパミン作動薬
  - ・放射線療法
- プロラクチノーマ以外での高プロラクチン血症：視床下部疾患に対しては原因疾患へ

の治療．治療で血清 PRL が正常化しなければドーパミン作動薬で治療．甲状腺機能低下症の場合には甲状腺ホルモン投与．薬剤によると考えられるものは可能なら投与中止．原因不明のもの，経口避妊薬や分娩後の高 PRL 血症にはドーパミン作動薬で治療．

- 無月経に対する治療：高 PRL 治療に伴う無月経は，通常血清 PRL が正常化すれば改善し，妊娠に成功するものが多い．
- PRL 分泌不全では授乳期の女性では乳汁分泌が低下するものの，その他で生命に影響を及ぼす事象はないため，現時点で PRL 補充は不要とされている．

■文献

1）高野幸路：高プロラクチン血症の鑑別診断．内分泌・糖尿病・代謝内科 34（2）：101-107，2012
2）服部尚樹，石原　隆，島津　章：マクロプロラクチン血症．HORM FRONT GYNECOL 18（3）：285-293，2011
3）Vieira JG, Tachibana TT, Obara LH et al：Extensive experience and validation of polyethylene glycol precipitation as a screening method for macroprolactinemia. Clin Chem 44（8 Pt 1）：1758-1759，1998

（田中　碧，盛田幸司，田中祐司）

甲状腺刺激ホルモン（TSH）

thyroid stimulating hormone

TSH は，211 アミノ酸基からなる糖ペプチドであり，FSH/LH と同様に α と β の 2 つのサブユニットから構成される．下垂体前葉の TSH 分泌細胞（thyrotroph）から分泌され，甲状腺を刺激し甲状腺ホルモンを分泌させる．視床下部－下垂体－甲状腺系の機能評価で測定される．

検体の採取・取り扱い・保存

- 早朝空腹時の測定が望ましいが，食事の影響はほとんど受けない．TSH は比較的安定であり，検体採取後速やかに分離しておけば，低温でも数日間，凍結保存で数年は安定である[1)]

基準値・測定法

- 基準値はおおよそ 0.5～4.5 μIU/mL とされるが，測定法ごとに基準値が設定されているので，そちらを参照していいただきたい．一般に性別の影響は受けないとされる．また，高齢になるにつれ TSH は上昇する傾向がある[2)]．また，女性では妊娠によって生理的に変動する．測定方法は近年 CLIA 法が中心で，ECLIA 法でも測定される

TSH 高値のとき

● FT_3，FT_4 が高値のとき	TSH 産生下垂体腫瘍や甲状腺ホルモン不応症
● FT_3，FT_4 が基準範囲内のとき	潜在性の原発性甲状腺機能低下症
● FT_3，FT_4 が低値のとき	原発性甲状腺機能低下症，視床下部性甲状腺機能低下症の一部

TSH 基準範囲内のとき

● FT_3，FT_4 が高値のとき	TSH 産生下垂体腫瘍や甲状腺ホルモン不応症
● FT_3，FT_4 が基準範囲内のとき	正常
● FT_3，FT_4 が低値のとき	non-thyroidal illness の一部（FT_3 のみ低値のこともあり），中枢性甲状腺機能低下症の一部（主に視床下部性）

TSH 低値のとき

● FT_3，FT_4 が高値のとき	甲状腺機能亢進症（バセドウ病，Plummer 病，中毒性多結節性甲状腺腫，妊娠性一過性甲状腺機能亢進症など），破壊性の甲状腺中毒症（亜急性甲状腺炎，無痛性甲状腺炎，出産後破壊性甲状腺炎など）
● FT_3，FT_4 が基準範囲内のとき	潜在性甲状腺機能亢進症，潜在性甲状腺中毒症
● FT_3，FT_4 が低値のとき	中枢性甲状腺機能低下症の一部(主に下垂体性)，non-thyroidal illness の一部（FT_3 のみ低値のこともあり）

意義・何がわかるか？

- TSH は変化が鋭敏であり，症状などから視床下部－下垂体－甲状腺系の異常が疑われる場合，最初のスクリーニングとして有

用である．

生体内での動態

規定因子と血中レベルを決める機序

- 視床下部ホルモンであるTRHの刺激により合成，分泌が促進される．一方，甲状腺ホルモンによりネガティブフィードバックを受け，分泌は抑制される．
- 甲状腺ホルモン以外では，ドパミン，ソマトスタチン，グルココルチコイドでもTSH分泌が抑制される．
- 午前に低く，午後から深夜にかけて高くなる日内変動を有する．

異常値の出るメカニズム

- 原発性の甲状腺機能異常や中毒症では，甲状腺ホルモンによるネガティブフィードバックの変化によりTSHも影響される(甲状腺ホルモンの高低よりも先にTSHが変化するため，潜在性の病態も捉えられる)．
- TSH産生下垂体腺腫の自律性TSH分泌，甲状腺ホルモン不応症でのフィードバック障害では，甲状腺ホルモンと不釣り合いにTSHが高値となる（不適切TSH分泌症候群：SITSH）．
- 下垂体TSH産生細胞の障害ではTSHは低下する．視床下部のTRH分泌が障害された場合，糖鎖が異なり生理活性が低く，半減期の長いTSHが下垂体より産生され，TSH測定では種々の値をとりうる．

参考になる検査とその意義

- TSH下位ホルモンであるFT_3，FT_4のいずれか(主にFT_4)との同時評価は必須である．

診断へのアプローチ

- 先に述べた「異常値の出るメカニズム」を参考に，FT_3ないしはFT_4（主にFT_4）との同時評価により診断する．
- 不適切TSH分泌症候群を疑う場合，抗T_4抗体や抗T_3抗体，異種抗体，異常アルブミンなどによる偽高値が除外されれば，TSH産生下垂体腺腫と甲状腺ホルモン不応症が鑑別対象となる．家族歴の確認，下垂体造影MRIやTRβ遺伝子検索などでの鑑別を考慮する．
- 中枢性甲状腺機能低下症を疑う場合，下垂体MRIでの器質的疾患の鑑別，ほかの下垂体ホルモン系の異常の有無を検索する．予備能評価には下垂体前葉刺激試験を考慮する．またTRH負荷試験は視床下部性・下垂体性の部位鑑別に時に有用となる（視床下部性で遅延反応）．
- 甲状腺原発の疾患が疑われる場合は，甲状腺に関する各種検査(甲状腺自己抗体など)で鑑別を進める．

ピットフォール

- non-thyroidal illness（消耗性疾患に対する生体の適応現象）でも基準値を逸脱しうる．また薬剤によるドパミン様作用，ソマトスタチン様作用，グルコココルチコイド作用などでもTSHは抑制される．

予後とフォローアップ

- 予後は原疾患によって異なる．
- TSH産生下垂体腺腫の場合，経蝶形骨洞的手術を考慮する．必要に応じ，術前からソマトスタチンアナログ製剤を投与する．甲状腺ホルモン不応症の場合は，治療を要しないことも多い．
- 中枢性甲状腺機能低下症の場合，原疾患に即した治療を行う．ホルモン補充に関しては，コルチゾール系補充の是非を優先して判断・対処した後，レボチロキシンナトリウム（L-T_4）を補充する．
- non-thyroidal illnessでは，原則として補充を必要としない．
- 甲状腺原発の疾患の場合は，疾患に即して対処する．

■文献

1）森村匡志，村上正巳：甲状腺刺激ホルモン（TSH）．日本臨床 68（suppl 7）：244-247，2010
2）Hollowell JG et al：J Clin Endocrinol Metab 87：489-499, 2002

（江戸直樹，盛田幸司，田中祐司）

甲状腺刺激ホルモン放出ホルモン（TRH）負荷試験

thyrotropin releasing hormone test

TRH（thyrotropin-releasing hormone：甲状腺刺激ホルモン放出ホルモン）は視床下部から放出されるペプチドホルモンで，下垂体前葉でのTSH分泌を刺激・生理的に調節し，またPRL分泌も刺激する．TRH負荷試験は，合成TRHを末梢投与し，TSHやPRLの分泌予備能の評価や，先端巨大症・下垂体性巨人症におけるGH奇異反応の評価を行うものである．また，TSH不適切分泌症候群（SITSH）の鑑別の一助として行うこともある．

検体の採取・取り扱い・保存

- 早朝空腹時（8〜10時），安静臥床30分以上で実施する．TRH注0.5 mg「タナベ」® 1アンプル（下垂体の器質的病変が大きいなど，下垂体卒中が懸念される場合は0.2 mgに減ずる：「ピットフォール」参照）を約30秒かけて静注し，投与前と投与後30，60，90，120分後に採血する．採血後，血清分離を行いTSHやPRL（必要によりGH）を測定する．なお，視床下部性甲状腺機能低下症を疑う場合は投与前と投与120分後のFT_3も測定し判定の一助とする．なお，検体は凍結保存でTSHは数年，GH，PRLは約6ヵ月測定可能であり，冷蔵保存では約12週測定可能である

基準値・測定法

- 正常な場合，TSHは頂値が6 μU/mL以上，ないしは前値の2〜10倍に上昇し，30分までにピークとなる．また，FT_3の明確な判定基準はないが，120分後に前値の29〜37%（平均32%）上昇するとの報告がある[1)]
- PRLは前値の2倍以上，あるいは30 ng/mL以上に上昇すれば，正常と評価する
- GHは前値の2倍以上に上昇した場合，奇異反応ありと評価する

高値

高値（正常〜過剰反応や奇異反応）のとき

- TSH：視床下部性甲状腺機能低下症で遅延反応を認めることがある．甲状腺ホルモン不応症では正常〜過大反応することが多い[2)]
- PRL：機能性高PRL血症
- GH：先端巨大症・下垂体性巨人症の一部で奇異反応を認める（神経性食思不振症やうつ状態，慢性腎不全，肝硬変症でも認められることがある）

低値

低値（無〜低反応）のとき

- TSH：下垂体性甲状腺機能低下症
  ※また，TSH産生下垂体腺腫でも基礎値が正〜高値で負荷後無〜低反応がみられることが多く，SITSHの鑑別上，特異度が高いとする報告がある[3)]
- PRL：下垂体性PRL分泌不全症
  ※また，プロラクチノーマでは基礎値高値で負荷後低反応を認めることが多い

意義・何がわかるか？

- 下垂体性甲状腺機能低下症での「TSH 分泌予備能」を評価できる．
- 視床下部性甲状腺機能低下症では，TSH の遅延反応と T_3 の反応低下が診断の一助になる．
- TRH に対する PRL の反応性をみることで，潜在性高 PRL 血症の診断の一助となる（なお，プロラクチノーマの診断目的での本試験の有用性は確立していない）．
- GH の奇異反応は先端巨大症・下垂体性巨人症の評価・経過観察の一助になる．

生体内での動態

規定因子と血中レベルを決める機序

- 下垂体 TSH 産生細胞の TRH への反応性，視床下部機能，ネガティブフィードバックに関与する甲状腺ホルモンやそれへの反応性などが，本試験の TSH の反応を規定する．
- PRL の反応には下垂体 PRL 産生細胞の機能などが，GH の反応には GH 産生下垂体腺腫や過形成の TRH 反応性の有無が規定因子となる．

異常値の出るメカニズム

- 下垂体 TSH 産生細胞が腫瘍性，炎症性，虚血性に障害された場合，TSH の反応が低下する．視床下部障害で生理的な TRH 分泌が障害された場合，糖鎖が異なり生理活性が低く，半減期の長い TSH が下垂体より産生され，TSH 遅延反応・FT_3 反応不良が観察される．
- Sheehan 症候群などで広範に下垂体 PRL 産生細胞が障害された場合，PRL の反応が低下する．
- TSH 産生下垂体腺腫やプロラクチノーマでは，自律性分泌により基礎値高値・反応不良を呈しやすい．
- 先端巨大症，下垂体性巨人症において，GH 奇異反応を呈する詳細な機序は不明である．

参考になる検査とその意義

- CRH 負荷試験・GnRH 負荷試験・GHRH 負荷試験，GHRP-2 負荷試験など
- 視床下部や下垂体の器質的疾患であれば，ほかの下垂体ホルモンも障害されている可能性があり，参考となる（CRH・GnRH・GHRH 負荷試験とは同時施行可能）．
- 下垂体造影 MRI：視床下部・下垂体の器質的疾患の鑑別に有用．

診断へのアプローチ

- 前述の内容に加え，厚生労働科学研究費補助金 難治性疾患克服研究事業の間脳下垂体機能障害に関する調査研究班が作成している「診断の手引き」が参考となる．

ピットフォール

- TRH 投与後，一過性に顔面紅潮感，ほてり，動悸，悪心などが出現することがあるが，通常 30 分程度で自然消失する．また稀に下垂体卒中を誘発することがあるため，下垂体腫瘤が巨大な場合は適応を慎重に検討する（もし施行する場合でも，0.2 mg に減じて投与し，万が一激しい頭痛，視力・視野障害を認めた場合は，ただちに MRI 撮影や脳外科相談など，適切に対処する）．
- PRL は性別や（女性の場合）性周期の影響を受ける．
- GH 奇異性反応は，神経性食思不振症やうつ状態，慢性腎不全，肝硬変症でも認められる．

予後とフォローアップ

- 治療法や予後は原疾患によって異なる．

■文献

1）中島康代，山田正信：甲状腺刺激ホルモン．ホルモンと臨床 59（6）：13-18，2011
2）Refetoff S, Weiss RE et al：The syndromes of resistance to thyroid hormone. Endocr Rev 14：348-399, 1993
3）Brucker-Davis F, Oldfield EH et al：Thyrotropin-secreting pituitary tumors：Diagnostic criteria, thyroid hormone sensitivity, and treatment outcome in 25 patients followed at the National Institutes of Health. J Clin Endocrinol Metab 84：476-486, 1999

（江戸直樹，盛田幸司，田中祐司）

黄体形成ホルモン（LH）/卵胞刺激ホルモン（FSH）

luteinizing hormone/follicle stimulating hormone

LH / FSH は，下垂体前葉の性腺刺激ホルモン分泌細胞（gonadotroph）から分泌される性腺刺激ホルモンである．視床下部－下垂体－性腺の機能を反映し，視床下部下垂体疾患や性腺機能異常が疑われる際に測定する．

検体の採取・取り扱い・保存

●検体：血清

●保存：採取後に血清分離（血清の状態で4℃の保存で1週間，－20℃の凍結保存では約1年間の保存が可能）

基準値・測定法

●基準値は，測定法，試薬により異なる

測定方法		CLIA 法		ECLIA 法	
ホルモン		LH（mIU/mL）	FSH（mIU/mL）	LH（mIU/mL）	FSH（mIU/mL）
有経女性	月経期	1.2～8.6	3.6～11.4	1.4～15	3～10
	卵胞期後期	2.9～17.1	2.4～6.0		
	排卵期	5.2～66.8	3.3～25.0	8～100	5～24
	黄体期	0.9～8.4	1.1～5.2	0.5～15	1.3～6.2
閉経女性		15.4～70.3	30.8～125.7	11～50	26～120
男　性		2.0～9.8	1.6～10.6	2.2～8.4	1.8～12

高値・低値を示す主な疾患

●年齢・性別・月経周期・閉経の有無・採取条件に注意が必要である（ピットフォール参照）

LH	FSH	女　性	男　性
↑	↑	卵巣機能機能低下・不全症（卵巣性無月経） Turner 症候群 更年期 中枢性思春期早発症	精巣機能低下・不全症（無精子症） Kleinfelter 症候群 中枢性思春期早発症
↑	→	多嚢胞性卵巣症候群	
→	↑	FSH 産生下垂体腺腫	FSH 産生下垂体腺腫
↓	↓	摂食障害（神経性食思不振症） 視床下部性の性腺機能低下・不全症 下垂体性の性腺機能低下・不全症 高プロラクチン血症 経口避妊薬・GnRH アナログ療法でのダウンレギュレーションなど，薬剤性	Kallmann 症候群 視床下部性の性腺機能低下・不全症 下垂体性の性腺機能低下・不全症 高プロラクチン血症 GnRH アナログ療法でのダウンレギュレーションなど，薬剤性

意義・何がわかるか？

- LH/FSH は，視床下部ホルモンである GnRH，卵巣・精巣からの性ステロイドであるエストロゲン・テストステロンとともに視床下部－下垂体－性腺系を形成する．
- 性腺刺激作用を有し，その機能を賦活する．したがって，LH/FSH 値の評価からその分泌能のみならず，GnRH 分泌能や性腺機能評価が可能で，月経周期異常や精巣機能障害の原因検索として有用である．

生体内での動態

規定因子と血中レベルを決める機序

- LH/FSH はともに下垂体前葉の gonadotroph で合成される．
- 視床下部ホルモンである GnRH が LH/FSH の分泌刺激となる．性ステロイドは視床下部および下垂体に抑制的に作用し，negative feedback を形成する．また性腺由来のインヒビンは FSH を選択的に抑制する．
- LH は卵巣ではエストロゲンなど，精巣ではテストステロンといった性ステロイドの分泌を促進し，FSH は卵巣内の卵胞の発育を促進し，精子形成にも関与する．
- GnRH は視床下部から律動的に分泌されるため LH/FSH の分泌も律動性を有する．LH に比較し FSH の変化は半減期が長いためそれほど顕著ではない．
- 女性排卵期には GnRH とエストロゲンの positive feedback 作用により LH surge と呼ばれる急峻な LH 上昇をきたし，排卵を引き起こす．

異常値の出るメカニズム

- LH/FSH は視床下部－下垂体－性腺系の全体の中で分泌調整されるため，下垂体機能だけでなく，視床下部，性腺の機能状態を反映し異常値を呈する．
- 下垂体自身の障害で，LH/FSH はともに低下する．
- 末梢性の性腺機能低下や閉経により性ステロイドの分泌低下が起こると，視床下部や下垂体に negative feedback がかからず，LH/FSH の分泌は増加する．
- 視床下部障害による長期 GnRH 分泌低下は，gonadotroph の萎縮きたし LH/FSH の分泌低下を招く．

参考になる検査とその意義

- 標的ホルモンとしてエストラジオール，フリーテストステロンなどの同時測定を行う．
- 性腺機能不全・低下症に，高 PRL 血症が関与する場合があり，同時測定は有用である．
- 汎下垂体機能低下が疑われる際には，GH 系，ACTH 系，TSH 系などの下垂体前葉ホルモンの測定が必要．
- 多嚢胞性卵巣症候群では，エストロン/エストラジオール比の高値や血中テストステロンまたは血中アンドロステンジオンの高値を認める．

診断へのアプローチ

- 視床下部－下垂体－性腺系のどこが障害されているか？が重要となる．
- 障害部位検索として，エストラジオール，フリーテストステロン値の評価や，GnRH（LH-RH）テストによる LH/FSH の反応性評価が有用である．
- LH/FSH が低値となる疾患は下垂体障害によるものが多い．視床下部性無月経の場合は LH/FSH は基準値内であることもあるが，前述したように長期の場合に二次的な低下をきたす．
- LH/FSH が高値となる疾患は末梢の性腺機能低下が原因で，視床下部や下垂体への negative feedback が機能しないことが原因である場合が多い．
- GnRH テストでは，下垂体性では LH/FSH ともに無反応ないし低反応を示す．視床下部性では低反応や遅延反応を示す場合が多いが，障害が長期にわたる場合は，下垂体性との鑑別が困難な場合もある．両者の鑑別には GnRH の反復投与（連続負荷試験）が有用なことがある．
- 多嚢胞性卵巣症候群では，LH は上昇するがFSHは正常範囲に保たれることが特徴である．

ピットフォール

- 日内変動を有するPRLと同時に測定する場合，測定時間は午前中ないし夕方がよい[1)]．
- LH/FSHの基礎値測定は卵胞期早期に相当する月経周期の3〜7日目に検査を実施する[1)]．
- LH/FSHのsurgeの観察には排卵期周辺で数回の測定を行う必要がある．
- 閉経期は，エストロゲン分泌低下を反映してLH/FSHの血中レベルは上昇する（FSH＞LH）．
- 性ステロイド使用時は，投与終了後，消退出血があった時点もしくは2週間経たときに採取する[1)]．
- 女性不妊症のスクリーニングとしては月経周期の7〜9日目頃のLH/FSHの測定が有用である[2)]．

予後とフォローアップ

- 治療は病因により異なるが，頭蓋内疾患の場合や骨盤内臓器の疾患が含まれており，ホルモン製剤による薬物療法や外科手術の適応となる疾患も多い．精査と定期的なフォローアップが必要である．

■文献

1）澤田健二郎，森重健一郎，木村　正：卵胞刺激ホルモン（FSH）．日本臨床 68（7）：220-222，2010
2）安井敏之，苛原　稔：女性とホルモン値．産婦人科治療 94（増刊号）：107-112，2007

（草薙真澄，盛田幸司，田中祐司）

GnRH（ゴナドトロピン放出ホルモン）負荷試験

gonadotropin releasing hormone test

視床下部ホルモンであるGnRH（gonadotropin releasing hormone：性腺刺激ホルモン放出ホルモン）を末梢より投与し，下垂体の性腺刺激ホルモン（LH/FSH）分泌能を評価する検査である．下垂体・視床下部疾患，無月経の診断に有用である．また，先端巨大症の補助診断として，GH の奇異反応をみる目的で施行されることもある．

検体の採取・取り扱い・保存

- 女性では月経開始 3～5 日の卵胞期初期に検査を行うのが望ましい．エストロゲンやゲスターゲンなどで治療中の場合は 3 週間以上の休薬期間をおく（消退出血を起こした直後では GnRH に対する反応性が低下し正しく評価できない）
- LH/FSH は食事・運動，ストレスの影響を受けにくいが，GH 測定時は早朝空腹時に検査を行う

基準値・測定法

- 薬物投与前に基礎値を測定．LH-RH 注 0.1 mg（100 μg/1.0 mL）を静注し，30，60 分後に LH と GH, 60, 90 分後に FSH の測定を行う．多嚢胞性卵巣症候群（polycystic ovdries syndrome：PCOS），性腺機能低下症の検査に用いる場合には，LH・FSH とも 15，30，60 分後に測定する

判定基準（※測定値は検査キット・施設によって差がある）

- 正常：LH の頂値：前値の 5～10 倍，FSH の頂値：前値の 1.5～2.5 倍，GH：反応なし
- 低反応：LH の頂値：前値の 5 倍以下，FSH の頂値：前値の 1.5 倍以下
- 過大反応：LH の頂値：35 mIU/mL 以上，FSH の頂値：27 mIU/mL 以上[1)]
- 奇異反応：GH の場合，前値の 2 倍以上に上昇した際に陽性ととる

高値

高値（LH や FSH の過大反応 or GH 奇異反応）のとき

- 多嚢胞性卵巣症候群（PCOS）（LH 分泌亢進と FSH 分泌低下）
- 末梢性の性腺機能低下症
- 先端巨大症の一部で本試験により GH が奇異反応を示す

低値

低値（LH や FSH の低反応）のとき

- 下垂体障害（無～低反応）
  →性腺ホルモンが低値であるにもかかわらず，血中ゴナドトロピンは高値とならない
- 視床下部障害（低～正常反応，頂値が後ろにずれる遅延反応）
  →低反応であっても連続刺激試験で正常反応に復する

意義・何がわかるか？

- 下垂体からのゴナドトロピン（LH/FSH）の分泌予備能が評価できる．
- 排卵障害の障害部位特定の診断がある程度可能である．視床下部性と下垂体性の鑑別の一助ともされるが，視床下部性無月経であっても反応性が低い場合もあり，特異度は高くない．PCOS，卵巣性無月経はゴナドトロピンの基礎値で鑑別できるが，独特の動態を示すため診断に有用である．
- 先端巨大症の補助的診断（先端巨大症の約30%ではGHの奇異反応を認める）となる．

生体内での動態

規定因子と血中レベルを決める機序

- 下垂体から分泌される性腺刺激ホルモン（ゴナドトロピン）であるLH/FSHは，視床下部から分泌される性腺刺激ホルモン放出ホルモン（GnRH）より分泌が刺激され，性腺由来の性ステロイドやインヒビンなどの非ステロイドによりネガティブフィードバックを受ける．

異常値の出るメカニズム

- 視床下部障害：GnRH分泌が低下しているものの，下垂体のGnRHに対する反応性がある程度保たれていると，GnRH投与によるLH/FSH分泌反応を軽度認め（低反応や遅延反応），連続刺激により反応性の回復を認める．
- 下垂体障害：下垂体のGnRHに対する反応性が障害されているため，GnRHを投与しても分泌反応は起こらない．
- 卵巣性無月経や精巣機能障害（末梢性の性腺機能低下症）：ネガティブフィードバックの欠如により，下垂体のLH/FSH分泌は亢進しており，GnRH投与で過大な分泌反応が認められる．
- 多嚢胞性卵胞症候群（PCOS）：GnRHに対する感受性亢進，低濃度ながらも慢性的なエストロゲン増加によるネガティブフィードバックでのFSHの分泌低下などの内分泌代謝の悪循環が認められるが，LHの中等度過剰分泌による卵巣でのアンドロゲン分泌亢進が共通の病態として考えられている[2)]．外因性のGnRH投与により，LHの過剰反応が引き起こされる．
- 先端巨大症でのGnRHに対するGHの奇異反応の原理は不明な点も多い．

参考になる検査とその意義

- GnRH連続負荷試験：下垂体障害と視床下部障害の鑑別．
- GnRH（LH-RH）負荷試験を行った後LH-RH 0.1 mg筋注を2〜7日間行い，GnRH（LH-RH）負荷試験を再度行う．測定はLH/FSHとも30，60，90，120分後に行う．下垂体障害では無〜低反応のままであるが，視床下部障害では反応性の回復を認める．

性腺機能低下症：女性

- クロミフェン負荷試験：中枢性（視床下部，下垂体）排卵障害の診断．
- hMG負荷試験：卵巣性無月経の診断．
- プロゲステロン負荷試験：第一度無月経．
- エストロゲン・プロゲステロン負荷試験：第二度無月経（陰性であれば子宮性無月経）．

性腺機能低下症：男性

- hCG負荷試験：末梢性精巣機能障害と下垂体・視床下部障害の鑑別．

下垂体のほかのホルモンの予備能

- CRH負荷試験・TRH負荷試験・GHRH負荷試験，GHRP-2負荷試験など．
- 視床下部や下垂体の器質的疾患であれば，ほかの下垂体ホルモンも障害されている可能性があり，あわせて検索することが望ましい（CRH・TRH・GHRH負荷試験とは同時施行可能：4者負荷試験）．

先端巨大症

- 75 g経口ブドウ糖負荷試験：先端巨大症ではGHが十分抑制されない．
- TRH負荷試験：GH奇異反応（70%）．

表　判定

		正常	先端巨大症	下垂体障害	視床下部障害	卵巣・精巣障害	PCOS
前値	LH	別項参照*		低値〜正常*1	低値〜正常*1	18 mIU/mL 以上[2)]	比較的高値*2
	FSH	別項参照*		低値〜正常*1	低値〜正常*1	40〜55 mIU/mL 以上[2)]	正常
単回負荷頂値	LH	5〜10 倍		無反応	無〜低反応	過剰	過剰*2
	FSH	1.5〜2.5 倍		無反応	無〜低反応	過剰	正常
	GH	無反応	奇異反応（2 倍以上）				
連続負荷	LH FSH			反応回復せず	反応回復		

*　LH/FSH の基準値については「黄体形成ホルモン（LH）／卵胞刺激ホルモン（FSH）」の項参照.

*1　LH/FSH がともに低値である場合は下垂体障害によることが多い. 視床下部障害では通常はともに正常であるが，障害が高度となるとともに 2 次的に低値となる.

*2　肥満を伴う場合には，LH の基礎値が低く，GnRH に対する反応も低い傾向がある.

診断へのアプローチ

●小児では思春期発来遅延または停止，成人女性では月経異常や不妊など，成人男性では性欲低下やインポテンス，体毛低下，骨量減少などから性腺機能低下症を疑う．そして薬剤性，高度肥満，神経性食欲不振症による性腺機能低下を除外する．LH/FSH，性ホルモン，PRL などを測定し，性腺機能低下症の存在を確認，GnRH 負荷試験施行を検討する．GnRH 試験の結果からは表のように診断する．

ピットフォール

●妊娠，その可能性のある女性では行わない．

●PCOS が疑われる症例では無月経，希発月経を伴っているが，散発的に排卵していることもあるため，基礎体温を測定させ，排卵していないことを確認することが望ましい．

●TRH 負荷試験と同時に行った場合には悪心，尿意，熱感を認めることがあるが，いずれも一過性である．

●下垂体腫瘍がある例では下垂体卒中を誘発することがある．事前に MRI などで下垂体腫瘍の有無を確認しておく．激しい頭痛，視力・視野障害を認めた場合は下垂体卒中の可能性があるので脳神経外科にコンサルトする．

予後とフォローアップ

●原疾患により異なる．

●男性ゴナドトロピン分泌低下症の治療は性ホルモンの補充による二次性徴の発現・成熟および（障害部位に応じて）GnRH（LHRH）間欠皮下注療法または hCG-hMG（rFSH）療法による妊孕性の獲得が主体となる[3)]．

●成人女性のゴナドトロピン分泌低下症の治療に際しては，患者の挙児希望の有無と疾患の重症度を十分検索し，その結果に基づいて適切な治療法を選択する．挙児希望がない場合は性ホルモンの補充を行い，挙児希望がある場合は，妊娠をはかるために排卵誘発を行う[3)]．

●小児期発症のゴナドトロピン分泌低下症の治療は，通常の思春期発来時にあまり遅れない時期に開始することが望ましい[3)]．

●先端巨大症：他項参照．

■文献

1）楢原久司：E. 婦人科疾患の診断・治療・管理　3. 内分泌疾患．日本産婦人科学会雑誌 62：N3-N8，2010

2）丸山哲夫：D. 婦人科疾患の診断・治療・管理　1. 内分泌疾患．日本産婦人科学会雑誌 55：N3-N15，2003

3）ゴナドトロピン分泌低下症の診断と治療の手引き（平成 22 年度改訂版）

（三好優香，盛田幸司，田中祐司）

副腎皮質刺激ホルモン（ACTH）

adrenocorticotropic hormone

ACTHは39個のアミノ酸からなるペプチドホルモンで，下垂体前葉でPOMC（プロオピオメラノコルチン：proopiomelanocortin）と呼ばれる前駆体を経て合成分泌される．副腎皮質の束状層を刺激し，コルチゾールの合成分泌を促進する．ACTHの測定は視床下部－下垂体－副腎皮質系の機能・病態の診断に不可欠である．

検体の採取・取り扱い・保存

- 原則として，早朝空腹時30分以上臥床した後に採血する．必ずEDTA採血を行う．室温で放置すると分解されやすいホルモンなので採血後，可及的速やかに冷却遠心して血漿を－20℃以下で保存する．凍結保存可能期間は約30日である[1]

基準値・測定法

- 7.2～63.3 pg/mL
- ECLIA法

高値	● Cushing病（ACTH産生下垂体腺腫），原発性副腎皮質機能低下症（Addison病），異所性ACTH産生腫瘍，異所性CRH産生腫瘍，神経性食思不振症，うつ病，ストレス，原発性コルチゾール不応症，Nelson症候群，先天性副腎皮質過形成
低値	● ステロイド薬使用（医原性），副腎性Cushing症候群，下垂体機能低下症，ACTH単独欠損症，視床下部性CRH分泌不全症

意義・何がわかるか？

- 視床下部－下垂体－副腎皮質の異常が疑われる場合のスクリーニングとして行われる．

生体内での動態

規定因子と血中レベルを決める機序

- 視床下部から分泌されるCRHによるACTH分泌作用と，副腎皮質から分泌されるコルチゾールによる視床下部と下垂体に対するネガティブフィードバックが，ACTH分泌調節の主要な因子である．
- 種々の疾患に対する治療目的で，糖質コルチコイド製剤を投与されている患者では，視床下部・下垂体へのネガティブフィードバックにより，ACTH分泌は抑制され，長期投与の場合は投薬を中止してもただちにACTH分泌が回復しないため，副腎皮質機能低下症を招く可能性がある．
- 種々の精神的，肉体的ストレスは直接もしくはCRH作用を増強することによりACTH分泌を促進する．炎症性サイトカインであるIL-1，IL-6，TNF-αなどはいずれもCRH分泌を促進する[2]．
- CRHのほかに，バソプレシン（AVP）もACTHの分泌を促進する．
- 血中ACTH濃度は早朝に最も高くなり，夕方以降深夜にかけて最低となる．ACTHはパルス状に分泌されており，深夜に比べ

表　考慮すべき疾患・病態の一覧

	コルチゾール高値	コルチゾール低値
ACTH 高値	Cushing 病，異所性 ACTH 産生腫瘍，うつ病など偽性 Cushing 症候群	先天性副腎皮質過形成，Addison 病
ACTH 低値	副腎性 Cushing 症候群，ヒドロコルチゾン投与	視床下部・下垂体障害による中枢性副腎機能低下症，糖質コルチコイド（デキサメサゾンなど）投与

て早朝のホルモン濃度が高いのは，パルス頻度よりもパルスの大きさの違いがより強く影響している[3)].

異常値の出るメカニズム

- ACTH の高値は，原発性副腎皮質機能低下症などネガティブフィードバックの消失，Cushing 病（ACTH 産生下垂体腺腫），異所性 ACTH 産生腫瘍などの腫瘍性分泌，ストレスなどの生理的な分泌亢進で起こりうる．
- ACTH の低下は，過剰の糖質コルチコイドによるネガティブフィードバック（副腎性 Cushing 症候群や治療目的の糖質コルチコイド投与），下垂体疾患による ACTH 産生細胞の障害，視床下部からの CRH の分泌低下によって起こる．

参考になる検査とその意義

- 下位ホルモンに相当するコルチゾールの評価は ACTH の値を評価するうえで，不可欠である．両者を同時にペアで測定する．

診断へのアプローチ

- ACTH 依存性 Cushing 症候群の診断・病型鑑別については各種負荷試験・画像検査が，中枢性副腎機能低下症の確定診断・予備能評価・原因検索には各種負荷試験（刺激試験）・画像検査（別項参照）がある（表）．

ピットフォール

- ACTH-コルチゾールには，午前 6〜8 時頃をピークに高値となり，夜間に低値となる日内変動がみられる．このため採血時間には注意を要する．
- ACTH は健常者でも変動が激しいので，1 回の測定結果から判断せず，同時に測定したコルチゾール値や日内変動の有無，各種負荷試験を併用して最終診断する．
- 慢性アルコール中毒，内因性うつ病，中枢性摂食障害などで ACTH-コルチゾールが高値となり，偽性 Cushing 症候群を呈することが知られており，ACTH 依存性 Cushing 症候群との鑑別を要する．

予後とフォローアップ

- 予後は原疾患によって異なる．
- ACTH 依存性 Cushing 症候群の場合，微小病変のため病型鑑別や局在診断に難渋する場合も多い．また偽性 Cushing 症候群の除外も問題となる．
- ACTH 非依存性 Cushing 症候群の場合，副腎が原因であり，診断は容易である．
- 中枢性副腎皮質機能低下症の場合，予備能評価およびほかの下垂体ホルモン評価のための負荷試験や，原因精査のための画像検査，副腎皮質ホルモン補充療法を行う．
- Addison 病の場合，副腎皮質ホルモン補充療法を要する．

■文献

1）Burtis CA, Ashwood ER：Tietztextbook of clinical chemistry. 2nd ed. W.B.Saunders, Philadelphia, 1994
2）Spinedi E, Hadid R et al：Cytokines Stimulate the CRH but Not the Vasopressin Neuronal System：Evidence for a Median Eminence Site of Interleukin-6 Action Neuroendocrinology 56：46–53, 1992
3）Krieger DT, Allen W, Rizzo P et al：Characterization of the normal temporal pattern of plasma corticosteroid levels. J Clin Endocrinol Metab 32：266, 1971

（藤田直也，盛田幸司，田中祐司）

コルチコトロピン放出ホルモン（CRH）負荷試験

corticotropin releasing hormone test

CRH（corticotropin-releasing hormone）は視床下部から分泌されるペプチドホルモンで，下垂体門脈を通って下垂体前葉に到達し，副腎皮質刺激ホルモン（ACTH）の分泌を促進する．本試験はその CRH を末梢より投与し，下垂体 ACTH 分泌予備能を調べる検査である．ACTH 依存性 Cushing 症候群の病型鑑別の一助にも用いる．

検体の採取・取り扱い・保存

- 早朝空腹時（8～10 時），安静臥床 30 分以上で実施する．合成ヒト CRH® 100 μg（1 アンプル）を約 30 秒かけて静注し，投与前と投与後（15），30，60，90，120 分後に採血する．EDTA 入りの試験管に血液を採取する．ACTH が室温では不安定のため，血液を氷中冷却しただちに血漿を遠心分離して ACTH とコルチゾールを測定する．コルチゾールの測定には血清を用いてもよい

基準値・測定法

- ACTH とコルチゾールを測定する．ACTH は CRH 負荷後約 15～30 分で，コルチゾールは 30～60 分で頂値となる．ACTH，コルチゾールの頂値が基礎値の 1.5 倍以上増加していれば反応ありとする
- Cushing 病と異所性 ACTH 産生腫瘍の鑑別には ACTH とコルチゾールの基礎値からの上昇率で評価する．ACTH が 1.5 倍以上上昇，コルチゾールが 1.2 倍以上上昇の場合は Cushing 病と診断でき，この鑑別診断の感度・特異度は ACTH を指標とすると 86%，95%，コルチゾールを指標とすると 91%，95%とされる[1, 2)]

高値

高値（＝刺激後の ACTH 過剰反応）のとき

- Cushing 病：過剰反応することが多い

低値

低値（＝刺激後の ACTH 低～無反応）のとき

ACTH 基礎値低値の場合

- 下垂体性副腎皮質機能低下症：無～低反応
- 視床下部性副腎皮質機能低下症：低反応，時に過大反応する場合もある
- 副腎性 Cushing 症候群：無～低反応（過剰なコルチゾールで ACTH は抑制）
- ステロイド使用中の医原性 Cushing 症候群：無～低反応

ACTH 基礎値高値の場合

- 異所性 ACTH 産生腫瘍：通常反応しない（一部では反応例も）

意義・何がわかるか？

- 下垂体性副腎皮質機能低下症において，基礎値のみでは判断しにくい「ACTH 分泌予備能」を評価できる．また視床下部性副腎皮質機能低下症においても，長期に及べば下垂体の ACTH 分泌能が低下し，本試

験での反応性は低下するため，本試験で異常を検出できる．

- ACTH 依存性 Cushing 症候群では，下垂体 ACTH 産生腫瘍細胞が CRH に過大反応することから，Cushing 病と異所性 ACTH 産生腫瘍の鑑別の一助となる．

生体内での動態

- 視床下部から分泌される CRH による ACTH 分泌作用と，副腎皮質から分泌されるコルチゾールによる視床下部と下垂体に対するネガティブフィードバックが，ACTH 分泌調節の主要な因子である．
- 種々の精神的・身体的ストレスは ACTH 分泌を促進する．負荷試験時も注意を要する．

異常値の出るメカニズム

- 下垂体 ACTH 産生細胞が障害された場合，視床下部障害で CRH 分泌が長期に障害され下垂体での ACTH 分泌能にも慢性的な障害をきたした場合，慢性的な過剰グルココルチコイドによるネガティブフィードバックで下垂体での ACTH 分泌能が低下した場合，本試験で ACTH は低反応となる．
- Cushing 病（ACTH 産生下垂体腺腫）では過剰反応を示す．本腫瘍では CRH 受容体の発現が増強していると考えられている[2)]．一方，異所性 ACTH 産生腫瘍細胞（肺小細胞がん，胸腺カルチノイド，膵内分泌腫瘍など）では，CRH に対する反応性を有しない場合が多い（ただし，異所性 ACTH 産生腫瘍でも気管支カルチノイドなどでは CRH 試験に反応する例もあるので注意が必要である）．

参考になる検査とその意義

副腎皮質機能低下症について

- インスリン低血糖試験：本試験はインスリン静注での低血糖ストレスに対する視床下部・下垂体・副腎系（HPA axis）の反応を統合的に評価する試験である．CRH 負荷試験で反応しても本試験で反応がない場合，視床下部障害による続発性副腎皮質機能低下症と判断する．
- 迅速 ACTH 負荷試験：本試験は副腎を直接刺激してコルチゾールの反応をみる検査であるが，視床下部・下垂体障害が長期にわたり，副腎皮質が萎縮に至っていると，本試験でもコルチゾールの反応性が低下する．副腎皮質原発の障害でなければ，ACTH 連続（数日）負荷をすると反応性は回復する．
- TRH 負荷試験・GnRH 負荷試験・GHRH 負荷試験，GHRP-2 負荷試験など．
- 視床下部や下垂体の器質的疾患であれば，ほかの下垂体ホルモンも障害されている可能性があり，あわせて検索することが望ましい（TRH・GnRH・GHRH 負荷試験とは同時施行可能：4 者負荷試験）．

ACTH 依存性 Cushing 症候群について

- 8 mg 大量デキサメサゾン抑制試験：本試験も ACTH 依存性 Cushing 症候群の病型鑑別に用いられる．強力なグルココルチコイド活性をもつデキサメサゾンを大量に服用すると，弱いながらもネガティブフィードバック機構が残る Cushing 病ではコルチゾール分泌が抑制される．異所性 ACTH 産生腫瘍の多くでは抑制されない．

診断へのアプローチ

中枢性副腎皮質機能低下症について

- 低血糖，低 Na 血症，意識障害，悪心・嘔吐などで副腎不全を疑う場合，ACTH・コルチゾールの基礎値を測定する．コルチゾールがストレスに対し相対的低値で，ACTH の基礎値が低値～正常低めであれば中枢性副腎皮質機能低下症を疑い，本試験の適応を考慮する．また，視床下部～下垂体の器質的疾患の評価には下垂体 MRI が有用である．

Cushing 症候群について

- Cushing 徴候，基礎値測定（日内変動含む），少量デキサメサゾン抑制試験，DDAVP 負荷試験などで ACTH 依存性 Cushing 症候群と診断された場合，本試験や大量デキサメサゾン抑制試験，下垂体MRI画像などでCushing病か異所性ACTH産生腫瘍かの鑑別を進める．診断に難渋する場合，下錐体静脈洞・海綿静脈洞サンプリングを行う場合もある．

ピットフォール

- 副腎皮質ステロイドが投与されているときには，視床下部－下垂体－副腎系が抑制されているため，CRH負荷試験は無〜低反応となる．
- 偽性Cushing症候群（肥満，慢性アルコール中毒，うつ病などでみられ，ACTH・コルチゾールが高値）やさまざまなストレス下では，CRH負荷試験で基礎値高値・低反応になりやすい．
- CRH投与後，一過性に顔面紅潮感，ほてり，動悸，悪心などが出現することがあるが，通常30分程度[2]で自然に消失する．頻度は不明であるが，稀に下垂体刺激試験が契機となり，腺腫などに下垂体卒中が起こることがある．

予後とフォローアップ

- 予後は原疾患により異なる．
- 中枢性副腎機能低下症の場合，糖質コルチコイドを補充する．sick day時には，補充を適切に増量する必要がある．
- ACTH依存性Cushing症候群の場合，微小病変で局在診断に難渋する場合もある．局在が確定できれば，手術による根治を検討するが，確定できない場合，必要に応じステロイド合成酵素阻害薬を投与しつつ，画像検査を繰り返し施行し，検索を続ける．

■文献

1）Newell-Price J et al：The Diagnosis and Differential Diagnosis of Cushing's Syndrome and Pseudo-Cushing's States. Endocrine Reviews 19：647-672, 1998
2）平田結喜緒，成瀬光栄：クッシング症候群 診療マニュアル．診断と治療社，pp 48-52，2009
3）Boscaro M, Arnaldi G：Approach to the patient with Possible Cushing's Syndrome. J Clin Endocrinol Metab 94：3121-3131, 2009

（竹村友秀，盛田幸司，田中祐司）

DDAVP負荷試験

1-deamino-8-D-arginine-vasopressin test

Cushing病では抗利尿ホルモン（バソプレシン：arginine vasopressin：AVP）の刺激に対し，ACTHが過大反応する．本試験はこの機序を利用し，AVPの長時間作用型アナログ製剤であるDDAVPを投与しACTHの反応をみることで，顕性〜潜在性のCushing病と偽性Cushing症候群（肥満，慢性アルコール中毒，うつ病などでみられる）を鑑別する検査である．

検体の採取・取り扱い・保存

- 早朝空腹時（8〜10時），安静臥位30分以上で実施する．DDAVP静注用4 μg（1アンプル）を静注する．投与前と投与後（15），30，60，90，120分後に採血し，血中ACTH（副腎皮質刺激ホルモン：adrenocorticotropic hormone），コルチゾールをおのおの測定する
- ACTH測定用検体は氷冷したEDTA採血管に入れ，検査終了後，ただちに血漿分離して−20℃以下に保存する
- コルチゾールは血清でも測定できる

基準値・測定法

- DDAVP投与後，ACTHは15〜30分後，コルチゾールは30〜60分後に頂値となる．ACTHの頂値が前値の1.5倍以上増加していれば反応ありと判定する．Cushing病では反応が陽性となり，健常人やその他のCushing症候群では通常陰性となる．ただし，異所性ACTH産生腫瘍の一部では反応することもあり，注意を要する

高値

高値（＝ACTH過大反応）のとき
- Cushing病，Subclinical Cushing病，異所性ACTH産生腫瘍の一部

（注）Subclinical Cushing病：ACTH産生下垂体腫瘍が存在し，腫瘍からのACTH自律性分泌があるものの，朝の血漿ACTH濃度は正常〜高値，コルチゾール濃度は正常域で，Cushing病に特徴的徴候が欠如している病態

低値

低値（＝ACTH低〜無反応）のとき
- Cushing病以外のCushing症候群，偽性Cushing症候群

意義・何がわかるか？

- Cushing病の精査において，健常人やその他のCushing症候群，偽性Cushing症候群との鑑別に用いられる．特に偽性Cushing症候群との鑑別に有用である．
- Subclinical Cushing病のスクリーニング検査としても用いられる．

生体内での動態

規定因子と血中レベルを決める機序

- AVP受容体にはV_1, V_2, V_3受容体がある．
- V_1受容体は肝臓，血管平滑筋，血小板に発現する．V_2受容体は腎尿細管に発現し，AVPが作用すると水再吸収を促進する．V_3受容体は下垂体前葉に発現し，AVPが

作用するとACTH分泌を促進する．AVPは生理的にもACTH分泌調節因子の一つである．

異常値の出るメカニズム

- 前述のように，AVPには生理的なACTH分泌促進作用をもつが，健常人や偽性Cushing症候群ではDDAVP投与で過大反応までには至らない．
- Cushing病ではACTH産生下垂体腺腫がV_3受容体を過剰発現しているため，DDAVP投与でACTHが過大反応する．
- 異所性ACTH産生腫瘍の一部でもV_3受容体が過剰発現していて，DDAVP負荷試験に反応する例もある．

参考になる検査とその意義

- 夜間コルチゾール測定：コルチゾール分泌には日内変動があり，早朝に高く深夜に低い日内変動を示すが，Cushing症候群ではこの日内変動が消失し，いずれも高値（5 μg/dL以上）を示す．偽性Cushing症候群においては日内変動が保持され，夜間では低値となることが多い．

診断へのアプローチ

- 少量（0.5 mg）デキサメサゾン抑制試験で血中コルチゾールの抑制が認められず，本試験陽性であれば，ACTHの自律的分泌に依存するコルチゾール分泌異常の証明となる．
- DDAVP試験は，Cushing病で感度86.0%，特異度55.6%と報告されている[1]．また異所性ACTH産生腫瘍でも44%に陽性反応を認めており[1]，Cushing病と異所性ACTH産生腫瘍の鑑別には限界がある．

ピットフォール

- 静注用DDAVPは治療薬（血友病，von Willebrand病），点鼻薬は尿崩症の治療薬として認可されているが，検査薬としては保険適用がない．
- 検査開始前や検査中の強いストレス下ではACTHの基礎値が高くなり，DDAVPに対する反応が不良となるので判定に注意が必要．
- 一過性にのぼせ，熱感，顔面紅潮，頭痛などを認めることがある．
- 静注用DDAVPにはV_1受容体を介した血管作用が生じることがあり，冠動脈疾患，脳卒中の既往のある患者での適応は控えたほうがよい．

予後とフォローアップ

- Cushing病：治療の第一選択はHardy法であるが，約10%の症例で再発[2]がみられる．ほかにもガンマナイフによる放射線治療や薬物治療があるが，ACTH分泌を低下させる薬物（ドーパミン作動薬，セロトニン拮抗薬，GABA作動薬，ソマトスタチン誘導体など）の有効例は少なく，効果は限定的である．

■文献

1) Suda T, Kageyama K, Nigawara T et al：Evaluation of Diagnostic Tests for ACTH-dependent Cushing's Syndrome. Endocrine Journal 56：469-476, 2009

2) 平田結喜緒，成瀬光栄：クッシング症候群 診療マニュアル．診断と治療社：pp 50-55, 88-91, 105-107, 114-115, 126-128, 252-254, 2009

（竹村友秀，盛田幸司，田中祐司）

デキサメタゾン抑制試験（少量・大量：一晩法）

dexamethasone suppression test

Cushing 症候群の診断に重要な検査である．ネガティブフィードバック機構を利用し，外因性にグルココルチコイドを投与した際の内因性グルココルチコイドの抑制程度，自律産生の有無を評価するものである．少量法は本症候群のスクリーニングとして，大量法は ACTH 依存性の場合の病型鑑別として主に用いる．

検体の採取・取り扱い・保存

- 検査前日の 23 時にデキサメタゾンを内服（目的により 0.5 mg ないしは 1 mg，8 mg のいずれかの量で服用）．翌朝，空腹下で安静臥位 20〜30 分のもと，8〜10 時に採血し，ACTH とコルチゾールを測定する（判定には主にコルチゾールを用いる．必要に応じ，内服前の朝の前値もとっておく）

基準値・測定法

- 少量法 0.5 mg 投与の場合：潜在性 Cushing 病では，翌朝コルチゾールが 3 μg/dL 以上
  Cushing 病では，翌朝コルチゾールが 5 μg/dL 以上[1)]
- 少量法 1 mg 投与の場合：潜在性 Cushing 症候群では，翌朝コルチゾールが 3 μg/dL 以上
  Cushing 症候群では，翌朝コルチゾールが 5 μg/dL 以上
- 大量法 8 mg 投与の場合：潜在性 Cushing 症候群では，翌朝コルチゾールが 1 μg/dL 以上
  Cushing 病の多くは，8 mg で翌朝コルチゾールが内服前の半分以下に抑制され，異所性 ACTH 産生腫瘍の多くは抑制されない（Cushing 病選別の感度・特異度は 8 割程度[1)]）

（米国ではスクリーニングとして 1 mg 投与が採用され，≧1.8 μg/dL で異常ととるが[2)]，わが国では体格差が考慮され，ACTH 依存性を疑う場合，0.5 mg 投与が採用されている）

高値

高値のとき（＝コルチゾール抑制不十分）

- 少量法の場合：Cushing 症候群（Cushing 病含む），潜在性 Cushing 症候群（潜在性 Cushing 病含む），偽性 Cushing 症候群の一部
- ACTH 依存性 Cushing 症候群で 8 mg（大量法）を施行した場合：異所性 ACTH 産生腫瘍の多くは，コルチゾールの抑制を認めない

低値

低値のとき（＝コルチゾール抑制十分）

- 少量法の場合：健常者
- ACTH 依存性 Cushing 症候群で 8 mg（大量法）を施行した場合：下垂体腺腫による Cushing 病，潜在性 Cushing 病の多くは，コルチゾールが内服前の半分以下に抑制される

意義・何がわかるか？

- 視床下部－下垂体－副腎（HPA）軸のネガティブフィードバック機構が正常に機能しているか判定する検査である．Cushing 症候群で ACTH かコルチゾールの自律性分泌があると抑制不十分となる．
- また Cushing 症候群の中でも ACTH 産生下垂体腺腫（Cushing 病）の場合，多くはネガティブフィードバックのセットポイントは「ずれる」ものの，その機構は完全には消失せず，8 mg 大量法ではある程度抑制がかかり，他病型との鑑別に利用できる．

生体内での動態

規定因子と血中レベルを決める機序

- 外因性グルココルチコイドに対し，ACTH の産生源となる細胞のネガティブフィードバック機構が正常に機能し，副腎皮質のグルココルチコイド産生も自律性をもたずに正常に機能していれば，本試験（少量・大量法）で正常な抑制反応が認められる．

異常値の出るメカニズム

- ACTH 産生下垂体腺腫や異所性 ACTH 産生腫瘍などで，ACTH 分泌へのネガティブフィードバック機構が破綻した場合，副腎皮質腺腫や過形成・がんなどによりグルココルチコイド産生に自律性が生じた場合，少量法で抑制が認められなくなる．
- 慢性アルコール中毒やうつ病などで偽性 Cushing 症候群となり，過大なストレスがかかった場合，少量法で抑制が不十分となる場合がある．
- 副腎が自律性をもっている場合，異所性 ACTH 産生腫瘍などでフィードバック機構が完全に破綻している場合は，大量法でもまったく抑制されない．

参考になる検査とその意義

- Cushing 症候群のスクリーニング．
- 夜間コルチゾール測定：Cushing 症候群の多くは夜間 23～24 時（日内変動最低値）のコルチゾールが 5 μg/dL 以上を示し，偽性 Cushing 症候群との鑑別の一助になる．
- 深夜唾液中コルチゾール測定：わが国では保険適用になく普及していないが，再現性をもって施設内平均値の 1.5 倍以上を示す場合，本症の可能性が高い．
- DDAVP 負荷試験（ACTH 依存性の場合）：本試験で ACTH 奇異上昇（前値の 1.5 倍以上）があれば，Cushing 病・潜在性 Cushing 病の可能性が高い．偽性 Cushing 症候群との鑑別に有用である．
- ACTH 依存性 Cushing 症候群の病型鑑別．
- CRH 負荷試験：Cushing 病（ACTH 産生下垂体腺腫）の多くは ACTH が過剰反応し，前値の 1.5 倍以上に上昇する．一方，異所性 ACTH 産生腫瘍の多くは反応しない．
- 各種画像検査．
- 選択的静脈洞血サンプリング（海綿静脈洞または下錐体静脈洞）．

診断へのアプローチ

- 必要に応じ前述の検査も考慮し，Cushing 症候群，潜在性 Cushing 症候群の診断・病型鑑別を進める．概して副腎性（ACTH 非依存性）の診断には難渋しないが，ACTH 依存性の場合，偽性との鑑別や，病型鑑別（下垂体由来か，異所性か）に難渋することが多い（厚生労働科学研究費補助金難治性疾患克服研究事業の間脳下垂体機能障害に関する調査研究班が平成 21 年度に改訂・作成した手引きが参考になる）．

ピットフォール

- スクリーニングとしては，ACTH 依存性 Cushing 症候群と偽性 Cushing 症候群との鑑別が問題となる（後者による偽陽性）．
- ACTH 依存性の病型鑑別の面では，異所性 ACTH 産生腫瘍の中でも気管支カルチノイドなどでは Cushing 病と同じような内分泌的ふるまいをする場合があり，判定に注意を要する．
- また，特に大量法では糖尿病増悪など，薬理量のステロイドによる副作用に十分注意が必要であり，適応を慎重に判断しなければならない．

予後とフォローアップ

- Cushing 症候群は高血圧，糖尿病，動脈硬化，骨粗鬆症などの進行をきたし予後不良であるため，的確な診断のもと，適切な治療が重要である．また手術などで完治した場合，術後しばらくは副腎不全状態となるため，適切な補充療法が必要である．

■文献

1）Suda T, Kageyama K, Nigawara T et al：Evaluation of Diagnostic Tests for ACTH-dependent Cushing's Syndrome. Endocr J 56：469-476, 2009

2）Nieman LK et al：The diagnosis of Cushing's syndrome：an Endocrine Society Clinical Practice Guideline. J Clin Endocrinol Metab 93：1526-1540, 2008

（盛田幸司，小山正剛，田中祐司）

抗利尿ホルモン（ADH）

antidiuretic hormone

ヒトでは，アミノ酸9個からなるペプチドホルモンであるarginine vasopressin（AVP）が抗利尿ホルモン（ADH）作用を担っている．このAVPは視床下部で合成され，下垂体後葉から分泌される．多飲・多尿，高Na・低Na血症といった水代謝異常の病態解明の一助として測定する．

検体の採取・取り扱い・保存

●体位やストレスの影響を受けやすいため，安静臥床下で採血する．血漿中で非特異的に分解され血中半減期は数分である．失活を防ぐ目的でEDTA入りの採血管を用い，採血後は氷中あるいは冷蔵保存し，速やかに冷却遠心により血漿分離して測定まで−20℃に保管する

基準値・測定法

●AVP分泌は血漿浸透圧などに応じて生じるため，「絶対値」としての純粋な基準値はなく，血漿浸透圧あるいは血清Naと対比して評価することが必要である．図の中央の部分が健常者の分布範囲で，これより右側であれば相対的低値で分泌低下，左側であれば相対的高値で（血漿浸透圧に対しては）過剰分泌と判断する[1]

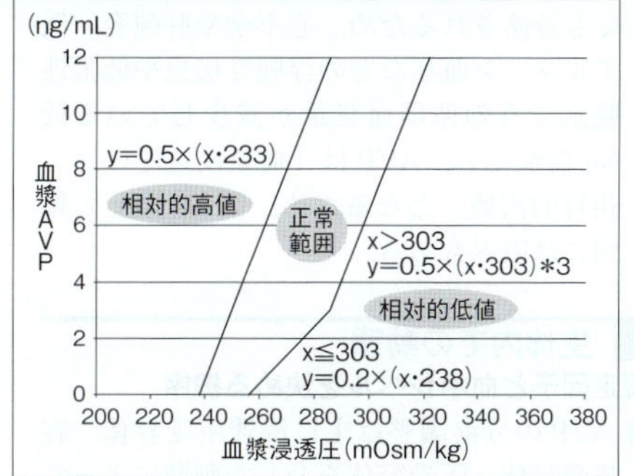

●2012年4月，原料抗血清枯渇により『AVP RIA「ミツビシ」』の販売が中止されていたが，新しい抗血清を使用した『AVP RIA ネオ「ミツビシ」』が2013年11月より販売され，測定可能となった

高　値

●血漿浸透圧に対し相対的高値：SIADH（異所性AVP産生腫瘍含む），副腎皮質機能低下症，有効循環血漿量減少

正常範囲

●健常者，腎性尿崩症，心因性多飲症

低　値

●血漿浸透圧に対し相対的低値：中枢性尿崩症

意義・何がわかるか？

●AVPの分泌不全は中枢性尿崩症を呈し，過剰分泌はSIADHを生じることから，多尿あるいは低Na血症のときにその原因精査のためにAVPを測定する．心因性多飲症，腎性尿崩症，中枢性尿崩症の鑑別診断

表　SIADHをきたす疾患と機序

1. 異所性AVP産生腫瘍：生理的制御を受けずに持続的にAVPを分泌することがある
   肺がん（小細胞がん），膵がん，十二指腸がん，前立腺がん，悪性リンパ腫，胸腺腫，腎がん，肝がん，大腸がん，Ewing肉腫
2. 中枢神経系疾患：AVPを産生する視床下部の神経細胞は，前視床下部の浸透圧受容体から促進的な支配を，脳幹部から主に抑制的な支配を受けている．中枢神経疾患によって前者の経路が抑制されるか，後者の経路が障害された場合にSIADHが起こる
   髄膜炎，脳炎，脳腫瘍，脳出血，脳梗塞，くも膜下出血，硬膜下血腫，頭部外傷，水頭症，ギラン・バレー症候群，サルコイドーシス
3. 肺疾患：胸腔内圧の上昇による静脈還流量の減少が左心房の容量受容体に感知され，迷走神経を介するAVP分泌抑制機構が解除される
   肺炎，肺結核，肺腫瘍，COPD，気胸，陽圧呼吸
4. 薬剤：下垂体効用からのAVP分泌を亢進させる．腎臓のAVP感受性を高めるものもある
   抗腫瘍薬：シクロフォスファミド，ビンクリスチン，ビンブラスチン，シスプラチン
   抗けいれん薬：カルバマゼピン
   向精神薬：クロルプロマジン，ハロペリドール，三環系抗うつ薬，SSRI
   その他：バソプレシン，サイアザイド薬，フィブラート系薬剤

で重要である．ただし，AVPは血漿浸透圧のみならず，有効循環血漿量減少に応じても分泌されるため，心不全や肝硬変，低アルブミン血症などの浮腫性疾患や低張性脱水で有効循環血漿量が減少している低Na血症でも，AVPは「血漿浸透圧に比し相対的高値」となるため，低Na血症の鑑別には限界もある．

生体内での動態

規定因子と血中レベルを決める機序

- AVPの分泌調整は主に浸透圧受容体，容量受容体，圧受容体を介した刺激によって行われている．最も重要な分泌調節因子は血漿浸透圧である．血漿AVPと血症浸透圧との間には正の相関関係が認められる．血症浸透圧が272 mOsm/kg以下になると健常者ではAVPは検出されない．視床下部における産生障害で低下し，血漿浸透圧以外の種々の刺激（薬物，血圧低下，循環血漿量低下，嘔吐刺激など）や異所性AVP産生腫瘍で上昇する．
- AVPは下垂体ACTH分泌細胞の$V_1b(V_3)$受容体に作用してACTH分泌を促し，下位ホルモンのグルココルチコイドは下垂体後葉からのAVP分泌を抑制する作用がある．このようにACTH－コルチゾール系とも密接に関係する．

異常値の出るメカニズム

- 中枢性尿崩症では視床下部・下垂体後葉でのAVPの合成・分泌が障害され，低値となる．中枢性尿崩症は続発性（60%），特発性（39%），家族性（1%）に分類され，続発性尿崩症をきたす疾患としては，胚芽腫，頭蓋咽頭腫などの腫瘍性病変，リンパ球性下垂体後葉炎などの炎症性疾患，他脳血管障害，外傷，手術などが原因となる[2]．
- SIADHでは血漿浸透圧と有効循環血漿量に関係なく，AVP分泌が持続することによって低Na血症となり，AVPは相対的高値である．表にSIADHの鑑別疾患とAVP不適合分泌の機序を示す．
- また，副腎不全時にはグルココルチコイド欠乏によるAVPの分泌亢進に加えて，AVP非依存性の尿細管での水透過性亢進による水利尿不全の作用により希釈性の低Naを呈する．

参考になる検査とその意義

- 中枢性尿崩症が疑われる際は水制限試験，高張食塩水負荷試験（別項を参照）にてAVP分泌不全の検索が参考となる．器質的疾患の検索には下垂体MRIが参考となる．

●低Na血症では，レニン，アルドステロン，ACTH，コルチゾール測定などが参考となる．

診断へのアプローチ

●低張性の多尿があり，中枢性尿崩症を疑う際は水制限試験，高張食塩水負荷試験にて，血漿浸透圧を上昇させても血漿AVPが上昇しないことが確認できれば，確定診断となる．また，下垂体MRIで基礎疾患の検索を行う．

●低Na血症ではSIADH以外の低Na血症においても循環血漿量低下刺激や嘔気刺激などによりAVP値が上昇していることが多く，AVP測定にて診断確定には至らない．低Na血症の際は身体所見，水・Na動態の把握，SIADHの誘因有無（表参照），副腎機能などにて総合的に判断する．SIADHをきたす疾患は異所性AVP産生腫瘍と内因性AVP分泌が更新する病態とに大別される．頻度としては中枢神経系疾患が最も多く，続いて異所性AVP産生腫瘍，肺疾患で，その他各種薬剤も原因となる．中枢性疾患と肺疾患が否定的で，薬剤の服用歴がない場合は異所性AVP産生腫瘍を疑い，全身の系統的な画像検査が必要である[3]．

ピットフォール

●AVPの異常値の解釈には同時採血による血漿浸透圧値との二次元的解釈が重要である．また，急激な体位の変動が検査結果へ影響するため注意が必要である．

●前述のように，低Na血症時のSIADHの診断には，AVP高値が「血漿浸透圧」に対してのみならず，「有効循環血漿量」に対しても不適切かどうか，慎重な検証を要する．

●また，部分型尿崩症に副腎不全が合併した場合には，グルココルチコイド欠乏で多尿がマスクされる場合があり（仮面尿崩症），グルココルチコイド補充開始後に多尿が顕性化する可能性に留意が必要である．

予後とフォローアップ

●中枢性尿崩症と診断された際はDDAVPの点鼻ないしは経口剤内服を行う．この場合，過剰な投与や飲水による水中毒の発症に注意を要する．

●SIADHと診断された際には水制限とともに，原疾患の同定，治療を行う．水制限にて効果不十分な異所性AVP産生腫瘍によるSIADHに限り，V_2受容体拮抗薬のモザバプタンが適応となる（投与開始後3日間で有効性が認められた場合に限り，最大7日間まで継続可能）．急激な血清Na濃度の上昇により橋中心髄鞘崩壊症をきたす危険性があり，補正速度には注意を要する．

●予後は原疾患によって異なる．

■文献

1）村瀬孝司，大磯ユタカ：バゾプレシン（AVP）．日本臨床 68（7）：260-263，2010
2）村瀬孝司，大磯ユタカ：尿崩症．総合臨床 56（増刊）：1572-1578，2007
3）石川三衛：SIADH．内科 106：1510-1513，2010

（栗原鮎美，盛田幸司，田中祐司）

水制限試験＋DDAVP（or ピトレシン®）負荷試験

water deprivation test, desmopressin test

尿崩症の診断検査の一つである．水制限による血漿浸透圧の上昇，循環血液量低下による AVP の分泌刺激を用いて下垂体後葉からの AVP 分泌予備能，尿濃縮能を評価する．中枢性尿崩症，心因性多飲，腎性尿崩症の鑑別に有用である．水制限試験後には DDAVP（or ピトレシン®）を投与し，尿量・尿浸透圧の変化をみることで，尿崩症における中枢性と腎性の鑑別も可能である．

検体の採取・取り扱い・保存

- 検査は早朝空腹時に行う．検査開始以後は禁飲食とし，体重減少が前値の 3％を超えるまで行うが検査時間は最大 6 時間 30 分とする．開始時より 30 分ごとに体重，尿量，尿浸透圧の測定を行い，60 分ごとに血漿浸透圧，血漿 AVP を測定する（表 1）
- 水制限試験終了後より DDAVP（or ピトレシン®）試験を行う．DDAVP 10 μg を点鼻し，30 分ごとの尿量，尿浸透圧測定，60 分ごとの血清 Na 測定を行う（表 1）．以前はピトレシンの投与が行われたが，ピトレシン® は V_1 受容体を介する作用により，腹痛，狭心痛をきたすことがあり，V_2 受容体により特異的な DDAVP が用いられることが多い．ピトレシンの場合は 5 単位を皮下注する
- AVP 測定検体には EDTA 入りの採血管を用い，採血後は氷中あるいは冷蔵保存し，速やかに冷却遠心により血漿分離して測定まで－20℃に保管する．尿検体は凍結せず尿量と浸透圧を測定する

表 1　時間ごとに測定すべき項目

DDAVP（or ピトレシン®）投与 ↓（6 時間の時点）

水制限時間（時間）	前	0.5	1	1.5	2	2.5	3	3.5	4	4.5	5	5.5	6	6.5		
DDAVP（or ピトレシン®）投与時間（分）														0	30	60
体　重	○	○	○	○	○	○	○	○	○	○	○	○	○	○		
尿　量	○	○	○	○	○	○	○	○	○	○	○	○	○	○	○	○
尿浸透圧	○	○	○	○	○	○	○	○	○	○	○	○	○	○	○	○
血漿浸透圧	○		○		○		○		○		○		○			
血漿 AVP	○		○		○		○		○		○		○			

意義・何がわかるか？

- 水制限試験→高浸透圧下における「浸透圧中枢刺激→視床下部・下垂体後葉の AVP 分泌→腎での尿濃縮」の機能が評価できる．
- DDAVP（or ピトレシン®）試験→外因性 AVP 投与下での「尿細管における V_2 受容体刺激→尿濃縮」の機能が評価できる．

生体内での動態

規定因子と血中レベルを決める機序

- 水制限試験における血中 AVP の反応は血漿浸透圧上昇に対する下垂体後葉からの AVP 分泌能により反応が規定される．DDAVP（or ピトレシン®）負荷試験おける尿量，尿浸透圧は外因性 AVP に対する尿細管の反応性により規定される．

基準値・測定法

●水制限試験：健常人では血漿浸透圧に対する血漿 AVP は図の正常範囲内での反応がみられ，尿浸透圧は 600 mOsm/kg 以上へ上昇する．中枢性尿崩症では血漿浸透圧に対する血漿 AVP 濃度が相対的低値を示し，図正常範囲の右側で推移し，尿浸透圧は 300 mOsm/kg 以下のままである[1)]

●DDAVP 試験：腎臓の AVP 反応性が保たれていれば尿量は減量し，尿浸透圧は 300 mOsm/kg 以上に上昇する

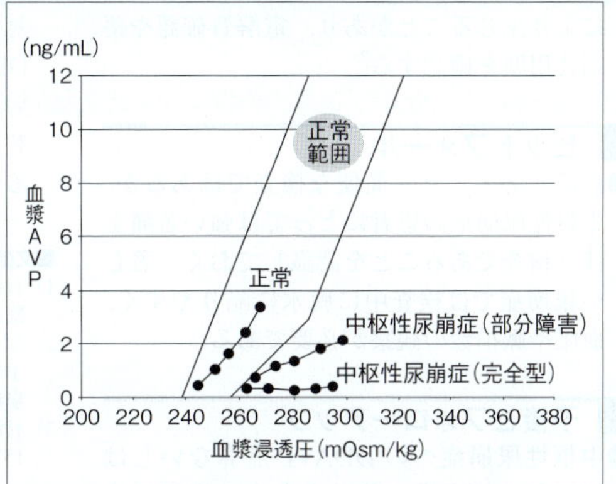

高値・低値のときの主な疾患

●水制限試験，DDAVP 負荷試験の解釈を表 2 に示す

表 2　水制限試験，DDAVP 負荷試験の解釈

	水制限に対する AVP の反応	水制限後の尿量，尿浸透圧	DDAVP 負荷後の尿量，尿浸透圧
中枢性尿崩症	血漿浸透圧に対し相対的低値 *1	尿量不変，尿浸透圧上昇せず	尿量減少，尿浸透圧＞300 mOsm/kg
腎性尿崩症	正常～過剰反応	尿量不変，尿浸透圧上昇せず	尿量不変，尿浸透圧上昇せず
心因性多飲	正　常	尿量減少，尿浸透圧＞300 mOsm/kg	尿量減少，尿浸透圧＞300 mOsm/kg

*1 完全型では AVP の分泌増加が全くみられないが，部分障害では残された分泌能に応じて弱い増加反応を認める

異常値の出るメカニズム

●中枢性尿崩症では AVP の分泌障害により血漿浸透圧上昇に対し血漿 AVP の相対的低値を示し，尿濃縮能が低下する．

●腎性尿崩症では腎の AVP に対する反応が低下し，尿濃縮能が低下する．

参考になる検査とその意義

●水制限試験と同様に高張食塩水負荷試験でも血漿浸透圧上昇に対する血漿 AVP の反応検査が可能である．中枢性尿崩症が疑われた際は下垂体 MRI などを施行し原因検索を行う．

診断へのアプローチ

●尿崩症は口渇，多飲，多尿を主症候とする．尿量が 3,000 mL/day 以上かつ尿浸透圧が 300 mOsm/day 以下が持続することを確認した際は尿崩症を疑い，負荷試験で表 2 をもとに診断する．また中枢性の場合，下垂体 MRI などにて原因検索を行う．腎性尿崩症は，先天性尿崩症（V_2 受容体および AQP2 の遺伝子異常），続発性腎性尿崩症に分類される．続発性腎性尿崩症は高 Ca

血症，低K血症，腎間質障害，リチウムやアムホテンシンBといった薬剤性などにより生じることがあり，電解質確認や薬剤使用歴を確認する[2)].

ピットフォール

●点滴を必要とせず簡便な検査ではあるが，中枢性尿崩症の患者にとっては強い苦痛を伴う検査であることを認識しておく．著しい尿崩症では検査中に脱水に陥りやすく，血圧や脈拍数の観察が必要である．

予後とフォローアップ

●中枢性尿崩症へのDDAVP点鼻ないしは経口剤の補充導入後は水中毒の出現に注意し，飲水量，尿量，体重および血清Na濃度を数日間測定する．長期間多尿が持続している中枢性尿崩症ではDDAVPに対する反応性が低下していることがあり，DDAVPを継続し日単位で尿濃縮能をみていく．腎性尿崩症の治療はサイアザイド系利尿薬とNSAIDsを組み合わせて使用するが，効果は限定的な場合が多い[3)].

■文献

1）村瀬孝司，大磯ユタカ：バゾプレシン（AVP）．日本臨床 68（7）：260-263，2010
2）厚生労働省特定疾患館脳下垂体機能障害調査研究班：平成13年度研究報告書．バソプレシン分泌低下症（尿崩症）の診断の手引き：32-33，2002
3）村瀬孝司，大磯ユタカ：尿崩症．総合臨床 56（増刊）：1572-1578，2007

（栗原鮎美，盛田幸司，田中祐司）

高張食塩水負荷試験＋DDAVP（or ピトレシン®）負荷試験

hypertonic saline test, desmopressin test

尿崩症の診断検査の一つである．高張食塩水負荷による血漿浸透圧の上昇に対するAVPの分泌刺激を用いて下垂体後葉からのAVP分泌予備能，尿濃縮能を評価する．中枢性尿崩症，心因性多飲，腎性尿崩症の鑑別に有用である．高張食塩水負荷試験後にはDDAVP（or ピトレシン®）を投与し，尿量・尿浸透圧の変化をみることで，尿崩症における中枢性と腎性の鑑別も可能である．

検体の採取・取り扱い・保存

- 検査日前は自由飲水による脱水の補正を行い，当日朝は水分摂取を最小限に制限し，早朝空腹時から開始する．5％高張食塩水を用いることが一般的であり，作製は10％食塩水と生理食塩水を9：11で混合，または10％食塩水と蒸留水を1：1で混合にて行う．5％高張食塩水を0.05 mL/kg/minで120分投与する．開始時より30分ごとに採血を行い，血漿浸透圧，血漿AVP，血清Naを測定する（表1）．採血は点滴の反対側で行う．尿は検査開始30分前に排尿をすませ，30分ごとの尿量，尿浸透圧を測定する．Na値が155 mEq/L以上となった際には高Na血症による意識障害，嘔気などの症状が出現する可能性があるため，速やかに試験を終了しDDAVP（or ピトレシン®）試験を行う
- 高張食塩水投与30分後よりDDAVP（or ピトレシン®）試験を行う．DDAVP 10 μgを点鼻し，30分ごとの尿量，尿浸透圧測定，60分ごとの血清Na測定を行う（表1）．以前はピトレシン®の投与が行われたが，ピトレシン®はV_1受容体を介する作用により，腹痛，狭心痛をきたすことがあり，V_2受容体により特異的なDDAVPが用いられることが多い．ピトレシン®の場合は5単位を皮下注する
- AVP測定検体にはEDTA入りの採血管を用い，採血後は氷中あるいは冷蔵保存し，速やかに冷却遠心により血漿分離して測定まで－20℃に保管する．尿検体は凍結せず尿量と浸透圧を測定する

表1　時間ごとに測定すべき項目

DDAVP（or ピトレシン®）投与（150分時点）

高張食塩水投与時間（分）	−30	0	30	60	90	120	150				
DDAVP（or ピトレシン®）投与時間（分）							0	30	60	90	120
血漿浸透圧		○	○	○	○	○	○		○		○
血漿 AVP		○	○	○	○	○					
血清 Na		○	○	○	○	○	○		○		○
尿量	排尿	○	○	○	○	○	○	○	○	○	○
尿浸透圧		○	○	○	○	○	○	○	○	○	○

基準値・測定法

- 高張食塩水負荷試験：健常人では血漿浸透圧に対する血漿 AVP は図の正常範囲内での反応がみられる．中枢性尿崩症では血漿浸透圧に対する血漿 AVP 濃度が相対的低値を示し，図正常範囲の右側で推移する[1)]
- DDAVP 試験：腎臓の AVP 反応性が保たれていれば尿量は減量し，尿浸透圧は 300 mOsm/kg 以上に上昇する

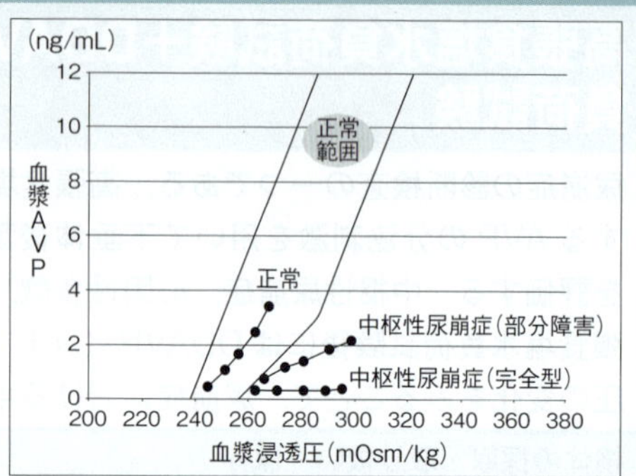

高値・低値のときの主な疾患

- 高張食塩水負荷試験，DDAVP 負荷試験の解釈を表 2 に示す

表 2　高張食塩水負荷試験，DDAVP 負荷試験の解釈

	高張食塩水負荷に対する AVP の反応	DDAVP 負荷後の尿量，尿浸透圧
中枢性尿崩症	血漿浸透圧に対し相対的低値*1	尿量減少，尿浸透圧＞300 mOsm/kg
腎性尿崩症	正常〜過剰反応	尿量不変，尿浸透圧上昇せず
心因性多飲	正　常	尿量減少，尿浸透圧＞300 mOsm/kg

*1 完全型では AVP の分泌増加が全くみられないが，部分障害では残された分泌能に応じて弱い増加反応を認める

意義・何がわかるか？

- 高張食塩水負荷試験→高浸透圧下における「浸透圧中枢刺激→視床下部・下垂体後葉の AVP 分泌→腎での尿濃縮」の機能が評価できる．
- DDAVP（or ピトレシン®）試験→外因性 AVP 投与下での「尿細管における V_2 受容体刺激→尿濃縮」の機能が評価できる．

生体内での動態

規定因子と血中レベルを決める機序

- 高張食塩水負荷試験における血中 AVP の反応は血漿浸透圧上昇に対する下垂体後葉からの AVP 分泌能により反応が規定される．DDAVP（or ピトレシン®）負荷試験おける尿量，尿浸透圧は外因性 AVP に対する尿細管の反応性により規定される．

異常値の出るメカニズム

- 中枢性尿崩症では AVP の分泌障害により血漿浸透圧上昇に対し血漿 AVP の相対的低値を示し，尿濃縮能が低下する．
- 腎性尿崩症では腎の AVP に対する反応が低下し，尿濃縮能が低下する．

参考になる検査とその意義

- 高張食塩水負荷試験と同様に水制限試験でも血漿浸透圧上昇に対する血漿 AVP の反応検査が可能である．中枢性尿崩症が疑われた際は下垂体 MRI などを施行し原因検索を行う．

診断へのアプローチ

- 尿崩症は口渇，多飲，多尿を主症候とする．尿量が 3,000 mL/day 以上かつ尿浸透圧が 300 mOsm/day 以下が持続すること

を確認した際は尿崩症を疑い，負荷試験で表2をもとに診断する．また中枢性の場合，下垂体MRIなどにて原因検索を行う．腎性尿崩症は，先天性尿崩症（V_2受容体およびAQP2の遺伝子異常），続発性腎性尿崩症に分類される．続発性腎性尿崩症は高Ca血症，低K血症，腎間質障害，リチウムやアムホテンシンBといった薬剤性などにより生じることがあり，電解質確認や薬剤使用歴を確認する[2)]．

ピットフォール

●著明な脱水時や全身状態が不良の際，高齢者や心不全など塩分負荷がリスクとなる際には高張食塩水負荷試験の実施は控える．高浸透圧液の点滴により血管痛を生じることがあるが，試験が終了すれば改善することを説明し冷却で対応する．

予後とフォローアップ

●中枢性尿崩症へのDDAVP点鼻ないしは経口剤の補充導入後は水中毒の出現に注意し，飲水量，尿量，体重および血清Na濃度を数日間測定する．長期間多尿が持続している中枢性尿崩症ではDDAVPに対する反応性が低下していることがあり，DDAVPを継続し日単位で尿濃縮能をみていく．腎性尿崩症の治療はサイアザイド系利尿薬とNSAIDsを組み合わせて使用するが，効果は限定的な場合が多い[3)]．

■文献

1）村瀬孝司，大磯ユタカ：バソプレシン（AVP）．日本臨床 68（7）：260-263，2010
2）厚生労働省特定疾患館脳下垂体機能障害調査研究班：平成13年度研究報告書．バソプレシン分泌低下症（尿崩症）の診断の手引き：32-33，2002
3）村瀬孝司，大磯ユタカ：尿崩症．総合臨床 56（増刊）：1572-1578，2007

（栗原鮎美，盛田幸司，田中祐司）

サイロキシン(T_4)(チロキシン)

thyroxine

サイロキシン(T_4)は，蛋白結合 T_4 (99％以上)と遊離 T_4 (0.03％)の和である．

検体の採取・取り扱い・保存

●血清分離後7日までは冷蔵可．−20℃で長期保存可

基準値・測定法

● 5〜12 μg/dL 前後（測定試薬・施設により異なる）
● CLIA，CLEIA，ECLIA

高値

●甲状腺機能亢進：バセドウ病，TSH 産生腫瘍，妊娠時一過性機能亢進症，hCG 産生腫瘍，甲状腺ホルモン産生腫瘍，先天性機能亢進症，甲状腺ホルモン不応症
●甲状腺破壊：無痛性甲状腺炎，亜急性甲状腺炎，甲状腺近傍の外科的処置
●結合蛋白増加：遺伝性 TBG 増多症，家族性異常アルブミン血症，妊娠，エストロゲン治療，慢性肝疾患
●外因性：T_4 過剰摂取

低値

●甲状腺機能低下：先天性機能低下症，原発性機能低下症（橋本病，甲状腺切除後，ヨウ素欠乏・過剰，薬剤性など），中枢性機能低下症
●結合蛋白低下：TBG 減少症・欠損症，ネフローゼ，アンドロゲン治療，肝硬変
●外因性：トリヨードサイロニン（T_3）服用　● T_3 中毒症
●重症疾患：低 T_4 低 T_3 症候群

意義・何がわかるか？

●総 T_4 の99％以上は蛋白結合型であるため，結合蛋白の増減の影響を大きく受ける．
●甲状腺ホルモン作用の過剰・不足の評価には結合蛋白の影響を受けない遊離 T_4 が有用．

生体内での動態

規定因子と血中レベルを決める機序

●総 T_4 の血中濃度は，①視床下部下垂体による甲状腺機能調節，②甲状腺の産生・分泌能，③蛋白との結合量，④肝などでの代謝，により規定される．
●甲状腺機能は視床下部由来 TRH による下垂体からの TSH により調節されている．
●視床下部下垂体は，T_4・T_3 によるフィードバック制御，上位中枢・サイトカイン・ステロイドホルモンなどの調節を受ける．
●甲状腺での T_4 産生・分泌は TSH 受容体を介して調節されており，サイログロブリン上で生成し濾胞内に貯蔵される．
●血中 T_4 は99％以上が TBG，トランスサイレチン，アルブミンなどの蛋白と結合し，約0.03％が遊離型として存在する．
●血中 T_4 は全量が甲状腺に由来する（⇆血中 T_3 の80％は甲状腺外で T_4 から産生）．
● T_4 は肝臓などで脱ヨード反応・抱合反応を受け，主に胆汁に排泄される．
● T_4 はプロホルモンで，T_3 が活性型甲状腺

ホルモンである．
- 細胞内に移行するのは遊離 T_4 と T_3 である．
- 細胞内に移行した T_4 は脱ヨード反応により T_3 に転換された後に核内 T_3 受容体に結合して標的遺伝子の発現を調節する．
- 遺伝性甲状腺ホルモン結合蛋白異常症では総 T_4 / 総 T_3 は異常低値または異常高値となるが，遊離 T_4 / 遊離 T_3 は正常範囲内で，TSH など甲状腺ホルモン作用の指標に異常はなく，その他の健康上の問題もない．

異常値の出るメカニズム

高　値

- 甲状腺機能亢進：TSH 受容体経路の活性化（TSH＝TSH 産生腫瘍，hCG 高値＝妊娠時一過性機能亢進・hCG 産生腫瘍，刺激型 TSH 受容体抗体＝バセドウ病，活性型変異 TSH 受容体＝先天性甲状腺機能亢進・甲状腺ホルモン産生腫瘍，G 蛋白異常＝McCune-Albright 症候群）．hCG は TSH と構造が類似しているため，hCG 高値では TSH 受容体が活性化される．
- 甲状腺破壊に伴う漏出：炎症（無痛性甲状腺炎・亜急性甲状腺炎・急性化膿性甲状腺炎），損傷（副甲状腺切除術，気管切開）．
- 結合蛋白異常：遺伝子異常（遺伝性 TBG 増多症，家族性異常アルブミン血症），産生増加・修飾変化（妊娠，エストロゲン投与，慢性肝炎など）．
- 外因性：T_4 製剤，甲状腺を含む食品．

低　値

- 甲状腺機能低下：原発性，中枢性，薬物性（リチウムなど）．
- 結合蛋白異常：遺伝子異常（遺伝性 TBG 減少症・欠損症），産生低下・修飾変化（肝機能低下，男性ホルモン投与など）．
- ヨウ素欠乏（原料不足）・過剰（Wolff-Chaikoff 効果による機能抑制）．
- 甲状腺ホルモン過剰代謝（腫瘍による甲状腺ホルモン脱ヨード反応の過剰）．
- 重症疾患：低 T_4 低 T_3 症候群．
- T_3 投与・過剰摂取（T_3 による TSH 抑制→甲状腺での T_4 産生低下）．
- T_3 中毒症．

参考になる検査とその意義

- TSH：甲状腺ホルモン作用の過剰・不足の最も鋭敏かつ特異的指標．視床下部下垂体機能が正常の場合，甲状腺ホルモン作用の過剰では低下し不足では上昇する．これと異なる挙動は中枢性異常を示唆する．
- TBG：総 T_4 の増減に大きく影響．
- 遊離 T_4：結合蛋白の異常が考えられる場合．
- 遊離 T_3：T_3 投与・T_3 中毒症による甲状腺ホルモン過剰では総 T_4 は低値となる．甲状腺機能低下症では，T_4 は全量が甲状腺に依存する一方，T_3 は甲状腺外での T_4 からの転換が増加するため，総 T_4 は遊離 T_3 よりも早期に低下する．これとは反対に重症疾患に伴う低 T_3 症候群では総 T_4 の低下は遊離 T_3 に遅れる．
- TSH 受容体抗体：総 T_4 高値ではバセドウ病と無痛性甲状腺炎との鑑別が重要．
- 抗サイログロブリン抗体，抗甲状腺ペルオキシダーゼ抗体：橋本病による甲状腺機能低下症の診断に有用．

診断へのアプローチ

- 高値･低値ともに結合蛋白の変動に注意(特に妊娠)．遊離 T_4 が有用．
- 高値ではバセドウ病と無痛性甲状腺炎との鑑別が重要．TSH 受容体抗体が有用．
- 甲状腺機能低下症の早期診断には T_3 よりも有用．

ピットフォール

- 抗 T_4 自己抗体により，稀に測定試薬により偽性低値または偽性高値となる．
- T_3 中毒症，T_3 服用時は低値となる．

予後とフォローアップ

- 無痛性甲状腺炎・亜急性甲状腺炎では一部が永続性機能低下症となる．

（三橋知明）

トリヨードサイロニン(T_3)(トリヨードチロニン)

triiodothyronine

トリヨードサイロニン（T_3）は，蛋白結合 T_3（99％以上）と遊離 T_3（0.3％）の和である．

検体の採取・取り扱い・保存

●血清分離後 7 日までは冷蔵可．−20℃で長期保存可

基準値・測定法

● 0.8～1.8 ng/dL 前後（測定試薬・施設により異なる）
● CLIA，CLEIA，ECLIA

高値	●甲状腺機能亢進：バセドウ病，TSH 産生腫瘍，妊娠時一過性機能亢進症，hCG 産生腫瘍，甲状腺ホルモン産生腫瘍，先天性機能亢進症，甲状腺ホルモン不応症 ●甲状腺破壊：無痛性甲状腺炎，亜急性甲状腺炎，甲状腺近傍の外科的処置 ●結合蛋白増加：遺伝性 TBG 増多症，家族性異常アルブミン血症の一部，妊娠，エストロゲン治療，慢性肝疾患 ●外因性：T_4 または T_3 過剰摂取
低値	●甲状腺機能低下：先天性機能低下症，原発性機能低下症（橋本病，甲状腺切除後，ヨウ素欠乏・過剰，薬剤性など），中枢性機能低下症 ●結合蛋白低下：TBG 減少症・欠損症，ネフローゼ，アンドロゲン治療，肝硬変 ●重症疾患：低 T_3 症候群

意義・何がわかるか？

●総 T_3 の 99％以上は蛋白結合型であるため，結合蛋白の増減の影響を大きく受ける．
●甲状腺ホルモン作用の過剰・不足の評価には結合蛋白の影響を受けない遊離 T_4/遊離 T_3 が有用．

生体内での動態

規定因子と血中レベルを決める機序

●総 T_3 の血中濃度は，①視床下部下垂体による甲状腺機能調節，②甲状腺の産生・分泌能，③蛋白との結合量，④肝などでの T_4 からの産生/代謝，により規定される．
●甲状腺機能は視床下部由来 TRH による下垂体からの TSH により調節されている．
●視床下部下垂体は，T_4・T_3 によるフィードバック制御，上位中枢・サイトカイン・ステロイドホルモンなどの調節を受ける．
●甲状腺での T_3 産生・分泌は TSH 受容体を介して調節されており，サイログロブリン上で生成し濾胞内に貯蔵される．
●血中 T_3 は 99％以上が TBG，トランスサイレチン，アルブミンなどの蛋白と結合し，約 0.3％が遊離型として存在する．
●血中 T_3 の 80％は，甲状腺外において T_4 から脱ヨード反応により産生される（⇄血中 T_4 は全量が甲状腺に由来）．
● T_3 は肝臓などで脱ヨード反応・抱合反応

を受け，主に胆汁に排泄される．

- T_3 が活性型甲状腺ホルモンで，T_4 はプロホルモンである．
- 細胞内に移行するのは遊離 T_4 と遊離 T_3.
- 細胞内に移行した T_3 および細胞内で T_4 から生じた T_3 は核内 T_3 受容体に結合して標的遺伝子の発現を調節する．
- 遺伝性甲状腺ホルモン結合蛋白異常症では総 T_3/総 T_4 は異常低値または異常高値となるが，遊離 T_3/遊離 T_4 は正常範囲内で，TSH など甲状腺ホルモン作用の指標に異常はなく，その他の健康上の問題もない．

異常値の出るメカニズム

高　値

- 甲状腺機能亢進：TSH 受容体経路の活性化（TSH＝TSH 産生腫瘍，hCG 高値＝妊娠時一過性機能亢進・hCG 産生腫瘍，刺激型 TSH 受容体抗体＝バセドウ病，活性型変異 TSH 受容体＝先天性甲状腺機能亢進・甲状腺ホルモン産生腫瘍，G 蛋白異常＝McCune-Albright 症候群）．hCG は TSH と構造が類似しているため，hCG 高値では TSH 受容体が活性化される．
- 甲状腺破壊に伴う漏出：炎症（無痛性甲状腺炎・亜急性甲状腺炎・急性化膿性甲状腺炎），損傷（副甲状腺切除術，気管切開）．
- 結合蛋白異常：遺伝子異常（遺伝性 TBG 増多症，家族性異常アルブミン血症の一部），産生増加・修飾変化（妊娠，エストロゲン投与，慢性肝炎など）．
- 外因性：T_4/T_3 製剤，甲状腺を含む食品．
- T_3 中毒症．

低　値

- 甲状腺機能低下：原発性，中枢性，薬物性（リチウムなど）．
- 結合蛋白異常：遺伝子異常（遺伝性 TBG 減少症・欠損症），産生低下・修飾変化（肝機能低下，男性ホルモン投与など）．
- ヨウ素欠乏（原料不足）・過剰（Wolff-Chaikoff 効果による機能抑制）．
- 甲状腺ホルモン過剰代謝（腫瘍による甲状腺ホルモン脱ヨード反応の過剰）．
- 重症疾患：低 T_3 症候群．

参考になる検査とその意義

- TSH：甲状腺ホルモン作用の過剰・不足の最も鋭敏かつ特異的指標．視床下部下垂体機能が正常の場合，甲状腺ホルモン作用の過剰では低下し不足では上昇する．これと異なる挙動は中枢性異常を示唆する．
- TBG：総 T_3 の増減に大きく影響．
- 遊離 T_4：血中 T_4 は全量が甲状腺に由来する一方，血中 T_3 の 80％は甲状腺外で産生されるため，甲状腺機能低下症では遊離 T_4 が総 T_3 よりも早期に低下する．これとは反対に重症疾患に伴う低 T_3 症候群では遊離 T_4 の低下は総 T_3 に遅れる．
- 遊離 T_3：結合蛋白の異常が考えられる場合．
- TSH 受容体抗体：総 T_3 高値ではバセドウ病と無痛性甲状腺炎との鑑別が重要．
- 抗サイログロブリン抗体，抗甲状腺ペルオキシダーゼ抗体：橋本病による甲状腺機能低下症の診断に有用．

診断へのアプローチ

- 高値・低値ともに結合蛋白の変動に注意（特に妊娠）．遊離 T_4/遊離 T_3 が有用．
- 高値ではバセドウ病と無痛性甲状腺炎との鑑別が重要．TSH 受容体抗体が有用．
- 甲状腺機能低下症の早期診断には遊離 T_4 が有用．

ピットフォール

- 抗 T_3 自己抗体により，稀に測定試薬により偽性低値または偽性高値となる．

予後とフォローアップ

- 無痛性甲状腺炎・亜急性甲状腺炎では一部が永続性機能低下症となる．

（三橋知明）

遊離サイロキシン(FT_4)(遊離チロキシン，遊離T_4)

free thyroxine

蛋白と結合していない遊離型サイロキシン（T_4）を測定する．結合蛋白の変動の影響を受けないので，総 T_4 よりも臨床的有用性が高い．

検体の採取・取り扱い・保存

- 血清分離後 7 日までは冷蔵可．－20℃で長期保存可

基準値・測定法

- 0.8～1.7 ng/dL 前後（測定試薬・施設により異なる）
- CLIA，CLEIA，ECLIA

高値

- 甲状腺機能亢進：バセドウ病，TSH 産生腫瘍，妊娠時一過性機能亢進症，hCG 産生腫瘍，甲状腺ホルモン産生腫瘍，先天性機能亢進症，甲状腺ホルモン不応症
- 甲状腺破壊：無痛性甲状腺炎，亜急性甲状腺炎，甲状腺近傍の外科的処置
- 外因性：T_4 過剰摂取

低値

- 甲状腺機能低下：先天性機能低下症，原発性機能低下症（橋本病，甲状腺切除後，ヨウ素欠乏・過剰，薬剤性など），中枢性機能低下症
- 外因性：トリヨードサイロニン（T_3）服用
- T_3 中毒症
- 重症疾患：低 T_4 低 T_3 症候群

意義・何がわかるか？

- 遊離 T_4 の過剰・不足は，T_3 中毒症・低 T_4 低 T_3 症候群以外では，ほぼ甲状腺ホルモン作用の過剰・不足と考えてよいが，原因疾患の診断にはほかの検査が必要．

生体内での動態

規定因子と血中レベルを決める機序

- 遊離 T_4 の血中濃度は，①視床下部下垂体による甲状腺機能調節，②甲状腺の産生・分泌能，③肝などでの代謝，により規定される．
- 甲状腺機能は視床下部由来 TRH による下垂体前葉からの甲状腺刺激ホルモン（TSH）により調節されている．
- 視床下部下垂体は T_4・T_3 によるフィードバック制御，上位中枢・サイトカイン・ステロイドホルモンなどの調節を受ける．
- 甲状腺での T_4 産生・分泌は TSH 受容体を介して調節されており，ヨウ素を主要成分としてサイログロブリン分子上で生成し甲状腺濾胞内に貯蔵される．
- T_4 は血中では 99％以上が蛋白と結合しており，遊離型は約 0.03％である．
- 血中 T_4 は全量が甲状腺に由来する（⇆血中 T_3 の 80％は甲状腺外で T_4 から産生）．
- T_4 は肝臓などで脱ヨード・各種抱合反応を受け，胆汁などに排泄される．
- T_4 はプロホルモンで，T_3 が活性型ホルモンである．
- 細胞内に移行するのは遊離 T_4 および遊離 T_3 である．

- 細胞内に移行した T_4 は脱ヨード反応により T_3 に転換された後に核内 T_3 受容体に結合して標的遺伝子の発現を調節する．
- 遺伝性甲状腺ホルモン結合蛋白異常症では総 T_4/総 T_3 は異常低値または異常高値となるが，遊離 T_4/遊離 T_3 は正常範囲内で，TSH をはじめとする甲状腺ホルモン作用の指標に異常はみられず，その他の健康上の問題も認められない．

異常値の出るメカニズム

高　値

- 甲状腺機能亢進：TSH 受容体経路の活性化（TSH＝TSH 産生腫瘍，hCG 高値＝妊娠時一過性機能亢進・hCG 産生腫瘍，刺激型 TSH 受容体抗体＝バセドウ病，活性型変異 TSH 受容体＝先天性甲状腺機能亢進・甲状腺ホルモン産生腫瘍，G 蛋白異常＝McCune-Albright 症候群）．hCG は TSH と構造が類似しているため，hCG が高値となると TSH 受容体が活性化される（specificity spillover 現象）．
- 甲状腺破壊に伴う漏出：炎症（無痛性甲状腺炎・亜急性甲状腺炎・急性化膿性甲状腺炎など），損傷（副甲状腺切除術，気管切開など）．
- 外因性：T_4 製剤，甲状腺を含む食品．

低　値

- 甲状腺機能低下：原発性，中枢性，薬物性（リチウムなど）．
- ヨウ素欠乏（原料不足）・過剰（Wolff-Chaikoff 効果による機能抑制）．
- 甲状腺ホルモン過剰代謝（腫瘍による甲状腺ホルモン脱ヨード反応の過剰）．
- 重症疾患：低 T_4 低 T_3 症候群．
- T_3 投与・過剰摂取（T_3 による TSH 抑制→甲状腺での T_4 産生低下）．
- T_3 中毒症．

参考になる検査とその意義

- TSH：甲状腺ホルモン作用の過剰・不足の最も鋭敏かつ特異的指標であり，視床下部下垂体機能が正常の場合，甲状腺ホルモン作用の過剰では低下し不足では上昇する．これと異なる変動は中枢性異常を示唆する．
- 遊離 T_3：T_3 投与・T_3 中毒症による甲状腺ホルモン過剰では遊離 T_4 は低値となる．甲状腺機能低下症では，T_4 は全量が甲状腺に依存する一方，T_3 は甲状腺外での T_4 からの転換が増加するため，遊離 T_4 は遊離 T_3 よりも早期に低下する．これとは反対に重症疾患に伴う低 T_3 症候群では遊離 T_4 の低下は遊離 T_3 に遅れる．
- TSH 受容体抗体：遊離 T_4 高値ではバセドウ病と無痛性甲状腺炎との鑑別が重要．
- 抗サイログロブリン抗体，抗甲状腺ペルオキシダーゼ抗体：甲状腺機能低下症の大部分は橋本病による原発性であり，これらの抗体はその診断に有用．

診断へのアプローチ

- 高値ではバセドウ病と無痛性甲状腺炎との鑑別が重要．TSH 受容体抗体が有用．
- 甲状腺機能低下症の早期診断には T_3 よりも有用．

ピットフォール

- 抗 T_4 自己抗体による干渉がまれに起こり，測定試薬により偽性高値または低値となる．
- T_3 中毒症，T_3 服用時は低値となる．
- 高濃度の遊離脂肪酸はアルブミンと T_4 との結合を阻害する．ヘパリン投与患者では血管内皮細胞から遊離したリポ蛋白リパーゼが検体保存中または測定中に中性脂肪に作用して多量の遊離脂肪酸を生成するため，遊離 T_4 が偽性高値となる．採血時に用いたヘパリンではこの現象は生じない．中性脂肪が著しく高い検体ではヘパリン投与なしでも同じ現象が起こる．

予後とフォローアップ

- 無痛性甲状腺炎・亜急性甲状腺炎では一部が永続性機能低下症となる．

（三橋知明）

遊離トリヨードサイロニン(FT_3)（遊離トリヨードチロニン，遊離T_3）

free triiodothyronine

蛋白と結合していない遊離型トリヨードサイロニン（T_3）を測定する．結合蛋白の変動の影響を受ないので，総T_3よりも臨床的有用性が高い．

検体の採取・取り扱い・保存

- 血清分離後7日までは冷蔵可．－20℃で長期保存可

基準値・測定法

- 2.2〜4.0 pg/mL 前後（測定試薬・施設により異なる）
- CLIA，CLEIA，ECLIA

高値

- 甲状腺機能亢進：バセドウ病，TSH産生腫瘍，妊娠時一過性機能亢進症，hCG産生腫瘍，甲状腺ホルモン産生腫瘍，先天性機能亢進症，甲状腺ホルモン不応症
- 甲状腺破壊：無痛性甲状腺炎，亜急性甲状腺炎，甲状腺近傍の外科的処置
- 外因性：T_3過剰摂取

低値

- 甲状腺機能低下：先天性機能低下症，原発性機能低下症（橋本病，甲状腺切除後，ヨウ素欠乏・過剰，薬剤性など），中枢性機能低下症
- 重症疾患：低T_3症候群

意義・何がわかるか？

- 遊離T_3の過剰・不足は，低T_3症候群以外は，ほぼ甲状腺ホルモン作用の過剰・不足と考えてよいが，原因疾患の診断にはほかの検査が必要．

生体内での動態

規定因子と血中レベルを決める機序

- 遊離T_3の血中濃度は，①視床下部下垂体による甲状腺機能調節，②甲状腺での産生・分泌，③肝などでのT_4からの産生・代謝，により規定される．
- 甲状腺機能は視床下部由来TRHによる下垂体前葉からの甲状腺刺激ホルモン（TSH）により調節されている．
- 視床下部下垂体はT_4・T_3によるフィードバック制御，上位中枢・サイトカイン・ステロイドホルモンなどの調節を受ける．
- 甲状腺でのT_3産生・分泌はTSH受容体を介して調節されており，ヨウ素を主要成分としてサイログロブリン分子上で生成し甲状腺濾胞内に貯蔵される．
- T_3は血中では99％以上が甲状腺ホルモン結合蛋白と結合しており，遊離型は約0.3％である．
- 血中T_3の80％は，甲状腺外においてT_4から脱ヨード反応により産生される（⇄血中T_4は全量が甲状腺に由来）．
- T_3は肝臓などで脱ヨード反応・抱合反応を受け，主に胆汁に排泄される．
- T_3が活性型甲状腺ホルモンで，T_4はプロホルモンである．
- 細胞内に移行するのは遊離T_3および遊離T_4である．

●細胞内に移行した T_3 および細胞内で T_4 から生じた T_3 は核内 T_3 受容体に結合して標的遺伝子の発現を調節する.

●遺伝性甲状腺ホルモン結合蛋白異常症では総 T_3/総 T_4 は異常低値または異常高値となるが，遊離 T_3/遊離 T_4 は正常範囲内で，TSH をはじめとする甲状腺ホルモン作用の指標に異常はみられず，その他の健康上の問題も認められない.

異常値の出るメカニズム

高　値

●甲状腺機能亢進：TSH 受容体経路の活性化（TSH＝TSH 産生腫瘍，hCG 高値＝specificity spillover　妊娠時一過性機能亢進・hCG 産生腫瘍，刺激型 TSH 受容体抗体＝バセドウ病，変異受容体＝先天性甲状腺機能亢進・甲状腺ホルモン産生腫瘍，G 蛋白異常＝McCune-Albright 症候群).

●甲状腺破壊に伴う漏出：炎症（無痛性甲状腺炎・亜急性甲状腺炎・急性化膿性甲状腺炎など)，損傷（副甲状腺切除術，気管切開など).

●外因性：T_4/T_3 製剤，食品（甲状腺・甲状腺末を含む).

低　値

●甲状腺機能低下：原発性，中枢性，薬物性（リチウムなど).

●結合蛋白異常：遺伝子異常（遺伝性 TBG 減少症・欠損症)，エストロゲン作用不足(男性ホルモン投与など).

●ヨウ素欠乏（原料不足)・過剰（Wolff-Chaikoff 効果による機能抑制).

●甲状腺ホルモン過剰代謝（腫瘍による甲状腺ホルモン脱ヨード反応の過剰).

●重症疾患：低 T_3 症候群.

参考になる検査とその意義

● TSH：甲状腺ホルモン作用の過剰・不足の最も鋭敏かつ特異的指標であり，視床下部下垂体機能が正常の場合，甲状腺ホルモン作用の過剰では低下し不足では上昇する．これと異なる変動は中枢性異常を示唆する.

●遊離 T_4：血中 T_4 は全量が甲状腺に由来する一方，血中 T_3 の 80％は甲状腺外で産生されるため，甲状腺機能低下症では遊離 T_4 が遊離 T_3 よりも早期に低下する．これとは反対に重症疾患に伴う低 T_3 症候群では遊離 T_4 の低下は遊離 T_3 に遅れる.

● TSH 受容体抗体：遊離 T_3 高値ではバセドウ病と無痛性甲状腺炎との鑑別が重要.

●抗サイログロブリン抗体，抗甲状腺ペルオキシダーゼ抗体：甲状腺機能低下症の大部分は橋本病による原発性であり，これらの抗体はその診断に有用.

診断へのアプローチ

●高値ではバセドウ病と無痛性甲状腺炎との鑑別が重要．TSH 受容体抗体が有用.

●甲状腺機能低下症の早期診断には遊離 T_4 が有用.

ピットフォール

●抗 T_3 自己抗体による干渉がまれに起こり，測定試薬により偽性高値または低値となる.

●高濃度の遊離脂肪酸はアルブミンと T_3 との結合を阻害する．特にヘパリン投与患者では血管内皮細胞から遊離したリポ蛋白リパーゼが検体保存中または測定時のインキュベーション操作中に中性脂肪に作用して多量の遊離脂肪酸を生成するため，遊離 T_3 が偽性高値となる．採血時に用いたヘパリンではこのような現象は生じない．中性脂肪が著しく高い検体ではヘパリン投与なしでも同じ現象が起こる.

予後とフォローアップ

●無痛性甲状腺炎・亜急性甲状腺炎では一部が永続性機能低下症となる.

（三橋知明)

サイロキシン結合グロブリン(TBG)(チロキシン結合グロブリン)

thyroxine binding globulin

TBGは主要な甲状腺ホルモン結合蛋白で，血中のサイロキシン（T_4）およびトリヨードサイロニン（T_3）の70〜80%を結合しており，総T_4・総T_3濃度を規定する主要因子である.

検体の採取・取り扱い・保存

- 血清分離後に−20℃凍結保存

基準値・測定法

- 12〜30 μg/mL
- RIA

高値

- 甲状腺機能低下症
- エストロゲン過剰状態：妊娠，エストロゲン投与
- 肝疾患：急性肝炎，慢性活動性肝炎
- 薬剤：ヘロイン，メサゾン，ペルフェナジン，5-フルオロウラシル，クロフィブラート
- 遺伝子異常：遺伝性TBG増加症

低値

- 甲状腺機能亢進症
- エストロゲン不足状態：卵巣機能低下，SERM投与
- 肝疾患：慢性アルコール性肝障害，肝硬変
- 薬剤：アンドロゲン，蛋白同化ステロイド，糖質コルチコイド（大量），L-アスパラギナーゼ
- 蛋白漏出：ネフローゼ症候群，蛋白漏出性胃腸症
- 低栄養状態
- 遺伝子異常：遺伝性TBG減少症，遺伝性TBG欠損症

意義・何がわかるか？

- TBGは，総T_4・総T_3とTSHが乖離するなど甲状腺ホルモン結合蛋白の異常が疑われたときに測定する.

生体内での動態

規定因子と血中レベルを決める機序

- 血中の甲状腺ホルモン結合蛋白としてはTBG，トランスサイレチン，アルブミンがあるが，TBGはT_4およびT_3の70〜80%を結合しており，血中総T_4および総T_3濃度を規定する主要因子である.
- 血中TBG濃度の主な規定因子は，①肝臓での産生量，②シアル酸付加による血中半減期の変化，である.
- TBGは肝臓で合成分泌される395アミノ酸残基・分子量54 kDaの単量体糖蛋白で，遺伝子（*serpina7*）はX染色体上に存在する.
- 遺伝性TBG異常症は伴性優性遺伝し，表

現型には完全欠損，部分欠損，増加がある．

- TBG 遺伝子の転写はエストロゲンにより増加し，甲状腺ホルモンにより減少する．
- シアル酸付加はエストロゲンにより増加し，血中半減期（5 日）が延長する．
- 肝障害では産生・修飾が変化する．
- 遺伝性 TBG 異常症では TBG の増減に対応して総 T_4・総 T_3 は異常低値または異常高値となるが，細胞内に移行して甲状腺ホルモン作用を発揮する遊離 T_4/遊離 T_3 の血中濃度は正常範囲内で，TSH をはじめとする甲状腺ホルモン作用の指標に異常はみられず，成長・代謝も正常でその他の健康上の問題も認められない．

異常値の出るメカニズム

高　値

- 甲状腺機能低下症：甲状腺ホルモンによる TBG 遺伝子転写抑制の解除．
- エストロゲン過剰状態：エストロゲンによる TBG 遺伝子転写増加，およびシアル酸付加の増加による血中半減期延長．
- 肝疾患：エストロゲン代謝の変化による産生・修飾の変化．
- 薬剤性：TBG 遺伝子転写増加？
- 遺伝子異常：遺伝性 TBG 増加症（遺伝子重複による）．

低　値

- 甲状腺機能亢進症：甲状腺ホルモンによる TBG 遺伝子転写抑制．
- エストロゲン不足状態：エストロゲンによる TBG 遺伝子転写増加・シアル酸付加増加作用の消失．
- 肝障害：産生低下，修飾変化．
- 薬剤性：抗エストロゲン作用，TBG 遺伝子転写減少？
- 遺伝子異常：部分欠損症，完全欠損症（男性，ホモ接合体の女性．日本人での頻度は 1：1,200～1：1,900 出生）．

参考になる検査とその意義

- TBG 測定は結合蛋白異常による総 T_4/総 T_3 異常値の原因検索として行われる検査であり，単独で行われる検査ではない．

診断へのアプローチ

- 総 T_4/総 T_3 と甲状腺ホルモン作用の状態（甲状腺中毒症状，甲状腺機能低下症状，TSH などの検査所見）が乖離している場合に結合蛋白異常による総 T_4/総 T_3 異常値を考え，TBG の測定を行う．
- TBG に異常を認めない場合は家族性異常アルブミン性高サイロキシン血症を考慮する．

ピットフォール

- 女性は男性より軽度高値（エストロゲン作用による）．
- 結合蛋白異常による総 T_4・総 T_3 の異常高値の原因には家族性異常アルブミン性高サイロキシン血症によるものもある．
- 新生児期に最も高値であり，その後小児期を通じて漸減し成人レベルとなる．小児期には男女差はない．

予後とフォローアップ

- 遊離 T_4/遊離 T_3 の測定が一般化しており，また，遺伝性 TBG 異常症では健康上の問題を認めないため，TBG 測定の臨床的意義は低い．

（三橋知明）

サイログロブリン(Tg)(チログロブリン)

thyroglobulin

サイログロブリン（Tg）は甲状腺特異抗原であり，甲状腺分化がん全摘術後の経過観察に有用．疾患特異性は低いため甲状腺腫瘤の鑑別診断には不適．

検体の採取・取り扱い・保存

- 血清分離後，−20℃で保存

基準値・測定法

- 30 ng/mL 以下（測定試薬・施設により異なる）
- ECLIA，CLEIA，IRMA

高値	●甲状腺腫瘍：甲状腺分化がん（乳頭がん・濾胞がん，これらの再発・転移），甲状腺腺腫 ●腺腫様甲状腺腫 ●甲状腺機能亢進：バセドウ病，TSH 産生腫瘍，妊娠時一過性甲状腺機能亢進症など ●甲状腺の破壊：無痛性甲状腺炎，亜急性甲状腺炎，急性化膿性甲状腺炎，甲状腺未分化がん・転移性腫瘍 ●慢性甲状腺炎
低値	●甲状腺全摘術後 ●甲状腺ホルモン服用により TSH が抑制されている状態 ●先天性 Tg 合成障害，無甲状腺症

意義・何がわかるか？

- 甲状腺分化がん全摘術後の経過観察に有用．疾患特異性は低いので甲状腺腫瘤の鑑別診断には不適．
- 外因性甲状腺中毒症（thyrotoxicosis factitia）の診断に有用．

生体内での動態

規定因子と血中レベルを決める機序

- 代表的な臓器特異抗原で甲状腺濾胞上皮細胞のみで合成される．
- サイロキシン（T_4），トリヨードサイロニン（T_3）は Tg 分子上のチロシン残基のヨード化と縮合により生成するため，甲状腺ホルモン産生に必須である．
- 血中 Tg 濃度は，①甲状腺組織量，②甲状腺刺激，により規定される．
- 正常甲状腺組織 1 g に対応する血中濃度は〜1 ng/mL である．
- Tg 遺伝子は第 8 番染色体に存在し，2,749 アミノ酸残基からなる糖蛋白をコードしており TSH 受容体活性化により転写される．
- TSH 受容体活性化により合成とともに分解も亢進し，解離した T_4・T_3 が血中に分泌されるが，その際に一部の Tg は分解されずに分泌される．
- 血中半減期は 4〜5 日．

異常値の出るメカニズム

高　値

●細胞機能・濾胞構造の異常による血中への漏出：甲状腺分化がん・腺腫・腺腫様甲状腺腫.

●甲状腺刺激状態での合成および分解亢進による上昇：TSH受容体経路の活性化（TSH＝TSH産生腫瘍，hCG高値＝妊娠時一過性機能亢進・hCG産生腫瘍，刺激型TSH受容体抗体＝バセドウ病，活性型変異TSH受容体＝先天性甲状腺機能亢進・甲状腺ホルモン産生腫瘍，G蛋白異常＝McCune-Albright症候群）．hCGはTSHと構造が類似しているため，hCGが高値となるとTSH受容体が活性化される（specificity spillover現象）.

●甲状腺破壊に伴う漏出による上昇：炎症（慢性甲状腺炎・無痛性甲状腺炎・亜急性甲状腺炎・急性化膿性甲状腺炎など），損傷（甲状腺吸引生検，放射線治療，副甲状腺切除術，気管切開など），甲状腺未分化がん・転移性腫瘍.

低　値

●外因性甲状腺ホルモンによるTSH抑制：外因性甲状腺中毒症.

●機能性甲状腺組織の減少による合成・分解の低下：原発性甲状腺機能低下.

参考になる検査とその意義

●抗サイログロブリン抗体（TgAb）：Tg測定に干渉するため，TgAbが陽性の場合は正確な評価が困難となる．特に，甲状腺分化がん全摘後の経過観察では低値域でのTgの変動が問題になるため影響が大きい.

診断へのアプローチ

●Tg高値の場合，頸部超音波検査など甲状腺腫瘍の検索を行う.

●甲状腺分化がんの全摘術後のフォローアップに有用であるが，手術のみでは甲状腺組織の残存が避けられないため，再発の早期発見目的には放射性ヨードによる残存甲状腺のアブレーションが必要である．手術前値および術後早期の測定も必要.

ピットフォール

●TgAb（甲状腺がん患者の20～30％で陽性）による干渉.

●HAMA（human anti-murine-protein antibodies）による干渉.

●甲状腺の破壊によって上昇するため，分化がん以外の甲状腺がん・甲状腺生検後・他臓器原発がんの甲状腺転移でも上昇.

●甲状腺分化がんの約1/3ではTg上昇を認めない.

●原発/再発/転移における免疫反応性の異なるTg産生の可能性.

予後とフォローアップ

●甲状腺分化がん部分切除の場合でも術後の経過観察にある程度有用だが，併存する甲状腺疾患の影響があるので，術前および術後早期の測定値との比較が必要である.

●試薬により測定値が異なるので，フォローアップには同一測定試薬を用いる.

●全摘術後のフォローアップでは，T_4投与中断またはrhTSH投与によるTSH刺激下での測定を行う.

●米国甲状腺学会ガイドラインでは，TgAb陰性患者において，TSH刺激後で1 ng/mL未満であれば再発の可能性はほとんどなく，TSH刺激前値が1 ng/mL以上またはTSH刺激後で2 ng/mL以上の場合は再発の検索を行うとしている.

■文献

1）Cooper MD et al：Revised American Thyroid Association management guidelines for patients with thyroid nodules and differentiated thyroid cancer. Thyroid 19：1167-1214, 2009

（三橋知明）

抗サイログロブリン抗体(TgAb)(抗チログロブリン抗体)

anti-thyroglobulin antibody

サイログロブリンに対する自己抗体を検出する検査で，間接凝集法のサイロイドテストに対し，RIAなどの高感度測定法は感度・特異度・再現性に優れている．自己免疫性甲状腺疾患の診断に有用．

検体の採取・取り扱い・保存

●血清分離後，長期保存は－20℃

基準値・測定法

●基準値：測定法・試薬により異なる
●測定法：RIA，EIA，CLEIA，ECLIA，PA
RIA：0.3～1.0 U/mL 未満
CLEIA：40 IU/mL 以下
ECLIA：28 IU/mL 未満
PA：100 倍未満

高値	●自己免疫性甲状腺疾患：橋本病，バセドウ病，無痛性甲状腺炎 ●その他の甲状腺疾患：亜急性甲状腺炎の一部，甲状腺分化がんの一部
低値	●橋本病およびバセドウ病の一部では陰性となるが，低値が問題となる疾患はない

意義・何がわかるか？

●陽性であれば自己免疫性甲状腺疾患の存在が疑われる．橋本病のほか，バセドウ病・無痛性甲状腺炎でも陽性となる．
●出産後甲状腺機能異常の発症予知に有効．

病態生理的意義

●サイログロブリン（thyroglobulin：Tg）は代表的な臓器特異的蛋白であり，甲状腺ホルモン合成に中心的役割を果たしている．
●TgAbには補体結合性・組織障害性はなく，自己免疫性甲状腺疾患の原因ではなく結果として生じたものと考えられている．

異常値の出るメカニズム

●Tgは甲状腺特異抗原であり，TgAbは自己免疫性甲状腺疾患で陽性となる．
●TgAbは亜急性甲状腺炎などの非自己免疫性甲状腺疾患でも組織破壊による抗原提示の結果として一過性に軽度上昇する．
●甲状腺分化がんでは健常者よりも陽性率が高く，組織破壊・がん特異的修飾などによるものと考えられている．甲状腺全摘により低下，再発により上昇するので，フォローアップのマーカーとなりうる．

参考になる検査とその意義

●抗甲状腺ペルオキシダーゼ抗体：TgAbとの同時測定により自己免疫性甲状腺疾患の診断効率が上昇．

診断へのアプローチ

- 橋本病での陽性率が高いが，バセドウ病・無痛性甲状腺炎でも陽性となるので，これらの鑑別には不適.
- 日本甲状腺学会の橋本病診断ガイドラインによると，バセドウ病を除外したうえで，① TPOAb または TgAb が陽性であれば橋本病疑い，② TPOAb または TgAb が陽性かつびまん性甲状腺腫があれば橋本病，と診断できる.
- 妊娠前（または妊娠中）に陽性の場合，出産後甲状腺機能異常を発症する可能性が高い.

ピットフォール

- 陰性の場合，特に PA 法は感度が低いので自己免疫性甲状腺疾患は否定できない.
- 亜急性甲状腺炎で一過性に軽度上昇することがある.
- Tg の測定に干渉するので，甲状腺分化がんの術後フォローアップの際には必ず TgAb を測定する.

予後とフォローアップ

- 無痛性甲状腺炎では発症に伴い変動を繰り返し，橋本病・バセドウ病でも経過中に変動する.
- 高値持続例では甲状腺機能低下症に移行する可能性が高いので年 1 回程度の定期的検査を行うことが望ましい.

（三橋知明）

抗甲状腺ペルオキシダーゼ抗体（抗 TPO 抗体，TPOAb）

antithyroperoxidase antibody

甲状腺ペルオキシダーゼに対する自己抗体を検出する検査で，間接凝集法のミクロソームテストに対し，RIA などの高感度測定法は感度・特異度・再現性に優れている．自己免疫性甲状腺疾患の診断に有用．

検体の採取・取り扱い・保存

- 血清分離後，長期保存は－20℃

基準値・測定法

- 基準値：測定法・試薬により異なる
- 測定法：RIA，EIA，CLEIA，ECLIA，PA
  RIA：0.3～1.0 U/mL 未満
  CLEIA：35～50 IU/mL 以下
  ECLIA：16 IU/mL 未満
  PA：100 倍未満

高値

- 自己免疫性甲状腺疾患：橋本病，バセドウ病，無痛性甲状腺炎
- その他の甲状腺疾患：亜急性甲状腺炎の一部

低値

- 橋本病およびバセドウ病の一部では陰性となるが，低値が問題となる疾患はない

意義・何がわかるか？

- 陽性であれば自己免疫性甲状腺疾患が疑われる．橋本病のほか，バセドウ病・無痛性甲状腺炎でも陽性となる．
- 出産後甲状腺機能異常の発症予知に有効．

病態生理的意義

- 甲状腺ペルオキシダーゼ（thyroid peroxidase：TPO）は甲状腺ホルモン合成に中心的役割を果たしているマイクロゾーム蛋白で，マイクロゾームテストで認識される主要抗原である．
- TPOAb は補体結合性・組織障害性があり，自己免疫性甲状腺疾患の病像形成に関与している可能性があるが，直接の原因ではなく結果として生じたものと考えられている．

異常値の出るメカニズム

- TPO は甲状腺特異抗原であり，TPOAb は自己免疫性甲状腺疾患で陽性となる．
- TPOAb は亜急性甲状腺炎などの非自己免疫性甲状腺疾患でも組織破壊による抗原提示の結果として一過性に軽度上昇する．

参考になる検査とその意義

- 抗サイログロブリン抗体（TgAb）：TPOAb との同時測定により自己免疫性甲状腺疾患の診断効率が上昇．

診断へのアプローチ

- 橋本病での陽性率が高いが，バセドウ病・無痛性甲状腺炎でも陽性となるので，これらの鑑別には不適．

●日本甲状腺学会の橋本病診断ガイドラインによると，バセドウ病を除外したうえで，① TPOAb または TgAb が陽性であれば橋本病疑い，② TPOAb または TgAb が陽性かつびまん性甲状腺腫があれば橋本病，と診断できる．

●妊娠前（または妊娠中）に陽性の場合，出産後甲状腺機能異常を発症する可能性が高い．

ピットフォール

●陰性の場合，特に PA 法は感度が低いので自己免疫性甲状腺疾患は否定できない．

●亜急性甲状腺炎で一過性に軽度上昇することがある．

予後とフォローアップ

●無痛性甲状腺炎では発症に伴い変動を繰り返し，橋本病・バセドウ病でも経過中に変動する．

●高値持続例では甲状腺機能低下症に移行する可能性が高いので年 1 回程度の定期的検査を行うことが望ましい．

（三橋知明）

甲状腺刺激ホルモンレセプター抗体(TRAb)〔TSH 結合阻害免疫グロブリン(TBII), TSH 受容体抗体, TSH レセプター抗体〕甲状腺刺激抗体(TSAb)(TSH 刺激性レセプター抗体)

TSH receptor antibody (TSH-binding inhibitory immunoglobulin)
thyroid stimulating antibody

TRAb は TSH 受容体結合活性を測定するもので測定時間が短く診察前検査が可能. TSAb は TSH 受容体刺激活性を測定するもので原理的に優れるが, 測定時間が長い. 両者ともバセドウ病の診断・経過観察に有用.

検体の採取・取り扱い・保存

- 血清分離後, −20℃で長期保存可

基準値・測定法

＊バセドウ病と無痛性甲状腺炎との鑑別のためのカットオフ値

- TRAb 第一世代：15％以下（RRA）
- TRAb 第二世代：1.0 IU/L 未満（固相法）
- TRAb 第三世代：2.0 IU/L 未満（M22 抗体を用いた ECLIA など）
- TSAb：180％以下（bioassay, RIA）

高値

- バセドウ病
- 無痛性甲状腺炎・亜急性甲状腺炎の一部（軽度上昇）
- 阻害型抗体による甲状腺機能低下症（TRAb 陽性, TSAb 陰性）

低値

- 無痛性甲状腺炎・亜急性甲状腺炎の大部分
- バセドウ病の一部

意義・何がわかるか？

- 甲状腺中毒症の鑑別, バセドウ病の診断, バセドウ病の寛解判定.
- 胎児・新生児甲状腺機能亢進症の診断.
- 阻害型抗体による甲状腺機能低下症の診断.
- バセドウ病眼症の診断.

病態生理的意義

- TSH 受容体に対する IgG 型自己抗体.
- 抗 TSH 受容体自己抗体は活性により, ①受容体に結合し TSH 作用を発揮するもの（刺激型抗体）, ②受容体に結合し TSH の作用を阻害するもの（阻害型抗体）, に大別される.
- TRAb は上記①および②の活性を反映し, TSAb は上記①の活性を反映する.
- 刺激型抗体はバセドウ病の病因物質である.
- 阻害型抗体は甲状腺機能低下症の原因となる.
- 同一患者血中に刺激型抗体と阻害型抗体が併存することがあり, 両者の活性のバランスにより病像（甲状腺機能亢進/機能低下）が決まる. また, 経過中に両者が別個に変動して病像が変化（機能亢進 ⇆ 機能低下）しうる．
- 胎盤通過性があるため母体で高値の場合，胎児・新生児甲状腺機能亢進症（阻害型抗体では機能低下）を起こす．
- バセドウ病眼症・皮膚症（前脛骨粘液水腫）との関連が示されている．

異常値の出るメカニズム
- 自己免疫機序により産生される．
- 甲状腺破壊による抗原提示の増加に伴い，一過性の陽性化・抗体価の上昇が起こる（無痛性甲状腺炎，亜急性甲状腺炎，バセドウ病放射性ヨード治療後など）．
- バセドウ病の病勢に影響する因子として，免疫能の変動要因〔妊娠中（軽快），出産後（増悪），免疫抑制治療中（軽快）・治療後（増悪），花粉症（増悪）など〕があり，これらに連動して変化する．
- 抗甲状腺薬治療により低下する症例が多く，抗甲状腺薬の直接効果も示唆されている．

参考になる検査とその意義
- 遊離 T_4，遊離 T_3：甲状腺ホルモン作用の過剰・不足の評価．
- TSH：甲状腺中毒症の程度と原因の評価．
- 抗サイログロブリン抗体，抗甲状腺ペルオキシダーゼ抗体：自己免疫性甲状腺疾患の診断．

診断へのアプローチ
- TRAb，TSAb ともに未治療バセドウ病での陽性率は 95％以上だが，一部のバセドウ病では両者ともに陰性．
- 無痛性甲状腺炎・亜急性甲状腺炎の大部分は上記カットオフ値以下となるが，一部では弱陽性となる．
- 陰性または弱陽性でバセドウ病と無痛性甲状腺炎との鑑別が必要なとき：超音波検査による甲状腺血流評価，放射性ヨード甲状腺摂取率．
- 健常者では第三世代 TRAb が 1 IU/L を超えることはほとんどない．
- バセドウ病寛解判定に際して鑑別診断目的のカットオフ値を用いることの妥当性については十分なエビデンスがない．

ピットフォール
- TRAb と TSAb では測定法・活性が異なるので，両者の乖離がありうる．
- バセドウ病をはじめとする自己免疫性甲状腺疾患の経過中の変動および変動要因に注意．

予後とフォローアップ
- 測定時点でのバセドウ病疾患活動性を評価する参考指標となるが，寛解などの確実な予後予測は困難．

（三橋知明）

カルシトニン

calcitonin

カルシトニンは，血中に存在するペプチドホルモンであり，甲状腺傍濾胞細胞（甲状腺C細胞）より分泌される．カルシトニンが100 pg/mL以上のときは，甲状腺髄様がんの可能性を第一に検討する．

検体の採取・取り扱い・保存

- カルシトニンは日内変動があり，昼間にピークとなる．そのため，早朝空腹時の採血が望ましい．検体量：血清0.5 mL．保存：凍結

基準値・測定法

- 男性は女性よりも高値，若年者は高齢者よりも高値であるため，年齢・性別ごとに基準値が決められている．単位：pg/mL
- 測定法：RIA・2抗体法

年齢（歳）	男性			女性		
	平均値	基準値	例数	平均値	基準値	例数
20〜29	61.8	34.4 〜 89.2	44	49.0	29.4 〜 68.6	26
30〜49	75.5	30.9 〜120.1	12	37.9	17.1 〜 58.7	35
50〜69	56.0	16.6 〜 95.4	11	37.8	21.6 〜 54.0	47
70〜89	37.6	26.2 〜 49.0	19	36.4	17.0 〜 55.8	56

高値

- 甲状腺髄様がん，甲状腺C細胞過形成，多発性内分泌腫瘍2型
- 高カルシウム血症
- 異所性カルシトニン分泌腫瘍（肺小細胞がん，カルチノイド症候群，神経内分泌腫瘍，褐色細胞腫，傍神経節腫など）
- 高ガストリン血症（Zollinger-Ellison症候群など）
- 慢性腎不全
- 薬剤性（プロトンポンプ阻害薬，β遮断薬，糖質コルチコイド，グルカゴン，コレシストキニン）
- 甲状腺乳頭がん・甲状腺濾胞がん，慢性甲状腺炎

低値

- 低カルシウム血症
- 甲状腺摘出後，放射性ヨウ素内用療法後
- 高齢者

意義・何がわかるか？

- カルシトニンは32個のアミノ酸で構成されるペプチドホルモンであり，甲状腺C細胞より分泌される．
- カルシトニンは，血中カルシウム濃度の低下作用をもつ．
- 甲状腺全摘患者（したがって甲状腺C細胞も全摘）でも，副甲状腺機能が保たれていれば，カルシウム・骨代謝に大きな異常を認めない．したがって，健常成人でのカルシトニンの生理的意義は不明である．
- カルシトニンの測定は，甲状腺髄様がんの

診断・経過観察に用いられる.

生体内での動態

規定因子と血中レベルを決める機序

- 甲状腺C細胞には，カルシウム感知受容体が存在している．血中カルシウム濃度が上昇するとカルシウム受容体を介してカルシトニン分泌が促進される.
- 消化管ホルモン（グルカゴン・ガストリン・セクレチンなど）は，カルシトニン分泌を促進する.

異常値の出るメカニズム[1)]

- 甲状腺C細胞の腫瘍である甲状腺髄様がんでは，血中カルシトニン濃度が上昇する.
- 高カルシウム血症では，甲状腺C細胞からのカルシトニン分泌が促進される．同様に，原発性副甲状腺機能亢進症に伴う高カルシウム血症でもカルシトニンは上昇する.
- 高ガストリン血症では，カルシトニン分泌が促進される．プロトンポンプ阻害薬を2～4ヵ月以上使用すると，ガストリン分泌が促進され，カルシトニンが上昇する.
- 慢性腎不全では，カルシトニンの腎クリアランスが低下し，血中カルシトニン濃度が上昇しやすくなる.
- 甲状腺乳頭がん・甲状腺濾胞がんでは甲状腺C細胞の過形成を伴うことがあり，その場合には血中カルシトニン濃度が上昇する.
- 慢性甲状腺炎では，カルシトニンが高値・低値いずれの報告も存在する[1)].

参考になる検査とその意義

- 甲状腺髄様がんや多発性内分泌腫瘍症（multiple endocrine neoplasia：MEN）2型では，カルシトニンと同時にCEAも上昇することが多いので参考となる.

診断へのアプローチ

- カルシトニンが100 pg/mL以上では，甲状腺髄様がんの可能性が高い．一方100 pg/mL未満では，甲状腺髄様がん以外の原因も同時に検索することが望ましい[1)].
- カルシトニンの分泌刺激試験として，ペンタガストリン負荷試験やカルシウム負荷試験がある．ペンタガストリンは，ガストリン分子のN端5個のアミノ酸を合成したものだが，わが国では使用できない．わが国ではカルシウム負荷試験が行われている.

ピットフォール

- 甲状腺髄様がんの病初期では，カルシトニンが正常範囲内のことがある．それでも臨床的に甲状腺髄様がんが疑われる場合には，カルシトニンの分泌刺激試験を検討する.
- MEN2型の患者では，抗カルシトニン抗体による見かけ上のカルシトニン上昇が報告されている[1)]．したがって，MEN2型患者で予防的な甲状腺全摘術を施行する際には，カルシトニン値だけで判断せず，遺伝子変異の有無や腫瘍の存在なども同時に考慮する必要がある.

予後とフォローアップ

- 甲状腺髄様がんの腫瘍マーカーとして，カルシトニン・CEAが用いられる．カルシトニンは敏感な腫瘍マーカーであり，診断・治療後の経過観察に重要である.
- カルシトニンの半減期は30時間であり，術後しばらくはカルシトニンが血中に検出される．術前のカルシトニン値に応じて，甲状腺を全摘してから2～3ヵ月後にカルシトニンのフォローを行う[2)].
- 甲状腺術後のカルシトニンやCEAの倍増時間は，甲状腺髄様がんの再発や生命予後の予測因子である[3)].

■文献

1）Toledo SP et al：Hypercalcitoninemia is not pathognomonic of medullary thyroid carcinoma. Clinics（Sao Paulo）64（7）：699-706, 2009
2）Pacini F et al：Medullary thyroid carcinoma. Clin Oncol（R Coll Radiol）22（6）：475-485, 2010
3）Meijer JA et al：Calcitonin and carcinoembryonic antigen doubling times as prognostic factors in medullary thyroid carcinoma：a structured meta-analysis. Clin Endocrinol（Oxf）72（4）：534-542, 2010

（竹内靖博，鈴木尚宜）

副甲状腺ホルモン関連蛋白インタクト（PTHrP-intact）〔副甲状腺ホルモン関連蛋白（PTHrP）〕

PTHrP

副甲状腺ホルモン関連蛋白（parathyroid hormone-related protein：PTHrP）は，副甲状腺ホルモン（parathyroid hormone：PTH）と類似した構造をもち，PTH と同様の作用を発揮する．

検体の採取・取り扱い・保存

- 専用容器（アプロチニン入りの EDTA-2Na 管）に採血後，十分混和し，ただちに低温（4℃）で遠心分離．その後，上清を分注して凍結保存する
- 検体量：血漿 0.5 mL．保存：凍結

基準値・測定法

- PTHrP：1.1 pmol/L 未満，RIA 固相法（IRMA）
- PTH 関連蛋白-インタクト（PTHrP-Intact）あるいは PTHrP のいずれの表記もありうるが，基準値は同一である

高値	●悪性腫瘍〔扁平上皮がん（肺・頭頸部・口腔・食道），肝細胞がん，膵がん，腎がん，膀胱がん，乳がん，卵巣がん　など〕，非ホジキンリンパ腫，慢性骨髄性白血病，成人 T 細胞白血病/リンパ腫，良性腫瘍（褐色細胞腫，卵巣腫瘍），乳腺過形成，妊娠
低値	●正常

意義・何がわかるか？

- 高カルシウム血症の患者では，その原因検索の検査の一つとして PTHrP の測定が行われる．
- PTHrP は，PTH/PTHrP 受容体 1 型に作用して PTH と同様の作用を発揮する．PTHrP は，PTH/PTHrP 受容体 1 型を介して，骨吸収を亢進させ，腎尿細管での Ca 再吸収を促進させ，高カルシウム血症を惹起する．
- PTHrP は PTH と類似したアミノ酸配列を有する．特に PTHrP の N 端側の 13 塩基が PTH に類似していることが，PTH/PTHrP 受容体 1 型に作用するために重要であると考えられている
- PTHrP が保険算定できるのは，高カルシウム血症の鑑別，ならびに悪性腫瘍に伴う高カルシウム血症に対する治療効果の判定のために測定した場合である．

生体内での動態

規定因子と血中レベルを決める機序

- 血中 PTHrP が上昇する原因は，主に悪性腫瘍が PTHrP を血中に分泌することである．
- 悪性腫瘍以外には，褐色細胞腫や卵巣腫瘍などの腫瘍や，妊娠や乳腺過形成が PTHrP 上昇の原因になりうる．

異常値の出るメカニズム

- 悪性腫瘍に伴う高カルシウム血症の原因には，humoral hypercalcemia of malignancy

(HHM) や local osteolytic hypercalcemia (LOH) などがある.

- HHMとは,悪性腫瘍が血液中に分泌する生理活性分子により高カルシウム血症となる病態である.HHMの原因となる生理活性分子のほとんどがPTHrPである.悪性腫瘍が分泌するその他の生理活性分子としては,まれであるが1,25水酸化ビタミンDや異所性PTH分泌が挙げられる.
- LOHとは,骨に存在する悪性腫瘍細胞が骨吸収を促進し,骨吸収に伴って高カルシウム血症となっている病態である.固形がんの骨転移や造血器悪性腫瘍細胞による骨浸潤が骨吸収亢進の原因となる.
- 悪性腫瘍に伴う高カルシウム血症の原因の約8割がPTHrP分泌によるHHMであり,約2割がLOHである[1].異所性PTH分泌による高カルシウム血症,または1,25水酸化ビタミンDを産生する腫瘍による高カルシウム血症はまれである.

参考になる検査とその意義

- PTHrPによる高カルシウム血症では,通常は内因性のPTH分泌は抑制されており,血中intact PTH濃度は低い.
- HHMでは,原発性副甲状腺機能亢進症とは異なり,血中1,25水酸化ビタミンD濃度は正常または低値である.その機序は不明であるが,腫瘍から同時に分泌されるIL-6などのサイトカインが関与することが想定されている.

診断へのアプローチ

- 高カルシウム血症の原因検索にあたっては,PTH,PTHrP,1,25水酸化ビタミンDの測定が有用である.
- 高カルシウム血症の患者でPTHrPが高ければ,悪性腫瘍によるHHMが原因と考えられるが,一部例外があるので注意する(良性腫瘍や妊娠).

ピットフォール

- 悪性腫瘍以外に,良性腫瘍や正常妊娠[2]でも,PTHrP高値による高カルシウム血症が報告されている.
- PTHrP高値による高カルシウム血症では,通常は内因性のPTH分泌は抑制されている.しかし,PTHrPとPTHの血中濃度がともに高い場合があり,このような患者ではHHMと原発性副甲状腺機能亢進症が合併している可能性を積極的に検討するべきである[3].
- 悪性腫瘍に伴う高カルシウム血症の原因が異所性PTH分泌であることはまれである.一方,悪性腫瘍に原発性副甲状腺機能亢進症を合併することはまれではなく,悪性腫瘍に伴う高カルシウム血症のうち約6%に原発性副甲状腺機能亢進症を合併すると報告されている[1].

予後とフォローアップ

- HHMでは,PTHrPが高い患者は予後が悪いと考えられる.
- 患者によっては,PTHrPは腫瘍マーカーとして有用である.

■文献

1) Stewart AF : Clinical practice. Hypercalcemia associated with cancer. N Engl J Med 352 (4) : 373-379, 2005
2) Eller-Vainicher C, Ossola MW, Beck-Peccoz P et al : PTHrP-associated hypercalcemia of pregnancy resolved after delivery : a case report. Eur J Endocrinol 166 (4) : 753-756, 2012
3) Hutchesson AC, Bundred NJ, Ratcliffe WA : Survival in hypercalcaemic patients with cancer and co-existing primary hyperparathyroidism. Postgrad Med J 71 (831) : 28-31, 1995

(竹内靖博,鈴木尚宜)

副甲状腺ホルモン（PTH）

parathyroid hormone

PTH の測定には，whole PTH，intact PTH，PTH-C（PTH C 末端），PTH 高感度，PTH 高濃度測定などがある．現在は whole PTH，intact PTH の 2 つの測定法が臨床で主に用いられている．

検体の採取・取り扱い・保存

- intact PTH：血清 0.5 mL，保存は凍結
- whole PTH：血漿 0.5 mL または血清 0.7 mL，保存は凍結
- 血漿の場合は EDTA-2Na 入り容器を用いて，転倒混和後に速やかに血漿分離を行い，必ず凍結保存する．

基準値・測定法

- intact PTH：10～65 pg/mL，ECLIA 法
- whole PTH：9～39 pg/mL，RIA 固相法（IRMA）

高値	●原発性副甲状腺機能亢進症，続発性副甲状腺機能亢進症，慢性腎臓病，偽性副甲状腺機能低下症，家族性低カルシウム尿症性高カルシウム血症，ビタミン D 不足・欠乏，くる病・骨軟化症
低値	●特発性副甲状腺機能低下症およびその類縁疾患，続発性副甲状腺機能低下症（術後，放射線照射後），ビタミン D 中毒，悪性腫瘍に伴う高カルシウム血症，サルコイドーシス，低マグネシウム血症（低マグネシウム血症では，PTH は相対的低値であり実測値は高値の場合もある）

意義・何がわかるか？

- PTH の測定は，副甲状腺ホルモンの分泌の程度を評価するための指標として用いられている．
- PTH は 84 個のアミノ酸からなるペプチドホルモンであり，副甲状腺から血中に分泌される．PTH（1-84）は生理活性をもっており，PTH/PTHrP 受容体 1 型を介して作用する．
- 一方，PTH には N 端フラグメントと C 端フラグメントも血中に存在している．これらのフラグメントは PTH/PTHrP 受容体 1 型には作用しない．
- intact PTH は，N 端（13-34）と C 端（39-84）に対する 2 抗体を用いた測定である．intact PTH では，PTH（1-84）に加えて一部のフラグメントも測定値として検出される．
- whole PTH は，N 端（1-4）に対する抗体を用いているため，PTH（1-84）を主に検出しているものと考えられている．
- これまで intact PTH が広く用いられてきたこともあり，原発性副甲状腺機能亢進症などでは intact PTH が現在でも用いられている．一方，慢性腎臓病，特に透析患者では，whole PTH の測定が用いられている．

生体内での動態

規定因子と血中レベルを決める機序

- 副甲状腺の細胞膜上に存在するカルシウム感知受容体（calcium sensing receptor：CaSR）が，細胞外のイオン化カルシウム濃度を感知している．
- 血中カルシウム濃度が低下すると，CaSRを介するシグナルが抑制されることで，副甲状腺からのPTH分泌が促進される．
- PTHはPTH/PTHrP受容体1型を介して，①骨からのカルシウムとリンの動員を促進し，②腎でのカルシウム再吸収を促進し，リン再吸収を抑制する，③腎臓での1,25水酸化ビタミンDの合成を促進する．
- 血中1,25水酸化ビタミンDは，④腎でのカルシウム再吸収を促進し，⑤腸管からのカルシウムとリン吸収を促進する．
- 血中カルシウム濃度が低下するとPTH分泌が促進される．次に，前述の機序でPTHは血中カルシウム濃度を上昇させるように作用する．
- 逆に血中カルシウム濃度が上昇するとPTH分泌は抑制される．PTH分泌の抑制は血中カルシウム濃度を低下させるように作用する．
- このように，PTHは血中カルシウム濃度を一定に保ち，恒常性を維持するのに重要な働きをしている．

異常値の出るメカニズム

- 原発性副甲状腺機能亢進症では，副甲状腺からPTHが自律的に分泌されており，血中カルシウム濃度が高値にもかかわらず血中PTH濃度は抑制されず正常～高値となる．
- 特発性副甲状腺機能低下症や続発性副甲状腺機能低下症（術後，放射線照射後）では，副甲状腺からのPTH分泌が低下しているため，血中カルシウム濃度が低下しているにもかかわらず，血中PTH分泌は促進されず正常～低値である．
- 偽性副甲状腺機能低下症では，PTHの作用が障害されているため，血中PTH濃度が上昇しているにもかかわらず，血中カルシウム濃度が低値である．

参考になる検査とその意義

- PTHの測定の際には，血中アルブミンやカルシウム濃度も同時に測定する．アルブミンが低い場合には，補正カルシウム濃度を計算する．
- PTHは腎機能の影響を受けるため，クレアチニンも測定する．

診断へのアプローチ

- 血中PTH濃度の異常がある場合には，血中クレアチニン，カルシウム，リン，アルブミンを測定する．
- 血中カルシウム濃度（アルブミンが低いときは補正カルシウム濃度）の異常がある場合には，PTH，1,25水酸化ビタミンD，尿中カルシウムの測定が診断に役立つ．高カルシウム血症の場合にはPTHrP，低カルシウム血症では血中マグネシウム濃度も役立つ．
- 健常人では血中カルシウム濃度が高いとCaSRを介してPTH分泌が抑制される．したがって，血中カルシウム濃度とPTHがともに高い場合には，原発性副甲状腺機能亢進症や家族性低カルシウム尿症性高カルシウム血症などのようにPTH分泌が亢進する疾患を考える．
- 健常人では血中カルシウム濃度が低いとCaSRを介してPTH分泌が促進される．血中カルシウム濃度とPTHがともに低い場合には，副甲状腺からのPTH分泌が障害される疾患を考える．特発性副甲状腺機能低下症，続発性副甲状腺機能低下症（術後，放射線照射後），低マグネシウム血症などである．

ピットフォール

- 血中カルシウム濃度が正常でPTHが上昇している場合には，ビタミンD不足・欠乏，正カルシウム血症性副甲状腺機能亢進症，まれだがくる病・骨軟化症などが鑑別に挙がる．

- 血中カルシウム濃度とPTHがともに高い場合には，原発性副甲状腺機能亢進症を第一に考えるが，家族性低カルシウム尿症性高カルシウム血症の可能性もありうる．両者の鑑別には，24時間塩酸蓄尿の検体を用いたFECaの計算が有用である．

予後とフォローアップ

- 原発性副甲状腺機能亢進症患者の術中にintact PTHの迅速測定を行い，切除前値から50％以上の低下を認めた場合に，責任病巣が切除されたと判断する．
- 原発性副甲状腺機能亢進症の術後の経過中に，低〜正カルシウム血症で血中PTH濃度高値の時期を認めることが多い．これは骨へのカルシウムの再動員の時期と考えられ，アルファカルシドールなどにより腸管からのカルシウム吸収を促進することが望ましい．
- 原発性副甲状腺機能亢進症の治癒は，術後半年後の血中カルシウム濃度とPTHの正常化で最終判定とする．

（竹内靖博，鈴木尚宜）

Ellsworth-Howard 試験 〔副甲状腺ホルモン（PTH）負荷試験〕

Ellsworth-Howard test

Ellsworth-Howard 試験は，偽性副甲状腺機能低下症の病型分類に用いられる．副甲状腺ホルモン（parathyroid hormone：PTH）を静注して，腎尿細管の反応を確認する検査である．

検体の採取・取り扱い・保存

尿検体を PTH 静注の 2 時間前から 2 時間後まで 1 時間おきに採取する

基準値・測定法

尿中 cyclic AMP（cAMP）反応

- テリパラチド酢酸塩［ヒト PTH（1-34）］静注 1 時間前から静注までの尿，PTH 静注から静注 1 時間後までの尿について，それぞれ cAMP の排泄量を計算する
- 前後 1 時間の尿中 cAMP 排泄量の差が 1 μmol 以上
  および前後 1 時間の尿中 cAMP 排泄量の比が 10 倍以上
  で反応あり（正常）と判定

尿中リン反応

- PTH 静注 2 時間前から静注までの尿，PTH 静注から静注 2 時間後までの尿について，それぞれリンの排泄量を計算する
- 前後 2 時間の尿中リン排泄量の差が 35 mg 以上で反応あり（正常）と判定

	尿中 cAMP 反応	尿中リン反応
健常人	あり	あり
特発性副甲状腺機能低下症	あり	あり
偽性副甲状腺機能低下症Ⅰ型	なし	なし
偽性副甲状腺機能低下症Ⅱ型	あり	なし
偽性偽性副甲状腺機能低下症	あり	あり

意義・何がわかるか？

- 外因性の PTH 投与に対する尿細管の反応を確認する検査である．
- 本試験は，偽性副甲状腺機能低下症Ⅰ型，Ⅱ型の分類を目的に行われる．健常人と偽性副甲状腺機能低下症Ⅱ型では尿中 cAMP 反応が正常だが，偽性副甲状腺機能低下症Ⅰ型では尿中 cAMP 反応が低下する．
- PTH 測定が正確に行えなかった時代には，特発性副甲状腺機能低下症の診断に本法が用いられていた．しかし現在では，特発性副甲状腺機能低下症の診断には PTH を用いており本試験は用いられない．

検査の概念とその実際

- 健常人に対して PTH を静注すると，腎臓での近位尿細管にある PTH/PTHrP 受容体が PTH に反応し，尿中 cAMP およびリン排泄がいずれも亢進する．
- 検査のプロトコールについては以下のとおりである[1,2]．
- 検査前の 3 日間，リンの多い食事を禁止する．検査当日は禁食とする．
- 検査当日 9 時から 200 mL 飲水し，10 時

に排尿し排尿後に200 mL飲水する．これを1時間ごとに検査終了（15時）まで繰り返す．したがって，200 mLの飲水は9時から1時間ごとに14時まで計6回であり，排尿は10時から1時間ごとに15時まで計6回となる．

- 以下の説明では便宜上，10時から11時までの尿を尿①と記載し，11時から12時までの尿を尿②，12時から13時を尿③，13時から14時を尿④，14時から15時までを尿⑤というように順に記載する．
- 尿①から尿⑤については尿量を記載する．尿②③④⑤については，尿中リン，クレアチニンを測定する．尿③④については，尿中cAMPも測定する．
- 13時にテリパラチド酢酸塩静注用を100単位（30 μg）静注する[2]．したがって，尿①②③はPTH投与前，尿④⑤はPTH投与後の検体となる．
- 尿③のcAMP濃度と尿量をかけ算して，cAMPの1時間排泄量を計算する．尿④も同様に計算する．
- 尿②③④⑤について，それぞれ尿中リン濃度と尿量をかけ算して，1時間ごとのリン排泄量を計算する．尿②③のリン排泄量を足し算して，PTH投与前2時間のリン排泄量を計算する．尿④⑤についても同様に計算する．

異常値の出るメカニズム

- 偽性副甲状腺機能低下症Ⅰa型は，Gsαをコードする GNAS1遺伝子の遺伝子異常が原因である．
- 偽性副甲状腺機能低下症Ⅰb型は，GNAS1遺伝子上流のメチル化異常によりGsαの発現に異常が生じる．
- PTH/PTHrP受容体ではGsαが細胞内シグナルに介在している．Gsαの発現低下により，セカンドメッセンジャーであるcAMPの分泌が低下し，PTHに対するPTH/PTHrP受容体の反応性が低下する．

参考になる検査とその意義

- 偽性副甲状腺機能低下症の診断には，血中カルシウム，リン，クレアチニン，intact PTHが用いられる．

診断へのアプローチ

- 血清カルシウム濃度が8.5 mg/dL未満の場合を低カルシウム血症とする．ただし，Albが4.0 g/dL未満の場合には，補正カルシウム濃度を用いる．
- 低カルシウム血症であり，血中リン濃度が3.5 mg/dL以上（ただし，乳児では5.5 mg/dL以上，小児では4.5 mg/dL以上），糸球体濾過率が30 mL/min/1.73 m^2以上，intact PTH濃度30 pg/mL以上の患者は偽性副甲状腺機能低下症と診断する[3]．
- 偽性副甲状腺機能低下症と診断された場合に，病型診断のために本試験が施行される．

ピットフォール

- 検査時の排尿の頻度が1時間おきである．排尿の際には正確にすべて排尿していることが重要である．
- 尿検査ではクレアチニンも同時に測定することが望ましい．排尿がきちんとできていれば，1時間あたりの尿中クレアチニン排泄量は一定のはずである．
- テリパラチド酢酸塩注射の際には潮紅，熱感，動悸が出現することがある．

予後とフォローアップ

- 本試験は，経時的に繰り返し施行されることは稀である．

■文献

1）Ogata E, Yamamoto M, Matsumoto T et al：Standard procedure and the diagnostic criteria for the Ellsworth-Howard test using human PTH-(1-34)．日本内分泌学会雑誌（和文）60（8）：971-984, 1984
2）副甲状腺機能診断薬　テリパラチド酢酸塩静注用100「旭化成」　添付文書
3）日本内分泌学会：低カルシウム血症の鑑別診断の手引き

（竹内靖博，鈴木尚宜）

線維芽細胞増殖因子（FGF）23

fibroblast growth factor 23

線維芽細胞増殖因子（fibroblast growth factor：FGF）23は，リンや骨代謝を調整する液性因子であり，尿中へのリン排泄を増加させる．FGF23分泌亢進によって低リン血症やくる病・骨軟化症となる疾患群をFGF23関連低リン血症性疾患と呼ぶ．

検体の採取・取り扱い・保存・基準値・測定法

- カイノス社 FGF-23 ELISA Kit（本項では，全長アッセイと記載）
  血清 0.1 mL 以上
  基準値[1]：10 ～ 50 pg/mL
- Immutopics社 Human FGF-23（C-Term）ELISA Kit（本項では，C端アッセイと記載）
  血漿 0.2 mL 以上
  基準値[2]：150 RU/mL 以下

高値

- 慢性腎臓病
- FGF23関連低リン血症性疾患
  - 腫瘍性くる病/骨軟化症
  - X連鎖性低リン血症性くる病/骨軟化症
  - 常染色体優性低リン血症性くる病/骨軟化症
  - 常染色体劣性低リン血症性くる病/骨軟化症
  - McCune-Albright症候群/線維性骨異形成症に伴う低リン血症性くる病/骨軟化症
  - 薬剤性低リン血症〔含糖酸化鉄（フェジン®），iron polymaltose〕

低値

- 家族性高リン血症性腫瘍状石灰沈着症（C端アッセイでは逆に異常高値の場合もある）

意義・何がわかるか？

- FGF23は，骨細胞から分泌されるリン利尿ホルモンである．
- FGF23分泌亢進が原因で低リン血症やくる病/骨軟化症になる疾患群をFGF23関連低リン血症性疾患と呼ぶ．
- FGF23は251個のアミノ酸から構成される．血中には25番目から251番目のアミノ酸からなる蛋白（全長FGF23蛋白）が分泌される．全長FGF23蛋白は生理活性をもつ．
- 全長FGF23蛋白は179番目と180番目の間で切断され，N端フラグメントとC端フラグメントになる．フラグメントはいずれも生理活性がない．
- 全長アッセイは生理活性のある全長FGF23蛋白を検出する．そのため，全長アッセイはintact FGF23やbioactive human FGF23とも呼ばれている．
- 一方，C端アッセイは，全長FGF23蛋白に加えて，生理活性のないC端フラグメントも同時に検出する．

生体内での動態

規定因子と血中レベルを決める機序

- FGF23は，腎近位尿細管に存在する2a型，および2c型ナトリウム・リン共輸送体（Na Pi cotransporter：NaPi）の発現を抑制し，リンの再吸収を低下させる．
- またFGF23は，腎での25-水酸化ビタミンD-1α-水酸化酵素の発現を抑制し，血中1,25水酸化ビタミンD濃度を低下させる．
- FGF23は上記2つの機序で血中リン濃度を低下させるように作用する．
- 一方，血中FGF23濃度が制御される機構は不明である．腸管経由のリン負荷によって，血中FGF23濃度が上昇する．

異常値の出るメカニズム

- 腫瘍性くる病/骨軟化症では，腫瘍が自律的にFGF23を分泌する．
- 常染色体優性低リン血症性くる病/骨軟化症では，全長FGF23蛋白のプロセシングが障害され，血中の全長FGF23蛋白濃度が上昇する．
- 家族性高リン血症性腫瘍状石灰沈着症では，全長FGF23蛋白のプロセシングが亢進し，血中の全長FGF23蛋白濃度が低下する．

参考になる検査とその意義

- くる病/骨軟化症では，問診（吸収不良やリン摂取不足，日光曝露），血中Alb，Cr，Ca，リン，ALP，骨型ALP，1,25水酸化ビタミンD，尿：定性，Cr，Ca，リン（必要に応じて25水酸化ビタミンD，FGF23）を参考に鑑別診断を行う．
- 尿中リン排泄の指標として，尿細管リン再吸収閾値（tubular maximum reabsorption threshold of phosphate per GFR：TmP/GFR）が重要である．FGF23関連低リン血症性疾患ではTmP/GFRが低下する．

診断へのアプローチ

- 腎不全のない患者では，低リン血症のある状態で，全長FGF23アッセイが30 pg/mL以上の場合には，FGF23関連低リン血症性疾患と考えられる[3)]．

ピットフォール

- 慢性腎臓病では血中FGF23濃度は高値となる．
- 外注検査会社によってはFGF23の測定依頼を受け付けているが，公表されていないので問い合わせる必要がある．保険収載されていない．

予後とフォローアップ

- FGF23関連低リン血症性疾患のうち，薬剤性では原因薬剤の中止，腫瘍性では原因腫瘍の摘除により治療するが，その他の遺伝性疾患は経口中性リン製剤や活性型ビタミンD_3製剤で治療する．経過観察は，血中・尿中リン濃度に加えて，FGF23も適宜用いられる．

■文献

1）Yamazaki Y, Okazaki R, Shibata M et al：Increased circulatory level of biologically active full-length FGF-23 in patients with hypophosphatemic rickets/osteomalacia. J Clin Endocrinol Metab 87（11）：4957-4960, 2002
2）Jonsson KB, Zahradnik R, Larsson T et al：Fibroblast growth factor 23 in oncogenic osteomalacia and X-linked hypophosphatemia. N Engl J Med 348（17）：1656-1663, 2003
3）Endo I, Fukumoto S, Ozono K et al：Clinical usefulness of measurement of fibroblast growth factor 23（FGF23）in hypophosphatemic patients：proposal of diagnostic criteria using FGF23 measurement. Bone 42（6）：1235-1239, 2008

（竹内靖博，鈴木尚宜）

11-ヒドロキシコルチコステロイド(11-OHCS)

11-hydroxycorticosteroids

11-OHCS は，ステロイド分子骨格の 11 位に OH 基を有する副腎皮質ステロイドホルモンの総称で，そのうちの 75%はコルチゾールが占め，残りはコルチコステロンなどが含まれている．かつて，コルチゾールのアッセイの精度が高くなかったころ，糖質コルチコイドの血中濃度測定として用いられていたが，現在ではコルチゾールが用いられている．

検体の採取・取り扱い・保存

- 血清で測定する．保存する場合は遠心分離後に凍結する．基準値と比較する場合は，基準値の測定条件にあわせて，午前中の早い時間，安静，空腹時の採血を行う

基準値・測定法

- 7.0～23.0 μg/dL（午前 8～10 時採血）
- 蛍光法（De Moore　臼井変法）

高値	Cushing 症候群（副腎皮質腺腫，副腎がんなど），Cushing 病（下垂体腺腫），異所性 ACTH 症候群
低値	Addison 病，先天性副腎皮質過形成，続発性副腎皮質機能低下症（汎下垂体機能低下症，ACTH 単独欠損症など）

意義・何がわかるか？

- 副腎疾患の鑑別診断や ACTH テスト，デキサメサゾン抑制試験など各種機能テストの結果の判定，治療効果の判定などに，本測定が利用された．Cushing 症候群では，糖質ホルモンの過剰分泌をきたし，特に副腎がん，異所性 ACTH 症候群で分泌著増の傾向があり，また正常人にみられる分泌の日内変動が本症で消失することも大きな特徴の一つである．副腎機能低下症において，副腎原発性の Addison 病と下垂体 ACTH 分泌減少による二次性のものとの鑑別には ACTH 刺激後の本測定が有用であるとされたが，現在はコルチゾールの測定が主に行われる．

生体内での動態

規定因子と血中レベルを決める機序

- 妊娠，エストロゲンの投与で高値傾向．
- 日内変動あり：早朝に高値，夜間に低値を示す．

異常値の出るメカニズム

- 副腎でのコルチゾール産生が過剰となる病態では，それを反映して高値を示す．反対にコルチゾール産生が減少した状態では，低値を示す．

参考になる検査とその意義

- コルチゾールの過剰あるいは不足がみられる病態では，電解質異常や血糖値の異常がみられることがある．過剰の状態では低カリウム血症や高血糖，不足している状態で

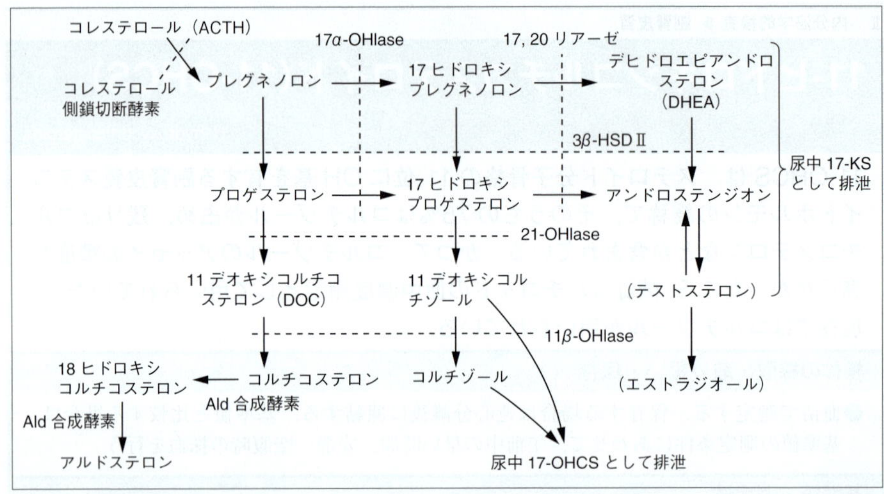

図　ステロイド代謝マップ

は低ナトリウム・高カリウム血症や低血糖が引き起こされる．また白血球数やその分画にも変化がみられ，コルチゾールが過剰の場合は好中球が増加し，好酸球は低下する（結果として白血球数は増加する）．一方，不足の場合は好酸球の上昇が特徴である．

- ACTH の基礎値を測定することで，異常の原因が副腎にあるのか，それとも視床下部や下垂体などにあるのかを推定することができる．

診断へのアプローチ

- 高値だった場合は，Cushing 症候群や Cushing 病の可能性を考え，負荷試験や画像検査を行って診断を行う．
- 低値だった場合は副腎皮質機能低下を疑い，同様に負荷試験などにより診断に至る．

ピットフォール

- サブクリニカル Cushing 病やサブクリニカル Cushing 症候群などでは必ずしも高値を示さない．一方偽性 Cushing では高値を示すことがある．したがって，この値が高値であることのみで診断はできない．鑑別のためには，コルチゾール産生の自律性の有無を確かめる負荷試験（デキサメサゾン抑制試験など）の実施が必須である．

予後とフォローアップ

- Cushing 症候群や Cushing 病の術後は，しばらくの間ステロイドの補充が必要となる．副腎の分泌予備能の回復の確認には，現在ではコルチゾールが用いられている．

■文献

1）宇田川美佐子 他：臨床化学 5（3）：321-325，1977
2）下山晶士 他：臨床検査 28（5）：521-530，1984

（高野幸路）

17-ケトステロイド（17-KS）

17-ketosteroid

17-ケトステロイドは，炭素数19個のステロイドのうちその17位にケト基をもったものの総称である．主にコルチゾールやアンドロゲン（精巣由来のものも含む）が肝臓などで代謝されたもので，尿中排泄量の測定が副腎皮質機能の評価に用いられている．

検体の採取・取り扱い・保存

- 24時間蓄尿で行う．蓄尿は冷暗所で行う

基準値・測定法

- 総17-KS　男性：4.6〜18.0 mg/day，女性：2.4〜11.0 mg/day

また，以下の各分画を測定することもできる

- アンドロステロン　男性：1.1〜4.8 mg/day，女性：0.2〜2.8 mg/day
- エチオコラノロン　男性：0.4〜3.3 mg/day，女性：0.1〜2.4 mg/day
- デヒドロエピアンドロステロン　男性：3.0 mg/day以下，女性：1.5 mg/day以下
- 11-ケトアンドロステロン　男性：0.5 mg/day以下，女性：0.5 mg/day以下
- 11-ケトエチオコラノロン　男性：0.7 mg/day以下，女性：0.7 mg/day以下
- 11-ヒドロキシアンドロステロン　男性：0.3〜2.1 mg/day，女性：0.1〜1.2 mg/day
- 11-ヒドロキシエチオコラノロン　男性：0.6 mg/day以下，女性：0.8 mg/day以下　GC/MS法

高値

- 副腎がん，Cushing病（下垂体腺腫），異所性ACTH症候群，21-ヒドロキシラーゼ欠損症，11β-ヒドロキシラーゼ欠損症，3β-ヒドロキシステロイドデヒドロゲナーゼ欠損症，アンドロゲン産生卵巣腫瘍（セルトリ・間質細胞腫瘍，Leydig細胞腫），多嚢胞性卵巣症候群

低値

- Addison病，続発性副腎皮質機能低下症（汎下垂体機能低下症，ACTH単独欠損症など），Cushing症候群，17α-ヒドロキシラーゼ欠損症，コレステロール側鎖切断酵素欠損症，肝硬変

意義・何がわかるか？

- 17-ケトステロイド（17-KS）は，17位がケト基となっている炭素数19個のステロイドを総称したものである．
- 炭素数19個のステロイドは主にアンドロゲンである（図）．アンドロステロン，デヒドロエピアンドロステロン（DHEA）は17位がケト基であり，17-KSの構成成分である．テストステロンは，17位がケト基ではないので17-KSには含まれないが，その代謝物は17-KSとなる．

図　アンドロゲン

- アンドロゲン以外でも，コルチゾール（炭

素数は21個）の一部は17-KSに含まれる物質に代謝される．

●これらのホルモンは，女性ではほぼすべてが副腎皮質でつくられるが，男性では精巣で産生されるアンドロゲンも含まれる．

生体内での動態

規定因子と排泄量を決める機序

●アンドロゲンやコルチゾールの一部，およびこれらの代謝物であるため，これらのホルモンの産生量が尿中17-KSの排泄量を決定する．

●アンドロゲン，コルチゾールはともにACTHの刺激で合成が促進されるので，正常の状態ではACTHの高低も17-KSの主要な規定因子となる．

異常値の出るメカニズム

●Cushing病や異所性ACTH症候群では，ACTHの過剰な刺激によりコルチゾール，副腎アンドロゲンがともに上昇するため，17-KSは高値となる．副腎がんの中でコルチゾール，アンドロゲンをともに産生するものは，ACTH依存性ではないもののやはり17-KSは高値をとる．一方，良性のコルチゾール産生副腎腺腫によるCushing症候群は，ACTHが抑制されるために副腎アンドロゲンは低値となっており，17-KSは正常からむしろ低値となることが多い．

●先天性副腎皮質過形成の中で，アンドロゲンの産生が亢進するもの（21-ヒドロキシラーゼ欠損症など）では，17-KSは高値となる．反対にアンドロゲンの産生が低下するもの（17α-ヒドロキシラーゼ欠損症）では17-KSは低値となる．

●アンドロゲンを産生する腫瘍（卵巣腫瘍の一部など）や，やはりアンドロゲンの上昇がみられる多嚢胞性卵巣症候群など，副腎外の疾患でも17-KSが上昇することがある．

●副腎皮質機能低下をきたす疾患では，原発性（Addison病など），続発性（汎下垂体機能低下症）を問わず17-KSは低値となる．

参考になる検査とその意義

●コルチゾール，DHEA-S，テストステロンなどの副腎皮質ホルモンやACTHの血中濃度の測定は，鑑別診断を絞り込むうえで大きな役割を果たす．

診断へのアプローチ

●尿中17-KSの測定と，血中ホルモン濃度の測定とで，どの臓器に異常の原因があるのかをある程度推定することができる．さらに画像検査や負荷試験によって診断を確定させる．先天性副腎皮質過形成が疑われた場合は，遺伝子診断を行うことを検討する．

●副腎に腫瘍があり17-KSが著明に高値の場合は，副腎がんである可能性を念頭におく．

ピットフォール

●17-KSの産生量には年齢の影響が大きい．冒頭の基準値は成人のものであり，思春期以前の小児ではこれよりも明らかに低値である．その程度は分画によるが，10歳以下の小児では成人の1/10以下となるものもある[1]．また30歳以降でも加齢に伴い低下していく傾向がみられる．

●ペニシリン，ナリジクス酸などの抗生物質やスピロノラクトンの使用は，17-KS測定値が見かけ上高値に，カルバマゼピン，レセルピンや黄体ホルモン製剤などの薬は見かけ上低値になる原因となる．

予後とフォローアップ

●Cushing病，異所性ACTH症候群や21-ヒドロキシラーゼ欠損症などでは，17-KSの低下をみることで治療効果の判定を行うことができる．21-ヒドロキシラーゼ欠損症では，血中17α-ヒドロキシプロゲステロン濃度とともに，グルココルチコイド補充量調節の指標として用いられる．

■文献

1）井辻泰子 他：高速液体Chromatographyによる尿中17-KS7分画測定．臨床病理 32：641-645，1984

（三谷康二，高野幸路）

アルドステロン〔血漿アルドステロン濃度（PAC）〕

aldosterone

アルドステロンは副腎皮質球状層で産生されるステロイドホルモンで，ヒトの主要な鉱質コルチコイドであり，体液量などの調節にかかわっている．またその作用過剰は，血圧上昇などの事象を介さずに心・腎などの臓器に直接悪影響を及ぼすことがわかっている．

検体の採取・取り扱い・保存

- 血清または血漿で測定する．保存する場合は遠心分離後に凍結する

基準値・測定法

- 臥位：30〜159 pg/mL
  立位：39〜307 pg/mL
  随時：36〜240 pg/mL
- RIA 法

高値

レニン活性高値

- 腎血管性高血圧，レニン産生腫瘍，偽性低アルドステロン症（Ⅰ型），Bartter 症候群，Gitelman 症候群，血管内脱水（肝硬変症・ネフローゼ症候群など）

レニン活性低値

- 原発性アルドステロン症

低値

レニン活性高値

- Addison 病

レニン活性低値

- 偽性アルドステロン症，apparent mineralocorticoid excess 症候群，Liddle 症候群

意義・何がわかるか？

- アルドステロンは，副腎皮質球状層においてコレステロールから産生されるステロイドホルモンである．
- レニン－アンジオテンシン－アルドステロン系（RAA 系）の最も下流に位置しており，体液量・血圧や血清電解質濃度などの調節にかかわっている．よってその異常は，血圧や電解質の異常として現れることが多い．
- 副腎でつくられて血液循環に入り全身の臓器に endocrine 作用を及ぼすものだけでなく，各臓器内でつくられて局所で paracrine あるいは autocrine 作用を示すものがあることがわかっており注目されている．
- アルドステロンの作用が過剰となると各組織で機能障害を引き起こし，例えば心・腎・血管ではそれぞれ心機能低下・腎障害進行・動脈硬化促進の原因となる．これは血圧上昇の影響とは独立して，各組織に発現している鉱質コルチコイド受容体（MR）を介してもたらされる．アルドステロンの作用を阻害することの臨床的重要性は確立したといっていい．

生体内での動態

規定因子と血中レベルを決める機序

- アルドステロン分泌は，アンジオテンシンIIのほか，ACTHや高カリウム血症によって促進される．
- 女性の場合は月経周期の影響を受け，黄体期は高値となる．妊娠中でも高値となる．

異常値の出るメカニズム

- 副腎そのものの異常でアルドステロン分泌の異常が起こる（原発性）．一方，副腎には異常はなくてもRAA系の亢進あるいは抑制がある状態では，PACも高値あるいは低値となる（続発性）．

参考になる検査とその意義

- 原発性と続発性の鑑別のために，レニン活性（PRA）を同時に測定することが必須である．
- 血清カリウム濃度や代謝性アシドーシス/アルカローシスの有無を調べることは，鉱質コルチコイド作用が過剰なのか不足しているのかの判断に有用である．
- 尿中のアルドステロンを蓄尿して測定することも，アルドステロン分泌の亢進・低下の判断の参考になる．

診断へのアプローチ

- 原発性アルドステロン症を診断するための検査は，PACとPRAを同時に測定してその比をとるところから始まる．この比が200以上であれば，各種負荷試験や副腎静脈サンプリングを行って確定診断と治療法の選択をする．
- Addison病や先天性副腎皮質過形成を疑うときは，ほかの副腎皮質ホルモン（コルチゾル・DHEA-Sなど）も測定する．
- PACが高いのに鉱質コルチコイド作用不足の臨床所見が現れている，あるいはPACが低いのに鉱質コルチコイド作用過剰がみられる，など乖離がある場合は，薬剤の影響（グリチルリチンなどの服用による偽性アルドステロン症）や，MRやMRを介する刺激によって調節されるイオンチャネルなどに異常がある遺伝性疾患（偽性低アルドステロン症I型やLiddle症候群など）を考える．

ピットフォール

- RAA系は臥位・立位などの姿勢の影響を受け，またACTHには日内変動がある．よってPACもそれらの影響を受けるため，採血するときの条件を定めておくことが重要である．一般的には，午前中空腹時に15〜30分の臥位または座位での安静後に採血する．また食塩摂取量もRAA系の活性の大きな規定因子であるため，食事中の塩分量もなるべく一定にすることが望ましい．
- 降圧薬の中で，RAA系を阻害するもの（アルドステロン受容体拮抗薬・アンジオテンシンI型受容体拮抗薬・ACE阻害薬・直接的レニン阻害薬）は当然として，利尿薬やβ-blockerなどもPACの測定に影響を及ぼす．よってPACを測定するときは，降圧薬の内服状況を必ず確認する．測定は可能なかぎりこれらの降圧薬を休薬してから行う必要がある．薬剤の影響が消失し，検査値に影響がなくなるまでの時間は降圧薬の種類にもよって異なり，アルドステロン受容体拮抗薬では約8週間，ほかの薬剤では2〜4週間を要する．
- 以前はPACの単位にはng/dLが用いられていた．過去のデータと比較する場合などは，用いられている単位に注意する必要がある（1 pg/mL = 0.1 ng/dL）．

予後とフォローアップ

- 診断が確定して薬物治療を行うことになった際には，多くの場合PACの測定に影響を与える薬剤を使うことになる．よってPACは治療効果の判定には使えないことが多く，血圧や血清K濃度などその他の所見を参考とする必要がある．

（三谷康二，高野幸路）

アンドロステンジオン

androstenedione

アンドロステンジオンは，副腎，精巣・卵巣，末梢で生成・分泌されるステロイドホルモンである．DHEA や 17OH-progesterone から産生される中間代謝産物でもあり，女性ホルモンと男性ホルモンの前駆体である．精巣では 17β-水酸化ステロイド脱水素酵素の作用を受けてテストステロンに，また，精巣，卵巣，末梢組織（脂肪組織，肝，腎）でアロマターゼの作用を受けてエストロンに代謝される．これらはさらにエストロジオールに変換されうる．末梢組織でも，DHEA や androstenedione から性ホルモンの産生は行われている．6～8 歳で血中濃度は増加し始め，思春期以前の主な性ステロイドとして働く．高値の場合，女性では男性化に作用し，男性では女性ホルモン作用が生じる．小児から思春期にその影響は強い．

検体の採取・取り扱い・保存

● 血清・冷蔵

基準値・測定法

年齢（歳）	男	女
20～29	1.2～2.5	1.1～3.9
30～39	1.0～3.2	0.9～3.5
40～49	1.0～2.9	0.6～2.2
50～59	1.0～2.5	0.3～2.1
60 以上	0.6～2.7	0.3～2.0

（ng/mL）

● RIA 法

高値

● Cushing 症候群の一部（Cushing 病，異所性 ACTH 産生腫瘍），先天性副腎過形成の一部（21-水酸化酵素欠損症，11β-水酸化酵素欠損症），多嚢胞性卵巣症候群，副腎がん，高プロラクチン血症，17β-水酸化ステロイド脱水素酵素欠損症

低値

● Cushing 症候群の一部（副腎腺腫），Addison 病，続発性副腎不全（Sheehan 症候群，ACTH 単独欠損症），先天性副腎過形成の一部（17α-水酸化酵素欠損症，Prader 症候群，3β-水酸化ステロイド脱水素酵素欠損症），Turner 症候群，Klinefelter 症候群

意義・何がわかるか？

●副腎皮質・性腺由来の男性ホルモンであるアンドロゲン代謝産物であり，アンドロゲンの合成の指標として用いられる．
●性ホルモンの前駆体であり，先天性副腎過形成症候群や性分化異常の診断に用いられる．
●副腎腫瘍や卵巣腫瘍で高値をとることもある．

生体内での動態

規定因子と血中レベルを決める機序

●日内変動あり：早朝に高値，夜間に低値を示す．
●アンドロステンジオンは性ホルモン結合グロブリンやアルブミンへの結合は弱いため，これらの影響は受けにくい．血清中の約95%が遊離型である．
●血中と唾液中のアンドロステンジオンの濃度には強い相関がある．

異常値の出るメカニズム

●肝機能や腎機能が低下している場合，高値傾向となる．
●女性では排卵前後で高値傾向となる．
● ACTHや黄体ホルモン，hCG投与時は高値傾向となる．
●合成副腎皮質ステロイド投与時は低値傾向となる．

参考になる検査とその意義

●デハイドロエピアンドロステロンサルフェート（DHEA-S），テストステロン〈血清〉，テストステロン〈尿〉

診断へのアプローチ

●女児における男性化徴候（ニキビ，濃い体毛など）や月経周期の異常，男児における女性化が認められるときに測定される．高値の場合，小児に行動異常を認めることもある．女性では高値の場合，男性化を伴う先天性副腎過形成，多囊胞性卵巣症候群ほかの男性化を伴う疾患が考えられる．副腎腫瘍，卵巣腫瘍で高値をとることもある．

ピットフォール

●副腎，性腺のいずれでも産生されるので，高値の原因がどちらにあるかをほかの情報から明らかにしなければならない．

■文献

1）Achemann JA, Hughes IA：Disorders of Sex Development. In "Williams Textbook of Endocrinology, 12th ed" Saunders, Philadelphia, 2011

（高野幸路）

コルチゾール

cortisol

コルチゾールは副腎皮質束状層でつくられるステロイドホルモンで，ヒトの主要な糖質コルチコイドである．糖新生，蛋白異化，脂肪分解，免疫抑制などさまざまな働きをもち，ストレス時に増加するホルモンの一つである．

検体の採取・取り扱い・保存

●血清または血漿で測定する．保存する場合は遠心分離後に凍結する

基準値・測定法

● 4.0～19.3 μg/dL（午前 8～10 時空腹安静時），5.0 μg/dL 未満（深夜）　● CLEIA 法

高値	● Cushing 症候群（副腎皮質腺腫，副腎がんなど），Cushing 病（下垂体腺腫），異所性 ACTH 症候群
低値	● Addison 病，先天性副腎皮質過形成，続発性副腎皮質機能低下症（汎下垂体機能低下症，ACTH 単独欠損症など）

意義・何がわかるか？

●コルチゾールは，副腎皮質束状層でコレステロールを原料として産生されるステロイドホルモンである．

●蛋白異化や脂肪分解，その産物を利用しての糖新生，免疫抑制，骨代謝促進などその作用は多岐にわたる．鉱質コルチコイド作用もあわせもっており，血清の電解質濃度や血圧にも影響を及ぼす．

●コルチゾール産生が慢性的に亢進しているCushing 症候群などの病態では，高血糖・高血圧・骨粗鬆症・易感染性などが惹起され，中心性肥満・満月様顔貌・皮膚の菲薄化などの特徴的な身体所見が現れる．

●一方その産生が低下した病態では，易疲労感や消化器症状が出現し，低血糖・低血圧などを呈する．

生体内での動態

規定因子と血中レベルを決める機序

●コルチゾールの分泌は，下垂体前葉から分泌されている ACTH によって調節されている．ACTH はさらに視床下部から主に CRH を介しての刺激を受けて分泌されており，コルチゾールは視床下部や下垂体前葉に negative feed-back をかけてそのバランスを保っている（視床下部－下垂体－副腎系）．

● ACTH の分泌には生理的な日内変動があり，それを受けてコルチゾールの血中濃度も日内変動を示す．早朝に最高値となり，日中に低下していって深夜に最低値をとる．

●それ以外にもさまざまな刺激が視床下部を介してコルチゾールの分泌を促進する．多大なストレスが身体にかかったときには，副腎は普段の 10 倍以上の量のコルチゾールを産生することができる．

異常値の出るメカニズム

● Cushing 症候群では，副腎皮質由来の腫瘍がコルチゾール分泌の自律能を獲得することにより，ACTH の刺激によらないコルチゾールの分泌が持続する．生理的な日

内変動が消失し，デキサメタゾン投与による分泌抑制もみられなくなる．

- Addison病のような原発性の副腎皮質機能低下症では，ACTH刺激に対してコルチゾールを分泌する反応が低下している．
- 一方，副腎そのものに異常がなくても，下垂体などの異常でACTH分泌が亢進，あるいは低下していれば，コルチゾールの分泌が過剰，あるいは不十分となる．これらの場合も原発性のものと同じように，それぞれの症状が現れる．

参考になる検査とその意義

- 視床下部－下垂体－副腎系のどこに異常があるのかを把握するため，ACTHを同時に測定することが重要である．
- 副腎皮質そのものに異常があると考えられる場合は，ほかの副腎皮質ホルモンにも異常があるのかどうかを調べるために，アルドステロンやアンドロゲン（DHEA-S）なども測定する．
- 採血のときの穿刺手技もストレスになって，コルチゾールの測定値に影響する．これに対して，唾液中のコルチゾール濃度が血中コルチゾール濃度とよく相関することがわかっており，深夜のコルチゾール分泌抑制の有無を調べるための検査として，唾液中コルチゾール濃度測定も用いられるようになってきている．

診断へのアプローチ

- Cushing症候群やCushing病といったコルチゾール分泌過剰がみられる疾患を疑った場合，デキサメタゾン抑制試験を行ってコルチゾールの自律性分泌を確認する．うつ病などの精神疾患や高度肥満，アルコール多飲者では，コルチゾールが高値のことがあるが，デキサメタゾン抑制試験を行うと正常に抑制されることがある（偽性Cushing症候群）．
- 一方，下垂体や副腎に腫瘍が存在し，コルチゾールの自律性分泌を認めるが，それが軽度であるため特徴的な身体所見を呈さない病態がある（サブクリニカルCushing病，サブクリニカルCushing症候群）．これらではコルチゾールの基礎値は正常範囲内であるが，デキサメタゾン抑制試験では抑制が不十分である．
- コルチゾールの自律性分泌が証明されれば，血中ACTH濃度やさらなる負荷試験，そして画像検査などの結果をもとにして確定診断を行う．
- 副腎皮質機能低下を疑った場合も，負荷試験を行って確認をする．原発性を考える場合は迅速ACTH負荷試験を，下垂体性を疑う場合はCRH負荷試験を行う．

ピットフォール

- 薬剤として用いるステロイドが測定値に影響することがある．コルチゾールそのものであるヒドロコルチゾンだけでなく，合成ステロイドであるプレドニゾロンもコルチゾールの測定系に交差反応を示す．ヒドロコルチゾンは用量が20 mg/day以下であれば，内服から24時間経てば体内からほとんどが排泄される．一方デキサメタゾンは交差反応を示さない．
- コルチゾール濃度が正常範囲であったとしても，それがショックや重症低血糖など強いストレスのかかった状態であれば，副腎のコルチゾールの分泌能は不十分と判断し，補充を行う（相対的副腎不全）．

予後とフォローアップ

- 副腎クリーゼを疑った場合は，コルチゾールやACTHを測定するための検体を採取したらすぐにステロイドの補充を開始する．副腎クリーゼは救急疾患であるため，病型診断より治療を優先しなければならない．
- Cushing症候群で片側の手術を行った場合，健側の副腎は抑制されて萎縮しているため，コルチゾールの分泌能が回復するまでは数ヵ月以上の期間を要する．この間はステロイドの補充が必要である．

（三谷康二，高野幸路）

遊離コルチゾール

free cortisol

体内で産生されたコルチゾールは，その一部が代謝を受けずにそのまま尿中に排泄される．蓄尿してその量をはかることで，コルチゾール分泌の過剰や低下を調べることができる．

検体の採取・取り扱い・保存

- 24 時間蓄尿で行う．蓄尿は冷暗所で行い，トルエン 1～2 mL などの保存剤を加えておく

基準値・測定法

- 11.2～80.3 μg/day
- RIA 法

高値	Cushing 症候群（副腎皮質腺腫，副腎がんなど），Cushing 病（下垂体腺腫），異所性 ACTH 症候群
低値	Addison 病，先天性副腎皮質過形成，続発性副腎皮質機能低下症（汎下垂体機能低下症，ACTH 単独欠損症など）

意義・何がわかるか？

- コルチゾールは，その約 9 割がコルチコステロイド結合グロブリン（CBG）と結合した状態で血中に存在しており，残りが遊離コルチゾールである．
- コルチゾール（F）の一部は腎などに存在する 2 型 11β-ヒドロキシステロイドデヒドロゲナーゼ（11β-HSD2）により糖質・鉱質コルチコイド活性をもたないコルチゾン（E）へ変換される．さらに両者は肝臓で代謝され，テトラヒドロコルチゾール（THF），テトラヒドロコルチゾン（THE）となって，抱合を受けて尿中に排泄される．しかしコルチゾールのごく一部（約 0.5%）は代謝を受けず，そのままの遊離体として尿中に排泄される．

生体内での動態

規定因子と排泄量を決める機序

- 蓄尿をして遊離コルチゾールの量を測定することで，1 日のコルチゾール総産生量を推定することができる．
- 蓄尿で検査を行うことで，血中コルチゾール濃度測定と異なり日内変動の影響を排除することができる．
- 日間変動があることが知られているので，最低限 2 回以上は測定して判断することが必要である．

異常値の出るメカニズム

- 副腎でのコルチゾール産生が過剰となる病態では，それを反映して尿中に排泄される遊離コルチゾールの量も増加する．反対にコルチゾール産生が減少した状態では，同様に尿中遊離コルチゾールも減少する．

参考になる検査とその意義

- コルチゾールの過剰あるいは不足がみられる病態では，電解質異常や血糖値の異常がみられることがある．過剰の状態では低カリウム血症や高血糖，不足している状態では低ナトリウム・高カリウム血症や低血糖が引き起こされる．また白血球数やその分画にも変化がみられ，コルチゾールが過剰の場合は好中球が増加し，好酸球は低下する（結果として白血球数は増加する）．一方，不足の場合は好酸球の上昇が特徴である．
- ACTHの基礎値を測定することで，異常の原因が副腎にあるのか，それとも視床下部や下垂体などにあるのかを推定することができる．

診断へのアプローチ

- 尿中遊離コルチゾールが高値だった場合は，Cushing症候群やCushing病の可能性を考え，負荷試験や画像検査を行って診断を行う．
- 尿中遊離コルチゾールが低値だった場合は副腎皮質機能低下を疑い，同様に負荷試験などにより診断に至る．

ピットフォール

- サブクリニカルCushing病やサブクリニカルCushing症候群などでは必ずしも高値を示さない．一方偽性Cushingでは高値を示すことがある．よって尿中遊離コルチゾールの測定だけでこれらを鑑別することはできない．鑑別のためには，コルチゾール産生の自律性の有無を確かめる負荷試験（デキサメタゾン抑制試験）の実施が必須である．
- 腎機能障害があると尿中遊離コルチゾールの排泄量も減少するため，コルチゾール産生量は過小評価されることとなる[1]．一方飲水量が多い場合（1日5L以上）は尿中遊離コルチゾールが増加し，実際のコルチゾール産生量が過大評価されてしまう[2]．

予後とフォローアップ

- Cushing症候群やCushing病の術後は，しばらくの間ステロイドの補充が必要となる．尿中遊離コルチゾールの測定は，その補充の減量や中止が可能かどうかを判断する目安となる．ただしその蓄尿を行っている間は，測定系に交差反応をもつヒドロコルチゾンの投与は中断しなければならない．

■文献

1）Chan KC, Lit LC, Law EL et al：Diminished urinary free cortisol excretion in patients with moderate and severe renal impairment. Clin Chem 50：757-759, 2004

2）Mericq MV, Cutler GB Jr：High fluid intake increases urine free cortisol excretion in normal subjects. J Clin Endocrinol Metab 83：682-684, 1998

（三谷康二，高野幸路）

デヒドロエピアンドロステロン(DHEA) デヒドロエピアンドロステロンサルフェート(DHEA-S)

dehydroepiandrosterone, dehydroepiandrosterone sulfate

ヒトの副腎皮質から分泌される（副腎性）男性ホルモンの一つである．副腎性男性ホルモンにはDHEAとその硫酸抱合体のDHEA-S，アンドロステジオンがある．副腎皮質で産生されるステロイドの中で最も多く産生し，副腎性男性ホルモンの分泌機能の評価として用いられる．

DHEA-SはACTHの刺激により分泌が刺激されている．DHEA-Sは生物学的半減期が長いため（約10時間）血中濃度の変動が小さい．ACTHの分泌状態が過剰になっているか，抑制されているかを一回の測定値で評価するためには，DHEA-Sが有用である．このことから，DHEA-Sの血中濃度測定によって間接的にACTHの分泌状態を把握することが可能である．DHEAも意義としては同じであるが，DHEA-Sのほうが半減期が長く，ステロイドホルモンの中では高濃度で安定している．

DHEA-Sのほとんどは男女とも，副腎由来であるが，DHEAの10〜20%は卵巣由来である．

検体の採取・取り扱い・保存

- 血清，凍結保存

基準値・測定法

- 年齢・性別により基準値は異なる

	基準値（μg/dL）	
年齢（歳）	男性	女性
20〜29	138〜519	73〜322
30〜39	98〜516	50〜270
40〜49	68〜429	33〜262
50〜59	53〜342	18〜210
60以上	13〜264	13〜154

- 小児については新生児で高く，その後1歳までは急激に減少する．1歳以降は思春期1〜2年前まで低値である．思春期1〜2年前になると上昇し始め，その後も思春期すぎまで上昇を続ける
- RIA法，CLEIA法など

高値

- 副腎がん，先天性副腎過形成の一部（21-水酸化酵素欠損症，11β-水酸化酵素欠損症，3β-水酸化ステロイド脱水素酵素欠損症），Cushing病，異所性ACTH産生腫瘍，多嚢胞性卵巣症候群，思春期早発症など

低値	●続発性副腎不全（Sheehan 症候群，ACTH 単独欠損症），先天性副腎過形成の一部（17α-水酸化酵素欠損症，Prader 症候群），先天性副腎低形成，先天性 ACTH 不応症，Addison 病，Cushing 症候群の一部（副腎腺腫，副腎結節性過形成，preclinical Cushing 症候群），思春期遅発症（ゴナドトロピン単独欠損では低下しない），Turner 症候群，Werner 症候群，Klinefelter 症候群，神経性食欲不振症など

意義・何がわかるか？

●副腎性男性ホルモンの分泌過剰（先天性副腎過形成の一部，副腎がん）とそれを引き起こしうる疾患の存在を知ることができる．

● ACTH の過剰分泌によって起こっている病態（Cushing 病，異所性 ACTH 症候群）の存在を疑うことができる．

● ACTH 分泌の抑制が起こっている疾患（Cushing 症候群），副腎性男性ホルモン分泌の減少を知ることができる（Addison 病，先天性副腎過形成の一部）．

●思春期に月経不順や多毛を示す女性においては，遅発性先天性副腎過形成によるものが認められ，この診断には，ACTH 負荷の DHEA-S の測定が有用である．また，多毛症において副腎または性腺の異常によるものか鑑別するためには，デキサメタゾン負荷での DHEA-S の動態を調べる．

● DHEA が副腎の網状層の sulfotransferase 1（SUL1A1）の作用で DHEA-S に変換される．加齢による網状層の萎縮に伴い，DHEA-S の正常値は低下してゆく．

生体内での動態

規定因子と排泄量を決める機序

● DHEA-S の半減期は 360 分と長いため，テストステロンの前駆物資といえる．

●副腎から分泌された DHEA-S は，末梢で DHEA へ変換される．そして，副腎や性腺から分泌された DHEA とともに，アンドロステンジオンへの転換を受ける．さらに，テストステロン・ジヒドロテストステロンへと転換され，男性ホルモンとしての作用を示す．

異常値の出るメカニズム

●検査値が上昇する薬：女性ホルモン．

●検査値が低下する薬：経口避妊薬，副腎皮質ステロイド．

参考になる検査とその意義

● ACTH 値の基礎値測定，下記を参照．

●尿中遊離コルチゾール値測定，下記を参照．

● FSH，LH，prolactin，estrogen，testosteron など，下記を参照．

診断へのアプローチ

● DHEA-S が高値で ACTH 分泌亢進が疑われる場合は，コルチゾール産生の亢進があるかを評価する．

● DHEA-S が低値で ACTH 分泌の抑制が疑われる場合は，ACTH の基礎値を測定する．ACTH が 10 pg/mL 未満と抑制されている場合は，副腎原発のコルチゾール分泌亢進（Cushing 症候群）が存在しないかを検査する．

●女児，女性の男性化徴候，無月経，不妊や男児の思春期早発症をみた場合，原因が性腺（卵巣や精巣）にあるのか副腎にあるのかを明らかにするのに役立つ．

予後とフォローアップ

●副腎がんの治療の際に治療が奏効すると低下するため，治療の有効性を評価する助けとなることがある．

■文献

1）増戸梨恵 他：医学と薬学　56（3）：443-448，2006

2）後藤公宣 他：日本臨床　63（S8）：332-335，2005

（高野幸路）

5-ヒドロキシインドール酢酸（5-HIAA）

5-hydroxyindole acetic acid

5-HIAA は，セロトニン（5HT）の主要代謝物で，セロトニンはモノアミンオキシダーゼ（MAO）により脱アミノ化され 5-ハイドロキシインドールアルデヒドとなり，さらに酸化され 5-HIAA となる．その 90％以上が尿中に排泄される．

検体の採取・取り扱い・保存

- 24 時間酸性蓄尿で行う（6 N 塩酸 20～30 mL を蓄尿瓶に加えておく）．蓄尿は冷暗所で行う

基準値・測定法

- 1.0～6.0 mg/day
- HPLC 法

高値	●カルチノイド症候群（25 mg/day 以上の場合はカルチノイド症候群が強く疑われる ●ダンピング症候群，脳性麻痺，片頭痛
低値	●フェニルケトン尿症，錐体外路疾患，パーキンソン症候群，先天性舞踏病（髄液中）

意義・何がわかるか？

- 5-HIAA は，セロトニン（5HT）の主要代謝物で，セロトニンはモノアミンオキシダーゼ（MAO）により脱アミノ化され 5-ハイドロキシインドールアルデヒドとなり，さらに酸化され 5-HIAA となる．その 90％以上が尿中に排泄される．
- 臨床の場では皮膚紅潮，消化器症状（下痢）などの症状や所見のみられる患者や小腸腫瘍の症例で，カルチノイドの疑いがある場合に有用である．
- 末梢で合成されたセロトニンは脳血液関門を通過しないことから髄液中の 5-HIAA の変動を測定することによりセロトニンニューロンの活動および代謝動態を知ることができる．

生体内での動態

規定因子と排泄量を決める機序

- セロトニンの代謝産物であり，セロトニン産生状態を知ることができる．セロトニンやタキキニンを産生する神経内分泌腫瘍では，産生量が増え，尿中排泄が増える．特にカルチノイド症候群を呈する場合は高値を示す．

異常値の出るメカニズム

- 中腸由来の神経内分泌腫瘍はセロトニンを多く分泌することが知られているが，分泌されるセロトニンは肝臓で代謝を受けるため肝転移を起こす以前はカルチノイド症候群を呈さない場合も多く，肝転移後に症状を呈したり，5-HIAA 値も高値をとることが多い．

●前腸由来の神経内分泌腫瘍には5-hydroxytryptophanをserotoninに変換するdecarboxylaseが少なく尿中5-HIAAが増加しないことが多く，カルチノイド症候群も起こりにくい．
●後腸由来の神経内分泌腫瘍はセロトニンを産生しない場合が多い．
●門脈支配を受けていない場所のセロトニン産生腫瘍では，肝代謝を受けないため肝転移がなくてもカルチノイド症候群を示したり，5-HIAAが上昇する．
●Celiac病やダンピング症候群などの消化管吸収障害の患者では尿中のトリプトファン代謝産物が増加する．

参考になる検査とその意義

●カルチノイド症候群の診断には，クロモグラニンAの測定も有用である（保険収載申請中）．クロモグラニンAは神経内分泌細胞の分泌顆粒内に存在し，神経内分泌物質の放出に伴い血中に分泌される．前腸や後腸由来の消化管神経内分泌腫瘍の場合のように5-HIAAの低値な腫瘍でも高値を示す例があり，診断に有用である．

診断へのアプローチ

●5-HIAA高値が認められたり，カルチノイド症候群が認められる患者で原発の神経内分泌腫瘍の局在と肝転移の存在の確認のための画像診断が重要である．

ピットフォール

●一部の食品（バナナ，トマト，プラム，アボカド，パイナップル，ナス，クルミなど）によって尿中5-HIAAが増加することがある（上記を3日控えた後に採尿する）．
●腎機能障害，小腸切除などの原因で尿中5-HIAAは変化する．
●アセトアミノフェン，カフェイン，エフェドリン，ジアゼパム，ニコチン，フェノバルビタール，glyceryl guaiacolate（風邪薬の咳止めの成分）などの使用で尿中5-HIAAが高値になることがある．
●アスピリン，エチルアルコール（酒），イミプラミン，レボドーパ，MAO阻害薬，ヘパリン，イソニアジド，メチルドーパ，三環系抗うつ薬の使用で尿中5-HIAAは減少する．

予後とフォローアップ

●カルチノイド症候群の予後と5-HIAAの値の間には相関はあまり認められない．

■文献

1）http://www.nlm.nih.gov/medlineplus/ency/article/003612.htm

（高野幸路）

カテコールアミン(CA)

catecholamine

カテコールアミンは副腎髄質で産生されるホルモンである．またその一種であるノルアドレナリンは，交感神経においてシナプスの神経伝達物質としても作用している．臨床的には褐色細胞腫の診断において重要である．

検体の採取・取り扱い・保存

- カテコールアミンはストレスや痛み刺激により容易に血中濃度が変動するため，その測定をする際は安静時に採血を行うことが重要で，かつ可能であればあらかじめ確保しておいた静脈路から採血を行う．測定は血漿検体を用いる
- 尿検体は24時間蓄尿で行う．その際はカテコールアミンの分解防止のために酸性環境下にすることが重要で，6N塩酸20～30 mLを蓄尿瓶に加えておく

基準値・測定法

血中カテコールアミン

- アドレナリン：100 pg/mL 以下
- ノルアドレナリン：100～450 pg/mL
- ドーパミン：20 pg/mL 以下
- HPLC法

蓄尿カテコールアミン

- アドレナリン：3.4～26.9 μg/day
- ノルアドレナリン：48.6～168.4 μg/day
- ドーパミン：365.0～961.5 μg/day
- HPLC法

高値	●褐色細胞腫，傍神経節腫（副腎外褐色細胞腫），神経芽細胞腫，心不全
低値	●起立性低血圧症，パーキンソン病

意義・何がわかるか？

- カテコールアミンとは，フェノールの一種であるカテコール核（図1）にアミノ基を有する側鎖が付いた物質の総称である．
- 臨床の場で重要なのは，ドーパミン・ノルアドレナリン・アドレナリンの3種で，あわせてカテコールアミン3分画と呼ばれる（図2）．
- 主に褐色細胞腫や傍神経節腫の診断のために用いられる．

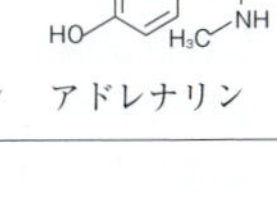

図1　カテコール核

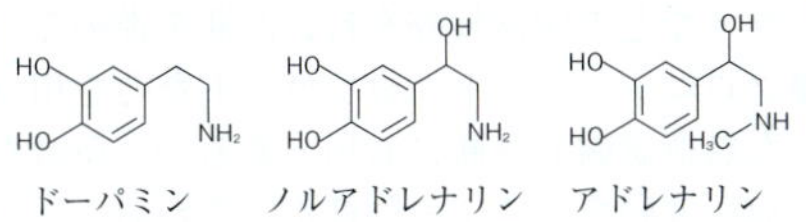

図2　カテコールアミン

生体内での動態

規定因子と血中レベルや排泄量を決める機序

- カテコールアミンは副腎髄質と神経終末で産生される．ドーパミンは中枢神経系で神経伝達物質として作用し，ノルアドレナリンは交感神経終末での神経伝達物質となっている．一方，アドレナリンは副腎髄質でのみ産生される．

●交感神経終末からシナプス間隙に放出されたノルアドレナリンは大部分が神経終末に再び取り込まれ，血中に漏れ出る割合は小さいが，放出量が多い場合や神経終末への再取り込みが減少した場合は，血中濃度が上昇する．

●カテコールアミンはモノアミン水酸化酵素（MAO）やカテコール-O-メチル基転移酵素（COMT）によって代謝される．しかし一部は代謝を受けずにそのまま尿中に排出されるため，その測定は体内のカテコールアミン産生量の指標となる．刺激により分単位で変動する血中濃度と比べて，蓄尿検査の測定値は信頼性が高い．

異常値の出るメカニズム

●褐色細胞腫ではカテコールアミンの産生過剰を伴うことが多いため，血中・尿中カテコールアミンの値は上昇する．

●交感神経刺激が亢進している場合もシナプスから血中に漏れ出すノルアドレナリンが増加するため，その測定値が上昇する．

参考になる検査とその意義

●ノルアドレナリンの代謝産物であるノルメタネフリン，アドレナリンの代謝産物であるメタネフリンの測定は，褐色細胞腫の診断において感度・特異度の面でより優れているとされている．

診断へのアプローチ

●カテコールアミンの上昇がみられ褐色細胞腫を疑う場合は，CTやMIBGシンチグラフィなどの画像検査を行い診断を進める．

●クロニジンやメトクロプラミドなどを用いた負荷試験も診断に有用であるが，急激な血圧変動を起こす危険性があるため，近年はほとんど行われない．実際は負荷試験を行わずとも，多くの症例で血液・尿検査と画像検査により診断に至ることができる．

●測定値が低値だったときは，起立性低血圧やパーキンソン病の可能性があるが，実臨床ではその診断的価値は低い．

ピットフォール

●褐色細胞腫には，持続的にカテコールアミンを産生・分泌している腫瘍のほか，発作的にカテコールアミンを分泌しているものも存在している．よって一度測定した検査値が基準範囲内であっても褐色細胞腫の否定はできない．繰り返し検査を行う必要がある．

●蓄尿検査でも日によってその測定値にはある程度の差がみられるため，できれば3回以上の蓄尿検査を行って評価すべきである．

●バナナや柑橘類などの果物，バニラやチョコレートといった嗜好品にはカテコールアミンが含まれており，その摂取は偽高値の原因となる．またシナプスでノルアドレナリンの放出抑制や再取り込み阻害の作用をもつ薬剤（メチルドパ・レセルピンなどの降圧薬，多くの抗うつ薬など）や，カテコールアミンの代謝酵素を阻害する薬剤（パーキンソン症候群の治療に用いられるMAO阻害薬やCOMT阻害薬）の使用も測定値に影響を与える．

予後とフォローアップ

●褐色細胞腫は良・悪性にかかわらず手術適応であり，また腫瘍が褐色細胞腫であるか否かは術式や術中麻酔管理に大きく影響するため，その診断は重要である．

●ノルアドレナリン高値が悪性を示唆する指標になる可能性や悪性でもカテコールアミン3分画の総量に対するアドレナリンの比率の高値が予後良好を予測する因子になる可能性が報告されている[1]．

■文献

1）Korevaar TI, Grossman AB：Pheochromocytomas and paragangliomas：assessment of malignant potential. Endocrine 40：354-365, 2011

（三谷康二，高野幸路）

メタネフリン

metanephrine

アドレナリンが代謝されて生じるメタネフリン，ノルアドレナリンが代謝されて生じるノルメタネフリンの２つの分画からなる．その産生量の増加は褐色細胞腫や傍神経節腫に特異性が高く，尿中メタネフリン２分画の測定はその診断に必須といえる．

検体の採取・取り扱い・保存

- 24時間蓄尿で行う．その際はメタネフリンの分解防止のために酸性環境下にすることが重要で，6N 塩酸 20～30 mL を蓄尿瓶に加えておく．

基準値・測定法

- メタネフリン：0.04～0.19 mg/day
- ノルメタネフリン：0.09～0.33 mg/day
- HPLC 法

高値
- 褐色細胞腫，傍神経節腫（副腎外褐色細胞腫）

低値
- 低値の場合は，臨床的な意義は乏しい

意義・何がわかるか？

- アドレナリンとノルアドレナリンは，カテコール-O-メチル基転移酵素（COMT）によってそれぞれメタネフリンとノルメタネフリンに代謝される（図）．
- 刺激を受けて速やかに産生・放出され，速やかに代謝されるカテコールアミンと比べて安定性が高いため，褐色細胞腫・傍神経節腫の診断においてカテコールアミンの測定よりも有用性が高い．

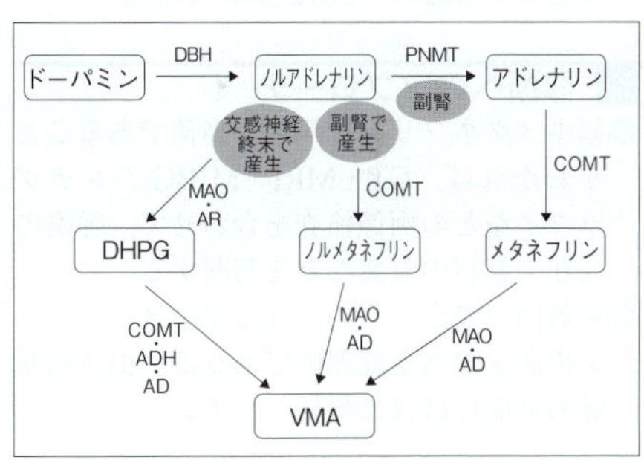

図　カテコールアミンの代謝

AD：アルデヒド脱水素酵素，ADH：アルコール脱水素酵素
AR：アルドース/アルデヒド還元酵素，COMT：カテコール-O-メチル基転移酵素
DBH ドーパミン-β-水酸化酵素，DHPG：3,4-ジヒドロキシフェニルグリコール
MAO：モノアミン水酸化酵素，PNMT：フェニルエタノールアミン-N-メチル基転移酵素
VMA：バニリルマンデル酸

生体内での動態

規定因子と排泄量を決める機序

- 神経終末から産生されるノルアドレナリンは，主にモノアミン水酸化酵素（MAO）によって 3,4-ジヒドロキシフェニルグリコール（DHPG）に代謝される（図）．よってノルメタネフリンの測定結果に交感神経の活動の影響は少なく，副腎髄質での産生

量を主に反映する．

- メタネフリン・ノルメタネフリンは肝臓や消化管で硫酸抱合を受ける．血中のメタネフリン・ノルメタネフリンは，90％以上が抱合を受けた形で存在している．この抱合されたものが尿中に排出される．

異常値の出るメカニズム

- カテコールアミンを多量に産生する褐色細胞腫や傍神経節腫では，その代謝産物であるメタネフリン・ノルメタネフリンの産生量も増加し，その結果尿中排泄量も増加する．

参考になる検査とその意義

- 褐色細胞腫では，腫瘍内でもCOMTによりメタネフリン・ノルメタネフリンが多量に産生され，遊離型として血中に放出されている．この血中遊離型メタネフリン2分画の測定は，蓄尿メタネフリン2分画の測定よりもさらに診断に有用とされており，特に感度が優れている[1]．ただしわが国では，保険診療の範疇でこれを測定することはできない（2012年6月時点）．

診断へのアプローチ

- 尿中メタネフリン排泄量が高値であることがわかれば，CT・MRI・MIBGシンチグラフィなどの画像検査を合わせて，腫瘍の局在や転移の有無などを判断する．
- 複数回の測定で，いずれも尿中メタネフリン排泄量が基準範囲内であれば，褐色細胞腫の可能性はほぼ除外してよい．

ピットフォール

- カテコールアミンの蓄尿と同じく，できれば3回以上の測定することが望ましい．また，やはりバナナ・柑橘類・バニラなどの摂取，カテコールアミンの動態に影響を与える薬の使用は，測定結果に干渉してしまう．
- メタネフリン・ノルメタネフリンがさらに代謝されるとバニリルマンデル酸（VMA）が生成する（図）．しかしVMAは神経終末より血中に漏出したカテコールアミンからも産生されるため，褐色細胞腫の診断においてはメタネフリン2分画の測定と比べると感度・特異度は劣る．

予後とフォローアップ

- 褐色細胞腫はその良・悪性にかかわらず手術適応であり，また腫瘍が褐色細胞腫であるか否かは術式や術中麻酔管理に大きく影響するため，その診断は重要である．
- 褐色細胞腫の治療後も，再発の可能性があるので定期的に測定を行う．できれば蓄尿が望ましいが，外来では困難なことも多い．その場合は部分尿を用いてクレアチニン補正した値を参考にする．

■文献

1）Sawka AM, Prebtani AP, Thabane L et al：A systematicreview of the literature examining the diagnostic efficacy of measurement of fractionated plasma free metanephrines in the biochemical diagnosis of pheochromocytoma. BMC Endocr Disord 4：2, 2004

（三谷康二，高野幸路）

妊娠反応

pregnancy test

尿中の hCG（human chorionic gonadotropin：ヒト絨毛性ゴナドトロピン）の検出方法である．定性反応のみの検査法であり，凝集の有無あるいは色調の変化の有無で妊娠の判定が簡便にできる．

検体の採取・取り扱い・保存

- 随時尿を採取するだけでよい．早朝尿が最も hCG の濃度が高いため，正確に判定できる．尿採取後は採取後速やかに検査を行うことが推奨されている．できない場合は 2〜8℃に冷蔵保存し，48 時間以内に検査することが望ましい

基準値・測定法

- 発色した場合，凝集した場合が陽性，それ以外は陰性と判定する
- 古くはラテックス凝集反応法による測定がなされていたが，最近の高感度 hCG 測定妊娠反応はサンドイッチ ELISA 法，コロイド免疫測定法（金コロイドなど）で測定する

陽性

- 妊娠関連，hCG を産生するすべての疾患で陽性化する
- 製品によるが，免疫測定法によるものは尿中濃度 25〜50 IU/L 以上で陽性となるものがほとんどである

陰性

- 妊娠していない場合
- きわめて高濃度の hCG が含まれている際にプロゾーン現象が生じて，陰性となることがある

意義・何がわかるか？

- 受精が成立すると受精卵は通常 6〜8 日で卵管から子宮内腔に到達して，ここで子宮内膜に着床する．この着床部位の最外層の胎児側細胞は栄養膜合胞体（syncytiotrophoblast）と呼ばれるが，この層より hCG が産生される．
- この hCG は妊娠に関連した病態でのみ産生されるため，妊娠または妊娠関連疾患（異所性妊娠・絨毛性疾患）などの有無を診断できる．

生体内での動態

規定因子と血中レベルを決める機序

- hCG は α サブユニットと β サブユニットからなる糖蛋白であり，構成するアミノ酸の数は 244，分子量は約 36,700（36.7 kDa）である．
- TSH（甲状腺刺激ホルモン），LH（黄体化ホルモン），FSH（卵胞刺激ホルモン）と同一のファミリーに属するホルモンであり，これらと共通の α サブユニットを有している．
- 生物学的活性は LH と同等である．構造的には LH の β サブユニットの C 末端に 24 個のアミノ酸が追加されたものであり，きわめて類似している．
- 生体内の血中・尿中濃度は hCGβ サブユニットの産生量により規定される．
- 生体内での作用は，妊娠初期の妊娠黄体の

維持および黄体からのプロゲステロンの産生であり，胎盤ができあがるまでの妊娠維持に関して重要な役割を有している．
- 代謝は腎代謝であり，尿中に原則的に排泄される．

異常値（陽性）の出るメカニズム
- hCGは絨毛・胎盤の最外層に存在する栄養膜合胞体細胞より産生される．特に妊娠初期に急増し，正常妊娠では妊娠8〜10週で分泌量は最大となる．
- 妊娠が成立していないときには産生されないため，陰性となる．

検査の測定原理
- 妊娠反応は尿中に排泄されたhCGを測定する検査法である．基本的にはクロマトグラフィーによる免疫測定法であり，固相化したhCG抗体（捕獲抗体），別のhCGのエピトープを認識する一次抗体の2つで尿中のhCGを捕捉する．
- それに酵素標識された二次抗体，あるいは金コロイドなどの発色する物質を一次抗体に作用させる．この結果，固相化部位に捕獲抗体，hCG一次抗体複合体が形成されると発色し，陽性像を呈する．
- 前述したようにLHと構造的に相似していることもあり，LHとの交差反応が生じると正確な判定ができない．しかしながら，妊娠反応を製造している各社ともhCGのみに特異的な抗体を作製して使用しておりこの点に関して問題はないとされている．

参考となる検査とその意義
- 基礎体温を測定している場合，21日以上高温相が持続している場合には妊娠と診断される．
- 超音波断層検査（できれば経腟法）での子宮内胎嚢の確認ができれば，異所性妊娠（子宮外妊娠）が否定できる．

診断へのアプローチ
- 生殖年齢にある女性については，常に妊娠の可能性があるものと考えて，諸検査，特にX線検査を行う際には詳細な問診が必要である．

ピットフォール
- できるだけ濃縮された尿での検査が正確に妊娠を判定できるため，早朝尿が望ましい．多量の水分を摂取した後の希釈尿だと偽陰性となることもあり，注意を要する．
- 一般に市販されている妊娠反応も，医家用のものと同程度に感度は高い（大部分は感度50 IU/L）．ただし，操作が正しく行えない場合も多くあることが報告されており，これによる偽陰性・偽陽性の可能性がある．
- hCGは不妊治療で排卵誘発の目的で使用されることがある．このような治療直後に妊娠反応を施行すると偽陽性となる．
- hCGの血中半減期は72時間程度であり，流産後・中絶手術後も約2週間近くはhCGが残存している．これによる偽陽性の可能性も念頭におく必要がある．
- 絨毛性疾患（胞状奇胎など）では，通常妊娠よりも高濃度のhCGが初期より分泌される．時によっては$10^{6\sim7}$ IU/LものhCGが産生されるとプロゾーン現象により，偽陰性となることもあり，注意を要する．
- 時にある種の腫瘍性疾患，例えば卵黄嚢腫瘍，未分化奇形腫などの胚細胞性腫瘍などでもhCGが産生されることがあり，本検査を施行すると陽性となる．これらの疾患では腫瘍マーカーとしての意義が大きく，定性検査である本法の意義は低いが，偽陽性を示す疾患の一つとして留意する必要がある．

予後とフォローアップ
- 陽性と判定された場合には，産婦人科への受診をすすめることが最も適切である．

（梁　善光）

エストラジオール（E_2）

estradiol

ヒトの生体内で産生されるエストロゲンの一つ．卵胞ホルモンとも呼ばれる．ステロイドホルモンであり，代表的な性ホルモンの一つである．生殖年齢の女性の卵巣で産生されるものがほとんどであるが，それ以外にも副腎皮質，脳，骨，精巣（男性）からもわずかだが産生される．

検体の採取・取り扱い・保存

●血清を採取する．取り扱い・保存に関しては通常の血清検査と同様である

基準値・測定法

●男性	40 pg/mL 以下	
女性	初経発来前	20 pg/mL 以下
	生殖期	40～400 pg/mL（性周期により変動する）
	更年期	10～40 pg/mL（基礎値）
	閉経後	10 pg/mL 以下

●免疫測定法（電気化学発光免疫測定法，EIA 法，RIA 法など）にて測定する

高値

●不妊治療における調節卵胞刺激での OHSS（卵巣過剰刺激症候群）の予測
●卵巣腫瘍の一部（顆粒膜細胞腫・莢膜細胞腫/線維腫）

低値

●卵胞発育不全を伴う疾患
●閉経
●アロマターゼ欠損症（報告例は十数例のみ）

意義・何がわかるか？

●最も生物学的活性の高い天然のエストロゲンである．

●性周期に応じて日々血中濃度は変化する．

●月経開始 3～5 日目が最も低値を示し，これを基礎値と呼ぶ．女性の場合，生殖能力の予備力を推測することができ，この数値が 40 pg/mL 以下であれば更年期の状態であることが予測され，さらに 10 pg/mL 以下（測定感度以下）であれば閉経と診断される．

●卵胞期から排卵期にかけて，発育する卵胞から分泌されて血中濃度は急増する．発育卵胞が 1 個の場合，排卵直前では 200～300 pg/mL 程度になることが多い．

●排卵後はいったん分泌が減少するが，黄体の形成に伴って分泌が再開されて黄体中期には再度増加する（80～200 pg/mL）．

●妊娠が成立せず黄体が退縮すると急速に分泌がなくなり，基礎値に復する．

生体内での動態

規定因子と血中レベルを決める機序

●女性ではほとんどが発育中の卵胞から分泌される．卵胞発育は FSH（卵胞刺激ホルモン）と LH（黄体化ホルモン）によって制御されているが，血中濃度が増加すると negative feedback 機構により FSH による

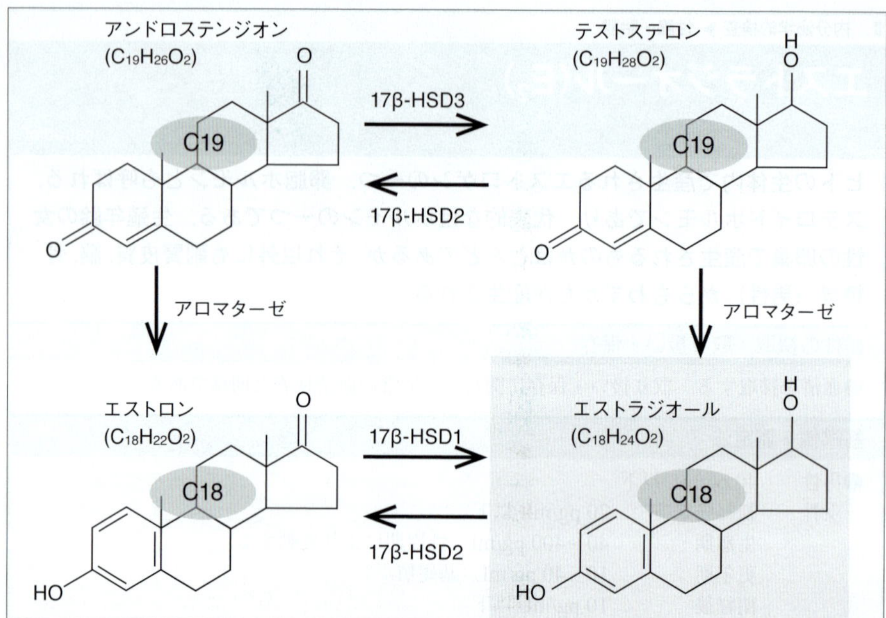

刺激を抑制する一方で，一定の高値となると positive feedback 機構が LH サージを引き起こす．

- 産生経路はアンドロステンジオンからエストロンを経る経路と，テストステロンが直接芳香化されて産生される経路の2通りがある．
- 女性の場合，基質となるアンドロステンジオンが莢膜細胞で産生され，これが拡散によって卵巣顆粒膜細胞に運ばれたのちにアロマターゼの作用により産生される（two-cell two-gonadotropin theory）ものがほとんどである．
- 莢膜でのアンドロステンジオンの産生のコントロールは FSH によってなされ，顆粒膜細胞では LH が制御している
- 男性ではアンドロステンジオンは副腎皮質で産生され，これが精巣でテストステロンに変換される．これが一部の標的細胞で芳香化されて産生される．
- 代謝は主として肝臓で行われ，胆汁中・尿中に排泄される．
- エストラジオールのホルモン受容体は細胞内の核内に存在することが知られている．核内に到達したステロイドホルモン－ホルモン受容体複合体は二量体となり構造変化を介して，標的遺伝子の DNA 転写を誘導する．

異常値（陽性）の出るメカニズム

- 1個の卵胞から産生されるエストラジオールの量が過剰量となることは少ない．むしろ過排卵処理によって複数の卵胞が発育した場合に，それぞれの産生量の総和として異常高値となることがある．
- 卵胞が発育しない病態であれば低値となる．卵胞は視床下部－下垂体－卵巣系によって制御されており，これらのいずれかの働きが悪くなれば生殖年齢の女性であっても低値を示す．
- 高齢者では原始卵胞がなくなるとエストラジオールは産生されなくなり，閉経となる．
- 閉経年齢であるにもかかわらず，本ホルモンが検出される場合にはホルモン産生卵巣

腫瘍の存在も念頭におく．

参考となる検査とその意義

- プロゲステロンの測定を同時に行うことが多い．この検査結果とあわせて卵胞の発育異常，黄体の機能不全の補助診断とすることができる．
- 卵巣機能を評価する目的で，FSH，LH も測定する．特に基礎値における FSH は更年期・閉経の診断確定にエストラジオールとともに重要である．
- 高プロラクチン血症では卵胞発育が阻害される．このため血清プロラクチンの値も診断の参考となる．
- エストロゲン低値で視床下部－下垂体－精巣間の異常が疑われる症例に対しては，LH-RH（ゴナドトロピン放出ホルモン）負荷試験が施行される．投与前後の LH・FSH の値により，どの部位の異常があるかを推測することができる．

診断へのアプローチ

- 生殖年齢の女性の場合，性周期によって測定値が大きく変動するため，月経周期，最終月経などの問診は不可欠である．

ピットフォール

- 血中では結合蛋白（SHBG：sex hormone binding globulin やアルブミン）と結合して存在する．生物学的活性を有するのはこれらと結合していないフリーのものであるが，検査ではこれらすべてが測定される．
- OC（経口避妊薬）などを服用している場合，正常な卵胞発育が抑制されているため生理的なエストラジオールの値とはならない．この点の問診は重要である．

予後とフォローアップ

- 生殖補助医療（ART）での卵胞刺激の成熟程度を知る目的で経時的に測定し，採卵時期の決定に役立てる．

（梁　善光）

エストリオール（E_3）

estriol

ヒトの生体内で産生されるエストロゲンの一つ．胎児副腎や肝臓で産生されたアンドロゲンを基質として胎盤内で転換され生成された後，母体血中に流入して腎臓より尿中排泄される．主として妊娠中に検出され，胎児胎盤機能を評価するホルモンとして知られる．

検体の採取・取り扱い・保存

- 夜間にピークをもつ日内変動が報告されており，厳密にはトルエン加 24 時間蓄尿での測定が望ましい．検体採取後は速やかに検査を行うことが推奨される．できない場合は凍結保存が望ましい
- 血清内濃度も測定可能である．検体の取り扱いは凍結保存が必要である

基準値・測定法（以下はいずれも女性）

- 尿：妊娠 32～36 週　15 mg/day　以上
  妊娠 37 週以降　20 mg/day　以上
- 免疫測定法（RIA）が一般的である

高値

- 特に上限はなく，良好に胎児胎盤機能が保たれていることが推測される
- 多胎

低値

- 胎児胎盤機能不全を示す以下の疾患の可能性を念頭におく
  - ・FGR（胎児発育不全）
  - ・妊娠高血圧症候群（PIH）
  - ・無脳児，胎盤アロマターゼ欠損症など

意義・何がわかるか？

- 生体内で産生される 3 種類のエストロゲンの一つである．妊娠中のみに胎児・胎盤の存在を通じて産生され，母体血中を循環する．
- エストロゲンとしての生物活性は弱く，およそエストラジオール（E_2）の 100 分の 1，エストロン（E_1）の 10 分の 1 である．
- 妊娠中には子宮胎盤間の血流の増加を司る．
- 基質は母体コレステロールであり，胎盤で酵素反応を受けてプレグネノロンに変換され胎児血中に移行する．これが胎児の副腎・肝臓で処理を受けたのちに胎盤内で産生されて最終的には母体血中を循環する．つまり，胎盤機能と胎児副腎・肝機能がすべて正常に機能して産生されるため，胎児胎盤機能を総合的に知る指標とされる．

生体内での動態

規定因子と血中レベルを決める機序

- 本ホルモンの動態はその生成経路を理解することが最も容易である．

①母体 LDL コレステロールは胎盤内で P450scc および 3βHSD によりプレグネノロンに転換される．大部分はただちにプロゲステロンに転換されるが，一部はそのま

ま胎児内に移行する．
②胎児内に運ばれたプレグネノロンは胎児副腎で hydroxysteroid sulfotransferase などにより最終的に DHEA-S に転換される．これが胎盤中に還流するとエストロンおよびエストラジオールに転換するが，その量はわずかである．
③大部分の DHEA-S は胎児肝臓に運ばれて，16α-hydroxylation を受けこれにより 16α-OH-DHEA-S となって胎盤に運ばれる．
④胎盤では 16α-OH-DHEA-S は，脱硫酸化酵素とアロマターゼの作用を受けエストリオールが産生される．
⑤産生されたエストリオールはそのまま母体血中に分泌され，これらはほぼすべて尿中排泄される．

- このように一部（hydroxysteroid sulfotransferase，16α-hydroxylase）は胎児のみがもつ酵素，一部（脱硫酸化酵素とアロマターゼ）は胎盤のみがもつ酵素の作用が統合されて生成し最終的に母体内に還流するため，胎児機能・胎盤機能双方の機能を反映する．

異常値（陽性）の出るメカニズム

- 胎児副腎，胎児肝臓，胎盤のいずれかの機能に不具合が生じるとエストリオールの産生は低下する．
- 具体的には胎児発育不全，妊娠高血圧症候群などが代表的である．それ以外にも結果的に胎児胎盤機能が低下するいかなる病態でも低下する．
- 胎盤における先天性の酵素欠損（胎盤アロマターゼ欠損症，胎盤脱硫酸化酵素欠損症など）によって著しい低値（または非検出）となる．
- 胎児の異常では無脳症の場合にも著しい低値〜非検出となる．

参考となる検査とその意義

- ヒト胎盤性ラクトーゲン（hPL）は胎盤機能を反映する検査であり，エストリオール検査とあわせて測定されることが多い．エストリオールと違って，胎盤機能そのものを反映しており，胎児の関与はない点で意義を異にする．
- 詳細は産科の専門書にゆずるが，胎児胎盤機能の評価方法としては NST（ノンストレステスト）や BPS（biophysical profile score）などのほうが信頼度は高く，あくまで補助的な検査である．
- 母体血清を用いて本ホルモンを含めた４種類の物質を測定することにより，出生前に胎児染色体数異常や神経管異常の有無を予測する確率検査に用いられている．

診断へのアプローチ

- 胎児・胎盤の機能を総合的に判断することのできる唯一のホルモンという点で独特なホルモンといえる．
- 本ホルモンの低下のみが胎児娩出のタイミングを決める決定的な根拠とされることは少ない．
- それ以外の要素（母体の状態，前述のほかの胎児機能検査）とあわせて診断を下す必要がある．

ピットフォール

- 胎盤血流の維持が主たるエストリオールのみの作用と考えられているが，本ホルモン単独で規定されているわけではない．このため，妊娠維持に絶対的に必要なホルモンとは考えられていない．
- １回の測定値のみで胎児胎盤機能の評価することはできない．連日あるいは隔日での測定を行って経時変化を観察するほうが望ましい．

予後とフォローアップ

- ほかの検査とあわせて児の状態が不良と判定された場合には速やかに急遂分娩とする必要がある．
- 妊娠が終了すると産生はほとんどされなくなる．

（梁　善光）

17α-ヒドロキシプロゲステロン(17α-OHP)

17α-OH-progesterone

副腎における糖質コルチコイド産生および性腺における性ホルモン産生の過程に生じる中間産物．プロゲスチンの一つであり，ホルモンとしては弱いプロゲステロン作用を有している．

検体の採取・取り扱い・保存

●血清を採取する．取り扱い・保存に関しては通常の血清検査と同様である

基準値・測定法

●正常新生児[1]　（血清）1.61±19.2 ng/mL　（乾燥濾紙血液）11.0±19.2 ng/mL

●RIA･ELIZA 法などの免疫学的測定法のほか，高速液体クロマトグラフィー法（HPLC）や質量分析法での測定も行われる

高値	● 21-hydroxylase 欠損症　● 11β-hydroxylase 欠損症の一部 ● 17α-hydroxylase/17,20 lyase 欠損症の一部
低値	●何らかの疾患の存在を示唆しない

意義・何がわかるか？

●副腎での糖質コルチコイド産生過程における重要な中間産物である．特に先天性副腎過形成症候群（congenital adrenal hyperplasia：CAH）の大部分を占める 21-hydroxylase 欠損症においては，本物質は異常高値を示し有力な診断根拠となる．

● 11β-hydroxylase 欠損症や 17α-hydroxylase/17,20 lyase 欠損症の一部でも酵素欠損の程度によっては本物質が軽度～中等度の上昇を示すことがある．

● cytochrome P450 oxidoreductase deficiency（PORD）においても本物質は高値を呈する[2]．

●このため CAH の早期診断の目的で，新生児マススクリーニングとして新生児期に濾紙血での測定がなされている．

生体内での動態

規定因子と血中レベルを決める機序

●図に示すように，本物質の産生はプロゲステロンを基質として 17α-hydroxylase/17,20 lyase による経路と，17α-OH-プレグネノロンを基質として 3β-HSD による経路の 2 種類がある．

●さらに，主に副腎では 21-hydroxylase の作用によって 11 デオキシコルチゾールに変換され最終的にコルチゾールが生成される．この酵素が欠損すると，前駆物質である本物質の血中濃度が著しく上昇する．

●性腺では 17,20 lyase の作用によりアンドロステンジオンに変換される．

●妊娠中には主に妊娠後期に入ると，胎児副腎でプレグネノロンから産生されて母体血中濃度が増加する．

異常値（陽性）の出るメカニズム

● 21-hydroxylase 欠損症の患者ではその産生

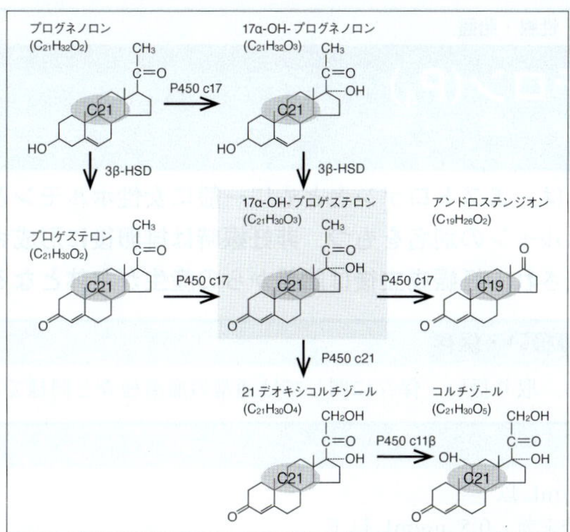

が著しく増加する（100 ng/mL 以上）．そのメカニズムについては前項を参照されたい．

- 頻度は低いものの，17*α*-hydroxylase/17, 20 lyase 欠損症や 11-hydroxylase 欠損症においても，その酵素異常の程度により本物質の上昇をきたすことがある．

参考となる検査とその意義

- 血中コルチゾール，アルドステロンの異常低値の場合，21-hydroxylase 欠損症を疑い，本検査を提出する必要がある．
- 21-hydroxylase 欠損症では副腎性の男性ホルモン（テストステロン・アンドロステンジオン）が増加することがある．これはコルチゾールが産生されないことにより下垂体へのネガティブ・フィードバックがかからないため ACTH の過剰分泌によるものである．

診断へのアプローチ

- 21-hydroxylase 欠損症の程度によって異なるが，最重症の塩分喪失型では生後間もなくして嘔吐・脱水を示す．また，副腎性の男性ホルモンの影響で女児では出生時より仮性半陰陽を示す．このタイプでは迅速な診断が求められる．
- 中等症では virilization（男性化）を示すのみであることが多い．CAS を疑う所見（男子性早熟，女子の陰核肥大などの性器男性化）を認めた場合には，本検査を行うことが診断への第一歩である．

ピットフォール

- 米国で使用される合成プロゲステロン剤の 17*α*-hydroxyprogesterone caproate は本物質とはまったく別のものであり，混同しないように注意する．

予後とフォローアップ

- 21-hydroxylase 欠損症の治療については成書を参照されたい．
- 本物質の血中濃度の正常化が，疾患のコントロールの良否を反映するものではない．

■文献

1）渡邊富久子：17-ヒドロキシプロゲステロン．日本臨床 53〔増刊：広範囲血液・尿化学検査，免疫学的検査（中巻）〕：471-473，1995

2）Koyama Y et al：Two-step biochemical differential diagnosis of classic 21-hydroxylase deficiency and cytochrome P450 oxidoreductase deficiency in Japanese infants by GC-MS measurement of urinary pregnanetriolone/ tetrahydroxycortisone ratio and 11*β*-hydroxyandrosterone. Clin Chem 58（4）：741-747, 2012

（梁　善光）

プロゲステロン(P_4)

progesterone

プロゲステロンは，エストロゲンとともに一般に女性ホルモンと呼ばれるものの一つ．黄体ホルモンの別名をもつ．非妊娠時は排卵後に形成された黄体からほとんどが産生され，妊娠成立後は胎盤からの産生が主体となる．

検体の採取・取り扱い・保存

●血清を採取する．取り扱い・保存に関しては通常の血清検査と同様である

基準値・測定法

●男性　1.0 ng/mL 以下

女性	初経発来前	0.5 ng/mL 以下
	卵胞期	1.0 ng/mL 以下
	黄体期	3～20 ng/mL
	閉経後	0.5 ng/mL 以下

●免疫測定法（電気化学発光免疫測定法，EIA 法，RIA 法など）にて測定する

高値

●黄体中期で 10 ng/mL 以上を呈する．妊娠すると分娩まで暫増して最終的には 150 ng/mL 程度まで上昇する

低値

●非妊時：黄体機能不全
●妊娠時：流産・異所性妊娠

意義・何がわかるか？

●黄体ホルモンの名称のとおり，排卵後に形成される黄体から主として分泌される．Pro（＝支持する）＋Gestation（＝妊娠）から命名されており，妊娠維持に不可欠なモルモンである．

●卵胞期の卵巣からはほとんど分泌されない．このため卵胞期後期までほとんど産生されず，LH サージ直前より産生が始まる．この時期にわずかに検出されるものの大部分は副腎皮質より分泌されたものである．

●プロゲステロンが検出されるということは，排卵が生じていることを示す．

●排卵後，プロゲステロンは黄体中期に血中濃度は最大となり，子宮内膜は分泌期に入る．

●黄体期のプロゲステロンはこの時期の性機能を支配している．この産生が少ないと受精が成立しても着床に至らない．いわゆる黄体機能不全と呼ばれる病態となる．

●妊娠の成立がなければ急速に黄体は退縮し，その産生も激減する．一方，妊娠が成立した場合には黄体は妊娠黄体に変化し，プロゲステロンもここからさらに多量に分泌される．

●絨毛が形成されると，プロゲステロンの産生の中心は胎盤合胞体栄養膜細胞に移行する．

●妊娠初期の低値は，異所性妊娠や初期流産の可能性を示唆することもある．しかし確定的な所見とはならない．

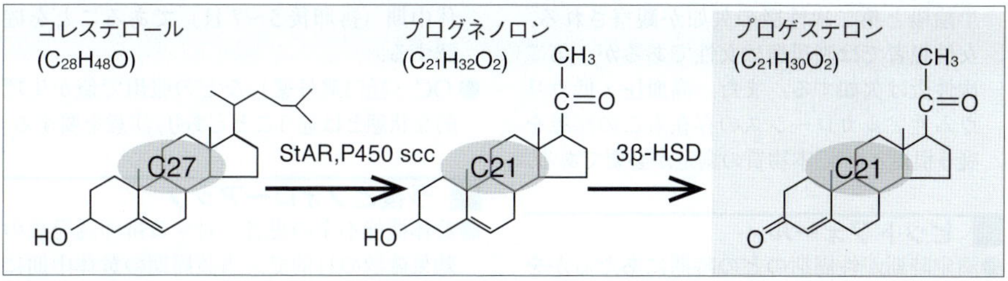

コレステロール
($C_{28}H_{48}O$)
StAR,P450 scc
プログネノロン
($C_{21}H_{32}O_2$)
3β-HSD
プロゲステロン
($C_{21}H_{30}O_2$)
CH_3
C=O
C27
C21
HO
O

生体内での動態

規定因子と血中レベルを決める機序

- プロゲステロンの産生は一連のステロイド産生過程の上位に位置しており，理論的にはほとんどのステロイド産生細胞が単一で生合成が可能と考えられている．しかしながら，大部分はそれ以降のステロイドホルモンの前駆物質として酵素変換されるため，血中に分泌されるものは卵巣・胎盤からのものがほとんどである．
- プロゲステロンは血中では，大部分がアルブミンと，ごく一部が cortisol-binding globulin に結合して存在している．生物学的活性を有するのはフリーのものだけである．
- プロゲステロン受容体は主として細胞質内にある．標的細胞内に到達すると受容体にと結合して ligand-receptor complex を形成する．さらにリン酸化などの一連の過程を経て，核内に移動する．
- 代謝は肝臓でただちにプレグナンジオールに変換され，さらにグルクロン抱合を受けて主として尿中に排泄される（「プレグナンジオール」の項参照）．

異常値（陽性）の出るメカニズム

- プロゲステロンを前駆物質として作用する経路は少なくとも 2 つあり，それぞれ別の酵素（17α-hydroxylase/17,20 lyase, 21-hydroxylase）によって他の物質に変換される（「17α-ヒドロキシプロゲステロン」の項参照）．これら 2 種の先天的な酵素異常では，その酵素反応の欠如の程度によって本物質の血中濃度が異常に上昇する可能性が考えられる．しかしながら，実際には本物質から 17α-ヒドロキシプロゲステロンへの経路が阻害されることはなく，これら酵素欠損で本物質が異常高値を示すことは少ない．
- 胎盤には 17α-hydroxylase/17,20 lyase が存在しない．このため，母体血中のコレステロールはプレグネノロン→プロゲステロンの経路で変換される．このため，プロゲステロンの産生が増加する．なお，一部のプレグネノロンは胎児内に入り，エストリオールの産生の基質となる（「エストリール」の項参照）．

参考となる検査とその意義

- 尿中プレグナンジオール測定は，排卵現象の有無を知る目的で多少参考になる．しかしながら最近では頻用されない（「プレグナンジオール」の項参照）．
- 血液・尿検査以外で黄体機能を知る簡便な方法として，基礎体温の測定がある．高温相が 12 日以上持続しない場合には黄体機能不全と診断される．
- 妊娠初期の hCG の低値は，本検査低値とともに異所性妊娠や初期流産の可能性を示唆することもある．

診断へのアプローチ

- 不妊･月経異常などを主訴とする患者には，必ず測定することが望ましい．
- ただし，性周期によって測定値が大きく変動することはエストラジオール同様であり，月経周期，最終月経などの問診は不可欠である．
- 先天性の酵素異常（17α-hydroxylase/17,20 lyase 欠損症）では，男性患者の場合仮性半陰陽と第二次性徴の欠如が観察される．女性患者では表現型は女性であるが，第二次性徴は欠如する．また，高血圧・低カリウム性アルカローシスの存在もこの疾患を疑う根拠となり，本物質の測定が必要である．

ピットフォール

- 測定時期が性周期のどの時期にあたるかを正確に把握しないと，測定値の評価が正確にできないことに留意する．特に黄体機能不全の診断の目的で測定する場合には，黄体中期（排卵後 5～7 日）であることを確認する．
- OC（経口避妊薬）などの服用で値が生理的な状態とは違うこともあり，注意を要する．

予後とフォローアップ

- 黄体機能不全の患者に対する排卵誘発後の効果確認の目的で，当該周期の黄体中期に測定する．

（梁　善光）

プレグナンジオール(P_2)

pregnanediol

プロゲステロンが体内で代謝される際に生成される産物．プロゲステロンが肝臓で本物質に変換された後にグルクロン酸抱合を受けて，主として尿中に排泄される．プロゲスチンとしての生物活性は有さない．

検体の採取・取り扱い・保存

● 24時間尿を採取して測定する．できるかぎり採取終了後数時間以内の測定が望ましい．尿を保存する場合には−20℃で約1年程度は安定とされる．4℃ではトルエンを加えれば3ヵ月は安定である

基準値・測定法

● 基準値 (SRL) (mg/day)

女 性	非妊娠時	卵胞期	0.28～1.42
		黄体期	0.79～6.83
	妊娠時	前期	1.29～6.08
		中期	3.05～24.22
		後期	9.10～60.51
男 性			0.16～0.79

● 通常ガス・クロマトグラフィー法で行われる．pregnanediol glucuronide としてEIA法[1]でも測定できる

高値

● 非妊時ではプロゲステロン産生亢進の状態を反映する
● 先天性副腎過形成（21-hydroxylase 欠損症・11β-hydroxylase 欠損症の一部/17α-hydroxylase/17,20 lyase 欠損症の一部）・副腎疾患（がんなど）で異常高値となることがある

低値

● 長期に連続する低値の場合，非妊時では無排卵症を妊娠時には胎盤機能不全を疑うことができるとされる

意義・何がわかるか？

● 血清中のプロゲステロン濃度を測定できるようになる以前（1950～60年代）に，プロゲステロンの代わりとされ，その当時は妊娠後期の胎盤機能を反映する指標として測定された[2]．
● 尿中濃度を連日測定して，連続する4日間以上の上昇がみられた場合には排卵が惹起されたものとみなすことができるとされる[3]．
● プロゲステロンを変換する酵素異常（副腎過形成症候群の一部）では，プロゲステロンの血中濃度が上昇しその結果として本物質が増加する可能性がある．ただしこの場合，プレグナントリオールのほうが診断価値は高く，その補助診断となる．

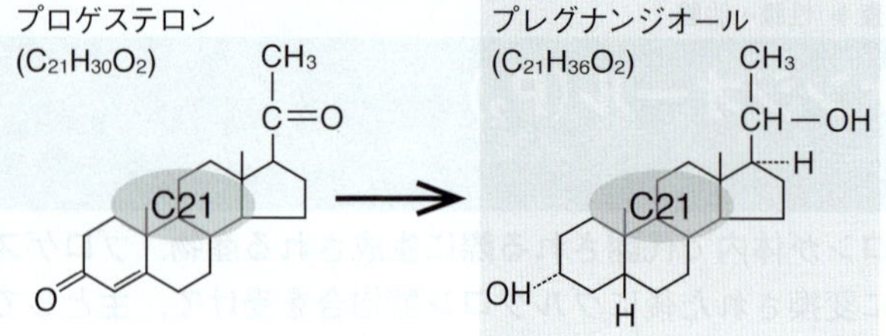

プロゲステロン
($C_{21}H_{30}O_2$)

プレグナンジオール
($C_{21}H_{36}O_2$)

生体内での動態

規定因子と尿中レベルを決める機序

- プロゲステロンは肝臓で代謝されて本物質に変換される．さらにグルクロン酸抱合によって水和性の物質となり，大部分は腎排泄される（一部は胆汁排泄）．このため，血中のプロゲステロンの濃度と腎機能が本物質の濃度規定因子となる．

異常値（陽性）の出るメカニズム

- プロゲステロンの値を反映するが，別項「プロゲステロン」に述べたように酵素反応の性質上病的な異常値が出ることは臨床上あまり観察されない．
- 黄体期（分泌期），妊娠時にのみ高値となる．

参考となる検査とその意義・診断へのアプローチ

- 黄体機能を知る目的では血清中のプロゲステロン測定がより正確に状態を反映し，また，胎盤機能検査としてはhPLあるいはエストリオールのほうがより優れている．
- しかしながら，多数例を対象とし，長期にわたって卵巣機能の変化を追跡するような研究では本物質での評価も意味をもつ．

ピットフォール

- 尿を材料とするため，被験者の採血による負担がない点はプロゲステロンに比べて優位であるが，実際にはほかのプロゲステロン代謝産物との交差反応もあることも留意する必要がある．

予後とフォローアップ

- 本物質での何らかの疾患のフォローアップがなされることはあまり現実的でない．

■文献

1）Brown JB, Blackwell LF, Cox RI et al：Chemical and homogeneous enzyme immnoassay methods for the measurement of estrogens and pregnanediol and their glucuronides in urine. Prog Clin Biol Res 285：119-138, 1988

2）Cooper W, Coyle MG, Smith VK：Rapid analysis of pregnanediol in pregnant urine. J Clin Patho 25（11）：933-939, 1972

3）O' Connor KA, Ferrell R, Brindle E et al：Progesterone and ovulation across stages of the transition to menopause. Menopause 16（6）：1178-1187, 2009

（梁　善光）

プレグナントリオール(P_3)

pregnanetriol

17α-ヒドロキシプロゲステロン(17α-OHP)の代謝産物．肝臓で本物質に変換されて主として尿中に排泄される．正常では産生されることは少ないが，先天性副腎過形成の患者で特徴的に増加する．

検体の採取・取り扱い・保存

- 24時間尿を採取して測定する．できるかぎり採取終了後数時間以内の測定が望ましい
- 尿を保存する場合には−20℃で1年程度は安定とされる．4℃ではトルエンを加えれば3ヵ月は安定である

基準値・測定法

- 基準値(SRL) (mg/day)

女　性	卵胞期	0.13～1.30
	分泌期	0.13～1.90
	閉経後	0.02～0.83
男　性		0.13～1.60

- ガスクロマトグラフィー法にて測定する

高値
- 21-hydroxylase 欠損症
- 11β-hydroxylase 欠損症の一部
- 17α-hydroxylase/17,20 lyase 欠損症の一部

低値
- 17α-hydroxylase/17,20 lyase 欠損症の一部

意義・何がわかるか？

- CAH，特に最も頻度の高い21-hydroxylase欠損症で異常高値を示す．診断自体は新生児期の17α-ヒドロキシプロゲステロン(17α-OHP)をマススクリーニングとして測定することが普及しているため，本検査はその後の再検査として採用される．
- 尿中からの測定であるため非侵襲的である．このため，21-hydroxylase欠損症と診断された患児への副腎皮質ステロイド投与量の適否をモニターする目的で測定される．
- 妊娠中に超音波検査などによりCAHが疑われた場合，羊水中の本物質を測定することにより出生前診断の一助となる[1)]．

生体内での動態

規定因子と尿中レベルを決める機序

- 17α-ヒドロキシプロゲステロン(17α-OHP)は肝臓で代謝されて本物質に変換される．さらにグルクロン酸抱合によって水和性の物質となり，大部分は腎排泄される(一部は胆汁排泄)．このため，血中の17α-ヒドロキシプロゲステロンの濃度と腎機能が本物質の濃度規定因子となる．
- 副腎皮質ステロイドを投与することにより，下垂体からのACTH分泌が抑制されるとACTHによるステロイド産生経路の最上流であるコレステロールからプレグネノロンへの過剰変換がなされなくなるた

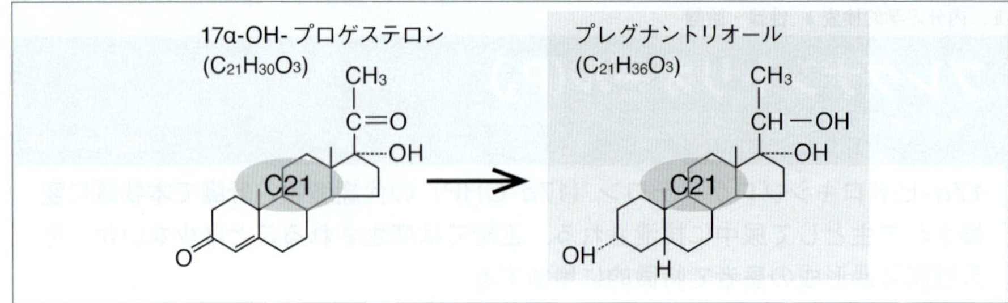

め，本物質の産生は低下する．

異常値（陽性）の出るメカニズム

●血中17α-ヒドロキシプロゲステロン高値が特徴である21-hydroxylase欠損症の患者ではその尿中排泄量が著しく増加する．また，頻度は低いものの，17α-hydroxylase/17,20 lyase欠損症や11-hydroxylase欠損症においても，本物質の上昇をきたすことがある．そのメカニズムについては別項「17α-ヒドロキシプロゲステロン」を参照されたい．

参考となる検査とその意義

●CASの治療効果判定のために使用される検査であるため，一次検査として測定される血中17α-ヒドロキシプロゲステロンの検査値が最も重要である．

●さらに17α-ヒドロキシプロゲステロンの代謝経路の下流にあたるコルチゾール低値・アンドロステンジオン高値といった値も参考となる．

診断へのアプローチ

●CASの診断については，別項「17α-ヒドロキシプロゲステロン」を参照されたい．

ピットフォール

●物質名からはプロゲスチンの一種と思われがちだが，プロゲスチンとしての生物活性は全く有していないことに留意する．

予後とフォローアップ

●21-hydroxylase欠損症の患者に対する副腎皮質ステロイドの投与量のコントロールを本検査の結果により調整する．特に塩分喪失型では生命の維持にかかわるため，診断確定後に頻繁な測定を必要とする．

（梁　善光）

総テストステロン・フリーテストステロン

total testosterone・free testosterone

代表的なアンドロゲン（男性ホルモン）の一つ．天然に存在するものの中では最も強いホルモン活性を呈する．男性では主として精巣で生成される．女性では卵巣が生成臓器である．男女とも微量ではあるが副腎でも生成される．

検体の採取・取り扱い・保存

●血清を採取する．取り扱い・保存に関しては通常の血清検査と同様である
●フリーテストステロンの測定には検体を凍結保存する必要がある

基準値・測定法

●血清テストステロン（総テストステロン）[1)]
男性（成人）：2.01～7.50 ng/mL
女性（成人）：0.06～0.86 ng/mL
●フリーテストステロン　(pg/mL)

年　齢	男　性	女　性
20～29 歳	8.5～27.9	2.7 以下
30～39 歳	7.6～23.2	1.9 以下
40～49 歳	7.7～21.6	1.1 以下
50～59 歳	6.9～18.4	1.0 以下
60～69 歳	5.4～16.7	－
70～79 歳	4.5～13.8	－

（文献 1 より引用）

●総テストステロンは電気化学発光免疫測定法（ECLIA）法，EIA 法，RIA 法などの免疫測定法にて測定する
●フリーテストステロンの測定には RIA 固相法が多く用いられる

高値

●ホルモン産生腫瘍
・アンドロゲン産生腫瘍：精巣腫瘍（Leydig cell tumor）など
・hCG 産生腫瘍
●多嚢胞性卵巣症候群
●甲状腺機能亢進症

低値

●精巣機能低下症（停留精巣，無精巣症など）
●先天性酵素異常症
・3β-hydroxysteroid dehydrogenase 欠損症
・17α-hydroxylase 欠損症
・17β-dehydroxysteroid dehydrogenase 欠損症　など
●視床下部・下垂体機能不全

意義・何がわかるか？

- 主要な男性ホルモンであり，男性においては胎生期にはウォルフ管の分化を誘導し，思春期には第二次性徴を発現する．また，成人では骨格筋の増大や性衝動の増進を賦活する．
- 女性におけるエストロゲンと同様にLH（luteinizing hormone：黄体化ホルモン）に対するフィードバック機構に関与しており，視床下部－下垂体－性腺・副腎皮質系の内分泌検査としての意義を有する．
- FSH（卵胞刺激ホルモン）と協同して精巣・精細管での精子形成を刺激する．
- 血中に分泌されたテストステロンは大部分（97～98％）が結合蛋白（sex hormone binding globulin：SHBGおよびアルブミン）と結合して存在し，残りわずか2％程度がフリーテストステロンとして存在する．生体内での生物学的活性はこのうちフリーテストステロンとアルブミン結合テストステロンが担っており，これら2つをあわせたものをbioavailable testosterone（BAT）と呼ぶ．

生体内での動態

規定因子と血中レベルを決める機序

- 男性の場合，基質となるアンドロステンジオンは副腎で産生される．これが睾丸内のLeydig細胞に存在する3*β*-hydroxysteroid dehydrogenase（3*β*-HSD）によりテストステロンに変換される．この過程はLHによって規制される．
- 女性ではアンドロステンジオンは莢膜細胞で産生され，そのごく一部が3*β*-HSDの酵素反応によりテストステロンとなる．
- 代謝は主として肝臓で行われ，グルクロン酸抱合後に胆汁中・尿中に排泄される．
- フリーテストステロン濃度を規制するSHBGは肝臓で産生され，その産生はさまざまなホルモンによって調節されている．エストロゲン・甲状腺ホルモン・インスリンなどはその産生を増加させる．
- 男性ではテストステロン濃度は年齢とともに一般的に減少する．特に50歳以降にその傾向は明らかになってくる[1, 2]．SHBG量は顕著に増加し，老齢男性では若い男性の75％程度増加する．このため，総テストステロンに比べて，フリーテストステロンの減少のほうが顕著である．

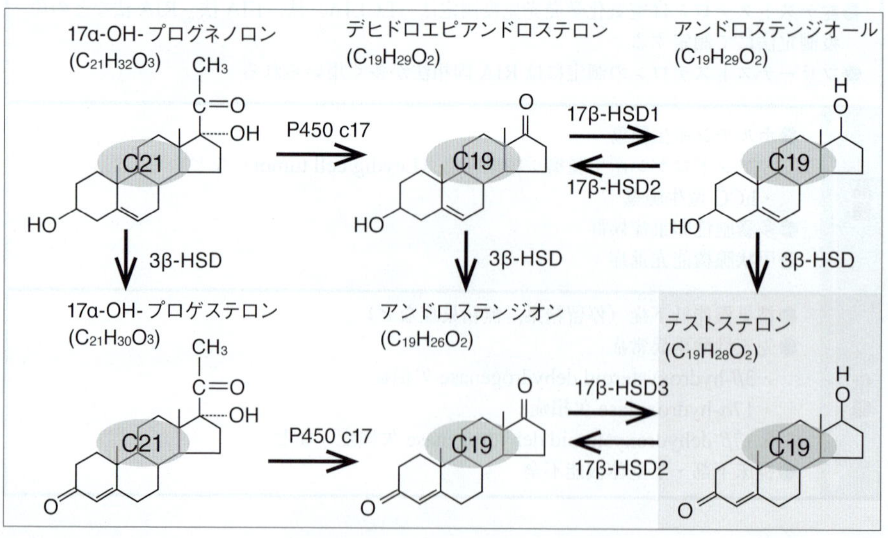

- 一方，女性では閉経後にSHBGレベルが減少する．その結果として相対的にフリーテストステロン量は増加する．

異常値（陰性）の出るメカニズム

- テストステロンの産生は図に示すように，ステロイド産生経路の最終産物であるため，その間の酵素欠損・異常が先天的にある場合には産生されず，血中レベルは低値を示す．
- 精巣（睾丸）機能不全を呈する疾患で低値を示す．
- 中枢（視床下部・下垂体系）に異常がある場合も，ゴナドトロピンによる産生刺激がないため低値となる．

異常値（陽性）の出るメカニズム

- LHに対するフィードバック機構があるため，異常分泌になるケースはほとんどの場合がこの機構によらないホルモン産生腫瘍によるものである．

参考となる検査とその意義

- 精巣機能を評価する目的としては，FSH，LHも関連検査として不可欠である．
- 副腎皮質関連の検査である血中ACTH，コルチゾール，アルドステロンなども参考になる．
- テストステロン低値で視床下部－下垂体－精巣間の異常が疑われる症例に対しては，hCG負荷（hCG 5,000単位，3日間投与）によるhCGテストが施行される．投与前後のテストステロンの値により，どの部位に異常があるかを推測することができる．

診断へのアプローチ

- テストステロン低値を示す先天性酵素異常症では，男児はウォルフ管の分化が誘導されない，あるいは不完全となるため表現型として女性型（仮性半陰陽）となる．一方，女児の場合には表現型は変わらない．
- 第二次性徴の発現不全や男性不妊症症例では，本物質を測定することが診断の足掛かりになる．
- 女性における多毛症・嗄声・にきびなどは本ホルモンの産生過剰による症状であることもあり，多嚢胞性卵巣症候群などを疑い精査する．

ピットフォール

- HRT（hormone replacement therapy：ホルモン補充療法）内服中の高齢女性の場合，SHBGが増加する結果フリーテストステロンレベルは著しく低下する．このため服薬歴に関する問診が重要となることがある．
- テストステロン値が低値を示す酵素異常症の場合，ジヒドロテストステロン（DHT）の産生不全による5α-リダクターゼ欠損症あるいはアンドロゲン不応症での男性仮性半陰陽とはやや表現型が異なっている．詳細は成書に譲るが，この点鑑別診断が必要である．

予後とフォローアップ

- 先天性の酵素異常症や精巣機能低下症の場合には，男性ホルモン製剤の投与が必要となる．これらの症例では血清テストステロンをモニタリングとして測定する．
- 多嚢胞性卵巣症候群では，インスリン抵抗性の改善，ピルの投与にて治療を行う．

■文献

1）岩本晃明，柳瀬敏彦，高　栄哲 他：日本人成人男子の総テストステロン，遊離テストステロンの基準値の設定．日泌尿会誌 95：751-760，2004

2）Harman SM, Metter EJ, Tobin JD et al：Longitudinal effects of aging on serum total and free testosterone levels in healthy mem. Boltimore Longitudinal Study of Aging. J Clin Endocrinol Metab 86：724-731, 2001

（梁　善光）

ジヒドロテストステロン（DHT）

dihydrotestosterone

血中に存在するフリーテストステロンが標的臓器に取り込まれたのちに5α-リダクターゼ（3-oxo-5α-steroid 4-dehydrogenases）によって変換された産物．テストステロンの約1.5〜3倍の強力なアンドロゲン作用を有している．

検体の採取・取り扱い・保存

- 血清を採取する．採取後は凍結保存が必要である

基準値・測定法

- 基準値（SRL）　成人男子　0.2〜1.0 ng/mL
  　　　　　　　　成人女子　0.05〜0.3 ng/mL
- mass spectrometry 法，RIA 硫安塩析法などがある

高値
- 前立腺肥大症
- 男性型脱毛症（禿頭症）などで高値を示すという報告がある

低値
- 5α-リダクターゼ欠損症

意義・何がわかるか？

- アンドロゲン受容体および結合蛋白（SHBP）への親和性・安定性はテストステロンよりおよそ10倍高く，アンドロゲン活性も高い．このため，かつてはアンドロゲン受容体に対するアゴニストとして利用されていたことがある．
- 胎生期の本物質欠損により男性仮性半陰陽を示す．5α-リダクターゼ欠損症の診断目的に測定される．

生体内での動態

規定因子と血中レベルを決める機序

- テストステロンはアロマターゼによってエストラジオール（「エストラジオール」の項参照）に変換される経路と，5α-リダクターゼによって本物質に変換される経路を有している（図）．
- 本物質はテストステロンが標的臓器に取り込まれたのちに細胞質内で酵素作用を受けて変換される．変換後，核内に存在するアンドロゲン受容体に結合してアンドロゲン作用を発揮する[1]．
- 5α-リダクターゼには2種類のものが存在する（5α-R1および5α-R 2）．前者は毛嚢，皮脂腺，肝臓など広く発現は分布している．一方，後者は前立腺・精巣上体・精嚢など男性性器関連臓器に限局して存在する．
- 細胞質内から直接血中に分泌されることは少なく，アンドロスタンジオールに代謝されて細胞外に出る．
- 前立腺細胞内ではアンドロスタンジオールの酸化による逆経路での産生も行われており，本ホルモンの組織あたりの濃度が他臓器より高い．

異常値（陰性）の出るメカニズム

- 5α-リダクターゼが欠損する病態では，テストステロンが正常に分泌されていても細胞内で本物質に変換されないため著しい低

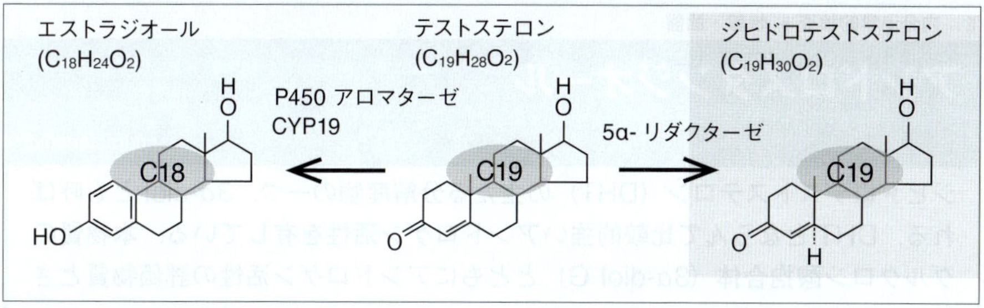

エストラジオール
($C_{18}H_{24}O_2$)
テストステロン
($C_{19}H_{28}O_2$)
ジヒドロテストステロン
($C_{19}H_{30}O_2$)
P450 アロマターゼ
CYP19
5α- リダクターゼ
C18
C19
C19

値となる．

参考となる検査とその意義

● 5α-リダクターゼ欠損症ではテストステロン値は正常～高値を示す．また，エストラジオール値は低値である

診断へのアプローチ

● 5α-リダクターゼ欠損症では，本物質が分化に関与する泌尿生殖洞由来の臓器が（前立腺，外陰，膣下 1/3）障害を受けるため出生時には女性型の外陰を呈する．ただし陰核肥大・浅い膣管・尿道の会陰部開口，陰唇様陰嚢といった特徴を有する．一方，筋肉の発達はテストステロン自体によるもののため，第二次性徴以降は男性型の成長をとげる．その後は恥毛・体毛は欠如するが，頭髪はあり男性型禿頭症は発症しない．

ピットフォール

●ほかの男性半陰陽を示す疾患との鑑別に注意する．5α-リダクターゼ欠損症では精巣からの anti-Mullerian factor は正常に分泌されているため Muller 管由来の子宮・卵管・膣上 2/3 は形成されず，またテストステロンのみが分化に関与する Wolf 管由来臓器（精嚢，射精管，精巣上体，精管）も正常に存在する．

予後とフォローアップ

● 5α-リダクターゼ欠損症に対する根本的治療はない．前述したとおり第二次性徴は正常に表現される．生殖機能は精子が存在するため妊孕性は保たれており，人工授精での妊娠成立も報告されている[2]．

● 5α-リダクターゼ阻害薬はすでに前立腺肥大症の治療薬として臨床応用されている．また，本薬剤は海外では男性型禿頭症に対しても使用される．

■文献

1）Lephart ED, Lund TD, Horvath TL：Brain androgen and progesterone metabolizing enzymes：biosynthesis, distribution and function. Brain Res Rev 37：25-37, 2001

2）Katz MD, Kligman I, Cai LQ et al：Paternity by intrauterine insemination with sperm from a man with 5alpha-reductase-2 deficiency. N Engl J Med 336：994-997, 1997

（梁　善光）

アンドロスタンジオール

androstanediol

ジヒドロテストステロン（DHT）の主たる分解産物の一つ．3α-diolとも呼ばれる．DHTとならんで比較的強いアンドロゲン活性を有している．本物質のグルクロン酸抱合体（3α-diol G）とともにアンドロゲン活性の評価物質とされる．

検体の採取・取り扱い・保存

●一般には血漿が用いられるが，血清でも測定可能である．比較的安定な物質であり，取り扱いに関しては通常どおり，保存は－20℃冷凍保存で行う

基準値・測定法

●成人男子　13.7±3.9 ng/100 mL[1)]，15.2±5.0 ng/100 mL[2)]
　成人女子　2.0±0.6 ng/100 mL[1)]，2.6±0.5 ng/100 mL[2)]
● RIA法・EIA法などの免疫学的測定法にて測定する

高値
●特発性多毛症
●アンドロゲン活性が亢進する疾患

低値
●睾丸女性化症候群
●性腺機能不全

意義・何がわかるか？

●末梢におけるアンドロゲン活性の評価物質として測定されるが，その生理的意義についてはいまだ完全には解明されていない．
●本物質はDHTへの再変換が前立腺などの臓器内で行われることが知られており，前立腺疾患との関連が研究されている．
●最近では抑制性の神経伝達物質であるGABAの受容体（GABAa）に対するallosteric modulatorとしての機能が注目されている[3)]．

生体内での動態

規定因子と血中レベルを決める機序

●本物質はDHTの3α水酸化ステロイド脱水素酵素による分解産物ではあるが，アンドロゲン受容体に対しては中等度の結合性を有する．
●アンドロゲン受容体に結合すると，17β脱水素酵素など数種の酵素の作用により可逆的にDHTに再転換される．
● DHTから本物質が産生される経路は，精巣・前立腺での産生が多いとされる．
●アンドロステロンを還元することによっても生成される．

異常値の出るメカニズム

●生成経路として，テストステロンからDHTを経由する経路とアンドロステロンから直接生成される経路がある．このため一元的に高値あるいは低値になることはなく，疾患によって必ずしも一定の異常値を示すとは限らない．

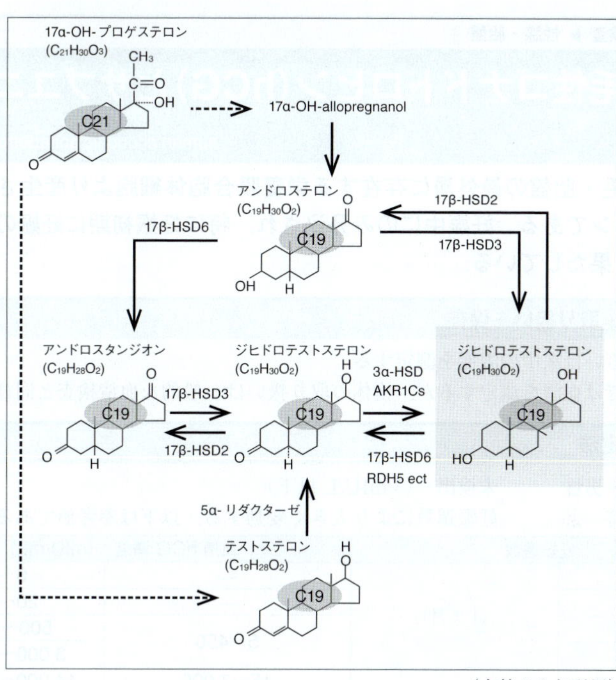

(文献 4 より引用)

参考となる検査とその意義

●ほかのアンドロゲン関連物質（テストステロン・DHT・アンドロステンジオン・アンドロステロンなど）の値が参考となる.

診断へのアプローチ

●本物質の臨床的意義が明確にされた疾患はないため，アンドロゲン関連疾患の補助診断として測定される.

●特に多毛症との関連は多く，多嚢胞性卵巣症候群に伴う多毛症症例でも高値であると報告されている.

ピットフォール

●本項で述べるアンドロスタンジオールは，5α-androstane-3α,17β-diol（3α-diol）である．エストロゲンβ受容体に結合（アゴニスト）して，エストロゲン作用を示す5α-Androstane-3β,17β-diol（3β-diol）も同様にDHTの代謝物質であるが，3α-diolとは生物活性が全く異なるため混同しないこと.

予後とフォローアップ

●多毛症においては治療効果の判定のメルクマールとして測定されることもある.

■文献

1）木野内喬：アンドロスタンジオール．日本臨床 53〔増刊：広範囲血液・尿化学検査，免疫学的検査（中巻）〕：604-610，1995

2）Barberia J, Pages L, Horton R：Measurement of androstanediol in plasma in a radioimmunoassay using celite column chromatography. Fertile Steril 27：1101-1104, 1974

3）Reddy DS：Anticonvulsant activity of testosterone-derived neurosteroid 3 alpha-androstanediol. Neuroreport 15：515-518, 2004

4）Mohler JL, Titus MA, Wilson EM：Potential prostate cancer drug target：Bioactivation of androstanediol by conversion to dihydrotestosterone. Clin Cancer Res 17（18）：5844–5849, 2011

（梁　善光）

ヒト絨毛性ゴナドトロピン（hCG）とサブユニット

human chorionic gonadotropin & subunit

hCG は絨毛・胎盤の最外層に存在する栄養膜合胞体細胞より産生される糖蛋白質ホルモンである．妊娠中にのみ分泌され，特に妊娠初期に妊娠の維持に重要な役割を果たしている．

検体の採取・取り扱い・保存

- 血液中あるいは尿中の濃度を測定する
- 血液検査では血清を測定するが，検体の取り扱いは一般的な血清検査と同様である

基準値・測定法

- 非妊娠時・男性　　未検出　（3 mIU/L 以下）

　正常妊娠時　　　妊娠週数により大きく変動する．以下は参考値である．（BML）

妊娠週数		血清 hCG 濃度　（mIU/mL）	
0～1	（1ヵ月）	—	0～50
1～2		—	20～500
2～3		5～450	500～5,000
3～4			3,000～19,000
4～5	（2ヵ月）	15～7,000	14,000～169,000
5～6		1,000～50,000	
7～8		7,500～220,000	
9～12（3ヵ月）		25,000～280,000	16,000～160,000
13～16（4ヵ月）		13,000～250,000	—
17～20（5ヵ月）		4,000～160,000	2,500～8,200
21～24（6ヵ月）			—
25～32（7～8ヵ月）			—
33～36（9ヵ月）			2,400～50,000
37～　（10ヵ月）			—

（American Pregnancy Association を参照して作成）

- 免疫測定法（酵素免疫測定法・電気化学発光免疫測定法など）が一般的である

高値
- 妊娠
- 絨毛性疾患，非妊娠での検出は hCG 産生腫瘍の可能性がある

低値
- かつては流産の予後を判定の補助診断として利用された（最近では超音波検査での胎芽拍動の確認のほうが有用なため，施行されなくなった）

意義・何がわかるか？

- 妊娠時に絨毛・胎盤より分泌されるケースと，非妊娠時の絨毛性疾患の再燃の有無のマーカーあるいは hCG 産生腫瘍での腫瘍マーカーとして使用されるケースがある．
- 正常妊娠時には着床後ただちに分泌が開始され，妊娠 8～10 週で最大値を示す．この時期をすぎると急速に低下する．

●妊娠初期に施行される妊娠反応は尿中の本ホルモンを測定する定性検査である．詳細は別項（妊娠反応）を参照されたい．

●血中濃度を測定することによって流産の可能性を推測することはできない．

●絨毛性疾患では，絨毛がん診断スコアの一つに数えられている．

生体内での動態

規定因子と血中レベルを決める機序

●hCG はαサブユニットとβサブユニットからなる糖蛋白であり，構成するアミノ酸の数は 244，分子量は約 36,700（36.7 kDa）である．

●TSH（甲状腺刺激ホルモン），LH（黄体化ホルモン），FSH（卵胞刺激ホルモン）と同一のファミリーに属するホルモンであり，これらと共通のαサブユニットを有している．

●αサブユニットは 92 個のアミノ酸から構成される．

●βサブユニットは LH のβサブユニットの C 末端に 24 個のアミノ酸が追加されたものであり，構造的にきわめて類似し生物学的活性は LH と同等である．

●胎盤が完成するまでは合胞体栄養膜細胞（syncytiotrophoblast）より，胎盤完成後は胎盤より hCG が産生される．

●血中に分泌されたのちは尿中よりほぼすべてが排泄される．

異常値（陽性）の出るメカニズム

●絨毛性疾患は胎盤絨毛の栄養膜細胞の異常を伴う疾患の総称である．このうち合胞体栄養膜細胞の異常の場合には hCG 産生細胞の腫瘍性増殖となるため，hCG 値は異常高値となる．

●異常妊娠（流産・異所性妊娠など）の場合には，合胞体栄養膜細胞からの分泌が低下するため正常値より低値を示す．

参考となる検査とその意義

●超音波断層法での子宮内の検索が，本検査以外で妊娠関連疾患の診断に最も有用である．経腟法を用いた場合，妊娠 5 週でほぼ確実に子宮内の胎嚢を，妊娠 6 週で胎芽拍動を確認できる．また，胞状奇胎などの絨毛性疾患での超音波所見も特徴的であり，有用な検査法である．

●妊娠初期のプロゲステロン値が低値の場合，本検査とあわせて初期流産・異所性妊娠を疑う補助診断となりうる．

●母体血清を用いて本ホルモンを含めた 4 種類の物質を測定することにより，出生前に胎児染色体数異常や神経管異常の有無を予測する確率検査に用いられている．

診断へのアプローチ

●妊娠の診断には，本検査より妊娠反応や超音波断層検査が有用である．これらによって異常妊娠が疑われた場合には，本検査を追加して検索する必要性があるかどうかを検討する．

ピットフォール

●古くは構造的に類似する LH との交差反応がみられたため，βサブユニットのみの測定が推奨された．しかし最近では検査に使用する抗体には交差反応はほぼみられないため，通常の検査目的であれば hCG のみの測定で十分である．

予後とフォローアップ

●妊娠経過が順調かどうかの判定には役立たない．

●絨毛性疾患の治療後の腫瘍マーカーとして測定され，上昇時は再発を疑う根拠となる．

■文献

1）Goldstein DP, Aono T et al：Radioimmunoassay of serum chorionic gonadotropin activity in normal pregnancy. Am J Obstet Gynecol 102, 110-114, 1968

2）Verma K, Larraga L, Selenkow HA：Radioimmunoassay of serum human gonadotropin during normal pregnancy. Obstet Gynecol 37：10-18, 1971

（梁　善光）

ヒト絨毛性ラクトゲン

human placental lactogen

絨毛・胎盤の細胞性栄養膜・栄養膜合胞体細胞より産生される代表的な糖蛋白質ホルモンの一つ. 当初は乳汁分泌作用があるとのことでこのように命名された. しかしながら, ヒト成長ホルモンと塩基配列で96%相同性があり, 最近では somatotropin として分類される.

検体の採取・取り扱い・保存

●血清を採取する. 取り扱い・保存に関しては通常の血清検査と同様である
●血中の半減期が 10～15 分程度と非常に短いため, 検体採取後は速やかに処理を行う

基準値・測定法

●基準値

(SRL, BML)

	SRL（ラテックス凝集反応法）	BML（ラテックス凝集反応法）
妊娠 5～8 週 (2 ヵ月)	0.07 μg/mL 以下	0.075 μg/mL 以下
妊娠 9～12 週 (3 ヵ月)	1.1 μg/mL 以下	0.393 μg/mL 以下
妊娠 13～16 週 (4 ヵ月)	0.3～2.1 μg/mL	0.664～1.387 μg/mL
妊娠 17～20 週 (5 ヵ月)	0.7～3.6 μg/mL	1.770～2.632 μg/mL
妊娠 21～24 週 (6 ヵ月)	1.3～5.6 μg/mL	3.654～5.468 μg/mL
妊娠 25～28 週 (7 ヵ月)	2.2～8.0 μg/mL	5.058～6.500 μg/mL
妊娠 29～36 週 (8～9 ヵ月)	3.0～9.9 μg/mL	6.798～9.817 μg/mL
妊娠 37 週以降 (10 ヵ月)	3.0～9.9 μg/mL	5.495～8.611 μg/mL

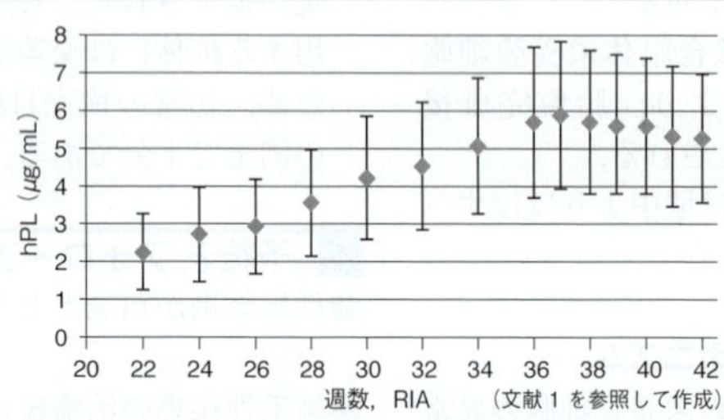

(文献 1 を参照して作成)

●ラテックス凝集反応法, または免疫測定法 (RIA など) にて測定する

高値

●健常者では妊娠時にのみ検出される
●hPL 産生腫瘍
(placental site trophoblastic tumor＝子宮体部腫瘍の特殊型の一つ)
●絨毛性疾患

低値

●初期流産
●FGR (胎児発育不全)
●hPL 欠損症 (数例のみの報告がある)

意義・何がわかるか？

●絨毛組織のみが産生する．つまり通常の生理的な状態であれば妊娠を示唆し，妊娠を認めない場合には絨毛性疾患の存在が強く疑われる．
●妊娠初期の流産症例では経時的な増加が観察されない．
●胎盤重量と本ホルモン測定値はほぼ相関しており，FGR 症例では低値を示す．
●胎盤機能を反映する指標として以前は産科領域で繁用された．しかしながら，最近では使用されることはほとんどない．

生体内での動態

規定因子と血中レベルを決める機序

●妊娠時に形成される絨毛・胎盤からのみ産生される．妊娠が成立すると 3 週間後には母体血中で 5〜10 ng/mL の濃度で測定されるようになる．
●妊娠週数が進むにつれて産生量は著増し，妊娠末期には 5〜10 μg/mL になる．
●ペプチドホルモンであり本来は腎排泄であるが，半減期が短く尿中からはほとんど測定されない．
●胎盤娩出後は産生臓器がなくなり，さらにきわめて半減期が短いこともあって，分娩翌日にはほとんど母体血中からは測定できなくなる．
●生理的な役割はほとんどないことが示されている．当初は乳汁分泌作用が報告されたがあくまで実験室レベルの話であり，生体内での作用は認めていない．
●このため，本ホルモンが欠損している場合でも妊娠経過にはなんら異常は生じない．

異常値（陽性）の出るメカニズム

●前述のように，妊娠関連または絨毛性疾患のみで陽性となる．
●ほかのホルモンによる産生制御として，成長ホルモン放出ホルモンやインスリンによって産生が促進され，ソマトスタチンにより抑制される．

参考となる検査とその意義

●エストリオール検査は胎児胎盤機能を反映する検査であり，かつては本ホルモンとあわせて測定された．
●エストリオール検査でも述べたように，胎児胎盤機能の評価方法としては NST（ノンストレステスト）や BPS（biophysical profile score）などのほうが信頼度は高く，あくまで本ホルモン測定は補助的な検査である．

診断へのアプローチ

●本ホルモンはあくまで胎盤重量を相関するものであり，胎児の well-being を反映するわけではない．このため FGR 症例で低値を示しても，その娩出のタイミングを決める決定的な根拠とはならない．
●それ以外の要素（母体の状態，前述のほかの胎児機能検査）とあわせて診断を下す必要がある．

ピットフォール

●本ホルモンの類縁物質としてヒト胎盤成長ホルモン（human placental growth hormone）がある．これが欠損した場合には胎児発育が遅延することが知られており，hPL とは異なることに留意する．

予後とフォローアップ

●本ホルモンの測定での胎盤機能評価としての診断価値は高くなく，最近ではあまり測定されることは少ない．

■文献

1）Lindberg BS, Nilsson BA：Variation in maternal plasma levels of human placental lactogen in normal pregnancy and labor. J Obstet Gynecol Br Commonw 80：619-626, 1973

（梁　善光）

ガストリン

gastrin

胃幽門洞や十二指腸のガストリン分泌細胞（G 細胞）から分泌される．胃壁細胞に作用し，胃酸分泌を促すホルモンである．胃酸分泌の低下やガストリノーマの診断に用いられる．

検体の採取・取り扱い・保存

- 血清，検体量 0.4～0.5 mL
- 検体は，当日に測定可能であれば4℃に保存し，それ以外は凍結保存する
- 食事刺激により分泌されるので，早朝空腹時採血を行う

基準値・測定法

- 37～172 pg/mL
- RIA（PEG 法）

高値	●ガストリノーマ（Zollinger-Ellison 症候群），びらん性胃炎，幽門狭窄，B-Ⅱ後幽門洞空置，副甲状腺機能亢進症，褐色細胞腫，萎縮性胃炎，消化性潰瘍，悪性貧血，慢性腎不全，慢性肝疾患，閉塞性黄疸 **＊高度上昇（＞500 pg/mL）**：ガストリノーマ，萎縮性胃炎，胃排泄遅延 **＊軽～中等度上昇（＞200 pg/mL）**：胃潰瘍，胃過形成ポリープ，胃腺腫，胃がん，腎不全，酸分泌抑制薬（特に PPI の服用）
低値	●胃切除後，胃底腺ポリープ

意義・何がわかるか？

- ガストリンは，主に胃の幽門前庭部に存在する G 細胞から分泌される分子量 2096，17 個のアミノ酸からなるペプチドホルモンである．
- 胃主細胞からのペプシノゲン分泌促進，胃壁細胞からの胃酸分泌促進，胃壁細胞増殖，インスリン分泌促進，ソマトスタチン分泌を促進させ，過剰な酸分泌抑制などの作用がある．
- 早朝空腹時採血でガストリンが上昇している場合は，胃酸分泌の低下を示す．
- 食後の胃運動を亢進させる．
- 下部食道括約筋圧を上昇させる．
- ガストリンの測定は，胃酸分泌亢進，胃十二指腸潰瘍の原因究明に役立つ．

生体内での動態

規定因子と血中レベルを決める機序

- 胃幽門洞の機械的刺激，化学的（蛋白質，アルコール，アミノ酸，pH の変化）刺激，迷走神経（胃枝）刺激，あるいは細胞膜受容体を介する GRP（gastrin-releasing peptide）刺激，高 Ca 血症，アセチルコリン，インスリン，グルカゴン，運動負荷，喫煙，外傷，呼吸性アシドーシスなどにより分泌が亢進される．
- 胃酸，VIP，セクレチンにより，分泌が抑制される．
- ガストリン分泌と胃内 pH の間にはフィー

ドバック機能が存在し，pH 2 以下では分泌活動が弱まるが，pH 4 以上では分泌活動が強まり，特に pH 5 以上が長期にわたると高ガストリン血症をきたす．

- ガストリンは腎と小腸で不活性化され，肝と腎で代謝される．

異常値の出るメカニズム

- 異常増加は，①自律的産生亢進による場合，②胃酸分泌低下に伴う二次的亢進による場合，③肝・腎における代謝障害による場合に分けられる．

①過分泌を伴うもの：ガストリノーマ，幽門洞ガストリン細胞過形成，びらん性胃炎，幽門狭窄，胃部 B-Ⅱ後幽門洞空置．

②過分泌を伴わないもの：酸分泌抑制薬内服，萎縮性胃炎，悪性貧血，副甲状腺機能亢進症，褐色細胞腫．

③代謝障害によるもの：慢性腎不全，短腸症候群，慢性肝障害，閉塞性黄疸．

参考になる検査とその意義

- 胃酸分泌試験：Wilson の基準では基礎酸分泌量（BAO）が 15 mEq/h 以上（胃切除後は 5 mEq/h 以上），基礎酸分泌量/刺激後酸分泌量（BAO/MAO）が 0.6 以上でガストリノーマと診断してよい．
- セクレチン試験：セクレチン 2 単位/kg 静注し，負荷前値に比しガストリン値が 200 pg/mL 以上増加する場合，ガストリノーマと考える．ガストリン軽度上昇や難治性の多発胃十二指腸潰瘍を認める場合に行う．健常者や通常の消化性潰瘍では，ガストリンは下降または反応しない．

診断へのアプローチ

- 消化性潰瘍，悪性貧血，萎縮性胃炎の鑑別診断や補助診断，胃十二指腸潰瘍の治療方針や効果判定のために測定する．
- ガストリノーマの診断には，高ガストリン血症と胃酸分泌亢進の証明が必要である．
- 基礎酸分泌が 10 mEq/L 以上で，空腹時血中ガストリンが 500 pg/mL 以上では Zollinger-Ellison 症候群を強く疑う．
- 萎縮性胃炎，特に悪性貧血でみられる体部胃炎（A 型胃炎）では，胃酸分泌能や血液像，抗壁細胞抗体，抗内因子抗体検査，ペプシノゲンを測定する．

ピットフォール

- 高ガストリン血症の評価は胃酸分泌機能状態とあわせて行うのが基本である．
- 食事摂取により 2～3 倍に増加する．
- 日内変動があるため，日をあらためて数回測定する．
- 高齢者は高めに出ることが多い．
- 異常値の場合は，食事摂取状態，既往歴（手術歴など），家族歴，糖尿病や極端な脂質異常症・自己免疫性疾患の有無，腎機能，肝機能，血清カルシウム，酸分泌抑制薬服用の有無などをチェックする．
- 上記で鑑別できない高ガストリン血症は，上部内視鏡検査，胃酸分泌能検査，血清抗体・ペプシノゲン・ビタミン B_{12} などの特殊血液検査，腹部超音波，腹部 CT，内視鏡的逆行性胆管膵管造影（ERCP），腹部血管造影などを，侵襲度と利便性を考えて順次行う．

（新美恵子，藤城光弘）

心房性ナトリウム利尿ペプチド（ANP）

atrial natriuretic peptide

主として心房へのストレスにより心房の心筋細胞から分泌される28個のアミノ酸からなる環状ペプチドホルモンであり，心房圧の上昇による伸展刺激に比例して血漿濃度が上昇し，ナトリウム利尿作用，血管拡張作用，交感神経抑制作用をもつ．

検体の採取・取り扱い・保存

- 早朝安静空腹時の採血が望ましい
- EDTA-2Na+ アプロチニン入り試験管採血後，冷却遠心にて血漿を分離し，測定まで－20℃以下に凍結保存する

基準値・測定法

- 43.0 pg/mL 以下
- CLEIA（化学発光酵素免疫測定法）

高値	急性心不全，慢性心不全，心臓弁膜症，急性心筋梗塞，高血圧，心房細動，腎不全，原発性アルドステロン症
低値	甲状腺機能低下症，腎不全透析後，尿崩症

意義・何がわかるか？

- もともとは利尿活性をもとにして心房から抽出されたホルモンである．
- 7と23番目のシステインがS-S結合した17アミノ酸からなる環状構造をもつ28アミノ酸からなる内因性のペプチドである．
- 特に心房にかかる容量負荷がわかる．
- 強力な血管拡張作用，ナトリウム利尿作用，交感神経抑制作用をもつ．

生体内での動態

規定因子と血中レベルを決める機序

- 心房の心筋細胞へのストレスにより3つのエクソンと2つのイントロンからなるANP遺伝子が活性化されて，151アミノ酸からなるpreproANPが産生される．
- N末端の25アミノ酸からなるシグナルペプチドが切断され，126アミノ酸からなるproANPとなり，corinというセリンプロテアーゼによりN末端側の98アミノ酸が切断され，C末端側の28末端側のアミノ酸がANPとなり，心房の心筋細胞の顆粒の中に蓄えられる．
- 心房圧の上昇により分泌される．
- グアニリルシクラーゼA（guanylyl cyclase-A：GC-A），別名ナトリウム利尿ペプチド受容体A（natriuretic peptide receptor-A：NPRA）と結合し，受容体の立体構造が変化し二量体となり，酵素活性が上がり，GTPからcGMPを産生し，cGMP依存性リン酸化酵素（cGMP-dependent kinase：cGK）または蛋白リン酸化酵素G（protein kinase G：PKG）を活性化する．
- 腎臓においては輸入細動脈を拡張し，輸出細動脈を収縮し，メサンギウム細胞を弛緩させ，糸球体内圧を上昇し，糸球体濾過量を増加し，ナトリウムと水利尿を起こす．遠位尿細管，集合管のナトリウム再吸収を

抑制する．
- レニンの分泌を抑制する．
- 副腎皮質からのアルドステロンの分泌を抑制する．
- 血管平滑筋のcGMPを増加し，カテコラミンの作用を抑制することにより，小動脈，静脈を弛緩させる．心臓においては病的な心肥大を抑制する．
- ANPはGC-Aと結合し内部化し分解される経路と中性エンドペプチダーゼ（neutral endopeptidase：NEP）により分解される経路があり，血中半減期は2.5分ときわめて短く，心房への負荷がリアルタイムでわかる．
- わが国では心不全の治療にヒトANP（hANP）が用いられ，ニトログリセリンと比較して急性心筋梗塞後の左室リモデリング抑制効果，心事故の改善効果，が認められている．
- 体液過多の心不全，腎不全，心房細動，原発性アルドステロン症，運動，カロリー制限などで上昇する．血液透析では前後で大きく変動し，透析終了時の至適体重の設定の指標ともなる．

異常値の出るメカニズム

- 前述にあるように，心房に伸展刺激があると分泌される．

参考になる検査とその意義

- BNP，NT-proBNPは左室拡張末期圧をよく反映し，心不全の補助診断法としては感度，特異度でANPより優れているが，同時測定は保険で認可されていない．
- BUN，Cre，UA，Na，K，Cl尿検査は腎機能を反映するので，腎疾患などによるANP上昇の原因の鑑別に重要である．
- Hbは貧血を反映するので，貧血による心不全の原因の鑑別に重要である．

診断へのアプローチ

- ANPも有用なマーカーではあるが，半減期が2.5分と短く，不安定である．透析前後で大きく変化し，ドライウェイトの設定の目安になる．
- BNPまたはNT-proBNPの心不全の診断能がANPよりも高く，治療の目安ともなり，ガイドラインにも引用され，日常の診療では欠かすことができない検査である[1,2]．

ピットフォール

- ANPは運動などの生理的な心房筋の伸展でも産生が増加する．
- 微量であるが，心室，脳，副腎，腎臓においても産生される．
- 血液中で不安定であるので，検体の取り扱いに注意する．
- 治療でhANP使用するときは上昇するので，測定しない．

予後とフォローアップ

- 心不全では測定されることはなくなってきている．
- 慢性腎不全の透析終了時体重（dry weight：DW）設定の指標として用いられる．
- 透析後，50 pg/mLくらいで適正なDWと判断し，100以上ではDWを下げ，25以下ではDWを上げる．
- 透析患者の予後を15年間追跡した研究によると，透析直後の高ANP群，高BNP群は有意に生存期間が短く，BNPのほうが予後の評価に役立つ．
- 透析患者の左室重量，左室駆出率はBNP，ANPと相関し，BNPのほうが相関度が高く，BNPが心血管死の予測因子として役立つ[3]．

■文献

1）慢性心不全治療ガイドライン（2010年改訂版）http://www.j-circ.or.jp/guideline/pdf/JCS2010_matsuzaki_h.pdf
2）金井正光 監修：臨床検査法提要 改訂第33版．金原出版，pp702-705，p1593，2010
3）Zoccali C, Mallamaci F, Benedetto FA et al：Cardiac natriuretic peptides are related to left ventricular mass and function and predict mortality in dialysis patients. J Am Soc Nephrol 12（7）：1508-1515, 2001

（廣井透雄）

脳性ナトリウム利尿ペプチド（BNP）

brain-type natriuretic peptide

主として心室へのストレスにより心室の心筋細胞から分泌される32個のアミノ酸残基からなる環状ペプチドホルモンであり，ナトリウム利尿作用，血管拡張作用，交感神経抑制作用などをもち，体液量，血圧の調整を行う．

検体の採取・取り扱い・保存	基準値・測定法
●早朝安静空腹時の採血が望ましい ● EDTA-2Na入り試験管採血後，冷却遠心にて血漿を分離し，測定まで－20℃以下に凍結保存する	● 18.4 pg/mL以下 ● CLEIA（化学発光酵素免疫測定法）

高値	●急性心不全，慢性心不全，心臓弁膜症，急性心筋梗塞，不安定狭心症，肥大型心筋症，高血圧症，心房細動，肺血栓塞栓症，腎不全
低値	●臨床的意義は少ない

意義・何がわかるか？

● BNPは脳で最初に発見され，脳型と名づけられているが，主に心室で産生される．

● BNPは主として心室の心筋細胞のストレスを直接反映する．

●システインがS-S結合した17アミノ酸からなる環状構造をもつ32アミノ酸からなる内因性のペプチドである．

●左室拡張期末期圧上昇，左室拡張期容積増大などの心筋の伸展刺激，心筋肥大，心筋虚血を引き起こす心不全，弁膜症，心房細動，急性心筋梗塞などで上昇する．

生体内での動態

規定因子と血中レベルを決める機序

●心室の心筋細胞へのストレスによりBNP遺伝子の発現が亢進し，134アミノ酸のpreproBNPが産生される．

● N末端の26アミノ酸からなるシグナルペプチドが切断され，108アミノ酸のproBNPとなり，生物学的活性のないN末端側の76アミノ酸のNT-proBNPが切断され，C末端側の32アミノ酸がBNPとなり，心筋細胞に蓄えられる．

●心室のストレスにより分泌される．

● BNPはグアニリルシクラーゼA（guanylyl cyclase-A：GC-A），別名ナトリウム利尿ペプチド受容体A（natriuretic peptide receptor-A：NPRA）とGC-B別名NPRBと結合し，受容体の立体構造が変化し二量体となり，酵素活性が上がり，GTPからcGMPを産生し，cGMP依存性リン酸化酵素（cGMP-dependent kinase：cGK）または蛋白リン酸化酵素G（protein kinase G：PKG）を活性化し，作用を発揮する．

●腎臓でナトリウムと水利尿を起こす．

●血管平滑筋のcGMPを増加し，カテコラミンの作用を抑制することにより，小動脈，静脈を弛緩させる．

● BNPは受容体と結合し内部化し分解される経路と中性エンドペプチダーゼ（neutral endopeptisase：NEP）により分解される経路があり，5%以下が腎臓から排出される．

●血中半減期は20分と短く，心室への負荷がリアルタイムでわかる．

●BNP は海外で心不全の治療に使用され，カテコラミンと比較して短期予後改善効果を認められている．

異常値の出るメカニズム

●前述にあるように，心室に刺激があると分泌される．
●腎機能障害で上昇する．

参考になる検査とその意義

●BUN，Cre，UA，Na，K，Cl 尿検査は腎機能を反映するので，BNP 上昇の原因の鑑別に重要である．
●Hb は貧血を反映するので，貧血による心不全の原因の鑑別に重要である．
●ANP，NT-proBNP も心不全のバイオマーカーであるが，同時測定は保険で認可されていない．
●NT-proBNP = BNP × 7.5 − 107.5 や NT-proBNP = BNP ^ 1.341 − 15 などの換算式がある．

診断へのアプローチ

●心不全の状況をリアルタイムで反映し，理学所見，胸部 X 線写真よりも診断能が高い．
●自覚症状の有無にかかわらず，心不全の除外，重症度判定が可能である．
●心エコーで評価の難しい収縮能が保たれている拡張障害のみの心不全でも，しばしば上昇する．
●日本人では 50 pg/mL を閾値とすると，感度 89.7%，特異度 95.7%，陽性的中率 44.3%，陰性的中率 99.6%という報告がある[1]．
●呼吸困難などで心不全が疑われるときも，BNP が正常であれば，心不全である可能性はきわめて低い．
●迅速測定キットが存在する．

ピットフォール

●加齢による増加傾向がある．
●腎不全でも上昇するので，腎機能低下患者では解釈に注意する．
●検体を冷蔵できない場合などには，比較的安定していて血清で測定できる NT-proBNP を検査することが望ましい．
●海外では，血清で測定可能な NT-proBNP が用いられることが多い．

予後とフォローアップ

●心不全の予後に関連し，重症度判定，治療指標として測定される．
●BNP 100 pg/mL を閾値として，その後の心血管イベント発生率に差があるという報告がある[2]．
●心不全群において，BNP 100 pg/mL 未満を指標として，ACE 阻害薬，β 遮断薬，利尿薬などの調整を必要とした群は，BNP を指標としない群と比較して，入院，死亡が半分以下に減少したという報告がある[3]．
●心臓手術の予後に関連する[4]．
●肺血栓塞栓症の約半数で上昇するが，75 pg/mL 以下に比較して，それ以上では 3 ヵ月死亡率が 14.1 倍である．

■文献

1) Nakamura M, Endo H, Nasu M et al：Value of plasma B type natriuretic peptide measurement for heart disease screening in a Japanese population. Heart 87 (2)：131-135, 2002
2) Tsuchida K, Tanabe K：Plasma brain natriuretic peptide concentrations and the risk of cardiovascular events and death in general practice. J Cardiol 52 (3)：212-223, 2008
3) Jourdain P et al：Plasma brain natriuretic peptide-guided therapy to improve outcome in heart failure：the STARS-BNP Multicenter Study. J Am Coll Cardiol 49 (16)：1733-1739, 2007
4) Hutfless R, Kazanegra R, Madani M et al：Utility of B-type natriuretic peptide in predicting postoperative complications and outcomes in patients undergoing heart surgery. J Am Coll Cardiol 19；43 (10)：1873-1879, 2004

（廣井透雄）

脳性ナトリウム利尿ペプチド前駆体N端フラグメント（NT-proBNP）

N-terminal fragment of proBNP

主として心室へのストレスにより心室の心筋細胞から分泌される脳性ナトリウム利尿ペプチド（BNP）の前駆体 proBNP の N 末端側の 72 個のアミノ酸残基からなるペプチドであり，生理活性はなく，血中で代謝，分解を受けず，尿から排出される．

検体の採取・取り扱い・保存

- 早朝安静空腹時の採血が望ましい
- 血清採取用または EDTA-2Na 入り血漿採取用試験管に採血後，遠心にて分離．採血後室温で 24 時間，2～8℃で 72 時間安定である
- これ以降の測定のためには，−20℃以下に凍結保存する

基準値・測定法

- 125 pg/mL 以下
- CLEIA（化学発光酵素免疫測定法）

高値	●急性心不全，慢性心不全，心臓弁膜症，急性心筋梗塞，不安定狭心症，肥大型心筋症，高血圧症，心房細動，肺血栓塞栓症，腎不全
低値	●臨床的意義は少ない

意義・何がわかるか？

- BNP は主として心室の心筋細胞のストレスを直接反映するが，NT-proBNP も同様である．
- 左室拡張期末期圧上昇，左室拡張期容積増大などの心筋の伸展刺激，心筋肥大，心筋虚血を引き起こす心不全，弁膜症，心房細動，急性心筋梗塞などで上昇する．

生体内での動態

規定因子と血中レベルを決める機序

- NT-proBNP は BNP と同様に心不全の重症度の評価とともに，治療効果の判定にも役立つ．
- 心室の心筋細胞へのストレスにより BNP 遺伝子の発現が亢進し，134 アミノ酸の preproBNP が産生される．
- N 末端の 26 アミノ酸からなるシグナルペプチドが切断され，108 アミノ酸の proBNP となり，生物学的活性のある C 末端側の 32 アミノ酸の BNP と，生理活性のない N 末端側の 76 アミノ酸の NT-proBNP に切断される．
- 心室のストレスにより分泌され，血漿濃度が上昇する．
- NT-proBNP は不活性で，血中では分解されず安定で，血中半減期は 120 分と比較的長く，尿から排出される．
- NT-proBNP は腎臓からの排出のみで消失するので，腎不全では著明に上昇する[1)]．

異常値の出るメカニズム

- 前述にあるように，心室に刺激があると上昇する．
- 腎機能障害で上昇する．

参考になる検査とその意義

- BUN，Cre，UA，Na，K，Cl，P，Ca，Mg 尿検査は腎機能を反映するので，NT-proBNP 上昇の原因の鑑別に重要である．
- Hb は貧血を反映するので，貧血による心不全の原因の鑑別に重要である．
- ANP，BNP も心不全のバイオマーカーであるが，同時測定は保険で認可されていない．
- NT-proBNP = BNP × 7.5 − 107.5 や NT-proBNP = BNP ^ 1.341 − 15 などの換算式がある．

診断へのアプローチ

- 心不全の状況をリアルタイムで反映し，理学所見，胸部 X 線写真よりも診断能が高い．
- 自覚症状の有無にかかわらず，心不全の除外，重症度判定が可能である．心エコーで評価の難しい収縮能が保たれている拡張障害のみの心不全でも，しばしば上昇する．
- 50 pg/mL 未満とすると感度 97%，特異度 62%，100 pg/mL 未満とすると感度 90%，特異度 76%となる．
- 100〜500 pg/mL は境界領域であるが，500 pg/mL 以上であれば，ほぼ心不全で間違いない[2]．
- 慢性心不全の除外診断は 125 pg/mL 以下，急性心不全の除外診断は 300 pg/mL 以下である．
- 検体を冷蔵できない場合などには，比較的安定している NT-proBNP を用いることが望ましい．

ピットフォール

- 血中で分解を受けず，排泄は腎のみなので，腎機能低下患者では解釈に注意する．
- BNP よりも腎機能低下の影響を受けやすい．
- 欧米では NT-proBNP がよく用いられるが，わが国では日本循環器学会ガイドラインを含め，NT-proBNP ではなく，BNP が用いられることが多い．
- 加齢で上昇し，50 歳未満：450 pg/mL，50〜75 歳：900 pg/mL，75 歳超：1,800 pg/mL をカットオフとすると，急性心不全の診断の感度 90%，特異度 84%となる．

予後とフォローアップ

- 心不全の予後に関連する．
- BNP 同様に NT-proBNP を指標に心不全の治療を行うことができる．
- 開心術，救急治療，子癇，ショックなどの予後に関連する．
- 腎不全の予後に関連する[1]．

■文献

1）Austin WJ, Bhalla V, Hernandez-Arce I et al：Correlation and prognostic utility of B-type natriuretic peptide and its amino-terminal fragment in patients with chronic kidney disease. Am J Clin Pathol 126(4)：506-512, 2006

2）Brenden CK, Hollander JE, Guss D et al：Gray zone BNP levels in heart failure patients in the emergency department：results from the Rapid Emergency Department Heart Failure Outpatient Trial（REDHOT）multicenter study. Am Heart J 151（5）：1006-1011, 2006

（廣井透雄）

Ⅲ. 血液・凝固・線溶系検査

赤血球数（RBC），血色素量（ヘモグロビン）（Hb），ヘマトクリット（Ht）

red blood cell count, blood pigment（hemoglobin）, hematocrit

貧血・多血症の診断と経過観察に不可欠な検査である．算出される赤血球恒数（MCV，MCH，MCHC）は鑑別診断に有用である．

検体の採取・取り扱い・保存

- 抗凝固剤としてEDTA塩（EDTA2KもしくはEDTA2Na）を用いて採血する．冷蔵保存にて24時間内に測定する．室温では，6～24時間で赤血球の膨張により測定値のずれをきたす

基準値・測定法

RBC
- 男性：4.20～5.70×10^6/μL，女性：3.80～5.00×10^6/μL
- 自動血球計数装置による電気抵抗法や光学的方式により測定する．視算法もある

Hb
- 男性：13～16 g/dL，女性：12～15 g/dL
- シアンメトヘモグロビン法

Ht
- 男性：40～52%，女性：35～45%
- 遠心法によるミクロヘマトクリット法と自動血球計数装置による電気抵抗法がある．後者では，MCVとRBCを測定して，Ht値を算出する計算法や赤血球パルス波の高さの和からHtを求める赤血球パルス波高値検出法がある．その他に，光学的方式があるため，使用する装置により詳細は異なる

MCV（mean corpuscular volume：平均赤血球容積）
- 男性：82.7～101.6 fL，女性：79～100 fL
- 算出法：MCV（fL）＝Ht（%）/RBC（10^6/μL）×10

MCH（mean corpuscular hemoglobin：平均赤血球血色素量）
- 男性：28～34.6 pg，女性：26.3～34.3 pg
- 算出法：MCH（pg）＝Hb（g/dL）/RBC（10^6/μL）×10

MCHC（mean corpuscular hemoglobin concentration：平均赤血球血色素濃度）
- 男性：31.6～36.6%，女性：30.7～36.6%
- 算出法：MCHC（%）＝Hb（g/dL）/Ht（%）×100

高値
- ストレス赤血球増加症，二次性多血症
- 真性多血症

低値
- 小球性貧血（MCV 80 fL以下）：鉄欠乏性貧血，症候性貧血（慢性炎症に伴う貧血），サラセミア
- 正球性貧血（MCV 80～100 fL）：出血性貧血，溶血性貧血，再生不良性貧血，腎性貧血，内分泌疾患，小球性貧血や大球性貧血の初期
- 大球性貧血（MCV 100 fL以上）：巨赤芽球性貧血，悪性貧血，骨髄異形成症候群，多発性骨髄腫，肝疾患，化学療法後，網赤血球増加（溶血性貧血や出血後など）

意義・何がわかるか？

● Hb の低下で貧血を判定する．Ht は Hb とほぼ同様である．Hb 10 g/dL 以上は軽症，7～10 g/dL は中等症，7 g/dL 未満は重症貧血である．貧血はさまざまな疾患で生じるが，赤血球恒数は基礎疾患の手がかりとなる．MCHC 単独高値は球状赤血球症を示唆する．

生体内での動態

規定因子と血中レベルを決める機序

● 腎臓から産生されるエリスロポエチンによって骨髄での造血が維持されている．貧血によって腎臓への酸素供給が減少するとエリスロポエチンの分泌は亢進し，造血を促す．

異常値の出るメカニズム

● RBC，Hb，Ht は，赤血球の産生，破壊，分布異常のバランスによって維持されている．いずれかの異常が貧血の発症原因と考えられる．産生障害として鉄欠乏症が最も頻度が高い．慢性炎症に伴う貧血（症候性貧血）は鉄の利用障害が関与している．核酸合成に必要なビタミン B_{12} や葉酸の欠乏も貧血を引き起こす．また，エリスロポエチン低値による腎性貧血がある．骨髄自体の障害として白血病，悪性リンパ腫，多発性骨髄腫などの血液疾患や癌腫症などに加えて，造血幹細胞障害による再生不良性貧血や骨髄異形成症候群がある．破壊には，出血による喪失や溶血や脾腫による脾機能亢進による破壊がある．赤血球の寿命は 120 日で，1 日 1～2％ずつ産生されている．産生障害が生じた場合，1 日 1～2％ずつ減少するのみで，貧血の進行は緩やかである．一方，急性の出血や溶血発作であれば，貧血が急激に進行する可能性がある．

参考になる検査とその意義

● 網赤血球：貧血の鑑別には，網赤血球数が有用である．骨髄での造血能を反映するため，網赤血球数の増加例では，骨髄検査をする必要はなく，出血や溶血性貧血を疑う．

● 鉄代謝マーカー：鉄，総鉄結合能，フェリチンの測定により，鉄欠乏状態を判断する．

● 葉酸，ビタミン B_{12}：大球性貧血の鑑別に有用である．

● LDH，T-Bil，D-Bil，ハプトグロビン：溶血性貧血では間接優位のビリルビン高値，LDH 高値，ハプトグロビン低値となる．

● ヘモグロビン分画：小球性貧血ではサラセミアの診断の手がかりとなる．

● 骨髄検査：骨髄疾患の鑑別には必要不可欠な検査である．

診断へのアプローチ

● 貧血の場合，赤血球恒数の MCV により，大球性，正球性，小球性に分類し，鑑別診断を進める．定常状態であれば網赤血球数は赤血球の寿命の推定に有用である．

ピットフォール

● 小球性貧血では，貧血がありながら RBC は正常なことがあるため，貧血の判定を RBC でするべきでない．妊婦では循環血漿量の増加により希釈され測定値は低下し，脱水や食後には血液は濃縮するため測定値が上昇する．男性は加齢による低下傾向がある．女性は男性より約 10％低値である．

予後とフォローアップ

● 予後やフォローアップについては，貧血・多血症いずれの場合も基礎疾患による．

（本倉　徹）

網赤血球数（Ret）

reticulocyte count

貧血の鑑別診断に有用な検査である．

検体の採取・取り扱い・保存

- 抗凝固剤としてEDTA塩（EDTA2KもしくはEDTA2Na）を用いて採血する

基準値・測定法

- 0.5〜2.0％
- ニューメチレンブルー超生体染色による目視法やフローサイトメトリー法

高値
- 出血からの回復期，欠乏性貧血の治療開始後，化学療法後の骨髄回復期
- 溶血性貧血

低値
- 欠乏性貧血：鉄欠乏性貧血，症候性貧血（慢性炎症に伴う貧血）
- 腎性貧血
- 骨髄疾患：急性白血病，再生不良性貧血，骨髄異形成症候群，骨髄線維症
- 骨髄癌腫症

意義・何がわかるか？

- 貧血の鑑別において，重要な検査項目である．Retはパーセントかパーミル（1/1,000：‰）で表記されるが，赤血球数との積から絶対数を算出して評価すべきである．基準範囲として，2〜6×10^6/μL程度である．
- 正常の骨髄は，貧血に反応して造血が亢進して網赤血球が増加する．Retの増加は骨髄が機能していることを示しているため，骨髄検査は不要となる．出血や溶血性貧血を念頭に検査を進める．

生体内での動態

規定因子と血中レベルを決める機序

- 網赤血球は，赤芽球が脱核したばかりの赤血球で，超生体染色によって，網状構造物（RNAの遺残物）が染色される．末梢血中で，通常1〜2日で成熟赤血球となる．貧血その他の原因で，腎臓への酸素の供給が障害されると，腎臓からエリスロポエチンの分泌が増加して，骨髄での造血が亢進し，網赤血球は増加する．

異常値の出るメカニズム

- 腎障害によるエリスロポエチン産生低下，鉄やビタミン不足や骨髄の疾患で造血が阻害されることで網赤血球の産生が低下し，Retは低下する．

参考になる検査とその意義

- LDH，T-Bil，D-Bil，ハプトグロビン：Retの上昇に間接優位のビリルビン高値，LDH高値，ハプトグロビン低値があれば溶血性貧血を強く示唆する．
- MCV：網赤血球は成熟赤血球より大きいため，増加する病態ではMCVが上昇するため注意が必要である．

診断へのアプローチ

- Retはパーミル（‰）もしくはパーセント

で表現されるが，赤血球数との積で，絶対数で評価する必要がある．そうすることで骨髄での造血能を評価できるため，貧血の病態を考えるうえで重要である．

- Ret 上昇が認められれば，貧血の鑑別に骨髄検査は不要である．

ピットフォール

- 出血後や鉄剤やビタミン B_{12} などの欠乏症に対する補充療法後に一過性に Ret が上昇するため，その時期の血液検査のみで判断すると病態を見誤る．
- Ret の増加は複数回の検査で確認する．
- 新生児は高値を示す．

予後とフォローアップ

- 貧血の改善とともに Ret の正常化を確認する．

（本倉　徹）

白血球数（WBC）

white blood cell count

感染症や膠原病をはじめとする炎症や血液疾患の診断と経過観察に有用な検査である.

検体の採取・取り扱い・保存

●抗凝固剤として EDTA 塩（EDTA2K もしくは EDTA2Na）を用いて採血する

基準値・測定法

● 4,000〜8,000/μL
●自動血球計数器，視算法

高値

●反応性：感染症，重症の代謝異常（腎・肝不全），自己免疫疾患，腫瘍に伴う炎症反応，ストレス（肉体的，精神的），喫煙，妊娠，脾摘，ステロイド薬
●腫瘍性：白血病（急性白血病，慢性白血病），骨髄増殖性腫瘍

低値

●造血抑制：ウイルス感染症，薬剤アレルギー（サルファ剤，抗菌薬，解熱薬，抗けいれん薬，抗甲状腺薬），慢性感染症，低栄養，ビタミン B_{12} 欠乏症，葉酸欠乏症，抗がん剤，放射線照射
●破壊の亢進：免疫性好中球減少症，重症感染症，脾腫，薬剤アレルギー（抗菌薬）
●骨髄疾患：急性白血病，再生不良性貧血，骨髄線維症

意義・何がわかるか？

●感染，自己免疫や腫瘍の炎症による反応で WBC は増加する．一方，重症化すると消費の亢進で減少する．造血器腫瘍では WBC の変動がしばしば認められる．

生体内での動態

規定因子と血中レベルを決める機序

● G-CSF 産生により，骨髄での好中球産生が亢進し，末梢血への動員も促進される．

異常値の出るメカニズム

WBC 増加

●腫瘍性：白血病や悪性リンパ腫の白血病状態では，腫瘍細胞によって WBC が増加する．
●炎症反応：感染症やその他の炎症性疾患では，急性期反応として造血因子（G-CSF，GM-CSF，M-CSF など）によって骨髄での白血球産生が亢進するとともに，白血球の末梢血への動員が促進するため，WBC が増加する．伝染性単核球症では，ウイルスに対する反応性リンパ球が増加するため WBC が増加する．
●造血因子の増加：稀に CSF 産生腫瘍によって WBC が増加する．胎盤からの M-CSF 産生によって妊娠で WBC 増加が生じる．

WBC 減少

●造血抑制：核酸合成に必要なビタミン B_{12} や葉酸の欠乏は，血球全般の合成障害をきたし，WBC も減少する．慢性感染症や低栄養では，骨髄組織の疲弊により WBC が減少する．薬剤アレルギーや抗がん剤，放射線照射によって骨髄が抑制され WBC 減

少に至る.
●破壊の亢進：脾機能亢進や抗好中球抗体の存在で白血球寿命が短縮あるいは，重症感染症のため消費が亢進し WBC 減少をきたす.
●骨髄疾患：再生不良性貧血や骨髄異形成症候群では造血幹細胞の異常によって造血全般に障害が及ぶため，WBC も減少する．急性白血病や骨髄線維症では，正常造血が抑制される.

参考になる検査とその意義

●白血球分画：WBC が増加もしくは低下しているときに，どの分画に異常があるかを知ることで鑑別診断を進めることができる.
●白血球像：特に WBC が増加した場合，増加した血球の形態から鑑別診断を進めることができる．特に異常な血球の存在は，さらなる検査を必要とする.

診断へのアプローチ

●白血球数増加の場合，増加している白血球分画を明らかにし，形態異常の有無も確認する.
●好中球が増加している場合は，反応性の可能性が高い.
●リンパ球増加であれば，ウイルス感染もしくはリンパ性腫瘍の可能性を考慮する.
●単球増加であれば，慢性骨髄単球性白血病などの腫瘍性か，感染症に伴う単球増加の可能性を考える.
●好酸球増加なら，アレルギー疾患や寄生虫感染症が考えられるが，造血器腫瘍の可能性もある.
●好塩基球増加は稀だが，慢性骨髄性白血病で認められる.
●異常細胞の増加は造血器腫瘍の可能性が高く，フローサイトメトリーによる白血病・リンパ腫解析検査により細胞の起源を明らかにする.

ピットフォール

●喫煙者では WBC 増加をきたすので，禁煙の後に再検したい.

予後とフォローアップ

●基礎疾患によるが，反応性であれば，症状が消失して，白血球数が正常化するのを確認したい.

（本倉　徹）

血小板数（Plt）

platelet count

出血傾向の鑑別診断と経過観察に必要な検査である．

検体の採取・取り扱い・保存

- 抗凝固剤としてEDTA塩（EDTA2KもしくはEDTA2Na）を用いて採血する．室温で5時間，冷蔵で24時間安定

基準値・測定法

- $15 \sim 35 \times 10^4/\mu L$（静脈血）
- 自動血球計数器，視算法（直接法）
- 通常，自動血球計数器で測定されるが，血小板数$2 \times 10^4/\mu L$以下のときは値が不正確になるため，視算法と併用するのが望ましい

高値	●産生亢進（反応性）：出血，鉄欠乏性貧血，感染症，術後，抗がん剤による骨髄抑制からの回復後 ●産生亢進（腫瘍性）：本態性血小板血症，真性多血症，骨髄線維症，慢性骨髄性白血病 ●消費低下：脾摘後
低値	●消費亢進：免疫性血小板減少症（特発性血小板減少性紫斑病：ITP），抗リン脂質抗体症候群，播種性血管内凝固症候群（DIC），薬剤性血小板減少症（ヘパリン起因性血小板減少症を含む），脾機能亢進，膠原病 ●産生低下：再生不良性貧血，骨髄異形成症候群，白血病，肝硬変，巨赤芽球性貧血，ウイルス感染

意義・何がわかるか？

- Plt増加の場合は，血小板の産生亢進を，Plt低下の場合は，血小板の産生低下もしくは消費亢進を念頭に鑑別診断を進める．

生体内での動態

規定因子と血中レベルを決める機序

- 肝臓で産生されるトロンボポエチンにより骨髄での巨核球の分化・成熟が促進され，血小板の産生が亢進する．炎症性サイトカインであるインターロイキン6（IL-6）も血小板産生を刺激する．

異常値の出るメカニズム

- Plt増加は，骨髄での産生亢進もしくは消費低下による．後者は脾摘後にみられるが，前者では，腫瘍性と反応性とに分かれる．Plt低下は，産生低下もしくは消費亢進による．前者は主に骨髄疾患であるが，後者は免疫学的機序と非免疫学的機序に分かれる．

参考になる検査とその意義

- 血球計数：赤血球，白血球に異常があれば，鑑別診断の幅が狭まる．
- 血液像：血小板凝集像の有無を確認し，偽

性血小板減少症を除外する．

- 凝固検査（PT，APTT，フィブリノゲン，FDP など）：DIC や血栓症の存在によって，血小板が消費されていることが示唆される．
- 骨髄検査：ITP では，骨髄疾患を除外する必要がある．

診断へのアプローチ

- 外来で Plt 減少が単独（赤血球と白血球の異常を伴わない）で認められた場合，ITP の可能性が高い．

ピットフォール

- EDTA 採血によって，採血後に血小板凝集を生じることがあり，偽性血小板減少症と呼ぶ．採血後の時間経過で血小板数が減少していくことが知られており，塗抹標本で血小板凝集像を認めることから疑うことができる．正確な血小板数を知るために，カナマイシン入り EDTA 試験管や，クエン酸ナトリウムもしくはヘパリン試験管を用いて採血する．

予後とフォローアップ

- 原因疾患による．

（本倉　徹）

白血球像，白血球分画

white blood cell differentiation, differential leukocyte count

WBC 増加・減少の鑑別診断に有用な検査である．

検体の採取・取り扱い・保存

- 抗凝固剤として EDTA 塩（EDTA2K もしくは EDTA2Na）を用いて採血する．採血後速やかに塗抹標本を作製する

基準値・測定法

白血球分画

●桿状核好中球	2.0〜1.3%	●単　球	2.3 〜 7.7%
●分葉核好中球	38.0〜58.9%	●好酸球	0.2 〜 1.0%
●リンパ球	26.0〜46.6%	●好塩基球	0 〜 1%

- 形態の判定には，鏡検法（目視）とフローサイトメトリー法（自動分析），自動鏡検法がある．染色法として，May-Grünwald-Giemsa 染色，Wright-Giemsa 染色がある

高値

- 好中球増加（70%以上，7,000/μL 以上）：感染症（肺炎，敗血症，髄膜炎，脳炎など），急性出血，血液疾患（急性溶血，骨髄増殖性腫瘍，Hodgkin リンパ腫），悪性腫瘍，膠原病（関節リウマチ，Behçet 病，血管炎など），組織損傷（心筋梗塞，脳梗塞，熱傷，手術），内分泌代謝疾患（Cushing 症候群，糖尿病アシドーシス，痛風など），薬物・中毒（副腎皮質ステロイド，鉛，水銀，尿毒症など），ストレス，生理的（妊娠，新生児，運動，食事，入浴など）
- 好酸球増加（5%以上，500/μL 以上）：寄生虫疾患，アレルギー疾患（気管支喘息，アトピー性皮膚炎，枯草熱，じん麻疹，薬剤アレルギー），膠原病・血管炎症候群（アレルギー性肉芽腫性血管炎，皮膚筋炎），血液疾患（慢性好酸球性白血病，慢性骨髄性白血病，ホジキンリンパ腫），悪性腫瘍，好酸球増加症候群，PIE 症候群，Löffler 症候群
- 好塩基球増加（2%以上，150/μL 以上）：じん麻疹，粘液水腫，血液疾患（慢性骨髄性白血病，骨髄増殖性腫瘍），潰瘍性大腸炎
- リンパ球増加（4,000/μL 以上）：生理的（小児期），伝染性単核球症，百日咳，結核，腺熱，水痘症後期，血液疾患（慢性リンパ性白血病，悪性リンパ腫），内分泌疾患（Graves 病，Addison 病）
- 単球増加（7%以上，1,000/μL 以上）：感染症（特に発疹性感染症，水痘，発疹チフス，猩紅熱，麻疹，風疹，活動性結核，亜急性心内膜炎，敗血症，原虫病），血液疾患（急性単球性白血病，慢性骨髄単球性白血病），慢性肝疾患，潰瘍性大腸炎

低値	●好中球減少（40％以下，1,000/μL 以下）：感染症（粟粒結核，チフス，ウイルス性疾患，原虫疾患，住血吸虫症），血液疾患（再生不良性貧血，巨赤芽球性貧血，多発性骨髄腫，骨髄異形成症候群，急性白血病），脾機能亢進（肝硬変症，特発性門脈圧亢進症），医原性（抗がん剤，アミノフィリン，バルビタール酸，ヒ素，クロラムフェニコール，抗甲状腺薬，放射線療法） ●リンパ球減少（25％以下，1,000/μL 以下）：急性感染症初期，結核，血液疾患（重症再生不良性貧血，悪性リンパ腫），全身性エリテマトーデス，免疫不全症（AIDS，先天性免疫不全症），医原性（抗がん剤，放射線療法）

意義・何がわかるか？

● WBC の増加・減少に際して，どの白血球分画の異常かを知ることで鑑別診断の幅が狭まる．異常細胞の増加があれば，その細胞の詳細を解析することで診断に近づくことができる．

生体内での動態

規定因子と血中レベルを決める機序

●白血球は骨髄系の好中球，好酸球，好塩基球，単球とリンパ球とに大別される．骨髄系細胞は造血因子の G-CSF，GM-CSF，M-CSF などの造血因子で産生が制御されている．一方，リンパ球は，種々のサイトカイン（IL-2，IL-4，IL-6，IL-7 など）で制御されている．

異常値の出るメカニズム

●骨髄系細胞の増加は，腫瘍性の増加もしくは造血因子（反応性あるいは異所性産生による）による反応と考えられる．リンパ球増加は，同様に腫瘍性と種々の病態により産生亢進したサイトカインに対する反応性がある．一方，減少する場合は，消費の亢進と産生低下が考えられ，消費亢進には感染症や自己抗体があり，産生低下には骨髄疾患をはじめとして，造血異常が考えられる．

参考になる検査とその意義

● CRP：炎症性疾患による反応性変化をまず念頭に鑑別診断を進める必要がある．

●骨髄検査：腫瘍性増加の場合は骨髄が主たる病変の可能性が高く，必須の検査である．

● T 細胞百分率，B 細胞百分率，リンパ球サブセット：リンパ球数の変化がある場合にはリンパ球のどの分画に異常があるかを判定する．

●白血病・リンパ腫解析検査：増加した異常細胞の形質を知ることは診断に欠かせない．

●染色体検査：腫瘍性増加の場合には鑑別診断・治療選択に重要な検査である．

診断へのアプローチ

●血球計数全般の結果とあわせて，各分画の割合（％）だけでなく，白血球数を乗じた絶対数でも考慮する必要がある．増加している場合には，何らかの疾患による反応性変化を考え，次に腫瘍性増殖による増加を考慮する．

ピットフォール

●リンパ球増加では，それが反応性か，腫瘍性（慢性リンパ性白血病や悪性リンパ腫の白血病状態）かの鑑別に，形態だけでなくフローサイトメトリー法による白血病・リンパ腫解析検査を併用する必要がある．

予後とフォローアップ

●原疾患による．

（本倉　徹）

赤血球像

red blood cell morphology

貧血の鑑別診断に有用な検査である．

検体の採取・取り扱い・保存

- 抗凝固剤としてEDTA塩（EDTA2KもしくはEDTA2Na）を用いて採血する．クエン酸ナトリウムは適さない

基準値・測定法

- 赤血球形態正常（大小不同なし，多染性なし，奇形なし）
- 鏡検法（目視）

主な赤血球形態異常

- 大小不同（anisocytosis）：鉄欠乏性貧血，悪性貧血，溶血性貧血，骨髄異形成症候群
- 標的赤血球（target cell）：サラセミア，閉塞性黄疸，ヘモグロビンSC症，鉄欠乏性貧血
- 球状赤血球（spherocyte）：遺伝性球状赤血球症，自己免疫性溶血性貧血，薬剤性溶血性貧血
- 楕円赤血球（elliptocyte）：遺伝性楕円赤血球症
- 有口赤血球（stomatocyte）：遺伝性有口赤血球症，アルコール依存症
- 鎌状赤血球（sickle cell）：鎌状赤血球症（ヘモグロビンS症）
- 破砕赤血球（schistocyte）：播種性血管内凝固症候群，微小血管障害性溶血性貧血（TTP，HUSなど）
- 有棘赤血球（spur cell，acanthocyte）：肝硬変
- 涙滴状赤血球（tear drop cell, dacryocyte）：骨髄線維症
- 好塩基性斑点（basophilic stippling）：急性鉛中毒，赤血球酵素異常症
- Howell-Jolly小体：脾摘後，悪性貧血，骨髄異形成症候群
- マラリア原虫：マラリア
- 連銭形成（rouleau formation，nummulation）：多発性骨髄腫，原発性マクログロブリン血症，多クローン性高γ-グロブリン血症
- 赤血球凝集（hemagglutination）：自己免疫性溶血性貧血，寒冷凝集素症

意義・何がわかるか？

- 特徴的な赤血球形態は，診断に直結する価値があるので，ある疾患を疑う場合，特徴的な形態異常を伴わない場合には，診断を疑う必要がある．

生体内での性状

正常な赤血球形態

- 正常の赤血球は，中央が陥凹したdiscoidを呈しており，毛細血管を通過するため，可塑性に富んでいる．

形態異常の出るメカニズム

- 赤血球の形態異常は，赤血球膜を裏打ちする蛋白の異常や赤血球膜の脂質異常，赤血球膜と内容物（多くはヘモグロビン）の絶対的もしくは相対的な量比の異常など，種々の要因があるが，多くは詳細不明である．
- 破砕赤血球は，血管内のフィブリン血栓や血小板血栓あるいは人工弁などによって破壊されることによると考えられる．
- 骨髄線維症では，線維の間を通過するために涙滴状赤血球が生じるとされる．
- 球状赤血球では，赤血球膜が内容物（ヘモグロビン量）に比して相対的に不足しているため，球状を呈する．球体は表面積対容積比が最も小さい形状だからである．
- 自己免疫性溶血性貧血では，貪食細胞によって赤血球の一部が食いちぎられる際，内容物より多くの赤血球膜が奪われるため，生き残った赤血球が球状を呈するとされている．
- Howell-Jolly 小体は，赤芽球が脱核する際の遺残核であるが，通常脾臓で赤血球から除去される．脾摘後には除去されることなく残ったまま末梢血で観察される．
- 赤血球膜は陰性に電荷しているため互いに反発しあうが，陽性に電荷しているγ-グロブリンが血中に増加すると，γ-グロブリンを介して容易に凝集しやすくなり，塗抹標本上連銭状に凝集する．

参考になる検査とその意義

- 直接 Coombs 試験：球状赤血球に際して，自己免疫性溶血性貧血の診断に有用である．

ピットフォール

- 採血直後に標本を作製して速やかに固定・染色が行わなければ，形態観察に適した標本とならない．赤血球が密に重なり合ったところは避けて観察する．

予後とフォローアップ

- 原疾患による．

（本倉　徹）

骨髄像

myelogram

血液疾患の診断，経過観察に用いる検査である．

検体の採取・取り扱い・保存

●骨髄穿刺後速やかに塗抹標本を作製する．1枚の塗抹標本に小骨髄片（particle）が数個存在することが望ましい

基準値・測定法

●有核細胞数　10万～25万/μL，視算法
●巨核数　50～150/μL，視算法
●骨髄像分類（表）M/E比　1.1～3.5，鏡検法：骨髄穿刺によって得られた骨髄液の塗抹標本をMay-Gründwald-Giemsa染色もしくはWright-Giemsa染色後，鏡検法によって形態を観察する

表　骨髄像

顆粒球系（M）		%	赤芽球系（E）		%	リンパ系	%
好中球		33.6～73.6	前赤芽球		0.1～1.1	リンパ球	8.6～23.8
	骨髄芽球	0.1～1.7	正赤芽球	塩基性	0.4～2.4	形質細胞	0～3.5
	前骨髄球	1.9～4.7		多染性	13.1～30.1	単　球	0～0.6
	骨髄球	8.5～16.9		正染性	0.3～3.7	細網細胞	0～0.8
	後骨髄球	7.1～24.7				肥満細胞	0～0.2
	桿状核球	9.4～15.4				巨核球	0～0.4
	分葉核球	3.8～11.0					
好酸球		1.1～5.2					
	骨髄球	0.2～1.4					
	後骨髄球	0.2～2.2					
	桿状核球	0～2.7					
	分葉核球	0～1.1					

有核細胞数高値（>25万/μL：過形成性骨髄）
●骨髄増殖性腫瘍：慢性骨髄性白血病，真性多血症，本態性血小板血症，骨髄線維症
●腫瘍浸潤：慢性リンパ性白血病，悪性リンパ腫，急性白血病，骨髄異形成症候群
●良性疾患：溶血性貧血，類白血病反応

有核細胞数低値（<5万/μL：低形成骨髄）
●再生不良性貧血　●発作性夜間血色素尿症
●慢性炎症，異栄養による骨髄の膠質様変化

巨核数増加（>150/μL）
●免疫性血小板血症（特発性血小板減少性紫斑病：ITP）
●本態性血小板血症　●慢性骨髄性白血病

巨核数減少（<10/μL）　●再生不良性貧血　●急性白血病

骨髄芽球増加（5～20%）　●骨髄異形成症候群

骨髄芽球もしくはリンパ芽球増加（>20%）　●急性白血病

意義・何がわかるか？

●血球増加・減少の原因が骨髄に異常を呈する血液疾患か否かを判定する．骨髄組織のごく一部を採取する検査であることから，全身の骨髄に及ぶ疾患のみが検査の対象となる．

生体内での動態

異常値の出るメカニズム

●造血組織である骨髄は，骨に囲まれた限られたスペースの中に存在し，造血組織と脂肪組織が1～2：1の比率で存在している．腫瘍細胞の浸潤や造血の異常な増加によって脂肪組織の比率は減少し，有核細胞数が増加する．有核細胞数の増加の多くは，腫瘍性疾患である．減少は，造血が抑制されていることを示す．骨髄液で観察される細胞のほとんどが造血幹細胞に由来し，さまざまなサイトカインによって刺激され，維持されている．正常の状態では，好中球系細胞と赤芽球系細胞によって占められ，その比率はM/E比で示される．よって，いずれか一方の系統に病的な増加・減少があれば，その比率が変動する．腫瘍性疾患であれば，均一な異常細胞によって造血細胞が置き換えられる．造血細胞の形態異常の多くは，造血幹細胞の異常を示唆しているが，巨赤芽球性貧血や化学療法後にも観察される．異栄養状態や結核などの慢性炎症では脂肪細胞の膠質様変化とともに造血細胞の減少が認められる．

参考になる検査とその意義

●針生検：針生検の病理所見は，骨髄液による塗抹標本ではわかりにくい造血の程度や脂肪髄の割合を正確に判断することができる．また，浸潤した腫瘍細胞の組織学的形態を観察できる．特に線維化や骨梁に沿った病変は骨髄穿刺では得られない．

●染色体検査：疾患特異的な染色体異常は，有力な診断根拠を与えてくれる．

●白血病・リンパ腫解析検査：浸潤している腫瘍細胞の表面マーカーを知ることによって，塗抹標本で認められた形態的に異常な細胞集団の由来を知ることができる．

●造血器関連遺伝子検査：疾患特異的な遺伝子異常の検出は，診断に直結する．

●白血球細胞化学検査：特に芽球増多が認められた場合に，白血病の分類に有用である．

診断へのアプローチ

●有核細胞数，巨核球数，M/E比，そして骨髄像に加えて，前述の検査を総合的に判断して，疾患の診断をしなければならない．また，疾患によってそれぞれの検査の重要性が異なる．

ピットフォール

●ドライタップ（dry tap）：骨髄穿刺による吸引生検で骨髄液が得られない状態を指す．骨髄の腫瘍性細胞浸潤や線維化が考えられ，針生検による病理学的検討を要する．迅速に情報を得たい場合には，穿刺針に付着した血液をスライドグラスに塗抹したり，針生検で得られた棒状の組織のスタンプ標本（この場合，組織をスライドグラス上で転がすとよい）を作製したりすることで，重要な情報が得られることがある．

●有核細胞数や巨核球数は，骨髄液に混入した末梢血によって希釈されている危険性があり，過少評価の可能性を必ず考慮する．過形成骨髄であってもドライタップ気味になると，出血した血液の混入が多くなるため，有核細胞数は少なめになることがあるので注意を要する．

予後とフォローアップ

●原疾患による．

（本倉　徹）

染色体分析

chromosome analysis, cytogenetics

先天性疾患や造血器悪性腫瘍の診断を目的として，細胞を培養し分裂像が得られて，染色体に数的もしくは構造的な異常が得られれば，先天性疾患や造血器腫瘍の診断に有用な検査である．

検体の採取・取り扱い・保存

●末梢血，骨髄液，体腔液もしくは生検組織から得られた細胞を無菌的に採取する．抗凝固剤にはEDTAを使用する．なるべく早く培養を始める

基準値・測定法

●ヒト細胞では，常染色体が1番から22番の22対と性染色体のX染色体とY染色体がある．正常核型は，男性　46，XY，女性　46，XX　である．通常20細胞が解析される．表1，表2に代表的染色体異常を示す．表3に染色体，核型記載の主たる記号を示す

●細胞を，そのまま，もしくは増殖刺激を加えて培養する．微小管阻害剤で細胞分裂中期に停止した後，染色体分裂像を得る．染色体の数的，構造的異常を解析する．染色体分染法にはQ分染法，C分染法やR分染法があるが，G分染法が広く用いられている

意義・何がわかるか？

●同じ異常核型が2つ以上認められた場合，有意な所見と考えられる．解析された20細胞中一つだけ認められた場合は，有意な所見とは考えない．ただし，特異的な染色体異常が一細胞にのみ認められた場合，対応する遺伝子検査をあわせて評価する必要がある．

生体内での動態

異常値の出るメカニズム

●腫瘍細胞では，染色体異常を有することが多いが，モノクローナルな腫瘍細胞の存在によって，同一の異常核型が複数得られる．

参考になる検査とその意義

●遺伝子検査，染色体異常から予想される遺伝子異常について，遺伝子検査で遺伝子レベルでの異常を確認することで，より診断を確実にすることができる．

診断へのアプローチ

●造血器腫瘍を疑う場合は，できるだけ染色体分析を提出する．

ピットフォール

●染色体分析は，細胞増殖している細胞を対象とした検査結果であるが，間期核FISHは，静止期の細胞も含むため，異常細胞のより正確な割合を反映する．

予後とフォローアップ

●染色体異常が示す疾患の治療を行う．染色体異常の存在は，治療効果判定や，再発の診断にも有用である．

表1　リンパ系腫瘍と染色体異常

疾　患	染色体異常	関連遺伝子	
T 細胞性腫瘍			
急性リンパ性リンパ腫/リンパ芽球性リンパ腫	t（8;14）（q24;q11）	*MYC*	*TRA*（TCRα）
	t（10;14）（q24;q11）	*TLX*1（TCL3, HOX11）	*TRA*（TCRα）
	t（11;14）（p13;q11）	*LMO*2（RBTN2）	*TRD*（TCRδ）
	t（11;14）（p15;q11）	*LMO*1（RBTN1）	*TRD*（TCRδ）
	T(14;14)（q11;q32）	*TCL1A*, *TCL1B*	*TRA*（TCRα）
	Inv（14）（q11q32）	*TCL1A*, *TCL1B*	*TRA*（TCRα）
B 細胞性腫瘍			
急性リンパ性リンパ腫/リンパ芽球性リンパ腫	t（9;22）（q34;q11）	*ABL*	*BCR*
	t（4;11）（q21;q23）	*MLL*	*MLLT*2（*AF*4）
	t（12;21）（p13;q22）	*ETV*6（*TEL*）	*RUNX*1（*AML*1）
	t（1;19）（q23;p13）	*PBX*1	*E2A*
	hyperploid（50～60 chromosomes）		
	del（9p）		
	del（12p）		
慢性リンパ性白血病	t（14;19）（q32;q13）	*BCL*3	*IGH*
	del（11q）		
	del（13q）		
	el（17p）	*TP*53	
	+12		
リンパ形質細胞性リンパ腫	t（9;14）（p13;q32）	*PAX*5	*IGH*
濾胞性リンパ腫	t（14;18）（q32;q21）	*BCL*2	*IGH*
	t（2;18）（p12;q21）	*BCL*2	*IGK*
	t（18;22）（q21;q11）	*BCL*2	*IGL*
びまん性大型 B 細胞リンパ腫	t（3;14）（q27;q32）	*BCL*6	*IGH*
	t（2;3）（p12;q27）	*BCL*6	*IGK*
	t（3;22）（q27;q11）	*BCL*6	*IGL*
バーキットリンパ腫	t（8;14）（q24;q32）	*MYC*	*IGH*
	t（2;8）（p12;q24）	*MYC*	*IGK*
	t（8;22）（q24;q11）	*MYC*	*IGL*
マントル細胞リンパ腫	t（11;14）（q13;q32）	*CCND*1（BCL1）	*IGH*
	t（11;22）（q13;q11）	*CCND*1（BCL1）	*IGL*
有毛細胞を伴う脾リンパ腫	t(2;7)（p12;q21-22）	*CDK*6	*IGK*
辺縁層 B 細胞リンパ腫（MZBCL, MALT リンパ腫）	t（11;18）（q21;q21）	*API*2	*MALT*1
	t（1;14）（q21;q32）	*BCL*10	*IGH*
Transformed MZBCL	t（6;14）（p21;q32）	*CCND*3	*IGH*
未分化大細胞リンパ腫	t（2;5）（p23;q35）	*ALK*	*NPM*1
	t（1;2）（q25;p23）	*ALK*	*TPM*3
	t（2;3）（p23;q35）	*ALK*	*TFG*
	inv（2）（p23q35）	*ALK*	*ATIC*
	t（2;17）	*ALK*	*CLTC*
	t（2;19）他	*ALK*	?
多発性骨髄腫	t（11;14）（q13;q32）	*CCND*1（BCL1）	*IGH*
	t（14;16）（q32;q23）	*MAF*	*IGH*
	t（4;14）（q16;q32）	*FGFR*3	*IGH*
	del（13q）		
	del（17p）	*TP*53	
	hyperploid		

表2　骨髄系腫瘍と染色体異常

疾　患	染色体異常	関連遺伝子	
慢性骨髄性白血病	t（9;22）（q34;q11）	*ABL*	*BCR*
付加的異常	+8		
	+Ph	*ABL*	*BCR*
	+19		
	i（17q）	*TP*53	
急性骨髄性白血病			
M2	t（8;21）（q22;q22）	*RUNX*1（AML1）	*RUNX*1*T*1（ETO, MTG8）
M3	t（15;17）（q22;q11-12）	*PML*	*RARA*
M4Eo	inv（16）（p13;q22）	*CBFB*	*MYH*11
	t（16;16）（p13;q22）	*CBFB*	*MYH*11
M4	t（10;11）（p11-15;q23）		
	t（11;17）（q23;q25）	*MLL*	*MLLT*6（AF17）
	t（11;19）（q23;p13）	*MLL*	*MLLT*1（ENL）
M5	t（9;11）（p22;q23）	*MLL*	*MLLT*3（AF9）
その他	t（6;9）（p23;q34）	*DEK*	*NUP*214（CAN）
	t（3;3）（q21;q26）	*EVI*1	*RPN*1
	inv（3）（q21;q26）	*EVI*1	*RPN*1
	+8		
	-7		
	-5		
	del（5q）		
	del（20q）		
	t（12p）	*ETV*6（TEL）	
	del（12p）	*ETV*6（TEL）	

表3　染色体，核型記載の主たる記号

add	由来不明の染色体部分の付加	rcp	均衡転座（reciprocal t.）
c	胚細胞型構成的異常を示す	rec	組換え染色体（recombinant ch.），構造異常を示す染色体が減数分裂時の交差で組換えを起こした場合を示す
cen	動原体（着糸体）		
cp	混成した核型をまとめる		
del	欠失（deletion）	rob	Robertson 型転座
der	転座による派生（derivative）染色体	s	付随体（satellite）
dup	重複（duplication）	t	転座（translocation）
h	二次狭窄	ter	末端
i	イソ染色体（同腕染色体），p+p もしくは q+q	-	染色体数の減少の場合は染色体番号の前，染色体が短い場合は染色体番号 p，q の後に記す
idem	同一核型		
ins	挿入（insertion）	+	染色体数の増加の場合は染色体番号の前，染色体が長い場合は染色体番号 p，q の後に記す
inv	逆位（inversion），特定の区間が逆向きとなっている		
mat	母由来	/	モザイクを示す
p	短腕	→	から～まで
pat	父由来	:	切断（切れっぱなし）
psu	偽の	;	2つ以上の染色体間に起こった切断と再結合を示す
q	長腕		
r	環状	::	断端同士の結合を示す

（本倉　徹）

血液細胞核酸増幅同定検査（造血器腫瘍核酸増幅同定検査）

gene amplification and Southern blot analysis

造血器腫瘍性疾患の確定診断と治療効果判定のための検査である.

検体の採取・取り扱い・保存

- 抗凝固薬はEDTAを使用し，ヘパリンはPCRに干渉するため不可である．RNAは−80℃で2年間，cDNAは−20℃で1年間保存可能である

基準値・測定法

- キメラmRNAを検出せず　RT-PCR法
- 遺伝子再構成を認めず　サザンブロット法
- 表に検出対象，検査法と疾患を示す

表　血液細胞核酸増幅同定検査

検出対象	検査法	疾　患
major BCR-ABL1 キメラ mRNA	RT-PCR 法	慢性骨髄性白血病（CML）
BCR 遺伝子再構成	サザンブロット法	フィラデルフィア染色体（Ph）陽性急性リンパ性白血病（ALL）
minor BCR-ABL1 キメラ mRNA	RT-PCR 法	Ph 陽性 ALL
AML1-ETO（RUNX1-RUNX1T1）キメラ mRNA	RT-PCR 法	急性骨髄性白血病（AML，M2）
AML1（RUNX1）遺伝子再構成	サザンブロット法	AML，M2
PML-RARα キメラ mRNA	RT-PCR 法	t（15;17）急性前骨髄球性白血病（APL）
PML および RARα 遺伝子再構成	サザンブロット法	t（15;17）APL
EVI1-RUNX1 キメラ mRNA	RT-PCR 法	t（3;21）骨髄異形成症候群（MDS），CML の急性転化
DEK-CAN（NUP214）キメラ mRNA	RT-PCR 法	t（6;9）AML，M2 もしくは M4
CBFβ-MYH11 キメラ mRNA	RT-PCR 法	inv（16）もしくは t（16;16）AML，M4Eo
MLL-AF4（MLLT2）キメラ mRNA	RT-PCR 法	t（4;11）ALL，t（4;11）AML もしくは MDS
MLL-AF9（MLLT3）キメラ mRNA	RT-PCR 法	t（9;11）AML，M4 M5a，2 次性白血病，t（9;11）ALL
MLL-ENL キメラ mRNA	RT-PCR 法	t（11;19）ALL
MLL 遺伝子再構成	サザンブロット法	11q23 転座型 ALL，AML，もしくは MDS
E2A-PBX1 キメラ mRNA	RT-PCR 法	t（1;19）ALL
ETV6-RUNX1（TEL-AML1）キメラ mRNA	RT-PCR 法	小児 t（12;21）ALL
FIP1 L1-PDGFRα キメラ mRNA	RT-PCR 法	慢性好酸球性白血病
BCL-2 再構成	サザンブロット法	t（14;18）濾胞性リンパ腫
TAL-1 再構成	サザンブロット法	T 細胞性 ALL（T-ALL）

意義・何がわかるか？

- 造血器腫瘍では，腫瘍特異的染色体転座が多数知られておりそれぞれの染色体転座によって生じるキメラ mRNA を PCR 法もしくは遺伝子再構成をサザンブロット法で検出することで，遺伝子レベルでの異常を検出する．
- キメラ遺伝子は健常人には存在しないことから，異常なキメラ遺伝子の検出は造血器腫瘍性疾患の診断的意義が高い．
- 白血病の初発時には，10^{10}～10^{12} 個の白血病細胞があるとされ，寛解導入療法によって完全寛解に入っても，10^{9} 程度の白血病細胞が残っていると推定される．これら微小残存病変（minimal residual disease：MRD）をモニターする重要性が指摘されている．
- $1/10^{4}$～$1/10^{6}$ の感度で検出できる PCR 法では，鏡検法による形態的観察に比較して，より深い寛解状態を判断でき，またより早期に再発を検出することができる．サザンブロット法の感度は，$1/10^{2}$～$1/10^{3}$ で，結果の迅速性や簡便性からも PCR 法が優れているため，現在では限られた場合にしかサザンブロット法は使われていない．

生体内での動態

異常値の出るメカニズム

- 造血器腫瘍では，疾患特異的な染色体異常があり，転座点近傍の遺伝子が融合して生じるキメラ遺伝子によって発症することが知られている．もしくは，転座によって，がん遺伝子の近傍に転座した組織特異的な遺伝子の制御によってがん遺伝子が過剰発現することが疾患発症に重要と考えられている．

参考になる検査とその意義

- 骨髄像：腫瘍の形態は診断上重要な情報である．
- 染色体検査：特異的な染色体異常はどの遺伝子検査をすべきかを示す．
- 白血病・リンパ腫解析検査：細胞起源から，想定される遺伝子異常が限られてくる．

診断へのアプローチ

- 造血器腫瘍を疑う場合，腫瘍組織（骨髄などを含む）の病理検査もしくは腫瘍細胞を採取しての染色体検査や白血病・リンパ腫解析検査で細胞の表面マーカーをあわせて行うことで総合的な判断をする．

予後とフォローアップ

- 化学療法や造血幹細胞移植後の治療効果判定や経過観察における早期発見に使用する．

（本倉　徹）

BCR/ABLキメラmRNA定量

BCR/ABL chimeric mRNA guantitation

慢性骨髄性白血病（CML）もしくはフィラデルフィア（Ph）染色体陽性急性リンパ性白血病（ALL）の微小残存病変を評価する検査である.

検体の採取・取り扱い・保存

- 末梢血もしくは骨髄液で，ヘパリンはPCRの反応を阻害するため抗凝固剤としてEDTAを使用する

基準値・測定法

- キメラmRNAを検出せず（50コピー/0.5 μgRNA未満）
- transcription mediated amplification（TMA）法

高値

- CML
- Ph染色体陽性ALL

意義・何がわかるか？

- キメラmRNAのコピー数によって，骨髄もしくは末梢血中の腫瘍細胞の残存〔微小残存病変(minimal residual disease：MRD)〕を定量することで，治療効果を判定することができる．リアルタイムPCR法では，3-log reductionを分子遺伝学的効果(major molecular response：MMR）と呼ぶが，TMA法では，100コピー/μgRNA（50コピー/0.5 μgRNA）未満に相当する．

生体内での動態

異常値の出るメカニズム

- 第9番染色体と第22番染色体の相互転座t（9；22）（q34；q11）によって生じた異常に短い第22番染色体をPh染色体という．Ph染色体上には，第9番染色体上のABL遺伝子が第22番染色体上のBCR遺伝子と融合し，BCR/ABLキメラ遺伝子が形成されている．このキメラ遺伝子によってCMLが発症する．また，ALLの約20%でもBCR/ABLキメラ遺伝子が認められる．BCR遺伝子の切断点によって，転写されるBCR/ABLキメラmRNAには，major，minor，microの3通りが存在するが，CMLは主にmajorで，稀にmicro，ALLではmajorもしくはminorである．

参考になる検査とその意義

- リアルタイムPCR法：内部標準遺伝子GAPDHもしくはABLを対象として，国際基準（international scale：IS）に換算して表示する．分子遺伝学的完全寛解（4もしくは4.5 log reduction）に達した場合，一定の期間（1年もしくは2年）の後に分子標的薬であるチロシンキナーゼ阻害薬を中止する臨床試験が進んでいる．ただし，この検査は保険が適用されない．

予後とフォローアップ

- 診断のみならず，治療効果判定ならびに経過観察に使用する．増悪時には，臨床的に無症状な段階で治療の開始・変更などが可能となる．

（本倉　徹）

WT1 mRNA定量

WT1 mRNA guantitation

急性骨髄性白血病（AML）の微小残存病変（MRD）のモニタリングや骨髄異形成症候群（MDS）の診断補助・進行度のモニタリングに有用な検査である．

検体の採取・取り扱い・保存

- 末梢血もしくは骨髄液で，ヘパリンはPCRの反応を阻害するため抗凝固剤としてEDTAを使用する

基準値・測定法

	● 50コピー/μgRNA未満（末梢血）	●リアルタイムRT-PCR法
高値	● AML	● MDS
低値	●再生不良性貧血（AA）	

意義・何がわかるか？

- AMLやMDSの芽球の存在を反映するため，AMLでは芽球の微小残存病変（MRD）を検出し，MDSではAAとの鑑別診断の補助として使用できるとともにWT1 mRNAの増加は，MDSの進展を示唆する．

生体内での動態

異常値の出るメカニズム

- Wilms腫瘍遺伝子WT1は造血細胞の前駆細胞に発現しており，正常な血液細胞の分化・成熟によって発現が低下する．一方，成熟障害を伴うAMLやMDSでは，WT1の発現低下に乏しい．AMLの芽球では，WT1 mRNAの発現レベルが正常骨髄細胞より約10～1,000倍，正常末梢血に比し，約1,000～100,000倍である．よって，AMLでは治療により減少し，臨床的再発に先んじて上昇することからMRDモニタリングマーカーとして有用となる．また，MDSの病型進展とともに芽球が増加することから末梢血WT1 mRNAも増加し，骨髄検査や治療の必要性を判断するうえで有用な検査となる．

診断へのアプローチ

- AMLの再発診断目的に使用する場合，末梢血で200コピー/μgRNAが妥当だが，再発の診断には骨髄検査などのほかの検査結果や臨床所見とあわせて総合的に判断する．
- MDSとAAの鑑別診断の補助として使用する場合，MDSの診断のカットオフ値は，末梢血では50コピー/μgRNA（感度50.7%，特異度100%），骨髄液では500コピー/μg（感度68.1%，特異度75.0%）とされている．臨床診断においては血液像，骨髄像や染色体検査などほかの検査所見や臨床症状などを含め，総合的に判断する．

ピットフォール

- AMLと臨床的に診断されてもWT1 mRNAが検出されないことがあるので，診断目的には使用できない．

予後とフォローアップ

- 月に1回測定可能で，AMLやMDSの経過観察に使用できる．

（本倉　徹）

好中球アルカリホスファターゼ染色（NAPスコア）〔アルカリホスファターゼ染色（ALPスコア）〕

neutrophil alkaline phosphatase stain, alkaline phosphatase stain

主に骨髄増殖性腫瘍の鑑別に用いる検査である．

検体の採取・取り扱い・保存

●耳朶採血が望ましい．EDTAなどの抗凝固剤による酵素活性の低下を避けるため，通常の採血の場合は，採血後30分以内に固定･反応を行う．油浸に使用するキシレン（キシロール）で陽性顆粒が溶出するため，観察には油浸を避ける

基準値・測定法

●陽性指数（NAPスコア）　170～330，陽性率　71～98％
朝長法：基質としてナフトールAS-MXホスフェートを用い，遊離したナフトールとジアゾニウム塩のファーストブルーRR塩をアゾ・カップリングさせ，アルカリホスファターゼの存在部位に不溶性のアゾ色素を沈着させる

●成熟好中球100個を以下に分類し，それぞれの個数（n1～n5）を算定する
0型：陽性顆粒なし
Ⅰ型：陽性顆粒1～5個（n1）
Ⅱ型：陽性顆粒5～30個（n2）
Ⅲ型：陽性顆粒30個以上，不平等に分布（n3）
Ⅳ型：陽性顆粒平等に分布，間隙あり（n4）
Ⅴ型：陽性顆粒平等，密に分布（n5）
NAPスコア＝1 × n1 ＋ 2 × n2＋3 × n3 ＋ 4 × n4 ＋ 5 × n5
陽性率：Ⅰ型～Ⅴ型の百分率

高値

●骨髄増殖性腫瘍：骨髄線維症，慢性骨髄性白血病（CML）急性転化時，真性多血症
●妊婦
●細菌感染症，類白血病反応
●再生不良性貧血（AA）
●Down症候群
●悪性腫瘍

低値

●CML慢性期
●発作性夜間血色素尿症（PNH）
●一部の骨髄異形成症候群（MDS）
●ウイルス感染症：伝染性単核球症
●急性肝炎
●急性骨髄性白血病（8；21転座型）

意義・何がわかるか？

●白血球増加の鑑別において，感染症や悪性腫瘍による類白血病とCMLを鑑別する．また，CMLの移行期・急性転化への進展を慢性期と鑑別する．PNHとAAの鑑別にも有用である．

生体内での動態

異常値の出るメカニズム

●アルカリホスファターゼは好中球が細菌などを貪食し殺菌する際に用いられる酵素で，好中球機能と密接に関連している．好中球アルカリホスファターゼ染色（NAPスコア）はさまざまな血液疾患や感染の鑑別診断に役立つ．特に，CML，MDS，PNHでは異常低値を示し，診断に有用である．また，CML慢性期から移行期・急性転化期への移行を知るうえで有用である．

参考になる検査とその意義

●造血器関連遺伝子検査・染色体検査：NAPスコアより慢性骨髄性白血病の診断に有用である．

●PNH血球検査（フローサイトメトリ法によるCD55，CD59の検出）：NAPスコアよりPNHの診断に有用である．

診断へのアプローチ

●好中球が増加する炎症反応などでは，NAPスコアは上昇するが，診断的意義は乏しい．一方，低値の場合に診断的価値が高い．

●major BCR-ABLキメラmRNAや染色体検査によってCMLの確定診断を行うため，NAPスコアの臨床的意義は少ない．貧血に伴うNAPスコア低値の場合，溶血性貧血の鑑別とともに，Ham試験やPNH血球の検査でPNHを診断する．最終的には骨髄検査によってCML，MDSあるいはAAなどの血液疾患を鑑別する．

ピットフォール

●キシレン（キシロール）によって陽性顆粒は溶出するため，強拡大による油浸によりNAPスコアは低下するので注意を要する．

予後とフォローアップ

●原疾患による．

（本倉　徹）

PAS(パス)染色

periodic acid Schiff stain

赤白血病（M6）の診断に有用な検査である.

検体の採取・取り扱い・保存

●未染標本は，室温で 1 年経過したものでも染色に十分耐える

基準値・測定法

●細胞質内のびまん性または顆粒状の赤色を呈する
好中球：成熟するにつれて強陽性となる
好酸球：細胞質の基質は陽性だが，顆粒は陰性である
リンパ球：陽性率は 1～14％程度
骨髄芽球：陰性またはびまん性に淡染する
●簡便法：血球内の多糖類に含まれるグリコール基が過ヨウ素酸によって特異的に酸化され，2 分子のアルデヒド基を生成する．このアルデヒド基に Schiff 試薬中の塩基性フクシンが反応して赤紫色の色素を形成する

陽性

●赤白血病（AML M6）
●急性リンパ性白血病

意義・何がわかるか？

●急性リンパ性白血病と急性骨髄性白血病の鑑別に用いられたが，ミエロペルオキシダーゼ染色の診断的価値に及ばない．ただし，赤白血病では粗大な陽性顆粒が出現し，巨赤芽球性貧血と鑑別することができる.

参考になる検査とその意義

●ミエロペルオキシダーゼ染色やエステラーゼ染色に加えて，染色体検査や白血病・リンパ腫解析検査を追加することで診断の確度は向上し，PAS 染色の臨床的意義は薄らいできている.

予後とフォローアップ

●原疾患による.

（本倉　徹）

ペルオキシダーゼ染色〔ミエロペルオキシダーゼ染色（MPO）〕

peroxidase stain（myeloperoxidase stain）

急性白血病の分類に使用する検査である．

検体の採取・取り扱い・保存

●塗抹後時間を経ると染色性が低下するため，早期（数日内）に染色する．水溶性封入剤で陽性顆粒が退色するため封入しないで保存する

基準値・測定法

●骨髄芽球　±～＋
好中球　＋～2＋
好酸球　3＋
好塩基球　＋
単　球　±～＋
リンパ球　－
形質細胞　－
貪食細胞　－
赤芽球　－
巨核球　－

●基質は過酸化水素で，DAB 法では，発色基質として水素供与体であるジアミノベンチジン（ベンチジン誘導体）などが用いられ，黄～茶褐色の陽性顆粒を生じる．使用する基質によって色調は異なる．2,7-フルオレンジアミン法では，0.5％硫酸銅溶液で固定し，青色の陽性顆粒が生じる

陽性

芽球の 3％以上が陽性
●急性骨髄性白血病：M1，M2，M3，M4，M5b，M6a

陰性

●急性骨髄性白血病：M0，M5a，M6b，M7
●急性リンパ性白血病

意義・何がわかるか？

●急性骨髄性白血病と急性リンパ性白血病の鑑別に使用されるが，陰性でもリンパ性とは限らない．

生体内での動態

規定因子と血中レベルを決める機序

●骨髄系細胞のうち，顆粒球では陽性～強陽性，単球では弱陽性で，骨髄芽球レベルからペルオキシダーゼが産生され始める．赤芽球系や巨核球では陰性である．一方，リンパ系細胞ではペルオキシダーゼは存在しないため陰性である．

異常値の出るメカニズム

●急性骨髄性白血病の分類は，もともと残存

する分化能の特徴から行われ，顆粒球系への分化能を示すペルオキシダーゼの染色性が急性骨髄性白血病と急性リンパ性白血病の鑑別に用いられた．

- 急性骨髄性白血病の特徴とされるアウエル小体はアズール顆粒が結晶化したものでペルオキシダーゼ染色陽性である．赤芽球系，巨核球系，そしてリンパ系への分化能を有する白血病では陰性となる．

参考になる検査とその意義

- エステラーゼ染色，染色体検査や白血病・リンパ腫解析検査を追加することによって，腫瘍細胞の情報を収集して，ペルオキシダーゼ染色とあわせて評価する．

診断へのアプローチ

- 形態の観察とともにペルオキシダーゼ染色は簡便で迅速な検査で，急性骨髄性白血病の鑑別診断として有用である．陰性の場合は，さらに染色体検査（FISH検査）や白血病・リンパ腫解析検査を待つ．染色体分析は予後予測に有用だが，時間がかかるため治療選択には間に合わないことが多い．

ピットフォール

- 急性巨核芽球性白血病（M7）では血小板ペルオキシダーゼ（PPO）活性はあるが，ペルオキシダーゼ染色では陽性とならない．

予後とフォローアップ

- 原疾患による．

（本倉　徹）

鉄染色（ベルリン青反応）

iron stain（Berlin blue reaction）

貧血の鑑別診断，特に環状鉄芽球を伴う不応性貧血（refractory anemia with ring sideroblasts：RARS）の診断に欠かせない検査である．

検体の採取・取り扱い・保存

- 末梢血または骨髄液の塗抹標本で，室温保存する

基準値・測定法

- ジデロサイト（siderocyte）：赤血球 1,000 個中，濃青色の陽性顆粒（鉄顆粒）を認める赤血球数　0〜3‰
- 鉄芽球（sideroblast）：赤芽球 100 個中，鉄顆粒を認める赤芽球数 15〜60％（0 型〜Ⅱ型）
- ベルリン青法：フェロシアン化カリウムが 3 価鉄イオンと特異的に反応し，不溶性ベルリン青が生成される
- 鉄顆粒の数，大きさ，分布による分類（木村らの分類：0〜Ⅱ型は正常鉄芽球，Ⅲ〜Ⅴ型は異常鉄芽球）
  0 型：鉄顆粒を認めない
  Ⅰ型：少数（1〜2 個）の微細顆粒を認める
  Ⅱ型：鉄顆粒を 3〜5 個認める
  Ⅲ型：粗大顆粒を 6 個以上認める
  Ⅳ型：鉄顆粒が核周囲 2/3 程度を取り囲む（環状鉄芽球）
  Ⅴ型：鉄顆粒が核の全周囲を取り囲む（環状鉄芽球；図）
- MDS 国際ワーキンググループ（IWG-MDS）による鉄芽球比率の評価：すべての成熟段階の赤芽球 100 個以上で行う
  Type 1 鉄芽球：鉄顆粒が 5 個未満
  Type 2 鉄芽球：5 個以上の鉄顆粒を認めるが核周囲には分布していない
  環状鉄芽球：5 個以上の鉄顆粒が核周囲（少なくとも 1/3）に分布する

高値

ジデロサイトの増加
- 脾摘後
- 溶血性貧血
- 尿毒症
- 鉄芽球性貧血
- ピリドキシン反応性貧血
- 骨髄増殖性腫瘍
- 鉛中毒などの血色素合成障害

鉄芽球の増加
- 巨赤芽球性貧血
- 再生不良性貧血

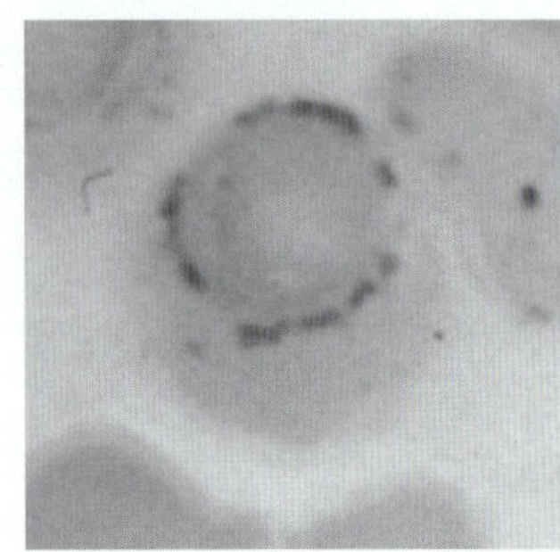

図　環状鉄芽球

高値	●サラセミア ●溶血性貧血 ●地中海性貧血 **異常鉄芽球の増加** ●ピリドキシン反応性貧血：鉛中毒，赤白血病，骨髄腫，急性白血病，骨髄線維症 ● RARS
低値	**ジデロサイト低値** ●鉄欠乏性貧血 ●症候性貧血：感染症，悪性腫瘍の貧血

意義・何がわかるか？

●鉄代謝異常やヘム合成異常を示唆する．特にRARSでは赤芽球の15％以上に環状鉄芽球の存在が診断基準とされている．

生体内での動態

規定因子と血中レベルを決める機序

●生体内の鉄含有量や，鉄の体内分布を反映する．

異常値の出るメカニズム

●鉄代謝状態を反映して，鉄過剰ではジデロサイトや鉄芽球は増加し，鉄欠乏や感染，炎症性疾患による鉄利用障害ではジデロサイトや鉄芽球は減少する．MDSのRARSでは，ヘム合成異常により核の周囲に存在するミトコンドリア内に鉄が蓄積することで環状赤芽球（ring sideroblast）が生じる．

参考になる検査とその意義

●鉄代謝マーカー（鉄，総鉄結合能，フェリチン）によって鉄の体内動態を確認したうえで，鉄染色の結果を評価する．

診断へのアプローチ

●貧血の鑑別診断として，骨髄検査の一環として鉄染色を行う．環状赤芽球のカウントはMDSの分類に不可欠である．

予後とフォローアップ

●原疾患による．

（本倉　徹）

エステラーゼ染色

esterase stain

単球系細胞の同定および急性骨髄性白血病の分類に用いる検査である．

検体の採取・取り扱い・保存

- 末梢血もしくは骨髄液の塗抹標本で，室温で保存する

基準値・測定法

- 単球系細胞：陽性，非特異的エステラーゼ染色（NaF 阻害される）
- 好中球系細胞：陽性，特異的エステラーゼ染色（NaF 阻害されない）
- アゾ色素法：エステラーゼは各種エステルを水解する酵素で，用いる基質によって非特異的エステラーゼと特異的エステラーゼに分けられる．基質が分解されて生成したナフトールがジアゾニウム塩とカップリングして不溶性のアゾ色素が形成され，酵素が局在される

陽性	非特異的エステラーゼ染色陽性	●急性骨髄性白血病：M4，M5，M7
陰性	非特異的エステラーゼ染色陰性	●急性骨髄性白血病：M1，M2，M3，M6

異常値の出るメカニズム

- 単球系細胞および巨核球で強陽性であることから，単球系細胞や巨核球への分化能を有する急性骨髄性白血病の芽球でその形質が維持されている．そのため，FAB 分類や WHO 分類における急性骨髄単球性白血病（M4），急性単球性白血病（M5），そして，急性巨核芽球性白血病（M7）の診断に用いられる．また，慢性骨髄単球性白血病の診断の補助となる．

意義・何がわかるか？

- α-NB エステラーゼ染色（非特異的エステラーゼ染色）では，赤褐色の陽性顆粒が生じ，単球系細胞では強い活性を示す．この染色では，NaF によって単球系細胞のみ特異的に阻害される．ナフトール AS-D-クロロアセテート・エステラーゼ染色（特異的エステラーゼ染色）では青色の陽性顆粒が生じ，好中球系細胞で強い活性を示す．単球系細胞では弱く散在性である．両者の二重染色によって，両者を明瞭に染め分けることができる．

参考になる検査とその意義

- ペルオキシダーゼ染色，染色体検査や白血病・リンパ腫解析検査を追加することによって，腫瘍細胞の情報を収集して，エステラーゼ染色とあわせて評価する．

診断へのアプローチ

- 急性骨髄性白血病が疑われた場合は，骨髄検査にこの染色を必ず追加する．

ピットフォール

- 単球系細胞でもエステラーゼ染色陰性のことがあるため，注意を要する．

予後とフォローアップ

- 原疾患による．

（本倉　徹）

直接Coombs（クームス）試験（直接抗グロブリン試験）
間接Coombs（クームス）試験（間接抗グロブリン試験）

direct Coombs' test（direct anti globulin test）
indirect Coombs' test（indirect anti globulin test）

赤血球に対する不完全抗体を検出する検査．直接 Coombs 試験は自己抗体を検出し，溶血性貧血の鑑別診断に必要な検査である．間接 Coombs 試験では他人の赤血球と反応する同種抗体を検出する輸血関連検査である．

検体の採取・取り扱い・保存

- 抗凝固剤は EDTA を使用する．直接 Coombs 試験では血液（必要なのは赤血球），間接 Coombs 試験では血清（または血漿）を用いる

基準値・測定法

- 直接 Coombs 試験：陰性（健常者における陽性率は数%）
- 間接 Coombs 試験：陰性
- 直接 Coombs 試験では，患者赤血球に抗ヒトグロブリン血清（Coombs 血清）を添加して凝集の有無をみる．間接 Coombs 試験では，患者血清（もしくは血漿）と O 型赤血球を混和して，抗ヒトグロブリン血清を添加して凝集の有無をみる

陽性

直接 Coombs 試験
- 温式自己免疫性溶血性貧血
- 膠原病に伴う溶血性貧血
- 薬剤性溶血性貧血
- 発作性寒冷血色素尿症
- 寒冷凝集素症
- 血液型不適合妊娠の新生児

間接 Coombs 試験
- 血液型不適合輸血
- 血液型不適合妊娠

意義・何がわかるか？

- 直接 Coombs 試験では，患者赤血球上に抗体もしくは補体が結合していることを示すが，間接 Coombs 試験陽性では，患者血清（もしくは血漿）中に他人の赤血球に結合できる同種抗体か，自己抗体（直接 Coombs 試験も同時に陽性）の存在を示している．

生体内での動態

異常値の出るメカニズム

- 赤血球に反応する抗体には，自己抗体と，他人の赤血球に反応する同種抗体がある．同種抗体には抗 A 抗体と抗 B 抗体の自然抗体と血液型不適合輸血や妊娠を契機に産生される免疫（獲得）抗体がある．前者は IgM 型だが，後者のほとんどが IgG 型の不完全抗体で，抗ヒトグロブリン抗体，ブ

ロメリンやアルブミンを加えることで凝集を誘発できる．自己抗体もIgG型不完全抗体のことが多く，すでに体内で赤血球に結合しているが，試験管内で凝集を誘発するためにCoombs血清を要する．

参考になる検査とその意義

- LDH高値，ビリルビン高値，網赤血球増加，尿潜血陽性など，溶血の存在を示唆する異常がCoombs試験をする契機となる．

診断へのアプローチ

- 溶血性貧血が疑われた場合に，直接Coombs試験にて自己免疫の関与を確認する．
- 間接Coombs試験は主に輸血関連検査と位置づけられる．輸血の際には，間接Coombs試験陽性では抗原を同定して，その抗原をもたない赤血球製剤を準備する．

ピットフォール

- 直接および間接Coombs試験ともに陽性の場合，自己抗体が多量に存在している可能性に加えて，自己抗体と同種抗体が同時に存在している可能性があるため，輸血をする場合には注意が必要である．

予後とフォローアップ

- 治療により，あるいは自然の経過で抗体が消失する可能性があるが，同種抗体の存在については，抗原を同定し患者にその情報を伝えておくことが望ましい．抗体が消失したとしても抗原を有する血球を輸血すると二次免疫応答による遅発性溶血性輸血副作用を生じる可能性がある．

（本倉　徹）

Ham(ハム)試験

Ham test

発作性夜間血色素尿症 (paroxysmal nocturnal hemoglobinuria：PNH) を診断するための検査である.

検体の採取・取り扱い・保存

●なるべく新鮮な血液を使用する. 健常者血漿も新鮮で, ABO 血液型を一致させる

基準値・測定法

溶血率 0% (陰性)

●ハムテスト： 0.15N 塩酸を添加して pH6.4〜6.5 の弱酸性にした健常者新鮮血清に患者赤血球を入れて 37℃, 60 分静置し, 遠心後の上清のヘモグロビン濃度によって溶血の割合を見る. PNH では, 10〜50%の溶血率が得られる

溶血率 5%以上 (陽性)

● PNH

●先天性異常造血性貧血 (congenital dyserythropoietic anemia：CDA) Ⅱ型

意義・何がわかるか?

●弱酸性にすることで補体が活性化され, 補体の活性化に脆弱な PNH 血球の存在が証明される.

生体内での動態

規定因子と血中レベルを決める機序

●正常赤血球表面には活性化した補体から赤血球を防御する CD55 (decay accelerating factor：DAF) や CD59 (membrane inhibitor of reactive lysis) が存在するため, 弱酸性による補体の活性化に対して抵抗性が存在する.

異常値の出るメカニズム

● PNH では, PIG-A 遺伝子異常により GPI アンカー蛋白である CD55 や CD59 が欠失するため, 活性化した補体による抵抗性が低下して溶血を生じやすい.

参考になる検査とその意義

●現在では, フローサイトメトリー法による赤血球表面 CD55 や CD59 を検出するのが簡便で一般的なため, 煩雑な Ham 試験は行われなくなっている.

診断へのアプローチ

● LDH 高値, ビリルビン高値, 網赤血球増加, 尿潜血陽性など溶血の存在を確認するが, 直接 Coombs 試験陰性で自己免疫性溶血性貧血を除外する.

ピットフォール

●溶血率は, 必ずしも臨床症状の重症度とは一致しない.

予後とフォローアップ

● PNH の重症度にあわせて治療法を選択するが, フォローアップも CD55 や CD59 のフローサイトメトリー法によって行われる.

(本倉　徹)

赤血球浸透圧抵抗試験

osmotic fragility test of erythrocytes

溶血性貧血の鑑別診断に寄与する検査である．

検体の採取・取り扱い・保存

- 抗凝固剤としてヘパリンを使用して，採血後速やかに検査する．EDTA を使用すると赤血球の抵抗性が低下する

基準値・測定法

- 50％溶血率を示す食塩液濃度　0.4～0.45％
- Parpart 法：0.85～0.1％までの 0.05％差の食塩液系列における患者赤血球の溶血率を測定する．なお，0.1％食塩液上清の吸光度を溶血率 100％とする

高値

- 鎌状赤血球症
- サラセミア
- 鉄欠乏性貧血
- 肝硬変

低値

- 遺伝性球状赤血球症（図）
- 自己免疫性溶血性貧血
- 遺伝性楕円赤血球症

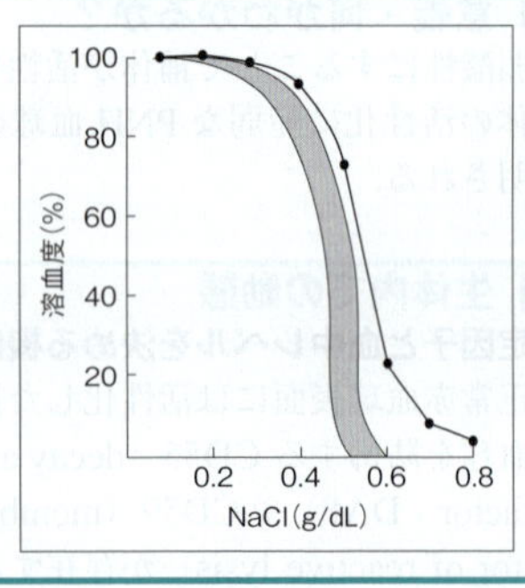

図　遺伝性球状赤血球症における赤血球浸透圧抵抗試験

意義・何がわかるか？

- 赤血球は浸透圧の低い溶液中では，水分子の移行によって膨化し，最後には溶血を生じる．浸透圧の異なる食塩液系列における溶血の度合いを測定することで，浸透圧変化に対する抵抗性を判定する．

生体内での動態

規定因子と血中レベルを決める機序

- 正常赤血球は中央がくぼんでいるため，低浸透圧にして水分が内部に移行し，膨化しても球状には容易に達しない．かなり低い NaCl 濃度で球状に達した段階で溶血が生じると考えられる．

異常値の出るメカニズム

- 赤血球膜面積対容積の比率が大きく影響する．あらゆる形状の中で，球体は容積に対して表面積が最も小さい形状である．球に近い球状赤血球症では，少量の水の侵入に

よって容積が増大すると限られた赤血球膜では維持できなくなるため溶血が生じる．一方，もともと容積が小さく，赤血球膜がだぶついている鎌状赤血球やサラセミアでは球状にまで膨化するまで余裕があるため，低浸透圧にも十分耐えられ，抵抗は増大すると考えられる．

参考になる検査とその意義

●赤血球像：赤血球形態が試験結果と合致していることを確認する必要がある．

診断へのアプローチ

●網赤血球増加によって，赤血球寿命が短縮して溶血が常に生じていることを確認する．RBC，Ht，Hb，MCV，MCHC，赤血球形態，Coombs 試験，腹部超音波検査や CT 検査による脾腫や胆石の検査，赤血球形態，肝機能の検査をあわせて，総合的に診断する．

ピットフォール

●採血後時間を経た血液では不正確となる．

予後とフォローアップ

●原疾患による．

（本倉　徹）

出血時間

bleeding time

出血時間とは直接皮膚に切創または穿刺創をつくり，止血するまでの時間を計測する検査法である．

検体の採取・取り扱い・保存

- 直接生体（皮膚）に鋭利なメスなどで穿刺して一定の刺傷をつくり，出血が自然に止まるまでの時間を測定する検査である
- Duke 法：わが国でもっとも利用されている検査法で，耳朶にランセットで一定になるように切創（深さ 3 mm 長さ 2 mm：最初の血斑が 1 cm 程度）をつくり，30 秒ごとに血液を濾紙で吸い取り，血液が付着しなくなるまでの時間を計測する．切創が一定とならないことや，血管収縮などの穿刺部の影響を受けることで，検査の精度と再現性に問題がある
- Ivy 法：Duke 法と異なるのは，上腕に血圧計のマンシェットを巻き，静脈圧（約 40 mmHg）をかけ，前腕屈側の中央部より少し肘窩よりに切創を加える点であり，ほかは同様である．再現性や穿刺部の瘢痕が残るなどの問題が残る
- Template Ivy 法（Simplate 法）：Ivy 法にテンプレート（型板）を用いて切創を一定にする方法である．Duke 法と比較し再現性は良好であるが，わが国でテンプレートは市販されていないため各施設で作成する必要がある

基準値・測定法

- Duke 法：1～3 分
- Ivy 法：1～5 分
- Template Ivy 法：2～8 分

考えられる主な疾患

延　長
- 血小板減少症（通常，50,000 /μL 以下など）
- 血小板異常（先天性血小板機能異常症や尿毒症，異常蛋白血症など）
- von Willebrand 病（VWD）
- 血管性紫斑病の一部
- 重度のフィブリノゲン欠乏症（血小板機能障害となるため）など

意義・何がわかるか？

- 出血時間は，血管壁と血小板との相互作用を検査する方法である．ただし，検査の精度と再現性に問題があり，必ずしも出血傾向をスクリーニングできる検査ではない．

生体内での動態

規定因子と血中レベルを決める機序

- 血小板が皮膚の切創部で，von Willebrand 因子（VWF）を介して血管内皮組織に粘着凝集して血小板血栓を形成（一次止血）するまでの過程を総合的にみるものである．このため，血小板数減少，血小板機能低下，VWF 活性低下，血管壁脆弱性などで延長する．

異常値の出るメカニズム

- 通常，血小板数は血算にて算出されるため，血小板機能をみるスクリーニング検査とし

て用いられている．血小板数に比較し出血時間が延長している場合は，血小板の機能異常（特にVWD）または血小板機能抑制剤の投与，血管組織の脆弱性の存在などが考えられる．

●出血時間では，検査の精度と再現性に問題があり，ほとんどの場合は技術的ミスと検査自体の限界による．Duke法が主に施行されているが，穿刺部の血管分布，穿刺の疼痛のため反射による血管の収縮に個人差がある，穿刺創が一定となりにくいなどの技術的な面に影響されることも多く，結果にバラツキが多く精度が悪い．Ivy法や，Simplate法のように精度を上げている方法では，血小板数と定量的に相関があり，アスピリンなどによる血小板機能低下も鋭敏に検出するとされてきた．しかし，これら方法でも欧米での検討において，皮膚の出血時間は必ずしもほかの解剖学的部位での出血や輸血量と相関しないことから，術前出血量予測に適した検査ではないと結論づけられている[1]．

参考になる検査とその意義

●血小板凝集能，血小板放出能，VWF活性，毛細血管抵抗など．特に，術前にスクリーニングされるべきVWDの診断については，APTT（必ずしも延長しない），血小板機能検査でのリストセチン惹起血小板凝集，VWF活性を直接評価するRistocetin Cofactor活性，VWF抗原を測定し評価する．

診断へのアプローチ

●すでに，出血傾向を認め，出血している患者に対して切創を作り新しい出血創を作り検査する必要はない．血小板数，PT・APTT，フィブリノゲン，フィブリン/フィブリノゲン分解産物（FDP）などおのおのの要素を確認するスクリーニング検査を行い，出血傾向の所見や出血傾向の発症した病歴，肝障害・腎障害などの基礎疾患や既往症，家族歴，抗血小板薬・抗凝固薬などの内服薬などの情報から総合的に判断する．原因が血小板異常，もしくは凝固異常とある程度推測ができれば，血小板機能検査や凝固特殊検査を行うこととなる．

●潜在していた出血性疾患による観血的手技時の不用意な出血を排除するために，特に出血時間を全例必要とする考え方もあるが，再検性や検査精度に問題があるため，術前に出血のリスクを評価するための出血時間は行われなくなりつつあり，文献2のように進められているのが一般的である．手術前の患者全員にスクリーニング検査として行うのではなく，患者の記憶違いが疑わしい場合の問診情報の確認や，後天的要因による出血性疾患の可能性，少量の出血（穿刺による硬膜外血腫など）が重篤な後遺症を残す可能性がある場合など適応をしっかり考慮して行われるべき[3]と思われる．

ピットフォール

●出血時間（特にDuke法）は切創の大きさや深さなど技術的な要因に影響されやすく，結果の解釈は客観的に評価することが難しい．小児などでは検査時の興奮状態により延長することもある．出血時間が基準値内でも，技術的な問題から実際より短縮することもあり，VWDを除外するべきではない．前述のように，血小板機能やVWF活性を測定するほうがより鋭敏に検出できる．

予後とフォローアップ

●本検査法は手技に左右されることを認識する．問診などと総合判定して異常が考えられる場合には，その原因を特定する追加検査が必要である．

■文献

1）金子　誠，矢冨　裕：観血的手技に伴う出血の危険を予測するために適した検査はあるか．"臨床に直結する血液疾患診療のエビデンス" 神田善伸 編．文光堂，pp 12-16，2009

2）左近賢人：術前検査としての凝血学的検査　出血と血栓症の対策．日本血栓止血学会誌 18：563-567，2007

3）川合陽子：術前における出血時間検査の適応．日本検査血液学会雑誌 7：194-195，2006

（久米幸夫，金子　誠）

全血凝固時間

whole-blood coagulation（clotting）time

採血された全血が血液凝固するまでの時間を測定する検査．凝固時間延長は内因系凝固異常を疑わせる．一般的に，活性化全血凝固時間（activated clotting time：ACT）として，体外循環のヘパリンモニタリング（手術など）に用いる．

検体の採取・取り扱い・保存

- ACTの各種測定装置に定められた量の採血が必要．採血は，血液凝固を活性化しないよう（凝固採血と同じく）適切に行い，採血後に素早く（検体保存は不可），試験管に全血を注入する（方法によって丁寧・激しくなど，混和方法が異なる）

基準値・測定法

- 測定器，また使用する活性化剤（セライト，カオリン，ガラスなど）により，その測定値は異なることに注意する．通常（非抗凝固療法）では，ACTは100秒程度（70～180秒の範囲）．心肺バイパス中のヘパリン使用時には，おおよそ400～600秒にACTを維持されている（経験則での設定であり，機器によっては必ずしもこのとおりでない）

異常値から考えられる主な疾患

延　長

- 内因系凝固異常（血友病，低フィブリノゲン血漿，抗リン脂質抗体症候群などを含む）

体外循環のヘパリンモニタリング

- 異常の際は，機器の動作不良・検査の手技の巧拙を確認する

過度に延長

- 低体温や，輸液などで過度の血液希釈，また血小板数減少による血液凝固活性の低下，ほかの凝固時間に影響を与える要因の存在（抗リン脂質抗体症候群や第Ⅻ因子欠乏症など）．ワルファリン内服では延長する．抗血小板薬も影響することがある

延長しない

- ヘパリン不応症（アンチトロンビン減少やヘパリン結合蛋白の存在）

意義・何がわかるか？

- 全血凝固時間には，古くにはガラス試験管に血液を入れ，凝固するのを観察するLee-White法などの用手法もあるが，内因系凝固スクリーニングとして安定で精度の高いものではない．これを再現性よく，技術的な変動の影響を受けにくくしたものが，活性化部分トロンボプラスチン時間（activated partial thromboplastin time：APTT）である．APTTは，接触系を活性化するための凝固活性化剤，部分トロンボプラスチンとカルシウムを添加して測定される（「APTT」の項を参照）．
- 一方，ACTは，採血直後の全血に凝固活性化剤（セライト，カオリンなど）のみを添加して，血餅が析出するまでの時間を測定する．本検査も，凝固障害のある患者の診断と管理のための検査法として開発され

たが，現在はAPTTでは凝固しないため測定できない高用量のヘパリンモニタリング（体外循環や透析など）や，継続的にヘパリンモニタリングを行うためのpoint-of-care testing（POCT）として用いられている．

生体内での動態

規定因子と血中レベルを決める機序

- 内因系凝固因子が活性化されて，血液凝固するまでの時間を計測する検査である（「APTT」の項を参照）．APTTとは方法が異なり，抗凝固剤なしで採血された全血を使用して，検査をすぐに開始する必要がある．

異常値の出るメカニズム

- APTTと同様に，内因系凝固異常を認める場合に異常値となる．凝固インヒビターが生じた場合（ループスアンチコアグラントなど）やDICなどで消費性凝固障害，線溶亢進がある場合でも延長を認める．ACTは，血小板数，血小板機能，ループスアンチコアグラント，周囲の温度や検体の温度，血液の希釈などで影響を受け，延長することがあるので注意する．

参考になる検査とその意義

- ヘパリン使用前に，PT，APTT，フィブリノゲンなどの一般スクリーニング検査など．ヘパリンモニタリング時には，血小板数やアンチトロンビンなどを考慮する（結果に影響する）．ヘパリン濃度測定も参考になる．

診断へのアプローチ

- ヘパリンモニタリングとしてのACTが予想に反した結果である場合，測定上の問題，投薬の問題，患者側の問題など検査結果に影響を与える要因を十分に考慮する．ACTの結果だけで，ヘパリン投与量の再調整を行わず，十分に熟考すべきである．

ピットフォール

- 検査の精度は必ずしも高くないので臨床所見やほかの検査とあわせて判断する必要がある．例えば，過度に延長する結果となった場合，ACT値のみで判断してヘパリン投与量を減量すると，血栓症を発症する可能性がある．
- 標準化されておらず，またほかの検査との関連はないに等しい（使用する機種により得られる値に大きな差が生じる可能性がある）．同じ機器でも，使用する活性化剤により凝固時間が異なり注意する．
- アプロチニン使用時には，セライト使用するACTは実際よりの凝固時間より延長する（カオリンは影響は受けにくいとされるが，高用量であれば影響を受ける）．
- ACTは簡便であるが，ヘパリンの抗Xa活性に関しては強い相関はないため注意する． ヘパリンのpentasaccharideであるfondaparinuxや低分子ヘパリンのenoxaparinなど，モニタリングは難しい一方で，低分子ヘパリンのdalteparinでは，モニタリング可能と報告がある．これらの薬剤をモニタリングする際には，薬剤の過小・過大評価に注意する．
- プロタミン投与により，正常値よりも過度に延長する可能性がある．

予後とフォローアップ

- 本検査法はスクリーニング的に使用されるべきであり，異常を認めた場合には臨床所見を観察，もしくは追加検査を行い，その原因と特定する必要がある．

■文献

1）医療機器─安全性情報（No.7）活性化凝固時間（ACT）の測定について．日本体外循環技術医学会ホームページ．http://jasect.umin.ac.jp/safety/anzen.act.01.14.pdf，2011
2）平崎裕二：検査と読み方 2. 全血凝固能検査．“麻酔科医・集中治療医に必要な血液凝固，抗凝固，線溶系がわかる本”武田純三，田中健一 編．真興交易医書出版部，pp 36-45，2011
3）Perry DJ et al：Point-of-care testing in haemostasis. Br J Haematol 150（5）：501-514, 2010

（久米幸夫，金子　誠）

毛細管抵抗試験

capillary resistance test

静脈を圧迫または陰圧を加えることにより，点状出血の出現の有無を評価する．毛細管壁の抵抗性（脆弱性），血管透過性，血小板機能を反映する方法である．

検体の採取・取り扱い・保存

陽圧法　Rumpel-Leede 法

- 被検者を仰臥位に寝かせ，上腕に血圧計の駆血帯を巻き，最高血圧と最低血圧の中間圧で5分間加圧する．駆血帯をはずし，2分後に前腕の点状出血を観察する

陰圧法

- 20 mL 注射器先端に口径2 cm の吸引鐘（漏斗）をつけ，被験者に前腕屈側上部もしくは鎖骨下部に当てて，注射筒を吸引して陰圧をかける．1分後にはずし，3分後に皮膚の点状出血を観察する

基準値・測定法

陽圧法　Rumpel-Leede 法

- 通常はほとんど点状出血はみられないか，あっても5～9個（+）くらいまで．点状出血が10～19個以上は陽性（2+）で，便宜上20個以上は（3+），前腕全般にわたる場合を（4+）とする

陰圧法

- 10個までは正常で，それ以上は異常
- ともに，透明なガラス板もしくはプレート板で皮膚を圧迫し，点状出血斑を測定する

考えられる主な疾患

血管障害（血管壁の構造や血管透過性の亢進，血管周囲組織異常）によるもの

- 先天性：遺伝性出血性血管拡張症（オスラー病），Ehrlers-Danlos 症候群
- 後天性：ビタミンC欠乏症（壊血病），アレルギー性紫斑病，単純性紫斑，老人性紫斑，ステロイド投与，異常蛋白血症など

血小板異常によるもの

- 血小板減少症，血小板機能異常症，von Willebrand 病など

意義・何がわかるか？

- 毛細血管（静脈など）の抵抗性が減弱（または血管透過性亢進）している場合，毛細血管に内圧を加えたり，外部から陰圧をかけたりすることにより血液が血管外に漏れ出す．この毛細血管の機能には，血管自体の異常と血小板の数や機能が関係している．

生体内での動態

規定因子と血中レベルを決める機序

- 血管内では血液は流動性を保ち，酸素や種々の物質の輸送を休みなく行っている．この機能に問題を生じることなく保つことができるのは，血管壁や血管内皮細胞，血小板，凝固因子が正常に機能し，総合的に作用しているからである．この機能が破綻

すると，出血もしくは血栓症を発症することになる．この一連の機能を *in vivo* で総合的に検査する方法として，毛細血管抵抗試験がある．

異常値の出るメカニズム

●詳細なメカニズムは明らかではないが，毛細血管の機能の障害により脆弱性の増大，血管透過性亢進が起こる．これらは毛細血管だけでなく，血小板数と機能，線溶活性なども関係している．

参考になる検査とその意義

●血小板数，出血時間，血小板凝集能，その他凝固線溶系検査，アミロイドなどの血漿蛋白など．

●検査に影響する血小板低下または機能低下を考慮して評価する．血小板に異常がなければ，生化学検査やその他の凝固検査も参考にする．遺伝性疾患などの家族歴の聴取（遺伝性出血性末梢血管拡張症など）や既往症（Cushing 症候群）や薬剤使用歴（抗血小板薬などの内服や長期ステロイド内服）などの問診も重要である．

診断へのアプローチ

●毛細管抵抗試験は，毛細管や細小静脈より血管外へ血液が漏れやすいかどうかを判定する検査で，血管組織の脆弱性や血管透過性を判定する検査である．出血時間も本検査も血管異常を反映するものであるが，毛細血管の脆弱化と漏出性出血は血小板減少においても引き起こされることや，血管性紫斑病の中でもこれら検査で正常を示すものがあり，検査の特異性は低い．このため，検査異常となった場合には，血管壁自体の障害だけでなく，血小板の異常にも注意する．止血機能のスクリーニング検査として行われていたが，出血時間と同様に手技により差が出やすいこと，検査を行うには煩雑であることから，あまり行われていないのが現状である．

●年齢差や性差（女性は月経前に抵抗性の減弱をみる），個人差などがあり，同一個人でも日差変動があることから，本試験が正常であってもすぐに異常がある・ないといえない．また，陽圧法と陰圧法の結果が必ずしも一致しない．

●血管系の異常が疑われるときに，前述のように検査により血管因子の異常を直接出すことは困難な場合が多いことから，その血栓止血異常の鑑別には，血小板異常，凝固異常，線溶異常などをしっかり除外することが重要である．これらが否定される場合には，血管異常を考える．また，血管系疾患の臨床所見，関係した検査成績など（例えば，Schönlein-Henoch 紫斑病であれば，腹痛や血尿，第XIII因子など）を検討する．

ピットフォール

●陽圧法では，圧力により被検者の前腕にしびれや感覚障害が一時的に生ずることがあり，また場合によっては被検側の前腕全体に出血斑が後になって増加することがあるため，しっかり説明したうえで検査する．感覚異常を強く訴えた場合には，圧を下げて続行するか，検査自体を中止する．

●陰圧法では，吸引鐘が当たっていた部分は機械的な圧迫で皮下出血が起きることがあり，この部位は測定しない．陰圧のかかる局所しか検査できないので，検査部位による差異がみられることがある．

予後とフォローアップ

●本検査法はスクリーニングであり，異常を認めた場合にはその他追加検査を行い，その原因を特定する必要がある．

■文献

1）奈良信雄：毛細血管抵抗試験．Medical Technology 21：369-373，1993

2）藤村欣吾：臨床血液検査 検査の実際と症例の解釈 毛細血管抵抗性．検査と技術 19：150-151，1991

（久米幸夫，金子　誠）

プロトロンビン時間（PT）

prothrombin time

血液凝固系のうち，外因系および共通系凝固系異常を総合的に判定するスクリーニング検査．肝合成能の評価，ビタミンK 拮抗薬による経口抗凝固療法の管理の重要な指標としても測定される．

検体の採取・取り扱い・保存

●クエン酸ナトリウムと血液の混合比が1：9となるように採取する．遠心操作により血球分離を行い，採取したクエン酸血漿で測定する．採血量不足，凝固した検体は用いてはならない．採血後，早めに測定すること．すぐに測定できない場合には，血小板を含まないよう遠心分離した血漿を凍結保存する．極度の多血ではクエン酸ナトリウム量を補正する必要がある[1)]

基準値・測定法

●凝固時間：11～13 秒　INR：0.9～1.1
プロトロンビン比：0.85～1.15　プロトロンビン活性：80～120％
●凝固時間法

考えられる主な疾患

延　長

●先天的な異常
外因系および共通系の単一凝固因子欠損症・分子異常症（特に，第Ⅶ因子）．
●後天的な要因
凝固因子（フィブリノゲン，プロトロンビン，第Ⅴ，Ⅶ，Ⅹ因子）の産生低下，消費亢進，またそれらに対するインヒビター（自己抗体，第Ⅶ因子に対するインヒビターは稀），抗凝固薬の影響（先天性異常よりも圧倒的に頻度が高い）など
産生低下には肝障害，ビタミンK 欠乏（新生児，低栄養，下痢，抗菌薬長期投与）があり，DIC では消費が亢進する．経口抗凝固薬（ワルファリン），ヘパリンの過剰投与．抗 Xa 薬（リバロキサバンなど）で希釈 PT 薬効を反映する指標となる可能性がある．lupus anticoagulant（LA）では PT はあまり延長しない

意義・何がわかるか？

●PT 延長により，外因系凝固因子（第Ⅶ因子），共通系凝固因子（フィブリノゲン，プロトロンビン，第Ⅴ，Ⅹ因子）の血液凝固経路に何らかの異常が存在する（通常 APTT とともに測定）．

生体内での動態

規定因子と血中レベルを決める機序

●PT は，血漿に組織トロンボプラスチン（組織因子とリン脂質の複合体）とカルシウムイオンの混合液を添加して外因系凝固を活性化し，生成されたトロンビンよりフィブリノゲンがフィブリンとなって析出するまでの時間を，血液凝固反応における光学的

変化や粘度の変化をとらえることで測定される．

- 血液凝固因子は主として肝で産生されており，特にプロトロンビン，第Ⅶ，第Ⅹ因子はビタミンK依存性凝固因子である．ビタミンKによりグルタミン酸残基（Glu）が 活性のあるγ-カルボキシグルタミン酸（Gla）へ転換される（カルボキシル化）とリン脂質との結合が可能となり，正常な凝固因子活性を有するようになる．ワルファリンにより，ビタミンKの代謝サイクル（酸化型から還元型への反応）を阻害する結果，凝固活性を有さないPIVKA（protein induced by vitamin K absence）が生成され抗凝固作用を呈する．第Ⅴ因子はその多くは血漿中に存在するが，一部は血小板α顆粒内に存在する．活性化されたこれらの凝固因子は，リン脂質とカルシウムイオンの存在下で，活性化血小板表面においてプロトロンビナーゼ複合体を形成し，プロトロンビンをトロンビンへと活性化して凝固反応を促進する．

異常値の出るメカニズム

- 凝固因子の欠損症や凝固反応の阻害物質の存在により異常値となる．一般的に，臨床的には後天性（続発性）凝固因子低下が多く，肝機能障害（慢性肝疾患･肝硬変）や，ビタミンK欠乏状態による凝固因子産生障害もしくはDICなど消費性凝固障害などが疑われる．稀ではあるが，遺伝異常などによる先天性凝固因子欠損症もある．

参考になる検査とその意義

- APTT，フィブリノゲン測定，FDP，血小板数，肝機能，ヘパプラスチンテスト，第Ⅶ因子活性，PIVKAなど．
- APTTを同時に測定し，どの凝固因子異常なのかを推定する．DICなどの消費性凝固障害や肝機能異常などを判断する．

診断へのアプローチ

- 凝固機能，肝蛋白合成能を把握するための検査であり，産生障害，消費亢進，薬剤の使用などを考慮して鑑別する．
- 肝機能異常を考慮した場合，ほかの肝機能検査，超音波検査などの画像検査を施行する．特に，第Ⅶ因子は半減期が4時間と短いために，急性肝細胞障害時の蛋白合成を鋭敏に反映するとされる．
- DICは，発症原因となる種々の基礎疾患が存在する．全身性持続性の著しい凝固活性化を発症する結果，細小血管内に微小血栓が多発し，消費性凝固障害を認める病態である．旧厚生省DIC診断基準に加え，トロンビン・アンチトロンビン複合体（TAT）〔血中トロンビン産生量（凝固活性化）を反映〕およびα_2プラスミンインヒビター・プラスミン複合体〔血中プラスミン産生量（線溶活性化）を反映〕といった凝固分子マーカーも評価し，参考にする．

ピットフォール

- PT延長がみられた場合，病歴や内服歴，採血から検査に至るまで誤りがないか確認する．
- PTは用いる試薬，ロット，測定機器により検査値が異なる場合がある（他検査機関での結果と単純に比較できない）．経口抗凝固療法のモニタリングにはINR（international normalized ratio）が用いられる．INRは各試薬に設定された試薬力価ISI（international sensitivity index）を用いて，INR＝（プロトロンビン活性）^{ISI}と表現される．肝機能評価に対するPT%などでは，INRのように各試薬間の互換性が設定されていないため，PT試薬間に相違があり，適正な評価ができない可能性がある
- 妊娠時には生理的凝固因子の増加（フィブリノゲン，プロトロンビン，第Ⅶ，Ⅷ，Ⅸ，Ⅹ因子）によりPTは短縮傾向を示す．年齢による変動としては，新生児では出生時にプロトロンビン，第Ⅶ，Ⅹ因子の低値を認め，通常生後1～3日は13～25秒と延長している．

予後とフォローアップ

●ワルファリンの凝固モニタリング（INR）については，脳卒中や塞栓症などの血栓性イベント，または出血性イベントの予後と関連することが報告されており，適切なINRを維持することは重要である．

■文献

1）CLSI Guideline H21-A5：Collection, transport, and processing of blood specimens for testing plasma-based coagulation assays and molecular hemostasis assays. In "Approved Guideline- Fifth Edition" CLSI, Pennsylvania, 2008

（野々部亮子，金子　誠）

トロンボテスト(TT), ヘパプラスチンテスト(HPT)

thrombotest, hepaplastin test

トロンボテスト (TT), ヘパプラスチンテスト (HPT) は, 肝で生成されるビタミンK依存性凝固因子活性 (第Ⅴ, 第Ⅶ, 第Ⅹ因子) を反映する. 測定原理は同一であるが, 用いる試薬が異なる. TTはワルファリンのモニタリング法であるが, HPTは肝の蛋白合成評価法として用いられている.

検体の採取・取り扱い・保存

- クエン酸血漿で測定する. 不適切な検体取り扱いは, 検査異常値の原因となるため注意が必要である (「PT」の項を参照)

基準値・測定法

- TT: 70~130%　　HPT: 70~130%
- 凝固時間法: TTはウシトロンボプラスチンと硫酸バリウム吸着血漿を用い, HPTはウシ硫酸バリウム吸着血漿とウサギ脳由来のトロンボプラスチンが使用されている

考えられる主な疾患

延　長

- 先天性異常症
  プロトロンビン, 第Ⅶ, 第Ⅹ因子欠損症・分子異常症
- 後天的要因
  凝固因子 (プロトロンビン, 第Ⅶ, 第Ⅹ因子) の産生低下, 消費亢進, またそれらに対するインヒビター, 抗凝固薬の影響 (「PT」の項を参照)

意義・何がわかるか?

- ワルファリン投与の抗凝固モニタリング法として用いられるTTは, プロトロンビン時間とほぼ同様な原理により検査を行っているが, PTに影響するフィブリノゲン, プロトロンビン, 第Ⅴ, 第Ⅶ, 第Ⅹ因子 (いずれも肝で産生) のうち, 感度よくビタミンK依存性因子であるプロトロンビン, 第Ⅶ因子, 第Ⅹ因子の異常を検出できるよう工夫されている (ワルファリン投与の際に生成されるPIVKAにより, 凝固阻害の影響を受けるとされているが, それらを含めた凝固活性を反映している).
- HPTではPIVKAの影響を受けず, 純粋に外因性のプロトロンビン, 第Ⅶ, 第Ⅹ因子の凝固因子活性を反映することから, 肝の蛋白合成能を調べることが可能である. HPTは第Ⅶ因子を鋭敏に反応するため, 急性期肝障害では半減期の短い第Ⅶ因子のみが低下するが, その病態把握のためのよい指標になる.

生体内での動態

規定因子と血中レベルを決める機序

- これら検査を規定する各凝固因子は肝で産生されている. この合成が障害される, もしくは消費が亢進することにより血中レベルが変動する. プロトロンビン, 第Ⅶ, 第Ⅹ因子はビタミンK依存性凝固因子である (「PT」の項を参照).

異常値の出るメカニズム

- TT，HPT は外因系と共通因子系の活性を総合的に反映する検査法であり，プロトロンビン，第Ⅶ，第Ⅹ因子活性低下により異常値を示す．
- TT：ワルファリンによる抗凝固モニタリング法として開発されたものである．薬剤の過剰，不足によりその測定値が変動する．
- HPT：肝機能異常症による蛋白合成能の低下があれば，HPT は延長する．PT に比較して第Ⅶ因子活性を感度よくとらえるので，急性期肝障害の指標にも用いられる．乳児のビタミン K 欠乏症のスクリーニングとして行われており，ワルファリン投与により延長する．

参考になる検査とその意義

- PT（INR），APTT，フィブリノゲン測定，血小板数，肝機能，PIVKA，第Ⅶ因子活性測定．
- ビタミン K 欠乏症や肝機能障害などの凝固因子産生障害，DIC など凝固因子消費亢進などを引き起こす後天的な凝固異常や，ワルファリン内服のモニタリング法に関して，上記の検査を並行して検査する．

診断へのアプローチ

- ワルファリンの治療域としては TT が 10～20%になるように投与量を調整する．
- PT に比して，HPT が低下している場合には，第Ⅶ因子活性のみが若干低下している．
- TT と HPT はともに肝で合成されるビタミン K 依存性凝固因子であるプロトロンビン，第Ⅶ因子，第Ⅹ因子活性を反映しているが，PIVKA に対する感受性が異なる．PIVKA はこれらの凝固因子の非活性化体であり，正常な凝固因子活性をもたないが，TT はその PIVKA の影響を受け，HPT ではその影響を受けないとされる．この TT と HPT の PIVKA に対する感受性の差から，PIVKA の凝固阻害活性（inhibitor index）が求められる．

inhibitor index =
〔HPT（%）－TT（%）〕/HPT（%）

・基準値　0.2 以下
・ワルファリン投与時　0.3～0.6
・肝　炎　0.1～0.5
・肝硬変　0.1～0.4

- しかし現実には，影響しないというデータ[1] もあり，血中の微量な PIVKA の量を上述の式から推定することは困難なことが多い．

ピットフォール

- PT とは異なり，バリウム吸着血漿を用いていることから第Ⅴ因子は補充されているため，第Ⅴ因子欠損症では低下しないことに注意する．

予後とフォローアップ

- PT-INR と TT を比較した場合，INR の変化量（2 以上など）に比較して TT の変化は乏しい．凝固時間が延長している際には，TT で正確にモニターすることは困難である．このため，出血時における凝固延長は TT では判断できない．
- これに対して INR が小さいとき（凝固の軽度延長の場合）には TT のほうが感度よく，早く変化するので，凝固レベルの変化をより鋭敏に反映する[2]．

■文献

1）村上澄子 他：経口抗凝血薬服用患者の管理におけるプロトロンビン時間，トロンボテスト，ヘパプラスチンテストの有用性について．臨床病理 31：210-214，1983

2）上塚芳郎 他：経口抗凝血薬療法におけるトロンボテスト（%）とプロトロンビン時間（INR）の臨床的意義について．日本血栓止血学会誌 3：123-130，1992

（野々部亮子，金子　誠）

活性化部分トロンボプラスチン時間（APTT）

activated partial thromboplastin time

血液凝固系のうち，内因系および共通系凝固系異常を総合的に判定するスクリーニング検査である（各凝固活性に関しては，内因系，外因系，共通系の項目を参照）．ヘパリンの抗凝固効果のモニタリングとしても測定される．

検体の採取・取り扱い・保存

- クエン酸血漿で測定する．不適切な検体取り扱いは，検査異常値の原因となるため注意が必要である（「PT」の項を参照）

基準値・測定法

- 27〜40 秒（試薬により異なる）
- 凝固時間法

延長から考えられる主な疾患

延　長

- 先天的な異常：内因系および共通系の単一凝固因子欠損症・分子異常症（特に，第Ⅷ因子や第Ⅸ因子），von Willebrand 病（VWD）
- 後天的な要因：内因系凝固因子の産生低下，消費亢進，凝固因子に対するインヒビター（自己抗体，特に第Ⅷ因子など），抗凝固薬の影響など
  産生低下には肝障害，ビタミン K 欠乏（新生児，低栄養，下痢，抗菌薬長期投与）があり，DIC では消費が亢進する（PT のほうが感度は高いが，重篤になれば APTT も延長する）．凝固因子インヒビターだけでなく lupus anticoagulant（LA）などの循環抗凝血素でも延長する．至適量のヘパリンでは APTT 延長のみが認められるが，過剰量投与の場合には PT も延長する

意義・何がわかるか？

- APTT 延長により，内因系凝固因子（第Ⅷ，Ⅸ，Ⅺ，Ⅻ因子，プレカリクレイン，高分子キニノゲン），共通系凝固因子（フィブリノゲン，プロトロンビン，第Ⅴ，Ⅹ因子）の血液凝固経路に何らかの異常が存在する（通常 PT とともに測定して，凝固系異常を判定）．

生体内での動態

規定因子と血中レベルを決める機序

- APTT は，クエン酸血漿に接触因子活性化剤（エラジン酸，セライト，カオリンなど）と Ca イオン，リン脂質を加えて，陰性荷電膜面による第Ⅻ因子の接触活性化からフィブリンが形成されるまでの内因性凝固に要する時間を光学的変化や粘度の変化をとらえることで測定される．
- 陰性荷電を帯びた異物面に接触して活性化された第Ⅻ因子は，第Ⅺ因子を活性化し，第Ⅸ因子が順次活性化される．活性化第Ⅸ因子は第Ⅷ因子と複合体を形成し，内因性 Xase 複合体となることにより，第Ⅹ因子を活性化する．それ以降は外因系の反応と同様の経路をたどる．生成されたトロンビンは第Ⅷ因子や第Ⅺ因子の活性化にも働

き，凝固反応はより増大する[1]．

異常値の出るメカニズム

- APTT 延長は，内因系と共通因子系凝固因子の欠乏，またはそれら凝固因子インヒビター（自己抗体，同種抗体）の発生により起こる．またLAでは，APTT 検査反応系の中でプロトロンビナーゼ複合体の形成を阻害するため APTT 延長がみられる．
- von Willebrand 因子（VWF）は，血管壁への血小板粘着とともに第Ⅷ因子のキャリアー蛋白として働く重要な止血因子である．VWF 活性が低下（量的欠如・質的異常）する VWD では，第Ⅷ因子は安定した状態で血中に存在することができず，第Ⅷ因子の半減期は短くなり，APTT は延長する．

参考になる検査とその意義

- PT，フィブリノゲン，FDP，クロスミキシングテスト．
- クロスミキシングテスト（交差混合試験）[2] により，凝固因子欠損の可能性があれば凝固因子活性測定・VWF 活性を，阻害の可能性があればLA・抗カルジオリピン抗体・β_2-グリコプロテインⅠ（β_2GPI）依存性抗カルジオリピン抗体を測定する．第Ⅷ因子あるいは第Ⅸ因子などの凝固因子に対するインヒビター（阻害物質）を考慮する場合，ベセスダ法（Bethesda）によるインヒビター力価の定量を行う．

診断へのアプローチ

- APTT 延長が，凝固因子の欠乏またはインヒビター（凝固因子インヒビターもしくはLA）によるものかを判別することは非常に重要である．これらの判別には，患者血漿と健常人プール血漿（正常血漿）を混和して APTT を測定する，クロスミキシングテスト（交差混合試験）を用いる．少量の正常血漿の添加により，APTT が正常に戻る場合には凝固因子欠乏症を疑い，混合後も APTT 延長が強く認められればインヒビターの存在を疑う（混合直後と37℃で一定時間インキュベーションした後の2種類を行う）．凝固因子インヒビターでは，特に第Ⅷ因子に対するものが多く，重篤な出血症状を引き起こすため，注意が必要である．一方LAは，「個々の凝固因子活性を阻害することなく，APTT などリン脂質依存性凝固反応を阻害する免疫グロブリン」と定義されている．LAは，妊娠合併症や血栓症状に関連する抗リン脂質抗体であるため，APTT 異常値のみで出血傾向があると判断するべきではない．

ピットフォール

- APTT 短縮は，DIC や妊娠などの過凝固状態（第Ⅷ因子活性の上昇）の場合に認められる．特に採血手技の不手際による頻度が高く，スムーズな採血が行われなかった場合には，再採血する．APTT 延長は，点滴ルートからの採血によるヘパリン混入などの人為的ミスのことが多い．
- ダビガトラン（抗トロンビン薬）は凝固モニター不要だが，出血性副作用に対して（効果過剰判定の際に）APTT が測定される．ただし，採血のタイミング（薬物動態に伴う血中濃度の変動）により結果が異なる，APTT 試薬ごとの反応性の差異，APTT で正確な血中濃度を推定することは不可能，などの問題点がある．

予後とフォローアップ

- APTT はPT-INR のように国際標準化されておらず，試薬と機械の組み合わせにより，検査結果に差異が生じる（凝固因子欠乏に対する感度，LAの検出やヘパリン感受性などが異なる）．

■文献

1）Hoffman M, Monroe DM 3rd：A cell-based model of hemostasis. Thromb Haemost 85：958-965, 2001
2）天野景裕：凝固検査の進歩　クロスミキシング試験を中心に　後天性血友病Aに関する凝血学的検査の注意点．臨床病理 57：999-1003，2009

（野々部亮子，金子　誠）

フィブリノゲン

fibrinogen

フィブリノゲンは，血液凝固作用の最終段階に働く血液凝固因子の一つで，血小板凝集にも関与するため，止血機構をスクリーニングする検査．DIC 診断にも用いられる．また，急性相反応性物質であるため炎症の程度も反映する．

検体の採取・取り扱い・保存

- クエン酸血漿で測定する．不適切な検体取り扱いは，検査異常値の原因となるため注意が必要である（「PT」の項を参照）．採血時の組織液混入や採血後の不十分な転倒混和による血液凝固，ヘパリンなどの薬液混入（ライン採血など）が，フィブリノゲン異常値の原因となる

基準値・測定法

- 200～400 mg/dL
- トロンビン時間法（Clauss 法），免疫学的測定法
  トロンビン時間法は，クエン酸血漿に高濃度のトロンビンを加えてフィブリノゲンがフィブリンに変換するまでの時間を測定して，フィブリノゲン量を求める．抗ヒトフィブリノゲン抗体を用いる免疫学的測定法により抗原（蛋白）量を求める方法もあるが，日常検査ではトロンビン時間法が汎用されている

増加

- 生理的変動要因として妊娠経過中，運動後や，加齢に伴い（高齢者）高値傾向を示す．病的な増加には，急性相反応性物質増加時（感染症，悪性腫瘍，手術侵襲，膠原病），血栓症，糖尿病，ネフローゼ症候群などがある

低下

- 先天性疾患に，無または低フィブリノゲン血症や異常フィブリノゲン血症などがある．後天性の原因には，産生低下〔重症肝障害，L-アスパラギナーゼ投与など〕，消費亢進・線溶亢進〔前骨髄球性白血病などの DIC（disseminated intravascular coagulation），大量出血，動脈瘤や Kasabach-Meritt 症候群などの局所でのフィブリン血栓形成，血栓溶解療法など〕がある

意義・何がわかるか？

- フィブリノゲンは凝固の最終段階で生じるフィブリン線維（クロット）の原料であることに加え，一次止血（血小板凝集）など止血機構の全般において重要な役割を担っており，その低下や機能異常は止血異常につながる．そのためフィブリノゲン測定は，出血性素因，DIC，線溶療法の経過判定や血栓傾向のスクリーニングや診断に用いられる．また，急性相反応性物質であり，赤血球沈降速度の促進とともに，炎症性疾患においてその程度を反映する．

生体内での動態

規定因子と血中レベルを決める機序

- フィブリノゲンは肝実質細胞で合成され，生体内半減期は3～4日とされている．血小板 α 顆粒にも含まれている．分子量34

万の糖蛋白であり，その構造はAα鎖，Bβ鎖およびγ鎖の3本のポリペプチド鎖が対をなして3ヵ所のS-S結合で結合した二量体である．フィブリノゲンにトロンビンが作用するとAα鎖，Bβ鎖のN末端からそれぞれフィブリノペプチドA，Bが遊離し，フィブリンモノマー（FM）となる．FMは会合してポリマーとなり，活性化された第XIII因子によって，安定化フィブリン（凝固血栓）を形成する．前述のとおり，インテグリンαⅡbβ3（血小板膜糖蛋白GPⅡb/Ⅲa）を介する血小板凝集反応にも関与している．また創傷治癒などの生体の防御機構にも関与する．

異常値の出るメカニズム

- 異常高値となる場合には，炎症時や悪性腫瘍がある．ほかにも脳梗塞，心筋梗塞などの血栓症，糖尿病などのさまざまな疾患で増加し，妊娠や高齢者など生理的にも増加する．一方，減少する原因として肝障害による産生低下，DICなど生体内での消費亢進，線溶系（プラスミン）による分解などがある．血栓溶解薬，バトロキソビン，L-アスパラギナーゼなどの薬剤でも減少する．
- 先天的なフィブリン低下症には無または低フィブリノゲン血症と分子異常症がある．無または低フィブリノゲン血症では，フィブリノゲン産生低下により出血が認められる．一方で，フィブリノゲン分子異常症では，出血・血栓傾向や無症状など，その異常により症状に違いが生じる．

参考になる検査とその意義

- 異常低値ではDICや肝障害を鑑別する．PT，血小板数，フィブリン・フィブリノゲン由来分解産物（FDP）などの旧厚生省のDIC診断基準における検査項目や，トロンビン−アンチトロンビン複合体（TAT），α_2プラスミンインヒビター・プラスミン複合体（PIC）など止血関連分子マーカーを測定する．肝臓の病態では，合成能には，PT，アルブミンやコレステロール，コリンエステラーゼ，肝細胞傷害には，逸脱酵素であるASTやALT，LDを測定する．肝線維化マーカーには，Ⅲ型プロコラーゲンペプチド，Ⅳ型コラーゲン，ヒアルロン酸などがある．先天性異常症が疑われた場合には，遺伝子検査を考慮する．

診断へのアプローチ

- フィブリノゲン値が増加または低下する多くの場合で基礎疾患が存在する．

ピットフォール

- DICにおけるフィブリノゲン値の評価には注意が必要である．DICの原因となる基礎疾患の違いにより，フィブリノゲン値は低値（線溶亢進状態）から高値〔炎症反応により線溶抑制因子であるPAI-1（plasminogen activator inhibitor-1）が誘導され線溶抑制状態〕のいずれの値にもなりうる．基礎疾患によりフィブリノゲンが増加している場合が多いので，DICを疑った場合にはフィブリノゲンの絶対量だけではなく，経時的な減少を見逃さないことが重要である．
- フィブリノゲンが減少する病態がないのに凝固時間法で低値となった場合には，免疫学的測定法でフィブリノゲン蛋白質量（抗原量）を測定することを考慮する．フィブリノゲン分子異常症では，実際に蛋白が存在しても凝固時間に異常があるため，凝固時間法では低値となりうる．この場合，免疫学的測定法による抗原量は正常となり乖離する． また，抗トロンビン薬や大量のヘパリン療法を行っている患者では，検査で使用するトロンビンが阻害され，凝固時間に影響して偽低値を示すことがある（抗原量は正常）．

予後とフォローアップ

- フィブリノゲン値に影響を与える原疾患の同定が重要である．一般に，高フィブリノゲン血症は血栓症のリスクファクターの一つと考えられている．また，（基準はないが）

約 100 mg/dL 以下では出血傾向が出現することがあり，原因に応じた対策を早急にとる必要がある．

■文献

1）高宮　脩 他：フィブリノゲン．“やさしく学べる　血小板・血栓止血の管理”丸藤 哲 編，総合医学社，pp 543-546，2008

2）高宮　脩 他：フィブリノゲン量．“スタンダード検査血液学”日本検査血液学会．医歯薬出版，pp 175-176，2003

3）矢冨　裕：フィブリノゲン．内科 93（6）：1187，2004

（小野佳一，金子　誠）

可溶性フィブリンモノマー複合体（SFMC）

soluble fibrin monomer complex

凝固活性化マーカーで，凝固亢進状態のスクリーニング検査．可溶性フィブリンモノマー複合体（soluble fibrin monomer complex：SFMC）の増加は，トロンビンからフィブリン血栓が形成されていることを反映する．

検体の採取・取り扱い・保存

- クエン酸血漿で測定する．不適切な検体取り扱いは，検査異常値の原因となるため注意が必要である（「PT」の項を参照）．凝固反応が乱雑な採血は避け，室温放置せずに採血後は早めに測定する．すぐに測定できない場合は，遠心分離して血漿を凍結保存する

基準値・測定法

- 測定試薬により，抗原認識部位が異なる．そのため病態により結果に違いが生じる（試薬名，抗原認識部位，基準値）

試薬名	抗原認識部位	基準値
イアトロ SFII	Aα 鎖 52～78 番	<7.0 μg/mL
ナノピア SF	Aα 鎖 502～521 番	<7.0 μg/mL
オート FMC	Aα 鎖 17～25 番	<6.1 μg/mL

- ラテックス免疫比濁法（分析機器：LPIA）

増加

- 凝固活性化状態で上昇する．特に，播種性血管内凝固症候群（DIC），深部静脈血栓症/肺梗塞など各種の血栓症で高値を示す．その他各種疾患（急性白血病，悪性腫瘍，重症感染症，外傷や熱傷，外科手術後，動脈瘤）や妊娠などで増加する． 採血不良検体，凝固検体でも高値となる

意義・何がわかるか？

- 血液凝固活性化により生じたトロンビンが，安定化フィブリン（フィブリン血栓）を形成するが，その過程に SFMC が出現する．その凝固活性化反応を定量的に示す検査である．線溶により，フィブリンが分解されて生成した FDP や D ダイマーとは異なる．

生体内での動態

規定因子と血中レベルを決める機序

- 凝固活性化により生成されたトロンビンがフィブリノゲン（Fbg）に作用しフィブリンモノマー（fibrin monomer：FM）が形成されるが，血中ではすぐに Fbg と結合して可溶性フィブリン（soluble fibrin：SF）や FDP などとフィブリンモノマー複合体（fibrin monomer complex：FMC）を形成する．SFMC は，SF や FMC を測定しており，潜在的血栓準備状態・凝固亢進状態を反映する．本来ならば生成されたトロンビン量を直接測定すべきであるが，代謝が早く（トロンビンは不安定で，生体内ではアンチトロンビンと結合し速やかに不活性化される）測定できない．そのためトロンビンの活性化を間接的に反映するトロンビン－アンチトロンビン複合体（thrombin- antithrombin complex：TAT）や SFMC を測定することにより，凝固活性化状態をとらえている．その他，凝固活性

化マーカーには，トロンビンがFbgに作用した際に分離するフィブリノペプタイドA（fibrinopeptide A：FPA）やプロトロンビンがトロンビンとなる時に遊離するプロトロンビンフラグメント1+2（F1+2）などがある．

異常値の出るメカニズム

- 外傷や感染症，炎症性疾患や悪性腫瘍など何らかの基礎疾患により，凝固制御のバランスが崩れ，体内で凝固系の活性化が生じた際に異常値となる．SFMCは，凝固活性化早期の反応（具体的にはトロンビンの活性化状態）を反映するとともに，その存在自身が直接的な血栓形成材料であるため，その正確な定量測定は血栓症急性期の病態把握に有用である．

参考になる検査とその意義

- グローバルマーカー（血小板数やプロトロンビン時間，Fbgなど）のほか，トロンビン活性化マーカーである，TAT，FPA，F1+2などのほか，線溶系マーカーであるFDP，Dダイマー，PICなどを組み合わせて検査することにより，凝固・線溶状態を推定することができる．

診断へのアプローチ

- 凝固線溶系分子マーカーは，保険収載されていないものもあるうえ，緊急時にどこでも検査可能なマーカーではないことが問題となる．測定可能であれば，迅速な診断補助として有用性があるが，必ずしも検査可能でないことが多い．実臨床では，汎用性のあるグローバルマーカーにより，凝固・線溶異常症を診断しなければならないが，SFMCのように凝固活性化状態を早期にとらえることは難しい．
- SFMCは凝固活性化の非常に早い時点で出現するため，急性血栓症発症の早期を鋭敏に捉えることが可能である．また，血栓症診断だけでなく，旧厚生省DIC診断基準の補助的診断項目の一つである．

ピットフォール

- SFMC測定は，用いる試薬・測定法により値が変わるため，その特性をよく把握しておく必要がある．Dダイマーや FDPと交差反応する試薬がある一方で，Fbgにトロンビンが作用したときや，他分子と複合体を形成したときに出現する部位のみを認識する試薬もあるために，反映する病態が検査ごとに異なる．
- 採血困難時でもTATやFPAのように容易に偽高値にはならないが，採血やサンプリングは速やかにスムーズに行うこと．
- ラテックス免疫比濁法は抗原抗体反応を原理とする方法なので，非特異的反応を起こす場合がある．
- SFMCが高値を示す場合は，生体内で凝固活性化が起きていることが示唆されるが，測定値の解釈には試薬の種類や，血栓傾向の病態に注意する．凝固亢進状態や血栓性疾患の診断には，画像検査やほかの臨床検査の結果も考慮する．

予後とフォローアップ

- 厚生省のDIC診断基準の補助診断項目のひとつとなっており，国際血栓止血学会（ISTH）のDIC診断基準では（FDPと同様に）診断項目にされている．

■文献

1）川合陽子 他：可溶性フィブリンモノマー複合体（SFMC）．“スタンダード検査血液学”日本検査血液学会．医歯薬出版，pp 175-176，2003
2）新井盛大 他：可溶性フィブリンモノマー複合体（SFMC）．“臨床検査法提要　改訂第33版”金井正光 編．金原出版，pp 385-386，2010
3）川合陽子 他：凝固系マーカー（可溶性フィブリンモノマー複合体（SFMC）を中心に）．“別冊・医学のあゆみ DIC-診断・治療の最前線”医歯薬出版，pp 91-96，2012

（小野佳一，金子　誠）

フィブリン，フィブリノゲン分解産物（FDP）

fibrin/fibrinogen degradation products

プラスミン生成（線溶）のマーカーであり，線溶機構の活動性を知るための検査．FDPは，フィブリノゲンまたはフィブリンが線溶酵素プラスミンに分解されることにより生成される分解産物の総称．

検体の採取・取り扱い・保存

●血漿または血清で測定可能である．血清FDP測定では，人工的にフィブリノゲンを除去し，検査中に線溶が進まないようにするために専用採血管（トロンビンと線溶阻止剤アプロチニン入り）を用いる．現在では，ほかの凝固検査と検体が共用できる利点があるため多くの施設で血漿検体にて測定している（クエン酸血漿の取り扱いは，「PT」の項を参照）

基準値・測定法

●血漿・血清：5 μg/mL未満，尿：0.1 μg/mL未満

●ラテックス免疫比濁法など：従来は，血清検体（専用採血管）を用い，抗フィブリノゲンポリクローナル抗体によるラテックス免疫比濁法で，測定していた（フィブリノゲンに交差反応するので，血清検体を使用した）．近年では，（交差反応のない）抗FDPモノクローナル抗体が汎用され，血漿検体を用いて測定されている

増加

●播種性血管内凝固症候群（DIC），各種の血栓症（心筋梗塞や脳梗塞，肺塞栓・深部静脈血栓症），手術後や，肝疾患，腹水・胸水の貯留などで増加する．また，血栓溶解療法や急性前骨髄性白血病などでは線溶活性が著しく，一次線溶が亢進してFDPが著明に増加する

意義・何がわかるか？

●FDPは線溶酵素であるプラスミンにより分解されたフィブリン，フィブリノゲン分解産物の総称であり，FDP上昇は血栓形成やプラスミンが生成したことを示す．DIC，血栓症の診断や治療経過の観察など，Dダイマーと組み合わせて線溶系の動態を把握するために用いられる．尿中FDP測定は腎炎の分類や腎移植後の拒絶反応の判定などに利用される．

生体内での動態

規定因子と血中レベルを決める機序

●FDPは，中間分解産物であるX分画，Y分画（X分画からY分画とD分画の生成，Y分画からD分画とE分画）や，最終的に生成される1分子のE分画と2分子のD分画など，一連の分解過程で生じるこれらの分画は，いずれもFDPである．一方，凝固の最終産物としてCaイオン，第XIII因子の作用で架橋化された安定フィブリンにプラスミンが作用すると，X-オリゴマーなどの多様な高分子の中間分解産物を経て，DD/E複合体やDD複合体（Dダイマー）およびE分画へと分解される．これらの架橋化フィブリン分解産物もFDPとしてとらえられる．白血球エラスターゼなどのプラスミン以外の蛋白質分解酵素による

フィブリノゲンおよびフィブリンの分解反応の結果生じたさまざまな分解産物も，FDPに含まれる．

異常値の出るメカニズム

●生体内での線溶反応は，血栓形成を認めない場合(一次線溶)と形成された血栓が溶解する場合(二次線溶)とに区別されるが，通常は二次線溶により引き起こされる（特異的にDダイマーでとらえることができる）．プラスミンの基質となるフィブリン上で，プラスミノーゲン活性化因子によるプラスミノーゲンの活性化反応が効率よく行われ，線溶反応が起こるためである．一方，循環血液中では，組織型プラスミノーゲン活性化因子（tPA）によるプラスミノーゲン活性化反応はきわめて効率が悪く，プラスミンはほぼ生じない．ただし，血栓溶解療法，急性前骨髄性白血病などで血液中に過剰にプラスミン活性の上昇する原因がある場合には，プラスミノーゲンの活性化がフィブリンの関与なしで進行し，フィブリンだけでなくフィブリノゲンも分解し，Dダイマーに比しFDPが異常高値となる(一次線溶)．

参考になる検査とその意義

●PT，血小板数，フィブリノゲンなどの旧厚生省のDIC診断基準における検査項目や，トロンビン－アンチトロンビン複合体(TAT)，α_2プラスミンインヒビター・プラスミン複合体（PIC）などの止血関連分子マーカーを組み合わせて測定する．また，血小板数，フィブリノゲン値の推移（測定値の変動）にも注意する．

診断へのアプローチ

●FDPが増加する原因となる血栓形成を引き起こす基礎疾患を検索する．また，線溶系の動態を把握するためには，Dダイマーや白血球エラスターゼによる分解産物(e-XDP）を併用した評価も有用である．

ピットフォール

●FDPには，多様な分解産物（構成要素の多様性）と抗体の免疫反応を総合的にとらえた結果が反映される．また，FDP測定には，フィブリノゲンもしくはDおよびE分画に対するポリクローナル抗体や，フィブリノゲンと交差しない抗FDPモノクローナル抗体が用いられている．使用する抗体の抗原認識部位の違いやFDP分画に対する違いなどにより，測定試薬間で測定値が必ずしも一致しない．このため，基準値は用いる試薬・測定法により異なるため，その検査試薬の特性をよく把握すべきである．

●FDP測定が開始された初期では，抗フィブリノゲンポリクローナル抗体（フィブリノゲンに反応する）によって，凝固によりフィブリノゲンが除去されたあとの血清検体中の反応分として，FDPを検出していた．この血清検体における問題点として，血清に一部フィブリノゲンが残存する場合（偽高値）や，採血管内でのフィブリン形成時にFDPが一部取り込まれる場合（偽低値）があることが知られている．また血清を検体とする方法ではヘパリンなど抗凝固薬が採取検体に含まれると，異常高値となる（フィブリン形成ができないため）．

●骨髄腫や自己免疫疾患の患者では，検査系に影響して（非特異的反応）異常値を示す場合がある．

予後とフォローアップ

●FDPは，DICをはじめ種々の血栓症や血栓溶解療法のモニタリングとして，非常に有用性が高い検査である．また，Dダイマーやほかの凝固検査項目と組み合わせることにより，より詳細な病態の把握や予後の推定が可能となる．

■文献

1）窓岩清治：日本血栓止血学会誌 18：317-329，2007

2）山口桂司，北島　勲：血栓と循環 12：429-432，2004

3）日本血栓止血学会ホームページ（用語集）http://www.jsth.org/term/sen-you.html

（小野佳一，金子　誠）

Dダイマー

D dimer

プラスミン生成（線溶）のマーカーであり，線溶機構の活動性を知るための検査．Dダイマーは，形成された血栓が線溶酵素プラスミンに分解されることにより生成し，二次線溶を表す．Dダイマーは血栓症の除外診断で有用．

検体の採取・取り扱い・保存

- 分子構造に特異的な抗Dダイマーモノクローナル抗体を用いており，フィブリノゲンとは交差反応しないため，血漿または血清で測定可能であるが，ほかの凝固検査と検体が共用できる利点があるため多くの施設で血漿検体にて測定している（クエン酸血漿の取り扱いは，「PT」の項を参照）

基準値・測定法

- 1 μg/mL 未満
- ラテックス免疫比濁法など．Dダイマーは単一な分子ではなく，線溶によるフィブリン分解過程のさまざまな生成物の混合物である．また，測定試薬ごとに抗体のエピトープや反応性には差があるためその特性はさまざまで，個々の検査法により測定値が大きく乖離する（基準値は用いる試薬・測定法により異なる）

増加

- 播種性血管内凝固症候群（DIC），各種の血栓症（心筋梗塞や脳梗塞，肺塞栓・深部静脈血栓症），手術後，肝疾患，腹水・胸水の貯留などFDPと同様の疾患で増加する．Dダイマーが増加する場合として，二次線溶の亢進がある．肺塞栓症・深部静脈血栓症を除外する診断としてDダイマー値が参考になる

意義・何がわかるか？

- Dダイマーは安定化フィブリンにプラスミンが作用して分解・生成された物質であり，生体内の血栓形成を証明するものである．凝固反応が進みフィブリン血栓ができる過程で，活性化XIII因子によりγ鎖間（γ-γダイマー）およびα鎖間（αポリマー）の架橋形成を受けて安定化フィブリンとなるが，プラスミンによりポリマー構造を有する分解産物の集合体であるX-オリゴマーや，さらにDD/E複合体やDD複合体およびE分画へと分解される（D・E分画に関しては，「FDP」の項を参照）．これらの複合体ないし分画はいずれも架橋化フィブリン分解産物でありFDPとしてとらえられる．特に，DD分画を含む分解産物はDダイマーあるいはXDP（cross-linked fibrin degradation products）と総称される．これは，DD/E構造を基本単位とした不均一な集合体である（構成要素が多様性に富む）．D-D間の結合はプラスミンで分解を受けずに保存されるため，DD分画を含む分解物が生成されるためDダイマーと呼称される．

生体内での動態

規定因子と血中レベルを決める機序

- Dダイマーの増加は，二次線溶に特徴的な産物であり，いわゆる一次線溶には認めない．生理的には，プラスミンの基質となるフィブリン上で，プラスミノーゲン活性化

因子によるプラスミノーゲンの活性化反応が効率よく行われる．このようにして生じたプラスミンが，フィブリンを分解する反応を二次線溶反応という．プラスミノーゲンの活性化がフィブリンの関与なしで進行し（血栓溶解目的でプラスミノーゲン活性化因子を大量に投与したときなど），生じたプラスミンがフィブリンを分解する反応を一次線溶反応という．生じたプラスミンはフィブリンのみならずフィブリノゲンをも分解する．分解産物がフィブリノゲン由来であるかフィブリン由来であるかによって，一次･二次線溶を規定するものではない．

異常値の出るメカニズム

- DIC や血栓症を中心とした凝固の活性化・血栓形成などを生じる各種の疾患・病態では，FDP，D ダイマーが上昇する．D ダイマーの上昇は，安定化フィブリンが生成したことの間接的な証拠であるが，血栓症の確定診断には画像検査が重要であること，D ダイマーは血栓症の除外診断で有用であることに注意したい．

参考になる検査とその意義

- PT，血小板数，フィブリノゲン，フィブリン･フィブリノゲン由来分解産物（FDP）などの旧厚生省の DIC 診断基準における検査項目や，トロンビン-アンチトロンビン複合体（TAT），α_2プラスミンインヒビター・プラスミン複合体（PIC）などの止血関連分子マーカーを組み合わせて測定する．また，血小板数，フィブリノゲン値の推移（測定値の変動）にも注意する．

診断へのアプローチ

- D ダイマー検査は陰性的中率がきわめて高く，深部静脈血栓症などの除外診断指標として注目されている．しかし，測定法間差や低値域での信頼性，年齢別に基準値が異なる（高齢者ではやや高めの測定値）などの論議がある．
- D ダイマーは，抗凝固薬を服用している心房細動患者の血栓塞栓症や心血管障害の治療効果，再発予測などにも有効な指標である．

ピットフォール

- D ダイマーは，さまざまな分解産物（プラスミンによる安定フィブリンの終末分解産物である DD/E のほか，多様な高分子の中間分解産物を含む）と測定試薬中の抗体との免疫反応をとらえた結果である．このため，各試薬間で測定結果が異なる（基準範囲の設定も異なる）ことがある．これは，検査に関する標準物質が統一されていない（D ダイマーは単一の物質ではなく，分解産物の混合物であり真の標準物質が存在し得ない）ことに加え，抗原の多様性が大きいこと，検出のためのモノクローナル抗体の特性が異なることが原因である．
- プラスミンを介さない線溶系（白血球エラスターゼフィブリン分解産物）が，病態により認められ，交差反応することがある．
- FDP が陰性にもかかわらず，D ダイマーが高値になった場合は，ヒト抗マウス抗体（HAMA）陽性者や IgM 高値などの非特異的反応が考えられる．

予後とフォローアップ

- 血漿 FDP 値や TAT, PIC などを D ダイマーと組み合わせて測定することにより，生体内の線溶亢進・抑制の動態情報を正確に反映できる．ただし, 血漿 FDP は D ダイマー測定と類似した反応特性を示し，よい相関を示すため，必ずしも同時測定が有効で適切であるということではない．FDP，D ダイマーの同時測定は適応を考慮し，無駄がない測定を行うように努めるべきである．

■文献

1）福武勝幸 他：D ダイマー（DD ダイマー）．“パーフェクトガイド　検査値事典”総合医学社，p 333，2011
2）窓岩清治：日本血栓止血学会誌 18：317-329，2007
3）日本血栓止血学会ホームページ（用語集）http://www.jsth.org/term/sen-you.html

（小野佳一，金子　誠）

共通系因子〔第Ⅱ因子(プロトロンビン), 第Ⅴ因子, 第Ⅹ因子〕

common pathway coagulation〔factor Ⅱ (prothrombin), factor Ⅴ, factor Ⅹ〕

共通系凝固反応にかかわる個々の凝固因子活性を測定する検査. これら活性測定のスクリーニングとしてはPT, APTTが用いられる（いわゆる第Ⅰ因子はフィブリノゲン）.

検体の採取・取り扱い・保存

●クエン酸血漿で測定する. 不適切な検体取り扱いは, 検査異常値の原因となるため注意が必要である（「PT」の項を参照）

基準値・測定法

●70～140%（各因子とも）

●凝固因子活性　測定法：凝固一段法
測定する凝固因子欠乏血漿を用いて, プロトロンビン時間（PT）による凝固一段法を用いて測定する. 通常は, この方法で, 個々の因子活性を測定する

●凝固因子抗原　測定法：ELISA法, 一次元免疫電気泳動法（Laurell法）など
抗原抗体反応により, その抗原量を求める

活性高値

●妊娠で凝固因子レベルは増加する. 日本人にはないが, 欧米人でのプロトロンビン20210遺伝子変異のヘテロ接合体保因者では（遺伝子多型）, プロトロンビンが30%ほど高値で静脈血栓症発症リスクとなる

活性低値

●先天性疾患には凝固因子欠損症・分子異常症がある. 後天性疾患には, 肝硬変, DIC, 凝固インヒビターの出現がある. 第Ⅱ, 第Ⅹ因子はビタミンK依存性凝固因子であるため, ワルファリン投与やビタミンK欠乏時に低下を示す. 第Ⅹ因子は, アミロイドーシスではアミロイドへ沈着などにより減少することがある

意義・何がわかるか？

●肝障害やDICなどの凝固因子生産低下や消費亢進, 抗凝固療法などの薬剤内服以外で, PT, APTTがともに延長した場合には, 共通系凝固因子の異常を疑う.

生体内での動態

規定因子と血中レベルを決める機序

●第Ⅱ（プロトロンビン）, 第Ⅴ, 第Ⅹ因子は肝で合成される凝固因子であり, 主として共通系の凝固反応に関与する. プロトロンビンおよび第Ⅹ因子はビタミンK依存性因子である. 第Ⅴ因子は肝臓および巨核球で生産され, 血中の20%程度は血小板α顆粒に貯蔵されており, 血小板活性化に伴って血中に放出される.

●凝固活性化機構には, 細胞基本モデルが提唱されており, 共通系因子は大変重要な役割を果たしている. 障害部位で生じた組織因子が, 第Ⅶ因子とともに凝固活性化を開始する. 共通系活性化を通じて生じた少量のトロンビンが, 近傍の血小板, 第Ⅴ, 第

Ⅷ，第Ⅺ因子を活性化する．活性化した血小板の膜上では，Xase 複合体〔活性化第Ⅸ因子（Ⅸa），活性化Ⅷ因子（Ⅷa），Ⅹ因子の複合体〕に続き，プロトロンビナーゼ複合体〔活性化第Ⅹ因子（Ⅹa），活性化第Ⅴ因子（Ⅴa），プロトロンビンの複合体〕を形成して，プロトロンビンをトロンビン（Ⅱa）に変換する．この凝固増幅反応が大量のトロンビン生成し，止血反応や血栓形成となる．一方で，血液の流動性を維持するため，過剰な凝固反応は凝固制御系によって阻止されている．プロテインC凝固制御系は，Ⅷa とⅤa を分解し，失活させる．また，Ⅹa に機能を阻害して外因系凝固系の開始反応を制御する組織因子経路インヒビター（tissue factor pathway inhibitor：TFPI）やトロンビンやⅩa を阻害するアンチトロンビン（serine protease inhibitor）などプロテアーゼインヒビター凝固制御系がある．

異常値の出るメカニズム

●凝固因子活性の低下は産生低下，消費の亢進が中心で，稀にインヒビターの出現や先天性欠損症がみられる．特に先天的異常症であるが，先天性プロトロンビン欠乏症，第Ⅴ因子欠乏症，第Ⅹ因子欠乏症は常染色体劣性遺伝形式をとり，稀な疾患である．

参考になる検査とその意義

● PT，APTT，フィブリノゲン，ヘパプラスチンテスト，トロンボテストなどにより，凝固因子活性の異常をスクリーニング可能である．また，肝機能，血小板数，FDP などにより，肝障害・DIC などがないか確認する．凝固因子欠乏か，凝固インヒビターの確認にはクロスミキシング試験を行う．

診断へのアプローチ

●ほとんどの場合，肝障害・DIC などの後天的な要因が主で，先天性疾患は稀である．凝固スクリーニング検査に加え，病歴や家族歴，臨床所見から総合的に判定する．先天性凝固因子異常症が考慮される場合には，活性と抗原量の両方を測定することにより，量的・質的異常が推定可能となる．また，必要に応じて遺伝子変異を検査する．

ピットフォール

●第Ⅴ因子は室温で不安定なため，血漿分離後は可及的速やかに測定する．

●トロンボテストやヘパプラスチンテストでは，測定時に吸着血漿を使用して第Ⅴ因子が補充されるため，第Ⅴ因子欠乏でも低下しない．

予後とフォローアップ

●出血の程度，観血手技などに応じて凝固因子の補充療法を行う．第Ⅴ因子欠乏症に対しては新鮮凍結血漿，その他では，プロトロンビン複合体製剤（prothrombin complex concentrates：PCCs）の投与を必要に応じて行う．PCC では，欠乏している凝固因子以外の凝固因子が上昇するため，血栓症の合併に注意する．

●日本人では認めないが，凝固因子異常による血栓性素因では，前述のプロトロンビン 20210 遺伝子変異に加え，Factor Ⅴ leiden がある．Factor Ⅴ leiden は，活性化 protein C（APC）に分解されなくなり，血栓症を認めるいわゆる APC レジスタンス（抵抗性）である．ともに静脈血栓症の発症率が高く，血栓症予防には抗凝固療法（通常はワルファリン）を行う．

■文献

1）鈴木宏治：血液凝固と制御機構．“スタンダード検査血液学 第二版”日本検査血液学会 編．医歯薬出版，pp 68-77，2008

2）天野景裕，稲葉浩，篠澤圭子 他：その他の凝固因子異常症．“三輪血液病学”浅野茂隆，池田康夫，内山卓 監修，文光堂，pp 1709-1730，2011

3）長江千愛，瀧　正志：血栓止血の臨床　研修医のために　出血性疾患　その他の先天性凝固因子欠損症の診断と治療．日本血栓止血学会誌 21：297-300，2010

（小野佳一，金子　誠）

プロトロンビンフラグメント1＋2（PF1＋2）

prothrombin fragment 1+2

血液中のトロンビン生成能の程度を反映し，生体内の凝固活性化の指標として凝固亢進状態，血栓症の評価に用いられる．

検体の採取・取り扱い・保存

● クエン酸血漿で測定する．不適切な検体取り扱いは，検査異常値の原因となるため注意が必要である（「PT」の項を参照）

基準値・測定法

● 69～229 pmol/L （Enzygnost F1+2 micro；Behring）

● ELISA 法
検体中のプロトロンビンフラグメント F1＋2（PF1＋2）抗原をマイクロプレートにコートした抗体と，ペルオキシダーゼ標識した抗体の２種の抗ヒトプロトロンビンフラグメント F1＋2 マウスモノクローナル抗体で検出する

高値

● 血管内凝固亢進状態を反映
● 血栓塞栓症（心筋梗塞，脳梗塞，肺梗塞，深部静脈血栓症など）
● DIC（感染症，悪性腫瘍，血管腫，大動脈瘤など）
● 先天性血栓性素因（アンチトロンビン欠乏症，プロテイン C 欠乏症，プロテイン S 欠乏症）
● 外科的侵襲，外傷など

低値

● 健常人血中には微々たる量しか存在しないため，基準値以下でも臨床的意義はあまりないが，抗凝固療法時（ワルファリン服用など）には，その凝固抑制強度に比例して低値となる傾向があるため，治療効果の判定に有益であると報告もある

意義・何がわかるか？

● 体内での血栓傾向を判断するうえで，血液凝固反応の動態を把握する必要がある．トロンビン生成は凝固活性化の中で最も重要な反応であるが，トロンビン自体の血中半減期はきわめて短く，直接的にとらえることが不可能である．しかし，プロトロンビンからトロンビンへの変換（トロンビン生成）とともにPF1＋2が遊離されることから，血漿 PF1＋2 を測定することでトロンビン生成量を知ることが可能となる．これらトロンビン生成量は健常人血漿中ではごく少量しかなく，その上昇度から各種臨床病態における凝固活性化（トロンビン量）をとらえることが可能である．

生体内での動態

規定因子と血中レベルを決める機序

● 凝固活性化により生成した活性化Ｘ因子は，血小板などの細胞膜のリン脂質上で，プロトロンビンは活性化Ｖ因子とともにプロトロンビナーゼ複合体を形成し，カルシ

ウム存在下で活性化してトロンビンに変換される．その際に，Arg[271]～Thr[272]の間で限定分解を受け，N末端側の遊離されるプロトロンビンの断片がPF1＋2で，271個のアミノ酸からなる分子量34,000の一本鎖ポリペプチドである．血中半減期は約90分と短い（肝で代謝される）ため，病状の変化に鋭敏である．

異常値の出るメカニズム

- PF1＋2は生体内凝固活性化（凝固亢進状態），特にトロンビン生成の程度を反映して変動する．血栓性疾患でPF1＋2が高値のものは凝固亢進が示唆され，病態に活動性があるものと判断する．また，DICでは病勢とともに変動するので凝固，線溶活性を総合的に評価することが望ましい．その際の線溶活性化マーカーの指標はα_2プラスミンインヒビター・プラスミン複合体（PIC）であり，線溶活性化の程度が評価できる．

参考になる検査とその意義

- F1＋2のほかに，生体内の凝固活性化の指標のためトロンビン生成を反映しうる凝固活性化マーカーには，トロンビン－アンチトロンビン複合体（thrombin-antithrombin complex：TAT）やフィブリノペプタイドA（fibrinopeptide A：FPA），可溶性フィブリンモノマー複合体（soluble fibrin-monomer complex：SFMC）などがある．これらの違いは，PF1+2がトロンビン生成量を直接的に示すのに対して，TATは生成されたトロンビンのうちのアンチトロンビンによる捕捉量を示している．また，FPAやSFMCは生成されたトロンビンにより，フィブリノゲンのN末端から放出されているフィブリノペプチドA，Bや，形成されたフィブリンモノマー複合体を反映しており，トロンビン活性化によるフィブリン形成過程を示したものである．

診断へのアプローチ

- F1＋2が異常高値の場合は，トロンビン生成が高度と判断する．臨床的に凝固亢進状態は血栓症の前段階であり，血栓症の早期対策を考えるうえで重要なマーカーといえる．DICの診断基準（厚生労働省研究班）の補助項目には含まれていないが，ほかの補助項目と同様に扱うことも可能である．概してPF1＋2とTATと並行して上昇するが，病態，症例でバラツキもみられることもある．

ピットフォール

- PF1＋2は，FPA，TATに比較して，静脈うっ滞など採血手技の影響を受けにくいが，採血が拙劣な場合には，凝固活性化による偽陽性を否定できない．

予後とフォローアップ

- F1＋2を測定することは，各種血栓性疾患における凝固亢進状態の診断や，その予後予測などに関して有用との報告があるが，測定方法が用手法であり，検査の迅速性に欠けるなどの理由から，あまり普及していないのが現状である．

■文献

1）高橋芳右：プロトロンビンフラグメント1+2（PF1+2）．血栓と循環 12：407-411，2004

（菅野信子，丸尾理恵，金子　誠）

外因系凝固因子(第Ⅶ因子), 組織因子, 組織因子経路インヒビター

extrinsic pathway clotting factor (factor Ⅶ) issue factor, tissue factor pathway inhibitor

外因系凝固反応に関与する第Ⅶ因子活性の測定検査である．その他，外因系凝固反応にかかわる組織因子（tissue factor：TF）や組織因子経路インヒビター（tissue factor pathway inhibitor：TFPI）は，臨床検査としては測定されていない．

検体の採取・取り扱い・保存

- 第Ⅶ因子活性はクエン酸血漿で測定する．不適切な検体取り扱いは，検査異常値の原因となるため注意が必要である（「PT」の項を参照）

基準値・測定法

- 70〜140％（第Ⅶ因子）
- 凝固因子活性は，凝固因子欠乏血漿を用いて，PT による凝固一段法で測定する．凝固因子抗原量は，ELISA 法や Laurell 法により測定する
  TF や TFPI の測定に関しては研究用試薬で測定する．ELISA 法のほか，フローサイトメトリーによる細胞表面 TF 測定，マイクロパーティクル上の TF による凝固活性化から TF 活性を測定する方法がある

低値

- 第Ⅶ因子活性低下には，先天性疾患には凝固因子欠損症・分子異常症がある．後天性疾患には，主として肝障害（第Ⅶ因子は肝臓で生合成されるため），DIC（消費性低下）やビタミンK欠乏時（第Ⅶ因子はビタミンK依存性凝固因子）に低下を示す．血中 TFPI が低値の場合には，静脈血栓症の危険因子であることが推定されているが不明な点も多い

意義・何がわかるか？

- PT のみに延長を認めた場合（APTT は正常），第Ⅶ因子に問題があることが示唆される．主として肝障害や何らかの消費性凝固障害，ビタミンK欠乏（ワルファリン服用を含める）などが考慮されるが，それが除外される場合に，先天的な異常を疑って第Ⅶ因子活性が測定される．

生体内での動態

規定因子と血中レベルを決める機序

- 生体の血液凝固は，損傷組織（血中のマイクロパーティクルなども）に発現した TF と活性化第Ⅶ因子（Ⅶa）から始まると考えられている．周囲に存在する血小板を中心に，第Ⅸ因子ならびに第Ⅹ因子を活性化し，共通系凝固経路を経て少量のトロンビンが産生する．この凝固反応の開始から，止血反応が増幅されフィブリン網が形成されている．
- TFPI は血管内皮に発現しており（多くは細胞表面で，遊離型として血漿中にも認められる），活性化血液凝固第Ⅹ因子（Ⅹa），TF/Ⅶa と結合し複合体を形成し，血液凝固開始反応を阻害し，適切な部位での血液凝固反応が行われるよう制御している．protein S は，TFPI による第Ⅹa 因子阻害活性を促進する．

●TF自体は，血管外組織や血管外膜内の細胞（線維芽細胞や平滑筋細胞などの血液と直接接触しない細胞）に恒常的に発現しており，血管傷害時にはこれらの細胞に存在するTFにより，ただちに凝固反応が開始され止血が行われる．組織的には，脳，肺，心臓，腎臓，胎盤などで発現が多く，外傷時の組織保護にかかわるとされる．

異常値の出るメカニズム

●急性期肝障害では，半減期の短い第Ⅶ因子のみが低下するが，PTは第Ⅱ，Ⅶ因子の影響が少ないため変化しない．第Ⅶ因子は半減期が4時間と短いために，急性肝細胞障害時の蛋白合成を鋭敏に反映する．

●播種性血管内凝固症候群（disseminated intravascular coagulation：DIC）は，さまざまな疾患を基礎として，組織中のTFが大量に血中に流入，または細胞膜上にTFが高度に発現するなどにより，凝固活性化が引き起こされることに起因する．特に，エンドトキシンや炎症性サイトカインなど感染や炎症の局所では，単球や内皮細胞にTFの発現を誘導し，血栓形成を促進する（局所の血栓形成は，異物の封じ込めや炎症反応増幅，創傷治癒などに貢献していると考えられている）．活性化した細胞やアポトーシスに陥った細胞から放出されたマイクロパーティクルはTFを発現しており，血栓症形成を引き起こす要因になる．

●がんでは，TFが高発現しており，患者の易血栓傾向との関連が示唆されている．最近の研究では，白血球エステラーゼによりTFPIが分解され，凝固反応を増強されることが明らかとなっている．

参考になる検査とその意味

●第Ⅶ因子活性に関しては，PT，APTT，フィブリノゲン，ヘパプラスチンテスト，トロンボテストなどにより，凝固因子活性異常をスクリーニングする．肝合成能（albumin，T.cholesterol，cholinesterase），血小板数，FDPなどにより，肝障害・DIC，またPIVKA-Ⅱなどでビタミン K 欠乏状態はないかを確認する．先天性第Ⅶ因子欠乏症が疑われる場合には，第Ⅶ因子活性，抗原を測定する．場合によっては，遺伝子検査を検討する．

診断へのアプローチ

●第Ⅶ因子活性低下が疑われる際には，ほとんどの場合は，肝障害やビタミン K 欠乏など後天的要因が原因となる．

●第Ⅶ因子活性に対する阻害抗体は，稀である．

ピットフォール

●第Ⅶ因子に対する反応性は，使用するPT試薬（トロンボプラスチン）に依存する（測定値が異なる場合がある）．

●先天性第Ⅶ因子欠乏症例に対する手術時の第Ⅶ因子製剤の使用では血栓症副作用の発症に注意する．手術は，血栓症発症リスク（特に深部静脈血栓症など）の原因となる上，製剤補充によりリスクが高まる可能性がある．適切な補充計画が重要である．

予後とフォローアップ

●第Ⅶ因子活性低下時の出血に関する臨床的重症度には幅があり，脳出血を起こすものから無症候性のものまで存在し，必ずしも活性値と相関しない．

●TFやTFPIの測定法や測定値の臨床所見との相関に関しては，まだ研究段階である．

■文献

1）Kasthuri RS et al：Tissue Factor and Tissue Factor Pathway Inhibitor as Key Regulators of Global Hemostasis：Measurement of Their Levels in Coagulation Assays. Semin Thromb Hemost 36：764-771, 2010
2）天野景裕，稲葉　浩，篠澤圭子 他：その他の凝固因子異常症．“三輪血液病学”浅野茂隆，池田康夫，内山　卓 監修．文光堂，pp 1709-1730，2011
3）Hood JL, Eby CS：Evaluation of a prolonged prothrombin time. Clin Chem 54：765-768, 2008

（久米幸夫，金子　誠）

第Ⅷ因子

factor Ⅷ

血液凝固第Ⅷ因子（第Ⅷ因子）は，内因系凝固因子で，活性型第Ⅸ因子が第Ⅹ因子を活性化する際に重要な補酵素として機能する．その凝固因子活性を測定する検査である．

検体の採取・取り扱い・保存

- クエン酸血漿で測定する．不適切な検体取り扱いは，検査異常値の原因となるため注意が必要である（「プロトロンビン時間（PT）」の項を参照）

基準値・測定法

- 60～140％
- APTTを用いた凝固法，合成基質法

活性増加

- 肝硬変では，その重症度が増悪するにつれ肝臓で生成される凝固因子が減少する一方で，第Ⅷ因子活性は上昇する[1)]
- 妊娠中，血管作動性物質（DDAVP，アドレナリンなど）の投与時，ストレス，過激な運動，また，急性反応性物質として，第Ⅷ因子が増加する[2)]

活性低下

先天性異常症

- 第Ⅷ因子欠損症・分子異常症（血友病A），von Willebrand病など

後天的な要因

- 第Ⅷ因子に対するインヒビター（自己抗体・同種抗体）
- DICでは消費が亢進するため，第Ⅷ因子は低下する

意義・何がわかるか？

- 第Ⅷ因子活性を測定することで，第Ⅷ因子が原因と考えられる出血傾向の診断，治療効果判定が可能となる．血友病A患者では，第Ⅷ因子活性が1％未満の重症型，1～5％の中等症型，5％以上40％以下の軽症型に分類される．

生体内での動態

規定因子と血中レベルを決める機序

- 第Ⅷ因子は分子量約33万の糖蛋白で，X染色体第Ⅷ因子遺伝子上にコードされている．この遺伝子の欠損はX連鎖劣性遺伝形式をとり，血友病Aとして知られている．第Ⅷ因子は血管内皮や肝臓における洞様毛細血管細胞にて合成され，血流中へ放出される．
- 血漿中では，von Willebrand因子（VWF）と複合体を形成して安定化している．活性化血小板膜上で活性型第Ⅸ因子やカルシウムイオン，リン脂質とともに第Ⅹ因子活性化複合体を形成し，第Ⅹ因子を活性化させる．凝固過程で産生された活性型第Ⅹ因子やトロンビンがさらに第Ⅷ因子を活性化し，より凝固が増幅する．

異常値の出るメカニズム

- 先天性凝固異常症には，第Ⅷ因子遺伝子の

先天性異常により第Ⅷ因子活性が低下し発症する（先天性）血友病Aがあり，最も頻度が高い．X連鎖劣性遺伝形式をとるため患者はほとんど男児であり，女性血友病は0.5％と非常に稀である．家系内に血友病患者がいない孤発例も約半数に認められる．血友病Aの保因者では第Ⅷ因子活性が正常者の約半分に低下する．

- 後天性異常の一つに，第Ⅷ因子インヒビターがある．従来出血傾向が認められなかったにもかかわらず，何らかの原因により血液凝固第Ⅷ因子に対する自己抗体を生じ，突如として重篤な出血症状をきたす後天性血友病Aである．（先天性）血友病A治療中に第Ⅷ因子補充療法が行われるが，その過程で出現する第Ⅷ因子に対する抗体（同種抗体）とは区別される．
- 第Ⅷ因子活性の増加は，静脈血栓塞栓症や肺血栓塞栓症の危険因子として知られている．現在のところ遺伝子変異部位は不明であるが，第Ⅷ因子増加症は血栓性素因として考えられている[2]．

参考になる検査とその意義

- PT，APTT，von Willebrand因子（VWF）活性．
- von Willebrand病（VWD）では第Ⅷ因子の半減期が低下するため，両疾患の鑑別には，VWF活性の測定が必要である．

診断へのアプローチ

- PTは正常でAPTTが延長している場合には内因系凝固反応の異常を考え，臨床経過や症状とあわせながら，凝固因子活性の低下によるものか，凝固反応の阻害によるものかクロスミキシングテスト（交差混合試験）を行い判定する（「APTT」の項を参照）．男性症例で，関節内出血などの出血傾向に加えて，凝固因子欠乏パターンで凝固因子活性の低下が疑われた場合には，第Ⅷ因子，第Ⅸ因子活性測定を行う．血友病A診断は，第Ⅷ因子活性が低下し，かつVWF活性および抗原量が正常であることで判断される．ただし，type 2N VWDの場合，血友病Aと鑑別が困難である．遺伝学的，臨床的にも疑問点が認められる場合〔家系調査（遺伝形式）や第Ⅷ因子遺伝子検査で異常が認められない，遺伝子組換え型第Ⅷ因子製剤の効果不足，女性での第Ⅷ因子活性の低下（VWF活性は正常）〕には，むしろtype 2N VWDを疑う．
- 凝固反応の阻害には，凝固因子に対するインヒビターやLA（lupus anticoagulant）が疑われる．第Ⅷ因子インヒビターが考慮される場合，Bethesda法にてインヒビター抗体価（力価）を確認する．第Ⅷ因子の抗原刺激に対する免疫的反応性によりインヒビターはhigh responderとlow responderの2つに分類される．これはそれ以後の止血療法の選択に重要となる（Bethesda単位のhigh titer，low titerとは区別される）．

ピットフォール

- 健常者では，O型の人はほかの血液型の人と比較しVWF活性と第Ⅷ因子活性が20％程度低くなるため，注意が必要である．

予後とフォローアップ

- 血友病患者の治療に関して，出血時のオンデマンド療法に加えて，近年では積極的に出血を予防する定期補充療法により第Ⅷ因子製剤が輸注されている．止血効果や製剤投与後の血中第Ⅷ因子回収率が以前に比べて大きく低下した場合はインヒビターの発生を考慮する．

■文献

1）Hollestelle MJ et al：Factor Ⅷ expression in liver disease. Thromb Haemost 91：267-275, 2004
2）Jenkins PV et al：Elevated factor Ⅷ levels and risk of venous thrombosis. Br J Haematol 157：653-663, 2012

（野々部亮子，金子　誠）

von Willebrand因子（VWF），von Willebrand因子マルチマー解析

von Willebrand factor, von Willebrand factor multimer analysis

血液中の von Willebrand 因子（VWF）に関する検査である．先天性の止血異常として頻度の高い von Willebrand 病（VWD）の診断，第Ⅷ因子低下時の鑑別診断 / 病態評価に用いる．

検体の採取・取り扱い・保存

- クエン酸血漿で測定する．不適切な検体取り扱いは，検査異常値の原因となるため注意が必要である（「プロトロンビン時間（PT）」の項を参照）

基準値・測定法

- VWF 抗原量（VWF：Ag）：50〜155%，LA（ラテックス凝集比濁法），EIA 法
- リストセチンコファクター活性（VWF：RCo）：60〜170%，リストセチン存在下におけるホルマリン固定血小板凝集による血漿 VWF 活性の半定量（VWF 活性）
- VWF マルチマー解析：ノーマルパターン，SDS アガロースゲル電気泳動法

高値

- 血栓性疾患（虚血性心疾患，脳血管障害，閉塞性動脈硬化症など），血栓性細小血管障害症（血栓性血小板紫斑病；TTP など），DIC，肝機能障害（慢性肝炎など），血管内皮障害のほか，DDAVP 投与や運動，ストレス，妊娠後期で増加する

低値

低　値
- VWD，後天性 von Willebrand 症候群，血液型 O 型

マルチマー
- type1：量的欠乏．バンド濃度の低下，マルチマーは正常
- type2：質的異常．高分子マルチマーの欠如
- type3：完全欠損

意義・何がわかるか？

- VWF は血管内皮細胞，骨髄巨核球で産生される高分子糖蛋白である．巨核球では血小板 α 顆粒に蓄積され，血管内皮細胞（静脈系で VWF を多く産生し，動脈系ではほとんどない）[1] では，主に Weibel-Palade 小体に蓄積し放出される．放出直後の VWF は，巨大分子であるが血中で切断酵素（「ADAMTS13」の項を参照）により適度なマルチマーサイズに分解される．VWF の機能は，血小板粘着に関する一次止血と，凝固第Ⅷ因子のキャリア蛋白として第Ⅷ因子を保護する重要な働きをもつ．VWF の量的・質的異常が先天性出血性疾患の VWD で，VWF 活性・抗原，VWF マルチマー解析により種々の病型に分類される．VWD の多くは，常染色体（12 番染色体短腕）優性遺伝形式で，type 3 など常染色体劣性遺伝形式もある[2]．
- type 1：クリアランス亢進や分泌障害による VWF 量的欠乏（VWF 活性・抗原は同等に低下）マルチマーは正常．VWD の約 7 割．
- type 2A：細胞内での重合障害や血中で

ADMTS13などにより易分解され，低分子マルチマーとなる．

- type 2B：VWFの血小板膜蛋白GPIbに対する親和性が増強し，VWFが消費性に血漿中から減少する．血小板GPIbと高分子マルチマーが結合しているため（通常はリストセチンが必要），低濃度のリストセチンで血小板凝集が引き起こる．血小板減少を伴うことが多い．
- type 2M：高分子マルチマーは正常だが，VWFの血小板への結合が低下．
- type 2N：VWF活性・抗原は正常だが，第Ⅷ因子結合部位の異常により，第Ⅷ因子とVWFが結合できない．第Ⅷ因子活性が低下する（「第Ⅷ因子」の項参照）．常染色体劣性遺伝形式．
- type 3：VWF，第Ⅷ因子が著減．

生体内での動態

規定因子と血中レベルを決める機序

- 血漿VWFは分子量270 kDaの糖蛋白であるサブユニットがN末，C末端のジフィルド結合で重合した，分子量500～20,000 kDaの不連続に分布するマルチマー構造で，血中濃度は10 μg/mL，半減期は12～18時間．高分子マルチマーは，機能活性が高い（血小板粘着）．低ずり応力（shear stress）で折りたたまれていたマルチマーが，高ずり応力下で伸展し，血小板血栓に寄与する．血小板粘着：A1，酵素切断部位：A2，コラーゲン，血小板GPⅡb/Ⅲa複合体（$\alpha_{2b}\beta_3$）への結合部位はそれぞれA3，C1，凝固第Ⅷ因子結合部位はD'，D3ドメインに局在する．

異常値の出るメカニズム

- VWFの遺伝的な分子異常により，量的異常，質的異常が生じる．一方でVWF活性の上昇は心筋梗塞発症に関連した危険因子で，心筋梗塞など動脈血栓症発症リスクの関係を示唆されている[1]．

参考になる検査とその意義

- 血小板数，出血時間，APTT．VWF活性・抗原，第Ⅷ因子活性，リストセチン惹起血小板凝集検査，コラーゲン結合能検査はVWDの診断に必要．遺伝子配列分析，VWFマルチマー解析も病型区別に有用．

診断へのアプローチ

- type 1 VWDにおいてVWF活性・抗原検査値の正常との境界が問題となる．ISTH/SSCではVWDの確定診断には厳密な出血症状の既往，VWF検査値が血液型別で－2SD未満，家系内遺伝の存在もしくは遺伝子異常（http://www.vwf.group.shef.ac.uk）を必須としている．

ピットフォール

- 血液型O型は，VWF活性がほかの血液型と比較して25％程度低値のため，軽症VWDの診断に注意する．VWDや血友病Aの診断には第Ⅷ因子活性とVWF活性・抗原の比を参考とする．稀ではあるが，血小板型pseudo-VWDはGPIb異常によりVWFとの親和性が高まり，血漿高分子マルチマーが低下する．後天的（リンパ増殖性疾患，骨髄増殖性疾患，重症の大動脈弁狭窄症など）に続発してVWF異常を伴う後天性VW症候群（acquired von Willebrand Syndrome）もある．

予後とフォローアップ

- VWDの止血管理は，病型により第Ⅷ因子/VWF濃縮製剤による補充療法と，血管内皮細胞から貯蔵VWFを放出させる酢酸デスモプレシン（DDAVP）投与がある．

■文献

1）市川典子，後藤信哉：血管内皮機能，血栓性の指標としての血小板von Willebrand因子計測の意義．分子心血管病 6：47-52, 2005
2）松下　正：von Willebrand因子とvon Willebrand病．現代医学 58：239-251，2010

（菅野信子，丸尾理恵，金子　誠）

ADAMTS13

a disintegrin-like and metalloproteinase with thrombospondine type 1 motifs 13

von Willebrand 因子（VWF）の特異的切断酵素（VWF-cleaving protease, VWF-CP）であるADAMTS13（a disintegrin-like and metalloproteinase with thrombospondin type 1 motifs 13）を測定する．

検体の採取・取り扱い・保存

- クエン酸血漿で測定する．不適切な検体取り扱いは，検査異常値の原因となるため注意が必要である（「プロトロンビン時間（PT）」の項を参照）

基準値・測定法

- 活性法（蛍光測定法）：VWF Asp1596-Arg1668 に相当する 73 残基に蛍光基と消光基を導入した基質（FRETS-VWF73）が，ADAMTS13 に切断されて発光する強度を検出する
- 活性法（ELISA 法）70〜120％：ADAMTS13 によって切断され生じる VWF-A2 断端アミノ酸 Tyr 1605 を特異的に認識する抗体による ELISA 法
- 抗原法（ELISA 法）70〜130％

増加

- 肝線維化，慢性肝障害症例[1)]

ADAMTS13 活性が著減する TMA（典型的な TTP）では，超高分子 VWF マルチマーが出現して，血小板血栓が形成される．また，敗血症時のトロンビン，プラスミン，顆粒球エラスターゼなどにより ADAMTS13 が分解し，活性低下が引き起こされると考えられている．ADAMTS13 活性は，肝星細胞の状態を反映しており，急性肝障害や肝切除で低下する．慢性的な肝細胞障害では増加傾向であり，肝線維化を反映していると示唆されている

低下

- 血栓性微小血管障害症（TMA），血栓性血小板減少性紫斑病（TTP），重症感染症，急性肝障害

意義・何がわかるか？

- ADAMTS13 は，血栓性血小板減少性紫斑病（thrombotic thrombocytopenic purpura：TTP）の病態の解明ともに発見された．ADAMTS13 活性測定で活性が著減する TMA（典型的な TTP）の確定診断，治療法の選択，血小板輸血の可否などが判断できる．
- ADAMTS13 は肝臓の星細胞で産生されているため，血中 ADAMTS13 活性は星細胞の状態を反映する血中マーカー[1)]として考えられている．肝星細胞は急性肝障害や肝切除の際には機能低下する一方で，慢性肝障害に対する創傷治癒（肝線維化）では，肝星細胞が活発に増殖し，コラーゲンなどの線維成分を産生する．これら肝線維化症例に ADAMTS13 の上昇が認められ，病態と相関していたことから，ADAMTS13 が肝線維化マーカーとして有用である可能性がある．ただし，肝硬変進展に伴う

ADAMTS13 活性低下の報告もあるため，今後の検討結果が期待される．

生体内での動態

規定因子と血中レベルを決める機序

- ADAMTS13 は，ADAMTS ファミリーに属する亜鉛型メタロプロテアーゼで，VWF の Tyr 842-Met 843（cDNA 表記；Tyr 1605-Met 1606）結合を特異的に切断する．ADAMTS13 遺伝子[2] は染色体 9q34 にあり，アミノ酸 1427 残基（分子量 190 kD）の糖蛋白酵素である．主な産生部位は肝臓の星細胞で，血小板，血管内皮細胞，腎臓の糸球体上皮細胞なども報告されている．血漿中濃度は約 1 μg/mL で，血中半減期は 2～3 日である．内皮細胞から放出されたばかりの VWF は，超高分子量 VWF 多重体（unusually-large VWF multimer：UL-VWFM）として血中に出現する．ADAMTS13 はこれを適度に切断し低分子化して，過剰な血小板凝集を制御していると考えられている．

異常値の出るメカニズム

- ADAMTS13 遺伝子異常による先天性 TTP は，Upshaw-Schulman 症候群（USS）といわれている．多くの USS 患者では，ADAMTS13 活性は通常＜0.5％（健常人は 100％）となる．後天的に ADAMTS13 活性が減少する原因としては，ADAMTS13 に対する中和抗体（IgG 型インヒビター）では ADAMTS13 活性が著減する．移植後 TTP のように内皮傷害，敗血症などの感染症，血栓性疾患，妊娠などの生理的変化などにより，ADAMTS13 の消費亢進や産生低下して減少する．

参考になる検査とその意義

- VWF 活性〔リストセチンコファクター活性（VWF：RCo），抗原量（VWF：Ag）〕．
- ADAMTS13 と VWF 活性のバランスが血栓を引き起こすものと推察されている．種々の病態で ADAMTS13 と VWF 活性とが逆相関関係にある．ADAMTS 13 活性が低下しない TMA では，血管内皮細胞障害による VWF の大量放出，超高分子 VWF マルチマーが出現して，血小板血栓が形成されることが原因で，著減例と同様の機序が発生すると想定されている．

診断へのアプローチ

- TTP が疑われた場合，ADAMTS13 活性を測定することが望ましい．ADAMTS13 活性が著減している症例で，インヒビターの存在が疑われた場合には，血液凝固Ⅷ因子インヒビター力価測定の Bethesda 法に準じて，ADAMTS13 インヒビター力価を定量して，TTP 治療経過をモニタリングする．1 Bethesda 単位とは正常血漿中の ADAMTS13 活性を 50％低下させる抗体力価である．播種性血管内凝固（disseminated intravascular coagulation：DIC）やヘパリン起因性血小板減少症（heparin-induced thrombocytopenia：HIT）との鑑別診断のためには，血小板，凝固・線溶系検査や抗血小板第四因子/heparin 抗体などのマーカーを測定する必要がある．

ピットフォール

- 現時点では保険収載されていないため，測定用キットを購入もしくは受託検査会社に依頼する必要がある．

予後とフォローアップ

- 遺伝子組換え ADAMTS13 製剤が期待されているが，TTP 加療や血栓性疾患に対して用いられることが推測されている．

■文献

1）池田　均：肝疾患の新たな血液マーカーの検索．臨床病理 60：218-223，2012
2）藤村吉博：血栓性血小板減少性紫斑病．臨床血液 53：185-195，2012

（久米幸夫，金子　誠）

第Ⅸ因子

factor Ⅸ

血液凝固第Ⅸ因子（第Ⅸ因子）は内因系凝固因子で，凝固因子活性を測定する検査である．

検体の採取・取り扱い・保存

- クエン酸血漿で測定する．不適切な検体取り扱いは，検査異常値の原因となるため注意が必要である（「プロトロンビン時間（PT）」の項を参照）

基準値・測定法

- 70～140％（各因子とも）
- APTT を用いた凝固法

活性低下

先天性異常症

- 第Ⅸの凝固因子欠損症・分子異常症（血友病 B）

後天的な要因

- 肝硬変，DIC など
- 第Ⅸ因子はビタミン K 依存性凝固因子であるため，ワルファリン投与や，ビタミン K 欠乏時にも低下を示す．また凝固インヒビターなどにより減少する

意義・何がわかるか？

- 第Ⅸ因子活性を測定することで，第Ⅸ因子が原因と考えられる出血傾向の診断，治療効果判定が可能となる．血友病 B 患者では，第Ⅸ因子活性が 1％未満の重症型，1～5％の中等症型，5％以上 40％以下の軽症型に分類される．

生体内での動態

規定因子と血中レベルを決める機序

- 凝固第Ⅸ因子は肝で合成される分子量 56,000 の 1 本鎖糖蛋白質で，第Ⅸ因子遺伝子は X 染色体上に位置する．ビタミン K 依存性凝固因子で，ビタミン K により γ-カルボキシグルタミン酸（Gla）残基へ転換されることにより，カルシウムイオンを介してリン脂質と結合して正常に凝固反応が起こるようになる．第Ⅸ因子活性化は，外因系経路由来の組織因子／第Ⅶ因子複合体および，内因系経路由来の活性化第Ⅺ因子のどちらからも起こる．活性化第Ⅸ因子は，第Ⅷ因子の補酵素作用の存在下に第Ⅹ因子を活性化する．アンチトロンビン（AT）はトロンビン，活性化第Ⅹ因子などを制御するが，活性化第Ⅸ因子も AT によってゆっくり不活化される．

異常値の出るメカニズム

- 先天性異常症として，第Ⅸ因子遺伝子の先天性異常により第Ⅸ因子活性が低下する（先天性）血友病 B がある．血友病 A と同様，X 連鎖劣性遺伝形式だが，発生頻度は血友病 A の約 1/5 と少ない（出生男児 3 万人に 1 人の割合）．第Ⅸ因子活性レベルにより，出血症状の重篤度に差があり（<1％は重症），関節内出血などの深部出血が主である．抗原量によっても（1％未満：CRM^-，1～50％：CRM^R，50％以上：CRM^+）分

類される（cross reacting material：CRM）．また凝固因子補充療法の過程で第Ⅸ因子に対する同種抗体が産生されることがある．後天性に第Ⅸ因子が低値を示す病態として，肝障害のほかビタミンK欠乏症があり，ビタミンK依存性凝固因子の低下や，PIVKA（protein induced by vitamin K absence）を認める．

参考になる検査とその意義

- APTT，フィブリノゲン，肝機能，FDPなど（詳細は，「APTT」の項を参照）．

診断へのアプローチ

- PTが正常で，APTTが著明に延長している場合に，内因系凝固反応に異常を考え，クロスミキシングテスト（交差混合試験）を実施する（「APTT」の項を参照）．男性症例で，深部出血や関節内，筋肉内出血などの症状に加えて，凝固因子欠乏パターンで凝固因子活性の低下が疑われた場合には，第Ⅷ因子や第Ⅸ因子活性測定を行う．

ピットフォール

- 新生児では低下している．妊娠末期では第Ⅸ因子は増加する．

予後とフォローアップ

- 治療の原則は，血友病AでもBでも変わらない[1]．凝固因子補充に関しては，「第Ⅷ因子」の項にも述べたが，血友病Aと同様に血友病Bに対する第Ⅸ因子製剤の補充療法中に，止血効果や製剤投与後の回収率がそれ以前に比べて大きく低下したときにはインヒビターの発生を考慮する．
- 補充療法に関して，体重1 kgあたり第Ⅸ因子製剤1単位投与すると，血漿中の第Ⅸ因子は約1%上昇することから，上昇期待値（%）が予測できる（第Ⅷ因子は，1単位で約2%上昇）．第Ⅷ因子または第Ⅸ因子が投与された場合，各因子の血漿中の活性は投与直後をピークとして徐々に低下し，一般的な半減期として第Ⅷ因子では8〜10時間程度，第Ⅸ因子では18〜24時間程度であると考えられている．計算される投与量は目安であり，実際には血中因子活性をモニターしながら調整される．

■文献

1）日本血栓止血学会学術標準化委員会血友病部会：インヒビターのない血友病患者の急性出血，処置・手術における凝固因子補充療法のガイドライン．日本血栓止血学会誌 19：510-519，2008

（野々部亮子，金子　誠）

内因系凝固因子（第Ⅷ因子，第Ⅸ因子を除く）

intrinsic pathway clotting factors

内因系凝固反応にかかわる因子である．

検体の採取・取り扱い・保存

- クエン酸血漿で測定する．不適切な検体取り扱いは，検査異常値の原因となるため注意が必要である（「プロトロンビン時間（PT）」の項を参照）

基準値・測定法

- 70～140％（各因子とも）
- APTTを用いた凝固法，合成基質法欠乏血漿を用いて個々の因子活性が測定される

活性低下

先天性異常症

- 第Ⅺ，第Ⅻ因子欠損症・分子異常症

後天的な要因

- 肝硬変，DICなどの産生低下，消費亢進
- 第Ⅺ因子インヒビターは，新鮮凍結血漿輸注後[1]，自己免疫性疾患（systemic lupus erythematosus：SLE），悪性疾患など，第Ⅻ因子インヒビターは，抗リン脂質抗体症候群（antiphospholipid syndrome：APS），AL アミロイドーシスなどで報告がある

意義・何がわかるか？

- 内因系凝固活性化（第Ⅺ因子，第Ⅻ因子）の異常を検出する．

生体内での動態

規定因子と血中レベルを決める機序

- 第Ⅺ因子，第Ⅻ因子とも，肝で合成される凝固因子である．接触因子である第Ⅻ因子はカオリン，セライト，エラグ酸などの陰性荷電体と接触して活性化を受け，プレカリクレイン，高分子キニノゲンと複雑に反応して活性型第Ⅻ因子となる．活性型第Ⅻ因子は第Ⅺ因子を活性化し，生成された活性型第Ⅺ因子はカルシウムイオンの存在下で第Ⅸ因子を活性化させる．
- 第Ⅺ因子は，高分子キニノゲンと複合体を形成し血液中を循環している．血漿のみならず血小板内にも存在するが，凝固反応として働く割合は，凝固活性にかかわる総循環第Ⅺ因子の1％未満である．血小板第Ⅺ因子の起源や，止血反応への関連は不明な点が多い．第Ⅺ因子は生体内における血液凝固の開始にはあまり重要な役割を果たしていないとされるが，その凝固反応の増幅や維持にはきわめて重要である．トロンビン増幅が起きないため，トロンビン活性化線溶阻害因子（thrombin-activatable fibrinolysis inhibitor：TAFI は抗線溶作用を増強することによりクロットを安定化させる）による線溶抑制が起こらない．このように，第Ⅺ因子にはトロンビン生成増幅や，線溶抑制という2つの役割がある．第Ⅺ因子欠損症患者では自然出血はほとんど起こらないにもかかわらず，外傷や手術による止血困難や線溶亢進症例での出血傾向が認められており，このような機序が関与

していると考えられる．

●内因系経路における（最初に形成される）複合体との生理学的関係は明らかにされていない．現段階では，内因系経路における接触因子（プレカリクレイン，高分子キニノゲン，第Ⅻ因子）の欠乏症は出血傾向を示さないため，生体内での止血機構に関して重要な役割を果たしていないと考えられている．第Ⅻ因子の遺伝子異常は，血管性浮腫家系でC1インヒビター蛋白が正常な患者の一部に認められるが，これら患者での出血症状や凝固因子欠損との関連はあまり明確になっていない．第Ⅻ因子の遺伝子多型は血栓傾向を増大させることも示されているが，その機序はいまだ明らかになっていない（下記「予後とフォローアップ」を参照）．

異常値の出るメカニズム

●第Ⅺ因子欠乏症[2]は100万人に1人にみられる常染色体劣性遺伝形式をとる疾患であり，血友病Cともいわれる．アシュケナージ系ユダヤ人に多いことが知られており，日本人では稀な疾患とされている．APTT延長で偶然見つかることが多く，第Ⅺ因子活性と出血症状の間に相関はみられない．

●第Ⅻ因子欠乏症はきわめて稀であり，臨床症状は出血症状を示さず，逆に血栓傾向を認める場合もある．またネフローゼ症候群では，第Ⅻ因子が尿中へ排泄されるため，低値を示すことがある．

参考になる検査とその意義

●APTT，フィブリノゲン，肝機能，FDPなど（詳細は「APTT」の項を参照）．

診断へのアプローチ

●PTが正常で，APTTが著明に延長している場合に，内因系凝固反応に異常を考え，クロスミキシングテスト（交差混合試験）を実施する（「APTT」の項を参照）．凝固因子欠乏パターンで凝固因子活性の低下が疑われた場合には，活性測定を行う．

ピットフォール

●新生児では低下している．妊娠末期では第Ⅻ因子は増加するが，第Ⅺ因子は逆に減少する．

予後とフォローアップ

●接触系凝固因子はbradykininを介し血管透過性の亢進・炎症を促進する一方，内因系凝固反応の初期反応に非常に重要であるが，その欠損症は出血傾向が認められないことが知られている．それに加えて，疫学調査から第Ⅻ因子欠損症では血栓傾向が生じることが報告された．近年，マウスを用いた実験で，感染症などにより崩壊した細胞から放出されたRNAやヒストンが第Ⅻ因子を活性化し過凝固傾向にすること（RNAaseで減弱化する）や，無機非分岐ポリマーの血小板ポリリン酸（poly P）が血小板濃染顆粒から活性化の際に放出され，第Ⅻ因子と高い親和性をもって結合することにより凝固反応・血栓形成に寄与していることが示されている．また，第Ⅻ因子欠損症では，体内での異常血栓が減弱しているため，血栓症治療のターゲットになる可能性があることが示唆されている[3]．このように，*in vitro*での機能については明らかとなっていた第Ⅻ因子の*in vivo*での役割も，明らかになりつつある．

■文献

1）Salomon O et al：Prevalence, causes, and characterization of factor Ⅺ inhibitors in patients with inherited factor Ⅺ deficiency. Blood 101：4783-4788, 2003

2）Martín-Salces M et al：Factor Ⅺ Deficiency：Review and Management in Pregnant Women. Clin Appl Thromb Hemost 16：209-213, 2010

3）Renné T et al：In vivo roles of factor Ⅻ. Blood 120(22)：4296-4303, 2012

（野々部亮子，金子　誠）

第XIII因子

factor XIII

血液凝固第XIII因子（第XIII因子）は血液凝固反応の最終段階に働き，安定化フィブリン形成による止血の完成・維持において重要な役割を果たす．その凝固因子活性を測定する検査である．

検体の採取・取り扱い・保存

- クエン酸血漿で測定する．不適切な検体取り扱いは，検査異常値の原因となるため注意が必要である（「プロトロンビン時間（PT）」の項を参照）

基準値・測定法

- 70～140％
- アンモニアリリースアッセイ，アミン取り込み法などで活性を測定する．ラテックス凝集法（酵素活性のあるAサブユニットに対するポリクローナル抗体）で，第XIII因子定量を行い，活性として半定量的に測定される

活性低下

先天性異常症

- 第XIII因子欠損症・分子異常症

後天的な要因

- DIC，非代償性肝硬変，大手術，クローン病や潰瘍性大腸炎などの炎症性腸疾患などに起因する第XIII因子の消費亢進，産生低下
- 第XIII因子に対するインヒビター
- 腹部症状を伴うSchönlein-Henoch紫斑病

意義・何がわかるか？

- 血中での第XIII因子の因子活性レベルが明らかとなる．5～30％程度の第XIII因子活性があれば，出血傾向に対しては，十分量であると考えられている[1)]．

生体内での動態

規定因子と血中レベルを決める機序

- 第XIII因子は，骨髄系細胞で生成されると考えられており酵素活性を有するAサブユニットと，肝細胞で生成されその安定化に寄与するBサブユニットの四量体（A_2B_2）として血漿中に存在するトランスグルタミナーゼ前駆体である．血漿中の第XIII因子は，凝固反応で生成されたトロンビンによりカルシウムやフィブリンなどの基質存在下で立体構造の変化を生じ，活性型第XIII因子（A_2）となる[1)]．血小板や単球など細胞中の第XIII因子は，Aサブユニットのホモダイマー（A_2）として存在している．活性型第XIII因子は，グルタミンとリジンの間の架橋結合（closslink）を触媒し，フィブリン分子間（γ鎖間およびα鎖間）を共有結合して，物理的強度の高い安定化フィブリンを形成する．また，フィブリンとα_2-プラスミンインヒビターを架橋して，血栓にプラスミン分解抵抗性を付与する．さらにコラーゲンやフィブロネクチンをフィブリンに架橋させることで，創傷治癒にも重要な役割を果たす．

異常値の出るメカニズム

● 先天性第XIII因子欠乏症は，常染色体劣性遺伝形式の疾患である（1/200万以下の発症率）．大部分の症例は，Aサブユニットをコードする遺伝子異常である．Bサブユニット欠損の場合はAサブユニットが安定して存在できなくなるため，二次的に著しく減少・欠乏する．先天性第XIII因子欠乏症の重症例では，通常1%以下の活性で重度の出血傾向を認める．この疾患に特徴的である臍帯出血のほか，頭蓋内出血などの出血傾向を示す．その他，創傷治癒異常や，女性では反復性の自然流産が認められる．

● 後天性に第XIII因子活性が低下する原因としては，消費亢進もしくは産生低下がある．また，稀ではあるが第XIII因子に対するインヒビター（自己抗体）などがある．

参考になる検査とその意義

● PT，APTT，血小板数，トロンボエラストグラフィ（TEG），フィブリン酸溶解試験．

● 血小板数や凝固時間に異常を認めず出血傾向を呈する場合，第XIII因子異常を考慮する．TEGも有用で，第XIII因子低下症例では，クロット（凝血塊）の強固さの指標である最大振幅，またクロットの形成速度を表す角度は小さくなる．フィブリン酸溶解試験は，第XIII因子の作用した安定化フィブリンがモノクロル酢酸や尿素で溶解しないことを利用した検査法であるが，感度が悪く第XIII因子活性が<1%の非常に低いレベルでないと検出は困難である．

診断へのアプローチ

● 第XIII因子欠損症では，PTやAPTT，血小板機能，線溶系に異常は認められないことから，診断には第XIII因子活性測定が必要である．後天性第XIII因子インヒビターを鑑別するためには，正常血漿とのクロスミキシングテスト（交差混合試験）を行い，活性測定法で検査する（抗原測定では鑑別できない）．

ピットフォール

● 第XIII因子は胎盤でも産生されるにもかかわらず，妊娠中期から後期にかけて，血中第XIII因子は低下する．アフェレーシスなど血液浄化療法では，血漿蛋白の除去に伴い第XIII因子活性を低下させることがある．第XIII因子のように半減期が長い蛋白質は生成速度も遅く，治療を繰り返すことで低下しやすいことも一因として挙げられる[2]．

予後とフォローアップ

● 先天性第XIII因子欠乏症に対しては，出血を予防する目的で濃縮第XIII因子製剤の投与が推奨される．

● 後天性第XIII因子活性低下症（出血症状が出現しない産生不良・消費性の低下例）では，第XIII因子は中等度（30〜60%）残存しており，濃縮第XIII因子製剤は通常不要である[3]．第XIII因子低下（70%以下）に伴う縫合不全および瘻孔，Schönlein-Henoch紫斑病（90%以下に低下しており，腹部症状，関節症状の改善目的とした投与）では，濃縮第XIII因子製剤は保険適用されている．一方，第XIII因子インヒビター症例に対しては，止血のために濃縮第XIII因子製剤を補充するとともに（保険適用済み），インヒビターの消失を目標に副腎皮質ステロイドを用いた免疫抑制療法などの治療が行われる．

■文献

1）Hsieh L, Nugent D：Factor Ⅷ deficiency. Haemophilia 14：1190-1200 2008
2）Hanafusa N, Kondo Y, Suzuki M et al：Double filtration plasmapheresis can decrease factor XIII Activity. Ther Apher Dial 11：165-170, 2007
3）Karimi M, Bereczky Z, Cohan N et al：Factor XIII Deficiency. Semin Thromb Hemost 35：426-438, 2009

（野々部亮子，金子　誠）

クロスミキシング試験（混合交差試験）

cross mixing test

凝固因子欠乏かインヒビターかを見極めるための定性検査．特に，内因系凝固因子欠乏症や内因系凝固因子インヒビター，ループスアンチコアグラント（lupus anticoagulant）との鑑別に用いられる．

検体の採取・取り扱い・保存

- クエン酸加血漿で測定する．不適切な検体取り扱いは，検査異常値の原因となるため注意が必要である（「プロトロンビン時間（PT）」の項を参照）

基準値・測定法

- APTT
  患者血漿とコントロール血漿を混合し（混合比率は，0，50，100％の3ポイントは必須であるが，それ以外にも作成するほうがわかりやすい），混合直後（即時反応），37℃で2時間インキュベーション後（遅延反応）にAPTTを測定
- 結果判定：凝固因子欠損パターン：下に凸
  インヒビターパターン：上に凸（重要：即時反応，遅延反応の確認）

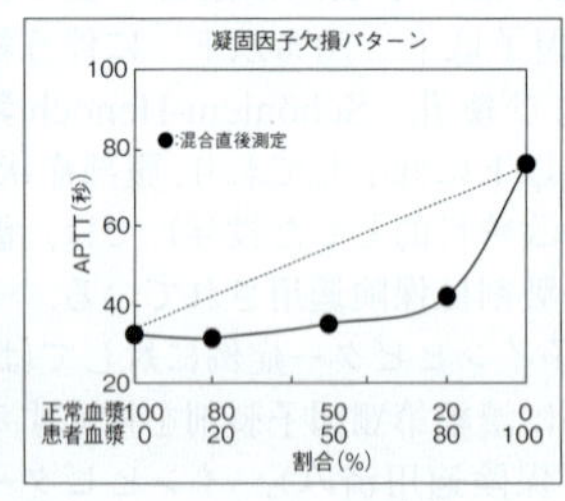

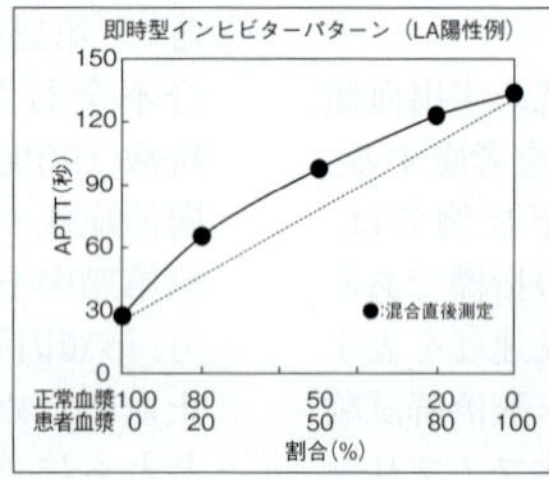

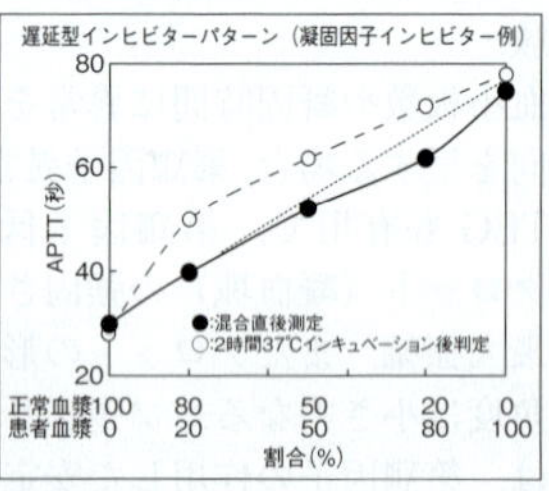

図　クロスミキシング試験

- 凝固因子欠損パターン（下に凸：コントロール血漿で異常値の補正が可能）
  先天性（量的・質的異常）
  ・血友病A/B（第Ⅷ，第Ⅸ因子），von Willebrand病
  ・その他APTTに関連する凝固因子異常（内因系，共通系凝固因子）
  後天性（産生低下や消費亢進）
  ・重症肝障害やビタミンK欠乏症
  ・DIC，大量出血など
- インヒビターパターン（上に凸：コントロール血漿で異常値の補正ができない）
  阻害因子の存在
  ・（即時反応）　ループスアンチコアグラント：抗リン脂質抗体症候群）
  ・（遅延反応）　後天性血友病（凝固因子に対する自己抗体），血液製剤使用に伴うインヒビター（同種抗体）

意義・何がわかるか？

●凝固因子欠乏かインヒビターかグラフから定性的に判定が可能である（図）.

生体内での動態

規定因子と血中レベルを決める機序

● APTT延長は，内因系および共通系凝固因子の質や量の異常のみならず，凝固因子に対する阻害抗体(凝固因子インヒビター)や，LAのような試験管内でリン脂質依存反応を抑制し凝固時間を延長するものが含まれる．クロスミキシング試験は，異常血漿に対して正常対照血漿（コントロール血漿）を混合してAPTTを測定することで，凝固因子欠乏かインヒビターかを定性的に見極めることが可能となる．凝固因子欠損の場合には，コントロール血漿の添加により欠損している凝固因子が30％程度補充されると，凝固時間延長は補正され基準値に近づく（下に凸）．インヒビター（阻害抗体など）が存在していると，その阻害物が凝固反応に影響ない程度に希釈されるまで補正はできない（上に凸）.

異常値の出るメカニズム

●凝固因子欠損パターンでは，先天性・後天性（産生以下・消費亢進）に凝固因子欠乏状態が生じている．インヒビター（阻害パターン）では，先天性血友病Aなど投与された血液凝固因子製剤に対する同種抗体，後天性血友病Aに代表される血液凝固第Ⅷ因子に対する自己抗体や，リン脂質依存症の凝固反応を阻害するLAや抗リン脂質抗体の存在が示唆される．LAは，血栓症・妊娠合併症などの臨床症状を呈する責任抗体であるが，「個々の凝固因子活性を阻害することなくリン脂質依存性の凝固時間の延長をもたらす免疫グロブリン」であり，試験管内では，凝固時間が延長する.

参考になる検査とその意義

●凝固因子に対する自己抗体であれば，抗体価測定（Bethesda，Nijmegen法など）.

● LA関連：LAは多様性があるために必ずしも同定は容易ではない．LAの測定については，一つの方法だけでは診断できないことも多く，複数の検査により確認する．①リン脂質依存性凝固時間延長（スクリーニング試験），②凝固時間延長の原因がインヒビターの存在に起因する（混合試験），③凝固時間延長がリン脂質依存性である（確認試験）など．また，抗カルジオリピン抗体，抗 β_2-glycoprotein I 抗体（aβ_2GP I）（保険上は，β_2GP I 依存性抗カルジオリピン抗体など）を測定する．ホスファチジルセリン依存性抗プロトロンビン抗体など研究レベルの抗リン脂質抗体も参考となる.

診断へのアプローチ

●凝固因子欠損か，インヒビターの存在かを確認するスクリーニング検査であるので，その後は各々確認検査をする必要がある.

ピットフォール

● LAに関しては，検体の採取・処理方法，測定試薬の選択(APTT試薬など)，混合比などにより結果が左右されるため注意する.

予後とフォローアップ

●即時反応，遅延反応ともに行わないと，LAなのか凝固因子インヒビターなのか判別が困難である．インキュベーション時間が短いと判定を誤る可能性がある.

●クロスミキシング法による結果の解釈は困難な場合もあり，臨床症状も考慮することが非常に重要である.

■文献

1）菅野信子，鈴木明子，金子　誠：ループスアンチコアグラント測定のための血漿検体作製と検査の現状．検査と技術 37（13）：1484-1490，2009
2）家子正裕，吉田美香，内藤澄悦：抗リン脂質抗体症候群と臨床検査．臨床病理 58（4）：343-351，2010
3）家子正裕：クロスミキシング試験を臨床に活かすには．医療と検査機器・試薬 35（6）：867-872，2012

（伊井野潤子，金子　誠）

凝固因子インヒビター（第Ⅷ因子・第Ⅸ因子インヒビター）

coagulation factor inhibitor

血液凝固第Ⅷ因子・第Ⅸ因子に対する阻害抗体を確認する検査．後天性血友病などの，何らかの原因により凝固因子に対して後天的に出現した自己抗体（内因性凝固因子が低下）や先天性血友病における血液凝固因子製剤による補充療法の反復の結果，生じる同種抗体がある．

検体の採取・取り扱い・保存

- クエン酸加血漿で測定する．不適切な検体取り扱いは，検査異常値の原因となるため注意が必要である（「プロトロンビン時間（PT）」の項を参照）

基準値・測定法

- 陰性
- クロスミキシング法（定性），Bethesda 法や Nijmegen 法（インヒビター定量）
- 患者血漿と正常対照血漿を等量混合後，37℃ 2 時間加温して残存する凝固因子活性を測定する．1Bethesda 単位（BU/mL）は，抗体が正常対照血漿中の凝固因子活性を 50%に抑制する（残存活性を 50%に低下させる抗体価）．通常，0.6 BU/mL 以上が陽性

陽性

- 先天性血液凝固第Ⅷ因子・第Ⅸ因子欠乏症（血友病 A・血友病 B）の補充療法中に出現する製剤中の同種抗体〔重症型，インヒビターの家族歴，ハイリスク遺伝子異常（逆位，大きな欠失・挿入など），初回投与群などがリスク〕
- 後天性インヒビターでは，血液凝固第Ⅷ因子に対する自己抗体が非常に多い（後天性血友病 A）．自己免疫疾患（関節リウマチや SLE）のほか，悪性腫瘍（胃がんなど）などの基礎疾患を背景に発症する．妊娠などでは，通常，分娩後に発症する．このため後天性血友病は，高齢者と若い女性に多い特徴がある

意義・何がわかるか？

- 血液凝固因子に対する阻害抗体の存在を明らかとする．先天性血友病では製剤効果の低下，後天性血友病では突然の APTT 延長に伴う出血症状の発生などがインヒビターの存在を示唆するきっかけとなる．

生体内での動態

規定因子と血中レベルを決める機序

- インヒビターの本態は，凝固因子活性を阻害する免疫グロブリン（抗体）で，先天性血友病にみられるインヒビターは抗体濃度依存パターンを示すもの（タイプ 1）が多い．一方，後天性血友病にみられるインヒビターは抗体濃度依存パターンを示さないもの（タイプ 2）が多く，インヒビターが存在しても凝固因子活性が認められる．希釈倍率と残存活性が相関せず，Bethesda 単位の測定は，残存活性が 50%に近い希釈倍率を用いて力価とする．

異常値の出るメカニズム

- 凝固因子インヒビターは，その結合部位により，凝固因子と直接結合して凝固反応を障害するものや，免疫複合体の形成によりクリアランスが亢進し，凝固因子製剤を投

与してもすぐに消失させるものがある.

参考になる検査とその意義

● 血栓止血スクリーニング検査（血小板数，PT，APTT，fibrinogen，FDP，第XIII因子など），クロスミキシング試験，凝固因子の定量，von Willebrand factor などを測定し，出血の原因を鑑別する.

診断へのアプローチ

● 臨床上，凝固因子インヒビターが明らかに考慮される場合に（先天性血友病患者における同種抗体，突然に後天的に出現した自己抗体による出血症状など），クロスミキシング試験やインヒビター測定を行う〔臨床上明らかであれば，クロスミキシング試験ではなくインヒビター測定でよいが，症状もなく原因不明の凝固検査異常（APTT延長）の場合には，クロスミキシング試験を行う意義は大きい〕. やみくもに因子活性を測定すると，凝固因子インヒビターが高値の場合，もしくはLAなどが存在する場合には，当該凝固因子以外にも見かけ上の凝固因子活性の低下を認める（測定上の問題）ため，判断を誤る可能性がある.

ピットフォール

● 後天性血友病（凝固因子に対する自己抗体）は先天性血友病（製剤投与により生じる同種抗体）とは全く異なる病態であり混同しないこと. 先天性血友病でみられる関節内出血は稀で，皮下や筋肉内出血が多い.
● 血液製剤使用による同種抗体発生の頻度は，重症血友病Aで20～30％程度，血友病Bで3～5％といわれている. インヒビターの消失を目的として，凝固因子を反復して投与する免疫寛容療法（immune tolerance induction：ITI）が行われる.
● Bethesda 法では，1単位未満（0.6以下）は，検査の感度上判断に困難な場合が多い.

予後とフォローアップ

● インヒビターが出現すると，凝固因子製剤による止血効果は著しく低下～消失するため，血友病の治療管理上重大な問題となる.
● インヒビター保有患者では，凝固因子製剤を投与することによってインヒビター値が上昇する，いわゆる既往免疫反応（anamnestic response）がみられる. 凝固因子輸注に対するインヒビターの反応性はこれによって分類されており，凝固因子の反復輸注にもかかわらずインヒビター力価が5 BU/mL 以上未満であるものをローレスポンダー（low responder），一度でも5 BU/mL 以上となったものをハイレスポンダー（high responder）としている.
● インヒビターを保有する患者に対して，止血療法としては，バイパス療法（インヒビターにより失活を受ける第VIII因子・第IX因子の凝固カスケードを迂回し，外因系もしくは共通系因子の作用で止血をはかる方法）や中和療法（血漿中のインヒビターを中和して，止血レベルに達する大量の凝固因子製剤を投与する方法）を行う.
● 止血療法と並行して，後天性血友病に対しては，免疫抑制剤の投与を行いインヒビターの除去をめざす.
● 第IX因子インヒビターは，その発生前後から第IX因子製剤の投与時にアレルギー症状やアナフィラキシー症状を示すことが知られており，第VIII因子インヒビターにはみられない特徴的な合併症である. アレルギー症状は血友病B患者の40％以上にみられ，皮疹，発熱，喘息のほか，時に呼吸困難，チアノーゼ，ネフローゼ症候群なども認められる.

■文献

1）天野景裕：後天性血友病Aに関する凝血学的検査の注意点. 臨床病理 57（10）：999-1003，2009
2）嶋　緑倫：後天性凝固異常症の病態と治療　後天性血友病を中心に. 臨床血液 51（10）：211-218，2010
3）鈴木隆史：第IX因子インヒビター. 日本血栓止血学会誌 23（5）：494-505，2012

（伊井野潤子，金子　誠）

アンチトロンビン（AT）

antithrombin

先天性血栓性素因の有無を検索する際や，抗凝固薬ヘパリンを使用する前に検査される．アンチトロンビン（AT）は凝固阻止因子の一つで，トロンビンなどを不活化することによって，凝固能を抑制する．

検体の採取・取り扱い・保存

- 採血後，速やかに血漿（クエン酸血漿）を遠心分離し，凍結保存する

基準値・測定法

アンチトロンビン活性
- 80～130％
- 合成基質法

アンチトロンビン抗原量
- 23.6～33.5 mg/dL
- LAIA 法

高値	●なし
低値	●先天性 AT 欠乏症 ●播種性血管内凝固症（DIC） ●肝硬変，肝不全（劇症肝炎など） ●ネフローゼ症候群

意義・何がわかるか？

- AT は肝臓や血管内皮で産生される蛋白で，凝固反応を抑制する凝固阻止因子である．
- AT はトロンビンと結合して，トロンビンを不活化する．名前はアンチトロンビンだが，トロンビンだけでなく，凝固第Ⅸ因子，Ⅹ因子，Ⅺ因子などを不活化して，その働きを阻害する．
- AT はヘパリンと結合すると，抗凝固作用が増強される．血管内皮細胞にあるヘパラン硫酸もヘパリンと同様に働き，AT の抗凝固作用を増強する．
- ヘパリンを投与する際には，血中 AT を測定する必要がある．AT が低値であった場合，AT 製剤の投与を行わないと，ヘパリンの抗凝固作用が発揮されない．
- 血中の AT が減少すると，過凝固すなわち血栓傾向を呈するようになる．すなわち，血栓症を見たときには，その原因の一つとして，血中 AT の減少がないかを検討する必要がある．

生体内での動態

規定因子と血中レベルを決める機序

- AT は，肝臓や血管内皮細胞で AT 遺伝子から産生される．
- 凝固系が活性化されてトロンビンが産生されると，AT がトロンビンと結合して消費される．

●血中濃度は，上記の産生と消費のバランスによって決められる．

異常値の出るメカニズム

●先天性AT欠乏症では，AT遺伝子異常により，十分なATが産生されない（AT活性，AT抗原量ともに低値）．先天性AT異常症では，AT遺伝子異常により，異常なATが産生される（AT活性は低値，AT抗原量は正常）．

●肝硬変，劇症肝炎などの重症肝疾患では，肝細胞でのAT産生能が低下し，AT低値となる．

●播種性血管内凝固症（DIC）では，凝固能が亢進してATが過剰に消費されるため，その産生が追いつかず，ATが低値となる．

参考になる検査とその意義

●トロンビン・アンチトロンビン複合体（TAT）が高値，かつ，ATが低値であった場合，凝固系活性化によってATが過剰に消費された病態であることが推測される（主にDICの場合）．

●先天性血栓性素因を疑った場合には，AT活性に加え，プロテインC活性，プロテインS活性を測定する．

診断へのアプローチ

●先天性AT欠乏症は，ホモ接合体は致死的となるため，通常はヘテロ接合体となる（常染色体性優性遺伝）．したがって，AT活性は50%程度を示す．

●DICに対してヘパリンで治療を行う際に，AT活性が70%以下に低下していたら，AT製剤の投与を検討する（保険適用あり）．

●AT活性が正常よりも高値であることには，病的意義はない（高値であっても出血傾向を呈することはない）．

ピットフォール

●ATには，活性を測定する方法と抗原量を測定する方法がありいずれも保険適用となっているが，検査会社で「アンチトロンビン」として測定しているのは，AT活性であることが多い．

●この物質は慣用的に「アンチトロンビンⅢ（AT Ⅲ）」と呼ばれているが，正式名称は，「アンチトロンビン（AT）」である．かつてはアンチトロンビンⅠやアンチトロンビンⅡなども知られていたが，その後の検討でこれらの物質は抗トロンビン作用を有しないことが判明した．そのため1994年に国際血栓止血学会は，アンチトロンビンⅢを単にアンチトロンビンと呼ぶように勧告した．

予後とフォローアップ

●主に血栓性疾患の診断時に行う検査であって，疾患の活動性を判断する目的で経時的に測定を繰り返すことは通常はない．

●ヘパリン投与時には，AT活性の低下がないか，繰り返し検査が必要な場合がある．

■文献

1）新井盛大：アンチトロンビン．“臨床検査法提要（改定第33版）”金井正光 監修．金原出版，pp 371-373，2010

2）小嶋哲人：先天性凝固阻止因子欠乏症（antithrombin, protein C, protein S欠損症）．血栓止血誌 20：484-486，2009

3）辻　肇：先天性アンチトロンビンⅢ（AT Ⅲ）欠損症．血栓止血誌 12：74-77，2001

（須永眞司）

トロンビン・アンチトロンビン複合体（TAT）

thrombin-antithrombin complex

TAT は凝固系活性化の指標となる検査である．アンチトロンビンは，トロンビンと結合してトロンビンを不活化する．血中でトロンビンが生成されると，速やかに TAT が形成されるため，TAT 高値は凝固系亢進を意味する．

検体の採取・取り扱い・保存

- 採血後，速やかに血漿（クエン酸血漿）を遠心分離し，凍結保存する

基準値・測定法

- ≦3.0 ng/mL
- EIA 法

高値	●播種性血管内凝固症（DIC），敗血症，巨大血管腫，大動脈瘤 ●深部静脈血栓症，肺塞栓症
低値	●なし

意義・何がわかるか？

- 凝固系が活性化されるとトロンビンの生成量が増えるが，トロンビンの血中半減期はきわめて短いため，これを直接測定することはできない．
- アンチトロンビンはトロンビンと 1：1 で結合してトロンビンを不活化する．このトロンビンとアンチトロンビンの複合体が TAT である．TAT 高値は，トロンビンの生成量が増加していることを意味している．
- 凝固系が活性化されているかどうかを知るためには，その最終的な酵素であるトロンビンが増えているかどうかを調べればよい．しかし，上記のように血中トロンビン量を測定することができないため，TAT 値でトロンビン量を推測している．すなわち，TAT は凝固系活性化のマーカーである．

生体内での動態

規定因子と血中レベルを決める機序

- 凝固系が活性化され，トロンビンの生成量が増えると，TAT も増加する．
- TAT の血中半減期は 3～15 分程度と短いため，凝固系の活性化が消退すると血中 TAT は速やかに減少する．

異常値の出るメカニズム

- 血管内で凝固系が活性化されるようなイベントが生じれば，TAT は高値となる．
- TAT 高値を示す代表的な疾患は播種性血管内凝固症（DIC）である．臨床的に DIC と診断しえなくても，DIC の基礎疾患となりうるもの（敗血症など）は，すべて TAT 高値を示しうる．
- 静脈血栓症や肺塞栓においても，血栓表面で凝固機転が起こり，TAT 高値となりうる．

参考になる検査とその意義

- プロトロンビンフラグメントF1+2は，TATと同様に，凝固系活性化マーカーとなる．プロトロンビンがトロンビンに転換するときに切り出されるのが，プロトロンビンフラグメントF1+2である．
- TATは凝固系活性化マーカーであるが，線溶系活性化マーカーとしては，プラスミン・α_2-プラスミンインヒビター複合体（PPIC，PICテスト）が用いられることが多い．

診断へのアプローチ

- DICの診断において，厚生省診断基準ではTATは補助的検査項目に位置づけられているが，血管内凝固を鋭敏に示す指標としてTATは非常に有用である（DICの際にはTAT高値となる）．
- TATが低値の場合，DICは考えにくい．

ピットフォール

- 採血時に駆血帯を強く締めすぎたり，陰圧をかけすぎて吸引すると，凝固系が活性化され，TAT高値となる可能性がある．

予後とフォローアップ

- TAT値とDICの予後の関連は特に知られていない（DICにおいて，TATが高値であるほど予後が悪い，ということを示すデータはない）．

■文献

1) 新井盛大：トロンビン/アンチトロンビン複合体（TAT）．“臨床検査法提要（改定第33版）”金井正光 監修．金原出版．pp 386-387，2010
2) 林　朋恵，朝倉英策：DICの病態・診断．血栓止血誌 19：462-466，2008

（須永眞司）

トロンボモジュリン(TM)

thrombomodulin

血中トロンボモジュリンは血管内皮細胞障害を示す指標となりうる．トロンボモジュリン（TM）は血管内皮細胞に存在して，凝固を抑制する働きをしている．これが流血中に出てくることは，血管内皮の障害を意味している．

検体の採取・取り扱い・保存

●血清に分離し，凍結保存する

基準値・測定法

●男性：2.1～4.1 FU/mL，女性：1.8～3.9 FU/mL
●EIA 法

高値	●播種性血管内凝固症（DIC），多臓器障害（MOF） ●膠原病，血管炎 ●血栓性血小板減少性紫斑病（TTP），血栓性微小血管障害症（TMA） ●腎不全
低値	●なし

意義・何がわかるか？

●TM は血管内皮で産生される蛋白で，血管内皮細胞膜に固定された状態で細胞表面に存在している．

●血中でプロトロンビンからトロンビンが生成されると，血管内皮細胞表面の TM と結合して複合体を形成する．この複合体はプロテイン C を活性化する．活性化プロテイン C は凝固系を抑制し，血管内での血栓形成を抑止する（血管内皮細胞の抗血栓性）．

●トロンビンは本来，凝固系において中心的な役割を果たす物質である．そのトロンビンが，TM と結合すると，プロテイン C 活性化を介して抗凝固に働くようになる．すなわち TM は，トロンビンの機能を凝固から抗凝固へと変換させるという点で，非常にユニークな凝固制御因子である．

●このように TM は，血管内皮細胞表面に存在することに生理的な意味がある．血中に検出される TM は，血管内皮細胞障害によって細胞膜から遊離したものであり，その生理的な意義は不明である．したがって血中 TM は，血管内皮細胞障害のマーカーとしての意味がある．TM 本来の機能は凝固抑制であるが，その血中濃度は凝固機能を反映するわけではない．

●健康保険上は，「膠原病の診断もしくは経過観察，または，DIC もしくはそれに引き続いて起こる MOF 観察のために測定した場合のみ算定する」となっている．

生体内での動態

規定因子と血中レベルを決める機序

●TM は血管内皮細胞が障害を受けると，血中へ遊離する．

●血中に遊離した TM は，腎から排泄される．

異常値の出るメカニズム

- 血管内皮細胞障害が起きると，TM が血管内皮から遊離し，血中 TM が高値となる.
- 腎機能障害があると TM の排泄が障害され，血中濃度が高値となる.

参考になる検査とその意義

- TM は凝固制御因子の一つであるが，血中 TM 濃度は凝固系の活性化状態を反映するわけではない．ほかの凝固制御因子検査とはまったく別物として考える必要がある.

診断へのアプローチ

- 血中の TM 高値は，通常，血管内皮細胞障害の存在を意味する.
- 血管内皮細胞障害の原因に関しては，この検査からは何もいえない.
- TM 低値には，病的意義はない.

ピットフォール

- 腎障害時にも TM は高値となる.

予後とフォローアップ

- DIC や血管炎などの病態が改善すれば，それを反映して TM 値も低下する．いわば，疾患の活動性を反映するマーカーとなりうる.

■文献

1) 新井盛大：トロンボモジュリン．"臨床検査法提要（改定第 33 版）" 金井正光 監修．金原出版．p 393，2010

（須永眞司）

プロテインC（PC）

protein C

先天性血栓性素因を検索する目的で検査される．プロテインＣは凝固阻止因子の一つで，活性型プロテインＣは，凝固因子を不活化して凝固を抑制する働きをしている．プロテインＣ活性が低下すると血栓症を起こしやすくなる．

検体の採取・取り扱い・保存

- 採血後，速やかに血漿（クエン酸血漿）を遠心分離し，凍結保存する

基準値・測定法

プロテインＣ活性
- 64～146％
- APTT 凝固時間法

プロテインＣ抗原量
- 70～150％
- LPIA 法

高値	●なし
低値	●先天性プロテインＣ欠乏症 ●重症肝疾患（肝硬変，劇症肝炎など） ●播種性血管内凝固症（DIC） ●ビタミンＫ欠乏症，ワルファリン内服

意義・何がわかるか？

- プロテインＣは主に肝臓で産生される蛋白で凝固系を抑制する凝固阻止因子である．
- 血管内皮細胞表面にはトロンボモジュリンが存在しているが，血中で生成されたトロンビンはトロンボモジュリンと結合すると，プロテインＣを活性化する作用を発揮する．活性型プロテインＣ（APC）はプロテインＳを補酵素として，活性型第Ｖ因子や活性型第Ⅷ因子を不活化し，凝固反応を抑制する．
- さらに活性型プロテインＣは，プラスミノゲンアクチベータ・インヒビター1（PAI-1）を抑制する作用も有している．プラスミノゲンは，プラスミノゲンアクチベータ（PA）によって，プラスミンに変換され，プラスミンはフィブリンを分解する（線溶）．PA は線溶を促進する因子であり，PA を抑制する PAI-1 は線溶を抑制する因子である．活性型プロテインＣは PAI-1 を抑制するので，結果的に線溶を促進させる方向に働くことになる．
- このようにプロテインＣは凝固を抑制し，線溶を促進させる．したがって，血中のプロテインＣが減少すると，血栓症を起こしやすくなる．
- 若年者に血栓症を生じた場合や血栓症を繰り返す場合，通常では血栓症を起こしにくい部位（門脈血栓など）に血栓を生じた場合に，プロテインＣ欠乏を疑う．

生体内での動態

規定因子と血中レベルを決める機序

- プロテインCは主に肝臓で，プロテインC遺伝子から産生される．
- プロテインCが産生される際には，ビタミンKが必要となる．

異常値の出るメカニズム

- プロテインC遺伝子の異常により，正常な機能を有するプロテインCが産生できなくなるのが，プロテインC欠乏症である．このうち，プロテインC活性，抗原量ともに低下するのがⅠ型，活性は低下しているが抗原量は正常のものがⅡ型である．
- 肝硬変など，重篤な肝機能障害ではプロテインCの産生能が低下し，活性，抗原量ともに低値となる．
- プロテインCの産生にはビタミンKが必要である．ビタミンK欠乏時（食事摂取量の低下，抗菌薬の投与，閉塞性黄疸など）には，プロテインC活性，抗原量ともに低値となる．
- ワルファリンはビタミンKの代謝を阻害し，ビタミンK依存性凝固因子の産生を低下させることによって抗凝固能を発揮する．プロテインCもビタミンK依存因子であるので，ワルファリン内服中はプロテインCも低値となる．

参考になる検査とその意義

- プロテインSは活性型プロテインCの補酵素として働く．すなわち，プロテインCとプロテインSはペアで凝固反応を抑制する働きをする．したがって，プロテインCを測定する際にはプロテインSも測定する必要がある．
- アンチトロンビンは，プロテインC・プロテインS系と同様に凝固反応を抑制する機能を有する．抗凝固に働く因子という点で，アンチトロンビンはプロテインCと同類である．

診断へのアプローチ

- プロテインC活性が低下していたら，肝障害，ビタミンK欠乏，ワルファリン内服などの要素がないか，必ず確認をする．
- ほかにプロテインC欠乏を起こす原因がなければ，先天性プロテインC欠乏症を疑う．先天性プロテインC欠乏症は常染色体性優性遺伝し，そのヘテロ接合体のプロテインC活性は30～50%となる．

ピットフォール

- 血中プロテインCは，血栓症を生じた場合に測定されることが多い．血栓症の治療として，ワルファリンが投与されている場合には，ワルファリンによってプロテインC活性が低値となるので，注意が必要である．

予後とフォローアップ

- ワルファリン投与中の場合，可能なら，ワルファリンを中止してヘパリンに置き換えてからプロテインC活性を測定する．

■文献

1) 山本晃士：プロテインC（PC）欠乏症．血栓止血誌 12：149-153，2001
2) 小嶋哲人：先天性凝固阻止因子欠乏症（antithrombin, protein C, protein S 欠損症）．血栓止血誌 20：484-486，2009
3) 北島　勲：凝固・線溶と臨床検査．血栓止血誌 19：462-466，2008

（須永眞司）

プロテインS（PS）

protein S

先天性血栓性素因を検索する目的で検査される．プロテインSは凝固阻止因子の一つで，活性型プロテインCと協働して，凝固反応を抑制する．プロテインS活性が低下すると血栓症を起こしやすくなる．

検体の採取・取り扱い・保存

●採血後，速やかに血漿（クエン酸血漿）を遠心分離し，凍結保存する

基準値・測定法

プロテインS活性	●60～150％ ●APTT凝固時間法
プロテインS抗原量	●65～135％ ●EIA法
プロテインS遊離型抗原量	●60～150％ ●ラテックス凝集反応

高値	●なし
低値	●先天性プロテインS欠乏症 ●重症肝疾患（肝硬変，劇症肝炎など） ●播種性血管内凝固症（DIC） ●ビタミンK欠乏症，ワルファリン内服 ●妊娠，経口避妊薬内服

意義・何がわかるか？

●プロテインSは主に肝臓で産生される蛋白で，活性型プロテインCの補酵素として働いて凝固系を抑制する．

●血管内皮細胞表面にはトロンボモジュリンが存在しているが，血中で生成されたトロンビンはトロンボモジュリンと結合すると，プロテインCを活性化する作用を発揮する．活性型プロテインCはプロテインSを補酵素として，活性型第Ⅴ因子や活性型第Ⅷ因子を不活化し，凝固反応を抑制する．

●プロテインSの一部（60％程度）は，血漿中でC_4結合蛋白（C_4BP，補体系制御因子）と結合している．活性を示すのは，C_4BPと結合していない遊離型プロテインSである．

●血中のプロテインS（正確には遊離型プロテインS）が減少すると，血栓症を起こしやすくなる．

●若年者に血栓症を生じた場合や血栓症を繰り返す場合，通常では血栓症を起こしにくい部位（門脈血栓など）に血栓を生じた場合に，プロテインS欠乏を疑う．

生体内での動態

規定因子と血中レベルを決める機序

●プロテインSは主に肝臓で，プロテインS

遺伝子から産生される．

●プロテインSが産生される際には，ビタミンKが必要となる．

異常値の出るメカニズム

●プロテインS遺伝子の異常により，正常な機能を有するプロテインSが産生できなくなるのが，プロテインS欠乏症である．このうち，プロテインS活性，抗原量ともに低下するのがⅠ型，活性は低下し抗原量は正常（総量，遊離型とも）のものがⅡ型，活性は低下しトータル抗原量は正常だが，遊離型抗原量のみ低下しているものがⅢ型である．

●肝硬変など，重篤な肝機能障害ではプロテインSの産生能が低下し，活性，抗原量ともに低値となる．

●プロテインSの産生にはビタミンKが必要である．ビタミンK欠乏時（食事摂取量の低下，抗菌薬の投与，閉塞性黄疸など）には，プロテインS活性，抗原量ともに低値となる．

●ワルファリンはビタミンKの代謝を阻害し，ビタミンK依存性凝固因子の産生を低下させることによって抗凝固能を発揮する．プロテインSもビタミンK依存因子であるので，ワルファリン内服中はプロテインSも低値となる．

●エストロゲンは，プロテインSの転写を負に調節する．妊娠中，経口避妊薬内服中は，エストロゲンが高値となり，プロテインSの産生が低下する．

参考になる検査とその意義

●プロテインCとプロテインSはペアで凝固反応を抑制する働きをする．したがって，プロテインSを測定する際にはプロテインCも測定する必要がある．

●アンチトロンビンは抗凝固に働くという点で，プロテインCやプロテインSと同類である．

診断へのアプローチ

●プロテインS活性が低下していたら，肝障害，ビタミンK欠乏，ワルファリン内服などの要素がないか，必ず確認をする．

●ほかにプロテインS欠乏を起こす原因がなければ，先天性プロテインS欠乏症を疑う．先天性プロテインS欠乏症は常染色体性優性遺伝し，そのヘテロ接合体のプロテインS活性は30〜50%となる．

ピットフォール

●血中プロテインSの測定は，血栓症を生じた場合に先天性プロテインS欠損症の鑑別を行う目的で行われることが多い．血栓症の治療として，ワルファリンが投与されている場合には，ワルファリンによってプロテインS活性が低値となるので，注意が必要である．

●プロテインS抗原量は，通常は遊離型と結合型をあわせた総量を測定している．遊離型プロテインS抗原量のみを測定することも可能で，健康保険の適用もある．

予後とフォローアップ

●ワルファリン投与中の場合，可能なら，ワルファリンを中止してヘパリンに置き換えてからプロテインS活性を測定する．

■文献

1）中山享之，小嶋哲人：プロテインS欠乏症．血栓止血誌 12：235-239，2001

2）小嶋哲人：先天性凝固阻止因子欠乏症（antithrombin, protein C, protein S 欠損症）．血栓止血誌 20：484-486，2009

3）北島　勲：凝固・線溶と臨床検査．血栓止血誌 19：462-466，2008

（須永眞司）

Ⅲ．血液・凝固・線溶系検査

凝固・線溶系検査

組織プラスミノゲンアクチベータ(t-PA)

tissue plasminogen activator

線溶系活性化の指標となりうる検査である．プラスミノゲンをプラスミンに変換する因子が，プラスミノゲンアクチベータ（PA）である．組織プラスミノゲンアクチベータ（t-PA）は血管内皮細胞から分泌される．

検体の採取・取り扱い・保存

- 採血後，速やかに低温（4℃）で血漿（クエン酸血漿）を遠心分離し，凍結保存する
- 速やかに低温遠心分離できない場合は，氷水中に保存し，1 時間以内に分離する

基準値・測定法

- 2〜8 ng/mL
- ELISA 法

高値	●播種性血管内凝固症（DIC），敗血症 ●重症肝疾患（肝硬変，劇症肝炎など）
低値	●先天性 t-PA 欠乏症

意義・何がわかるか？

- プラスミノゲンアクチベータ（PA）は，プラスミノゲンをプラスミンに転換する．プラスミンは，フィブリンを分解し血栓を溶解する（線溶）．PA 活性を有する物質には，組織プラスミノゲンアクチベータ（t-PA）とウロキナーゼ型プラスミノゲンアクチベータ（u-PA，単にウロキナーゼともいう）とがある．
- プラスミノゲンと t-PA はフィブリンに親和性があり，フィブリン上で効率よくプラスミンが産生され，フィブリンを分解する．一方で，血中に遊離した t-PA は，速やかにプラスミノゲンアクチベータインヒビター（PAI-1）と結合して不活化される（t-PA に対し PAI-1 は過剰に存在する）．
- すなわち，血中の t-PA の多くは PAI-1 との複合体（t-PA・PAI-1 複合体）として存在している．このため，現在，血中 t-PA の測定は一般臨床の場では行われておらず（健康保険の適用はない），t-PA 活性は t-PA・PAI-1 複合体で判断することが多い．
- t-PA が減少する（先天性 t-PA 欠乏症など）と，線溶が起こりにくくなる．
- 一般的に，t-PA が高値であることは，線溶系が活性化されていることを意味する．

生体内での動態

規定因子と血中レベルを決める機序

- t-PA は血管内皮細胞などで t-PA 遺伝子から産生され，血中で PAI-1 によって不活化される．
- t-PA 活性は，上記の産生と不活化のバランスで決められる．
- 通常，t-PA として測定されるのは，t-PA 抗原量である．これは，フリーの t-PA と t-PA・PAI-1 複合体を合計したものである．

異常値の出るメカニズム

- 凝固系が活性化されると t-PA が血管内皮

細胞から放出され，線溶系も活性化される（t-PA が高値となる）．

参考になる検査とその意義

●前述のように，t-PA 活性は t-PA・PAI-1 複合体値で判断することが多い．

●その他，線溶系にかかわる検査としては，プラスミノゲン，α_2-プラスミンインヒビター（α_2-PI），プラスミン・α_2-プラスミンインヒビター複合体などがある（PPIC）．

診断へのアプローチ

●t-PA（t-PA・PAI-1 複合体）値のみでは，線溶系活性化の状態を把握することは困難で，PPIC なども含めて総合的に判断する必要がある．

ピットフォール

●採血時に駆血しすぎたり，過度に陰圧をかけたりすると高値となる．

予後とフォローアップ

●線溶系活性化マーカーではあるが，疾患の予後予測や病態の経過観察に一般的に利用されるには至っていない．

■文献

1）新井盛大：t-PA/PAI-1 複合体．“臨床検査法提要（改定第 33 版）”金井正光 監修．金原出版，p 393，2010
2）浦野哲盟：線溶機序．脈管学 51：293-299．2011

（須永眞司）

プラスミノゲンアクチベータインヒビター1（PAI-1）

plasminogen activator inhibitor-1

線溶系活性化の指標となりうる検査である．プラスミノゲンをプラスミンに変換する因子がプラスミノゲンアクチベータ（PA）であり，PAと結合して，PAを不活化するのがプラスミノゲンアクチベータインヒビター1（PAI-1）である．

検体の採取・取り扱い・保存

- 採血後，速やかに低温（4℃）で血漿（クエン酸血漿）を遠心分離し，凍結保存する
- 速やかに低温遠心分離できない場合は，氷水中に保存し，1時間以内に分離する

基準値・測定法

- トータルPAI-1：≦50 ng/mL
- LPIA法

高値	●播種性血管内凝固症（DIC），敗血症 ●血栓溶解療法
低値	●先天性PAI-1欠乏症

意義・何がわかるか？

- プラスミノゲンアクチベータインヒビター1（PAI-1）は主に血管内皮細胞で産生される蛋白で，線溶系を抑制する線溶阻止因子である．
- プラスミノゲンアクチベータ（PA）は，プラスミノゲンをプラスミンに転換する．プラスミンは，フィブリンを分解し血栓を溶解する（線溶）．PA活性を有する物質には，組織プラスミノゲンアクチベータ（t-PA）とウロキナーゼ型プラスミノゲンアクチベータ（u-PA，単にウロキナーゼともいう）とがある．
- PAI-1はt-PAと結合してt-PAを不活化する．t-PAを不活化する能力のあるものを活性型PAI-1と呼ぶが，一部のPAI-1はその立体構造を変え，t-PAを不活化できない潜在型PAI-1になっている．その他，PAI-1はt-PAと複合体を形成（t-PA・PAI-1複合体）したり，u-PAと複合体を形成するなど，さまざまな形で血中に存在している（PAI-1はt-PAに対して過剰に存在している）．
- 抗PAI-1抗体を用いると，これらすべてのPAI-1が検出される．トータルPAI-1値はt-PA・PAI-1複合体値とも相関するため，本検査がt-PA・PAI-1複合体と呼ばれることもある．
- PAI-1が減少すると，PA活性が抑制されず，過度の線溶を起こすことになる．
- PAI-1高値は，血管内皮障害や線溶系の活性化を意味する．

生体内での動態

規定因子と血中レベルを決める機序

- PAI-1は血管内皮細胞などでPAI-1遺伝子から産生されるが，線溶系が活性化されていないときの血中濃度は低い．

異常値の出るメカニズム

- 先天性 PAI-1 欠乏症は，PAI-1 遺伝子の異常により，正常な機能を有する PAI-1 が産生できなくなる疾患である．
- 線溶系が活性化される（PA 活性が増加する）と，それを阻止する PAI-1 も増加する．
- PAI-1 は，いわゆる急性相蛋白としての性質も有し，感染症の際に PAI-1 は高値となる．

参考になる検査とその意義

- 線溶系にかかわる検査としては，プラスミノゲン，α_2-プラスミンインヒビター（α_2-PI），プラスミン・α_2-プラスミンインヒビター複合体などがある（PPIC）．

診断へのアプローチ

- 止血スクリーニング検査では異常を認めないにもかかわらず，出血傾向を呈する疾患をみたときに，鑑別疾患の一つとして PAI-1 欠乏症を考える．
- PAI-1 高値は線溶系の活性化を意味するが，同時に PAI-1 によって線溶系が抑制されたことも意味している．PAI-1 高値の DIC は，線溶抑制型 DIC（＝血栓症を起こしやすい）と考えられる．
- 感染症の際に PAI-1 は高値となり，多臓器障害の予後の指標になるといわれている．
- PAI-1 高値は，深部静脈血栓症や心筋梗塞のリスクファクターでもある．
- 血中 PAI-1 は内臓脂肪や BMI（body mass index）とも相関する．肥満における血栓症と PAI-1 の関連も注目されている．

ピットフォール

- トータル PAI-1 血中濃度には日内変動があり，早朝に高く，夜に低い．
- PAI-1 は血小板 α 顆粒内に豊富に含まれ，血小板活性化に際して放出される．採血時に，駆血しすぎたり，過度に陰圧をかけたりすると，PAI-1 濃度が高くなる．
- 採血後に室温に放置しても，高値となる．

予後とフォローアップ

- 感染症や血栓症における血中 PAI-1 濃度が注目されているが，まだ検討中の段階である．

■文献

1）新井盛大：t-PA/PAI-1 複合体．"臨床検査法提要（改定第 33 版）" 金井正光 監修．金原出版，p 393，2010
2）箕輪秀樹，高橋幸博，中　宏之 他：先天性PAI-1欠乏症．血栓止血誌 11：289-295，2000
3）北島　勲：凝固・線溶と臨床検査．血栓止血誌 19：462-466，2008

（須永眞司）

t-PA・PAI-1複合体（PAIC）

tissue plasminogen activator,plasminogen activator inhibitor-1 complex

線溶系活性化の指標となりうる検査である．組織プラスミノゲンアクチベータ（t-PA）は，血中でPAインヒビター1（PAI-1）と結合して不活化される．t-PA・PAI-1複合体量は，t-PA量を反映する．

検体の採取・取り扱い・保存

- 採血後，速やかに低温（4℃）で血漿（クエン酸血漿）を遠心分離し，凍結保存する
- 速やかに低温遠心分離できない場合は，氷水中に保存し，1時間以内に分離する

基準値・測定法

- 男性：≦17.3 ng/mL，女性：≦11.7 ng/mL
- EIA法

高値	●播種性血管内凝固症（DIC），敗血症 ●血栓溶解療法
低値	●なし

意義・何がわかるか？

- プラスミノゲンは，プラスミノゲンアクチベータ（PA）によって，プラスミンに転換される．プラスミンは，フィブリンを分解し血栓を溶解する（線溶）．PA活性を有する物質には，組織プラスミノゲンアクチベータ（t-PA）とウロキナーゼ型プラスミノゲンアクチベータ（u-PA，単にウロキナーゼともいう）とがある．
- プラスミノゲンアクチベータインヒビター（PAI-1）は，主に血管内皮細胞で産生される蛋白で，線溶系を抑制する線溶阻止因子である．PAI-1は，PAと結合してPAを不活化する．
- t-PAとPAI-1が結合したものが，t-PA・PAI-1複合体である．t-PAは，血管内皮細胞から放出されると，血中で速やかにPAI-1と複合体を形成する（PAI-1はt-PAに対して過剰に存在している）ので，t-PA・PAI-1複合体量は，t-PA量を反映すると考えられる．すなわち，t-PA・PAI-1複合体は線溶系活性化を示す指標となる．
- t-PA・PAI-1複合体量は，フリーのPAI-1も含めたトータルPAI-1量と相関するともいわれている．PAI-1は血管内皮細胞障害によって高値となるので，t-PA・PAI-1複合体量は，血管内皮細胞障害も反映する．

生体内での動態

規定因子と血中レベルを決める機序

- t-PAは血管内皮細胞などで，t-PA遺伝子から産生される．
- PAI-1も血管内皮細胞などで，PAI-1遺伝子から産生される．
- t-PAもしくはPAI-1が血中で増加すれば，t-PA・PAI-1複合体も増加する．

異常値の出るメカニズム

- t-PAやPAI-1の先天性欠乏症では，t-PA・PAI-1複合体が常に低値となるが，正常の

状態(線溶系の活性化が起きていないとき)では，そもそも t-PA・PAI-1 複合体はほとんど生成されないので，t-PA・PAI-1 複合体低値に病的意義を求めることは困難である．

- 線溶系が活性化される（t-PA が増加する）と t-PA・PAI-1 複合体は高値となる．
- 血管内皮細胞障害が生じると，PAI-1 が増加し，t-PA・PAI-1 複合体も高値となる．

参考になる検査とその意義

- 線溶系にかかわる検査としては，プラスミノゲン，α_2-プラスミンインヒビター（α_2-PI），プラスミン・α_2-プラスミンインヒビター複合体などがある（PPIC）．

診断へのアプローチ

- t-PA・PAI-1 複合体が高値の場合，線溶系の活性化，もしくは，血管内皮細胞障害を考える．
- どちらの病態が存在するかは，この検査だけでは決められず，PPIC などほかの検査結果も含めて総合的に判断する必要がある．

ピットフォール

- 検査の名称は t-PA・PAI-1 複合体であっても，トータル PAI-1 を測定している場合がある．
- 血中濃度には日内変動があり，早朝に高く，夜に低い．
- PAI-1 は血小板 α 顆粒内に豊富に含まれ，血小板活性化に際して放出される．採血時に，駆血しすぎたり，過度に陰圧をかけたりすると，t-PA・PAI-1 複合体が高値となる場合がある．

予後とフォローアップ

- t-PA・PAI-1 複合体量は血栓溶解療法時に増加するので，そのモニタリングとしても使える．

■文献

1）新井盛大：t-PA/PAI-1 複合体．“臨床検査法提要（改定第 33 版）”金井正光 監修．金原出版，p 393，2010
2）箕輪秀樹，高橋幸博，中　宏之 他：先天性PAI-1欠乏症．血栓止血誌 11：289-295，2000
3）北島　勲：凝固・線溶と臨床検査．血栓止血誌 19：462-466，2008

（須永眞司）

プラスミノゲン（Plg）

plasminogen

出血性疾患や血栓症の原因検索や病態把握のための検査である．プラスミノゲンは，プラスミノゲンアクチベータによってプラスミンに変換され，プラスミンはフィブリンを分解し血栓を溶解する（線溶）．

検体の採取・取り扱い・保存

- 採血後，速やかに血漿（クエン酸血漿）を遠心分離し，凍結保存する

基準値・測定法

- 75～125％
- 合成基質法

高値

- 妊娠，経口避妊薬
- 慢性炎症性疾患

低値

- 先天性プラスミノゲン欠乏症
- 播種性血管内凝固症（DIC）
- 重篤な肝疾患（肝硬変，劇症肝炎など）

意義・何がわかるか？

- プラスミノゲンは，主に肝臓で産生される蛋白で，プラスミノゲンアクチベータ（PA）によって，プラスミンに転換される．プラスミンは，フィブリンを分解し血栓を溶解する（線溶）．プラスミンは，α_2-プラスミンインヒビター（α_2-PI）と結合して不活化される．
- プラスミノゲン高値は，単にプラスミンの前駆物質が多いということを意味するだけで，線溶系の活性化を意味するわけではない．
- プラスミノゲン低値は，産生の低下もしくは消費の過度の亢進を意味する．消費の亢進は，すなわち線溶系の活性化を意味するが，プラスミノゲン値だけでは産生低下か消費亢進かは判断できない．
- いずれにしても，プラスミノゲンが低値となると線溶反応が抑制される．線溶反応が抑制されると，血栓傾向が現れる可能性がある．

生体内での動態

規定因子と血中レベルを決める機序

- プラスミノゲンは主に肝臓でプラスミノゲン遺伝子から産生され，線溶系の亢進に伴って消費される．
- プラスミノゲンの血中濃度は，上記の産生と消費のバランスによって決められる．

異常値の出るメカニズム

- 先天性プラスミノゲン欠乏症は，プラスミノゲン遺伝子の異常により，正常な機能を有するプラスミノゲンが産生できなくなる疾患である．
- プラスミノゲンは肝臓で産生されるため，肝硬変や劇症肝炎などの重篤な肝疾患の際には，プラスミノゲンの産生が低下する．

●播種性血管内凝固症（DIC）など，凝固・線溶系が過度に活性化される病態では，大量にプラスミノゲンが消費され，プラスミノゲンの血中濃度が低下する．

参考になる検査とその意義

●線溶系にかかわる検査としては，α_2-プラスミンインヒビター（α_2-PI），プラスミン・α_2-プラスミンインヒビター複合体（PPIC），組織プラスミノゲンアクチベータ・プラスミノゲンアクチベータインヒビター1複合体（t-PA・PAI-1複合体）などがある．

●線溶系の活性化の有無をみるには，これらの検査もあわせて評価することが必要である．線溶系が活性化されているときには，PPICやt-PA・PAI-1複合体は高値となる．

診断へのアプローチ

●プラスミノゲン値だけで病態を判断することは困難で，ほかの検査と総合して評価することが必要となる（前述）．

ピットフォール

●日内変動があり，夕方から夜間に上昇する．

予後とフォローアップ

●線溶系活性化マーカーではあるが，疾患の予後予測や病態の経過観察に一般的に利用されるには至っていない．

■文献

1）新井盛大：プラスミノゲン．"臨床検査法提要（改定第33版）"金井正光 監修．金原出版，pp 381-382，2010

2）北島　勲：凝固・線溶と臨床検査．血栓止血誌 19：462-466，2008

（須永眞司）

α_2-プラスミンインヒビター（α_2-PI）
アンチプラスミン，プラスミンインヒビター

α_2-plasmin inhibitor

出血性疾患や血栓症の原因検索，病態把握のための検査である．プラスミンはフィブリンを分解し血栓を溶解する．α_2-プラスミンインヒビター（α_2-PI）はプラスミンと結合して，プラスミンを不活化する線溶阻止因子である．

検体の採取・取り扱い・保存

- 採血後，速やかに血漿（クエン酸血漿）を遠心分離し，凍結保存する

基準値・測定法

- 85〜115％
- 合成基質法

高値

- 急性炎症性疾患

低値

- 先天性 α_2-PI 欠乏症
- 播種性血管内凝固症（DIC）
- 重篤な肝疾患（肝硬変，劇症肝炎など）

意義・何がわかるか？

- プラスミンは，プラスミノゲンアクチベータ（PA）によって，プラスミノゲンから生成される．プラスミンは，フィブリンを分解し血栓を溶解する（線溶）．
- α_2-PI は，血中のプラスミンと結合して，プラスミンを不活化する．すなわち α_2-PI は，線溶阻止因子である．
- α_2-PI が高値であっても，線溶系が過剰に阻止されるわけではない（病的意義はない）．
- α_2-PI 低値は，産生の低下もしくは消費の過度の亢進を意味する．消費の亢進は，すなわち線溶系の活性化を意味するが，α_2-PI 値だけでは産生低下か消費亢進（線溶系活性化）かは判断できない．
- 線溶系活性化の指標としては，プラスミン-α_2-PI 複合体（PPIC）のほうが適している．

生体内での動態

規定因子と血中レベルを決める機序

- α_2-PI は主に肝臓で，α_2-PI 遺伝子から産生される．
- α_2-PI は，プラスミンと 1：1 で結合することによって消費される．
- α_2-PI 活性は，上記の産生と消費のバランスによって決められる．

異常値の出るメカニズム

- 先天性 α_2-PI 欠乏症は，α_2-PI 遺伝子の異常により，正常な機能を有する α_2-PI が産生できなくなる疾患である．
- α_2-PI は肝臓で産生されるため，肝硬変や劇症肝炎などの重篤な肝疾患の際には，α_2-PI の産生が低下する．
- 播種性血管内凝固症など，凝固・線溶系が過度に活性化される病態では，大量にプラスミンが生成されるため，大量に α_2-PI が消費されて減少する．

参考になる検査とその意義

- 線溶系にかかわる検査としては，プラスミノゲン，プラスミン・α_2-PI 複合体（PPIC），組織プラスミノゲンアクチベータ・プラスミノゲンアクチベータインヒビター1複合体（t-PA・PAI-1 複合体）などがある．
- 線溶系の活性化の有無をみるには，これらの検査もあわせて評価することが必要である．線溶系が活性化されているときには，PPIC や t-PA・PAI-1 複合体は高値となる．

診断へのアプローチ

- 先天性 α_2-PI 欠乏症では，出血傾向が出現する．ホモ接合体では，α_2-PI 活性がほぼゼロになり，生下時の臍帯出血や，一度止まった出血が1～2日後に再出血する（後出血）のが特徴である．
- ヘテロ接合体では，α_2-PI 活性が50％程度あり，出血傾向はないか軽度にとどまる場合が多い．

ピットフォール

- α_2-PI 活性が低値であることには，臨床的な意味がある（線溶が阻止されず出血しやすくなる）が，高値であることに病的意義はない．

予後とフォローアップ

- 主に出血性疾患の診断時に行う検査であって，疾患の活動性を判断する目的で経時的に繰り返す検査ではない．

■文献

1) 広沢信作：α_2-plasmin inhibitor（α_2-PI）欠損症．血栓止血誌 11：301-303，2000
2) 青木延雄：線溶阻止因子アルファ2プラスミンインヒビター．日内会誌 80：1339-1350，1991

（須永眞司）

プラスミン・α_2-プラスミンインヒビター複合体（PPIC）

plasmin・α_2-plasmin inhibitor complex

線溶系活性化の指標となる検査である．プラスミンはフィブリンを分解し血栓を溶解するが，血中に遊離したプラスミンは，α_2-プラスミンインヒビター（α_2-PI）と即座に結合して複合体を形成し，活性を失う．

検体の採取・取り扱い・保存

●採血後，速やかに血漿（クエン酸血漿）を遠心分離し，凍結保存する．

基準値・測定法

●≦0.8 μg/mL
●LPIA 法

高値	●播種性血管内凝固症（DIC） ●深部静脈血栓症 ●大動脈瘤 ●妊娠
低値	●なし

意義・何がわかるか？

●プラスミノゲンはプラスミノゲンアクチベータ（PA）によって，プラスミンに転換される．プラスミンは，フィブリンを分解し血栓を溶解する（線溶）．血中のプラスミンは，α_2-PI と速やかに結合して不活化される．プラスミン・α_2-PI 複合体(PPIC)は，生成されたプラスミン量を反映することになるので，線溶系活性化の指標（分子マーカー）となる．

●すなわち PPIC 高値は，線溶活性の亢進を意味する．PPIC 低値は，病的な意義をもたない．

生体内での動態

規定因子と血中レベルを決める機序

●プラスミンは，プラスミノゲンが PA によって限定分解されることによって生成される．

●プラスミンはフィブリンを分解し血栓を溶解するが，この反応が行きすぎないようにするため，プラスミンは α_2-PI により即座に不活化される．すなわちプラスミンが生成されると即座に PPIC が形成される．

●線溶系が活性化され，プラスミンの生成量が増えると，PPIC も増加する．

異常値の出るメカニズム

●プラスミンや α_2-PI の先天性欠乏症や肝疾患では，PPIC が常に低値となるが，正常の状態（線溶系の活性化が起きていないとき）では，そもそもプラスミンはほとんど生成されないので，PPIC 低値に臨床的意義を求めることは困難である．

●線溶系が活性化されプラスミンの生成量が増えると，PPIC も高値となる．

参考になる検査とその意義

- 凝固･線溶系にかかわる検査としては，フィブリン／フィブリノゲン分解産物（FDP），D-ダイマー，可溶性フィブリンモノマー複合体（SFMC），トロンビン・アンチトロンビン複合体（TAT），組織プラスミノゲンアクチベータ・プラスミノゲンアクチベータインヒビター1複合体（t-PA・PAI-1 複合体）などがある．
- 線溶系活性化の指標となるPPICは，凝固系活性化の指標となるTATと対比されることが多い．DICでは，凝固系・線溶系ともに活性化されるが，PPICに比べTATの上昇の程度の強いものを「線溶抑制型DIC（＝血栓症を起こしやすい）」，TATに比べPPICの上昇の程度が強いものを「線溶亢進型DIC（＝出血を起こしやすい）」と呼ぶ．

診断へのアプローチ

- DICの診断において，厚生省の診断基準ではPPICは補助的検査項目の位置づけになっているが，線溶系活性化を鋭敏に示す指標としてPPICは有用である（DICの際にはPPIC高値となる）．
- 前述のDICの病型診断においても，PPICは有用である．

ピットフォール

- 妊娠中にはPPICが高値となるため，その解釈には注意が必要である．

予後とフォローアップ

- PPIC値とDICの予後の関連はとくに知られていない（DICにおいて，PPICが高値であるほど予後が悪い，ということを示すデータはない）．

■文献

1）浦野哲盟：線溶機序．脈管学 51：293-299，2011
2）新井盛大：プラスミン/α_2-プラスミンインヒビター複合体（PIC）．“臨床検査法提要（改定第33版）”金井正光 監修．金原出版，p 392，2010

（須永眞司）

血小板凝集能

platelet aggregation test

血小板機能検査の代表的なものである．血小板凝集惹起物質で血小板を刺激して，血小板凝集の程度を測定する．血小板数や凝固スクリーニング検査で異常がないにもかかわらず，出血傾向を呈する疾患を精査する場合に行われる．

検体の採取・取り扱い・保存

- 太め（20 ゲージ程度）の針で，無理な陰圧をかけないようにして採血する（血小板活性化を避けるため）．抗凝固薬としてクエン酸ナトリウムを混じて，適切な条件で遠心分離し，多血小板血漿を得る．検体の保存はきかないので，調整ができ次第速やかに検査を行う
- その他，各施設で定められた採血・検査手順を順守する

基準値・測定法

- ADP：0.5～1 μM で凝集後，解離する．2.5～5 μM で二次凝集を認める
- エピネフリン：0.2～5 μM で二次凝集を認める
- コラーゲン：1～5 μg/mL で凝集し，解離を認めない
- リストセチン：1.2～1.5 mg/mL で凝集し，解離を認めない
- 血小板凝集計を用いて透過度を経時的に測定する（透過度法）．得られた血小板凝集曲線のパターンで，正常か異常かの判定をする

凝集能亢進を示す疾患

- 深部静脈血栓症，血栓準備段階
- 糖尿病，脂質異常症

凝集能低下を示す疾患

- 血小板受容体異常症（血小板無力症，Bernard-Soulier 症候群など）
- von Willebrand 病
- 血小板放出機構異常症（シクロオキシゲナーゼ欠損症，トロンボキサン A_2 不応症など）
- 血小板放出顆粒異常症（Gray platelet 症候群，Hermansky-Pudlak 症候群など）
- アスピリン内服

意義・何がわかるか？

- 血小板凝集惹起物質は，血小板膜にレセプターなどを介して結合し，血小板内にシグナルを入れる．それに反応して血小板は互いに凝集する（一次凝集）．この凝集は可逆的（一度凝集した血小板が解離する）であるが，一次凝集に引き続いて ADP やトロンボキサン A_2（TXA_2）などの物質が血小板から放出されると，それらが血小板を不可逆的に凝集させる（二次凝集）．
- 血小板凝集能検査では，多血小板血漿にさまざまな凝集惹起物質（ADP，エピネフリン，コラーゲン，リストセチンなど）を添加し，血小板凝集がどのように起こるか

を調べる．疾患によってこれらの物質に対する反応性が異なるので，そのパターンをみて，疾患を推測する．

生体内での動態

規定因子と凝集反応性を決める機序

- 凝集惹起物質として，低濃度（0.5～1 μM）のADPを用いた場合，一次凝集を起こした後，血小板は解離する．高濃度（2.5～5 μM）のADP刺激では，一次凝集後に二次凝集を起こし，その後は解離しない．
- エピネフリン刺激では，高濃度ADPと同様に，一次凝集後に二次凝集を起こし，その後は解離しない．
- コラーゲン刺激では，低濃度でも不可逆的に凝集が起こる（この場合，一次凝集と二次凝集を区別することができない）．
- リストセチン刺激でも，不可逆的凝集が起こる．

異常の出るメカニズム

- 血小板膜上に存在する各種のレセプターや，そのシグナルを伝達する物質に異常があると，血小板凝集に異常が起きる．

参考になる検査とその意義

- 血小板粘着能検査や血小板放出能検査も，血小板機能検査である．

診断へのアプローチ

- 血小板無力症では，ADP，エピネフリン，コラーゲン刺激で凝集は欠如する．リストセチン刺激での凝集は正常である．
- 血小板放出異常症では，ADP，エピネフリン刺激で一次凝集は起きるが二次凝集が欠如し，コラーゲン刺激で凝集は低下する．リストセチン刺激では凝集は正常である．
- von Willebrand病とBernard-Soulier症候群では，ADP，エピネフリン，コラーゲン刺激では正常に凝集するが，リストセチン刺激では凝集が欠如する．
- アスピリン内服中の場合，ADP，エピネフリン刺激で一次凝集は起きるが二次凝集が欠如し，コラーゲン刺激で凝集は低下する．

ピットフォール

- 検査の標準化が難しく，正常人をコントロールとして，これと比較して判定するのが望ましい．
- アスピリンなどの血小板機能抑制薬の影響を受けるため，内服薬の確認を行うことが重要である．

予後とフォローアップ

- 主に出血性疾患の診断時に行う検査であって，疾患の活動性を判断する目的で経時的に繰り返す検査ではない．

■文献

1）塚田理康：血小板機能に関する検査．"血液病学第二版" 三輪史朗，青木延雄，柴田　昭 編．文光堂，pp 1675-1693，1995
2）尾崎由基男：血小板凝集能．"臨床検査法提要（改定第33版）" 金井正光 監修．金原出版，pp 338-341，2010
3）大森　司：血小板と臨床検査．血栓止血誌 19：456-458，2008

（須永眞司）

血小板粘着能

platelet adhesion test

血小板機能検査の一つである．コラーゲンで被覆したガラスビーズを詰めたカラムに血小板を流し，カラム通過中にどの程度血小板がトラップされるかで，血小板の粘着能を評価する．血小板停滞率ともいう．

検体の採取・取り扱い・保存

- 太め（20 ゲージ程度）の針で，無理な陰圧をかけないようにして採血し（血小板活性化を避けるため），抗凝固薬としてクエン酸ナトリウムを混じる．検体の保存はきかないので，速やかに検査を行う

基準値・測定法

- 血小板停滞率：30～70％
- コラーゲンビーズカラム法

高値

- 深部静脈血栓症，血栓準備段階
- 糖尿病，脂質異常症

低値

- 血小板受容体異常症（血小板無力症，Bernard-Soulier 症候群など）
- von Willebrand 病
- 血小板放出機構異常症（シクロオキシゲナーゼ欠損症，トロンボキサン A_2 不応症など）
- 血小板放出顆粒異常症（Gray platelet 症候群，Hermansky-Pudlak 症候群など）
- アスピリン内服

意義・何がわかるか？

- 血管が破綻し血液が血管外へ漏出すると，皮下組織のコラーゲンに血小板が結合する．このとき，血漿中の von Willebrand 因子（vWF）は，コラーゲンと血小板を付着させる役割を果たしている．また血小板膜にはコラーゲン受容体が存在しており，これにコラーゲンが結合すると血小板は活性化されて凝集し，ADP やトロンボキサン A_2（TXA_2）が放出される．ADP や TXA_2 はさらに血小板を凝集させ，血栓が形成される．
- 血小板粘着能は，血栓形成の最初の段階である，血小板のコラーゲンへの結合能力を調べる検査である．
- 以前はガラスビーズ入りのカラムを使って検査していたが，現在はコラーゲンで被覆したガラスビーズを詰めたカラムが市販されており，これを使って検査が施行される．抗凝固した全血をカラムに通し，通過前後の血小板数を比較することによって，血小板のカラムへの停滞率を調べる．
- 血小板がコラーゲンビーズに結合し凝集した場合にのみ，血小板はカラム内にトラップされるので，この検査は血小板の粘着能だけではなく，凝集能も評価している．すなわち，血小板停滞率検査は，血小板粘着能を評価するための検査であるが，実際には粘着能と凝集能の両者の評価をしている．

生体内での動態

規定因子と停滞率を決める機序

● 血小板のコラーゲンへの粘着と，それに引き続く凝集反応の両者が正常に起きる場合に，血小板停滞率も基準値となる．

異常値の出るメカニズム

● 血小板膜上に存在する各種のレセプターや，そのシグナルを伝達する物質に異常があると，血小板の粘着・凝集に異常が起きる．その結果，血小板停滞率も異常となる．

参考になる検査とその意義

● 血小板機能検査の代表的なものとして血小板凝集能検査がある．そのほか血小板放出能検査も血小板機能検査の一つである．血小板凝集能検査で異常のある疾患の多くは，血小板停滞率も異常となる．

診断へのアプローチ

● 血小板無力症など血小板凝集能の低下している疾患では，血小板停滞率も低下する．

ピットフォール

● 検査の標準化が難しく，正常人をコントロールとして，これと比較して判定するのが望ましい．

● アスピリンなどの血小板機能抑制薬の影響を受けるため，内服薬の確認を行うことが重要である．

予後とフォローアップ

● 主に出血性疾患の診断時に行う検査であって，疾患の活動性を判断する目的で経時的に繰り返す検査ではない．

■文献

1）塚田理康：血小板機能に関する検査．"血液病学第二版" 三輪史朗，青木延雄，柴田　昭 編．文光堂，pp 1675-1693，1995

2）尾崎由基男：血小板停滞率（粘着能，凝集能）．"臨床検査法提要（改定第 33 版）" 金井正光 監修．金原出版，pp 337-338，2010

（須永眞司）

血小板放出能

platelet release test

血小板機能検査の一つである．血小板凝集能検査と同様に，血小板凝集惹起物質（トロンビンが使われることが多い）で血小板を刺激し，セロトニンなどの血小板顆粒内容物の放出量を調べる．

検体の採取・取り扱い・保存

- 太め（20 ゲージ程度）の針で，無理な陰圧をかけないようにして採血する（血小板活性化を避けるため）．抗凝固薬としてクエン酸ナトリウムを混じて，適切な条件で遠心分離し，多血小板血漿を得る．検体の保存はきかないので，調整ができ次第速やかに検査を行う
- その他，各施設で定められた採血・検査手順を順守する

基準値・測定法

- 血小板セロトニン放出率：50～70%
- 標識セロトニン法

高値	●なし
低値	●血小板放出機構異常症（シクロオキシゲナーゼ欠損症，トロンボキサン A_2 不応症など） ●血小板放出顆粒異常症（Gray platelet 症候群，Hermansky-Pudlak 症候群など） ●アスピリン内服

意義・何がわかるか？

- 血小板内には α 顆粒や濃染顆粒などが存在しており，α 顆粒には血小板第 4 因子や β-トロンボグロブリンなどが，濃染顆粒には ADP，ATP やセロトニンなどが含まれている．血小板が活性化されると，これらの顆粒内容物は血小板から放出される．生理的には，血小板から放出されたこれらの物質が周囲の血小板を活性化して，凝集を促進させる役割をしている．
- 血小板放出能検査では，セロトニンの放出能を検査することが多い．あらかじめ ^{14}C でラベルしたセロトニンを多血小板血漿に加えて incubate し，血小板中に ^{14}C-セロトニンを取り込ませておく．この血小板をトロンビンで刺激して，血小板から放出される ^{14}C-セロトニンを測定する．
- 血小板内の放出顆粒の異常，放出機構の異常を検出することができる．
- アイソトープを用いる検査であり，その実施・解釈にも専門的知識を要する．現時点では健康保険が適用されていないこともあり，研究室レベルでの検査と考えられる．

生体内での動態

規定因子と放出率を決める機序

- トロンビンなどの血小板凝集惹起物質が血小板膜の受容体に結合し，そのシグナルが細胞内に伝達されると，血小板からの放出反応が起きる．

異常値の出るメカニズム

- 前述の経路に関与するいずれかの分子に異常があると，血小板放出反応の異常が起きる．
- どの分子に異常があるかによって，疾患（病型）が異なる．

参考になる検査とその意義

- 血小板機能検査の代表的なものとして血小板凝集能検査がある．その他，血小板粘着能検査も血小板機能検査の一つである．

診断へのアプローチ

- 血小板放出能検査は，先天性血小板機能異常症の鑑別に際して行われるスクリーニング検査である．放出能に異常があったら，遺伝子検査を行うなどして，原因疾患を確定する．

ピットフォール

- 検査の標準化が難しく，健常人をコントロールとして，これと比較して判定するのが望ましい．
- アスピリンなどの血小板機能抑制薬の影響を受けるため，内服薬の確認を行うことが重要である．

予後とフォローアップ

- 主に出血性疾患の診断時に行う検査であって，疾患の活動性を判断する目的で経時的に繰り返す検査ではない．

■文献

1）塚田理康：血小板機能に関する検査．"血液病学第二版" 三輪史朗，青木延雄，柴田　昭 編．文光堂，pp 1675-1693，1995

2）尾崎由基男：血小板放出能．"臨床検査法提要（改定第 33 版）" 金井正光 監修．金原出版，pp 341-344，2010

（須永眞司）

β-トロンボグロブリン（β-TG）血小板第 4 因子（PF4）

β-thromboglobulin/platelet factor 4

血小板活性化の指標となる検査である．β-トロンボグロブリン（β-TG）と血小板第 4 因子（PF4）は，血小板 α 顆粒に含まれる蛋白で，血小板活性化に伴って血小板から放出される．

検体の採取・取り扱い・保存

- 太め（20 ゲージ程度）の針で採血する．血小板活性化をさけるために，駆血帯は使わず，無理な陰圧をかけない．あらかじめ氷冷した専用採血管（クエン酸などの抗血小板薬入り）で冷却遠心分離し，上清の上方部分（乏血小板血漿：血小板が混入しない部分）だけを採取して凍結保存する
- その他，検査試薬の説明書どおりの手順を順守する

基準値・測定法

β-トロンボグロブリン（β-TG）
- ≦50 ng/mL
- EIA 法

血小板第 4 因子（PF4）
- ≦20 ng/mL
- EIA 法

高値	●播種性血管内凝固症（DIC） ●深部静脈血栓症，脳梗塞，心筋梗塞，血栓準備段階
低値	●なし

意義・何がわかるか？

- β-TG と PF4 は，血小板 α 顆粒に含まれる血小板特異的蛋白である．PF4 は抗ヘパリン作用を有し，ヘパリンと結合して複合体を形成する．β-TG の生理的機能はよくわかっていない．
- 本来，血小板 α 顆粒中に含まれるこれらの物質が，血漿中で検出されるということは，血小板が活性化されて血小板から放出されたことを意味している．すなわち，これらの物質の血漿濃度測定は，生体内で血小板が活性化されているかどうかを判断する指標となる．

生体内での動態

規定因子と血中レベルを決める機序

- β-TG も PF4 も本来は血漿中には存在しない．血小板からの放出量によって，血中レベルが決まる．
- PF4 はヘパリンとの結合能を有するが，血管内皮細胞表面上に存在するヘパラン硫酸などのヘパリン様物質とも結合する（血管内皮に吸着される）．PF4 の血漿レベルは，血小板からの放出量と血管内皮への吸

着量との差によって決まる．

異常値の出るメカニズム

●血小板が活性化されることによって，血漿のβ-TGとPF4は高値となる．

参考になる検査とその意義

●血漿のトロンボキサンB_2値も，生体内での血小板活性化の指標となる（健康保険の適用はない）．

●凝固活性化マーカーはトロンビン・アンチトロンビン複合体（TAT），線溶活性化マーカーはプラスミン・α_2-プラスミンインヒビター複合体（PPIC）など，確立された検査があるが，血小板活性化マーカーとしては定まった検査がない．β-TGもPF4も，検体処理が煩雑である点や結果が偽陽性になりやすい点で問題があり，一般的に普及しているとはいいがたい．

診断へのアプローチ

●β-TG高値，PF4高値は，血小板が活性化されていることを意味する．

ピットフォール

●検体の採取・保存方法が非常に大切で，これが適切に行われないと試験管内で血小板が活性化され，β-TGもPF4も高値となる．

●ヘパリンの投与により，血管内皮細胞に結合していたPF4が血中へ遊離する（血漿中でPF4・ヘパリン複合体を形成する）ため，ヘパリン投与時にはPF4は高値となる．β-TGはヘパリンの影響を受けない．

●ヘパリン起因性血小板減少症（HIT）は，PF4・ヘパリン複合体に対する抗体が作られることによって発症する．しかし，血漿のPF4高値はHITの発症とは関係がなく，PF4はHITの診断や病勢把握には使えない．

予後とフォローアップ

●検体の取り扱い方によっては，検査結果が偽陽性となりやすい．疑わしい場合は，再検査を行う必要がある．

■文献

1) 矢冨　裕：β-トロンボグロブリン（β-TG），血小板第4因子（PF4）．“パーフェクトガイド検査値事典”中原一彦 監修．総合医学社，p 366，2011

2) 尾崎由基男：βトロンボグロブリン（βTG），血小板第4因子（PF4）．“臨床検査法提要（改定第33版）”金井正光 監修．金原出版，p 344，2010

（須永眞司）

トロンボキサンB_2(TXB_2)

thromboxane B_2

血小板活性化の指標となる検査である．トロンボキサン A_2（TXA_2）は，血小板活性化に伴って血小板から放出されるが，半減期が短く血中濃度測定が困難である．そこで TXA_2 の代謝産物である TXB_2 を測定している．

検体の採取・取り扱い・保存

- 太め（20 ゲージ程度）の針で採血する．血小板活性化をさけるために，駆血帯は使わず，無理な陰圧をかけない．インドメタシン入りの専用抗凝固採血管で遠心分離し，血漿を採取して凍結保存する

基準値・測定法

- ≦15 pg/mL
- RIA 法

高値
- 深部静脈血栓症，血栓準備段階
- 糖尿病，脂質異常症

低値
- シクロオキシゲナーゼ欠損症，TX 合成酵素欠損症
- アスピリン内服

意義・何がわかるか？

- 血小板膜のリン脂質からホスホリパーゼ A_2 によって切り出されたアラキドン酸は，血小板内でシクロオキシゲナーゼ（COX），トロンボキサン合成酵素によって TXA_2 へと変換される．
- TXA_2 は血小板活性化に伴い，血小板から放出される．TXA_2 は血小板膜や血管平滑筋細胞膜上の TXA_2 受容体に結合し，血小板を活性化して凝集させ，血管を収縮させる．すなわち血栓形成を促進する．
- 血中 TXA_2 高値は血小板が活性化されていることを意味するが，TXA_2 は半減期約 30 秒で TXB_2 へと変換されてしまい，血中濃度を測定することは困難である．TXB_2 自体は血小板を活性化する能力をもたないが，TXA_2 の血中濃度を測る代わりに TXB_2 の血中濃度を測定することで，血小板活性化の程度を推測することができる．

生体内での動態

規定因子と血中レベルを決める機序

- 血小板からの放出量によって，TXB_2 の血中レベルが決まる．

異常値の出るメカニズム

- 血小板が活性化されている状態（血栓ができやすい状態）では，TXB_2 は高値となる．
- ホスホリパーゼ A_2，COX，TX 合成酵素などのアラキドン酸代謝に関与する酵素の異常があると，TXA_2 を合成することができず，TXB_2 は低値となる．

参考になる検査とその意義

- TXB_2 以外の血小板活性化マーカーとしては，β-トロンボグロブリン（β-TG）や血小板第 4 因子（PF4）がある．

診断へのアプローチ

- アスピリンを処方しているにもかかわらず，血中 TXB_2 が高値であった場合，内服していない(服薬コンプライアンスが悪い)か，アスピリン不応症である可能性が考えられる．

ピットフォール

- 検体の採取・保存方法が非常に大切で，これが適切に行われないと試験管内で血小板が活性化され，TXB_2 が高値となる（偽高値）．試験管内での TXA_2 産生を防ぐため，COX 阻害作用のあるインドメタシンが試験管内に入っている．
- 血小板活性化マーカーとしては一般的に定まった検査法がなく，本検査も健康保険の適用はない．

予後とフォローアップ

- アスピリンの効果をモニタリングするのに有用な可能性がある（アスピリンが効いている場合，TXB_2 は高値にならない）．

■文献

1）矢冨　裕：トロンボキサン B_2（TxB_2）．“パーフェクトガイド検査値事典”中原一彦 監修．総合医学社，p 367，2011
2）大森　司：血小板と臨床検査．血栓止血誌 19：456-458，2008

（須永眞司）

Ⅳ. 免疫血清検査

免疫グロブリンG（IgG），免疫グロブリンA（IgA），免疫グロブリンM（IgM）

immunoglobulin G, immunoglobulin A, immunoglobulin M

免疫グロブリンは抗体活性をもつ蛋白質であり，5つのクラス（IgG，IgA，IgM，IgD，IgE）に大別される．多発性骨髄腫や原発性マクログロブリン血症では単クローン性の増加を示し，感染症や自己免疫性疾患では多クローン性の増加を示す．免疫不全症の診断にも用いられる．

検体の採取・取り扱い・保存

- 採血後，速やかに血清を分離し，冷蔵保存する．長期保存には－80℃で凍結保存する．凍結・融解を繰り返すと，正確に測定できないことがある[1)]

基準値・測定法

- IgG：870～1,700 mg/dL
- IgA：110～410 mg/dL
- IgM：35～220 mg/dL
- 東京大学医学部附属病院基準値，免疫比濁法（turbidimetric immunoassay：TIA）

高値

単クローン性の増加

- 多発性骨髄腫（IgG↑またはIgA↑）
- 原発性マクログロブリン血症（IgM↑）
- 意義不明の単クローン性γグロブリン血症（monoclonal gammopathy of undetermined significance：MGUS）

多クローン性の増加

- クラスにかかわらず上昇する疾患：慢性感染症（結核など），慢性肝炎・肝硬変，自己免疫疾患（全身性エリテマトーデス，Sjögren症候群，関節リウマチなど），悪性腫瘍（悪性リンパ腫など）
- 特定のクラスが上昇する疾患：IgG4関連疾患（IgG↑），IgA腎症（IgA↑），ウイルス感染症の急性期（IgM↑），原発性胆汁性肝硬変（IgM↑），ネフローゼ症候群（IgM↑），高IgM症候群（IgM↑）

低値

- 先天性：原発性免疫不全症候群〔重症複合免疫不全症，Bruton型無γグロブリン血症，分類不能型免疫不全症，高IgM症候群（IgG↓，IgA↓），Wiskott-Aldrich症候群（IgG↓，IgM↓）など〕，IgA単独欠損症（IgA↓），ataxia-telangiectasia（IgA↓）など
- 後天性：Bence-Jones型骨髄腫，悪性腫瘍，蛋白漏出性胃腸症，ネフローゼ症候群，化学療法後，ステロイド投与，免疫抑制剤投与，放射線照射など

意義・何がわかるか？

- 免疫グロブリンは抗体活性を有する蛋白質であり，2本の重鎖と2本の軽鎖からなる．重鎖にはγ，α，μ，δ，εの5種類があり，それぞれIgG，IgA，IgM，IgD，IgEの5つのクラスの免疫グロブリンを構成する．それぞれのクラスの免疫グロブリンは，1対の軽鎖（κまたはλ）を有する．
- 多発性骨髄腫，感染症，自己免疫疾患，各種免疫不全症などの診断，モニタリングを目的として測定される．総蛋白高値の場合も，免疫グロブリンの増加が疑われるため測定する．IgG，IgA，IgMの3種類を同時に測定して評価することが多い．

生体内での動態

規定因子と血中レベルを決める機序

- 免疫グロブリンはBリンパ球や形質細胞から産生される蛋白質であり，生体の液性免疫の中心的役割を果たす．
- 血清の免疫グロブリンのうち，最も多いのはIgGで全体の約80%を占め，IgAは約10%，IgMは約5〜10%である．IgD，IgEは微量である．IgGにはIgG1からIgG4の4種類のサブクラスが存在する．IgMは，五量体を形成する巨大な蛋白である．細菌やウイルスの感染初期に上昇する免疫グロブリンである．

異常値の出るメカニズム

免疫グロブリン高値

- 特定の免疫グロブリンを産生する形質細胞が腫瘍性に増殖した場合，単クローン性の増加を認める．

免疫グロブリン低値

- 免疫グロブリンの低下は，先天性（原発性免疫不全症候群）と，他疾患に続発するものに大別される．
- 先天性：原発性免疫不全症候群には，重症複合免疫不全症のようにすべてのクラスが減少するものと，特定のクラスのみ減少する疾患とがある．
- 後天性：薬剤投与に伴う免疫グロブリン減少が多い（免疫抑制剤，リツキシマブ，ステロイドなど）．Bence-Jones型骨髄腫では，正常な免疫グロブリン産生が抑制され，低値を示す．

参考になる検査とその意義

- M蛋白の確認：蛋白分画，血清・尿の免疫電気泳動や免疫固定法．血清免疫グロブリン遊離軽鎖κ/λ比．
- 上記検査により多発性骨髄腫が疑われる場合は，骨髄検査，骨X線など．
- 多クローン性の場合は，肝障害，自己免疫性疾患，血液疾患，慢性感染症などの検査を実施する．抗核抗体，補体，リウマトイド因子など．
- IgGサブクラス：近年，血中のIgG4増加と組織中へのIgG4陽性形質細胞の浸潤を特徴とするIgG4関連疾患の概念が提唱されており，サブクラスの測定も重要である．また，原発性免疫不全症候群では，IgGサブクラス欠乏がみられる例があるため，測定が必要である．
- クリオグロブリン：血清の冷蔵保管で明らかな白色沈殿またはゲル化が確認され，加温で溶解する場合は，クリオグロブリンの存在が疑われる．

診断へのアプローチ

免疫グロブリン高値

- 高齢者で，腰痛や骨痛を訴え，貧血や高蛋白血症を認める場合は，多発性骨髄腫の可能性を考えて，免疫グロブリンや蛋白分画の測定を行う．多発性骨髄腫では，IgG型約60%，IgA型約20%，IgD型3〜4%，IgE型はきわめて稀とされている．
- 免疫グロブリンが異常高値を示す場合は，単クローン性と多クローン性の鑑別を行うため，M蛋白の有無を確認する．単クローン性であった場合は多発性骨髄腫などが考えられるため，血液内科医へ紹介する．
- 多発性骨髄腫では，単クローン性の免疫グロブリン増加に加えて，正常な免疫グロブリンの低下も重要な所見である．MGUS

では，正常免疫グロブリンの低下は認められないことが多い．IgGやIgA型M蛋白陽性の場合は多発性骨髄腫が，IgM型M蛋白陽性の場合は原発性マクログロブリン血症が疑われる．MGUSはIgG，IgA，IgMいずれのタイプもありうる．

- 多クローン性の増加の場合は，複数のクラスの免疫グロブリンが増加することが多い．感染症や自己免疫性疾患の鑑別診断を行う．
- 両側性の耳下腺炎，自己免疫性膵炎など，IgG4関連疾患を疑う所見がある場合は，IgG4も測定する．

免疫グロブリン低値

- 原発性免疫不全症候群では，すべてのクラスが低下するものと一部のクラスのみ低下するものとがあるため，免疫グロブリンの各クラスの測定は，鑑別診断に役立つ．原発性免疫不全症候群が疑われる場合は，専門医に紹介する．
- 後天性の免疫グロブリン低下は，すべてのクラスの免疫グロブリンが低下することが多い．薬物治療の有無などを確認する．

ピットフォール

- 免疫グロブリンが上昇しないタイプの多発性骨髄腫も存在する．Bence-Jones型骨髄腫や非分泌型骨髄腫である．Bence-Jones型骨髄腫ではIgG，IgA，IgMのいずれも低下する場合が多いが，尿免疫電気泳動や血清免疫グロブリン遊離軽鎖κ/λ比などにより診断可能である．
- 年齢による変化：IgGは胎盤通過性があり，出産直後は成人レベルだが，その後は急激に低下し，10歳ごろに成人レベルとなる[2)]．

予後とフォローアップ

- 多発性骨髄腫では，診断だけでなく治療効果のモニタリングにも用いられる．
- MGUSは10年で約10%が骨髄腫とその類縁疾患に移行することが報告されているため，定期的な経過観察が必要である（3ヵ月～半年に1回程度）．

■文献

1）桑名正隆：免疫グロブリンG，A，M，D．“最新臨床検査のABC”橋本信也 監修．医学書院，pp S146-S148，2007
2）櫻井郁之介 監修：免疫グロブリン（Ig）．“今日の臨床検査　2011-2012”南江堂，pp 259-261，2011

（増田亜希子）

免疫グロブリンD（IgD）

immunoglobulin D

免疫グロブリンは抗体活性をもつ蛋白質であり，5つのクラス（IgG，IgA，IgM，IgD，IgE）に大別される．IgDはIgEに次いで少ない免疫グロブリンであり，IgD型骨髄腫などで増加する．

検体の採取・取り扱い・保存

- 採血後，速やかに血清を分離し，冷蔵保存する．長期保存には－80℃での保管が望ましい

基準値・測定法

- 15 mg/dL 以下
- SRID[1]

高値

単クローン性の増加
- IgD型多発性骨髄腫
- 意義不明の単クローン性γグロブリン血症（monoclonal gammopathy of undetermined significance：MGUS）

多クローン性の増加
- 高IgD症候群（原因不明の周期性発熱を伴う高IgD血症）
- 慢性感染症，慢性肝炎・肝硬変など

低値

- IgD単独欠損症，原発性免疫不全症候群など

意義・何がわかるか？

- IgDはIgEに次いで少ない免疫グロブリンであり，ほかの免疫グロブリンと同様，重鎖2本と軽鎖2本から構成される．
- IgDは膜レセプターとしてB細胞表面上に発現し，B細胞の分化に役割を果たすといわれている．しかし，血中IgDの生理的な意義については不明な点が多い[2]．
- IgDは，多発性骨髄腫の診断の際に測定される．多発性骨髄腫のうちIgD型は約1%と稀であるが，IgD型骨髄腫の診断，あるいは除外に必要な検査である．

生体内での動態

規定因子と血中レベルを決める機序

- 免疫グロブリンはBリンパ球や形質細胞から産生される蛋白質であり，生体の液性免疫の中心的役割を果たす．IgDの血中濃度はIgGの約1/100である．

異常値の出るメカニズム

IgD高値

- 特定の免疫グロブリンを産生する形質細胞が腫瘍性に増殖した場合，単クローン性の増加を認める．
- 高IgD症候群とは，IgD高値を伴う遺伝性の周期性発熱症候群の一病型であり，hyperimmunoglobulinemia D and periodic fever syndrome（HIDS）とも呼ばれる．HIDSは，常染色体劣性遺伝で，メバロン酸キナーゼの活性低下により生じると考えられている．高IgD症候群と名前がつい

ているが，わが国での発症例では初診時にIgD 高値を認めないことが多いとされている[3]．

IgD 低値

- IgD 低下と HLA 抗原に関連があると報告されているが，IgD 低値の臨床的意義は不明な点が多い[2]．

参考になる検査とその意義

- M 蛋白の検索：蛋白分画，血清・尿の免疫電気泳動や免疫固定法．血清免疫グロブリン遊離軽鎖 κ/λ 比．
- 上記検査により多発性骨髄腫が疑われる場合は，骨髄検査，骨 X 線など．
- 多クローン性の場合は，肝障害，自己免疫性疾患，血液疾患，慢性感染症などの検査を実施する．

診断へのアプローチ

- 高齢者で，腰痛や骨痛を訴え，貧血や高蛋白血症を認める場合は，多発性骨髄腫の可能性を考えて，免疫グロブリンや蛋白分画の測定を行う．

IgD 高値

- IgD が異常高値を示す場合は，単クローン性と多クローン性の鑑別を行うため，M 蛋白の有無を確認する．単クローン性であった場合は多発性骨髄腫などが考えられるため，血液内科医へ紹介する．
- 多発性骨髄腫では，単クローン性の免疫グロブリン増加に加えて，正常な免疫グロブリンの低下も重要な所見である．MGUS では，正常免疫グロブリンの低下は認められないことが多い．
- 多クローン性の増加の場合は，複数のクラスの免疫グロブリンが増加することが多い．感染症や自己免疫性疾患の鑑別診断を行う．遺伝性の高 IgD 症候群が知られているが，非常に稀である．

IgD 低値

- 原発性免疫不全症候群では，すべてのクラスが低下するものと一部のクラスのみ低下するものとがあるため，免疫グロブリンの各クラスの測定は，鑑別診断に役立つ．原発性免疫不全症候群が疑われる場合は，専門医に紹介する．
- IgD 単独欠損症が知られているが，IgD 低値の臨床的意義は不明な点が多く，感染症の発症とは無関係と報告されている[2]．
- 後天性の免疫グロブリン低下は，すべてのクラスの免疫グロブリンが低下することが多い．薬物治療の有無などを確認する．

ピットフォール

- IgD 型骨髄腫では，IgD の上昇が軽度で，M 蛋白が微量の場合の場合がある．免疫電気泳動や免疫固定法でも確認が難しいことがあるため，注意を要する．

■文献

1）櫻井郁之介 監修：免疫グロブリン（Ig），"今日の臨床検査　2011-2012" 南江堂，pp 259-261，2011
2）久保信彦，櫻井郁之介，河合忠：免疫グロブリン D（IgD）．日本臨牀 67（Suppl 8）：16-18，2009
3）自己炎症疾患サイト（京都大学大学院医学研究科発達小児科学）
http://aid.kazusa.or.jp/2013/disease/hids.html

（増田亜希子）

免疫グロブリンE（IgE）

immunoglobulin E

免疫グロブリンは抗体活性をもつ蛋白質であり，5つのクラス（IgG，IgA，IgM，IgD，IgE）に大別される．IgEは血中に微量に存在し，Ⅰ型アレルギーの発症に関与する．アレルギー疾患や寄生虫感染症の診断の参考となる．

検体の採取・取り扱い・保存

- 採血後，速やかに血清を分離し，冷蔵保存する．長期保存には−80℃で凍結保存する
- IgEは熱処理に弱く，56℃，30分で失活する．凍結・融解を繰り返すと，失活することがある[1)]

基準値・測定法

- 成人：170 IU/mL以下（FEIA）
- 通常，国際単位で示され，1 IU/mL＝2.4 ng/mLに相当する
- 以前はRIST（radioimmunosorbent test）法が用いられていたが，現在はFEIA（fluorescence enzyme immunoassay）法が多く用いられる
- IgEの測定法としては，ほかにCLEIA，EIAなどがあり，測定方法により，基準値は異なる

高値

- アレルギー疾患：アトピー性皮膚炎，アトピー性気管支喘息，アレルギー性鼻炎
- アレルギー性気管支肺アスペルギルス症
- 寄生虫感染症（原虫以外）
- 肝疾患：急性肝炎，慢性肝炎，肝硬変症，原発性肝がん
- 膠原病：全身性エリテマトーデス，関節リウマチ
- IgE型多発性骨髄腫
- 免疫不全症の一部（Wiskott-Aldrich症候群，DiGeroge症候群）
- その他：高IgE症候群，Hogikinリンパ腫，ネフローゼ症候群，木村氏病，川崎病など

低値

- IgE型以外の多発性骨髄腫
- 慢性リンパ性白血病，原発性マクログロブリン血症
- サルコイドーシス
- 原発性・続発性免疫不全症

意義・何がわかるか？

- IgEは，血中ではIgGの約1/10〜100万と微量しか存在しない免疫グロブリンであり，Ⅰ型アレルギーに関与する．
- IgEには，特定のアレルゲンに対して反応するアレルゲン特異的IgE抗体と，免疫グロブリンとしてのIgE（非特異的ないし総IgE）がある．本項で解説するIgE

は非特異的IgEであり，アレルギー疾患，寄生虫感染症を疑う場合にスクリーニング検査として測定される．アレルギー疾患の原因精査においては，アレルゲン特異的IgE抗体が特に重要である（次項参照）．

- IgE抗体はB細胞や形質細胞から産生され，肥満細胞や好塩基球の表面に付着する．そこに抗原が結合するとただちに脱顆粒を起こし，ヒスタミンやロイコトリエンなどの気管支収縮物質が放出され，喘息発作やアレルギー性鼻炎などの症状が出現する．
- IgEはアトピー性アレルギー患者で高値となるため，アトピー性皮膚炎，アトピー性気管支喘息などで高値となることが多い．アレルギー性気管支肺アスペルギルス症でも高値となる．一方で，花粉症や非アトピー性気管支喘息では基準範囲内であることが多い．
- 総IgEだけではアトピー性かどうか判断できないため，アレルゲン特異的IgE抗体の測定や，ほかのアレルギー検査も行う必要がある．

生体内での動態

異常値の出るメカニズム

- アレルギー疾患ではTh2細胞への選択的分化誘導をきたし，IgEへのクラススイッチが起こり，形質細胞からのIgE産生が増加している．抑制性T細胞の減少によってもIgE産生が助長される．
- 寄生虫感染は，Th2型の免疫反応が引き起こされるため，IgEは高値を示す．
- IgE型多発性骨髄腫ではモノクローナルにIgEが産生される．
- IgE型以外の多発性骨髄腫や慢性リンパ性白血病では，正常な免疫グロブリン産生が抑制され，IgEは低下する．

参考になる検査とその意義

アレルギー疾患の検査

- アレルゲンの同定には，抗原特異的IgEの測定や皮膚テストなどが用いられる．
- 末梢血白血球数・分画，ヒスタミン遊離試験，抗原誘発試験なども行われる．
- 気管支喘息を疑う場合には，呼吸機能検査，気道過敏性，胸部X線なども行われる．
- アレルギー性鼻炎では，鼻腔通気度，鼻腔検査，X線なども行われる．

寄生虫感染症の検査

- 寄生虫疾患を疑う病歴・症状がある場合やアレルギー疾患が否定的である場合，便中卵検査などを行う．

IgE型多発性骨髄腫の鑑別

- 免疫電気泳動や免疫固定法を行う．きわめて稀な疾患である．

診断へのアプローチ

- アレルギー疾患が疑われる場合は，スクリーニング検査として血清総IgEを測定する．IgEが高値の場合や，IgE高値でなくてもアレルギーを強く疑う場合は，アレルゲン特異的IgE抗体を測定する．特異的IgEを測定する場合，症状，季節などを考慮して抗原を選択する．
- IgE高値の場合は，単クローン性増加を鑑別するため，血清免疫電気泳動や免疫固定法などでM蛋白の検索を行う．
- 原因不明のIgE高値を認める場合は，便中卵検査などで寄生虫疾患の検索を行う．
- ブドウ球菌や真菌感染を繰り返す乳幼児でIgE高値を示す場合は，高IgE症候群を疑う[1]．高IgE症候群は稀な疾患で，新生児期から重症のアトピー性皮膚炎と繰り返す肺炎や皮膚膿瘍を特徴とする．

ピットフォール

- アトピー性疾患であっても，総IgEが基準範囲内の場合がある．総IgE値のみでは診断はできないため，抗原特異的IgE検査や皮膚テストなどを実施する．
- 血清総IgE値が高いと，アレルゲン特異的IgE抗体が偽陽性となることがある．
- 年齢による変化：IgEには胎盤通過性はないため，出生時は成人の1/10程度であるが，4〜10歳ころまでに成人と同程度に達する．

予後とフォローアップ

- 血清総IgE値の高低と疾患の重症度とは，必ずしも相関しない．しかし，アトピー型気管支喘息やアレルギー性鼻炎に対する減感作療法，寄生虫疾患の治療効果判定など，大まかな病勢判断に有用な場合もある[2]．
- 重症喘息に対して，抗IgE抗体（オマリズマブ）が投与されることがある．オマリズマブ投与時は，血中半減期が長い遊離IgEとオマリズマブの複合体が形成されるため，血清IgE濃度が増加する．この場合は，IgE値を診断や治療の評価に用いることはできない[3]．

■文献

1）桑名正隆：免疫グロブリンE（IgE）．"最新臨床検査のABC" 橋本信也 監修．医学書院，p S149，2007
2）アレルギー検査．"今日の臨床検査 2011-2012" 櫻井郁之介 監修．南江堂，pp 271-282，2011
3）植木重治，茆原順一：免疫グロブリンE（IgE）．日本臨牀 67（Suppl 8）：27-29，2009

（増田亜希子）

アレルゲン特異的IgE抗体

allergen specific immunoglobulin E（IgE）antibody

IgE は血中に微量に存在する免疫グロブリンであり，Ⅰ型アレルギーの発症に関与する．アレルゲン特異的 IgE 抗体は特定のアレルゲンに反応する IgE 抗体であり，アレルギー疾患の原因検索に有用である．

検体の採取・取り扱い・保存

- 採血後，速やかに血清を分離し，冷蔵保存する．長期保存の際は凍結する
- 凍結・融解の繰り返しは避ける

基準値・測定法

- 測定法は複数存在し，基準値は測定法により異なる（表）
- いずれの測定法も，クラス 2 以上を陽性と判定する
- イムノキャップは感度・特異度ともに高く，国内外で最も多く採用されている方法である[1)]

			イムノキャップ	オリトン IgE	イムライズアラスタット IgE Ⅱ	MAST 33（マストイムノシステムズⅡ-S）
販売元			ファディア	日本ケミファ	シーメンス	カイノス
測定原理			蛍光酵素免疫測定法（FEIA）	酵素免疫測定法（EIA）	化学発光酵素免疫測定法（CLEIA）	化学発光酵素免疫測定法（ELISA）
測定範囲			U_A/mL	IU/mL	kU/mL	ルミカウント
判定基準	陽性	6	≧100	≧100	≧100	≧160
		5	50～100 未満	50～100 未満	52.50～99.99	120～159
		4	17.5～50 未満	17.5～50 未満	17.50～52.49	58.1～119
		3	3.5～17.5 未満	3.5～17.5 未満	3.50～17.49	13.5～58.0
		2	0.7～3.5 未満	0.7～3.5 未満	0.70～3.49	2.78～13.4
	偽陽性	1	0.35～0.7 未満	0.35～0.7 未満	0.35～0.69	1.40～2.77
	陰性	0	<0.35	<0.35	<0.35	≦1.39

高値

- アレルギー疾患：アトピー性皮膚炎，アトピー性気管支喘息，アレルギー性鼻炎，アレルギー性結膜炎，蕁麻疹，食物アレルギーなど
- アレルギー性気管支肺アスペルギルス症

低値

- スコアが陰性の場合，そのアレルゲンに感作されていないと考えられる

意義・何がわかるか？

- IgE には，特定のアレルゲンに対して反応するアレルゲン特異的 IgE 抗体と，免疫グロブリンとしての IgE（非特異的ないし総 IgE）がある．アレルゲン特異的 IgE 抗体は，アレルギー疾患の原因検索や経過観察を目的として測定される．
- アレルゲン特異的 IgE 抗体は，アレルギー疾患の原因アレルゲンに対する IgE 抗体を検出する検査であり，抗体価はスコアで

表示される（半定量）．スコア2以上を陽性と判定する．採血だけで一度に多種類の抗原を検索できる *in vitro* の検査であり，症状の誘発の危険がない．

- スコアが陽性の場合，そのアレルゲンに感作されていると考えられる．一般的には，スコアが高いほど，その感作の程度も高いと考えられるが，臨床的な重症度とスコアが相関しない場合もある．減感作療法などの治療中の場合，スコアの増減が治療効果判定に有用である．
- シングルアレルゲンとして測定可能な項目は，キットにより異なるが，多いものでは170種類以上ある．しかし，保険点数の関係で，同時に測定可能なのは13種類である．一方，MAST-33は，33種類は固定だが，同時に33項目測定可能である．
- アレルゲン特異的IgE抗体測定法として，従来は放射性物質を用いたRAST法（radioallergosorbent test）が行われていたが，現在は酵素抗体法を用いた測定系が主流であり，CAP（capsulated hydrophilic carrier polymer）RAST法 やMAST（multiple antigen simultaneous test）などが行われている．

生体内での動態

異常値の出るメカニズム

- アレルギー疾患ではTh2細胞への選択的分化誘導をきたし，IgEへのクラススイッチが起こり，形質細胞からのIgE産生が増加している．

参考になる検査とその意義

- アレルギー疾患全般の検査として，アレルゲン特異的IgE抗体以外に，非特異IgE（総IgE）値や皮膚テスト（スクラッチテスト，プリックテスト，皮内テスト）などがある．
- 末梢血白血球数・分画，ヒスタミン遊離試験，抗原誘発試験なども行われる．
- 気管支喘息を疑う場合には，呼吸機能検査，気道過敏性，胸部X線なども行われる．
- アレルギー性鼻炎では，鼻腔通気度，鼻腔検査，X線なども行われる．

診断へのアプローチ

- アレルギー疾患が疑われる場合は，スクリーニング検査として血清総IgEを測定する．IgEが高値の場合や，IgE高値でなくてもアレルギーを強く疑う場合は，アレルゲン特異的IgE抗体を測定する．特異的IgEを測定する場合，症状，季節などを考慮して抗原を選択する．
- アレルギー性鼻炎や結膜炎の場合，地域や季節から飛散している花粉の種類を推定し，抗原を選択する．
- 食物アレルギーが疑われる場合，疑われる食物に対する特異的IgE抗体を測定する．イムノキャップによるIgE抗体価と食物経口負荷試験のプロバビリティカーブ（症状誘発の可能性）が示されており，卵白，牛乳，小麦・ω-5グリアジン，大豆では，イムノキャップで一定以上の特異的IgE抗体価を示せば，その食物がアレルギーの原因と予測できる[1]．このような場合，経口食物負荷試験を実施せずに，原因アレルゲンを推定し，治療を行うことができる．
- アトピー性皮膚炎では，特異的IgE抗体が高スコアであっても，原因とは限らないため，臨床症状などを含めて総合的に判断する必要がある．

代表的なアレルゲン[2]

- ハウスダスト：ダニやペットのフケ，ゴキブリ・ガなどの昆虫，真菌などの混合物である．ダニがアレルギーの原因であることが多い．
- 花粉：スギ，ヒノキ，ヨモギ，カナムグラ，カモガヤなどが原因となる．地域や季節により花粉の推定が可能である．アレルギー鼻炎や結膜炎の原因として，スギ（2～4月），ヒノキ（3～4月）が問題となっている．
- 真菌：ハウスダストとしては，ダニに次いで多い．アスペルギルス，ペニシリウム，アルテルナリア，クラドスポリウムなどがある．
- 動物：ネコやイヌの上皮や皮屑などもアレ

ルゲンとなる．

- 食物：わが国ではエビ，カニ，牛乳，鶏卵，落花生，そば，小麦は主要な食物アレルギーの原因とされており，「特定原材料」として食品表示が義務付けられている．
- その他：ラテックスアレルギーなど．

ピットフォール

- アトピー性疾患であっても，総IgEが基準範囲内の場合がある．総IgE値のみでは診断はできないため，病歴や臨床症状からアレルギー疾患を疑う場合は，アレルゲン特異的IgE検査や皮膚テストなどを実施する．
- スコア2以上は陽性と判定されるが，それだけで即アレルゲンとは判断できない．血中のアレルゲン特異的IgE抗体の存在は，その抗原より感作されていることを示すものであり，臨床症状と併せて判断する必要がある．
- アレルギー炎症の局所でIgEは産生されているため，血清でアレルゲン特異的IgE抗体が陽性とならない場合でも，鼻汁や涙液，喀痰中で測定すると陽性となる場合がある．
- 血清総IgE値：10,000 IU/mL以上の場合，測定試薬によってはアレルゲン特異的IgE抗体が偽陽性となることがある[2)]．

予後とフォローアップ

- アトピー性疾患の場合，アレルゲン特異的IgE抗体の結果をもとに，アレルゲンを回避する．

■文献

1）厚生労働省科学研究費補助金 免疫アレルギー疾患等予防・治療研究事業 食物アレルギーの発症要因の解明および耐性化に関する研究：厚生労働科学研究班による食物アレルギー診療の手引き2011
http://www.allergy.go.jp/allergy/guideline/05/05_2011.pdf

2）櫻井郁之介 監修：アレルギー検査．“今日の臨床検査2011-2012”南江堂，pp 271-282，2011

（増田亜希子）

ヒスタミン遊離試験（HRT）（アレルゲン刺激性遊離ヒスタミン）

histamine release test

ヒスタミン遊離試験（HRT）はアレルゲンの刺激による好塩基球からのヒスタミン遊離量を測定する検査であり，アレルギー反応を *in vitro* で検出できる．即時型アレルギーの原因アレルゲンの推定に有用である．

検体の採取・取り扱い・保存

- EDTA-2Na 採血管に採取し，転倒混和をよく行う
- 採血後の検体は冷蔵庫（2〜8℃）に保管し，3 日以内に検査を行う．凍結保存は避ける

基準値・測定法

- クラス 0（陰性）
- 次式によりヒスタミン遊離率を算出し，20%をカットオフとする
  ヒスタミン遊離率（%）=（特異的ヒスタミン遊離量－非特異的ヒスタミン遊離量/総ヒスタミン量－非特異的ヒスタミン遊離量）×100
- 末梢血の好塩基球を分離後，酵素免疫測定法（EIA）により測定する．測定キット「HRT シオノギ」（用手法）または「アラポート HRT」（自動測定用）を用いる

判定	クラス	内容
陽性	4	アレルゲン液 A，B，C，D で，ヒスタミン遊離率（%）がカットオフ値を超える場合
	3	アレルゲン液 A，B，C で，ヒスタミン遊離率（%）がカットオフ値を超える場合
	2	アレルゲン液 A，B で，ヒスタミン遊離率（%）がカットオフ値を超える場合
偽陽性	1	アレルゲン液 A で，ヒスタミン遊離率（%）がカットオフ値を超える場合
陰性	0	すべてのアレルゲン液で，ヒスタミン遊離率（%）がカットオフ値を超えない場合

高値

- アレルギー性気管支喘息，アトピー性皮膚炎，アレルギー性鼻炎，アレルギー性結膜炎，食物アレルギー

意義・何がわかるか？

- HRT は，磁気ビーズを用いて末梢血中の好塩基球を分離し，アレルゲンを添加して，好塩基球からのヒスタミン遊離量を測定する検査である．
- HRT は I 型アレルギー反応を *in vitro* で再現することから，臨床症状とよく相関し，原因アレルゲンの推定，食物負荷試験の結果予測や，吸入アレルゲンにおける減感作療法の治療効果のモニタリングに有用とされている[1]．
- HRT では実際に脱顆粒が起こるかどうかを確認しているため，アレルゲン特異的 IgE 抗体検査で複数のアレルゲンが陽性となったとき，アレルゲンの絞り込みにも有用である[2]．
- HRT は *in vitro* の検査であるため，重篤な即時型反応の既往を有する症例における原因アレルゲンの診断にも活用できる．
- 測定可能なキットはシオノギの 2 種類のみであり，アレルゲンは 10 種類のみ測定可能である．

●吸入性アレルゲン：ヤケヒョウヒダニ，日本スギ，カモガヤ，ブタクサ，ネコ上皮．
●食物性アレルゲン：卵白，牛乳，小麦，米，大豆．

生体内での動態

規定因子と血中レベルを決める機序

●ヒト好塩基球は，肥満細胞と同様に，細胞表面に高親和性 IgE 受容体を介して IgE 抗体を結合している．IgE 抗体にアレルゲンが結合すると，IgE 抗体が架橋され，ヒスタミンをはじめとするケミカルメディエーターが遊離される．HRT は，この現象を利用して，好塩基球表面にあるアレルゲン特異的 IgE 抗体を検出する．
●アレルゲン特異的 IgE 抗体では末梢血中の IgE 抗体量を測定しているのに対し，HRT では好塩基球に結合した IgE 抗体がアレルゲンに反応して活性化されるかどうかをみることができる．

異常値の出るメカニズム

●アレルギー疾患の患者では，原因アレルゲン投与によりヒスタミン遊離量が増加し，HRT で陽性となる．

参考になる検査とその意義

●アレルギー疾患全般の検査として，非特異 IgE（総 IgE）値，アレルゲン特異的 IgE 抗体，皮膚テスト（スクラッチテスト，プリックテスト，皮内テスト）などが挙げられる．
●末梢血白血球数・分画，抗原誘発試験なども行われる．
●気管支喘息を疑う場合には，呼吸機能検査，気道過敏性，胸部 X 線などが行われる．
●アレルギー性鼻炎では，鼻腔通気度，鼻腔検査，X 線などが行われる．
●食物アレルギーでは，食物除去試験や食物付加試験が最も正確な診断法とされる．ただし，アナフィラキシーの原因が臨床的に明らかな場合は，診断のための負荷試験は行ってはいけない[1]．

診断へのアプローチ

●アレルギー疾患が疑われる場合は，スクリーニング検査として血清総 IgE を測定する．IgE が高値の場合や，IgE 高値でなくてもアレルギーを強く疑う場合は，アレルゲン特異的 IgE 抗体を測定する．特異的 IgE を測定する場合，症状，季節などを考慮して抗原を選択する．
●HRT は，原因アレルゲンの臨床診断との一致率が高い．一方，アレルゲン特異的 IgE 抗体検査は，感度は高いが，一致率は低い．アレルゲン特異的 IgE 抗体検査は原因アレルゲンのスクリーニングに，HRT は診断の確定に適していると考えられる[2]．

ピットフォール

●刺激に対して好塩基球からのヒスタミン遊離を起こしにくい low responder が 10～30% 程度いるとされる．この low responder では，HRT によるアレルゲンの特定は困難である[1]．
●HRT 施行前は，3～4 日前から抗ヒスタミン薬やメディエーター遊離抑制薬の投与を中止する必要がある[3]．

予後とフォローアップ

●HRT で陽性の場合は，原因アレルゲンである可能性が高いため，アレルゲンを回避する．
●HRT でクラス 3，4 のような強い反応を認める場合は，食物負荷試験で強い即時型アレルギー反応が出現する可能性があることに留意する[1]．

■文献
1）冨板美奈子：Q&A でわかるアレルギー疾患 2：565-567，2006
2）大和谷厚：日本臨牀 67（Suppl 8）：36-40，2009
3）新妻知行：アレルギーに関する検査．ヒスタミン遊離試験（HRT シオノギ）"臨床検査法提要　第 33 版" 金井正光監修．金原出版，p 813，2010

（増田亜希子）

クリオグロブリン

cryoglobulin

クリオグロブリンは，37℃以下に冷却すると沈殿し，37℃以上に加温すると再溶解する，可逆的な寒冷沈降性を示す異常蛋白である．M 蛋白を伴う造血器腫瘍や自己免疫疾患，感染症などで認められる．特に HCV 感染との関連が報告されている．

検体の採取・取り扱い・保存

- 採血および血清分離は 37℃で行い，血清分離後は 4℃で冷蔵保管する

基準値・測定法

- 陰性
- 寒冷沈殿法（4℃の冷蔵で 2〜7 日間静置し，沈殿物の有無を確認する）

陽性

①本態性クリオグロブリン血症

②二次性クリオグロブリン血症

- M 蛋白を伴う造血器腫瘍：多発性骨髄腫，原発性マクログロブリン血症，悪性リンパ腫など
- 自己免疫疾患：関節リウマチ，全身性エリテマトーデス，結節性多発動脈炎，強皮症，皮膚筋炎，Sjögren 症候群など
- 感染症：C 型肝炎，B 型肝炎，伝染性単核球症，サイトメガロウイルス感染症などのウイルス感染症，亜急性細菌性心内膜炎などの細菌感染症，寄生虫や真菌感染症

意義・何がわかるか？

- クリオグロブリンは可逆的な寒冷沈降性を示す異常蛋白であり，4℃，24 時間以上の保存により白色沈殿またはゲル化を示し，37℃への加温で再溶解する．
- クリオグロブリンの主な成分は M 蛋白（単クローン性免疫グロブリン）や免疫複合体である．そのため，M 蛋白を伴う造血器腫瘍（多発性骨髄腫など）や，寒冷沈降性免疫複合体として自己抗体を産生するような自己免疫疾患などで認められる．しばしば腎障害（ネフローゼ症候群など）を伴う．
- 紫斑，皮膚潰瘍，腎障害など血管炎を疑わせる症状や Raynaud 現象，臓器虚血などを認めた場合，クリオグロブリンの存在を疑って検査を行う[1]．
- 血清を冷蔵庫に保存して明らかな白色沈殿やゲル化が認められる場合は，クリオグロブリンの存在が疑われる．37℃以上への加温により溶解するか確認するとともに，正式にクリオグロブリンの検査を依頼する．
- クリオグロブリンが検出され，それに伴う症状をみた場合，クリオグロブリン血症と呼ばれる．クリオグロブリンが検出されても，症状を呈さない場合もある．普段は無症状でも，寒冷環境で Raynaud 症状などの末梢循環障害を呈する場合がある．

生体内での動態

異常値の出るメカニズム

●クリオグロブリンを構成する免疫グロブリンにより，Ⅰ～Ⅲ型の3つに分類される．

・Ⅰ型：単クローン性免疫グロブリン（IgG，IgM）自体が寒冷沈殿する．多発性骨髄腫や原発性マクログロブリン血症など，M蛋白を伴う造血器腫瘍が基礎疾患となる．

・Ⅱ型：リウマトイド活性を有する単クローン性免疫グロブリン（主にIgM-κ型）が，多クローン性免疫グロブリン（主にIgG）と免疫複合体を形成したもの．

・Ⅲ型：2種類の多クローン性免疫グロブリン（主にIgG，IgM）が免疫複合体を形成したもの．リウマトイド活性は陽性である．Ⅱ型とⅢ型をあわせて混合クリオグロブリン血症と称し，自己免疫疾患や各種ウイルス感染などが基礎疾患となる．Ⅱ型やⅢ型では高率にHCV抗体やHCV-RNAが検出されることが報告されている[2]．

参考になる検査とその意義

●Ⅰ型のクリオグロブリンを認める場合：M蛋白を伴う造血器腫瘍（多発性骨髄腫や原発性マクログロブリン血症など）が疑われる．総蛋白，アルブミン，免疫グロブリン，M蛋白の検索（血清・尿の免疫電気泳動や免疫固定法），骨髄穿刺，骨X線，CTなどで精査する．

●Ⅱ型やⅢ型のクリオグロブリンを認める場合：高率にHCV感染を認めるため，HCV感染の有無を確認する．自己免疫疾患や各種感染症が基礎疾患である場合も多いため，リウマチ因子，抗核抗体，補体価，各種ウイルス関連の検査などを行う．混合クリオグロブリン血症に特徴的な所見として低補体血症が挙げられ，約80%で認められる[2]．

●タイプにかかわらず参考となる検査：CRP，血沈などの炎症マーカーは亢進する．腎機能障害を反映して，さまざまな程度の尿蛋白や尿潜血を認める．ネフローゼ症候群に伴う低蛋白血症を認める場合もある．

診断へのアプローチ

●血管炎を疑わせる症状やRaynaud現象などを認める場合，クリオグロブリンの存在を疑って検査を行う．

●クリオグロブリン血症は，基礎疾患を有しない本態性と基礎疾患を有する二次性に分類される．

●クリオグロブリンを認める場合は，基礎疾患の検索を行う．「参考になる検査とその意義」を参照．

ピットフォール

●クリオグロブリンの測定系は標準化されていない．

●正確に測定するためには，検体採取～血清分離までの操作がもっとも重要である．原則として空腹時に採血する．採血時は採血管，シリンジともに37℃に保ち，37℃で十分に凝固させた後，37℃に保って血清分離を行う．分離した血清は4℃に保ち，7日間程度置いたほうがよい．少量のクリオグロブリンの場合，短い日数では析出しない可能性があるためである．

●採血後，検体を低温にするとクリオグロブリンが析出してしまい，遠心分離時に沈殿するため偽陰性となる可能性がある．

予後とフォローアップ

●治療としては，基礎疾患の治療と，クリオグロブリンによる炎症の抑制やクリオグロブリンの除去が中心となる．免疫抑制剤やステロイド，血漿交換療法などが行われる．HCV感染を認める例では，HCVに対する抗ウイルス療法も行われる[1]．

■文献

1）阿達大介，三村俊英：クリオグロブリン．内科 93：1263，2004

2）本西秀太，南学正臣：クリオグロブリン血症に伴う腎病変．総合臨牀 60：1425-1430，2011

（増田亜希子）

Bence Jones蛋白(BJP)

Bence Jones protein

Bence Jones 蛋白（BJP）は，単クローン性に増加した免疫グロブリンの軽鎖であり，特異な熱凝固性を示す．BJP 陽性の場合，多発性骨髄腫や原発性マクログロブリン血症，原発性アミロイドーシスなどが示唆される．

検体の採取・取り扱い・保存

● 血清（冷蔵）または尿を用いる．BJP は分子量が小さく，尿中に排泄されやすいため，尿を検体として用いることが多い．一方，免疫グロブリン遊離 L 鎖 κ/λ 比の場合，血清で測定される

基準値・測定法

● 定性：Putnam 法（最近はあまり行われていない）
● 同定：免疫電気泳動法（IEP），免疫固定法（IFE）
基準値：陰性
● 定量：免疫グロブリン遊離軽鎖 κ/λ 比（free light chain ratio：rFLC）
基準値　κ 鎖：3.3～19.4 mg/L，λ 鎖：5.7～26.3 mg/L，κ/λ 比（rFLC）：0.26～1.65

陽性

● 多発性骨髄腫　● 原発性マクログロブリン血症
● AL アミロイドーシス　● 悪性リンパ腫，慢性リンパ性白血病
● 意義不明の単クローン性 γ グロブリン血症（monoclonal gammopathy of undetermined significance：MGUS）など

意義・何がわかるか？

● Bence Jones 蛋白（BJP）は，単クローン性に増加した免疫グロブリンの軽鎖または軽鎖の重合体であり，特異な熱凝固性（56℃に加熱すると白色沈殿，100℃以上で再溶解）を示す．

● 測定方法としては，一般的に IEP や IFE が用いられる．最近では，rFLC（ネフェロメトリー法により血清中の遊離 κ 鎖および λ 鎖を測定し，κ/λ 比を算出する検査）が広く用いられるようになっている．M 蛋白の検出感度は，rFLC＞IFE＞IEP である．

● BJP は分子量が小さく尿中に排泄されやすいため，尿を検体として用いることが多いが，BJP が過剰に産生される多発性骨髄腫などでは血清でも検出される．rFLC は，血清でも高感度に BJP を検出することができる．

● 多発性骨髄腫などの形質細胞腫瘍が疑われる場合，血清 IEP や IFE で M 蛋白を検索するとともに，尿の BJP 検出を目的として尿 IEP や IFE をオーダーすることが多い．

● BJP 陽性の場合，単クローン性の軽鎖の増加が示唆される．BJP は，多発性骨髄腫の約 60%，原発性マクログロブリン血症の約 20%，AL アミロイドーシスの約 80% で陽性となる[1]．特に BJP 型の多発性骨髄腫，AL アミロイドーシスの診断や治療効果判定に有用である．BJP 型多発性骨髄腫は腎不全を合併しやすい．BJP 型骨

髄腫以外でも，BJPは検出されることがある．

- 定性検査であるPutnam法は感度・特異度が低いため，最近はあまり行われていない．

生体内での動態

規定因子と血中レベルを決める機序

- 免疫グロブリンはBリンパ球や形質細胞から産生される蛋白質であり，2本の重鎖と2本の軽鎖からなる．それぞれのクラスの免疫グロブリンは，1対の軽鎖（κまたはλ）を有する．BJPは，過剰に軽鎖が産生される病態で出現する．
- BJPは単クローン性の免疫グロブリン軽鎖の二量体であることが多く，アルブミンよりも低分子量であるため，尿中に容易に排泄される．稀に単量体や四量体のものも存在する．腎排泄能力以上の病的なBJPの産生，腎機能障害などにより，BJPが血清でも検出されるようになる．
- 排泄されたBJPは，尿細管細胞を直接障害するとともに，円柱を形成して尿細管を閉塞することにより，腎機能障害の原因となる[2)]．BJPはアミロイドの構成成分となり，アミロイド腎やそれに伴うネフローゼ症候群の原因ともなる．

異常値の出るメカニズム

- 多発性骨髄腫や悪性リンパ腫などで，単一クローンのBリンパ球や形質細胞から軽鎖が過剰に産生されると，κまたはλのどちらかのタイプの軽鎖が増加する．そのため，BJPは，IEPやIFEでは陽性所見として，rFLCでは異常値として確認される．

参考になる検査とその意義

- BJPが検出された場合は，多発性骨髄腫，ALアミロイドーシスなどの形質細胞腫瘍，原発性マクログロブリン血症，悪性リンパ腫などの可能性を考えて，精査を行う．
- 多発性骨髄腫の診断に必要な検査：血清総蛋白，アルブミン，蛋白分画，免疫グロブリン定量，M蛋白の検索（IEP，IFE，rFLC），腎機能，骨髄穿刺，骨X線検査，血清カルシウム値など．
- 腎機能障害の精査として，腎生検が行われる場合もある．ALアミロイドーシスを疑う場合は，コンゴーレッド染色でアミロイド沈着を確認する．

診断へのアプローチ

- 形質細胞腫瘍が疑われるときに検査を行う．蛋白尿を認めた際には，臨床経過により，アルブミン尿以外の鑑別のために尿IEPやIFEを検討する．
- BJP陽性となった場合は，上記に挙げた検査を実施する．
- 多発性骨髄腫を疑うが免疫グロブリン（IgG，IgA，IgM）低値の場合は，BJP型骨髄腫の可能性があるため，尿IFEや血清rFLCでBJPの有無を確認する．
- ALアミロイドーシスでは，単クローン性に産生される遊離軽鎖がアミロイド蛋白として沈着するため，IEPやIFEで血清M蛋白，尿BJPを検索する必要がある．アミロイドーシスの約70～80%がλ型とされている．

ピットフォール

- 試験紙法による尿蛋白定性検査では，主にアルブミンと反応するため，BJPの検出は困難である．試験紙法で陰性の場合でも，BJPの存在は否定できないため，尿蛋白定量検査やスルホサリチル酸法による定性検査で確認する必要がある．IFEは感度が高い．
- ALアミロイドーシスではFLCが急速に尿中に排泄され，FLC濃度が正常範囲になることがある．そのため，ALアミロイドーシスの診断の際は，24時間尿のIFEも行うよう推奨されている[3)]．

■文献

1）木村納子 他：Bence Jones蛋白．内科 93：1268，2004
2）緒方巧二，上田訓子，島村芳子 他：多発性骨髄腫と腎障害．総合臨牀 60：1421-1424，2011
3）臨床所見と初診時検査．"多発性骨髄腫の診療指針 第3版"日本骨髄腫学会 編．文光堂，pp 6-16，2012

（増田亜希子）

補体価（CH50）

50% hemolytic complement activity

補体活性化の古典的経路にかかわるC1-C9の全成分の総合的な活性を示す指標であり，免疫複合体病など補体系の関与する疾患や先天性補体成分欠損症，遺伝性血管性浮腫などの診断や活動性評価に有用である．

検体の採取・取り扱い・保存

- 検体は新鮮な血清を用い，血清分離の後，ただちに測定することが望ましい．2週間以内に測定する場合は−20℃以下で保存するが，長期保存の場合は−80℃で保存する
- 凍結融解の繰り返しは活性低下をきたすので，避ける
- 補体成分は熱に弱く，非働化（56℃で30分間加熱）処理で失活する

基準値・測定法

- 基準値（各施設の方法で独自に設定されることが多い）：25.0～48.0　(CH50/mL)
- Mayer法相対比濁法：一定数の感作ヒツジ赤血球（抗赤血球抗体を反応させたヒツジ赤血球）と段階希釈した検体を37℃で60分間反応させた後に，遠心し，上清中のヘモグロビン濃度を分光光度計で測定する．感作赤血球の50%を溶血させる補体量を1単位として，検体1 mL中の補体活性を算出する．通常はMayerの原法の反応容量での値に換算する
- リポソーム免疫測定法：感作赤血球の代わりに，グルコース-6-リン酸脱水素酵素（G-6-PDH）を内包するハプテン固定化リポソーム（人工脂質小胞）と抗ハプテン抗体を用いて，検体中のCH50を測定する方法もある

高値

- 補体蛋白の多くは急性期反応物質であり，関節リウマチなどの自己免疫性疾患や血管炎症候群，感染症，悪性腫瘍，急性心筋梗塞など，炎症性疾患や体内で組織崩壊がある場合などでCH50が高値となる

低値

- 血清補体価は産生低下あるいは活性化に伴う消費亢進により低値となる
- 産生欠損または産生低下：遺伝性補体成分欠損症，肝硬変
- 消費亢進：免疫複合体病（全身性エリテマトーデス，悪性関節リウマチなど），感染症（溶連菌感染後糸球体腎炎など），膜性増殖性糸球体腎炎，クリオグロブリン血症，発作性夜間血色素尿症，補体制御蛋白欠損症（遺伝性血管性浮腫など），cold activation現象

意義・何がわかるか？

- 補体は肝細胞やマクロファージなど網内系細胞が産生する一群の血清蛋白質であり，異物の認識・排除のための重要なエフェクター分子である．抗原抗体複合体（免疫複合体）による補体活性化は古典的経路と呼ばれる．免疫溶血反応により測定される血清補体価（CH50）は，古典的経路にかかわるC1-C9の全成分の総合的な活性を示す指標である．

●補体成分の多くは急性期反応物質であるため，炎症性疾患などでCH50は高値となるが，CH50高値の臨床的意義は限られている．
●臨床的にはCH50低下が重要であり，補体欠損症や補体活性化による消費を疑う．

生体内での動態

規定因子と血中レベルを決める機序

●補体は主に肝細胞が産生するので，高度な肝障害により蛋白合成が低下するとCH50は低下する．

異常値の出るメカニズム

●CRPなどほかの急性期反応物質と同様に，IL1，IL6，TNFαなどの炎症性サイトカインにより，肝臓での補体産生が誘導され，CH50は高値となる．
●高度肝硬変により補体産生が低下すると，CH50は低値となる．
●生体内での補体系の活性化により，肝臓の産生能力を超えて補体が消費されるとCH50は低下する．
●cold activationでは*in vitro*での補体活性化により，CH50は低値となる．

参考になる検査とその意義

●C3，C4：CH50低値の場合に，補体成分であるC3およびC4の低下の有無を検討することにより，活性化経路の推定やほかの補体成分欠損の可能性を疑うことが可能となる．
●低補体価でC3, C4が異常となる主な疾患．
C3低値，C4低値：古典的経路および第二経路の活性化（SLE，悪性関節リウマチ），肝臓の蛋白合成能低下（高度肝硬変）．
C3正常，C4低値：古典的経路の活性化〔遺伝性血管性浮腫（hereditary angioedema, HAE）〕，C4欠損症．
C3低値，C4正常：第二経路の活性化（膜性増殖性糸球体腎炎，溶連菌後急性糸球体腎炎）C3欠損症．
C3正常，C4正常：cold activation，C3・C4以外の補体欠損症．

診断へのアプローチ

●補体成分の欠損症あるいは補体活性化のスクリーニングとして，CH50が測定される．

ピットフォール

●採血後に検体を低温におくことにより，試験管内（*in vitro*）で古典的経路が活性化され，CH50が著減する現象をcold activationと称する（C3，C4の蛋白濃度は正常）．C型肝炎患者で認められることが多く，クリオグロブリンが関与していることもある．EDTAは補体活性化を阻害するので，cold activationが疑われる患者ではEDTA血漿を用いてCH50を測定する．

予後とフォローアップ

●血清病やループス腎炎など，免疫複合体により補体の古典的経路が活性化されてCH50が低下している疾患では，病状の改善とともにCH50は正常化するので，疾患活動性のフォローアップに有用である．
●基礎疾患が改善してもCH50の著減が持続する場合，cold activationによる検査値異常が否定されれば，補体欠損症も考慮する．

■文献
1）北村　肇：血清補体価（CH50）．日本臨床 68（3）：53-56，2010
2）稲田進一：最新臨床検査のABC 補体価（CH50），C3，C4．日本医師会雑誌 135（2）：152-153，2006
3）西川和裕：日本内科学会雑誌 検査データの見方．補体 97（5）：948-954，2008

（林　映，沢田哲治）

補体第三成分（C3）

the third component of complement

補体活性化の古典的経路と第二経路の合流点に位置し，両経路の活性化に重要な役割を果たす補体成分である．補体活性化の有無やその程度，活性化経路の推定のために，血清補体価（CH50）や C4 とともに測定される．

検体の採取・取り扱い・保存

- 検体は血清を用い，採取後速やかに処理を行う．検体を保存する場合は，短期間であれば 4℃にて保存し，長期間保存する場合は－20℃以下で冷凍保存する

基準値・測定法

- 86～160 mg/dL
- 免疫比濁法：検体中の C3 と抗ヒト C3 ポリクローナル抗体を反応させ，抗原抗体複合体によって生じる濁度の測定により，C3 濃度を定量する

高値

- 関節リウマチなどの自己免疫性疾患や血管炎症候群，感染症，悪性腫瘍，急性心筋梗塞などで高値を呈する

低値

- 産生低下（高度肝硬変）や補体欠損（C3 欠損症），補体活性化に伴う消費亢進などで低値となる
- 全身性エリテマトーデス，悪性関節リウマチでは C3，C4 ともに低下し，溶連菌後急性糸球体腎炎，膜性増殖性糸球体腎炎では C3 は低下するが，C4 は正常である

意義・何がわかるか？

- ほかの補体成分と同様に，C3 も急性期反応物質であり，各種の炎症性疾患で増加する．一方，C3 は補体第二経路の活性化を反映して低値となるので，補体活性化が病態に関与する疾患の診断や疾患活動性の評価に有用である．
- C3 は C3 転換酵素（C4b2a または C3bBb）により，C3a と C3b に分解される．
- C3b は第二経路の増幅（C3bBb を形成して C3 分解過程を増幅）に関与するとともに，C5 転換酵素（C3 転換酵素に C3b が結合した C4b2a3b または $C3b_2Bb$）を形成して C5 以下の補体活性化反応を進める．一方，免疫複合体や微生物など異物の細胞表面に存在する C3b は補体レセプターである CR1（complement receptor type 1）と結合し，白血球による異物除去（オプソニン効果）や赤血球による免疫複合体のクリアランスにも関与する．
- 遊離した小ペプチド断片である C3a は，C3a アナフィラトキシンと呼ばれ，平滑筋細胞や肥満細胞上の C3a レセプターに作用して，平滑筋収縮や血管透過性亢進に関与する

生体内での動態

規定因子と血中レベルを決める機序

- C3 は血清中に最も多量に含まれる補体成分であり，主に肝臓で産生される．高度な

肝障害により蛋白合成が低下するとC3は低下する．

異常値の出るメカニズム

- 補体成分の多くは急性期反応物質であり，関節リウマチなどの自己免疫性疾患や血管炎症候群，感染症などの炎症性疾患，急性心筋梗塞（組織崩壊），悪性腫瘍などで高値を呈する．
- C3が著明に低下している際は，稀な疾患であるが，先天性C3欠損症を考慮する．
- 補体活性化に伴う消費亢進でC3は低値となる．補体活性化に関しては，古典的経路と第二経路の両者が活性化されると，C3，C4ともに低下し（全身性エリテマトーデス，悪性関節リウマチ），第二経路単独の活性化ではC3は低下するが，C4は正常である（溶連菌後急性糸球体腎炎，膜性増殖性糸球体腎炎（特にⅡ型））．
- 膜性増殖性糸球体腎炎（Ⅱ型）での補体第二経路活性化：本疾患患者の血清中にはC3 nephritic factorと呼ばれる補体第二経路を活性化させる物質が含まれる．これはC3Bbに対する自己抗体でC3Bbを安定化させる働きを有する．その結果，臨床検査ではCH50低下，C3低下，C4正常のパターンになる．

参考になる検査とその意義

- 補体系全体の活性をスクリーニングするための血清補体価（CH50）および古典経路活性化の有無を調べるためのC4測定は重要である．
- 研究室レベルではC3やその下流にあるC5の活性化を評価するためにC3aやC5aアナフィラトキシンの測定が行われる．

診断へのアプローチ

- 補体が病態形成に重要な役割を果たしていると考えられる疾患においては，血清補体価（CH50）やC4とともにC3を測定して，古典的経路および第二経路の活性化の状態を評価して鑑別診断を進める．

ピットフォール

- 溶連菌後急性糸球体腎炎では一過性に古典的経路の活性化を伴い，C4も低値になることがある．
- 膜性増殖性糸球体腎炎（Ⅰ型）では，C3 nephritic factorよりもC型肝炎やクリオグロブリン血症による免疫複合体の関与が大きく，古典的経路活性化によりC4が低下することもある．

予後とフォローアップ

- 補体第二経路の活性化により，C3が低下している疾患では，病状の改善とともにC3は正常化し，疾患活動性のフォローアップに有用である．

■文献

1）北村　肇：C3（β1C/1Aグロブリン）およびC5．日本臨床 68（3）：64-67，2010
2）西川和裕：日本内科学会雑誌　検査データの見方．補体 97（5），948-954，2008

（林　映，沢田哲治）

補体第四成分（C4）

the fourth component of complement

補体活性化の古典的経路とレクチン経路に含まれる補体成分である．補体活性化の有無やその程度，活性化経路の推定のために，血清補体価（CH50）やC3とともに測定される．

検体の採取・取り扱い・保存

●検体は血清を用い，採取後速やかに処理を行う．検体を保存する場合は，短期間であれば4℃にて保存し，長期間保存する場合は－20℃以下で冷凍保存する

基準値・測定法

● 17 ～ 45 mg/dL

●免疫比濁法：検体中のC4と抗ヒトC4ポリクローナル抗体を反応させ，抗原抗体複合体によって生じる濁度の測定により，C4濃度を定量する

高値

●関節リウマチなどの自己免疫性疾患や血管炎症候群，感染症，悪性腫瘍，急性心筋梗塞などで高値を呈する

低値

●産生低下（高度肝硬変）や補体欠損（C4欠損症），補体活性化に伴う消費亢進などで低値となる

●全身性エリテマトーデス，悪性関節リウマチではC3，C4ともに低下し，溶連菌後急性糸球体腎炎，膜性増殖性糸球体腎炎では主にC3が低値となるが，C4が低下することもある

●遺伝性血管性浮腫（C1インヒビター欠損症）ではC3正常，C4低値となる

意義・何がわかるか？

●ほかの補体成分と同様に，C4も急性期反応物質であり，各種の炎症性疾患で増加する．一方，C4は古典的経路およびレクチン経路の活性化を反映して低値となるので，補体活性化経路が病態に関与する疾患の診断や疾患活動性の評価に有用である．

● C4とC2は活性化C1s（古典的経路）またはmannose binding lectin（MBL）-associated serine protease-2（MASP-2）（レクチン経路）によって，C4a，C4b，C2a，C2bに分解される．C4bはC2aと結合し，C3転換酵素（C4b2a）を形成してC3を活性化する．さらに，C3転換酵素にC3bが結合したC4b2a3bはC5転換酵素として機能し，以降C5-C9を活性化して膜侵襲複合体が形成される．

● C4aは，C3aおよびC5aとともにアナフィラトキシンと呼ばれ，血管拡張などに関与する

生体内での動態

規定因子と血中レベルを決める機序

● C4はC3の次に血清中に多く含まれる補体成分であり，主に肝臓で産生される．高度な肝障害により蛋白合成が低下するとC3は低下する．

異常値の出るメカニズム

- 補体成分の多くは急性期反応物質であり，関節リウマチなどの自己免疫性疾患や血管炎症候群，感染症などの炎症性疾患，急性心筋梗塞（組織崩壊），悪性腫瘍などで高値を呈する．
- C4 が著明に低下している際は，稀な疾患であるが，先天性 C4 欠損症を考慮する．
- 古典的経路活性化に伴う消費亢進で C4 は低値となる．遺伝性血管性浮腫は通常，第二経路の活性化を伴わず，C3 正常 C4 低値である．全身性エリテマトーデス，悪性関節リウマチでは，第二経路の活性化を伴い，C3，C4 ともに低下する．

参考になる検査とその意義

- 補体系全体の活性をスクリーニングするための血清補体価（CH50）および第二経路活性化の有無を調べるための C3 測定は重要である．

診断へのアプローチ

- 補体が病態形成に重要な役割を果たしていると考えられる疾患においては，血清補体価（CH50）や C3 とともに C4 を測定して，古典的経路および第二経路の活性化の状態を評価して鑑別診断を進める．
- 遺伝性血管性浮腫では，発作時に C4 は低下する．

ピットフォール

- 古典的経路活性化の特殊例に cold activation がある．cold activation は慢性肝疾患（特に C 型肝炎）などで採血後に検体を低温で放置すると，試験管内（*in vitro*）の古典的経路の活性化により補体が消費され，血清補体価が著減する現象である．
- 免疫比濁法による補体（C3，C4）の定量に用いられる抗体はポリクローナル抗体（native な補体成分のみならず，その分解産物とも反応）なので，cold activation をきたした検体でも C3 や C4 濃度は減少しない．CH50 低値にもかかわらず，C3，C4 が正常の場合には cold activation を疑う．

予後とフォローアップ

- 全身性エリテマトーデスや悪性関節リウマチなどの免疫複合体病では，病状の改善とともに C4 は正常化し，疾患活動性のフォローアップに有用である．

■文献

1）北村 肇：C4（β1E/1A グロブリン）および C2．日本臨床 68（3）：86-89，2010
2）西川和裕：日本内科学会雑誌　検査データの見方．補体 97（5）：948-954，2008

（林　映，沢田哲治）

C1インヒビター（C1INH）

C1-inhibitor

C1INH は補体成分の一つで，C1 エステラーゼインヒビター（C1-esterase inhibitor），C1 インアクチベーター（C1-inactivator）とも呼ばれる．C1INH の欠損による遺伝性血管性浮腫（hereditary angioedema：HAE）の診断に用いられる．

検体の採取・取り扱い・保存

- 検体は血漿を用いる．3.2％クエン酸ナトリウム（0.2 mL）入り採血管に血液 1.8 mL の割合で採血し，転倒混和後，速やかに血漿分離する
- −20℃以下に凍結して保存し，凍結融解の繰り返しは活性低下をきたすので，避ける

基準値・測定法

- 70～130％
- 発色性合成基質法：検体に一定量の過剰 C1 エステラーゼを添加し反応させたのち，検体中の残存 C1 エステラーゼ活性を合成基質を用いて測定することにより，検体中の C1INH 活性を測定する

高値	● 補体成分の多くは急性期反応物質であり，C1INH も炎症性疾患や体内で組織崩壊がある場合などで高値となる
低値	● C1INH の活性は遺伝性血管性浮腫で低下する．1 型では C1INH 蛋白量（保険適用外）も低値である．一方，2 型では C1INH 活性は低値であるが，蛋白量は正常または高値である

意義・何がわかるか？

- C1INH はセリンプロテアーゼインヒビターであり，補体の古典的経路（C1 エステラーゼ）のみならず，キニン−カリクレイン系および凝固線溶系のカスケードを制御する．
- 先天性 C1INH の欠損により，遺伝性血管性浮腫を生じる．浮腫はストレスや感染，外傷を契機に皮下脂肪組織の血管透過性が亢進して，皮膚や粘膜に限局した浮腫を生じる．

生体内での動態

規定因子と血中レベルを決める機序

- C1INH は主に肝臓で産生される．生理的変動として妊娠時の変動（妊娠週数の増加に伴って低下）が知られている．

異常値の出るメカニズム

- 血管内皮傷害により産生される活性化第Ⅻ因子（FXIIa）は線溶系に作用してプラスミン産生を増加させる．また，カリクレイン−キニン系にも作用して，FXIIa により活性化されたカリクレインはブラジキニン産生を促進する．
- C1INH は血管透過性や炎症を制御する多

機能蛋白質であり，補体系のC1rとC1sを抑制するとともに，凝固・線溶系のFXIIaやカリクレインの活性を直接抑制する．

- C1INH欠損により，C4が低下するとともに，FXIIaやカリクレイン活性の制御不全により生成されたブラジキニンが血管透過性を亢進させることにより，血管性浮腫をきたす．
- 遺伝性血管性浮腫にはC1INH産生が低下する1型（常染色体優性遺伝），C1INHの機能異常による2型（常染色体優性遺伝），エストロゲン依存性や血液凝固第Ⅻ因子の遺伝子変異による3型があり，1型が約85%と最も多い．

参考になる検査とその意義

- C4：遺伝性血管性浮腫の発作時のC4低下は必発であり，C4測定は遺伝性血管性浮腫のスクリーニングや除外診断に有用である．
- C1エステラーゼ抑制因子定量（保険適用外）：C1INHの蛋白量をネフェロメトリーにより定量する検査である（基準値：11～26 mg/dL）．遺伝性血管性浮腫の1型，2型の鑑別に用いられる．

診断へのアプローチ

- 血管性浮腫をきたす要因にはアレルギー性，薬剤性（非ステロイド性抗炎症薬やACE阻害薬），遺伝性がある．
- C4低値があれば，遺伝性血管性浮腫の可能性があり，C1INH活性の測定を行う．C1INH活性低値の場合，C1INH蛋白量の定量を行い，低値であれば遺伝性血管性浮腫1型，蛋白量正常であれば2型と診断される．

ピットフォール

- ダナゾール（アンドロゲン誘導体）は肝臓でのC1INH産生を亢進させるため，C1INH活性は増加する．

予後とフォローアップ

- 遺伝性血管性浮腫は反復性なので，限局性浮腫の発作をきたした際はCH50，C4とともにC1INHを測定して鑑別診断を行う．

■文献

1）阪田敏幸：C1-インヒビター．日本臨床 68（3）：60-63，2010

2）Horiuchi T et al：Guideline for Hereditary Angioedema（HAE）2010 by the Japanese Association for Complement Research-Secondary Publication. Allergol Int 61（4）：559-562, 2012

（林 映，沢田哲治）

リウマトイド因子
抗ガラクトース欠損 IgG 抗体（CARF）

rheumatoid factor, carbohydrate in rheumatoid factor

リウマトイド因子は抗原を結合したIgGのFc部分を認識する自己抗体である．関節リウマチ（RA）診断に有用であるが，特異度は十分ではなく，RA以外の膠原病や慢性肝疾患，感染症，健常者（高齢者）でも検出される．

検体の採取・取り扱い・保存

- 検体は血清を用い，採取後速やかに処理を行う．検体を保存する場合は，短期間であれば4℃にて保存し，長期間保存する場合は－20℃以下で冷凍保存する
- 凍結融解の繰り返しは活性低下をきたすので，避ける

基準値・測定法

- 定性法（基準値：陰性）
  - ・ラテックス凝集反応（RA テスト）
- 半定量法（基準値：40 倍未満）
  - ・受身赤血球凝集反応：Waller-Rose 法，RAHA（RA- hemagglutination）法，RAPA（RA-passive agglutination）法
- 定量法（基準値：15U/mL）
  - ・免疫比濁法，ラテックス免疫比濁法，ラテックス免疫比ろう法
  - ・固相化酵素抗体法：IgG 型リウマトイド因子の測定に用いられる
  - ・抗ガラクトース欠損 IgG 抗体（carbohydrate in rheumatoid factor：CARF）電気化学発光免疫測定法（基準値：6.0 AU/mL 未満）

陽性

- 関節リウマチ
- 膠原病（Sjögren 症候群，全身性エリテマトーデス，混合性結合組織病，強皮症，多発性筋炎/皮膚筋炎，クリオグロブリン血症性血管炎）
- 肝疾患（慢性肝炎，肝硬変）
- 肺疾患（間質性肺炎，珪肺症）
- 感染症〔感染性心内膜炎，結核，ウイルス感染症（パルボウイルス B19，B 型肝炎，C 型肝炎，風疹，ムンプス，HIV），ハンセン病，梅毒〕
- その他（サルコイドーシス，悪性腫瘍，ワクチン接種後，高齢者）

陰性

- 約 20％の RA 患者は経過中常にリウマトイド因子が陰性であり seronegative RA と呼ばれる

意義・何がわかるか？

- リウマトイド因子は免疫複合体を形成したIgG の Fc 部分を認識する自己抗体であり，Waaler（1940 年）と Rose（1948 年）による報告以来，RA の血清学的診断マーカーとして広く用いられている．

● RA の予後不良因子であり，リウマトイド因子陽性 RA 患者の関節破壊の進行は陰性患者に比べて早い．
● リウマトイド因子の免疫グロブリンのクラスには IgM，IgG，IgA などが存在するが，実地臨床では主に IgM クラスのリウマトイド因子が測定される．リウマトイド因子にはいくつかの測定法があるが，変性ヒト IgG を感作したラテックス試薬の凝集を免疫比濁法や免疫比ろう法（ネフェロメトリー法）により定量的に測定することが多い．定量的に測定したリウマトイド因子は，同一患者においては疾患活動性との関連があり，長期的な経過観察にもある程度有用である．
● IgG 型リウマトイド因子（保険適用）の感度は通常のリウマトイド因子（主に IgM クラス）よりも低いが，特異度は優れている．
● リウマトイド因子の著しい上昇（定量検査で 960 IU/mL 以上）や IgG 型リウマトイド因子陽性の症例では，悪性関節リウマチを疑う．
● CARF（carbohydrate in rheumatoid factor）は通常の IgG の代わりにガラクトース欠損 IgG を抗原として固相化し，二次抗体の代わりにガラクトース基と結合するレクチンを用いて測定されるリウマトイド因子である．IgG の Fc 部分に存在するガラクトースはすべての免疫グロブリンクラスに存在するので，CARF 測定法は IgM のみならず，IgG や IgA クラスのリウマトイド因子も検出する．したがって，感度は通常のリウマトイド因子より高い．一方，CARF は RA 以外の疾患での陽性率は高く，その特異度は従来のリウマトイド因子よりも低い．

生体内での動態

規定因子と血中レベルを決める機序

● 健常人の末梢血 B 細胞中には IgM 型リウマトイド因子を産生するクローンが存在することが報告されており，何らかの生理的役割を有する可能性もある．
● RA においては，HLA-DR4 を中心とする遺伝要因を有する個体に環境要因（喫煙など）が作用することにより，リウマトイド因子が産生される．
● リウマトイド因子の抗体価は RA の疾患活動性をある程度反映して上昇する．悪性関節リウマチでは著増する．

異常値の出るメカニズム

● リウマトイド因子は抗原を結合していない IgG とは反応しないが，変性あるいは抗原を結合して免疫複合体を形成している IgG の Fc 部分（CH2 と CH3 の境界）の立体構造変化を認識して結合する．
● RA で検出されるリウマトイド因子の抗原親和性は高く，可変領域の相補性決定領域（CDR）には体細胞超変異（somatic hypermutation）が認められ，その産生には抗原特異的な機序（antigen driven）が関与している．
● 一方，Sjögren 症候群や HIV 感染症などでは，B 細胞全般の活性化（polyclonal B cell activation）により，高 γ グロブリン血症とともにリウマトイド因子が産生される．

参考になる検査とその意義

● 抗 CCP 抗体：RA に特異度が高く，リウマトイド因子とともに RA の診断基準に含まれる．
● MMP-3：特異度は低く，RA 診断における役割は限定的であるが，RA の滑膜炎を反映して上昇するので，疾患活動性マーカーとして有用である．

診断へのアプローチ

● 朝のこわばりや対称性の多関節炎（特に小関節優位）を呈する場合，RA の可能性を考えてリウマトイド因子を測定する．

ピットフォール

● リウマトイド因子は RA に特異的ではな

く，RA 以外の膠原病や感染症，腫瘍性疾患でも検出される．また，健常者（特に高齢者）でも 5〜10％でリウマトイド因子は陽性となる．

予後とフォローアップ

- 早期 RA では陽性率は低下するが，リウマトイド因子は RA 患者の約 80％で検出される．初診時にリウマトイド因子が陰性の場合は，陽転しないかどうか定期的にフォローする必要がある．
- RA の疾患活動性の評価は臨床症状（圧痛関節数，腫脹関節数，患者による疼痛および全般評価（visual analog scale：VAS）や炎症反応（赤沈，CRP），MMP-3 などにより行われる．リウマトイド因子も疾患活動性をある程度反映するので，経過観察に有用である．
- 健康診断などでリウマトイド因子陽性を指摘された健常者については，特に高抗体価（>100 IU/mL）の場合，将来 RA を発症するリスクが上昇するので，定期的なフォローが必要である．

■文献

1）熊谷俊一：関節リウマチの早期診断と治療．日本内科学会雑誌 100（3）：730-735，2011
2）Nielsen SF, Bojesen SE, Schnohr P, Nordestgaard BG：Elevated rheumatoid factor and long term risk of rheumatoid arthritis：a prospective cohort study. BMJ 6；345：e5244, 2012

（林　映，沢田哲治）

抗環状シトルリン化ペプチド(CCP)抗体

anti-cyclic citrullinated peptide (CCP) antibody

抗 CCP 抗体は関節リウマチ（RA）の診断（早期診断を含む）に用いられる自己抗体であり，感度はリウマトイド因子と同等以上，特異度はリウマトイド因子よりも優れている．また，RA の関節破壊進行の予測因子としても有用である．

検体の採取・取り扱い・保存

- 検体は血清を用い，採取後速やかに処理を行う．検体を保存する場合は，短期間であれば 4℃にて保存し，長期間保存する場合は－20℃以下で冷凍保存する
- 非働化や凍結融解の繰り返しは活性低下をきたす可能性があり，避ける

基準値・測定法

- 陰性：4.5 U/mL 未満
- ELISA（酵素免疫測定法）：対応抗原であるシトルリン化ペプチドを抗原として用いる．わが国では第二世代シトルリン化ペプチド（測定感度を向上させるため S-S 結合を用いて環状化）を用いたキットを用いて測定される（シトルリンを含むペプチド配列は特許の関係で開示されていない）

陽性

- 関節リウマチ：抗 CCP 抗体はリウマトイド因子よりも RA に対する特異度が高く（約 95%），RA 診断基準にも採用されている
- 乾癬性関節炎など一部のリウマチ性疾患において低頻度で検出されることもある
- 結核で抗 CCP 抗体が偽陽性となることがあるが，シトルリン依存性はなく，コントロールの非シトルリン化（アルギニン）ペプチドとも反応する

陰性

- 抗 CCP 抗体の感度はリウマトイド因子と同等以上であるが（全体で約 80%以上），早期 RA では軽症例も多く，陽性率は低下する（約 40～50%）．したがって，抗 CCP 抗体陰性でも RA の可能性があることに注意する

意義・何がわかるか？

- 抗 CCP 抗体はシトルリン化ペプチドに対する自己抗体（anti-citrullinated peptide antibody：ACPA）の一つであるが，その発見は anti-perinuclear factor（1964 年）や抗ケラチン抗体（1979 年）の報告にまでさかのぼる．その後 1998 年にこれらの自己抗体が認識するのはシトルリン化フィラグリンであることが明らかにされた．当初抗 CCP 抗体はフィラグリンのシトルリン化部位を含む環状ペプチドを用いて測定されたが，現在わが国では感度を向上させた第二世代の抗 CCP 抗体が用いられている．
- 感度はリウマトイド因子と同等以上であり，早期 RA でも 40～50%が陽性となる．また，リウマトイド因子陰性でも 30～50%で抗 CCP 抗体は陽性となる．
- 特異度はリウマトイド因子より優れてお

り，RA以外のリウマチ性疾患における陽性率は5～10%，健常人における陽性率は3%以下である．

- RAの予後不良因子の一つであり，抗CCP抗体陽性のRA患者の関節破壊進行は陰性患者に比べて早い．

生体内での動態

規定因子と血中レベルを決める機序

- 抗CCP抗体はHLA-DRB1を中心とする遺伝要因を有する個体に環境要因（喫煙など）が作用することにより産生され，RAの発症前から検出される．
- 抗CCP抗体の抗体価が高いほど，RAによる関節破壊のリスクが高い．
- 抗体価はRAの疾患活動性と弱く相関し，治療により有意に低下するが，その変動は小さく，RA疾患活動性の臨床的なモニタリングには用いられない．

異常値の出るメカニズム

- シトルリン化ペプチドはペプチド中のアルギニン残基にシトルリン化酵素（peptidyl-arginine deiminase：PADI）が作用することにより生成される．
- シトルリン化酵素であるPADI4はRAの疾患感受性遺伝子の一つであり，体内で過剰に生成されたシトルリン化ペプチドに対する免疫寛容が破綻することにより，抗CCP抗体が産生されると考えられる．
- RA滑膜に存在するシトルリン化ペプチドはビメンチン，αエノラーゼ，フィブリノーゲン，フィブリンなどである．関節局所で感染症あるいは軽微な外傷機転などを契機に関節局所にシトルリン化ペプチドが産生されることで，関節内にシトルリン化ペプチドを含む免疫複合体が形成され，持続的な滑膜炎を発症すると考えられる．
- 一方，RA発症前のシトルリン化ペプチドは必ずしも関節局所で産生されるとは限らず，RA発症前のシトルリン化ペプチドに対する最初の免疫応答の部位は口腔（歯周病菌である *Porphyromonas gingivalis* はシトルリン化酵素を産生する）や肺（喫煙者の気管支肺胞洗浄液中にはシトルリン化ペプチドを含むマクロファージが検出される）の可能性がある．

参考になる検査とその意義

- リウマトイド因子：特異度は抗CCP抗体に劣るが，抗CCP抗体とともにRAの診断基準に含まれる．
- MMP-3：特異度は低く，RA診断における役割は限定的であるが，RAの滑膜炎を反映して上昇し，RAの疾患活動性マーカーとして有用である．

診断へのアプローチ

- 朝のこわばりや対称性の多関節炎（特に小関節優位）を呈する場合，RAの可能性を考えて抗CCP抗体を測定する．

ピットフォール

- 早期RAにおける抗CCP抗体の感度は約40～50%程度なので，抗CCP抗体陰性をもってRAを否定してはならない．

予後とフォローアップ

- 診断未確定の関節炎患者において，抗CCP抗体が陽性の場合，将来RAに進展する可能性が高いので，注意深く経過観察を行う．
- 抗CCP抗体陽性のRA患者の関節予後は不良であり，より積極的にRAの疾患活動性のコントロールを行う必要がある．

■文献

1) 熊谷俊一：関節リウマチの早期診断と治療．日本内科学会雑誌 100（3）：730-735，2011
2) Aletaha D et al：2010 Rheumatoid arthritis classification criteria：An American College of Rheumatology/European League Against Rheumatism collaborative initiative. Arthritis & Rheumatism 62（9）：2569-2581, 2010

（林　映，沢田哲治）

抗核抗体(ANA)

antinuclear antibody

抗核抗体は細胞核と反応する自己抗体の総称であり，膠原病を中心とする自己免疫性疾患で陽性となる．その検出にはヒト培養細胞を基質とする間接蛍光抗体法が用いられ，染色型に基づき個々の特異的核抗原を推定することが可能である．

検体の採取・取り扱い・保存

- ●検体は新鮮な血清を用いる．保存する場合，一般には2〜3日程度の短期間であれば冷蔵保存（4℃）でよいが，長期間の場合には−20℃以下で冷凍保存する
- ●検体の解凍と凍結を繰り返すと，抗体価が低下する可能性があり，避ける

基準値・測定法

- ●陰性（カットオフの最終希釈倍数の判定には各検査施設における基準に従う．通常40倍未満）
- ●間接蛍光抗体法(スライドグラス上に固定化された核剤(HEp-2細胞などヒト培養細胞)に希釈した被検血清を反応させ，洗浄後，蛍光色素を標識した抗ヒトγグロブリン抗体を反応させ，再洗浄後に細胞核の染色像を蛍光顕微鏡で観察)．抗核抗体の力価は細胞核の蛍光を認めた最終希釈倍率で表現し，その染色型とともに報告する

陽性

- ●抗核抗体は抗核抗体関連膠原病（＊）を中心とする種々の自己免疫性疾患で検出される

疾患	陽性率
●全身性エリテマトーデス（SLE）＊	95〜99％
●混合性結合織病（MCTD）＊	100％
●全身性硬化症（強皮症）（SSc）＊	80〜90％
●Sjögren症候群（SjS）＊	60〜80％
●多発性筋炎・皮膚筋炎（PM/DM）＊	50〜70％
●関節リウマチ	40〜60％
●自己免疫性肝炎	30〜80％
●慢性甲状腺炎	20〜30％
●重症筋無力症	20〜30％

- ●その他（Raynaud病，特発性間質性肺炎，悪性貧血，炎症性腸疾患，伝染性単核球症など）

陰性

- ●蛍光抗体法による抗核抗体検査では，健常者でも10〜20％が低力価で陽性となることがある

意義・何がわかるか？

●抗核抗体は抗核抗体関連膠原病（SLE, SjS, SSc, PM/DM, MCTD）を中心にさまざまな自己免疫性疾患で陽性となる．抗核抗体陽性の場合，その染色像に基づいて，個々の特異的な自己抗体を推定することが可能である．

●辺縁型（peripheral pattern, rim pattern）：細胞核が均質に染まるが，核周辺が特に強く染色される．抗二本鎖 DNA 抗体と関連する．SLE に特異性が高い．

●均質型（homogeneous pattern）：ヌクレオソーム（DNA-ヒストン複合体），ヒストンなど核クロマチン成分が対応抗原と考えられ，抗 DNA 抗体（SLE）や抗ヒストン抗体（薬剤誘発性ループス），抗 Scl-70 抗体（強皮症）などと関連する．

●斑紋型（speckled pattern）：核質や核マトリックスに存在する可溶核抗原（extractable nuclear antigens：ENA）に対する自己抗体．抗 U1RNP 抗体，抗 Sm 抗体のほかに抗 SS-A 抗体，抗 SS-B 抗体，抗 Jo-1 抗体，抗 Scl-70 抗体など多くの自己抗体が含まれる．

●核小体型（nucleolar pattern）：核小体の構成成分に対する自己抗体であり，強皮症での陽性率が高い．

●セントロメア型（centromere pattern）：離散斑紋型 discrete speckled とも表現され，抗セントロメア抗体と同義である．限局型の強皮症，Sjögren 症候群，原発性胆汁性肝硬変で出現する．

●細胞質型（cytoplasmic pattern）：抗核抗体ではないが，抗リボソーム抗体，抗ミトコンドリア抗体，抗 SS-A 抗体，抗 Jo-1 抗体が抗細胞質抗体として検出されることがある．

生体内での動態

規定因子と血中レベルを決める機序

●通常，間接蛍光抗体法による抗核抗体の抗体価は疾患活動性との相関は低く，治療効果の判定には用いられない．

異常値の出るメカニズム

●遺伝要因を有する個体に環境要因が作用することにより，細胞核成分に対する免疫寛容が破綻して抗核抗体が産生されると想定されている．

参考になる検査とその意義

●抗核抗体の測定に HEp-2 細胞の抽出物や複数の特異抗原（精製またはリコンビナント）を固相化した ELISA も用いる施設もある．これは自動化が可能で操作が簡便であるが，抗核小体抗体単独陽性例などでは陰性となる．

●蛍光強度の異なるビーズに核抗原を固相化して，多数の自己抗体を同時に測定する方法（BioPlex 2200 ANA Screen）も開発されている．

●LE 細胞：LE 細胞形成に関与する血清因子（LE 因子）は抗ヌクレオソーム（DNA-ヒストン）抗体である．試験管内で変性して露出した白血球核に LE 因子と補体が結合すると白血球核は膨化・均質化して LE 体（ヘマトキシリン体）となる．これを貪食した多核白血球が LE 細胞である．LE 細胞は SLE に特異性が高いが，測定方法は煩雑であり，1997 年改定で米国リウマチ学会の SLE 分類基準から除外された．

診断へのアプローチ

●抗核抗体関連膠原病を疑う際の一次スクリーニングとして，間接蛍光抗体法は感度が高く，有用である．

●間接蛍光抗体法による抗核抗体が陽性の場合，二次スクリーニングとして疾患特異的抗核抗体（抗 Sm 抗体，抗 RNP 抗体，抗 SS-A 抗体，抗 SS-B 抗体，抗 Jo-1 抗体，抗 Scl-70 抗体，抗 DNA 抗体など）が測定される．ELISA は二重免疫拡散法よりも感度が優れているが，リコンビナント抗原の構造的問題などから，偽陽性や偽陰性の可能性があることに注意する．

ピットフォール

● HEp-2細胞を基質として用いることにより，間接蛍光抗体法による抗核抗体検査の感度は向上したが，健常人の陽性率も上昇している点に注意を要する．すなわち，健常人の抗核抗体陽性率はカットオフ値40倍で31.7%，80倍で13.3%，160倍で5.0%，320倍で3.3%と報告されている．一般に健常人の抗体価は低力価で，疾患特異的抗体は陰性であるが，臨床所見を考慮し適切に解釈する必要がある．

● 抗SS-A抗体や抗Jo-1抗体の対応抗原は細胞質にも存在し，抗核抗体陰性と判定されることがあり，注意を要する．

予後とフォローアップ

● 健康診断などで偶発的に抗核抗体陽性を指摘された場合には，Raynaud症状や関節炎症状など膠原病関連疾患の症状出現に注意しつつ，経過観察を行う．

■文献

1）高崎芳成：抗核抗体．日本内科学会雑誌 96（10）：2124-2131，2007

2）Watanabe A, Kodera M, Sugiura K et al：Anti-DFS70 antibodies in 579 healthy hospital workers. Arthritis Rheum 50：892-900, 2004

（林　映，沢田哲治）

抗 DNA 抗体

anti-DNA antibody

抗 DNA 抗体は細胞核に存在する二本鎖 DNA と反応し，抗 dsDNA（double stranded DNA）抗体とも呼ばれる．全身性エリテマトーデス（SLE）の診断および病態形成（特にループス腎炎）に重要な役割を果たす自己抗体である．

検体の採取・取り扱い・保存

- 検体は血清を用い，採取後速やかに処理を行う．検体を保存する場合は，短期間であれば4℃にて保存し，長期間保存する場合は－20℃以下で冷凍保存する
- 凍結融解の繰り返しは活性低下をきたす可能性があり，避ける

基準値・測定法

- ELISA（酵素免疫測定法）：dsDNA（抗 ssDNA 抗体測定の場合は ssDNA）を抗原として用い，通常 IgG 型抗体が測定される．抗 dsDNAIgG 抗体，抗 ssDNAIgG 抗体の基準値はそれぞれ 12 IU/mL 以下，25 AU/mL 以下である
- RIA（放射免疫測定法）：放射性同位元素で標識した dsDNA に被検血清を反応させ，抗原抗体複合体を 50％硫酸アンモニウムで塩析させ（硫安沈殿），その放射活性を測定して抗 DNA 抗体量を検出する（Farr assay）．この方法では高親和性の抗 DNA 抗体が測定される．基準値は 6.0 IU/mL 以下である
- このほかに *Crithidia luciliae*（住血鞭毛虫）の間接蛍光抗体法（*Crithidia* の尾部に位置する小器官である kinetoplast は dsDNA のみを含む）や受身血球凝集反応（DNA で感作した赤血球を用いる）などによる測定法もある

陽性

- IgG 型抗 dsDNA 抗体および RIA による抗 DNA 抗体が陽性の場合は，SLE の可能性が高い．特に高抗体価の場合は SLE に特異性が高い
- 稀に，低抗体価ながら，高齢者や抗核抗体関連膠原病（Sjögren 症候群や混合性結合組織病），関節リウマチ，抗リン脂質抗体症候群，自己免疫性肝炎，ウイルス性肝炎などで陽性となる
- IgG 型抗 ssDNA 抗体の特異度は低く，SLE 以外の自己免疫性疾患，薬剤誘発性ループス，自己免疫性肝炎，ウイルス性肝炎など広く検出されるので，診断的有用性は限定的である

陰性

- SLE における抗 DNA 抗体の感度は 60～80％なので，抗 DNA 抗体陰性でも SLE は除外できない

意義・何がわかるか？

- 抗 DNA 抗体は感度・特異度に優れ SLE 診断に有用であり，SLE の診断基準の免疫異常として採用されている．特に高抗体価，あるいは腎生検でループス腎炎に合致する病理所見が得られている場合，抗 DNA 抗体は SLE 診断の強い根拠となる．
- SLE の活動性（特にループス腎炎）に応

じて変動するため，抗DNA抗体は疾患活動性指標として有用である．

●抗DNA抗体はSLEの病態とも関連し，抗原と反応して形成された免疫複合体は腎臓などに沈着することにより組織傷害を惹起する（Ⅲ型アレルギー機序）．

生体内での動態

規定因子と血中レベルを決める機序

●抗DNA抗体はSLEの疾患活動性，特にループス腎炎の活動性に応じて，抗体価が変動する．

異常値の出るメカニズム

●遺伝要因を有する個体に環境要因が作用することにより，二本鎖DNAに対する免疫寛容が破綻して抗DNA抗体が産生されると想定されている．

参考になる検査とその意義

●抗核抗体：抗DNA抗体に相当する染色パターンは辺縁型である．

●LE因子・LE細胞：LE因子は牛胎児胸腺から抽出した核蛋白質を吸着させたラテックス粒子を用いた凝集反応で測定される．LE細胞は，試験管内で脱核した白血球の細胞核にLE因子と補体が作用することにより形成されるヘマトキシリン体を好中球が貪食したものである．SLEに特異性が高いが，測定方法は煩雑であり，1997年改定で米国リウマチ学会のSLE分類基準から除外された．

●抗Sm抗体：感度は低いが（15～25％），SLEに対する特異度は高い．

●抗リボソームP抗体（保険適用外）：感度は低いが（<10％），特異度は高く，精神神経症状との関連が指摘されている．抗核抗体は，抗細胞質抗体を伴う低力価のnucleosome patternである．

●抗SS-A抗体：SLEの30％に検出されるが，Sjögren症候群や亜急性皮膚ループス，新生児ループスでも陽性となる．抗核抗体はspeckled patternである．

●抗ヒストン抗体（保険適用外）：薬剤誘発性ループス（プロカインアミド，イソニアジドなどの投与により誘発される関節痛や筋肉痛，発熱，胸膜炎などのSLE様症状）と関連する自己抗体で，抗核抗体の染色パターンは均質型（homogeneous pattern）である．

診断へのアプローチ

●SLEを含む膠原病が疑われる症例では，通常，間接蛍光抗体法による抗核抗体を最初に測定し，陽性の場合には染色像に基づいて抗DNA抗体や抗Sm抗体などの疾患特異的抗核抗体を測定する．

ピットフォール

●稀であるが，抗DNA抗体はSLE以外の疾患でも陽性になることがあるので，抗DNA抗体陽性のみでSLEと診断することはできない．

●IgG型抗DNA抗体は低親和性抗体も検出するので，RIAによる高親和性の抗DNA抗体と解離することがある．

●中枢神経ループスでは免疫異常が中枢神経系内に限局し，疾患活動性が血清の抗DNA抗体レベルに反映されないことがある．

予後とフォローアップ

●抗DNA抗体が高値の場合は，臨床症状や臓器障害（尿蛋白や血球障害，血液学的異常など），ほかの疾患活動性マーカー（赤沈，CH50，C3，C4）を考慮して総合的に疾患活動性を評価する．

■文献

1）佐々木毅：抗DNA抗体．日本臨床 68（3）：517-521，2010

2）Petri M et al：Derivation and Validation of the Systemic Lupus International Collaborating Clinics Classification Criteria for Systemic Lupus Erythematosus. Arhtritis Rheum 64（8）：2677-2686, 2012

（林 映，沢田哲治）

抗 RNP 抗体

anti-ribonucleoprotein antibody

リボ核蛋白（ribonucleoprotein：RNP）を認識する自己抗体の総称である．実地臨床では，狭義の抗 U1 RNP 抗体と同義で用いられる．広義には，RNA と蛋白の複合体である RNP に対する種々の自己抗体の総称として用いられる．

検体の採取・取り扱い・保存

- 検体は新鮮な血清を用いる．保存する場合，一般には 2〜3 日程度の短期間であれば冷蔵保存（4℃）でよいが，長期間の場合には−20℃以下で冷凍保存する
- 検体の解凍と凍結を繰り返すと，抗体価が低下する可能性があり，避ける

基準値・測定法

- 抗 U1 RNP 抗体，抗 Sm 抗体，抗アミノアシル tRNA 合成酵素抗体（抗 Jo-1 抗体），抗 SS-A 抗体，抗 SS-B 抗体は二重免疫拡散法（オクタロニー法）や ELISA（酵素免疫測定法）などにより測定される．基準値は測定キットの添付文書に従う
- その他のリボ核蛋白に対する自己抗体は，ヒト培養細胞抽出物を用いた免疫沈降法（immunoprecipitation）などにより実験室レベルで測定される

陽性

- リボ核蛋白（ribonucleoprotein：RNP）を認識する自己抗体には，抗 U1 RNP 抗体，抗 Sm 抗体，抗アミノアシル tRNA 合成酵素抗体（抗 Jo-1 抗体），抗 SS-A 抗体，抗 SS-B 抗体のほかに以下のような自己抗体が含まれる
- 抗 U2 RNP 抗体：多発性筋炎−強皮症の重複症例（PM-SSc overlap）に特異性が高いと報告されているが，その頻度はきわめて低い
- 抗 U3 RNP（fibrillarin）抗体：強皮症，特にびまん型に特異性が高いが，陽性率は低い
- 抗 7-2/8-2 RNP 抗体：強皮症（限局型）に特異性が高いが，陽性率は低い
- 抗リボソーム P 抗体：SLE と関連する自己抗体で，陽性率は低いが（<10%），特異度は高く，精神神経症状との関連が指摘されている

陰性

- 抗 U1 RNP 抗体以外の抗リボ核蛋白抗体の陽性率は低く，抗リボ核蛋白抗体陰性でも疾患を除外することはできない

意義・何がわかるか？

- リボ核蛋白は真核細胞の RNA（mRNA，tRNA，リボソーム RNA，低分子 RNA）と蛋白質の複合体であり，その局在により，snRNP（small nuclear ribonucleoprotein），scRNP（small cytoplasmic ribonucleoprotein），snoRNP（small nucleolar ribonucleoprotein）に分類される．
- リボ核蛋白は自己抗体の主要な標的の一つであり，自己免疫疾患の診断や病型分類に有用である．

生体内での動態

規定因子と血中レベルを決める機序

●抗リボ核蛋白抗体は自己免疫性疾患の診断および病型分類に用いられるが，一般にその抗体価と疾患活動性との関連は認められない．

異常値の出るメカニズム

●抗U2 RNP抗体，U3 RNP抗体，抗7-2/8-2 RNP抗体，抗リボソームP抗体の自己抗原について以下に記載する．遺伝要因を有する個体に環境要因が作用して自己抗原の免疫寛容が破綻すると考えられるが，その詳細は不明である．

●抗U2 RNP抗体：snRNPはU1，U2，U4，U5，U6 RNPからなり，mRNAのスプライシングを担う重要な分子である．抗U2 RNP抗体はU2RNPにのみ存在するA′，B″を認識する．

●抗U3 RNP（fibrillarin）抗体：U3RNAは核小体に存在し，リボソームRNAのプロセシングに関与する核小体低分子RNAである．抗U3 RNP抗体はsnoRNPに対する自己抗体の一つであり，U3RNAと核小体蛋白fibrillarinの複合体を認識する．

●抗7-2/8-2 RNP抗体：当初SLE患者における抗Th抗体，強皮症患者の抗To抗体として報告されたことから，抗Th/To抗体とも呼ばれる．7-2 RNPはミトコンドリアDNAの複製に関与するプライマーRNAのプロセシングを担うRNase MRP（mitochondrial RNA processing），8-2 RNPはtRNAのプロセシングに関与するRNase Pである．本抗体により7-2 RNPと8-2 RNPが免疫沈降されるが，本抗体が認識するのは7-2 RNPと8-2 RNPの両者と結合する40 kDa蛋白質である．

●抗リボソームP抗体：リボソームは細胞質に存在し，蛋白質と4種類のリボソームRNA（28S，18S，5.8S，5S）からなる複合体で，蛋白合成の場となる．リボソームに対する自己抗体は，ribosomal acidic phosphoprotein（リボソームP蛋白），ribosomal small subunit protein（S10），ribosomal large subunit（L12），28S rRNAのGTPase domainなどを認識するが，特にリボソームP蛋白質に対する抗体が最も高頻度に検出される．

●抗リボソームP抗体が認識する主要エピトープは，リボソームの60 Sサブユニットを構成する酸性リン酸化蛋白質であるP0（38 kDa），P1（19 kDa），P2（17 kDa）の3種類の蛋白質に共通するC末端の22個のアミノ酸である．

参考になる検査とその意義

●抗核抗体：自己抗体の一次スクリーニングとして有用である．抗核抗体のパターンにより対応抗原を推定することが可能であり，抗U1 RNP抗体，抗Sm抗体，抗SS-A抗体，抗SS-B抗体はspeckled，抗7-2/8-2 RNP（Th/T0）抗体や抗U3 RNP抗体はnucleolar（核小体），抗リボソームP抗体はcytoplasmic（細胞質）と低力価のnucleolar patternを呈する．

●抗ENA抗体：可溶性核抗原（extractable nuclear antigen：ENA）で感作したヒツジ赤血球と被検血清との凝集反応により検出され，RNase処理後の抗原性保持の有無により，RNase感受性抗ENA抗体とRNase抵抗性抗ENA抗体に分けられる．抗RNP抗体や抗Sm抗体など主要なリボ核蛋白に対する自己抗体はそれぞれ特異的に測定できるので，今日ではほとんど用いられない（保険適用外）．

診断へのアプローチ

●抗リボ核蛋白抗体の多くは膠原病の疾患標識抗体であり，膠原病の診断や病型分類に用いられる．

ピットフォール

●抗U2 RNP抗体，抗U3 RNP（fibrillarin）抗体，抗7-2/8-2 RNP（Th/T0）抗体は研究室レベルで測定がなされる．抗リボソームP抗体は臨床検査受託会社で測定できるが，保険適用外である．

予後とフォローアップ

●抗 U1 RNP 抗体，抗 Sm 抗体，抗アミノアシル tRNA 合成酵素抗体（抗 Jo-1 抗体），抗 SS-A 抗体，抗 SS-B 抗体，各項目を参照．

■文献

1）平形道人：膠原病検査の進歩と診断・治療への応用 抗リボ核蛋白（ribonucleoprotein：RNP）抗体．日本内科学会雑誌 92（10）：1932-1940，2003
2）三森経世：抗 U3RNP（fibrillarin）抗体と抗 7-2RNP（Th/To）抗体．日本臨床 68（3）：565-568，2010
3）Isshi K, Hirohata S：Differential roles of the anti-ribosomal P antibody and antineuronal antibody in the pathogenesis of central nervous system involvement in systemic lupus erythematosus. Arthritis Rheum 41（10）：1819-1827, 1998

（林　映，沢田哲治）

抗 U1 RNP 抗体

anti-U1 RNP antibody

抗 U1-RNP 抗体は混合性結合組織病（mixed connective tissue disease：MCTD）の診断に必須の抗核抗体である．疾患特異性は低いが，疾患にかかわらず，本抗体は MCTD の特徴である肺動脈性肺高血圧症や Raynaud 現象と関連する．

検体の採取・取り扱い・保存

- 検体は新鮮な血清を用いる．保存する場合，一般には 2～3 日程度の短期間であれば冷蔵保存（4℃）でよいが，長期間の場合には－20℃以下で冷凍保存する
- 検体の解凍と凍結を繰り返すと，抗体価が低下する可能性があり，避ける

基準値・測定法

- 二重免疫拡散法（オクタロニー法）：U1 RNP 抗原および検体中の抗 U1 RNP 抗体は，それぞれアガロースゲル中を拡散し，抗原抗体反応により沈降線を生じる．検体由来の沈降線および同時に反応させた抗 U1 RNP 抗体標準血清由来の沈降線の形態（融合の有無）を観察することにより検体中の抗 U1 RNP 抗体を検出する．基準値は陰性である
- ELISA（酵素免疫測定法）：通常，対応抗原である 70 kDa および A 蛋白のリコンビナント蛋白を抗原として用いる．抗 U1 RNP 抗体の一部は U1 RNA と蛋白質の複合体が形成する立体構造を認識するので，一部のキットでは抗原に U1 RNA が加えられている．ELISA による抗 SS-A 抗体の基準値は陰性（10.0 U/mL 以下）である

陽性	●抗 U1 RNP 抗体は MCTD 診断の必須項目であるが，疾患特異性は低く，MCTD のほかにも全身性エリテマトーデスや Sjögren 症候群，強皮症，多発性筋炎/皮膚筋炎などでも陽性となる
陰性	●診断基準上，本抗体が陰性の場合，MCTD は否定される

意義・何がわかるか？

- 抗 U1-RNP 抗体は混合性結合組織病（MCTD）の診断に必須の抗核抗体である．
- 疾患特異性は低く，MCTD のほかにも全身性エリテマトーデスや Sjögren 症候群，強皮症，多発性筋炎/皮膚筋炎などでも陽性となるが，疾患にかかわらず，抗 U1-RNP 抗体は，肺動脈性高血圧症や Raynaud 現象，などの病像と関連する．
- MCTD の間接蛍光抗体法による抗核抗体の染色型は speckled pattern であり，染色パターンから同定することはできないので，二重免疫拡散法または ELISA 法により確認する．

生体内での動態

規定因子と血中レベルを決める機序

- 抗 U1-RNP 抗体の抗体価は疾患活動性と相関せず，疾患活動性マーカーとしては用いられない．

異常値の出るメカニズム

- small nuclear ribonucleoprotein（snRNP）はsnRNA（small nuclear RNA）と呼ばれる核内低分子RNA群（U1，U2，U4，U5，U6）と蛋白質の複合体であり，mRNAのスプライシングに必須の分子である．
- U1 RNPはU1 RNAと9種の蛋白質（70 kDa，A，B/B′，C，D，E，F，G）から構成され，抗U1 RNP抗体は70 kDaおよびA，C蛋白と反応する．
- 抗U1 RNP抗体の産生機転は明らかでないが，70 kDa蛋白はインフルエンザBウイルスと，C蛋白質は単純ヘルペスウイルスと分子相同性を有することから，これらのウイルス感染を契機に抗体が産生され，次に自己反応性B細胞が抗原提示細胞となり，U1 RNP蛋白に対する自己免疫応答が誘導されるepitope progression仮説が提唱されている．

参考になる検査とその意義

- 抗ENA抗体：抗ENA抗体は可溶性核抗原（extractable nuclear antigen：ENA）で感作したヒツジ赤血球と被検血清との凝集反応により検出され，RNase処理により抗原性が破壊されるRNase感受性抗ENA抗体とRNase処理に抵抗性を示すRNase抵抗性抗ENA抗体に分けられる．前者は抗RNP抗体，後者は抗Sm抗体に相当するが，抗RNP抗体や抗Sm抗体はそれぞれ特異的に測定できるので，今日では抗ENA抗体はほとんど用いられない．

診断へのアプローチ

- Raynaud現象，手指，手背の腫脹に加えて，全身性エリテマトーデス，強皮症，多発性筋炎など膠原病の重複症状が認める場合にMCTDを疑い，抗U1-RNP抗体を測定する．
- 膠原病の重複症状が認められるが，抗U1-RNP抗体陰性の場合はほかの疾患標識抗体を参考に重複症候群（overlap syndrome）を考える．

ピットフォール

- 抗U1-RNP抗体活性の一部はU1RNAと蛋白質の複合体により形成される立体構造に依存するので，U1-RNP蛋白質のみを自己抗原としたELISA法で測定した場合，二重免疫拡散法の結果と一致しないことがある．

予後とフォローアップ

- MCTDは一般にステロイド反応性がよく，予後良好な経過をとることが多いが，肺動脈性肺高血圧症を合併する場合の予後は不良である．
- 抗U1-RNP抗体は肺動脈性肺高血圧症と関連があり，心エコーなどによる定期的な経過観察が行われる．

■文献

1）高崎芳成：抗U1 RNP抗体およびU2 RNP抗体．日本臨床 68（3）：561-564，2010
2）Murakami A, Kojima K, Ohya K et al：A new conformational epitope generated by the binding of recombinant 70-kd protein and U1 RNA to anti-U1 RNP autoantibodies in sera from patients with mixed connective tissue disease. Arthritis Rheum 46（12）：3273-3282, 2002

（太原恒一郎，沢田哲治）

抗 Sm 抗体

anti-Sm antibody

抗 Sm 抗体は二重免疫拡散法により同定された自己抗体であり，全身性エリテマトーデス（SLE）に特異性が高い．Sm は患者名の Smith に由来する．近年は精製抗原を用いた ELISA でも測定される．

検体の採取・取り扱い・保存

- 検体は新鮮な血清を用いる．保存する場合，一般には 2〜3 日程度の短期間であれば冷蔵保存（4℃）でよいが，長期間の場合には－20℃以下で冷凍保存する
- 検体の解凍と凍結を繰り返すと，抗体価が低下する可能性があり，避ける

基準値・測定法

- 二重免疫拡散法（オクタロニー法）：Sm 抗原および検体中の抗 Sm 抗体は，アガロースゲル中を拡散し，抗原抗体反応により沈降線を生じる．検体由来の沈降線および同時に反応させた抗 Sm 抗体標準血清由来の沈降線の形態（融合の有無）を観察することにより検体中の抗 Sm 抗体を検出する．基準値は陰性である
- ELISA（酵素免疫測定法）：Sm 抗原は生体内で翻訳後修飾を受けて自己抗原性を獲得するので，ELISA の固相抗原には動物臓器からの精製抗原が用いられる．ELISA による抗 Sm 抗体の基準値は陰性（10.0 U/mL 以下）である

陽性

- 抗 Sm 抗体は SLE に特異性が高く，SLE の疾患標識抗体として，米国リウマチ学会の SLE 診断基準の項目にも含まれている
- ウイルス感染やワクチン接種後，ほかの膠原病で陽性になることもあるが，稀である

陰性

- 抗 Sm 抗体の SLE における感度は 5〜30％程度であり，抗 Sm 抗体が陰性でも SLE は除外できない

意義・何がわかるか？

- 抗 Sm 抗体は SLE に特異的な疾患標識抗体であり，抗二本鎖 DNA 抗体とともに，SLE 診断基準の 1 項目として採用されている．
- 抗 Sm 抗体の間接蛍光抗体法による抗核抗体の染色型は speckled pattern であり，染色パターンから同定することはできないので，二重免疫拡散法または ELISA 法により確認する．
- 抗 Sm 抗体陽性 SLE の臨床的特徴として，ループス腎炎の発症率が高い．中枢神経ループスとの関連を示唆する報告もある．

生体内での動態

規定因子と血中レベルを決める機序

- 抗 Sm 抗体の抗体価と SLE の疾患活動性との相関は乏しく，疾患活動性マーカーとしては用いられない．

異常値の出るメカニズム

- small nuclear ribonucleoprotein（snRNP）

はsnRNA（small nuclear RNA）と呼ばれる核内低分子RNA群（U1, U2, U4, U5, U6）と蛋白質の複合体であり，細胞核内でmRNAのスプライシングに関与する分子である．

- 抗U1 RNP抗体と抗Sm抗体はsnRNPに対する自己抗体であるが，抗U1 RNP抗体が反応するのはU1 RNPを構成する蛋白質（70 kDa, A, B/B′, C, D, E, F, G）のうち，70 kDaおよびA，C蛋白である．一方，抗Sm抗体が認識する主要抗原はB/B′およびD蛋白であるが，これらはU1 RNPのみならず，すべてのsnRNPに含まれる．したがって，抗Sm抗体が陽性の場合，通常抗U1 RNP抗体も陽性になる．
- 抗Sm抗体が認識する主要エピトープの一つであるB蛋白のPPPGMRPP配列とEBウイルスのEBNA1と分子相同性があり，抗Sm抗体産生機転におけるEBウイルスの関与を示唆する報告もある．

参考になる検査とその意義

- 抗ENA抗体：抗ENA抗体は可溶性核抗原（extractable nuclear antigen：ENA）で感作したヒツジ赤血球と被検血清との凝集反応により検出される．今日では抗ENA抗体はほとんど用いられないが，抗Sm抗体はRNase処理抵抗性抗ENA抗体に相当する．
- 抗U1 RNP抗体：MCTD診断の必須項目であるが，疾患特異性は低く，SLEやSjögren症候群，強皮症，多発性筋炎/皮膚筋炎などでも陽性となる．
- 抗二本鎖DNA抗体：抗Sm抗体と同様，SLEに特異性が高く，米国リウマチ学会のSLE診断基準の項目にも含まれる．
- 抗核抗体（間接蛍光抗体法）：抗核抗体関連膠原病（SLE，混合性結合組織病，全身性硬化症（強皮症），Sjögren症候群，多発性筋炎・皮膚筋炎）を中心とする種々の自己免疫性疾患で検出される．特にSLEにおける抗核抗体の感度は高く，SLEの除外診断に有用である．

診断へのアプローチ

- SLE診断は米国リウマチ学会の診断基準を参考にして行われる．SLEに特異性が高い抗Sm抗体はSLE診断基準にも採用されており，SLE診断に広く用いられている．

ピットフォール

- 抗Sm抗体の認識するのは翻訳後修飾（アルギニン残基の対称性メチル化）を受けたB/B′およびD蛋白を中心とするSm抗原であり，ELISAではリコンビナント蛋白ではなく，精製抗原が用いられる．

予後とフォローアップ

- 抗Sm抗体陽性のSLE患者では，初期に腎症がなくても経過中に腎症を呈することが多い（遅発腎症）．

■文献

1) Brahms H, Raymackers J, Union A et al：The C-terminal RG dipeptide repeats of the spliceosomal Sm proteins D1 and D3 contain symmetrical dimethylarginines, which form a major B-cell epitope for anti-Sm autoantibodies. J Biol Chem 275：17122-17129, 2000

2) 道又理恵，南　昭子，伊藤敬子 他：抗ENA抗体測定用試薬「MESACUP3-テスト」の基礎的検討．日本臨床検査自動化学会会誌 36（1）：93-98，2011

（太原恒一郎，沢田哲治）

抗 Scl-70 抗体

anti-Scl-70 antibody

抗 Scl-70 抗体は二重免疫拡散法により同定された自己抗体であり，強皮症（特にびまん皮膚硬化型）に特異性が高い．その対応抗原はトポイソメラーゼⅠであり，抗トポイソメラーゼⅠ抗体（anti-topoisomerase I antibody）とも称される．近年は精製あるいはリコンビナント抗原を用いた ELISA でも測定される．

検体の採取・取り扱い・保存

●検体は血清を用い，採取後速やかに処理を行う．検体を保存する場合は，短期間であれば 4℃にて保存し，長期間保存する場合は－20℃以下で冷凍保存する

●非働化や凍結融解の繰り返しは活性低下をきたす可能性があり，避ける

基準値・測定法

●二重免疫拡散法（オクタロニー法）：Scl-70 抗原および検体中の抗 Scl-70 抗体は，それぞれアガロースゲル中を拡散し，抗原抗体反応により沈降線を生じる．検体由来の沈降線および同時に反応させた抗 Scl-70 抗体標準血清由来の沈降線の形態（融合の有無）を観察することにより検体中の抗 Scl-70 抗体を検出する．基準値は陰性である

●ELISA（酵素免疫測定法）：対応抗原である 70 kDa 蛋白質の精製あるいはリコンビナント蛋白を抗原として用いる．ELISA による抗 Jo-1 抗体の基準値は陰性（10.0 U/mL 以下）である

陽性	●抗 Scl-70 抗体は強皮症に特異性が高い疾患標識抗体である
陰性	●強皮症における抗 Scl-70 抗体の陽性率は 20～30％であり，抗 Scl-70 抗体陰性でも強皮症の可能性があることに注意する

意義・何がわかるか？

●強皮症は皮膚硬化を主徴とする自己免疫疾患であり，皮膚硬化の範囲により，限局皮膚硬化型（limited cutaneous）とびまん型皮膚硬化型（diffuse cutaneous）に分類される．

●抗 Scl-70 抗体抗体は前者のびまん型強皮症に多く検出される．

生体内での動態

規定因子と血中レベルを決める機序

●抗 Scl-70 抗体は強皮症の診断および病型分類（限局型・びまん型）に有用な自己抗体であるが，その抗体価と疾患活動性や重症度との関連は認められない．

異常値の出るメカニズム

●抗 Scl-70 抗体の産生機転として，レトロウイルスの p30 gag 蛋白質とトポイソメラーゼⅠとの分子相同性による交差反応などが報告されている．

参考になる検査とその意義

●抗 RNA polymerase Ⅲ抗体：びまん型強皮

症に特異性が高く，ほかの強皮症特異的自己抗体（抗 Scl-70 抗体，抗セントロメア抗体）の共存は少ない．抗 RNA polymerase Ⅲ抗体陽性例では強皮症腎（腎クリーゼ）発症のリスクが高い．

- 抗セントロメア抗体：限局型強皮症に特異性が高い抗核抗体で，抗セントロメア抗体陽性例では，皮膚硬化の範囲は四肢末梢に限局し，肺線維症などの重篤な内臓病変の合併は少ない．

診断へのアプローチ

- Raynaud 症状や皮膚硬化，指尖部虫喰状瘢痕など強皮症が疑われる場合に測定する．
- 抗 Scl-70 抗体では肺線維症など重篤な内臓病変を合併することが多く，詳細な評価が必要である．

ピットフォール

- 間接蛍光抗体法による抗核抗体の染色型は speckled pattern であるが，染色像から抗 Scl-70 抗体を予測することは困難である．

予後とフォローアップ

- 抗 Scl-70 抗体陽性の強皮症は皮膚硬化が広く認められ（びまん型），肺線維症の合併などにより，予後不良となる例がある．

■文献

1）桑名正隆：抗トポイソメラーゼⅠ抗体（抗 Scl-70 抗体）．日本臨床 68（3）：545-547，2010
2）梅原久範，田中真生，正木康史 他：強皮症．日本内科学会雑誌 96（10）：2165-2170，2007

（太原恒一郎，沢田哲治）

抗 Jo-1 抗体

anti-Jo-1 antibody

抗 Jo-1 抗体は二重免疫拡散法により同定された自己抗体であり，多発性筋炎/皮膚筋炎に特異性が高い．その対応抗原はヒスチジル tRNA 合成酵素であり，近年は精製およびリコンビナント抗原を用いた ELISA でも測定される．

検体の採取・取り扱い・保存

- 検体は血清を用い，採取後速やかに処理を行う．検体を保存する場合は，短期間であれば 4℃にて保存し，長期間保存する場合は－20℃以下で冷凍保存する
- 非働化や凍結融解の繰り返しは活性低下をきたす可能性があり，避ける

基準値・測定法

- 二重免疫拡散法（オクタロニー法）：Jo-1 抗原および検体中の抗 Jo-1 抗体は，それぞれアガロースゲル中を拡散し，抗原抗体反応により沈降線を生じる．検体由来の沈降線および同時に反応させた抗 Jo-1 抗体標準血清由来の沈降線の形態（融合の有無）を観察することにより検体中の抗 Jo-1 抗体を検出する．基準値は陰性である
- ELISA（酵素免疫測定法）：対応抗原である 50 kDa 蛋白質の精製およびリコンビナント蛋白を抗原として用いる．ELISA による抗 Jo-1 抗体の基準値は陰性（10.0 U/mL 以下）である

陽性

- 抗 Jo-1 抗体は多発性筋炎/皮膚筋炎に特異性が高い疾患標識抗体である

陰性

- 多発性筋炎/皮膚筋炎における抗 Jo-1 抗体の陽性率は 20〜30％であり，抗 Jo-1 抗体陰性でも多発性筋炎/皮膚筋炎の可能性はあることに注意する

意義・何がわかるか？

- 多発性筋炎/皮膚筋炎における抗 Jo-1 抗体の感度は 20〜30％程度であるが，特異性は高く，多発性筋炎/皮膚筋炎の確定診断に有用である．
- 抗 Jo-1 抗体が認識する抗原はヒスチジル tRNA 合成酵素である．抗 Jo-1 抗体よりも低頻度であるが，ほかのアミノアシル tRNA 合成酵素に対する自己抗体として，抗 PL-7（スレオニル tRNA 合成酵素），PL-12（アラニル tRNA 合成酵素），抗 EJ（グリシル tRNA 合成酵素），抗 OJ（イソロイシル tRNA 合成酵素），抗 KS（アスパラギニル tRNA 合成酵素）などがある．
- 抗アミノアシル tRNA 合成酵素抗体が陽性の多発性筋炎/皮膚筋炎には共通の臨床的特徴として，筋炎，発熱，Raynaud 現象，多関節炎，間質性肺炎，機械工の手（mechanic's hand）がみられ，抗合成酵素症候群抗体（anti-synthetase syndrome）と呼ばれる．

生体内での動態

規定因子と血中レベルを決める機序

- ELISA による抗 Jo-1 抗体の抗体価は，血清 CK 値が並行して変動し，筋炎活動性マーカーとなることがある．

異常値の出るメカニズム

●抗 Jo-抗体産生機転として，Jo-1 抗原（ヒスチジル tRNA 合成酵素）と EB ウイルスなどウイルス抗原との分子相同性による交差反応，アポトーシスなどで生じる Jo-1 抗原分解産物による自己免疫誘導などが報告されているが，詳細は不明である．

参考になる検査とその意義

●抗 Jo-1 抗体以外の筋炎特異的自己抗体の測定は保険適用外あるいは研究室レベルで行われる．

●抗 SRP 抗体：シグナル認識粒子（signal recognition particle）に対する自己抗体で，ステロイド抵抗性筋炎，心筋障害，壊死性筋症などと関連する．

●抗 Mi-2 抗体：NuRD（nucleosome remodeling and deacetylase）複合体の主要サブユニットに対する自己抗体で，皮膚筋炎に特異性が高い．

●抗 Tif1-γ 抗体：当初，抗 p155 または 155/140 抗体として報告された自己抗体で，transcriptional intermediary factor 1-γ を認識する．皮膚筋炎に特異性が高く，特に悪性腫瘍を合併する皮膚筋炎では 50～75％で陽性になる．

●抗 CADM-140 抗体：分子量 140 kDa の MDA5（melanoma differentiation-associated gene 5）を認識する自己抗体で，予後不良の急速進行性間質性肺炎を合併する筋炎症状に乏しい皮膚筋炎（clinically amyopathic dermatomyositis：CADM）に特異性が高い．

診断へのアプローチ

●多発性筋炎 / 皮膚筋炎の診断は Bohan と Peter の診断基準（1975 年）や旧厚生省の改訂診断基準（1992 年）を参考に行う．

●多発性筋炎 / 皮膚筋炎では，四肢近位筋や頸部屈筋の対称性筋力低下，自発痛，把握痛，ヘリオトロープ疹や Gottron 徴候，血清筋原性酵素（クレアチンキナーゼ，アルドラーゼ，AST，ALT，LDH）上昇，筋電図所見（筋原性変化），筋生検（筋線維の変性・壊死・再生，大小不同，炎症細胞浸潤），筋外症状としての間質性肺炎などが認められる．このような症例で免疫血清学的検査として，抗 Jo-1 抗体など筋炎特異的自己抗体の測定を行う．

ピットフォール

●Jo-1 抗原であるヒスチジル tRNA 合成酵素は主に細胞質に存在するので，間接蛍光抗体法による抗核抗体が陰性でも抗 Jo-1 抗体陽性になることがある．

予後とフォローアップ

●抗 Jo-1 抗体陽性の多発性筋炎/皮膚筋炎では慢性型の間質性肺炎を合併するリスクが高い．

■文献

1）Stone KB, Oddis CV, Fertig N et al：Anti-Jo-1 antibody levels correlate with disease activity in idiopathic inflammatory myopathy. Arthritis Rheum 56（9）：3125-3131, 2007

2）平形道人：抗 Jo-1（ヒスチジル tRNA 合成酵素）抗体. 日本臨床 68（3）：551-554，2010

3）三森経世，細野祐司，中嶋　蘭：筋炎合併間質性肺炎のバイオマーカー．日本内科学会雑誌 101（2）：488-494，2012

（太原恒一郎，沢田哲治）

抗 SS-A 抗体

anti-SS-A antibody

抗 SS-A 抗体は二重免疫拡散法により同定された自己抗体であり，近年は精製またはリコンビナント基質を用いた ELISA でも測定される．Sjögren 症候群と密接に関連するが，特異性は低く，全身性エリテマトーデスなど多くの膠原病で陽性となる．

検体の採取・取り扱い・保存

- 検体は血清を用い，採取後速やかに処理を行う．検体を保存する場合は短期間であれば，4℃にて保存し，長期間保存する場合は，－20℃以下で冷凍保存する
- 非働化や凍結融解の繰り返しは活性低下をきたす可能性があり，避ける

基準値・測定法

- 二重免疫拡散法（オクタロニー法）：SS-A 抗原および検体中の抗 SS-A 抗体は，それぞれアガロースゲル中を拡散し，抗原抗体反応により沈降線を生じる．検体由来の沈降線および同時に反応させた抗 SS-A 抗体標準血清由来の沈降線の形態（融合の有無）を観察することにより検体中の抗 SS-A 抗体を検出する．基準値は陰性である
- ELISA（酵素免疫測定法）：対応抗原である 60 kDa 蛋白質の精製抗原あるいはリコンビナント蛋白を抗原として用いる．ELISA による抗 SS-A 抗体の基準値は陰性（10.0 U/mL 以下）である

陽性

- 抗 SS-A 抗体は Sjögren 症候群の約 70％に認められる．関連する病像として，乾燥症候群や亜急性皮膚ループス（subacute cutaneous lupus erythrmatosus：SCLE），新生児ループス（neonatal lupus）がある
- Sjögren 症候群に特異的ではなく，全身性エリテマトーデスや強皮症，多発性筋炎/皮膚筋炎でも陽性となる

陰性

- 低頻度ながら（～0.5％），健常人でも検出される
- 抗 SS-A 抗体陰性でも Sjögren 症候群の可能性はあることに注意する

意義・何がわかるか？

- 抗 SS-A 抗体の陽性率は Sjögren 症候群が最も高いが，特異性は低く，全身性エリテマトーデスや強皮症，多発性筋炎/皮膚筋炎，混合性結合組織病，関節リウマチなどの膠原病において広く検出される．
- 原疾患にかかわりなく，抗 SS-A 抗体と関連する病像として，乾燥症候群や亜急性皮膚ループス（subacute cutaneous lupus erythrmatosus：SCLE），新生児ループス（neonatal lupus）がある．

生体内での動態

規定因子と血中レベルを決める機序

- ELISA による抗 SS-A 抗体測定は感度が高く，二重免疫拡散法の結果と一致しないことがある．
- 抗 SS-A 抗体の抗体価は Sjögren 症候群や

全身性エリテマトーデスの疾患活動性と相関しない．

異常値の出るメカニズム

- 1961年にAndersenらがSjögren症候群患者の血清中に自己抗体を初めて同定した．その後，1969年にClarkらが抗Ro抗体，1975年にAlspaughらが抗SS-A抗体を同定したが，これらの自己抗体は同一であることが確認され，抗SS-A/Ro抗体と称される．
- 抗SS-A/Ro抗体が認識するSS-A抗原は，ヒト細胞質低分子RNA（hY1-5 RNA）を結合した52 kDaと60 kDa蛋白質から構成されるリボ核蛋白質複合体である．
- 研究室レベルでは，認識する抗原蛋白の違いにより，抗SS-A抗体を抗52 kDa SS-A/Ro抗体（抗Ro52抗体）と抗60 kDa SS-A/Ro抗体（抗Ro60抗体）とに区別することが可能である．
- 一方，二重免疫拡散法やELISAによる抗SS-A抗体測定では，精製SS-A抗原が用いられることが多い．精製SS-A抗原に含まれる52 kDa蛋白はnativeな状態では抗原性がなく（ウェスタンブロット法のような変性下で抗原性が出現する），実地臨床で測定できるのは，抗Ro60抗体のみである．
- 新生児ループスは抗SS-A抗体または抗SS-B抗体陽性の母親から生まれた新生児に生じるループス様症状である．新生児ループスに関係するのは52 kDa蛋白質であり，特に抗Ro52抗体を有する母体から生まれた新生児に重篤な合併症である先天性房室ブロックの発症が多い．

参考になる検査とその意義

- 抗SS-B抗体：感度は抗SS-A抗体に劣るが，Sjögren症候群に特異性が高い．細胞内のSS-A/Ro抗原はhYRNAを介してSS-B/La抗原と複合体を形成して存在する．抗SS-B/La抗体は抗SS-A/Ro抗体と同時に検出されやすい．

診断へのアプローチ

- 抗核抗体関連膠原病（全身性エリテマトーデス，強皮症，Sjögren症候群，多発性筋炎/皮膚筋炎，混合性結合組織病），亜急性皮膚ループス（SCLE）新生児ループスを疑う場合に測定する．

ピットフォール

- SS-A/Ro抗原は蛋白合成過程の調整に関与し，主に細胞質内に分布する．したがって，抗核抗体陰性でも抗SS-A/Ro抗体は陽性となることがある．したがって，臨床的にSjögren症候群が疑われる症例では，抗核抗体陰性でも抗SS-A/Ro抗体を検査する．

予後とフォローアップ

- 抗SS-A抗体が陽性であるが，抗核抗体関連膠原病の診断基準を満たさない症例では，乾燥症状や皮疹，Raynaud症状，関節炎などを中心に経過観察を行う．
- 抗SS-A抗体陽性の妊婦では，頻度は低いが胎児や新生児に新生児ループスをきたすことがあるので，注意が必要である．

■文献

1）福住典子，林　伸英，三枝　淳 他：使用抗原に52kD蛋白を加えた蛍光酵素免疫測定法による抗SS-A/Ro抗体測定法の臨床的有用性．臨床病理 59（4）：352-359，2011

2）岡野哲郎，佐藤　実，秋月正史：抗SS-A/Ro抗体，抗SS-B/La抗体．日本臨床 68（3）：541-544，2010

（太原恒一郎，沢田哲治）

抗 SS-B 抗体

anti-SS-B antibody

抗 SS-B 抗体は二重免疫拡散法により同定された自己抗体であり，Sjögren 症候群に特異性が高い．近年は精製またはリコンビナント基質を用いた ELISA でも測定される．

検体の採取・取り扱い・保存

- 検体は血清を用い，採取後速やかに処理を行う．検体を保存する場合は，短期間であれば 4℃にて保存し，長期間保存する場合は－20℃以下で冷凍保存する
- 非働化や凍結融解の繰り返しは活性低下をきたす可能性があり，避ける

基準値・測定法

- 二重免疫拡散法（オクタロニー法）：SS-B 抗原および検体中の抗 SS-B 抗体は，それぞれアガロースゲル中を拡散し，抗原抗体反応により沈降線を生じる．検体由来の沈降線および同時に反応させた抗 SS-B 抗体標準血清由来の沈降線の形態（融合の有無）を観察することにより検体中の抗 SS-B 抗体を検出する．基準値は陰性である
- ELISA（酵素免疫測定法）：対応抗原である 47 kDa 蛋白質の精製抗原あるいはリコンビナント蛋白を抗原として用いる．ELISA による抗 SS-A 抗体の基準値は陰性（10.0 U/mL 以下）である

陽性

- 抗 SS-B 抗体は Sjögren 症候群に特異性が高い疾患標識抗体であるが，全身性エリテマトーデスの一部でも陽性となる

陰性

- Sjögren 症候群における抗 SS-B 抗体の陽性率は 20～30％であり，抗 SS-B 抗体陰性でも Sjögren 症候群の可能性はあることに注意する

意義・何がわかるか？

- Sjögren 症候群における抗 SS-B 抗体の感度は 20～30％程度であるが，特異性は高く，Sjögren 症候群の確定診断に有用である．
- 抗 SS-A 抗体とともに抗 SS-B 抗体も新生児ループス（特に先天性心ブロック）発症と関連する．

生体内での動態

規定因子と血中レベルを決める機序

- 抗 SS-B 抗体の抗体価は Sjögren 症候群や全身性エリテマトーデスの疾患活動性と相関しない．

異常値の出るメカニズム

- 当初，Mattioli らは二重免疫拡散法により全身性エリテマトーデスに出現する自己抗体として抗 La 抗体を同定した．その後，Alspaugh らは Sjögren 症候群の患者血清中に抗 SS-B 抗体を同定したが，これらの自己抗体は同一であることが確認され，抗 SS-B/La 抗体と称される．
- SS-B 抗原は 47kDa の蛋白質で，細胞核内にある RNA polymerase Ⅲ の transcription termination factor として機能する．

●抗SS-B抗体は単独で陽性になることは稀であり，高率に抗SS-A抗体も検出される．これは，RNA polymerase Ⅲの転写物であるヒト細胞質低分子RNA（hY1-5 RNA）を介して，SS-B抗原は細胞質内でSS-A抗原と複合体を形成することが関係すると考えられている．

参考になる検査とその意義

●抗核抗体：抗SS-B抗体は抗核抗体検査ではspeckled patternの染色像を呈する．

●抗SS-A抗体：特異性は低いが，Sjögren症候群を含む抗核抗体関連膠原病で陽性となる．

診断へのアプローチ

●Sjögren症候群や全身性エリテマトーデスが疑われる場合，間接蛍光抗体法による抗核抗体と抗SS-A抗体が測定される．

●抗SS-A抗体が陽性の場合に，抗SS-B抗体を測定する．

ピットフォール

●ELISA法による抗SS-B抗体は稀に偽陽性を呈することがあるので，臨床症状や二重免疫拡散法の結果を参照に総合的に判断する．

予後とフォローアップ

●抗SS-B抗体はSjögren症候群に特異性が高いので，抗SS-B抗体陽性者では乾燥症状の出現に注意して経過観察を行う

●抗SS-B抗体陽性の妊婦では，頻度は低いが胎児や新生児に新生児ループスをきたすことがあるので，注意が必要である．

■文献

1）岡野哲郎，佐藤　実，秋月正史：抗SS-A/Ro抗体，抗SS-B/La抗体．日本臨床 68（3）：541-544，2010

2）住田孝之：診断と治療の実際：7．Sjögren症候群．日本内科学会雑誌 96（10）：2201-2205，2007

（太原恒一郎，沢田哲治）

抗セントロメア抗体

anti-centromere antibody

強皮症（特に限局皮膚硬化型）の20〜30%に検出される抗核抗体であり，間接蛍光抗体法で離散斑紋型（discrete speckled type）を呈する．限局型強皮症との関連が強い．リコンビナントCENP-B蛋白を用いたELISAによる測定も行われる．

検体の採取・取り扱い・保存

- 検体は新鮮な血清を用いる．保存する場合，一般には2〜3日程度の短期間であれば冷蔵保存（4℃）でよいが，長期間の場合には−20℃以下で冷凍保存する
- 検体の解凍と凍結を繰り返すと，抗体価が低下する可能性があり，避ける

基準値・測定法

- 抗核抗体検査：離散斑紋型（discrete speckled type）の染色型を呈する．基準値は陰性（通常，40倍未満）である
- ELISA（酵素免疫測定法）：対応抗原であるCENP-BのC末端部分を抗原として用いる．ELISAによる抗セントロメア抗体（抗CENP-B抗体）の基準値は陰性（10.0 index未満）である

陽性

- 抗セントロメア抗体は限局型強皮症，原発性Sjögren（Sjögren）症候群，原発性胆汁性肝硬変（primary biliary cirrhosis）で陽性となる（保険で算定できるのは強皮症と原発性胆汁性肝硬変のみ）

陰性

- ELISAによる抗CENP-B抗体が弱陽性（10以上16未満）の場合には，偽陽性の可能性もあり，抗核抗体検査による確認を要する

意義・何がわかるか？

- 強皮症は皮膚硬化を主徴とする自己免疫疾患であり，皮膚硬化の範囲により，限局皮膚硬化型（limited cutaneous）とびまん型皮膚硬化型（diffuse cutaneous）に分類される．
- 抗セントロメア抗体陽性例は限局型が多い．
- 抗セントロメア抗体は限局型強皮症以外にも，原発性Sjögren症候群の約5%，原発性胆汁性肝硬変の約30%で陽性となる．

生体内での動態

規定因子と血中レベルを決める機序

- 強皮症の主な病態は，自己免疫異常，線維化病変と血管病変（血管内皮障害）である．遺伝要因を有する個体に環境要因が作用することにより，自己免疫寛容が破綻して抗セントロメア抗体が産生されると考えられるが，その詳細な機序は不明である．
- 抗セントロメア抗体は強皮症の診断および病型分類（限局型・びまん型）に有用な自己抗体であるが，その抗体価と疾患活動性との関連は認められない．

異常値の出るメカニズム

- 抗セントロメア抗体の対応抗原は，細胞分裂時にみられる染色体中央の狭窄部（セントロメア）に存在する一群の centromere proteins（CENP）であり，間接蛍光抗体法（抗核抗体検査）にて離散斑紋型（discrete speckled type）と呼ばれる特異的な染色型を呈する．
- その主要な自己抗原は CENP-B であり，抗核抗体の離散斑紋型（discrete speckled type）は抗セントロメア抗体（抗 CENP-B 抗体）に対応する．近年，抗 CENP-B 抗体は CENP-B のリコンビナント蛋白を抗原として用いた ELISA にて直接測定される．
- CENP-B を中心とする CENP 蛋白に対する免疫寛容の破綻により，抗セントロメア抗体が産生される．

参考になる検査とその意義

- 強皮症と関連する自己抗体には，抗セントロメア抗体のほかに抗核小体抗体や抗 Scl-70 抗体，抗 RNA ポリメラーゼⅢ抗体がある．
- 単独で核小体型（nucleolar type）を呈する抗核抗体（抗核小体抗体）は強皮症に特異性が高く，抗 U3RNP 抗体や抗 Th/To 抗体が含まれる．
- 抗 Scl-70 抗体および抗 RNA ポリメラーゼⅢ抗体は，びまん型皮膚硬化型（diffuse cutaneous）強皮症と関連する．
- 抗 Scl-70 抗体陽性のびまん型強皮症では間質性肺炎の頻度が高い．一方，抗 RNA ポリメラーゼⅢ抗体は間質性肺炎との関連は低いが，腎クリーゼ（強皮症腎）のリスク因子である．

診断へのアプローチ

- 抗セントロメア抗体陽性症の場合，Raynaud 現象や手指の皮膚硬化，眼球や口腔の乾燥症状，肝胆道系酵素上昇の有無についてスクリーニングを行い，これらの所見が陽性の場合，強皮症，Sjögren 症候群，原発性胆汁性肝硬変の確定診断のための検査を進める．
- Raynaud 現象は多くの膠原病で認められる症状であるが，特に強皮症では必発の症状であり，寒冷刺激や精神的ストレスにより誘発される末梢血管の攣縮により生じる可逆的な手指の色調変化である〔典型的には白色（虚血），青色（チアノーゼ），赤色（反応性充血）の 3 相性変化を呈する〕．
- 一方，健康診断などにより，健常者にもかかわらず（特に高齢者），抗セントロメア抗体が検出されることがある．また，抗セントロメア抗体は Raynaud 現象のみを呈する症例にも検出され，経過観察中に皮膚硬化が出現し，強皮症と診断されることもある．したがって，抗セントロメア抗体陽性の症例では，強皮症や Sjögren 症候群，原発性胆汁性肝硬変を念頭に定期的な経過観察を行う必要がある．

ピットフォール

- ほかの自己抗体と異なり，抗セントロメア抗体はその特徴的な抗核抗体の染色型（離散斑紋型）から特定することが可能である．

予後とフォローアップ

- 抗セントロメア抗体が検出される限局型強皮症では重篤な内臓病変の頻度は少ないが，稀ながら経過中に，予後不良の肺動脈性肺高血圧症を合併することがある．したがって，抗セントロメア抗体陽性で強皮症と診断された症例では，心エコーによる定期的な肺高血圧症のスクリーニングを行う必要がある．

■文献

1）Moroi Y, Peebles C, Fritzler MJ et al：Autoantibody to centromere（kinetochore）in scleroderma sera. Proc Natl Acad Sci 77（3）：1627-1631, 1980

2）桑名正隆：抗セントロメア抗体の臨床的意義．日本医事新報 4630：57-59，2013

3）Ho KT, Reveille JD：The clinical relevance of autoantibodies in scleroderma. Arthritis Res Ther 5（2）：80-93, 2003.

（太原恒一郎，沢田哲治）

抗好中球細胞質抗体（ANCA）
抗好中球細胞質ミエロペルオキシダーゼ抗体（MPO-ANCA）
細胞質性抗好中球細胞質抗体（PR3-ANCA）

anti-neutrophil cytoplasmic autoantibody
anti-myeloperoxodase antineutrophil cytoplasmic antibody
anti-proteinase 3 antineutrophil cytoplasmic antibody

抗好中球細胞質抗体（ANCA）は，好中球細胞質成分に対する IgG 型の自己抗体である．ANCA の中でも，好中球細胞質ミエロペルオキシダーゼに対する自己抗体は MPO-ANCA として知られ，主に急速進行性糸球体腎炎や顕微鏡的多発血管炎の診断に用いられる．プロテイナーゼ 3（PR3）に対する抗体は PR3-ANCA として知られ，granulomatosis with polyangiitis の診断に用いられる．

検体の採取・取り扱い・保存

- 材料：血清
- 保存：冷蔵，1 週以上保存する必要がある場合は－20℃以下，1ヵ月以上保存する必要がある場合は－70℃以下に保存し，凍結融解の繰り返しを避ける
- MPO-ANCA および PR3-ANCA における CLEIA 法検査では不活化（非動化）検体ではデータに影響を及ぼす場合があり避ける

基準値・測定法

ANCA

- p-ANCA：陰性，c-ANCA：陰性
- 間接蛍光抗体法
- 基質にはエタノール固定ヒト好中球と確認用としてホルマリン固定ヒト好中球が用いられている．染色所見は，核周囲の染色を示す perinuclear-ANCA（p-ANCA）と細胞質の染色を示す cytoplasmic ANCA（c-ANCA）に分類される．c-ANCA 陽性では，エタノール固定，ホルマリン固定両者のスライドで，好中球細胞質に顆粒状の蛍光を認め，p-ANCA 陽性では，エタノール固定スライドで好中球核周辺に特異蛍光を認めるが，ホルマリン固定スライドでは細胞質に顆粒状蛍光を認める

MPO-ANCA

- 20 EU 未満，ELISA 法
- 3.5 U/mL 未満，CLEIA 法

PR3-ANCA

- 10 EU 未満，ELISA 法
- 3.5U/mL 未満，CLEIA 法

陽性

ANCA

1）c-ANCA 陽性

- granulomatosis with polyangiitis（Wegener's）（Wegener 肉芽腫症，多発血管

陽性

炎性肉芽腫症）：活動性の場合に約90％（非活動性では約60％）の症例で陽性となる．病型でも異なり全身型では90％以上，限局型では50％で陽性

- 顕微鏡的多発血管炎：約50％で陽性となるとの報告もある．稀だがMPO-ANCAがc-ANCAとして検出されることもある

2）p-ANCA陽性

- 顕微鏡的多発血管炎
- 急速進行性糸球体腎炎
- eosinophilic granulomatosis with polyangiitis（Churg-Strauss症候群，好酸球性肉芽腫性多発血管炎）
- 薬剤性ANCA関連血管炎；抗甲状腺薬（プロピルチオウラシルおよびチアマゾール）やヒドララジンの長期服用者，その他の薬剤としてミノサイクリン，ペニシラミン，アロプリノール，プロカインアミド，フェニトイン，イソニアジドなどでの報告がある

MPO-ANCA

- p-ANCA陽性疾患とほぼ同一

PR3-ANCA

- c-ANCA陽性疾患とほぼ同一
- c-ANCAは結核などの感染症や全身性エリテマトーデスなどほかの膠原病でも陽性例の報告がある．c-ANCAをさらに細分し，“true” c-ANCAパターンとして特に中央に濃染部位を有する細胞質全体の顆粒状蛍光を認める型，“flat” ANCAパターンとして均一な細胞質全体の顆粒状蛍光を有する型，“atypical” ANCAパターンとしてこの両者とも異なる型が報告されている．BPIなどPR3と異なる自己抗原に反応する後二者をc-ANCA（atypical）とし，PR3-ANCAが主体となる“true” c-ANCAパターンと区別もされている．p-ANCAは，MPOのほか，ラクトフェリン，カテプシンG，エラスターゼ，HMGB1/2が自己抗原として報告されている

意義・何がわかるか？

- 好中球細胞質成分に対するIgG型の自己抗体である抗好中球細胞質抗体（ANCA）は，急速進行性糸球体腎炎や，ANCA関連血管炎と分類されるgranulomatosis with polyangiitis，顕微鏡的多発血管炎，eosinophilic granulomatosis with polyangiitisの診断に用いられている．蛍光抗体法でヒト好中球細胞質全体を染める自己抗体はc-ANCAであり，その多くは好中球細胞質ミエロペルオキシダーゼに対する抗体（MPO-ANCA）のため，MPOを抗原としたELISAとほぼ同一の抗体を検出している．蛍光抗体法でエタノール固定ヒト好中球の核周囲を染める自己抗体はp-ANCAといわれ，その多くはproteinase 3に対する抗体（PR3-ANCA）である，PR3を用いたELISAとほぼ同一の抗体を検出している．前者は顕微鏡的多発血管炎，急速進行性糸球体腎炎の一部，後者はgranulomatosis with polyangiitis（Wegener's）（Wegener肉芽腫症，多発血管炎性肉芽腫症）で認められることが多い．MPO-ANCA，PR3-ANCAはELISAによる測定のため抗体価を測定できることから経過観察にも有用である．

生体内での動態

規定因子と血中レベルを決める機序

- 血中抗体価とANCA血管炎の病勢にはあ

る程度の相関が認められ，抗体価上昇時は病勢悪化や再燃を疑わせる．また抗体価が高いまま維持療法が移行した場合，再燃のリスクが高いことも指摘されている．一方で必ずしも抗体価と病勢が一致しない例も報告されており，各個人で相関しているかの判断が重要である．

異常値の出るメカニズム

● c-ANCA の大部分および PR3-ANCA は，好中球 α 顆粒中の serine proteinase 3 に対する自己抗体と考えられている．p-ANCA の大部分および MPO-ANCA は，好中球 α 顆粒中の myeloperoxydase に対する自己抗体と考えられている．この自己抗原に類似した構造を有する自己抗原（moesin）を対応抗原としている可能性も示唆されている．p-ANCA の一部ではラクトフェリン，カテプシン G，BPI，エラスターゼなどが自己抗原となっている場合がある．c-ANCA の一部においても BPI などほかの自己抗原が認識されている場合がある．

参考になる検査とその意義

●血管炎を疑う場合，病変部位の精査として尿検査や画像検査などを行い，その性質を明らかにする．血液検査では CRP や赤沈などの炎症マーカー，好酸球数，必要に応じて抗核抗体などの自己抗体検査を行い，炎症の程度や鑑別に参考とする．

診断へのアプローチ

●病変の主座となっている臓器の同定がまず重要である．そのために診察や血液尿検査，画像検査により皮膚や腎臓，肺などの病変部位を確認する．次に同定した部位の病理学的検査を可能な限り行う．生検により得られた組織の病理学的検討が診断に最も重要である．血管炎の有無，血管サイズの同定，肉芽腫や好酸球の浸潤の有無などに注目する．

ピットフォール

● ANCA の結果と，PR3-ANCA や MPO-ANCA の典型的 ANCA の ELISA との乖離例は少ないが，カテプシン G や h-lamp-2 などに対する抗体（非定型的 ANCA）では乖離が考えられる．また granulomatosis with polyangiitis や顕微鏡的多発血管炎では約 10％で ELISA 陰性だが蛍光抗体法検査では陽性を示す例があるとの報告がある．このような double-negaive ANCA と呼ばれる例では薬剤，感染症，悪性腫瘍などの疾患と鑑別を要する．蛍光抗体法は感度の点からスクリーニングに適していると考えられているが，陽性例では疾患特異性の観点から ELISA 検査に進むのが望ましい．

●エタノール固定では陽性に荷電した MPO が陰性に荷電した DNA に引き寄せられ移動するので p-ANCA では核周辺が染色されるが，ホルマリン固定ではこの移動が妨げられるので p-ANCA は c-ANCA のような染色パターンになる．また抗核抗体陽性検体をホルマリン固定ヒト好中球でテストすると陰性もしくは蛍光が非常に弱くなる．

●一般的に PR3-ANCA は granulomatosis with polyangiitis，MPO-ANCA は顕微鏡的多発血管炎と考えられているが，実際の診断では病理組織所見による肉芽腫の有無が鑑別に重要である．

予後とフォローアップ

●血管炎の診断ができ治療を開始した後は，ANCA の測定は，主に病勢の判断に用いられるが，ANCA 値の変動と再燃とは必ずしも一致しない場合があることが知られており，抗体価だけではなくほかの臨床所見とともに参考にするのが望ましい．患者の経過でこれまで ANCA と病勢に相関があるか個々の評価も重要である．

■文献

1）尾崎承一 他：ANCA 関連血管炎の診療ガイドライン．難治性血管炎に関する調査研究班 他．pp 11-12，2011

（川畑仁人）

抗ミトコンドリア抗体（AMA）

anti-mitochondrial antibody

抗ミトコンドリア抗体は細胞質にあるミトコンドリア構成蛋白に対する自己抗体であり，対応抗原はM1～M9に分類されている．本検査は原発性胆汁性肝硬変の診断に有用である．

検体の採取・取り扱い・保存

- 血清
- 保存：冷蔵，1週以上保存する必要がある場合は－20℃以下，1ヵ月以上保存する必要がある場合は－70℃以下に保存し，凍結融解の繰り返しを避ける

基準値・測定法

- 陰性（20倍未満）
- 間接蛍光抗体法
- ラットの腎または胃の凍結切片を基質として用い，腎尿細管細胞質や胃壁上皮細胞の染色を行う．20倍希釈の検体を定性試験とし，このとき鏡検が陰性であるものは抗ミトコンドリア抗体陰性とする．腎尿細管上皮細胞の細胞質および胃壁細胞の細胞質の両方に特異的蛍光を認めるとき，抗ミトコンドリア抗体陽性と判定し，定性試験で陽性であった検体はさらに希釈して希釈倍数による定量試験を行い抗体価とする

陽性

- 高力価陽性の場合は，原発性胆汁性肝硬変に特異性が高い．全身性強皮症，特に限局型（CREST症候群）の場合やSjögren症候群，橋本病で認めることがあるが，この場合は原発性胆汁性肝硬変の合併を検討する（Reynolds症候群）．ウイルス性肝炎，薬剤性肝障害，アルコール性肝障害で検出されても低力価である．SLE，悪性貧血，自己免疫性溶血性貧血，重症筋無力症などの自己免疫疾患（抗M5抗体など），心筋症（抗M7抗体），梅毒（抗M1抗体），薬剤であるベノクラン（抗M3抗体），イプロニアジド（抗M6抗体）でも低力価で陽性となる場合があると報告されている

意義・何がわかるか？

- 抗ミトコンドリア抗体は原発性胆汁性肝硬変患者の約90%で陽性となることから，胆道系酵素上昇時など鑑別として原発性胆汁性肝硬変を考える場合に測定．高力価の場合は特に原発性胆汁性肝硬変を考え鑑別を勧める．

生体内での動態

規定因子と血中レベルを決める機序

- 血中抗体価と病勢との相関は確認されていない．

異常値の出るメカニズム

- 原発性胆汁性肝硬変患者にはPDC-E2反応性T細胞が末梢に存在していること，特に肝臓や肝臓局所リンパ節に多く存在していることが示されている．何らかの刺激

とともに，これらの自己反応性リンパ球の寛容が破綻し，それが維持されることで自己抗体が産生されると考えられるが詳細は不明である．

参考になる検査とその意義

●肝生検が可能であれば肝病理組織所見を検討する．低力価の場合は，ほかの自己免疫疾患の有無を所見とともに自己抗体検査などで検討する．

診断へのアプローチ

●原発性胆汁性肝硬変の診断には，抗ミトコンドリア抗体の検査結果とともに，肝生検所見が重要である．生検所見の機会がない場合でも，抗ミトコンドリア抗体が陽性の場合は，臨床像や経過からも診断が可能である．

ピットフォール

●抗ミトコンドリア抗体の対応抗原はM1〜M9までであるが，原発性胆汁性肝硬変に特異的な抗原はミトコンドリア内膜に存在するM2であるため，M2以外のミトコンドリア構成蛋白に反応する自己抗体によっても陽性となりうる．

予後とフォローアップ

●予後や治療経過と抗ミトコンドリア抗体価とは関連がないとされる．抗ミトコンドリア抗体が陽性であっても無症候性の場合は予後がよいことが知られている．

■文献

1）石橋大海 他：原発性胆汁性肝硬変（PBC）の診療ガイドライン（2012年）．肝臓 53：633-686，2012

（川畑仁人）

抗ミトコンドリアM2抗体

anti-mitochondrial M2 antibody

抗ミトコンドリア抗体の中でも原発性胆汁性肝硬変に特異性が高い抗体は，ミトコンドリア内膜に存在するM2抗原に対する抗体である．本検査はリコンビナントM2蛋白を用いた酸素免疫測定法により検出される．

検体の採取・取り扱い・保存

- 血清
- 保存：冷蔵，1週以上保存する必要がある場合は－20℃以下，1ヵ月以上保存する必要がある場合は－70℃以下に保存し，凍結融解の繰り返しを避ける
- 不活化（非働化）検体ではデータに影響を及ぼす場合があるので避ける

基準値・測定法

- 7.0 未満
- CLEIA
- M2対応抗原はミトコンドリア内膜に存在し，イムノブロット法にて70 kDa，50 kDa，47 kDa，40 kDaの4つの蛋白が証明されている．この中で70 kDaの蛋白はM2分画の大部分を占め，その本態はピルビン酸脱水素酵素複合体（pyruvate dehydrogenase complex：PDC）のE2-component（PDC-E2）であり，さらに，2-acid dehydrogenase complexに属する酵素のsubunit（BCOADC-E2，OGDC-E2）もPBCに特異的なM2抗体の対応抗原であることが明らかとなっているため，これらのリコンビナント抗原を固相化した化学発光酵素免疫測定法が用いられている

陽性 ↑

- 高値：7.0 以上
- 原発性胆汁性肝硬変に特異性が高い

意義・何がわかるか？

- 蛍光抗体法による抗ミトコンドリア抗体検査では原発性胆汁性肝硬変患者の約90％で陽性となるが，3種類のリコンビナント抗原による本検査により，原発性胆汁性肝硬変診断における感度，特異度ともに同等以上の結果が報告されている．

生体内での動態

規定因子と血中レベルを決める機序

- 血中抗体価と病勢との相関は確認されていない．

異常値の出るメカニズム

- 原発性胆汁性肝硬変患者にはPDC-E2反応性T細胞が末梢に存在し，特に肝臓や肝臓局所リンパ節に多く存在していることが示されており，抗ミトコンドリアM2抗体産生にかかわっている可能性があるが詳細は不明である．

参考になる検査とその意義

- 肝生検が可能であれば肝病理組織所見を検討する．

診断へのアプローチ

●原発性胆汁性肝硬変の診断には，抗ミトコンドリアM2抗体の検査結果とともに，肝生検所見が重要である．生検所見の機会がない場合でも，抗ミトコンドリアM2抗体が陽性の場合は，臨床像や経過からも診断が可能である．

ピットフォール

●原発性胆汁性肝硬変の診断では感度，特異度ともよい抗ミトコンドリアM2抗体検査が有用だが，高次構造を認識する抗体がある場合には，ELISAでは陰性で蛍光抗体法で陽性となる可能性があり，実際に原発性胆汁性肝硬変の数%ではそのような乖離が認められることが報告されている．

予後とフォローアップ

●予後や治療経過と抗ミトコンドリアM2抗体価とは関連がないとされる．抗ミトコンドリアM2抗体が陽性であっても無症候性の場合は予後がよい．

■文献

1）石橋大海 他：原発性胆汁性肝硬変（PBC）の診療ガイドライン（2012年）．肝臓 53：633-686，2012

（川畑仁人）

抗肝腎ミクロソーム抗体（抗LKM-1抗体）

anti-liver/kidney microsome type 1 antibody

抗肝腎ミクロソーム抗体はCYP450ⅡD6を認識する自己抗体である．本検査は抗核抗体や抗平滑筋抗体が検出されない自己免疫性肝炎の診断に用いられる．

検体の採取・取り扱い・保存

- 血清
- 保存：冷蔵，1週以上保存する必要がある場合は－20℃以下，1ヵ月以上保存する必要がある場合は－70℃以下に保存し，凍結融解の繰り返しを避ける

基準値・測定法

- 陰　性＜17.0
  判定保留 17.0≦，＜50.0
  陽　性 50.0≦
- ELISA
- ウイルス肝炎，アルコール性肝障害および薬剤性肝障害のいずれでもないことが確認され，かつ，抗核抗体陰性の自己免疫性肝炎が強く疑われる患者を対象として測定した場合のみ保険算定できる．本検査を実施した場合は，診療報酬明細書の摘要欄に抗核抗体陰性である旨の記載が必要になっている

陽性

- Ⅱ型自己免疫性肝炎
- C型慢性肝炎でも検出される場合がある．低頻度だがアルコール性肝炎，B型慢性肝炎，ハロセン肝炎，悪性リンパ腫などでも認められることがある

意義・何がわかるか？

- 抗肝腎ミクロゾーム抗体は，ラット腎および肝細胞を基質とした間接蛍光抗体法での染色パターンにより3種類（LKM-1, 2, 3）に分類されてきた．臨床的に測定意義が大きいのはⅡ型自己免疫性肝炎で認められる抗LKM-1抗体である．対応抗原は，三環系抗うつ剤などの代謝に関与する50 kDaのcytochrome P450ⅡD6（CYP2D6）であることが判明している．抗LKM-2抗体はtienilic acidによる肝障害で認められCYP2C9を認識し，D型肝炎患者の10％程度で認められる抗LKM-3抗体はUDP glucuronosyl transferase（UGT）を抗原として認識している．抗LKM-1抗体は間接蛍光抗体法では抗ミトコンドリア抗体と類似しているが，抗ミトコンドリア抗体はラット腎遠位尿細管に反応する一方，抗LKM-1抗体は近位尿細管上皮細胞と反応し細胞質が均質に染色されることで鑑別できるが，手技が複雑であった．現在は，リコンビナントCYP450ⅡD6蛋白を抗原としたEIA法が一般的となっている．自己免疫性肝炎でも抗核抗体や抗平滑筋抗体が検出されないⅡ型の診断に本法が有用である．

生体内での動態

規定因子と血中レベルを決める機序

- Ⅱ型自己免疫性肝炎でもHCV感染を認め

ないⅡa型では血中抗体価と病勢との相関は確認されていない．寛解したときでも抗LKM-1抗体は残っている例が多いことが報告されている．

- CV感染を認めるⅡb型では，インターフェロン治療が有効だがHCV-RNAの陰性化とともに抗体価が低下することが多い．

異常値の出るメカニズム

- 抗肝腎ミクロソーム抗体はCYP2D6を認識している．CYP2D6反応性T細胞やB細胞が抗LKM-1抗体産生や肝炎にかかわっている可能性がマウスモデルから検討されている．

参考になる検査とその意義

- 可能であれば肝生検にて自己免疫性肝炎に合致する所見の有無を検討する．また活動性，線維化の有無を調べる．一般肝機能検査，γ-グロブリン，Ⅳ型コラーゲン・7S，P-Ⅲ-Pなどの肝線維化マーカー，抗LKM-1抗体価をステロイド剤や免疫抑制剤の治療とともにモニターしていく．インスリン依存性糖尿病，自己免疫性甲状腺疾患，皮膚白斑などの合併症にも注意する．

診断へのアプローチ

- 自己免疫性肝炎を疑われる症例では抗核抗体をまず検討し，重症例や小児例では抗LKM-1抗体をチェックする．自己免疫性肝炎の診断は，国際自己免疫性肝炎グループから2008年に出されている，自己抗体，IgG，ウイルス性肝炎，肝生検に基づく診断基準を参考に総合的に行う．抗LKM-1抗体陽性の場合，Ⅱ型自己免疫性肝炎と分類できる．Ⅱ型はこの他に抗liver cytosol (LC)-1抗体陽性例が入る．

ピットフォール

- 判定保留例では蛍光抗体法による特有の染色像の確認が参考となる．

予後とフォローアップ

- 抗LKM-1抗体陽性の場合，予後不良例が多い．急性肝炎として発症し，劇症化して肝不全に至る例や，早期に肝硬変に至る例がある．肝不全に至る例は3歳未満の乳幼児に多い．また，自己免疫性甲状腺疾患やインスリン依存性糖尿病などを伴うことも多い．十分な免疫抑制治療が行われるが，肝不全に至る例では肝移植も報告されている．

■文献

1) 谷合麻紀子 他：免疫学的検査 G. 自己抗体 抗肝腎ミクロゾーム抗体．日本臨床 63：544-546，2005

（川畑仁人）

抗糸球体基底膜抗体（抗GBM抗体）

anti-glomerular basement membrane antibody

抗糸球体基底膜抗体は腎糸球体や肺基底膜を構成しているⅣ型コラーゲン α_3 鎖に対する自己抗体である．本検査はGoodpasture症候群や急速進行性糸球体腎炎（抗糸球体基底膜抗体型）の診断に用いられる．

検体の採取・取り扱い・保存

- 血清
- 保存：冷蔵，1週以上保存する必要がある場合は－20℃以下，1ヵ月以上保存する必要がある場合は－70℃以下に保存し，凍結融解の繰り返しを避ける
- 不活化（非働化）検体ではデータに影響を及ぼす場合があるので避ける

基準値・測定法

- 陰　性＜10EU
  判定保留 10≦，＜20
  陽　性 20≦
- CLEIA法
- Ⅳ型コラーゲン α_3 鎖のNC1ドメインを使用した化学発光酵素免疫測定法が用いられている

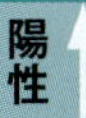
陽性

- Goodpasture症候群，急速進行性糸球体腎炎（抗糸球体基底膜抗体型）

意義・何がわかるか？

- 抗糸球体基底膜抗体は腎糸球体や肺胞基底膜を構成するⅣ型コラーゲン α_3 鎖に対する自己抗体であり，Goodpasture症候群や急速進行性糸球体腎炎（抗糸球体基底膜抗体型）の原因となる．したがって，肺胞出血や急速進行性糸球体腎炎を呈している場合の診断に用いられ，全身性エリテマトーデスや顕微鏡的多発血管炎などの血管炎症候群との鑑別に有用である．

生体内での動態

規定因子と血中レベルを決める機序

- 抗体価高値例では腎予後が悪いことが知られている．また治療経過に伴い抗体価が低下・消失することから，ある程度病勢を反映している．

異常値の出るメカニズム

- Ⅳ型コラーゲンは α_1 から α_6 までの α 鎖により構成され，糸球体基底膜や肺毛細血管基底膜に分布するⅣ型コラーゲン α_3 鎖に局在するGoodpasture抗原エピトープが重要である．この抗原エピトープは立体構造のため本来の分子構造上は内部に隠れているが，その曝露による抗原提示をきっかけとして抗糸球体基底膜抗体が産生され病態形成にかかわると考えられている．

参考になる検査とその意義

- 急速進行性糸球体腎炎が疑われる際は，本検査とともにANCA検査や抗核抗体などの血清学的検査，腎機能検査や腎生検などの腎評価，胸部X線や胸部CT，呼吸機能検査，気管支鏡検査などの呼吸器検査を施

行して診断および評価を行う．

診断へのアプローチ

●急速進行性糸球体腎炎を鑑別すべき腎機能障害例や尿所見異常例，肺胞出血を鑑別すべき血痰や胸部異常影のある症例では，ANCA や抗核抗体などの検査とともに抗糸球体基底膜抗体の検査を行う．腎生検をはじめとするほかの検査も参考とし，Goodpasture 症候群もしくは抗糸球体基底膜抗体型急速進行性糸球体腎炎の診断を総合的に行う．

ピットフォール

●判定保留域では間接蛍光抗体法で腎組織を線状に染色する抗体が存在することを確認できれば陽性と考えられる．もし，抗体陰性であるが強く本抗体の存在を疑う場合，腎生検を行いその腎糸球体基底膜に抗ヒト免疫グロブリン抗体による染色で線状の所見を認めるか検討することも参考になる．

予後とフォローアップ

● Goodpasture 症候群や抗糸球体基底膜抗体型急速進行性糸球体腎炎では，血漿交換療法およびステロイドを中心とした加療が必要である．一方で，進行は寛徐で腎のみ高度障害例では，過度な免疫抑制には注意する．腎移植においては，抗糸球体基底膜抗体消失後が望ましい．

■文献

1) 臼井丈一 他：新しい抗 GBM 抗体測定試薬ステイシア MEBLux テスト GBM の基礎的検討．医と薬学 68：697-704，2012

（川畑仁人）

抗リン脂質抗体
抗カルジオリピン抗体
抗カルジオリピン-β_2-グリコプロテインⅠ複合体抗体（抗CL-β_2GPⅠ抗体）
ループスアンチコアグラント

antiphospholipid antibody, anticardiolipin antibody, anti-cardiolipin-β_2 glycoprotein 1 antibody, lupus anticoagulant

抗リン脂質抗体はリン脂質に対する自己抗体の総称であり，認識抗原や検査法の違いにより，抗カルジオリピン抗体，抗カルジオリピン-β_2GPⅠ複合体抗体，ループスアンチコアグラントなどに分けられる．動静脈血栓症を呈する抗リン脂質抗体症候群の診断や習慣性流産の検査に用いられる．

検体の採取・取り扱い・保存

抗カルジオリピン抗体・抗カルジオリピン-β_2-グリコプロテインⅠ複合体抗体

- 血清
- 保存：冷蔵，1週以上保存する必要がある場合は－20℃以下，1ヵ月以上保存する必要がある場合は－70℃以下に保存し，凍結融解の繰り返しを避ける

ループスアンチコアグラント

- 採取クエン酸血漿
- 保存：凍結

基準値・測定法

抗カルジオリピン抗体

- 10 U/mL 未満
- 日本血栓止血学会より日本人健常者99%タイルでの基準値として正常上限を18.1GPL（U/mL）とすることも報告されている
- ELISA法

抗カルジオリピン-β_2-グリコプロテインⅠ複合体抗体

- 3.5 U/mL 未満
- ELISA法

ループスアンチコアグラント

- 1.3 未満
- 患者血漿に正常血漿ならびに過剰のリン脂質を加えたものと，患者血漿に正常血漿のみを加えたものとの凝固時間の差をみることにより，凝固時間を延長させうる存在（インヒビター）がリン脂質に対するものであることを証明することを測定目的としている．希釈ラッセル蛇毒法では蛇毒を用いてX因子を直接活性化させるためⅦ因子や接触因子（Ⅻ，Ⅺ因子）プレカリクレイン，高分子キニノゲン，Ⅷ因子を介さないためループスアンチコアグラントの検査感度がより高められている
- 希釈ラッセル蛇毒時間法

陽性	●抗リン脂質抗体症候群，全身性エリテマトーデス，感染症 ●梅毒やマラリアなどの感染症でも抗リン脂質抗体は検出されるが，一般に低力価でカルジオリピンに直接結合し β_2GP I 非依存性であり，また一過性である．一方，抗リン脂質抗体症候群で認められる抗カルジオリピン抗体の対応抗原はカルジオリピンに結合した β_2GP I であり，抗カルジオリピン抗体検査ではブロッキングや希釈液中の β_2GP I が認識され，抗カルジオリピン・β_2GP I 抗体検査ではヒト β_2GP I が添加され認識されている

意義・何がわかるか？

●いずれも抗リン脂質抗体症候群の診断に用いられる．動静脈血栓症，習慣性流産などの際に抗リン脂質抗体症候群を疑うことになり，その診断に抗カルジオリピン抗体もしくは抗カルジオリピン・β_2GP I 抗体やループスアンチコアグラントを検査する．

生体内での動態

規定因子と血中レベルを決める機序

●抗体価は血栓症発症時に低下する例もあることが報告されている．高抗体価では血栓症のリスクが高いと考えられているが，一致しない例もある．

異常値の出るメカニズム

●抗カルジオリピン・β_2GP I 抗体の認識するエピトープは β_2GP I 内部にあるが，陰性リン脂質に結合することによりクリプティックエピトープが露出し免疫系に認識されると考えられる．しかし，それを認識する B 細胞が除去されず抗体産生が持続する機序に関しては不明な点が多い．

参考になる検査とその意義

●ループスアンチコアグラントの測定にあたり，APTT をスクリーニングとして行い，APTT 延長の有無を参考にする．抗リン脂質抗体症候群には原発性および続発性があり，全身性エリテマトーデスを中心とする膠原病の合併についても検討する．動静脈血栓症に関しては疑う各部位で画像検査などの精査を行う．

診断へのアプローチ

●抗リン脂質抗体症候群の診断には，札幌基準として知られる分類基準の改訂（シドニー改変）を参考とする．抗カルジオリピン抗体陽性の鑑別では感染症が挙げられるが，感染症では β_2GP I 非依存性であり，抗カルジオリピン抗体と比して抗カルジオリピン・β_2GP I 抗体検査では抗体価が低くなる．また一過性であることから，診断基準にあるように 12 週以上空けて測定することが参考となる．ただし，膠原病で認められる場合，低力価のこともある．

ピットフォール

●抗カルジオリピン抗体検査が陰性で抗カルジオリピン・β_2GP I 抗体陽性の場合もまれにありうるが，この場合は β_2GP I への反応に種特異性が存在している可能性がある．

予後とフォローアップ

●治療として静脈血栓ではワーファリン，動脈血栓ではワーファリンやアスピリンが開始される．その後も基本的に長期にわたり治療を継続する．研究レベルでは抗リン脂質抗体の組み合わせによる抗リン脂質抗体スコアから予後を検討する試みも報告されている．

■文献

1）家子正裕 他：抗リン脂質抗体症候群と臨床検査．臨床病理 58：343-351，2010

（川畑仁人）

抗血小板同種抗体

anti-platelet alloantibody

患者血清（血漿）中のヒト血小板特異抗原（human platelet antigen：HPA）に対する同種抗体（抗 HPA 抗体）の有無およびその特異性同定のための検査である．血小板輸血不応時に検出される抗体である．

検体の採取・取り扱い・保存

- 検体採取には，プレーン管（血清）ないしはACD-AまたはEDTA加採血管（血漿）を用いる．混合受身赤血球凝集法（mixed passive hemagglutination：MPHA）を用いて検査する場合は，必ず血清を用いる
- 検体を長期間（数ヵ月以上）保存する場合，冷蔵（4℃）保存すると血清（血漿）が変性し，偽陽性反応を示すことがあるため，必ず凍結保存する

基準値・測定法

- 陰性：抗 HPA 抗体は，輸血，妊娠により産生されるため，輸血歴，妊娠歴のない患者は通常，陰性である．3 種類程度の HPA 型既知の O 型血小板パネルと患者血清（血漿）の反応性を確認して陽性の場合，さらにパネル数を増やして抗体特異性を決定する
- MPHA 法

  MAIPA（monoclonal antibody specific immobilization of platelet antigens）法

  間接蛍光抗体法（platelet immunno fluorescence test：PIFT）

高値

高値（陽性・偽陽性）の原因
- 血小板輸血不応（platelet transfusion refractoriness：PTR）
- 新生児血小板減少症（neonatal alloimmune thrombocytopenia：NAIT）
- 輸血後紫斑病（post-transfusion purpura：PTP）
- 非特異反応（「ピットフォール」にて後述）

低値

低値（偽陰性）の原因
- 検査方法の検出感度および特異度の問題
- 検体や試薬の入れ忘れ

意義・何がわかるか？

- 血小板輸血症例で，その効果が著しく低下している状態を PTR という．主に，その原因となる HPA に対する同種抗体を検査する．ただし，PTR は抗 HPA 抗体よりも，むしろヒトの主要組織適合性抗原（major histocompatibility complex：MHC）であるヒト白血球抗原（human leukocyte antigen：HLA）に対する同種抗体（抗 HLA 抗体）が最も一般的な原因抗体である（血小板膜にも HLA は発現）．HLA 適合輸血でも，血小板輸血不応を示す症例では抗 HPA 抗体が関与している可能性がある．また，NAIT や PTP が疑われる場合にも測定される．
- 臨床的に問題となる抗 HPA 抗体は，ほと

んどが IgG であるが，稀に IgM のことがある．NAIT は，胎盤を通過した母親由来の抗体による胎児の血小板減少症であるため，IgM 抗体では起こり得ない．

生体内での動態

規定因子と血中レベルを決める機序

- 抗 HPA 抗体や抗 HLA 抗体は，通常自然抗体ではなく，妊娠や輸血により獲得される（免疫抗体）．
- HPA は，HPA-1 から 5 および HPA-15 が主であるが，それぞれの HPA は 2 つの対立抗原〔高頻度（a）および低頻度（b）〕よりなる．HPA 型は個人差があるため，型不適合の血小板（輸血や妊娠による胎児血）の感作により抗体産生される．

異常値の出るメカニズム

- 輸血された血小板が抗血小板同種抗体による免疫学的機序（破壊など）により，血小板数が増加しない．
- NAIT の機序は，母児間の赤血球型不適合〔Rho（D），ABO〕によって起こる新生児溶血性疾患と同様である〔母児間の HPA 型不適合により，母親が産生した抗血小板抗体（IgG）が胎児へ移行し，胎児の血小板を破壊〕．
- PTP は輸血約 1 週間後に著明な血小板減少と出血傾向を呈する副作用である．抗 HPA 抗体を保有する患者（経産婦など）が，輸血により再度，不適合抗原に感作され，二次免疫応答により発症する．

参考になる検査とその意義

- HPA 型検査（血清学的検査，DNA タイピング）：抗 HPA 抗体の特異性を同定後，患者の HPA 型を検査し，対応抗原が陰性であることを確認する．
- 抗 HLA 抗体検査．
- 血小板数（輸血前後）：血小板輸血の効果の指標．
- 補正血小板増加数（corrected count increment：CCI）＝血小板増加数（/μL）×体表面積（m^2）/ 輸血血小板総数，PTR では，血小板輸血後，7,500/μL 以下（1 時間），4,500/μL 以下（24 時間）．

診断へのアプローチ

- 抗体が陽性の場合，患者の既往歴，特に輸血歴や妊娠歴は重要な参考情報となる．
- PTR の主な原因は抗 HLA 抗体である．HLA 適合血小板輸血で効果がない場合に，抗 HPA 抗体を検査する．
- PTR は，抗 HLA 抗体以外では，HPA-2b 抗体が原因となることが多い．
- わが国では NAIT について，HPA-4 不適合が最も多く，次いで HPA-3 の報告が多い．
- わが国で PTP の報告はないが，欧米では HPA-1 不適合による PTP がしばしば報告されている．

ピットフォール

- 抗 HLA 抗体が産生される原因として，輸血製剤中に含まれる白血球が原因となる（白血球除去などにより HLA 抗原感作は減少しているが，妊娠による抗原感作の予防は難しい）．
- 抗 HPA 抗体検査法は多く存在するが，検出感度および特異度に差異があり，単一方法ですべての臨床的意義のある抗 HPA 抗体が検出できない．検査法を適宜組み合わせて検査する必要がある．
- MPHA 法

①血小板を固相化して血清を反応させた後，抗 IgG 感作血球を反応させるので，抗 HLA 抗体にも陽性となる．複数の抗 HPA 抗体が混在しても，特異性同定は困難．
②多くの検体を同時検出（抗 HLA 抗体，抗 HPA 抗体）するためスクリーニング向き．
③検体が血漿または脱フィブリンが不十分な血清では，偽陽性となる可能性がある．
④静電気による影響を受けやすい（偽陽性）．

- MAIPA 法

①血小板膜蛋白に特異的な単クローン抗体を用いて，血小板膜抗原に対する抗血小板抗

体を感度高く検出し，抗 HLA 抗体や複数の抗 HPA 抗体が混在していても，抗原特異性が解析可能．

②用いる試薬の種類が結果に影響する（偽陰性・偽陽性）場合がある．

予後とフォローアップ

- PTR 症例において，HLA または HPA 適合血小板の輸血にもかかわらず，新たな抗体産生により，輸血効果が低減する場合がある．定期的な抗体検査を実施することが望ましい．
- NAIT は，新生児溶血性疾患と異なり初産から発症する（NAIT の 60％が初産）．第一子に発症した場合は，第二子以降も発症する確率が高い（再発率は 90％）．第二子以降の妊娠では，妊娠前期より抗体スクリーニングを施行する．分娩前，抗体力価が上昇すれば母児不適合である可能性が高い（NAIT の重症度は，抗体力価の影響がある）．

■文献

1）遠山　博 他：輸血学 改訂第 3 版．中外医学社，2004

2）髙橋孝喜 他：血小板/顆粒球抗原・抗体検査標準マニュアル　Medical Technology 別冊．医歯薬出版，2009

3）窪田哲朗 他：免疫検査学 第 2 版．医歯薬出版，2010

（松橋美佳，津野寛和，金子　誠）

抗血小板自己抗体（血小板関連IgG）

platelet autoimmune antibody（platelet associated IgG）

血小板表面に結合している IgG 抗体（抗血小板自己抗体）を測定する方法である．自己免疫機序による血小板減少症のための診断法として測定される．これとは別に，抗血小板同種抗体は，輸血や妊娠によって生じるものを指す．

検体の採取・取り扱い・保存

- 検体には，患者血小板を用いる．クエン酸（acid citrate dextrose solution：ACD 液）や EDTA などの抗凝固剤を用いて採血し，採血後速やかに（当日）検査を実施する．検体は室温で保管する（凍結は不可）

基準値・測定法

- 陰性
- ELISA 法，EIA 法，フローサイトメトリー
  ヒト IgG を固相化したマイクロプレートに，洗浄血小板（血清を除くため）と既知濃度の抗ヒト IgG を添加し，競合的に反応させる．プレートを洗浄し，結合している抗体を発色系にて定量して血小板単位数あたりの IgG 量を表示する

高値

高値（陽性・偽陽性）の原因
- 特発性血小板減少性紫斑病（idiopathic thrombocytopenic purpura：ITP）
- 全身性エリトマトーデス（systemic lupus erythematosus：SLE）
- 慢性肝炎，感染症などγグロブリンが増加する非免疫学的血小板減少症でも陽性となることがある〔血小板 Fcγ レセプターへの抗体の非特異的結合（偽陽性）〕．

低値

低値（偽陰性反応）の原因
- 検査法の検出感度の問題（ITP は否定できない）
- 検査前のステロイド治療などによる抗体価低減

意義・何がわかるか？

- 抗血小板抗体には抗血小板自己抗体と抗血小板同種抗体の 2 種類が存在する．platelet associated IgG（PAIgG）は，通常は抗血小板自己抗体を意味する．
- PAIgG が高値の場合，多量の IgG が血小板表面上に結合していることを意味する．

生体内での動態

規定因子と血中レベルを決める機序

- ITP は，自己抗体を結合した血小板が血中に存在し，肝脾などの網内系で破壊され，血小板減少症となる病態である．この血小板に対する自己抗体を検出する目的で PAIgG が用いられてきた．

異常値の出るメカニズム

- 血小板減少症は，さまざまな原因から引き起こされるため，診断は慎重にすべきである．大別すると，免疫学的および非免疫学的機序によって発症するとされており，前者は主に血小板自己抗体の産生が原因とさ

れている．非免疫学的機序による血小板減少症では，抗体は検出されず，検査は陰性となる．また，ステロイドなどの免疫抑制剤を投与した後の検査は，抗体価の低減により偽陰性となることがある．また，IgG以外のサブクラスの抗体が関与する場合，偽陰性となる可能性がある．免疫学的機序であっても，自己抗体ではなく，Tリンパ球依存性の細胞傷害による血小板減少症の場合も，抗体検査は陰性になる．検査感度，特異度や抗体価に影響され，偽陰性や偽陽性の結果となることもある．

参考になる検査とその意義

- 患者情報：薬物の摂取，または化学物質への曝露によって自己抗体が引き起こされて血小板減少症を発症することがある．これらの有無を詳細に問診することが重要である．
- ウイルス感染：小児ITPの大半は，ウイルス感染との関連性が報告されており，感染後に急速に発症し，数週間以内に寛解する．続発的に血小板減少症の原因となる慢性感染症としては，C型肝炎ウイルス（HCV）およびヒト免疫不全ウイルス（HIV）などである．
- *Helicobacter pylori* 感染：慢性ITP患者にはピロリ菌保有者が多いとされており，わが国では除菌によって改善する症例も多く認められている．
- 自己免疫疾患などの特異抗体，抗リン脂質抗体症候群の診断など．
- 骨髄所見：骨髄巨核球数が正常または増加．
- ITP診断の新しい検査として，血小板膜糖蛋白（glycoprotein：GP），主にGPⅡb/Ⅲa，およびGPⅠb/Ⅸに対する自己抗体，幼若血小板（網血小板）や血小板造血因子である血清TPO（thrombopoietin）などがある（後述）．

診断へのアプローチ

- ITP診断は，除外診断が主である．

ピットフォール

- 近年，ITPはその成因に免疫異常が関与することから，免疫性血小板減少症性紫斑病（primary immune thrombocytopenia）と呼称される．
- ITP患者に対して測定すると，約9割で高値を示すと報告されている．ただし，特異度は高くないので診断的意義は少ない．このため，PAIgGは，主にITPの診断補助として，陽性の場合にはITPの一つの所見が得られたと判断するが，確定するものではない．陰性でもITPは否定できない．
- 血小板上にはFcγレセプターが存在し，これを介して免疫複合体や非特異的IgGが結合することがある（偽陽性）．
- 多くのほかの疾患においては陽性となりうるため，結果判定に注意を要する．

予後とフォローアップ

- ITP診断に特異的な，補助診断検査としてGPⅡb/ⅢaやGPⅠb/Ⅸなど主要な抗原に対する自己抗体の測定や，GPⅡb/Ⅲa抗体産生B細胞の測定などの抗原特異的な検出法もある．
- 幼若血小板（網血小板）や血清TPOも参考になる．再生不良性貧血などの造血障害では，網血小板の低下，血清TPOは上昇する．これらの検査は特異度も高く，病態に基づく検査のために有用であるが，保険収載されていない．
- 近年では，TPO受容体作動薬が販売され，治療薬として使用されている．

■文献

1）石田文宏：抗血小板自己抗体測定法（第二世代の方法と第三世代の方法）．日本臨牀 61（4）：564-568, 2003

2）McMillan R：Antiplatelet antibodies in chronic adult immune thrombocytopenic purpura：assays and epitopes. J Pediatr Hematol Oncol 25（Supplement1）：S57-S61, 2003

3）遠山　博 他：輸血学　改訂第三版．中外医学社，2004

（松橋美佳，津野寛和，金子　誠）

抗胃抗体（抗内因子抗体，抗胃壁細胞抗体）

anti-gastric（anti-intrinsic factor antibody, anti-gastric parietal cell antibody）

悪性貧血のスクリーニング検査，診断の際に用いられる．抗内因子抗体（IFA）は，内因子に対する自己抗体であり，また抗胃壁細胞抗体（PCA）は胃壁細胞の細胞質に対する自己抗体である．総称して抗胃抗体と呼ばれる．

検体の採取・取り扱い・保存

● 血清．凍結で保存可である．ともに保険適用で実施されてはいない

基準値・測定法

IFA

● 陰性

● competitive-binding immunoenzymematic assay（競合 EIA 法）

PCA

● 陰性

● 間接蛍光抗体法

陽性

悪性貧血

● IFA は，ほかの疾患（一部の高度萎縮性胃炎を除く）で陽性となることは少なく，悪性貧血に特異性が高く診断的価値が高い（陽性率は 70%程度のため，陰性でも悪性貧血は否定できない）

● PCA は，悪性貧血患者の約 90%に認められる（陽性率が高い）が，ほかの胃疾患（慢性萎縮性胃炎，胃がんなど），鉄欠乏性貧血，糖尿病，甲状腺疾患，肝疾患，自己免疫疾患などでも高頻度で陽性となるため，IFA と比べると疾患特異性は低い．健常人でも数%程度の頻度で陽性になるとの報告もある

意義・何がわかるか？

● 胃病変に自己免疫的機序の関与があるかどうかを示唆する指標となる．

● ビタミン B_{12} 欠乏による巨赤芽球性貧血のうち，IFA や PCA が出現し，自己免疫的機序により胃粘膜の高度萎縮（慢性萎縮性胃炎）を伴うものを悪性貧血と称する．

生体内での動態

規定因子と血中レベルを決める機序

● 内因子は胃壁細胞から分泌される分子量約 45 kDa の糖蛋白質である．

● 内因子は，ビタミン B_{12} 吸収に重要であるが，ビタミン B_{12}－内因子複合体が回腸の微絨毛表面の刷子縁にある受容体に結合し，そこで内因子とビタミン B_{12} が解離し各々吸収されると考えられている．

● IFA は，内因子に対する自己抗体で，遊離内因子に結合するⅠ型抗体（阻害抗体）と複合体形成内因子に結合するⅡ型抗体（結合抗体）がある．

● Ⅰ型抗体は，悪性貧血の 50〜70%において陽性である（通常，測定されるのはⅠ型抗体）．Ⅱ型抗体は，Ⅰ型抗体の高力価例

にのみ認められ，悪性貧血の約40％に認められる．

- PCAは胃粘膜の壁細胞の細胞質成分に対する自己抗体で，その対応抗原は壁細胞のプロトンポンプ機構を担うH^+/K^+-ATPaseのαおよびβサブユニットとされている．
- PCAでは，自己抗体そのものは疾患の原因ではなく，壁細胞や主細胞などの胃底腺固有の細胞が，何らかの機序により破壊され，その組織障害の結果，細胞抗原などにより自己抗体産生を促されたものと考えられている．

異常値の出るメカニズム

- Ⅰ型抗体は内因子とビタミンB_{12}の結合部に結合して内因子とビタミンB_{12}の結合自体を阻害し，ビタミンB_{12}－内因子複合体が体内に吸収されなくなる．
- Ⅱ型抗体は内因子とビタミンB_{12}の結合は阻害しないが，結合部から離れたところに結合して複合体を作り，内因子とビタミンB_{12}の複合体の回腸からの吸収を阻害する．
- 抗胃壁細胞抗体による自己免疫性胃炎によって，消化器系の疾患とともにビタミンB_{12}の吸収に必要な内因子分泌障害が起こる．
- ビタミンB_{12}は骨髄における赤芽球のDNA合成に必要なため，IFA，PCAによりビタミンB_{12}吸収が阻害されて欠乏すると，DNA合成が障害されて核の成熟不全が起こり，巨赤芽球性貧血（悪性貧血）をきたす．

参考になる検査とその意義

- 悪性貧血の診断として，血算，末梢血塗抹標本（赤血球Howell-Jolly小体），骨髄像（巨赤芽球），胃液検査，血清ビタミンB_{12}低値，葉酸，無効造血に伴う溶血所見（血清LDH高値，血清 ハプトグロビン低値，間接ビリルビン上昇），Schilling試験（ビタミンB_{12}吸収試験，ラベルしたビタミンB_{12}で体内の動態を把握できるが，国内では現在実施できない検査法）など．

診断へのアプローチ

- 悪性貧血の検査・診断は，検査性能や保険適用の問題からIFAやPCAだけでなく，血清ビタミンB_{12}低値，特徴的な臨床所見（Hunter舌炎，亜急性連合性脊髄変性症など），病歴（胃全摘術や消化管吸収不良症候群の否定）などにより，総合的に判断する．

ピットフォール

- サンプル採取については，ビタミンB_{12}を非経口投与されている場合，IFA，PCAが陰性でも偽陽性を示すことがあり，ビタミンB_{12}接種48時間後，できれば一週間後に測定するのが望ましい．

予後とフォローアップ

- IFA，PCAに対する直接の治療法はない．原則としてビタミンB_{12}の非経口投与により，悪性貧血の治療を行う．

■文献

1）佐藤幸浩：抗内因子抗体．内科 93（6）：1251，2004
2）永江玄太：抗壁細胞抗体（PCA）．内科 93（6）：1244，2004
3）和野雅治：抗胃壁細胞抗体，抗内因子抗体 抗ヌクレオソーム抗体．Modern Physician 24（5）：936-939，2004

（伊井野潤子，金子　誠）

Donath-Landsteiner試験（寒冷溶血反応）

Donath-Landsteiner test（cold hemolytic reaction）

Donath-Landsteiner（D-L）抗体の存在を確認するための検査である．このD-L抗体は，発作性寒冷血色素尿症（paroxysmal cold hemoglobinuria：PCH）の患者血清中に認められる．

検体の採取・取り扱い・保存

- 採血後の被検血液が，血清中のD-L抗体と反応しないよう血清分離までは血液採取の機器や検体を37℃に保つ．被験者と同じ血液型の新鮮血清・血球を準備する（これに加え，補体としてモルモット由来血清，もしくはヒトAB型血清を使用する）

基準値・測定法

- 陰性
- 各血球，血清を組み合わせて混合し，氷冷，37℃加温を行い，上清の溶血の有無を確認する．患者血清と混合した自己血球，同種血球ともに溶血が認められ，対照血清には認められない場合，陽性と判定する

陽性

- 採血時の加温が適切に行われない場合，正しく判定できない可能性がある

（陽性）D-L抗体の存在，PCH

- D-L抗体の原因には特発性，続発性がある．続発性には，梅毒・非梅毒（麻疹，ムンプス，水痘などのウイルス感染症）などに併発することがある．PCHは自己免疫性溶血性貧血の病型の一つであるが，稀な病態である

意義・何がわかるか？

- PCHの病態の原因であるD-L抗体（二相性溶血素）の存在を証明できる．
- 4℃での直接グロブリン試験が陽性となる自己抗体には，寒冷凝集素症とPCHがあり，血清学的鑑別に用いられる．

生体内での動態

規定因子と血中レベルを決める機序

- 後天性溶血性貧血の代表疾患である自己免疫性溶血性貧血（autoimmune hemolytic anemia：AIHA）は，赤血球膜上の抗原に対する自己抗体により赤血球が障害され，赤血球寿命の短縮（溶血），貧血をきたす病態である．自己抗体の赤血球結合の最適温度により温式（体温付近で最大活性，IgG）と冷式〔4℃付近で最大活性，IgM寒冷凝集素とIgG（D-L抗体）：表〕に分類されるが，大多数が温式AIHAである．冷式抗体である発作性寒冷血色素尿症（PCH），寒冷凝集素症（cold agglutinin disease：CAD）は頻度としては低い．梅毒に続発して発症したPCHの定型例では，寒冷曝露が溶血発作の誘因となり，血管内溶血・ヘモグロビン尿を発症する．急性ウイルス感染後のPCHは小児期などに多いとされる．ヘモグロビン尿に伴って急性腎不全となる症例もあるので注意を要する．一方，CADの臨床症状は溶血と，チアノーゼ，Raynaud現象などの末梢循環障害である．モノクローナル性あるいはポリクローナル性に寒冷凝集素が増加するが，前

表 寒冷凝集素とD-L抗体の比較[3)]

	寒冷凝集素	D-L 抗体
凝集力価	高い（~512,000）	中等度（~64）
反応温度幅	30~32℃	15~20℃
pH の影響	やや酸性で溶血（pH6.5~7.0）	非酸性化でも溶血（pH7.5~8.0）
通常の特異性	抗 I	抗 P
Ig クラス	IgM	IgG

者はマクログロブリン血症，リンパ腫，多発性骨髄腫などを原因とし，高力価の寒冷凝集素価となることが多い．一方で，ポリクローナル性では，マイコプラズマやEBウイルス感染などに続発するCADに多い．通常は慢性化せず，消退する．

異常値の出るメカニズム

● PCHの患者血清中に存在するD-L抗体（IgG）は，寒冷曝露した体表血管内の赤血球に結合し，D-L抗体のFc部分が補体（C1）と結合する．古典的経路により補体が活性化され，C4bが赤血球膜に結合し，C4b2a3b複合体を形成する．体内での温度上昇にて抗体は離れるが，その後補体が活性化されて赤血球膜を障害し，血管内溶血を起こす．試験管内でも同様の反応が認められる．自己溶血素（D-L抗体）は二相の温度で反応が進むことから，この抗体は二相性抗体（二相性溶血素）とも呼ばれる．

参考になる検査とその意義

● 直接Coombs試験：血球に結合しているIgG抗体を検出．

● Mackenzie反応（直接法）：PCHを疑うとき，D-L試験の簡便法．

● Ham試験：発作性夜間血色素尿症例の溶血をみる（酸性化血清を反応）．

● ショ糖溶血試験：発作性夜間血色素尿患者の赤血球の浸透圧に対する脆弱度をみる．

● ハプトグロビン：ヘモグロビンとの飽和が135 mg/dLを超えると血色素尿が出現する．

診断へのアプローチ

● D-L抗体は，赤血球のP抗原特異性を示す自己抗体であるが，非梅毒性の場合にはP抗原特異性を示さない場合もある．通常，20℃以下で赤血球に結合するが，ウイルス感染に続発するものでは25℃でも反応するものもあるため注意する．

ピットフォール

● D-L抗体は，寒冷刺激の至適温度，反応時間などが症例により異なる．2相性反応であるため，患者血液は血清分離前に低温になると，抗体が自己血球に付着して検出できなくなるので注意する．

● PCHでは一般的に直接Coombs試験陽性は，発作直後に限られている．寒冷凝集素との違いに注意する．

● 寒冷凝集素は，低温（4℃）で自己またはO型赤血球を凝集させる抗体で，温度に対して可逆的で凝集塊は37℃に加温すると消失する（溶血反応ではない）．寒冷凝集素はIgMで，I型血液型と関連した抗体である．不規則性抗体が存在すると凝集を起こすことがあるため37℃に加温し，凝集の消失を確認する．

予後とフォローアップ

● 感染後性のPCHは発症から一定期間後に消退するため，一般的に対症療法で予後は良好である．腎障害には注意が必要である．

■文献

1）三島清司，森山英彦：Donath-Landsteiner反応．Medical Technology 28：1177-1178，2000

2）森田慶紀，久保美保，斎藤公幸 他：発作性寒冷ヘモグロビン尿症の1例．小児科臨床 58：113-120，2005

3）折笠道昭：Donath-Landsteiner抗体の検査．“臨床検査技術学 13 免疫検査学”菅野剛史，松田信義 編．医学書院，pp 282-284，2009

（永友利津子，金子 誠）

抗平滑筋抗体

antismooth muscle antibody

抗平滑筋抗体は，平滑筋細胞の細胞骨格Ｆアクチンに反応する自己抗体である．自己免疫性肝炎の診断に有用な検査である．

検体の採取・取り扱い・保存

- 血清
- 保存：冷蔵，１週以上保存する必要がある場合は－20℃以下，１ヵ月以上保存する必要がある場合は－70℃以下に保存し，凍結融解の繰り返しを避ける

基準値・測定法

- 陰性（40倍未満）
- 蛍光抗体法
- ラット胃・腎凍結切片を基質とした間接蛍光抗体法であり，胃粘膜筋板および筋層の平滑筋，血管平滑筋での染色を観察する．抗平滑筋抗体（SMA）は細胞骨格に反応する自己抗体であり，尿細管周囲を染めるSMA-Tと血管壁を染めるSMA-Vに分類される．SMA-TがＦアクチンに対する抗体であり，自己免疫性肝炎で認められる抗体である

陽性

- 160倍以上の高力価ではⅠ型自己免疫性肝炎．自己免疫性肝炎の60～90％，単独では15％で認められる
- 40～80倍の低力価では原発性胆汁性肝硬変，アルコール性肝障害でも認められることがある．さらに低頻度だが，急性Ａ型肝炎，急性Ｂ型肝炎，慢性Ｃ型肝炎，伝染性単核球症，麻疹，マイコプラズマ肺炎，悪性リンパ腫，健常者などでも検出されることがある

意義・何がわかるか？

- 抗平滑筋抗体検査は自己免疫性肝炎の診断に用いられる．抗核抗体や抗LKM-1抗体などとともに自己免疫性肝炎の分類も自己抗体によってなされ，抗平滑筋抗体陽性自己免疫性肝炎は抗核抗体陽性例とともにⅠ型を示す．

生体内での動態

規定因子と血中レベルを決める機序

- 疾患活動性との関連も示唆されているが不明な点も多い．

異常値の出るメカニズム

- 細胞骨格であるＦアクチンに対する自己抗体であるが，その産生機序は不明である．

参考になる検査とその意義

- 可能であれば肝生検にて自己免疫性肝炎に合致する所見の有無を検討する．一般肝機能検査，γ-グロブリンや抗核抗体などの自己抗体をチェックする．

診断へのアプローチ

- 国際自己免疫性肝炎グループから2008年に出されている，自己抗体，IgG，ウイルス性肝炎，肝生検に基づく診断基準を参考

に診断を行う．自己免疫性肝炎の分類において抗平滑筋抗体は抗核抗体とともにⅠ型自己免疫性肝炎を特徴付ける自己抗体である．自己免疫性肝炎では抗平滑筋抗体単独陽性例もあるが多くはウイルス性肝炎と異なり抗核抗体も同時に検出され高力価となる．

ピットフォール

●現在，保険収載はされていない．間接蛍光抗体法による抗ミトコンドリア抗体検査では，本抗体も測定していることとなるため，抗ミトコンドリア抗体の有無だけではなくその他の染色について確認するのも役に立つ．

予後とフォローアップ

●わが国では自己免疫性肝炎の多くがⅠ型である．自己免疫性肝炎診断後はステロイドを中心とした適切な治療をすすめていく．

■文献

1）青塚新一：免疫学的検査 G. 自己抗体 抗平滑筋抗体. 日本臨床 63：550-552，2005

（川畑仁人）

抗アセチルコリン受容体抗体（抗AChR抗体）

antiacetylcholine receptor antibody

抗アセチルコリン受容体抗体は，神経筋接合部の後シナプス膜上に局在するアセチルコリン受容体に対する自己抗体である．本検査は重症筋無力症の診断や病勢の把握に有用である．

検体の採取・取り扱い・保存

● 保存：冷蔵，1週以上保存する必要がある場合は−20℃以下，1ヵ月以上保存する必要がある場合は−70℃以下に保存し，凍結融解の繰り返しを避ける

基準値・測定法

● 陰　性 ≦0.2（nmol/L）
疑陽性 0.2＜，≦0.5
陽　性 ＞0.5

● RIA法

陽性↑
● 重症筋無力症の80%以上で検出され，その特異性も高い．全身型の約85%，眼筋型の約50%で陽性となる

意義・何がわかるか？

● 重症筋無力症の診断および経過観察に有用である．したがって，複視や筋力低下，易疲労感などの症状があり，重症筋無力症を疑う場合にまず行うべき検査である．

生体内での動態

規定因子と血中レベルを決める機序

● 胸腺腫群と非胸腺腫群では前者のほうが，抗体価が高いとされる．抗体価と重症度は必ずしも一致しないが，各人の治療経過では病勢と抗体価が相関していることも多い．

異常値の出るメカニズム

● 胸腺腫や胸腺過形成などの胸腺異常を認める例が多く，自己抗体産生に胸腺が重要な役割を担っていると考えられている．胸腺筋様細胞（myoid cell）におけるアセチルコリン受容体蛋白の発現や，アセチルコリン受容体反応性T細胞の存在，胸腺での胚中心などと抗アセチルコリン受容体抗体産生との関連が示唆されている．

参考になる検査とその意義

● エドロホニウム（テンシロン）試験による症状の一過性の改善や，Harvey-Masland試験におけるwaning現象の確認を行う．また胸腺異常の診断のため，胸部CTもしくはMRIによる検査が必要である．

診断へのアプローチ

● 臨床症状，身体所見，エドロホニウム（テンシロン）試験，電気生理学的所見，抗アセチルコリン受容体抗体をもとに総合的に診断をする．

ピットフォール

● 本抗体が陰性でも重症筋無力症を否定するものではない．臨床的に重症筋無力症と診断される場合の約20%が陰性といわれて

いる．抗アセチルコリン受容体抗体陰性例の一部では，抗筋特異的チロシンキナーゼ抗体（抗 MuSK 抗体）陽性例があることが報告されている．

予後とフォローアップ

●診断後は，治療として胸腺摘出術，ステロイドを中心に，カルシニューリン阻害薬の併用や，免疫グロブリン大量療法などが行われている．

■文献

1）太田光熙 他：免疫学的検査 G. 自己抗体 抗アセチルコリン受容体抗体（非阻害型および阻害型）．日本臨床 63：585-588，2005

（川畑仁人）

抗ガングリオシド抗体（抗GM1 IgG抗体，抗GQ1b IgG抗体）

antiganglioside antibody

抗ガングリオシド抗体は，シアル酸を有する神経系に豊富なスフィンゴ糖脂質であるガングリオシドを認識する自己抗体である．ガングリオシドの中でもGM1を認識する抗GM1 IgG抗体はギラン・バレー症候群の診断に，GQ1bを認識する抗GQ1b IgG抗体はFisher症候群やBickerstaff型脳幹脳炎の検査として有用である．

検体の採取・取り扱い・保存

- 血清
- −20℃以下

基準値・測定法

抗GM1 IgG抗体・抗GQ1 IgG抗体

- 陰　性＜0.4
  判定保留 0.4≦，＜1.0
  陽　性 1.0≦
- ELISA

陽性

- 抗GM1 IgG抗体は，Guillain-Barré症候群の約50％で検出される．特にCampylobacter jejuni感染後に多い急性軸索運動型ニューロパチー（AMAN）で陽性率が高い．抗GQ1b IgG抗体は，急性眼球運動障害と小脳失調，深部腱反射低下・消失を呈するFisher症候群ではおよそ90％で陽性となるほか，同様の症状とともに脳幹症状，意識障害などを呈するBickerstaff型脳幹脳炎でも検出される

意義・何がわかるか？

- Guillain-Barré症候群の診断および病態把握に有用である．AsburyとCornblathによるGuillain-Barré症候群の診断基準においても，診断を支持する検査所見として抗ガングリオシド抗体の存在が挙げられている．

生体内での動態

規定因子と血中レベルを決める機序

- 抗GM1 IgG抗体の抗体価は発症時に高値を示し，その後低下していく．髄液蛋白細胞解離の所見は発症後1週目よりも2週目のほうが，陽性率が高い．発症初期の検査として有用性が高い．

異常値の出るメカニズム

- GM1はカンピロバクターの菌体外膜を構成するリポオリゴ糖と類似構造を示すため，カンピロバクター感染に伴い分子相同性により抗GM1 IgG抗体として機能する抗体が生じると考えられている．
- GQ1bはHaemophilus influenzaeやC. jejuniのGT1a様リポ多糖との類似構造を

示すため，これらの感染に伴い分子相同性により抗 GQ1b IgG 抗体として機能する抗体が生じると考えられている．その結果，GQ1b が豊富に発現している動眼神経や筋紡錘に結合することにより臨床症状を発現する．

参考になる検査とその意義

● 電気生理学的検査および髄液検査による蛋白細胞解離所見の有無が診断に参考となる．

診断へのアプローチ

● 臨床症状，身体所見，電気生理学的所見，髄液蛋白細胞解離，抗ガングリオシド抗体，および除外診断をもとに構成されている Asbury と Cornblath による診断基準がよく用いられている．

ピットフォール

● 神経症状発現前より上昇しその後低下を示すため，症状発現後は早期に検査を行うことが重要である．

予後とフォローアップ

● Guillain-Barré 症候群は単相性の疾患であり，急性期には全身管理，プラズマフェレーシスや免疫グロブリン大量療法による加療，回復期にはリハビリテーションが行われる．抗ガングリオシド抗体も同様に単相性の自然経過を示すため，その測定はフォローアップ時ではなく主に診断や病態把握時に行われる．

■文献

1) Kaida K et al：Antibodies to ganglioside and ganglioside complexes in Guillain-Barré syndrome and Fisher syndrome：mini-review. J Neuroimmunol 223：5-12, 2010

（川畑仁人）

血清中抗デスモグレイン１抗体（抗Dsg-1抗体）
血清中抗デスモグレイン３抗体（抗Dsg-3抗体）

anti-desmoglein 1 antibody/ anti-desmoglein 3 antibody

抗デスモグレイン１抗体および抗デスモグレイン３抗体は，それぞれカドヘリン型細胞接着因子デスモグレイン１およびデスモグレイン３に対する自己抗体である．これらの検査は天疱瘡の診断に有用である．

検体の採取・取り扱い・保存

- 血清
- 保存：冷蔵，1 週以上保存する必要がある場合は－20℃以下，1 ヵ月以上保存する必要がある場合は－70℃以下に保存し，凍結融解の繰り返しを避ける

基準値・測定法

抗デスモグレイン１抗体

- 陰性＜14
- ELISA
- 組換えデスモグレイン 1 蛋白を抗原としている

抗デスモグレイン３抗体

- 陰性＜7
- ELISA
- 組換えデスモグレイン 3 蛋白を抗原としている

陽性

		抗 Dsg-1 抗体	抗 Dsg-3 抗体
尋常性天疱瘡	粘膜優位型	－	＋
	粘膜皮膚型	＋	＋
落葉状天疱瘡		＋	－

- 増殖性天疱瘡や疱疹状天疱瘡，腫瘍随伴性天疱瘡でも多くの症例でこれらの抗体が陽性となる

意義・何がわかるか？

- 抗 Dsg-1 抗体および抗 Dsg-3 抗体の測定は天疱瘡の診断，治療経過観察に用いられている．また抗 Dsg-1 抗体と抗 Dsg-3 抗体の陽性パターンは，臨床的病型分類の参考となる．

生体内での動態

規定因子と血中レベルを決める機序

- 抗体価は多くの例で病勢と相関している．治療経過に伴い抗体価が低下・消失する．

異常値の出るメカニズム

- カドヘリン型細胞接着因子デスモグレイン 1（Dsg-1）あるいはデスモグレイン 3（Dsg-3）に対する IgG 型自己抗体であり，

これが表皮に沈着し細胞接着を阻害し皮膚病変が生じる．

- 抗デスモグレイン抗体が産生される機序に関しては不明な点が多いが，何らかの原因で自己抗原反応性T細胞やB細胞免疫学的寛容の破綻が生じ自己抗体産生に至ると考えられている．

参考になる検査とその意義

- 患者皮膚生検組織を用いた直接蛍光抗体法，患者血清を用いて健常者皮膚やサル食道上皮細胞基質を染色する間接蛍光抗体法が参考となる．
- 腫瘍随伴性天疱瘡を疑う場合はリンパ球系をはじめとした腫瘍性疾患の検索を行う．

診断へのアプローチ

- 皮膚の水疱，びらんを主体とする臨床像，皮疹部の生検による組織学的検査による棘融解細胞を伴う表皮内水疱形成の確認，血清学的検査，直接蛍光抗体法による表皮細胞膜のIgGの沈着の確認により総合的に診断する．

ピットフォール

- 腫瘍随伴性天疱瘡でも抗デスモグレイン抗体が出現しうるが，抗体価，パターンおよび臨床症状との関連は低いとされている．また抗体価と臨床症状の重症度が一致しない例もある．抗Dsg-1抗体，抗Dsg-3抗体がともに陽性であっても抗Dsg-3抗体の病原性が弱い場合は粘膜疹がない例もある．まれに抗体発現パターンの変化とともに臨床型に変化を認める場合もある．

予後とフォローアップ

- 治療としてステロイド内服が行われている．免疫抑制剤が併用されることもある．抗体価は症状と相関している場合が多く，ステロイド減量時には有用な情報となる．改善後も陽性が続く例もあり，臨床的判断と総合して評価する．

■文献

1）天谷雅行 他：天疱瘡ガイドライン．日皮会誌 120：1443-1460，2012

（川畑仁人）

T細胞百分率，B細胞百分率

T cell percentage, B cell percentage

リンパ球は胸腺由来で免疫応答の中心を担うT細胞と，抗体産生細胞に分化するB細胞に大別される．T細胞が主に細胞性免疫，B細胞が液性免疫にかかわることから，血液・免疫疾患，アレルギーや感染症によりこれらの数が変動する．

検体の採取・取り扱い・保存

- 生細胞を直接染色して解析する検査であり，採取後室温で保存のうえ，速やかに検査室に提出する必要がある
- 抗凝固薬は検査室によってEDTA-2Na，ヘパリンNaなどの指定が異なるため，その指定に従う
- リンパ球数が少ない場合は多めに採血する必要がある

基準値・測定法

- T細胞百分率：66～89%，B細胞百分率：4～13%（SRL）
- フローサイトメトリー法

高値

- T細胞数上昇：T細胞性急性リンパ性白血病（T-ALL），成人T細胞白血病/リンパ腫（ATL/L），その他のT細胞白血病，伝染性単核球症
- B細胞数上昇：T細胞性急性リンパ性白血病（B-ALL），慢性リンパ性白血病（B-CLL），その他のB細胞性白血病，伝染性単核球症

低値

- T細胞数低下：急性ウイルス感染症，原発性免疫不全症，後天性免疫不全症候群（AIDS）
- B細胞数低下：原発性免疫不全症の一部など，AIDS

意義・何がわかるか？

- リンパ球は胸腺由来のT細胞と，胸腺を経ずに分化するB細胞に大別される．T細胞は主に細胞性免疫を担うとともに免疫応答において中心的な役割をもつ．一方，B細胞は形質細胞へと分化し抗体産生を担う前駆細胞であり，主に液性免疫にかかわる．
- T細胞とB細胞は顕微鏡的には区別できず，表面に発現している分子に対するモノクローナル抗体を用いて染色し，フローサイトメトリーによって解析することによりこれらの割合を測定することができる．
- T細胞を同定する表面マーカーとしてはCD3，B細胞を同定する表面マーカーとしてはCD19が一般的に用いられる．
- この検査によって得られる結果はリンパ球あるいは白血球数に対する比率である．

生体内での動態

規定因子と血中レベルを決める機序

- T細胞およびB細胞はサイトカインなどの液性因子を介して相互に刺激を伝達し，その増殖・分化や成熟が調節されている．

●抗原刺激によるT細胞の活性化によって各種のサイトカインが分泌され，それに伴ってほかのリンパ球分画の活性も変化する．B細胞に対する抗原刺激により，増殖および分化が促され，形質細胞への最終分化により抗体が産生される．

異常値の出るメカニズム

●重症免疫不全症の診断においては，末梢血中の大まかなリンパ球分画の増減を知ることによって病型の診断を行うことができる．その他，CD4/CD8リンパ球比率を含む詳細な検査によって診断に至ることができる．

●リンパ球系の白血病・リンパ腫などの悪性腫瘍においてはモノクローナルな細胞集団が増加し，この分画が著増して観察される．造血抑制によってほかの血球分画の細胞は一般的には減少する．

参考になる検査とその意義

●この検査で得られる結果はリンパ球中の各細胞分画の比率であり，末梢血の血算と白血球像の検査は必須であり，これに基づいてT/B細胞の絶対数が求められる．

●T細胞数の変化がある場合は，T細胞のCD4/CD8比の測定が有用である．特にAIDSの診断においてはCD4陽性細胞数の評価は必須．

●原発性免疫不全症の診断においては，液性免疫の指標として血清免疫グロブリン（IgG，IgA，IgM）の測定も必須である．

●染色体異常との関係が明らかにされている免疫不全症との鑑別のため，染色体分析が有用であることがある．

●責任遺伝子変異が明らかにされている免疫不全症については，これらに対する遺伝子診断が診断確定に有用である．

●白血病・リンパ腫の診断では，さらに詳細な腫瘍細胞の表面マーカー解析と染色体分析（G分染法，FISH），骨髄穿刺，リンパ節生検などによる病理学的検索により診断を確定する．

（市川　幹）

リンパ球サブセット

lymphocyte subset

リンパ球は胸腺由来で免疫応答の中心を担うＴ細胞，抗体産生細胞に分化するＢ細胞およびNK細胞に大別され，さらにＴ細胞はCD4陽性ヘルパーＴ細胞，CD8陽性細胞傷害性Ｔ細胞に大別される．当検査はHIVなどの免疫疾患においては不可欠なものとなっている．

検体の採取・取り扱い・保存

- 生細胞を直接染色して解析する検査であり，採取後室温で保存のうえ，速やかに検査室に提出する必要がある
- 抗凝固薬はEDTA-2Na，ヘパリンNaなどが用いられ，検査室によって指定が異なる
- リンパ球数が少ない場合は多めに採血する必要がある

基準値・測定法

- 細胞（$CD3^+$）：56〜86％，Ｂ細胞（$CD19^+$）：6〜23％，$CD4^+$T細胞：29〜55％，$CD8^+$T細胞：19〜41％，NK細胞（$CD56^+$）：4〜35％（三菱化学メディエンス）
- フローサイトメトリー法を用いてＴ細胞分画・Ｂ細胞分画・NK細胞分画，CD4/CD8比などが求められる

高値・低値

- 本検査においては各分画ごとに細胞数の増加・減少を評価する．リンパ球の特定の分画が上昇する場合，伝染性単核球症などのウイルス感染症などのほか，モノクローナルな細胞集団の増加がみられる場合にはリンパ球系の悪性腫瘍（悪性リンパ腫，白血病）を考える
- リンパ球数の低下は急性ウイルス感染症，原発性免疫不全症の一部ないしSLEなどの自己免疫疾患に認められる
- HIV感染症の進行に伴ってCD4陽性Ｔリンパ球の減少が認められ，免疫不全が進行する．本検査によるCD4陽性Ｔリンパ球数の測定はHIV感染症の評価および治療方針決定に欠かせない

意義・何がわかるか？

- Ｔ細胞・Ｂ細胞数の測定とその意義については「Ｔ細胞百分率，Ｂ細胞百分率」の項参照のこと．
- Ｔ細胞を同定する表面マーカーとしてCD3，Ｂ細胞を同定する表面マーカーとしてCD19，NK細胞を同定する表面マーカーとしてCD56が一般的に用いられる．
- Ｔ細胞のサブセット解析において，ヘルパーＴ細胞の表面マーカーとしてCD4，細胞傷害性Ｔ細胞の表面マーカーとしてCD8が用いられる．その他，リンパ球の各分化・成熟段階に対応した表面マーカーを指定して解析を行うことにより，増加もしくは減少している細胞分画を同定することができる．
- 通常，蛍光波長の異なる２種類もしくはそれ以上の蛍光色素（fluorescein isothiocya-

nate：FITC と phycoerythrin：PE など）で標識したモノクローナル抗体を用いて，2 カラー（あるいはそれ以上）による分析を行うことが多い．これによって，CD3 陽性細胞中の CD4 陽性細胞の比率などの詳細な分析が可能となる．

生体内での動態

規定因子と血中レベルを決める機序

●リンパ球はサイトカインなどの液性因子を介して相互に刺激を伝達し，その増殖・分化や成熟が調節されている．

異常値の出るメカニズム

●重症免疫不全症の診断においては，末梢血中の大まかなリンパ球分画の増減を知ることによって病型の診断を行うことができる．その他，CD4/CD8 リンパ球比率を含む詳細な検査によって診断に至ることができる．

●リンパ球系の白血病・リンパ腫などの悪性腫瘍においてはモノクローナルな細胞集団が増加し，この分画が著増して観察される．造血抑制によってほかの血球分画の細胞は一般的には減少する．

参考になる検査とその意義

●この検査で得られる結果はリンパ球中の各細胞分画の比率であり，末梢血の血算と白血球像の検査は必須であり，これに基づいて T/B 細胞の絶対数が求められる．

●T 細胞数の変化がある場合は，T 細胞の CD4/CD8 比の測定が有用である．特に AIDS の診断においては CD4 陽性細胞数の評価は必須．

●原発性免疫不全症の診断においては，液性免疫の指標として血清免疫グロブリン（IgG，IgA，IgM）の測定も必須である．

●染色体異常との関係が明らかにされている免疫不全症との鑑別のため，染色体分析が有用であることがある．

●責任遺伝子変異が明らかにされている免疫不全症については，これらに対する遺伝子診断が診断確定に有用である．

●白血病・リンパ腫の診断では，さらに詳細な腫瘍細胞の表面マーカー解析と染色体分析（G 分染法，FISH），骨髄穿刺，リンパ節生検などによる病理学的検索により診断を確定する．

（市川　幹）

白血病・リンパ腫解析検査

surface marker analysis of leukemia and lymphoma

白血病・悪性リンパ腫の診断や分類においては，腫瘍のもつ系列特異的な表面マーカーによって腫瘍細胞の系統の帰属や分化段階の詳しい分類を行うことができる．一部の病型の診断には必須であるほか，迅速に結果が得られることからも診断的価値が高い．

検体の採取・取り扱い・保存

- 生細胞を直接染色して解析する検査であり，採取後室温で保存のうえ，速やかに検査室に提出する必要がある
- 抗凝固薬はEDTA-2Na，ヘパリンNaなどが用いられ，検査室によって指定が異なる
- リンパ球数が少ない場合は多めに採血する必要がある

基準値・測定法

- 本検査においては，腫瘍細胞のクローナリティや系統・分化段階を明らかにする
- フローサイトメトリー法によって測定する．通常，2種類以上の蛍光色素を用いたマルチカラー解析が行われる
- CD45ゲーティングによる白血病・リンパ腫解析検査においては，腫瘍細胞においてCD45抗原の発現が少ないことを利用して腫瘍細胞分画を同定し，この細胞集団に対してマルチカラー解析による表面マーカーの解析を行う

高値・低値

- 腫瘍細胞が存在する分画における各表面マーカーの有無・強度から診断を確定する

意義・何がわかるか？

- 診断においては一般に以下のような表面マーカーが用いられる．
- CD2, CD3, CD4, CD5, CD7, CD8（T細胞系）；CD19，CD20（B細胞系）；CD10（リンパ球系前駆細胞など）；CD11b, CD13, CD33（骨髄球系）；CD14（単球系）；CD34，CD117（未熟造血前駆細胞および幹細胞）；CD56（NK細胞）；CD41（巨核球）．
- 腫瘍細胞の形質をより詳細に解析するため，通常2種類の蛍光色素（FITCとPEが用いられる場合が多い）を用いた解析が行われる．
- CD45ゲーティングによる解析検査では，3種類の蛍光色素（FITC，PEおよびPerCPなど）によるマルチカラー解析が行われる場合が多い．この場合，例えばPerCP結合抗CD45抗体によってCD45の発現が低下した腫瘍細胞分画を同定し，この細胞集団においてFITCおよびPEを用いた2カラー解析によって腫瘍細胞の性質を明らかにする．

生体内での動態

規定因子と血中レベルを決める機序

- これらの表面マーカーの発現は各細胞系列においてそれぞれ特異的に制御されている．

異常値の出るメカニズム

●正常の骨髄やリンパ節においては，各系列においてさまざまな成熟段階の細胞が存在するため，表面マーカーを用いた解析においても各マーカーの陽性細胞分画・陰性細胞分画や発現量の異なる細胞分画が多数混在しているが，腫瘍検体においては特定のマーカーをもつ細胞集団がモノクローナルに増殖していることが特徴である．

●腫瘍細胞において正常の細胞には認められない異常な表面マーカーの組み合わせがみられることがあり，診断の一助になるほか，微小残存病変（minimal residual disease：MRD）の検出に用いることができる．例えば，B細胞性急性リンパ性白血病においてCD10，CD19以外にCD13などの骨髄球系マーカーが発現するなど．

●悪性リンパ腫をはじめとする成熟リンパ球系腫瘍においては表面マーカーの発現パターンが診断に必須である．例えば，B細胞性慢性リンパ性白血病（CLL）では腫瘍細胞はB細胞マーカーであるCD19，CD20のほか，通常はT細胞マーカーであるCD5を発現する．

参考になる検査とその意義

●白血病・リンパ腫の診断では，通常の骨髄細胞検査・病理診断と同時にこの表面マーカー解析・染色体分析（G分染法，FISH）などを同時に行い，総合的に診断を確定する．

●成熟B細胞腫瘍の診断においてはB細胞表面免疫グロブリンを検出する．

診断へのアプローチ

●急性骨髄性白血病（AML）のFAB分類においては通常の染色および細胞化学的な染色（ペルオキシダーゼ染色，エステラーゼ染色など）が診断の中心となるが，M0（最未分化型急性骨髄芽球性白血病）やM7（急性巨核芽球性白血病）においては診断にフローサイトメトリー検査が必須となる．

●造血器腫瘍の診断においては，背景に存在する遺伝子変異を含めた包括的な分類であるWHO分類が用いられるようになっており，WHO分類に沿って表面マーカー解析を行い，診断を確定する．

ピットフォール

●病理診断においては通常免疫染色による診断が同時に行われるが，フローサイトメトリーと固定細胞の免疫染色において抗原の染色性が異なる場合があり，病理医と臨床医において診断に必要な情報を共有することが正確な診断に重要である．

予後とフォローアップ

●急性白血病などにおいてMRDのマーカーが明らかとなった場合，完全寛解後の骨髄検査においてもMRDマーカーを検査し，早期の再発を診断することができる場合がある．

●造血器悪性腫瘍の治療において，系列特異的な表面マーカーに対するモノクローナル抗体が用いられることがある．すなわち，急性骨髄性白血病に対するゲムツズマブ・オゾガマイシン（抗CD33抗体），B細胞悪性リンパ腫・慢性リンパ性白血病に対するリツキシマブ，オファツムマブおよびイブリツモマブ・チウキセタン（いずれも抗CD20抗体）がそれであるが，これらの薬剤は腫瘍細胞が対応する抗原を発現する場合にのみ有効である．

（市川　幹）

B細胞表面免疫グロブリン

surface immunoglobulins on B-cells

表面免疫グロブリン（Ig）はB細胞を特徴づける最も信頼できる表面マーカーである．B細胞の成熟に従って発現するIgのクラスが変化する．Ig各クラスに対する特異抗体を用いたフローサイトメトリーにより，B細胞サブセットが測定できる．

検体の採取・取り扱い・保存

- 生細胞を直接染色して解析する検査であり，採取後室温で保存のうえ，速やかに検査室に提出する必要がある
- 抗凝固薬はEDTA-2Na，ヘパリンNaなどが用いられるが，検査室によって指定が異なるため，その指定に従う

基準値・測定法

- 末梢血での基準値はSm-IgA：3～9％（35～205/μL），Sm-IgD：1～6％（1～145 μL），Sm-IgG：3～12％（44～271 μL），Sm-Igk：1～13％（4～279 μL），Sm-Igl：1～10％（8～204 μL），Sm-IgM：2～7％（24～138 μL），Sm-Ig total：6～15％（74～352 μL）（三菱化学メディエンス）
- フローサイトメトリー法によって測定する．通常，2種類以上の蛍光色素を用いたマルチカラー解析が行われる

高値
- B細胞腫瘍（急性リンパ性白血病，慢性リンパ性白血病など）

低値
- 各種の免疫不全症（伴性低γグロブリン血症，重症複合免疫不全症，IgA単独欠損症など）

意義・何がわかるか？

- 表面IgはB細胞の最も重要かつ特異的な表面マーカーであり，その検出によってB細胞が特徴づけられる．
- B細胞腫瘍では表面Igの発現状況を検出することで，モノクローナリティの証明や分化段階の決定が可能である．
- 各種免疫不全症の詳細な診断において，欠損しているB細胞のサブクラスを明らかにすることができる．

生体内での動態

規定因子と血中レベルを決める機序

- 未熟B細胞では膜表面にIgMが発現しており，さらに分化した成熟B細胞ではIgDの発現段階を介し，最終的にIgM，IgG，IgAの各クラスのみを発現する細胞へと分化する．
- Ig軽鎖のκおよびλタイプは正常ではκ/λ比で約1～3となっている．

異常値の出るメカニズム

- B細胞腫瘍においては特定のIgクラスをもつ腫瘍細胞分画がモノクローナルに増殖

していることが特徴である.

- Ig 軽鎖の κ/λ 比が正常（1〜3）を大きく逸脱する場合，モノクローナルに増殖する腫瘍細胞が存在することが考えられる.

参考になる検査とその意義

- 白血病・リンパ腫の診断では，通常の骨髄細胞検査・病理診断と同時にこの表面マーカー解析・染色体分析（G 分染法，FISH）などを同時に行い，総合的に診断を確定する.
- B 細胞のクローナルな増殖の証明には，免疫グロブリン重鎖（IGH）遺伝子の再構成を証明する遺伝子検査（サザンブロッティング, PCR）が有用である．モノクローナルな IGH 遺伝子の再構成は B 細胞腫瘍の存在を示唆する.

診断へのアプローチ

- 成熟 B 細胞腫瘍（慢性リンパ性白血病，Burkitt リンパ腫など）の診断において，モノクローナルに増殖している表面免疫グロブリン陽性細胞集団を証明することができる．ほかの表面マーカーなどの検査結果から総合的に診断を確定する.

ピットフォール

- 表面 Ig は B 細胞腫瘍の特異的なマーカーではあるが，発現量が少ないなどの技術的な理由により検出が困難なことがあり，急性リンパ性白血病などの細胞系列決定には通常 CD19，CD20 などが用いられることが多い.

（市川　幹）

Ⅳ. 免疫血清検査

免疫細胞

免疫関連遺伝子再構成

gene rearrangement analysis of T and B cell receptors

免疫機能を担っているリンパ球は，その分化・成熟段階において免疫関連遺伝子（T 細胞受容体および免疫グロブリン）の再構成を伴うことが知られている．このことを利用し，リンパ球系悪性腫瘍におけるクローナリティの有無を判定するために用いられる．

検体の採取・取り扱い・保存

- 検体は血液・骨髄液・腫瘍組織が用いられる
- 血液においては抗凝固薬は検査室の指定に従ったものを使用する．骨髄液では通常指定の培養液が用いられる
- 腫瘍組織検体としては凍結検体が用いられる

基準値・測定法

- 再構成なし
- サザンブロッティング法および PCR 法
- サザンブロッティングによる免疫グロブリン遺伝子再構成検出には H 鎖 JH，L 鎖 Jκ，L 鎖 Jλ 領域が，T 細胞受容体遺伝子再構成検出には β 鎖 Jβ1，Jβ2 および Cβ 領域，γ 鎖 Jγ，δ 鎖 Jδ1 領域のプローブが通常用いられる
- PCR 法による免疫グロブリン H 鎖（IGH）再構成検出法では，JH 領域および VH 領域・DH 領域に複数のプライマーを設定し遺伝子再構成を検出する

陽性・陰性

- 遺伝子再構成が認められる場合，すなわちサザンブロッティング法で生殖系列細胞と異なる位置にバンドが検出される場合および PCR 法で予想されるサイズの範囲内に増幅 DNA 断片が検出できる場合には，モノクローナルなリンパ球系細胞の増加が存在すると考えられる
- 悪性リンパ腫・急性リンパ性白血病・成人 T 細胞白血病・多発性骨髄腫など

意義・何がわかるか？

- 成熟リンパ球系悪性腫瘍においては，T 細胞受容体および免疫グロブリン遺伝子の再構成がクローナルに認められる．例えばサザンブロッティング法においては，制限酵素処理した遺伝子断片のうちプローブに結合するバンドが生殖系列のサイズとは異なる位置にクローン性に検出されることを用いてリンパ球の単クローン性増殖を証明することができる．

生体内での動態

規定因子と血中レベルを決める機序

- リンパ球系のクローナルな増殖が存在する場合に，サザンブロッティング法もしくは PCR 法にてモノクローナルな遺伝子の再構成が検出される．

異常値の出るメカニズム

- 多クローン性に増殖するリンパ球集団においては，サザンブロッティング法において

プローブに結合する遺伝子断片のサイズはランダムであり，これを検出することはできない．単クローン性増殖によって有意な分画として検出できる細胞集団がある場合に遺伝子断片がバンドとして検出できることを利用した検査である．

参考になる検査とその意義

- リンパ性白血病・リンパ腫の診断では，通常の骨髄細胞検査・病理診断，表面マーカー解析・染色体分析（G分染法，FISH）などを同時に行い，総合的に診断を確定する．
- 一部のリンパ腫（血管免疫芽球性T細胞リンパ腫など）においては，腫瘍細胞の周囲に反応性の細胞が多数集積しており，免疫染色で検出される細胞集団が必ずしも腫瘍細胞とは一致せず，診断が困難であることがある．こうした疾患においては，遺伝子再構成の検出によって腫瘍細胞の由来を証明することができる．

診断へのアプローチ

- 成熟リンパ系腫瘍の診断において，モノクローナルに増殖している細胞集団の由来を証明することができる．病理診断やほかの表面マーカー，染色体分析などの検査結果から総合的に診断を確定する．
- PCR法による遺伝子再構成検出法は感度が高く，より少量のゲノムDNAによって検査を行うことができるほか，増幅された遺伝子断片のシークエンス解析によって特異的プローブを作成し腫瘍特異的なPCRを行うことにより，より高感度に微少残存病変（MRD）を検出することができる．

ピットフォール

- PCR法は高感度であるが，少数の細胞からの検査においては増幅DNA断片の検出の有無についてより慎重な検討を行う必要がある．

予後とフォローアップ

- B細胞リンパ腫において自家末梢血幹細胞移植を行う場合，移植片中に腫瘍特異的PCR法による微少残存病変が検出される場合に再発率が上昇することが示されている[1)].

■文献

1) Vose JM et al：Autologous Transplantation for Aggressive Non-Hodgkin's Lymphoma：Results of a Randomized Trial Evaluating Graft Source and Minimal Residual Disease. J Clin Oncol 20 (9)：2344-2352, 2002

（市川　幹）

リンパ球刺激試験（LST）（リンパ球芽球化試験，リンパ球幼若化試験） lymphocyte stimulation test

リンパ球はコンカナバリンA（Con-A），フィトヘマグルチニン（PHA）やpokeweed mitogen（PWM）などのマイトジェンによる刺激によって幼若化し活性化する．リンパ球機能不全を伴う疾患の診断，重症度判定にリンパ球刺激試験が行われる．

検体の採取・取り扱い・保存

- 血液検体は検査室指定の試験管を用いる．通常抗凝固薬としてヘパリンが用いられる
- 検体は室温保存のうえ当日中に提出する．冷蔵および37℃ではリンパ球の生存率が低下する

基準値・測定法

- Con-A+：20300～65700 cpm，PHA+：20500～56800 cpm
  コントロール：127～456 cpm（SRL社の基準値）
- 3H-サイミジン取り込み能

低値

- 免疫能の低下を伴う各種の病態．悪性腫瘍（白血病など），原発性および続発性免疫不全症（HIV感染症，無γグロブリン血症など），自己免疫性疾患（SLEなど），薬剤投与（抗腫瘍薬，免疫抑制薬など）

意義・何がわかるか？

- 本検査においては *in vitro* においてマイトジェン存在下にリンパ球を培養し，DNA合成時に細胞内に取り込まれる核酸前駆物質であるチミジンのリンパ球への取り込み量を，トリチウムラベルによって測定する．
- T細胞を刺激する物質としてPHA, Con-Aが用いられる．PWMによる刺激においてはT細胞およびB細胞の双方が活性化する．

生体内での動態

規定因子と血中レベルを決める機序

- 非特異的刺激物質（mitogen）の刺激によるリンパ球の活性化によりリンパ球は幼若化し，DNA合成が盛んとなる．リンパ球機能が低下する病態におけるリンパ球活性化の障害を明らかにしようとする検査であり，細胞性免疫能を測定するうえでの重要な手段である．

異常値の出るメカニズム

- 細胞性免疫能が低下する病態においては刺激によるリンパ球の活性化に障害が認められる．

参考になる検査とその意義

- 血清免疫グロブリン分画（液性免疫不全の有無を評価する）．
- T細胞百分率・B細胞百分率およびリンパ球サブセット（リンパ球数減少の有無と，減少している分画を明らかにする）．
- 薬剤を用いたリンパ球刺激試験（DLST）は，同様の手法により，被疑薬によるリンパ球活性化の有無を評価することで遅延型アレルギーの存在を評価しようとするもの

である．

診断へのアプローチ

●原発性免疫不全症候群の診断においては，臨床的に疑われる場合に液性免疫不全の有無，末梢血のリンパ球分画（T・B・NK細胞），T細胞サブセットによるリンパ球数の異常の有無を評価し，本検査によりリンパ球の機能異常を明らかにする．

（市川　幹）

HLAタイピング

HLA typing test

HLAはヒトの主要組織適合抗原（major histocompatibility complex：MHC）であり，クラスⅠに属する抗原（A, B, C）とクラスⅡに属する抗原（DR, DP, DQ）が存在する．臓器移植においてはレシピエントとドナーのHLA抗原の一致が移植治療の成否に重要である．また，一部の疾患において疾患感受性との相関が指摘されており，診断の補助として検査されることがある．

検体の採取・取り扱い・保存

- 血液検体は検査室指定の試験管を用いる．DNAタイピング法では抗凝固薬としてEDTA-2Naが用いられることが多い．白血球数が少ない場合には採血量を増やす必要がある
- 抗血清法でのタイピングには生きたリンパ球が十分数必要であり，より多くの採血量が必要であるほか，検体を速やかに検査室に送付する必要がある
- PCRを用いるDNAタイピング法では，頬粘膜上皮細胞のスメア検体など，血液以外の検体が用いられることもあり，化学療法などで白血球数が減少しているときに有用である

基準値・測定法

- 本検査は定性的な検査であり基準値は存在しない
- PCR-rSSO法（reverse sequence specific oligonucleotide）（蛍光ビーズを用いたプローブ反応により特異的な配列を検出する）が多く用いられる．PCR-SSP法（sequence specific primer），PCR-SBT法（直接シークエンス）などが併用される場合もある
- 現在はほとんどの場合DNAタイピングが行われている
- 血清学的検査法では，既知の抗血清とリンパ球上のHLA抗原の反応に基づくリンパ球細胞障害試験によって特異抗原を判定する

意義・何がわかるか？

- HLAはヒトの主要組織適合抗原であり，臓器移植のドナー適合性の判定に必須の検査である．
- 造血幹細胞移植においてはHLAの完全一致が望ましく，不適合抗原の存在する場合には拒絶や移植片対宿主病（graft-versus-host disease：GVHD）などの合併症による死亡率が上昇する．
- 疾患感受性とHLAの相関としては，HLA B27と強直性脊椎炎・Reiter症候群の相関が指摘されている．再生不良性貧血においてDRB1*1501陽性例は免疫抑制療法への反応が良好である

生体内での動態

規定因子と血中レベルを決める機序

- HLAの遺伝形式には強い連鎖不平衡が存在し，HLA遺伝子群は第6染色体上にA, C, B, DRの順に配列して存在する．このHLA遺伝子群のセットをハプロタイプと呼んでいる．HLAハプロタイプごとの

頻度は民族によって異なっている．

診断へのアプローチ

● HLAハプロタイプは父母より1セットずつ遺伝するため，組換えを無視すれば同胞間でHLAが一致する確率は約4分の1である．

ピットフォール

●片アリルのHLA遺伝子が発現していない場合，対応する抗原が発現しないため，血清学的検査法によるHLA型とDNA型が異なる可能性がある．

● HLA C座はA座とB座の間に存在するため，A，B，DRが一致している場合にC座で組換えによる不一致が起こる可能性はきわめて低い．したがって，同胞・親子間でのドナー検索においてはC座の検査が省略されることもあるが，特に非血縁者間の造血幹細胞移植においてはC座の不適合も予後と相関することが明らかとなってきており，注意が必要である．

予後とフォローアップ

●血清型が同一であるHLA型の中にもDNA型が異なるサブタイプが存在するものがある．特に造血幹細胞移植におけるDNA型の不適合は移植片対宿主病（GVHD）の発症や死亡と関係することがあり，現在ではDNA型をできるだけ一致させるようドナーが検索される．

（市川　幹）

NK細胞活性

natural killer cell activity

ナチュラルキラー（NK）細胞は，抗原刺激のない定常状態で腫瘍細胞やウイルス感染細胞に対する細胞傷害性をもつリンパ球の一種であり，自然免疫の主要な因子として働く．その活性の変化は各種免疫異常の指標となる．

検体の採取・取り扱い・保存

- 血液検体は検査室指定の試験管を用いる
- 生存したリンパ球を十分数準備する必要があるため，リンパ球数が少ない場合には採血量を増やす必要がある．また，検体は速やかに検査室に提出する必要がある

基準値・測定法

- 生物活性を測定する検査であり，通常の意味での基準値は存在しない．年齢・性別および検査室ごとに参考値が示されているため，参考にすること
- 一般的に，男性のほうが女性より高値をとり，また老齢期・幼児期に低く思春期に高い
- 測定法：通常，K562 細胞（慢性骨髄性白血病由来細胞株）を標的細胞とした ^{51}Cr 遊離法が用いられる．すなわち，^{51}Cr ラベルした標的細胞とリンパ球分画の共培養により，標的細胞の傷害された割合（%）を培養上清中に遊離した ^{51}Cr から求め，活性値として示す

高値	●顆粒リンパ球増殖異常症，ウイルス感染症の初期，Down 症候群など
低値	●悪性腫瘍，重症複合免疫不全症，Chediak-東症候群，自己免疫疾患（全身性エリテマトーデス，Sjögren 症候群，多発性硬化症など）

意義・何がわかるか？

- ナチュラルキラー（NK）細胞は，T 細胞とは異なり事前の感作のない定常状態で腫瘍細胞やウイルス感染細胞に対する細胞傷害性を示す細胞として発見された．
- 担癌患者，自己免疫疾患，先天性免疫不全症などで異常な活性がみられる．先天的に NK 細胞の欠乏している疾患として Chediak-東症候群が知られている．

生体内での動態

規定因子と血中レベルを決める機序

- NK 細胞は自然免疫の主要因子として働く細胞であり，形態学的には豊富な細胞質と細胞質内のアズール顆粒をもつ大型のリンパ球（大顆粒リンパ球，large granular lymphocyte）として同定される．
- 強い細胞傷害能をもち，自己の細胞を攻撃する可能性があることから，さまざまな活性化シグナルによって厳密に活動が制御されている．
- インターフェロン（IFN）α/β が活性化に必須である．
- マクロファージなどと同様に，Fc 受容体を発現しており，これによって抗体依存性細胞傷害活性をもつ．
- MHC クラスⅠ分子を認識する抑制性受容体をもち，このことから，MHC クラスⅠ

分子の発現が低い細胞が傷害されると考えられている.

●T細胞のマーカーであるT細胞受容体およびCD3，B細胞のマーカーであるB細胞受容体を発現していない．代表的なマーカーとして，CD16（FcγRⅢ）とCD56が挙げられる.

異常値の出るメカニズム

●各種免疫不全状態においてNK活性の低下がみられる．また，腫瘍免疫にも深く関与しており，担癌患者での活性低下と関係すると考えられる.

参考になる検査とその意義

●NK細胞はCD3などのT細胞マーカーやB細胞特異的マーカーを欠き，CD16，CD56，CD57などを発現する細胞としてフローサイトメトリー検査にて同定される．ただし，NK細胞活性は表面マーカー・形態学的な大顆粒リンパ球数からは必ずしも推測できないことも多い.

●免疫不全症の診断においては，T細胞など他のリンパ球分画についても表面マーカーによる評価を行い，液性免疫の指標として血清免疫グロブリンの定量も行う.

診断へのアプローチ

●先天性免疫不全症候群の診断においては，疾患の種類によって症状・遺伝形式とともに，機能異常がみられる細胞系列が異なっており，これらをもとに疾患の分類を行う．多くの疾患において原因となる遺伝子変異が発見されており，可能であれば変異の同定により確定診断を行う.

ピットフォール

●活性は食事の影響を受けないが，運動によって活性が上昇することが知られており，採血は早朝活動前など一定の条件下に行う必要がある.

●ステロイド大量投与時にはNK細胞活性は低下する.

予後とフォローアップ

●診断が確定した原疾患による.

（市川　幹）

CD34陽性細胞定量

CD34 positive cells

CD34は未分化な造血前駆細胞のマーカーであり，造血幹細胞に発現している．末梢血幹細胞移植などの造血幹細胞移植においては，移植片中のCD34陽性細胞数が生着とよく相関することが知られており，主に移植片において測定される検査である．

検体の採取・取り扱い・保存

- ほかのフローサイトメトリーを用いる検査と同様に，生細胞を直接染色して解析する検査であり，採取後室温で保存のうえ，速やかに検査室に提出する必要がある
- 造血幹細胞移植の移植片において測定する場合，移植片中のCD34陽性細胞の総数が必要となるため，移植片（骨髄液，単核球浮遊液，臍帯血など）の総量と有核細胞数を同時に測定する必要がある

基準値・測定法

- 通常の意味での基準値は存在しない
- 抗ヒトCD34モノクローナル抗体を用いたフローサイトメトリー法

高値	●末梢血においては，化学療法による骨髄抑制からの回復期，顆粒球コロニー刺激因子（G-CSF）投与中など ●急性白血病の白血病細胞はCD34陽性であることも多い
低値	●定常状態では末梢血に存在するCD34陽性細胞数はわずかであり，臨床的な意義は特にない

意義・何がわかるか？

- 造血幹細胞移植の移植片，すなわち骨髄液・末梢血幹細胞採取によって得られた単核球浮遊液・臍帯血の中に存在する造血幹細胞数の指標として，CD34陽性細胞数を用いる．十分な数のCD34陽性細胞が含まれる移植片を用いることにより，移植片の生着が得られる可能性が高くなる．末梢血幹細胞採取においては，目標数が得られるまで採取を連日で行うこともある．
- 末梢血幹細胞採取において，骨髄抑制からの回復期，もしくはG-CSF投与後に末梢血中にCD34陽性細胞が増加していることを指標に，末梢血への幹細胞の動員ができているかどうかを判定することもできる．

生体内での動態

規定因子と血中レベルを決める機序

- ヒトにおいてはCD34陽性CD38陰性分画に造血幹細胞が存在することが示されている．
- 定常状態でも末梢血には造血幹細胞はほとんど検出されないが，化学療法後骨髄抑制からの回復期，もしくはG-CSF投与後には末梢血に造血幹細胞が動員される．このことを利用して，末梢血に造血幹細胞が動員される時期にアフェレーシスにより単核

球を採取すると，この中には相当数の造血幹細胞が含まれることとなる．こうして採取された単核球を造血幹細胞移植に用いるのが末梢血幹細胞移植である．

- 臍帯血中にも相当数の造血幹細胞が含まれていることが知られており，造血幹細胞移植に用いるために凍結保存されている(臍帯血バンク)．臍帯血バンクにおいてはHLAタイプ，血液型，細胞数などの情報とともにCD34陽性細胞数も測定され，レシピエント体重との比較により，適切な移植片を選択する根拠としている．

異常値の出るメカニズム

- 当検査において，通常の意味での「異常値」は存在しない．

参考になる検査とその意義

- 移植片の総量・検体中の有核細胞数は同時に測定する必要がある．
- 検体中のCD34陽性細胞比率はきわめて低いため，死細胞の混入の影響を除くため，CD45との同時染色や，7-AADなどによる死細胞の染色が同時に行われる．
- 輸注されるT細胞数の推定を目的としたCD3染色や，より幹細胞を高率に濃縮する分画を同定するためのCD38染色が同時に行われることがある．

診断へのアプローチ

- 必要となる造血幹細胞数は，通常レシピエント体重あたりのCD34陽性細胞数として産出する．同種末梢血幹細胞採取においては通常$2 \sim 3 \times 10^6$/kg，自家末梢血幹細胞採取においては$1 \sim 2 \times 10^6$/kgを目標として採取を行う．

ピットフォール

- 分析の報告は，通常解析を行った細胞集団のゲートを明示して行われる．CD34陽性細胞数をここから求める場合には，適切な細胞集団を用いて計算を行うことが重要である．

予後とフォローアップ

- CD34陽性細胞数が少ない場合，移植片(グラフト)拒絶の可能性が高くなるため，別のグラフトをバックアップで準備するなどの対策が必要となる場合がある．

(市川　幹)

好中球機能

neutrophil function tests

好中球機能不全による免疫不全は稀な疾患であり，代表的な疾患として慢性肉芽腫症やChediak-Higashi症候群などが挙げられる．好中球の機能には運動能，貪食能，殺菌能があるが，好中球機能検査ではこれらを評価する．

検体の採取・取り扱い・保存

- 好中球を生きた状態で検査するため，検査室指定の採血管（通常ヘパリン入り）を使用し，常温で速やかに検査室に届ける必要がある

基準値・測定法

- 貪食能：70〜87％（フローサイトメトリー法），殺菌能：93〜97％（フローサイトメトリー法）（いずれも三菱化学メディエンスによる）
- 好中球貪食能：フローサイトメトリー法．一般的にラテックス粒子を好中球に貪食させ，蛍光色素をもったラテックス粒子を取り込んだ血球をフローサイトメトリーにて検出する
- 好中球殺菌能：蛍光色素を用いて活性酸素産生能を測定する．ジクロロフルオレセイン・ジアセテートDCFH-DAもしくはジヒドロローダミン-123（DHR-123）が用いられるが，後者のほうがより偽陰性が少ないとされている．好中球に取り込ませ，PMA（phorbol myristate acetate）で刺激させ，最終的に生成されたDCFの蛍光をフローサイトメトリーで検出する
- フローサイトメトリーを実施できない検査室でも行える試験としてニトロブルーテトラゾリウム（NBT）還元試験が用いられる．好中球に取り込まれたNBTが正常では活性酸素種によって青紫色に着色されることを用いて，好中球における活性酸素産生能の欠損を証明する

高値	●臨床的な意義は特にない
低値	●先天性好中球異常症（なまけもの白血球症候群，家族性タフトシン欠損症，Chediak-Higashi症候群，慢性肉芽腫症など），白血病，低γグロブリン血症，補体欠損症，糖尿病，肝硬変，尿毒症，脾摘後，重症感染症，副腎皮質ホルモン投与中など

意義・何がわかるか？

- 好中球は運動能（遊走能），貪食能，殺菌能といった機能をもつが，これらに障害がある場合，末梢血中の好中球数が保たれているにもかかわらず感染症の反復・重症化がみられる．
- 貪食能は微生物侵入に対する生体の最初のバリアーであり，またリンパ球に対する抗原呈示の最初のステップとしても重要である．貪食能測定検査では，貪食機能を促進する抗体や補体などのオプソニン活性も含めた機能として測定される．

●好中球や単球といった貪食細胞は，貪食した微生物などを活性酸素により殺菌する．殺菌能測定検査においては，この活性酸素の産生を測定することにより殺菌能を評価する．

●遊走能についてはアガロース平板法，ボイデンチャンバーを用いた方法などによって評価するが，コマーシャルベースでは検査が行われていない．

生体内での動態

規定因子と血中レベルを決める機序

●前述のように，好中球の各機能が先天性・続発性に障害されることにより各機能の異常が認められる．

●好中球貪食能検査は抗体や補体などのオプソニン活性も含めた形で測定されるため，これらの低下がみられる場合にも異常が認められる．

異常値の出るメカニズム

●遊走能の低下は好中球の膜流動性の低下・変形能の低下，表面接着因子発現の低下などによる．

●慢性肉芽腫症においては食細胞 NADPH oxidase 酵素複合体を構成する蛋白質の欠損が知られており，わが国では X 連鎖遺伝性の gp91^{phox} 欠損型が全体の約 8 割を占める[1)]．

参考になる検査とその意義

●血算：なまけもの白血球症候群など好中球遊走能異常においては末梢血の好中球数の低下が認められる場合も多い．

●白血球像：Chediak-Higashi 症候群においては白血球の細胞質内に巨大顆粒が認められるなど，白血球機能異常と形態の異常が同時に認められる場合も多い．

●遺伝子検査：家系内での発症様式を参考にするとともに，遺伝子変異が明らかにされている好中球機能異常症においては，遺伝子変異を検出することにより診断を確定する．

●抗体・補体定量：オプソニン活性により貪食能を亢進させる．

診断へのアプローチ

●感染症の反復，難治化などから好中球機能異常を疑い，当検査とともに血液形態検査や生化学的検査を行い，総合的に診断する．遺伝子検査を含む特殊な検査が必要となる場合も多く，診断には専門施設での解析が必要となる場合が多い．

ピットフォール

●続発性好中球機能異常症では，通常好中球機能が測定される機会は少ないが，反復する感染症をみた場合には，好中球機能の異常も念頭においた鑑別診断を行うことが望まれる．

予後とフォローアップ

●原因となる各疾患の予後による．先天性好中球機能異常症においては抗菌薬による感染症のコントロールのほか，造血幹細胞移植が必要となる疾患も多い．続発性好中球機能異常症においては原疾患の治療が重要であるほか，顆粒球コロニー刺激因子（G-CSF）の投与が有効であることもある．

■文献

1）水上智之，布井博幸：慢性肉芽腫症．“別冊日本臨牀 新領域別症候群シリーズ 血液症候群（第二版）”日本臨牀社，pp 95-98，2013

（市川　幹）

ターミナルデオキシヌクレオチジルトランスフェラーゼ(TdT)活性

terminal deoxynucleotidyl transferase (TdT) activity

terminal deoxynucleotidyl transferase (TdT) 活性はDNAの3′末端に余分な塩基を付加する活性であるが，これはヌクレオチド付加によりリンパ球受容体遺伝子の多様性を増す働きをしており，未熟リンパ球や胸腺リンパ球に発現している．TdTは急性リンパ性白血病（ALL）において9割以上で陽性であることから，ALLもしくはリンパ芽球性リンパ腫（LBL）の診断根拠とする目的で免疫染色が行われる．

検体の採取・取り扱い・保存

- 血球細胞の形態学的な観察であり，所定の抗凝固薬入り試験管に採取し室温にて提出する
- 骨髄液での検査においては所定の培養液を用いる

基準値・測定法

- 陰性
- 間接蛍光抗体法

高値
- ALL，LBL，慢性骨髄性白血病のリンパ芽球性急性転化

意義・何がわかるか？

- TdT陽性の腫瘍はリンパ球前駆細胞の腫瘍であるALL，LBL以外では稀であり，造血器腫瘍でTdTが陽性である場合，リンパ芽球様細胞の腫瘍を考える．
- 急性白血病の細胞系列決定（急性骨髄性白血病かALLか）においてほかの検査とともに用いられ，総合的に診断する．
- 悪性リンパ腫のサブタイプ分類に有用である．特に，成熟B細胞腫瘍の白血化や，末梢血への腫瘍細胞の出現を認めないLBLの診断に有用である．

生体内での動態

規定因子と血中レベルを決める機序

- TdTは正常ヒト末梢血や骨髄細胞ではほとんど検出されず，骨髄中のリンパ芽球様細胞の一部にのみ認められる．

異常値の出るメカニズム

- リンパ芽球様細胞が腫瘍性に増殖する造血器腫瘍疾患において有意に高値を示す．

参考になる検査とその意義

- 急性リンパ性白血病が疑われるときには，骨髄の形態学的な検査，フローサイトメトリー，染色体および遺伝子検査と同時に検査を行い，総合的に診断を確定する．

診断へのアプローチ

- B細胞リンパ腫の診断において，例えばCD19とCD10が陽性である疾患の代表としてLBL，濾胞性リンパ腫，Burkittリンパ腫が挙げられる．これらはいずれもリンパ節腫脹と白血化を伴うことがあり，腫瘍細胞の存在する部位のみでは診断確定ができない．このとき，TdT活性測定で腫瘍

がTdT陽性であればLBL（白血化している場合ALL）と診断できる．
●系列不明白血病において，リンパ球系を示唆するマーカーの一つである．フローサイトメトリーや細胞化学的検査とともに検査を行い，総合的に細胞系列を決定する．

ピットフォール

●ステロイド投与中にTdT活性が低下することがある．
●小児においては成人と比較して高い値を示すことがある．

（市川　幹）

2′,5′-オリゴアデニル酸合成酵素活性（2-5AS）

2′,5′-oligoadenylate synthase（2-5AS）

インターフェロン（IFN）によって誘導される抗ウイルス機構の1つに2′,5′-結合オリゴアデニル酸（2-5A）システムが存在する．2-5ASはこのシステムの鍵分子であり，IFNによって誘起された生体内の抗ウイルス活性の指標となる．当検査はウイルス感染症などIFNの関与する病態のモニタリングに有用であり，ウイルス血症を伴うウイルス肝炎のIFN治療のモニタリングに保険適用となっている．

検体の採取・取り扱い・保存

- 血清にて測定する．採血後，2〜6時間の間に4℃にて血清分離し，凍結保存する
- 溶血の影響を受ける

基準値・測定法

- 100 pmol/dL・h以下
- RIA（2抗体法）

高値

- ウイルス感染症，マイコプラズマ感染症をはじめとする種々の感染症（特に急性期），IFN治療中，自己免疫性疾患

意義・何がわかるか？

- IFNによって誘導される抗ウイルス機構の一つである2-5Aシステムの鍵分子である2-5ASを測定する検査である．
- IFNの分泌が亢進する病態において上昇する．
- また，IFNを用いた治療の効果判定にも用いられる．
- 保険適用となるのは，ウイルス血症を伴う慢性活動性肝炎に対するIFN治療の投与量，効果の判定に用いられた場合のみである．

生体内での動態

規定因子と血中レベルを決める機序

- IFNによって2-5ASが誘導され，これがウイルス由来の二本鎖RNAによって活性化される．2-5ASはATPを材料にオリゴヌクレオチドの2′-5′結合をもつ特異な核酸である2-5Aを合成し，これがRNase LによるウイルスのmRNA分解を介して抗ウイルス作用を発揮する．

異常値の出るメカニズム

- 上記のように，インターフェロン高値となる病態において高値をとる．

参考になる検査とその意義

- 慢性B型肝炎においては，トランスアミナーゼの測定など肝機能の評価のほか，HBe抗原，HBV-DNAやDNAポリメラーゼ活性を測定することによりIFN治療の効果判定，経過観察を行う．

診断へのアプローチ

- 上記のように，IFNの投与量による抗ウイ

ルス活性とウイルス量，肝機能の結果から総合的に診断する．

● ウイルス肝炎に対するIFN治療効果に対しては，ウイルス量やgenotypeといったウイルス側の因子とともに，宿主側の因子も影響を与える．2-5ASは抗ウイルス作用の主な担い手であり外因性のIFN投与により上昇するが，その誘導率は個人差が大きい．2-5AS活性上昇を直接測定することでIFN投与に対する宿主側の抗ウイルス機構の反応を直接評価することにより，より効果的な治療に結び付けられる．

ピットフォール

● IFN作用を直接評価できる点で有用な検査ではあるが，ウイルス量の直接測定と比較して測定される機会が少なく，測定を中止している検査室も多い．

（市川　幹）

顆粒球コロニー刺激因子（G-CSF）

granulocyte-colony stimulating factor

顆粒球コロニー刺激因子（G-CSF）は主に好中球とその前駆細胞に働くサイトカインである．G-CSF を産生する腫瘍も報告されている．

検体の採取・取り扱い・保存

- 血清
- 凍結

基準値・測定法

- 20～40 pg/mL 以下程度
- ELISA，EIA など
- 保険未収載
- いくつかの検査会社で測定可能

高値	●悪性腫瘍（G-CSF 産生腫瘍） ●感染，炎症時
低値	●特になし

意義・何がわかるか？

- G-CSF は好中球およびその前駆細胞の生存・増殖・分化を司るサイトカインである．通常の好中球の分化・増殖だけでなく，細菌感染時など，急速に好中球を増加させる場合にも重要である．
- 造血幹細胞を骨髄から末梢血中に動員する働きもある．

生体内での動態

規定因子と血中レベルを決める機序

- G-CSF は線維芽細胞，内皮細胞，単球，マクロファージ，骨髄間質細胞などから産生される．
- G-CSF の産生は IL-1β，TNF-α，LPS などの，感染時に急速に増加する炎症性因子によって誘導される．
- G-CSF のプロモーターには炎症で重要な働きをする NF-κB や C/EBPβ の結合配列があり，感染時の誘導的な発現や，腫瘍での恒常的発現の機序の一つと考えられている．

異常値の出るメカニズム

- G-CSF は感染や炎症の存在時に，好中球を動員するために，発現が上昇する．これらは前述のように TNF-α などのサイトカインにより NF-κB などの転写因子を介して行われる．この場合の G-CSF の上昇は感染に対する生体防御反応として必要不可欠である．
- 一方，G-CSF を恒常的に産生する悪性腫瘍が知られている．この場合は感染などに無関係に G-CSF を産生し，好中球の異常な上昇をもたらす．

参考になる検査とその意義

- 画像検索や培養検査による感染の検索．

● IL-6 や IL-1 などの炎症性サイトカイン.
●血液塗抹標本や骨髄検査.

診断へのアプローチ

●感染や炎症の存在が明らでない場合は，G-CSF 産生悪性腫瘍の存在も疑い，全身検索を行う.

ピットフォール

● G-CSF 産生腫瘍は主にわが国で報告されている.
●明らかな炎症を認めずに白血球上昇を認めた場合に考慮する.
●これまでに報告されている症例数は決して多くなく，その病態の全容は明らかでない．しかし，増殖が速く早急に化学療法を行う必要があるとの報告もあり，注意が必要である.

予後とフォローアップ

●初期には悪性腫瘍が同定できない場合もあり，注意深く経過観察を行う.

■文献

1）Panopoulos AD, Watowich SS：Granulocyte colony-stimulating factor：molecular mechanisms of action during steady state and 'emergency' hematopoiesis. Cytokine 42（3）：277-288, 2008
2）Falkenburg JH, Harrington MA, de Paus RA et al：Differential transcriptional and posttranscriptional regulation of gene expression of the colony-stimulating factors by interleukin-1 and fetal bovine serum in murine fibroblasts. Blood 78（3）：658-665, 1991
3）Kawaguchi M, Asada Y, Terada T et al：Aggressive recurrence of gastric cancer as a granulocyte-colony-stimulating factor-producing tumor. Int J Clin Oncol 15（2）：191-195, 2010

（中川正宏）

顆粒球-マクロファージコロニー刺激因子（GM-CSF）

granulocyte/macrophage-colony stimulating factor

顆粒球-マクロファージコロニー刺激因子（GM-CSF）はサイトカインであり，主に感染時にマクロファージや好中球の産生を促進する．自己免疫疾患や炎症時にも上昇する．

検体の採取・取り扱い・保存

- 血清

基準値・測定法

- 明確な基準値は定まっていないが，通常は低値である
- ELISA
- 保険未収載
- いくつかの検査会社で測定可能

高値	●感染 ●自己免疫性疾患 ●炎症 ●悪性腫瘍
低値	●特になし

意義・何がわかるか？

- GM-CSFは感染・炎症の存在時に産生が亢進するサイトカインであり，好中球・好酸球・マクロファージなどを増加させる．また，マクロファージの機能にも作用し，細胞接着性の亢進や病原体を認識する受容体の発現亢進，TNFαなどの炎症性サイトカインの分泌亢進をもたらす．感染・炎症の存在時に高値を示す．

生体内での動態

規定因子と血中レベルを決める機序

- 血中のGM-CSFは通常は低値であり，感染の際にはTNF，IL-1，LPSなどによって発現が上昇する．
- GM-CSFはさまざまな臓器や細胞から産生される．
- GM-CSFはGM-CSF受容体に結合し，JAK-STAT経路，MAPK経路，PI3K経路を活性化する．

異常値の出るメカニズム

- GM-CSFは炎症や自己免疫反応の存在する局所で特に高値となる．例えば関節リウマチの関節液である．
- 細菌や自己抗原により活性化されたマクロファージはIL-1やTNFαを産生し，周囲の内皮細胞や上皮細胞，線維芽細胞，軟骨細胞などを刺激する．それらの細胞はGM-CSFなどを産生し，さらなるマクロファージの増加につながる．この連鎖反応により，関節液内でGM-CSFは高値となる．また，マクロファージ自身もGM-CSFを産生する．

参考になる検査とその意義

- TNF-αやIL-1などの炎症性サイトカイン.
- G-CSF，M-CSF などの好中球やマクロファージを増加させるサイトカイン.

診断へのアプローチ

- GM-CSF 高値は感染や炎症，炎症性疾患の存在を示唆する.
- 関節リウマチに対する GM-CSF 阻害療法の研究が進んでおり，今後の発展が期待される.

ピットフォール

- 特異的な検査ではないため注意する.

予後とフォローアップ

- 炎症や感染の軽快とともに低下することが期待される.

■文献

1）Metcalf D：Hematopoietic cytokines. Blood 111（2）：485-491, 2008

2）Hamilton JA：Colony-stimulating factors in inflammation and autoimmunity. Nat Rev Immunol 8（7）：533-544, 2008

3）Hercus TR, Thomas D, Guthridge MA et al：The granulocyte-macrophage colony-stimulating factor receptor：linking its structure to cell signaling and its role in disease. Blood 114（7）：1289-1298, 2009

（中川正宏）

マクロファージコロニー刺激因子(M-CSF)

macrophage colony stimulating factor

マクロファージコロニー刺激因子（M-CSF）はサイトカインであり，マクロファージの産生を促し，その機能も制御する．

検体の採取・取り扱い・保存

- 血清

基準値・測定法

- 明確な基準値は定まっていない
- ELISA
- GM-CSF と異なり，定常時にも同定できる
- 保険未収載

高値	●自己免疫性疾患 ●炎症 ●感染 ●悪性腫瘍
低値	●臨床的意義はまだ確立していない

意義・何がわかるか？

- M-CSF はマクロファージや単球，樹状細胞，破骨細胞などの生存・増殖・分化・成熟に必須のサイトカインである．
- 定常時にも重要な役割を果たし，感染・炎症の存在時には上昇する．
- マクロファージなどの細胞の機能にも作用し，TNF-α などの炎症性サイトカインの分泌亢進をもたらす．
- M-CSF やその受容体を欠損したマウスでは，組織のマクロファージや破骨細胞が減少し，さまざまな異常をきたすことが報告されている．大理石骨病，骨格の異常，歯の萌出不全を特徴として，神経系，繁殖，真皮，滑膜に異常を認める．
- 高値では炎症の存在を示唆するが，低値での臨床的意義はまだ確立していない．

生体内での動態

規定因子と血中レベルを決める機序

- GM-CSF とは異なり，定常時にも血中で検出される．
- さまざまな組織でのマクロファージの活動に重要な役割を果たしている．
- 感染や炎症の際には GM-CSF と同様に，TNF-α, IL-1などによって発現が上昇する．
- M-CSF はさまざまな臓器や細胞から産生される．
- M-CSF はリン酸化酵素である M-CSF 受容体に結合し活性化させる．M-CSF 受容体は下流のシグナルをリン酸化し，活性化させる．

異常値の出るメカニズム

- M-CSF は炎症や自己免疫反応の存在する局所で特に高値となる．例えば関節リウマ

チの関節液である．

●細菌や自己抗原により活性化されたマクロファージはIL-1やTNF-αを産生し，周囲の内皮細胞や上皮細胞，線維芽細胞，軟骨細胞などを刺激する．それらの細胞はM-CSFなどを産生し，さらなるマクロファージの増加につながる．この連鎖反応により，関節液内でM-CSFは高値となる．マクロファージ自身もM-CSFを産生する．

参考になる検査とその意義

●TNF-αやIL-1などの炎症性サイトカイン．

●GM-CSFなどの好中球やマクロファージを増加させるサイトカイン．

診断へのアプローチ

●M-CSF高値は感染や炎症，自己免疫性疾患，炎症性疾患の存在を示唆する．

●関節リウマチに対するM-CSF阻害療法の研究が進んでおり，今後の発展が期待される．

●M-CSF低値に関しては，不妊との関連を示唆する報告もあるが，さらなる知見の蓄積が必要と思われる．

ピットフォール

●特異的な検査ではないため注意する．

●妊娠時にも上昇すると報告されている．

予後とフォローアップ

●自己免疫性疾患や悪性腫瘍などさまざまな疾患に対してM-CSF阻害療法，あるいは補充療法が研究されており，発展が期待される．

■文献

1）Hamilton JA：Colony-stimulating factors in inflammation and autoimmunity. Nat Rev Immunol 8（7）：533-544, 2008

2）Hume DA, MacDonald KP：Therapeutic applications of macrophage colony-stimulating factor-1（CSF-1）and antagonists of CSF-1 receptor（CSF-1R）signaling. Blood 119（8）：1810-1820, 2012

（中川正宏）

SCF

stem cell factor

stem cell factor（SCF）は c-kit 受容体に作用するサイトカインであり，造血などで重要な役割を果たしている．

検体の採取・取り扱い・保存	基準値・測定法
●血清	●基準値は明らかでないが，健常人では血清で 3.3 ng/mL 程度だったとする報告がある ●ELISA　●保険未収載

高値	●明らかでない
低値	●明らかでない

意義・何がわかるか？

●SCF は c-kit 受容体に作用するサイトカインであり，造血，色素沈着，妊孕性，腸管運動，神経系に重要なシグナルである．異常な亢進が，悪性腫瘍やアレルギーで認められている．

●これらは主に c-kit 受容体以降の異常で起こることが多く，血中 SCF の異常な増加による疾患は明らかでない．

生体内での動態

規定因子と血中レベルを決める機序

●SCF は主に 2 種類の転写産物が産生され，一方は切断されて血中での遊離体となり，他方は細胞表面上にとどまる．

●細胞表面上からの SCF の遊離はプロテインキナーゼ C などによって誘導される．

●SCF は内皮細胞と線維芽細胞で産生される．また，皮膚の角化細胞や腸管の上皮細胞でも産生される．IL-1 や TNF-α は骨髄間質細胞での SCF の産生を促進させる．

異常値の出るメカニズム

●再生不良性貧血や骨髄異形成症候群，その他の慢性貧血では，血清 SCF の上昇は認められなかった．

●皮膚肥満細胞症では皮膚での SCF の局在異常があり，遊離体へと変換する蛋白分解の亢進によるものと考えられている．

参考になる検査とその意義

●c-kit 遺伝子異常検査（恒常的活性化変異の検索）

診断へのアプローチ

●現時点では臨床的意義は明らかでない．

ピットフォール

●血清 SCF 濃度は正常でも，細胞表面上の SCF の発現や，c-kit 受容体に異常がある可能性がある．

予後とフォローアップ

●現時点では臨床的意義は明らかでない．

■文献

1）Broudy VC：Stem cell factor and hematopoiesis. Blood 90（4）：1345-1364, 1997
2）Langley KE et al：Soluble stem cell factor in human serum. Blood 81（3）：656-660, 1993
3）Longley BJ Jr et al：Altered metabolism of mast-cell growth factor（c-kit ligand）in cutaneous mastocytosis. N Engl J Med 328（18）：1302-1307, 1993

（中川正宏）

エリスロポエチン(EPO)

erythropoietin

エリスロポエチン(EPO)は，赤血球の産生に重要な役割を果たすサイトカインである．腎臓で産生され，多血症や貧血の鑑別診断に重要である．

検体の採取・取り扱い・保存

- 血清
- 凍結

基準値・測定法

- 4〜30 mIU/mL 程度
- RIA

高値	二次性多血症 悪性腫瘍 低酸素血症 再生不良性貧血 鉄欠乏性貧血 エリスロポエチン投与後 高地滞在 ドーピング
低値	真性多血症 慢性腎不全 腎性貧血

意義・何がわかるか？

- EPO は血中の酸素濃度が低いと産生が亢進し，赤血球を増加させる．赤血球が過度に多い場合（多血症），あるいは少ない場合（貧血）の際に，原因を推定するのに有用である．
- 多血症なのに EPO が低値であれば，赤血球の自立性（腫瘍性）の増殖などを疑う．
- 多血症で EPO が高値であれば，必要以上に産生されているので，EPO 産生腫瘍などを疑う．
- 貧血で EPO が低値であれば，EPO を必要量産生できていないので，産生臓器である腎臓の異常などを考える．
- 貧血で EPO が高値であれば，EPO に反応できていないので，再生不良性貧血などの血液の疾患や，赤血球産生の材料不足である鉄欠乏性貧血などを考える．

生体内での動態

規定因子と血中レベルを決める機序

- EPO は体内の酸素濃度に応じて，酸素の運搬役である赤血球の産生をコントロールしている，重要な因子である．
- EPO は胎生期には肝臓で産生されるが，その後は腎臓で産生される．低酸素により転写因子 HIF-1 経路を介して EPO の発現は調整される．高度の貧血では通常の 100 倍程度まで上昇する．

- 産生された EPO は EPO 受容体に結合し，JAK2-STAT5 経路を活性化する．
- EPO は骨髄中での，赤血球の前駆細胞の生存，増殖，分化に必須の働きをしている．EPO 低値では，多くの前駆細胞がアポトーシスを起こすが，EPO 高値ではアポトーシスを起こす前駆細胞は少なく，多くが赤血球に分化する．
- なお，血液細胞以外にも EPO 受容体は発現しており，血管新生や神経系においても重要な役割を果たしていると考えられている．

異常値の出るメカニズム

- 低酸素検出による EPO の産生，EPO 受容体への結合による JAK2-STAT5 経路の活性化，前駆体から赤血球への分化，増殖という一連の流れの中のどこかで異常が生じると，EPO の値も異常値となる．
- 慢性腎不全などの腎疾患では，腎臓による EPO の産生が低下するため，貧血となる．
- 鉄欠乏性貧血，再生不良性貧血，赤芽球癆などでは EPO による刺激があっても赤血球の産生に障害があるため，貧血となる．そのため EPO は高値を示す．
- EPO 産生腫瘍などの存在下では，血中酸素濃度が上昇しても EPO の産生が低下しないため，二次性の多血症となる．
- 酸素濃度を感知する遺伝子（VHL，PHD2，IF-2 など）に異常がある場合も同様に二次性の多血症となる．
- 慢性肺疾患や心疾患，喫煙者などでは慢性的に低酸素状態なので，EPO は高値を示し，多血症となる．
- EPO 受容体に変異がある場合や，EPO の下流の JAK2 に変異がある場合には，EPO の刺激に寄らず赤血球産生が亢進するため，EPO 低値での多血症となる．

参考になる検査とその意義

- 血算，血液塗抹標本，赤血球指数，ビタミン B_{12}，葉酸，鉄動態，腎機能，JAK2 遺伝子変異検出などで，ほかの貧血や多血症の鑑別を行う．

診断へのアプローチ

- 上記の検査により総合的に診断する．必要に応じて専門医にコンサルトを行い，血液塗抹標本や骨髄検査を行う．JAK2 変異は多血症の診断に非常に重要であり，積極的に行いたい．
- エリスロポエチン産生腫瘍を疑った場合には，画像検索や腫瘍マーカー，生検などで診断を行う．

ピットフォール

- 保険適用に注意する．下記の場合に算定可能．
- 赤血球増加症の鑑別診断．
- 重度の慢性腎不全患者，エリスロポエチンあるいはダルベポエチン投与前の透析患者における腎性貧血の診断．

予後とフォローアップ

- エリスロポエチン産生腫瘍や，骨髄異形成症候群などは初期には診断が困難なこともあるので，慎重に経過観察を行う．
- 慢性腎不全では広くエリスロポエチン製剤が使用されているが，心筋梗塞や血栓などのリスクに注意する．

■文献

1）Lombardero M, Kovacs K, Scheithauer BW：Erythropoietin：a hormone with multiple functions. Pathobiology 78（1）：41-53, 2011

2）McMullin MF：Idiopathic erythrocytosis：a disappearing entity. Hematology Am Soc Hematol Educ Program：629-635, 2009

3）Tefferi A：Polycythemia vera and essential thrombocythemia：2012 update on diagnosis, risk stratification, and management. Am J Hematol 87（3）：285-293, 2012

（中川正宏）

トロンボポエチン（TPO）

thrombopoietin

トロンボポエチン（TPO）は，血小板産生と造血幹細胞維持に重要なサイトカインである．特発性血小板減少性紫斑病（ITP）の，簡便な鑑別診断としての有用性が示唆されているが，測定できる機関は限られている．

検体の採取・取り扱い・保存

- 血漿あるいは血清
- 凍結

基準値・測定法

- 通常は低値である
- ELISA
- 保険未収載

高値	●悪性腫瘍（腫瘍随伴性血小板増加症） ●化学療法後 ●再生不良性貧血
低値	●特になし

意義・何がわかるか？

- TPOは，血小板産生と造血幹細胞維持に重要なサイトカインである．
- 巨核球系細胞と血小板の総数に逆相関することが示唆されている．
- 再生不良性貧血と特発性血小板減少性紫斑病の鑑別に有用であることが示唆されている．

生体内での動態

規定因子と血中レベルを決める機序

- TPOはその受容体であるMPLに作用する．MPLは巨核球，血小板，血球血管芽球，造血幹細胞に発現している．
- TPOは巨核球への分化に作用し，巨核前駆細胞の増殖を促進する．さらに，巨核球の多倍体化も促進する．しかし，巨核球からの血小板産生には作用しない．
- TPOは造血幹細胞の静止状態の維持に重要な働きをしている．
- TPOは主に肝臓で産生されるが，腎臓，脾臓，骨髄の間質細胞でも産生される．
- 血小板低値の場合の血中レベルは，基本的に産生量ではなく，消費量によって規定される．血小板低値においても，肝臓，腎臓でのTPOの生産量は増加しないと報告されている．受容体であるMPLの多くは巨核球，血小板に存在しており，これらが多数存在する場合は消費されて低値を示し，これらが低値の場合は消費が低下して，TPOの血中レベルは上昇する．したがって，血小板が低下した場合にはTPOが高値となり，血小板を増加させる方向に働く．
- 一方，骨髄中のTPOの産生は，血小板低下により増加すると考えられている．血小板からのPf4，TGFβ，TsPなどの蛋白が骨髄間質細胞のTPO産生を抑制する．
- TPOはMPLに結合し，JAK/STAT経路，PI3K/AKT経路，MAPK経路を活性化する．
- これらの下流の異常が，本態性血小板血症（ET）を含む骨髄増殖性疾患において認められている．JAK2の変異がETの50％で，MPLの変異がETの1％で報告されている．

異常値の出るメカニズム

- 再生不良性貧血では，巨核球数も血小板数も低下しているため，TPOの消費が減少し，TPOは高度に上昇する．しかし特発性血小板減少性紫斑病では，骨髄中の巨核球数は保たれている，あるいは上昇しているため，TPOの上昇は軽度にとどまると考えられている．
- なお，近年第二世代のTPO受容体作動薬が実用化されている．第一世代では内因性のTPOに対する抗体産生を招いたため，実用化されなかったが，第二世代ではTPOと異なる物質により受容体を作動させるため，抗体産生が起こらないと考えられている．特発性血小板減少性紫斑病ではTPO受容体作動薬によって，血小板増加の効果が得られるため，TPO濃度は健常人より若干増加していても，相対的に不足していると考えられている．
- 悪性腫瘍では，悪性腫瘍から産生されたIL-6が肝臓においてTPOの産生を亢進させ，TPOが血小板を増加させるとともに，腫瘍増殖と血管新生に働いていると報告されている．

参考になる検査とその意義

- 網状血小板数（幼若な血小板，血小板産生の指標）．
- グリコカリシン濃度および指数（血小板産生と破壊の指標）．
- IL-6（腫瘍からの産生の亢進）．
- 脾腫の有無（血小板破壊の亢進）．
- 血液塗抹標本の確認（血小板凝集の有無，異型細胞の有無）．
- 骨髄塗抹標本，骨髄生検（巨核球の増減，細胞随と脂肪随の確認，異型細胞の有無）．

診断へのアプローチ

- 再生不良性貧血や特発性血小板減少性紫斑病の診断には骨髄検査が重要である．しかし，血中TPO濃度測定は血液検査であり，簡便であるため，十分な知見の集積のうえでの実用化が期待される．

ピットフォール

- まだ一般的な検査ではなく，結果の解釈には十分な注意が必要である．

予後とフォローアップ

- 非侵襲的な検査であるため，フォローアップでの有用性も期待される．

■文献

1）Kurata Y, Hayashi S, Kiyoi T et al：Diagnostic value of tests for reticulated platelets, plasma glycocalicin, and thrombopoietin levels for discriminating between hyperdestructive and hypoplastic thrombocytopenia. Am J Clin Pathol 115（5）：656-664, 2001

2）de Graaf CA, Metcalf D：Thrombopoietin and hematopoietic stem cells. Cell Cycle 10（10）：1582-1589, 2011

3）Stone RL, Nick AM, McNeish IA et al：Paraneoplastic thrombocytosis in ovarian cancer. N Engl J Med 366（7）：610-618, 2012

（中川正宏）

インターロイキン2レセプター（IL-2R）〔可溶性インターロイキン2レセプター（sIL-2R）〕

interleukin-2 receptor（soluble interleukin-2 receptor）

可溶性インターロイキン２レセプター（sIL-2R）はリンパ球や腫瘍細胞に発現しているIL-2受容体の遊離体（細胞表面に結合していない状態）である．T細胞の活性化の状態を反映し，悪性リンパ腫の病勢判定などに用いられる．

検体の採取・取り扱い・保存

- 血清
- 冷蔵

基準値・測定法

- 100～500 U/mL 程度
- CLEIA あるいは ELISA など

高値

- 悪性腫瘍（悪性リンパ腫だけでなく，種々の腫瘍でも上昇する）
- 自己免疫性疾患
- アレルギー性疾患
- 感染

低値

- 特になし

意義・何がわかるか？

- 悪性リンパ腫の診断・予後予測・治療効果判定・経過観察（ただし特異的ではない）．
- T細胞の活性化で上昇するため，免疫が賦活化される状況で上昇する．そのため，種々の腫瘍や自己免疫性疾患，アレルギー性疾患，感染などでも上昇することに注意が必要である．

生体内での動態

規定因子と血中レベルを決める機序

- IL-2Rはサイトカインであるインターロイキン2(IL-2)の受容体である．α鎖，β鎖，γ鎖から構成されるが，sIL-2Rは膜表面から切断されたα鎖を指す．α鎖はIL-2特異的である．IL-2Rは活性化T細胞やNK細胞，単球，好酸球や一部の腫瘍細胞上に発現している．通常，活性化後に切断されて血中に遊離体として放出される．

異常値の出るメカニズム

- 悪性リンパ腫を含めた血液系の腫瘍では，腫瘍細胞もsIL-2Rを産生し，腫瘍量に応じてsIL-2Rも高値を示す．腫瘍量や進展度に相関することが多い．
- その他の腫瘍や疾患では，活性化された免疫細胞が産生していることが多い．
- IL-2は細胞増殖にかかわるサイトカインであるが，腫瘍によって，増殖に促進的に働くか，抑制的に働くか異なる．
- 造血器腫瘍ではIL-2Rは細胞増殖を促進するという報告があるが，その機能の全容は不明である．IL-2R陽性の悪性リンパ腫ではIL-2の産生も盛んであるという報告がある．しかし，いくつかの腫瘍ではIL-2Rの増加とIL-2自体の減少が相関するという報告もされている．

●現時点では，増加したsIL-2Rの果たす役割は完全に明らかになっておらず，腫瘍量や予後判定などのマーカーとして利用されている．

参考になる検査とその意義

●乳酸脱水素酵素（LD，あるいはLDH）の上昇は悪性リンパ腫を疑う．初期にはsIL-2Rのみ上昇し，進行期にLDが上昇することもある．ただし，両者が上昇していても，悪性リンパ腫特異的でないので注意が必要．例えば肝障害を併発している場合はLDも上昇する．この場合はほかの肝胆道系酵素の増減が参考になる．

●悪性腫瘍を疑った場合にはほかの腫瘍マーカーや画像検査，病変の生検など．

●自己免疫性疾患を疑った場合には抗核抗体の測定など．

●感染を疑った場合は培養検査やプロカルシトニンの測定，各種画像検査など．

診断へのアプローチ

●悪性リンパ腫を疑った場合にはCTやFDG-PETなどの画像検査を行う．感染などでもリンパ節腫脹がみられるため，生検での病理診断は必須である．

●3,000 U/mL以上の高度上昇は，白血病や悪性リンパ腫の場合が多いが，それだけでは診断できない．

●必要に応じて専門医にコンサルトする．

ピットフォール

●悪性リンパ腫に特異的な検査でないことに注意が必要である．

●年齢の影響を受ける．小児は成人の2倍程度高値であり，また，高齢者も高値を示す傾向にある．

●拒食症での低栄養でsIL-2Rの値が低下するという報告があるが，変わらないという報告もあり，悪性腫瘍での悪液質・低栄養下では注意する必要がある．

予後とフォローアップ

●保険適用に注意する．

●非ホジキンリンパ腫，ATLの診断の目的に算定可能．

●両疾患の経過観察には悪性腫瘍特異物質治療管理料として月一回の測定が可能である．

●フォローしている原病の状態に変化がなくても，一過性の感染や，併存疾患の病勢変化で上昇する可能性があることに注意する．

●悪性リンパ腫などでは，原病初診時の高値は予後不良因子となることが知られているため，そのような症例では注意深いフォローアップが必要である．

■文献

1）Witkowska AM：On the role of sIL-2R measurements in rheumatoid arthritis and cancers. Mediators Inflamm 2005（3）：121-130, 2005

2）Nakase K, Tsuji K, Tamaki S et al：Elevated levels of soluble interleukin-2 receptor in serum of patients with hematological or non-hematological malignancies. Cancer Detect Prev 29（3）：256-259, 2005

3）Olejniczak K, Kasprzak A：Biological properties of interleukin 2 and its role in pathogenesis of selected diseases--a review. Med Sci Monit 14（10）：RA179-189, 2008

（中川正宏）

インターロイキン6（IL-6）

interleukin 6

インターロイキン６（IL-6）は炎症で最も重要な役割を果たすサイトカインの一つである．炎症性疾患，自己免疫性疾患，悪性腫瘍などで上昇する．

検体の採取・取り扱い・保存

- 血清・凍結

基準値・測定法

- 基準値は検査系により異なるが，健常人では低値である
- CLEIA
- いくつかの検査会社で測定可能
- 保険未収載
- 加齢でもある程度上昇することが知られている

高値	●炎症を伴う場合は高値を示すため，さまざまな疾患や状態で上昇する ●自己免疫性疾患（関節リウマチなど） ●炎症性腸疾患（クローン病，過敏性大腸炎） ●キャッスルマン病 ●悪性腫瘍 ●感染症（菌血症など） ●糖尿病 ●肥満
低値	●正常時には低値を示す

意義・何がわかるか？

- IL-6は非常に多くの炎症を伴う疾患で上昇するため，その鑑別診断での特異性は低いが，重症度判定や予後予測，治療反応性の指標とすることができる．

生体内での動態

規定因子と血中レベルを決める機序

- IL-6はさまざまな細胞から産生されるが，主には急性炎症時の炎症部位の単球とマクロファージ，および慢性炎症時のT細胞から産生される．
- IL-6の産生はNF-κB，C/EBPβ，AP-1などの転写因子により調整されている．TNF-α，IL-1などのサイトカインや，LPSなどの細菌の生成物，ウイルス感染，壊死細胞からの産生物などが，TNF受容体やトールライクレセプターを刺激することによって，これらの転写因子が活性化される．
- つまり，炎症を引き起こす要因のほぼすべてがIL-6産生をもたらす．
- IL-6は炎症部位および全身性に作用する．古典的経路では，IL-6は肝細胞や好中球，単球，T細胞やB細胞などの表面受容体に作用する．続いてgp130を介して，JAK-STAT経路を活性化し，Bcl2やBcl-xl, JunBなどの転写を活性化する．その結果，成長や分化を促進し，アポトーシスを抑制する．IL-6はまた，MAPK経路を活性化し，最終的にRasを活性化すること

も知られている．

- さらに，IL-6 受容体は可溶性で血清中にも存在する．IL-6 と可溶性 IL-6 受容体が結合して，gp130 を有する細胞に結合して作用することが可能である．そのため，ほとんどすべての種類の細胞に作用することが可能である．
- IL-6 は TNF-α や IL-1 とともに急性期の炎症で上昇する．しかし，初期の好中球浸潤の終了と引き続いて起こる単球の動員には TNF-α や IL-1 ではなく，IL-6 が重要である．
- 従来，CD4 陽性のヘルパー T 細胞は，IFNγ 産生の Th1 細胞と，IL-4, IL-5, IL-13 産生の Th2 細胞に分類されていたが，近年，IL-17 産生の Th17 細胞の存在が示されており，自己免疫性疾患に重要と考えられている．ナイーブ T 細胞 から Th17 細胞への分化に IL-6 が重要な役割と果たすことが明らかになっている．また，IL-6 は制御性 T 細胞への分化を抑制することも近年知られている．

異常値の出るメカニズム

- 何らかの炎症により IL-6 が上昇すると，IL-6 は制御性 T 細胞を抑制して Th17 細胞を誘導し，自己免疫性疾患の一因となる．また，JAK-STAT 経路や MAP 経路を介してアポトーシス抑制や細胞増殖を促すことにより，がん化の一因となる．

参考になる検査とその意義

- 悪性腫瘍では，CT，PET などの画像検査や各種腫瘍マーカー．病変部位が同定されれば病理診断による診断確定．
- 感染症の場合は，胸部単純写真や CT などの画像検査や各種培養検査．プロカルシトニンの測定など．
- 自己免疫性疾患の場合は特異的な自己抗体やリウマトイド因子など．
- いずれも必要に応じて専門医にコンサルトする．

診断へのアプローチ

- 多くの炎症を伴う疾患で上昇するため，単独で鑑別診断は困難である．
- 関節リウマチ，キャッスルマン病，多関節型若年性特発性関節炎，全身型若年性特発性関節では IL-6 受容体抗体による治療が実用化されており，治療効果が期待されるため，積極的かつ慎重に診断を行うことが重要である．

ピットフォール

- 多くの炎症を伴う疾患で上昇するため，解釈には注意が必要である．例えば自己免疫疾患の病勢を追っているような場合，上昇時には感染などほかの要因の関与がないかを十分に鑑別する必要がある．

予後とフォローアップ

- IL-6 は急性炎症反応を担う重要なサイトカインである．近年実用化された IL-6 受容体抗体での治療中は，一般的な炎症反応検査である CRP の上昇がみられなくなるため，感染の合併に注意が必要である．
- 関節リウマチなどでの IL-6 受容体抗体による治療では，IL-6 受容体と抗体結合により内因性の IL-6 が受容体に結合できなくなり，IL-6 の濃度はむしろ上昇する．また，IL-6 濃度が IL-6 産生を表すので，病勢をより正確に表すという報告がある．

■文献

1）Kishimoto T：IL-6：from its discovery to clinical applications. Int Immunol 22（5）：347-352, 2010
2）Naugler WE, Karin M：The wolf in sheep's clothing：the role of interleukin-6 in immunity, inflammation and cancer. Trends Mol Med 14（3）：109-119, 2008
3）Nishimoto N, Terao K, Mima T et al：Mechanisms and pathologic significances in increase in serum interleukin-6（IL-6）and soluble IL-6 receptor after administration of an anti-IL-6 receptor antibody, tocilizumab, in patients with rheumatoid arthritis and Castleman disease. Blood 112（10）：3959-3964, 2008

（中川正宏）

腫瘍壊死因子α（TNF-α）（カケクチン）

tumor necrosis factor-alpha（cachetin）

腫瘍壊死因子α（TNF-α）は炎症で重要な役割を果たすサイトカインの一つである．炎症を伴う種々の状態で上昇する．

検体の採取・取り扱い・保存

●血清　●凍結

基準値・測定法

- ●基準値は検査系により異なるが，健常人では低値である
- ●ELISA，EIA など
- ●保険未収載
- ●いくつかの検査会社で測定可能

高値	●自己免疫性疾患 ●心血管系疾患 ●神経系疾患 ●骨疾患 ●悪性腫瘍 ●代謝性疾患 ●肺疾患 ●感染症（菌血症）
低値	●特になし

意義・何がわかるか？

- ●TNF-α は非常に多くの炎症を伴う疾患で上昇するため，その鑑別診断での特異性は低いが，重症度判定や予後予測，治療反応性の指標とすることができる．
- ●例えば関節リウマチでは，関節痛と血清 TNF-α の濃度が相関する．

生体内での動態

規定因子と血中レベルを決める機序

- ●TNF-α（もしくは単に TNF）は相同性のある 19 の TNF ファミリーの中の一つである． TNF-α は可溶性および細胞表面に存在する．TNF ファミリーの受容体は 29 種知られているが，TNF-α は TNFR1 と TNFR2 の 2 種の受容体に働く．前者はほとんどの細胞に発現しており，後者は主に免疫細胞，内皮細胞，神経細胞に発現している．
- ●TNF-α は少なくとも 5 つのシグナルを活性化する．NF-κB 経路，アポトーシス経路，ERK 経路，p38MAPK 経路，JNK 経路である．
- ●アポトーシスでは，TADD，FADD を介してカスパーゼ 8，3 を介する経路と，ミトコンドリアを活性化し ROS，cytochrome C，BAX を介してカスパーゼ 9，3 を活性化する経路とが知られている．TNF-α は

また，NF-κB を活性化することにより，細胞生存や増殖に働く.

異常値の出るメカニズム

- さまざまな自己免疫疾患で TNF-α は重要な役割を果たしている．例えば関節リウマチでは，マクロファージや T 細胞が TNF-α を産生し，TNF-α は IL-1 や，IL-6，IL-8，GM-CSF などの産生を促して，さらなる炎症の亢進や，関節の破壊を招く.
- 悪性腫瘍においては，TNF-α は NF-κB 経路を介して，腫瘍細胞の生存，増殖，血管新生，転移を促す．また腫瘍自体も TNF-α を産生する.
- 脳ではマイクログリア細胞が TNF-α とその受容体を発現しており，NF-κB 経路がその生存に必須の役割を果たしている．さらに，TNF-α は炎症を引き起こし，うつ，双極性障害，てんかん，アルツハイマー，パーキンソン病，多発性硬化症と関連があることが報告されている.
- TNF-α は心血管系疾患を引き起こし，あるいは進行させることも知られている．心不全では免疫細胞および心筋から TNF-α が分泌される．関節リウマチなどの炎症性疾患では心血管系の死亡率が上昇する.
- TNF-α は肺疾患では，気管支喘息，慢性気管支炎，慢性閉塞性肺疾患，急性肺障害，急性呼吸窮迫症候群などで重要な役割を果たしている．TNF-α は喘息の気道に発現しており，NF-κB，AP-1 などの転写因子の活性化を介して，喘息の炎症を増悪させる.
- TNF-α は脂肪組織からも放出されるため，肥満およびインスリン抵抗性と相関することも報告されている.

参考になる検査とその意義

- IL-1 や，IL-6，IL-8，GM-CSF などが TNF-α によって上昇する.
- 自己免疫性疾患の場合は特異的な自己抗体やリウマトイド因子など.
- 悪性腫瘍では，CT，PET などの画像検査や各種腫瘍マーカー．病変部位が同定されれば病理診断による診断確定.
- 感染症の場合は，胸部単純写真や CT などの画像検査や各種培養検査．プロカルシトニンの測定など.
- いずれも必要に応じて専門医にコンサルトする.

診断へのアプローチ

- 血清だけでなく，関節液などの局所での濃度測定も参考にする.
- 多くの炎症を伴う疾患で上昇するため，単独で鑑別診断は困難である.
- 関節リウマチ，ベーチェット病，乾癬，強直性脊椎炎，クローン病，潰瘍性大腸炎，若年性特発性関節炎などでは TNF に対する治療（TNF に対する抗体治療あるいは可溶性 TNF 受容体による治療）が実用化されており，治療効果が期待されるため，積極的かつ慎重に診断を行うことが重要である.

ピットフォール

- 多くの炎症を伴う疾患で上昇するため，解釈には注意が必要である．例えば自己免疫疾患の病勢を追っているような場合，上昇時には感染などほかの要因の関与がないかを十分に鑑別する必要がある.

予後とフォローアップ

- 自己免疫性疾患で TNF-α 阻害治療（抗体や受容体）を行っている場合は，感染や神経疾患，悪性腫瘍の発生などに注意する.

■文献

1）Aggarwal BB, Gupta SC, Kim JH：Historical perspectives on tumor necrosis factor and its superfamily：25 years later, a golden journey. Blood 119（3）：651-665, 2012

2）Feldmann M：Development of anti-TNF therapy for rheumatoid arthritis. Nat Rev Immunol 2（5）：364-371, 2002

3）Choy EH, Panayi GS：Cytokine pathways and joint inflammation in rheumatoid arthritis. N Engl J Med 344（12）：907-916, 2001

（中川正宏）

肝細胞増殖因子（HGF）

hepatocyte growth factor

肝細胞増殖因子（HGF）は肝細胞の再生に重要な因子であり，肝障害時に上昇する．特に劇症肝炎の際に早期から高値となるため，診断に重要である．

検体の採取・取り扱い・保存

- 血清または血漿

基準値・測定法

- 0.4 ng/mL 程度以下
- ELISA，EIA

高値	●劇症肝炎（高度高値） ●劇症肝炎，急性腎不全，急性肺障害，心筋梗塞，肝硬変，慢性腎疾患，肺線維症，慢性閉塞性肺障害，炎症性疾患，神経疾患
低値	●特になし

意義・何がわかるか？

- HGF はさまざまな臓器の発生に必要なサイトカインであり，それらの臓器が障害を受けた場合の臓器の保護や再生にも重要である．
- 特に劇症肝炎で高度に上昇することが知られている．

生体内での動態

規定因子と血中レベルを決める機序

- HGF は間質細胞で産生され，受容体である c-Met のリン酸化を介して，さまざまな臓器での上皮細胞の増殖と運動性と形態形成と血管新生を刺激する．
- 胎生期に HGF を阻害するとさまざまな臓器の低形成を引き起こすことから，これらの臓器の発達に必須と考えられている．
- 内因性の HGF は肝臓だけでなく腎臓，肺など多くの臓器の修復に必要である．
- HGF は Bclxl の上昇や TGF-β の抑制，炎症性サイトカインの抑制などにより，抗アポトーシス作用，抗線維形成作用，抗炎症作用を有する．これらの作用により，臓器傷害時の臓器保護作用を有し，臓器傷害時に血清 HGF 濃度は上昇する．
- さらに，悪性腫瘍の転移にも重要な役割を果たしていることも報告されつつある．

異常値の出るメカニズム

- 肝臓が傷害されると，ノルエピネフリンや増殖因子，プロスタグランジン E や，炎症性サイトカインである IL-1，IL-6，TNF-α などが腎臓，肺，脾臓などを刺激して，全身性の HGF の産生を促す．
- さらに，肝臓内でもプロスタグランジン E や IL-1，IL-6，TNF-α などが腎臓などによりクッパー細胞などの類洞内の細胞から HGF は産生される．

参考になる検査とその意義

- プロトロンビン時間．
- 肝炎ウイルス．

●各種肝胆道系酵素.

診断へのアプローチ

●さまざまな臓器の障害時に増加するため，特異的な検査ではない.

●しかし，劇症肝炎では高度に上昇するため，診断的価値が高い.

●さらに，脳症を発症する前から高度に上昇する例があり，血漿交換を行う指標としても有効な可能性がある.

ピットフォール

●上昇が軽度の場合には特異性が低く，さまざまな臓器障害の可能性があるので，慎重に判断する.

予後とフォローアップ

●劇症肝炎を疑った場合と，劇症肝炎の経過観察時に保険適用となっている.

●HGFは臓器保護機能や臓器再生機能を有するため，HGF組換え蛋白や遺伝子治療の開発が行われている.

■文献

1）Nakamura T, Mizuno S：The discovery of hepatocyte growth factor（HGF）and its significance for cell biology, life sciences and clinical medicine. Proc Jpn Acad Ser B Phys Biol Sci 86（6）：588-610, 2010

2）Tsubouchi H, Niitani Y, Hirono S et al：Levels of the human hepatocyte growth factor in serum of patients with various liver diseases determined by an enzyme-linked immunosorbent assay. Hepatology 13（1）：1-5, 1991

3）Shiota G, Okano J, Kawasaki H et al：Serum hepatocyte growth factor levels in liver diseases：clinical implications. Hepatology 21（1）：106-112, 1995

（中川正宏）

VEGF

vascular endothelial growth factor

血管内皮増殖因子（VEGF）とは血管新生や脈管形成に重要なサイトカインである．悪性腫瘍などの血管新生が亢進した状態で上昇する．通常は VEGF-A を指す．

検体の採取・取り扱い・保存

●血小板と関連があるので，血漿よりも血清のほうが好ましい

基準値・測定法

●定まった基準値はないが，通常は低値である
● ELISA
●保険未収載
●いくつかの検査会社で測定可能

高値↑	●悪性腫瘍
低値↓	●意義は明らかでない

意義・何がわかるか？

● VEGF は血管新生や脈管形成に重要なサイトカインであり，悪性腫瘍などの血管新生が亢進した状態で上昇する．
●悪性腫瘍の診断，予後予測，治療効果判定などのバイオマーカーとして期待されている．
● VEGF は VEGF 受容体に結合し，MAPK, PI3-K, PKC，AKT，PLC 経路などを活性化し，増殖，転移，生存などに重要な役割を果たす．

生体内での動態

規定因子と血中レベルを決める機序

●低酸素状態では Hif-1α の産生が上昇し，Hif-1α は VEGF のプロモータに結合することにより，VEGF の転写を促進する．
●また，炎症の存在下で NF-κB 経路によっても発現が上昇する．

異常値の出るメカニズム

●悪性腫瘍は通常低酸素状態であり，Hif-1α を介して VEGF の産生を亢進させ，血管新生を盛んに行う．
● VEGF は悪性腫瘍の低酸素状態のみで規定されるわけではなく，糖の欠乏や pH によっても影響を受ける．また，腫瘍の微小環境である間質細胞や，腫瘍に随伴するマクロファージも VEGF を産生する．好中球も VEGF を高度に発現し，腫瘍の転移に重要な働きをする．
●腫瘍細胞以外からも産生され，炎症でも上昇する．

参考になる検査とその意義

● Hif-1α は低酸素状態で発現が亢進するが，通常酸素濃度ではユビキチン・プロテオソーム系によりすぐに分解されるため，血液検査の意義は低い．
● LDH-5 が VEGF の活性化と相関してい

るとする報告がある．

診断へのアプローチ

- VEGFは主に悪性腫瘍のバイオマーカーとして，診断や予後予測での有用性が期待されている．
- しかし，特異性の高い検査ではなく，判断には注意が必要である．

ピットフォール

- 乳がんではVEGF高値が予後良好という報告と，予後不良という報告がある．予後因子としての解釈には注意が必要である．

予後とフォローアップ

- VEGF阻害療法による治療後に，VEGFの値が上昇することが報告されている．治療による，腫瘍のさらなる低酸素によるものと推測されているが，治療効果判定として用いる場合には注意が必要である．

■文献

1）Latham AM, Molina-Paris C, Homer-Vanniasinkam S et al：An integrative model for vascular endothelial growth factor A as a tumour biomarker. Integr Biol（Camb）2（9）：397-407, 2010

2）Shibuya M：Vascular endothelial growth factor and its receptor system：physiological functions in angiogenesis and pathological roles in various diseases. J Biochem 153（1）：13-19, 2013

3）Nieves BJ, D'Amore PA, Bryan BA：The function of vascular endothelial growth factor. Biofactors 35（4）：332-337, 2009

（中川正宏）

ヒトTARC定量（TARC）

human thymus and activation-regulated chemokine quantification

TARC（thymus and activation-regulated chemokine, 別名 CCL17）はアトピー性皮膚炎で高値を示し，診断と活動性の評価に用いられる．

検体の採取・取り扱い・保存

● 血清

基準値・測定法

● 成人　450 pg/mL 未満
（中等症は 700 pg/mL 以上）
● 小児　1,367 pg/mL 未満（6ヵ月〜1歳未満）
998　pg/mL 未満（1歳〜2歳未満）
743　pg/mL 未満（2歳以上15歳未満）
（中等症は 760 pg/mL 以上）
● ELISA

高値	● アトピー性皮膚炎 ● 蕁麻疹 ● 炎症性角化症
低値	● 特になし

意義・何がわかるか？

● TARC は Th2 タイプのケモカインで，CCR4 を発現する Th2 細胞の遊走にかかわる．アトピー性皮膚炎で高値を示すことが示され，その診断や病勢把握に有用である．

生体内での動態

規定因子と血中レベルを決める機序

● TARC は胸腺で恒常的に発現し，樹状細胞，内皮細胞，角化細胞，気道上皮細胞，線維芽細胞で産生され，Th2 細胞，好塩基球, NK 細胞上に発現する CCR4 に結合し，それらの細胞の遊走を促す．

● TNF-α や IFN-γ によって角化細胞から TARC の産生が誘導される．この産生は IL-10 によって増強され，NF-κB 経路や p38 経路を介している．また，IL-4 や TGFβ/Smad 経路によって抑制される．

異常値の出るメカニズム

● アトピー性皮膚炎の病変部位において，おそらく炎症により TNF-α や IFN-γ などを介して表皮角化細胞での TARC の発現が向上し，Th2 細胞の炎症部位への遊走を促していると考えられている．さらに遊走した Th2 細胞が IL-4 や IL-5 などを産生する．

参考になる検査とその意義

● 可溶性 IL2 受容体（sIL-2R）（アトピー性皮膚炎の病勢）．

● 可溶性 E セレクチン（アトピー性皮膚炎

の病勢）.

- 好酸球数（アトピー性皮膚炎の病勢）.
- LDH（アトピー性皮膚炎の病勢）.

診断へのアプローチ

- TARC高値はアトピー性皮膚炎の重症度とよく相関し，病勢を鋭敏に反映する．これまでの指標，例えばIgEなどは長期の炎症を反映し，短期的な病勢の判断は困難であった．また，SCORADなどの指標は簡便ではない．
- また，TARCは重症度に応じて鋭敏に反応するため，軽症例と中等症以上の症例の判断も可能であり，治療方針決定に有用である．
- アトピー性皮膚炎では良好なコントロールを行うことが重要であり，TARCは病勢判定の簡便かつ鋭敏な指標となる．

ピットフォール

- 小児では成人と比べて高値を示す．

予後とフォローアップ

- TARCはアトピー性皮膚炎の病勢をよく反映する．
- 2008年から検査が保険適用となった．
- 今後の治療標的としても期待される．

■文献

1）Saeki H, Tamaki K：Thymus and activation regulated chemokine（TARC）/CCL17 and skin diseases. J Dermatol Sci 43（2）：75-84, 2006

2）玉置邦彦，佐伯秀久，門野岳史 他：アトピー性皮膚炎の病勢指標としての血清TRAC/CCL17値についての臨床的検討．日皮会誌 116（1）：27-39，2006

3）藤澤隆夫，長尾みづほ，野間雪子 他：小児アトピー性皮膚炎の病勢評価マーカーとしての血清TARC/CCL17の臨床的有用性．日本小児アレルギー学会誌 19（5）：744-757，2005

（中川正宏）

血液型検査

blood type test, blood group typing

ABO 式血液型および Rho 式の D 抗原検査が最も重要な輸血検査である．ABO 式血液型は，抗原検査（オモテ検査）と抗体検査（ウラ検査）を実施する．一方，Rho(D) は，抗原検査にて判定する．

検体の採取・取り扱い・保存

●検体採取には，分離剤なしプレーン管（凝固血）ないしはEDTA 加採血管（抗凝固血）を用いる．自動分析装置を用いて検査する場合は必ず EDTA 加採血管とする．患者・検体取り違い防止のため，異なる時期に採取された検体を用いて検査を 2 回以上実施する必要がある

基準値・測定法

● ABO 式血液型：オモテ検査は，患者赤血球を抗 A および抗 B 血清（試薬）と反応；ウラ検査は，患者血清（血漿）を A 型および B 型赤血球と反応；いずれも凝集がみられたら陽性．オモテ検査とウラ検査の一致が判定の条件
測定法：スライド法，試験管法，カラム凝集法，マイクロプレート法

図 1　ABO 式血液型判定基準

オモテ検査		ウラ検査		総合判定
抗 A	抗 B	A1 血球	B 血球	
＋	0	0	＋	A 型
0	＋	＋	0	B 型
0	0	＋	＋	O 型
＋	＋	0	0	AB 型

● Rho(D) 抗原：患者赤血球を抗 D 試薬と反応；凝集がある場合，陽性．凝集がなく，間接抗グロブリン法も陰性である場合，陰性
測定法：試験管法，カラム凝集法，マイクロプレート法

高値

高値（偽陽性）
①オモテ検査
●亜型やキメラ・モザイクなどの抗原減弱や欠損
●自己抗体感作免疫性溶血性疾患，寒冷凝集素
●獲得性 B（Acquired B）
●汎血球凝集反応
●異型輸血後
●異型造血幹細胞移植後
②ウラ検査
●不規則抗体，自己抗体など

高値	●寒冷凝集素や低温反応性不規則抗体の存在 ●連銭形成 ●高分子の血漿増量剤，静注用造影剤，薬剤など ●卵巣嚢種や胃がんなどで型物質の血中異常増加 ●異型造血幹細胞移植後
低値	低値（偽陰性） ①オモテ検査 ●亜型やキメラ・モザイクなどの抗原減弱や欠損 ●白血病 ②ウラ検査 ●低・無γグロブリン血症，新生児，高齢者などの抗体価減弱もしくは欠損

意義・何がわかるか？

●現在，国際輸血学会により300以上の血液型抗原が確認されているなか，ABO式血液型およびRho(D) が輸血関連の重要な抗原である．輸血時，ABO式およびRho(D) のみ適合するため，その他の血液型抗原に対する不規則抗体が産生される可能性があり，次項の「交差適合試験」や「不規則抗体検査」において検出し，同定する必要がある．抗体保有者に対しては，これらの抗原も適合する必要がある．

●日本人におけるABO式血液型の抗原頻度は，A型40％，B型20％，O型30％，AB型10％であり，Rho(D) 陽性は99.5％であり，陰性は0.5％（200人に1人）である．頻度は人種によって異なる．低頻度型〔例：Rho(D) 陰性〕は，同型の輸血用血液の確保が困難な場合がある．

生体内での動態

規定因子と血中レベルを決める機序

●ABO血液型は第9染色体長腕に存在するABO遺伝子，Rho血液型は，第1染色体短椀に存在するRHD遺伝子にコードされる．

●抗A，抗B抗体（主にIgM）は，胎盤通過性はなく，新生児期には検出されない．

●出生直後に認められる抗A抗体，抗B抗体（IgG）は母親由来である．一部のO型はIgGタイプの抗A，抗B抗体を保有し，胎児がA型あるいはB型である場合，母親由来の抗体（患児血清中抗体価が8倍以上）によるABO不適合の新生児溶血性疾患が起こり得る．

異常値の出るメカニズム

●ABO式血液型検査においてオモテ・ウラ検査の不一致は，上記「偽陽性，偽陰性」の項を参照．不一致の場合，その原因を精査し，血液型を正確に判定する必要がある．

参考になる検査とその意義

●亜型検査：オモテ・ウラ検査不一致の場合，A・B糖転移酵素活性や吸着解離試験，血清中もしくは唾液中の型物質の検査を実施し，血液型を確定する．

●ABO遺伝子検査，RHD遺伝子検査．

●D抗原確認試験：Rho(D) 血液型の直後判定が陰性の場合，間接抗グロブリン法を実施し，凝集反応がみられない場合，陰性と判定する．陽性と判定された場合は，弱陽性（weak D）や弱陽性部分凝集（partial weak D）を考える．

診断へのアプローチ

●血液型が確定できないほど緊急な輸血が必要な場合は異型適合血（O型赤血球，AB型血漿）製剤を準備する．血液型が確定でき次第，同型血に切り替える．

●ABO異型造血幹細胞移植直後は，レシピエント血液型と異なる血液型の輸血用血液が必要になる時期がある．

- 間接抗グロブリン法で患児血中に抗A，抗B抗体が認められる場合，母親由来の移行抗体が考えられる．その場合はO型赤血球製剤を準備する．
- Rho式のweak Dやpartial weak Dなどが疑われた場合，輸血受血者はRho(D) 陰性として扱う．しかし，献血者の場合は，Rho(D) 陽性として扱われる．

ピットフォール

- 新生児は，原則，抗体を保有しないため，ABO血液型検査のオモテ・ウラ検査の不一致となる．通常出生より4ヵ月まではオモテ検査にて判定するが，2歳頃まで不一致となるという報告もある．
- その他，上記「偽陽性，偽陰性」の項を参照．

予後とフォローアップ

- ABO異型輸血は，急性溶血性輸血副作用の原因となり，絶対に防止すべき“いい逃れのできない重大な医療過誤”である．
- Rho(D) 陰性で将来妊娠の可能性のある患者には，可能なかぎりRho(D) 陰性を準備する．Rho(D) 陽性血小板輸血を行う場合には，抗D免疫グロブリンの投与により抗D抗体の産生を予防できることがある．

■文献

1) 日本臨床衛生検査技師会「新輸血検査の実際」編集部会：新輸血検査の実際．日本臨床衛生検査技師会，2008
2) 認定輸血検査技師制度協議会カリキュラム委員会：スタンダード輸血検査テキスト 第2版．2007
3) 厚生労働省医薬食品局血液対策課：「輸血療法の実施に関する指針」(改定版)．2005

（名倉　豊，津野寛和，髙橋孝喜）

交差適合試験

cross-matching, cross-match test

溶血性輸血副作用を防止するため，輸血用血液と患者血液の適合性を試験管内で確認する検査である．原則，ABO 式，Rho(D) 血液型同型の輸血用血液を準備し，患者血清（血漿）と輸血用血液の赤血球の反応性を確認する「主試験」と，患者赤血球と輸血用血液の患者血清（血漿）の反応性を確認する「副試験」を実施する．交差適合試験陰性が輸血の条件である．

検体の採取・取り扱い・保存

- 患者検体は，分離剤なしプレーン管（凝固血）ないしはEDTA 加採血管（抗凝固血）を用いる．採血後 3 日以内のものを使用する．赤血球と血清（凝固血）あるいは血漿（抗凝固血）を分離する．輸血用血液の検体は，バッグに付されているセグメントを用いる
- 自動分析装置を用いて検査する場合は必ず EDTA 加採血管とすること
- 主試験，副試験ともに陰性（適合）であれば輸血が可能．主試験陰性が輸血の絶対条件

基準値・検査法

- 生理食塩水法，酵素法，間接抗グロブリン法

高値

高値（陽性・偽陽性）の原因

- ABO 異型製剤との交差適合試験
- 不規則抗体の存在
- 自己抗体の存在
- 寒冷凝集素，異常蛋白増加（連銭形成）
- 異型造血幹細胞移植後の異型適合血との交差適合試験（副試験）
- 非特異反応

低値

低値（陰性・偽陰性反応）の原因

- 検査方法（反応増強剤）の検出感度の問題
- 酵素法による一部赤血球上抗原分解反応による偽陰性反応
- 量的効果による反応の陰性化
- 手技的問題（検体や試薬の入れ忘れ，間接抗グロブリン法の洗浄不十分など）

意義・何がわかるか？

- 輸血前に輸血用血液の適合性を確認するための検査であり「主試験」，および「副試験」ともに陰性の場合，輸血が可能である．「主試験」陰性が輸血の絶対条件である．
- 主試験が陽性（偽陽性を除く）の場合，患者が不規則抗体保有者であること，副試験が陽性の場合は，輸血用血液中に不規則抗体が存在することが疑われる．しかし，不規則抗体以外の原因で陽性反応がみられることもあるので注意が必要（ピットフォール参照）．
- 生理食塩水法は，生理食塩水に浮遊した赤血球（3～5％赤血球浮遊液）と血清（血漿）

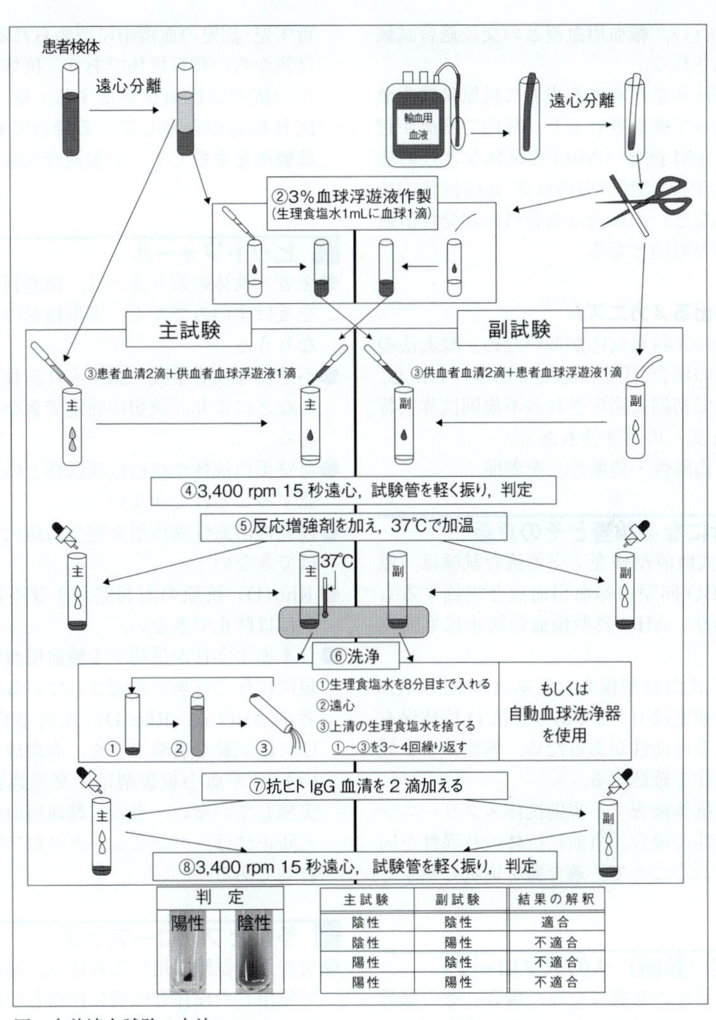

主試験	副試験	結果の解釈
陰性	陰性	適合
陰性	陽性	不適合
陽性	陰性	不適合
陽性	陽性	不適合

図　交差適合試験の方法

を，添加物なしで反応させ，主にABO式血液型の適合性（IgMクラスの反応）を確認する検査である．一方，酵素法や間接抗グロブリン法は，上記に酵素（ブロメリン，フィシンなど）や反応増強剤（アルブミン，低イオン強度溶液，ポリエチレングリコール）を添加して37℃で反応させ，クームス血清（抗ヒトIgG血清）を加えて判定する．主にIgGクラスの不規則抗体の存在を確認する検査である．

生体内での動態

規定因子と血中レベルを決める機序

- 一部の自然抗体を除いて，輸血歴あるいは妊娠歴がない患者は，原則不規則抗体を保有しない．
- 輸血に際して，患者のABO式とRho(D)血液型（前項）および不規則抗体検査（次項）を行い，輸血用血液との交差適合試験が実施される．

- 不規則抗体を保有する患者に抗原陽性赤血球が誤って輸血されると，体内で溶血が起こる．IgM 抗体（ABO 式抗体など）の場合，血管内の急性溶血性反応，IgG 抗体（Rh 式抗体など）の場合は血管外の遅発性溶血性反応の原因となる．

異常値の出るメカニズム

- 酵素法は非特異反応が多いため，酵素法のみ陽性の場合，注意が必要である．しかし，きわめて初期に産生される不規則抗体（特に Rho 式）の可能性もある．
- 上記「偽陽性・偽陰性」を参照．

参考になる検査とその意義

- ABO 式血液型検査：交差適合試験は，原則，ABO 同型の輸血用血液と実施するものであり，ABO 異型輸血の防止にも役立つ．
- Rh(D) 式血液型検査：日本人の Rho（D）陰性の頻度は 0.5％であり，抗 D 抗体保有者である可能性があるため，輸血および妊娠の既往を確認する．
- 不規則抗体検査：不規則抗体スクリーニングが陽性の場合，事前に抗体の特異性を同定しておくことで，適合血を選択しやすくなる．

判定（診断）へのアプローチ

- 緊急に輸血が必要になった場合，その緊急度に応じてすべてまたは一部の検査（生理食塩水法，酵素法，間接抗グロブリン法）を省略して，ABO 式，Rho(D) 同型の輸血用血液を供給することがある．
- タイプアンドスクリーン（Type & Screen，T&S）で輸血用血液を準備する場合，患者の ABO 式，Rho(D) 式血液型および不規則抗体検査がすでに済んでいるため，交差適合試験は生理食塩水法のみ実施する．
- 新生児・乳児の交差適合試験では，母親の血液型や不規則抗体検査情報を参照する．新生児・乳児の血清中に認められる抗体は，母親からの移行抗体であり，抗体が反応しない抗原陰性血を準備する．抗 A または抗 B 抗体が存在している場合は O 型赤血球製剤を準備して，交差適合試験を実施する．

ピットフォール

- 患者・検体の取り違えは，検査判定に影響を及ぼすのみでなく，異型輸血の原因にもなりうる．
- 不適切な検査手技，試薬入れ忘れ，判定ミスなどにより，適切に判定できないことがある．
- 血漿蛋白抗体や抗白血球抗体との反応を確認することはできない．
- 遅発性溶血性副作用を完全に防止することはできない．
- Rho(D) 抗原の誤判定および不適合を完全には防止できない．
- 日本赤十字社が供給する輸血用血液は，不規則抗体の有無が確認されているため，患者の ABO 式，Rho(D) 式同型血であれば，副試験を省略できる．赤血球を含まない FFP や血小板製剤は，交差適合試験は実施していない．患者・輸血用血液取り違え防止には，コンピュータクロスマッチが有効である．

予後とフォローアップ

- 交差適合試験に用いる検体は，血液型検査で使用した検体とは別に採血しなければならない．

■文献

1) 日本臨床衛生検査技師会「新輸血検査の実際」編集部会：新輸血検査の実際．初版，日本臨床衛生検査技師会，2008
2) 認定輸血検査技師制度協議会カリキュラム委員会：スタンダード輸血検査テキスト 第二版．2007
3) 厚生労働省医薬食品局血液対策課：輸血療法の実施に関する指針（改定版）．2005

（名倉　豊，津野寛和，髙橋孝喜）

不規則抗体検査

irregular antibody detection test, antibody detection test, alloantibody detection test

患者血清（血漿）における不規則抗体（抗 A，抗 B 抗体以外の赤血球抗原に対する抗体と定義される）の有無，およびその特異性同定のための検査である．抗原既知の O 型赤血球試薬（パネル）を用いて赤血球に対する抗体を検出し，特異性を同定する．まずは 2〜4 本の赤血球試薬（パネル）と患者血清（血漿）の反応性を確認し，陽性であった場合，さらに血球試薬（パネル）を増やして，抗体特異性を同定する．

検体の採取・取り扱い・保存

- 検体には，分離剤なしプレーン管（凝固血）ないしは EDTA 加採血管（抗凝固血）を用いる．採血後 3 日以内のものを使用し，溶血検体の使用は避ける．自動分析装置を用いて検査する場合は必ず EDTA 加採血管とする

基準値・測定法

- 陰性：自然抗体の一部を除き，不規則抗体は輸血や妊娠によって産生されるため，輸血歴，妊娠歴のない患者は通常，陰性である
- 生理食塩水法，酵素法，間接抗グロブリン法

高値

高値（陽性・偽陽性）の原因

- 溶血性輸血反応
- 自己抗体の存在
- 異常蛋白増加（連銭形成）
- 新生児溶血性疾患
- 寒冷凝集素
- その他の非特異反応（酵素法など）

低値

低値（偽陰性反応）の原因

- 検査方法（反応増強剤）の検出感度の問題
- 酵素法による一部赤血球上抗原分解反応による偽陰性反応
- 量的効果による反応の陰性化
- 手技的問題（検体や試薬の入れ忘れ，間接抗グロブリン法の洗浄不十分など）

意義・何がわかるか？

- 溶血性輸血反応や新生児溶血性疾患の原因となる不規則抗体（多くは免疫抗体で IgG）を検出する．
- 臨床的に問題となる不規則抗体は，37℃で反応し，間接抗グロブリン法で検出される抗体である．

生体内での動態

規定因子と血中レベルを決める機序

- 不規則性抗体は，輸血や妊娠によって，同種赤血球（輸血用血液や胎児血液）の感作を受けることにより産生される．この不規則抗体が検出される頻度は，患者で 1.28％，妊婦で 1.32％，献血者で 0.15％と報告されている．
- 不規則抗体の存在は，不適合輸血による輸血効果の減弱，溶血反応を引き起こす．輸血前に不規則抗体検査が陰性であっても，輸血後，抗体が産生され遅発性に溶血反応が認められる場合がある．ABO 不適合輸血に比べると症状は軽度である．

●不規則抗体保有者が妊娠すると，不規則抗体（主にIgG）が胎盤を通過し，胎児に溶血反応を引き起こすことがある．特に抗D抗体による新生児溶血性疾患では，ABO不適合妊娠に比べ，重篤な溶血反応が認められ，胎児死亡に至る場合がある．

異常値の出るメカニズム

●酵素法でのみ陽性となった場合，非特異反応も多く認められるため注意が必要であるが，きわめて初期に産生される不規則抗体（特にRh系）の可能性もある．

●「陽性・偽陽性，陰性」の項を参照．

参考になる検査とその意義

●血液型抗原検査：不規則抗体の特異性を同定した後，患者赤血球において対応抗原が陰性であることを確認し，同定抗体の特異性を確認する（確認検査）．

●直接抗グロブリン試験：直接抗グロブリン試験が陽性の場合，抗体解離試験を実施し，抗体特異性を同定する．

●患者情報：輸血歴や妊娠歴は重要な参考情報となる．

診断へのアプローチ

●生理食塩水法では，主に低温（22℃以下）で反応するIgM抗体の検出に有用であるが，臨床的意義は低い．

●複数の不規則抗体を保有する患者も少なくない．複数抗体を同定するためには血球試薬（パネル）との反応性（凝集の強さ）を詳細に記載し，検出方法を組み合わせることで識別が可能となる．

●酵素法は，きわめて初期に産生された不規則抗体，特にRho式抗体の検出に有用である．

●間接抗グロブリン法は，反応増強剤を添加することで，検出感度の向上および反応時間の短縮が得られ，本法で検出された抗体は，臨床的意義のあるものが多い．

●カラム凝集法やプレート法は，特にIgGクラスの抗体の検出に適しており，判定に検査者間差が少ない利点がある．

ピットフォール

●抗原の量的効果により反応が減弱もしくは陰性化する場合がある．

●IgM型不規則抗体（抗M，抗N抗体や抗Lewis抗体，抗P1抗体，抗I抗体など）は，ABO式血液型の判定に際して，オモテ・ウラ検査不一致の原因となる場合がある．

●酵素法は，非特異反応が出現しやすく，また，酵素処理により破壊される赤血球抗原（Duffy抗原，MNSs抗原，Xg抗原，Diego抗原）に対する抗体が検出できないという欠点がある．

●間接抗グロブリン法は，反応増強剤としてアルブミン，低イオン強度溶液（LISS），ポリエチレングリコール（PEG）が用いられるが，特にLISSやPEGは高い検出感度をもたらす一方で，非特異反応の原因にもなるため，注意を要する．

●日本人を含む蒙古系種族では，抗Di^a抗体が検出される場合がある．そのため，スクリーニング血球にはDi^a抗原陽性血球パネルを加える必要がある．

予後とフォローアップ

●不規則抗体保有者は，通常は無症候であるが，輸血時の溶血性副作用や妊娠時の新生児溶血性疾患の原因となる．

●Rho(D)陰性妊婦は，抗体産生予防のため，妊娠28週および分娩後に抗D免疫グロブリンを投与することがある．そのため，投与後一過性に抗D抗体が血中に検出される場合がある（これは免疫抗体ではない）．

■**文献**

1）日本臨床衛生検査技師会「新輸血検査の実際」編集部会：新輸血検査の実際．日本臨床衛生検査技師会，2008
2）認定輸血検査技師制度協議会カリキュラム委員会：スタンダード輸血検査テキスト 第2版．2007
3）「輸血療法の実施に関する指針」（改定版）．厚生労働省医薬食品局血液対策課，2005

（名倉 豊，津野寛和，髙橋孝喜）

免疫複合体

immune complex

免疫複合体はⅢ型アレルギー機序を介して組織傷害をきたしうる．免疫複合体測定には多数の方法があるが，臨床的に用いられるのは免疫複合体に含まれる免疫グロブリンのFc部分が有する補体結合性またはリウマトイド因子（RF）結合性を利用した測定法である．

検体の採取・取り扱い・保存

- 検体は血清を用い，採血当日に測定する場合は4℃にて保存し，それ以上保存する場合は，−20℃以下で冷凍保存する
- 凍結融解の繰り返しや非働化は行わない

基準値・測定法

- C1q固相法（基準値：3.0 μg/mL以下）：補体第一成分C1qがC1q結合性免疫複合体と結合する性質を利用し，酵素免疫測定法（ELISA）により測定する
- モノクローナルリウマトイド因子（monoclonal rheumatoid factor：mRF）法（基準値：4.2 μg/mL以下）：RFが免疫複合体を形成しているIgGのFc部分と結合する性質を利用し，ELISAにより測定する

高値

- 近年では経験することはほとんどないが，血清病の研究から免疫複合体の病因的意義が確立された．免疫複合体が高値となる疾患は次のとおりであるが，実地臨床では主に全身性エリテマトーデスや関節リウマチなど自己免疫性疾患の診断や経過観察のために測定される
- 膠原病およびその類縁疾患：全身性エリテマトーデス，関節リウマチ（特に悪性関節リウマチ），結節性多発動脈炎，混合性クリオグロブリン血症，Sjögren症候群
- 血清病
- 糸球体腎炎
- 肺疾患：間質性肺炎，過敏性肺臓炎，アレルギー性肺アスペルギルス症
- 悪性腫瘍
- 炎症性腸疾患
- 感染症：細菌性心内膜炎，伝染性単核球症，ウイルス肝炎

低値

- 低値のときに特記すべき疾患はない

意義・何がわかるか？

- 可溶性抗原とIgGまたはIgM抗体とで形成される免疫複合体は組織に沈着し，補体を活性化する．その結果，C5a，C3a，C4aなどのアナフィラトキシンが産生され，好中球浸潤をきたす．また，免疫複合体はマスト細胞や血小板のFc受容体に結合し，ヒスタミンやセロトニンの放出を促

す．このように，免疫複合体の測定はⅢ型アレルギー機序が病態形成に関与する疾患（全身性エリテマトーデスや関節リウマチ，結節性多発動脈炎などの自己免疫性疾患，糸球体腎炎，および生体の免疫応答を副次的に伴う感染症や悪性腫瘍など）の診断や病態把握に有用である．一方，組織中免疫複合体は必ずしも循環血液中の免疫複合体とは相関しないので，免疫複合体測定を診断根拠や疾患活動性の指標とする際は注意が必要である．

生体内での動態

規定因子と血中レベルを決める機序

●通常，循環血液中で形成される免疫複合体は網内系に取り込まれて処理されるので，健常人では循環血液中に免疫複合体は検出されない．

異常値の出るメカニズム

●免疫複合体は循環血液中で可溶性抗原（自己抗原や微生物，異物）と抗体が結合した複合体であり，免疫複合体中のIgMやIgGがC1qと結合して補体系を活性化する．免疫複合体は通常，Fc受容体または補体C3受容体を介して網内系に取り込まれ，循環血液中には存在しない．しかし，過剰な免疫複合体形成や貪食細胞機能不全が存在すると，網内系で処理しきれず，循環血液中に検出される．

参考になる検査とその意義

●免疫複合体により消費される補体に関する検査（CH50，C3，C4）も疾患活動性や病態の把握に有用である．

●免疫複合体測定には，C1q固相法，モノクローナルリウマトイド因子のほかに，研究室レベルでは物理化学的に免疫複合体を沈殿させるポリエチレングリコール沈殿物補体消費試験法，免役複合体中に含まれる補体成分を利用した抗C1q法，抗C3d法，コングルチニン結合法，Raji細胞法などが用いられる．

診断へのアプローチ

●全身性エリテマトーデスや関節リウマチ，結節性多発動脈炎などの自己免疫性疾患，一部の糸球体腎炎などⅢ型アレルギー機序が病態形成に関与している疾患の補助診断として循環血液中の免疫複合体が測定される．

●確定診断のために生検が行われた場合は，病変部への免疫複合体（免疫グロブリンや補体成分）沈着の有無を病理学的に検索する．

ピットフォール

●SLEなどで抗C1q抗体が存在する場合（C1q法）や異好抗体（EBV感染症など）や変性IgGが存在する場合（mRF法）に偽陽性となる．

●補体結合阻止因子が存在する場合，C1q法による免疫複合体は偽陰性となる．

予後とフォローアップ

●全身性エリテマトーデスや悪性関節リウマチを中心とする自己免疫性疾患では活動性評価と経過観察（特に血症交換療法施行時の効果判定）に用いられる．

●急性白血病や悪性腫瘍の一部では免疫複合体が予後推定因子となることが報告されている．

■文献

1）日高雄二：免疫複合体検出法　ヒトモノクローナルリウマトイド因子法．日本臨床 68（3）：119-121，2010

2）吉田　浩：免疫複合体検出法　C1q固相法．日本臨床 68（3）：116-118，2010

（太原恒一郎，沢田哲治）

マトリックスメタロプロテイナーゼ-3（MMP-3）

matrix metalloproteinase-3

MMP-3は細胞外マトリックス分解酵素の一つであり，TNFαなどの炎症性サイトカイン刺激により関節滑膜細胞からpro-MMP3として産生され，プラスミンなどの蛋白分解酵素により活性化される．MMP-3は関節リウマチ（RA）の活動性評価に用いられる．

検体の採取・取り扱い・保存

- 検体は新鮮な血清を用いる．やむを得ず，検体を保存する場合は，－20℃以下で冷凍保存する
- 不活化（非働化）はデータに影響を及ぼす可能性があり，避ける

基準値・測定法

- 健常人では基準値に性差があり，男性のほうが女性よりも高値となる（男性：36.9～121 ng/mL，女性：17.3～59.7 ng/mL）
- MMP-3は通常，酵素免疫測定法（ELISA）またはラテックス免疫比濁法（latex turbidimetric immunoassay：LTIA）を用いて測定される

高値

- MMP-3は関節リウマチでは滑膜炎の活動性を反映して高値となるが，RAに特異的ではなく，全身性エリテマトーデス，リウマチ性多発筋痛症，乾癬性関節炎でも高値となる．さらに，大動脈炎症候群（高安病）などの血管炎症候群や動脈硬化，腎障害などでも上昇する
- 疾患に関係なく，ステロイド投与によりMMP-3は高値となる

低値

- 変形性関節症は関節リウマチの鑑別診断として重要であるが，変形性関節症ではMMP-3の上昇は比較的低値である

意義・何がわかるか？

- MMP（matrix metalloproteinase）は細胞外マトリックスを金属イオン存在下で分解する酵素である．MMPの多くは細胞外でプロペプチド部分が切断・除去されて活性型MMPとなる．MMPは基質特異性によりコラゲナーゼ（collgenase），ゼラチナーゼ（gelatinase），ストロメライシン（stromelysin）などに細分類される．MMP-3はストロメライシン群に属するMMPであり，滑膜細胞，軟骨細胞，線維芽細胞などの結合組織細胞に発現している．前駆体のpro-MMP3として分泌される．その後，細胞外でプラスミンなどの蛋白分解酵素によりプロペプチドが除去され，活性型となる．
- 基質特異性は広く，プロテオグリカン，Ⅲ，Ⅳ，Ⅴ，Ⅶ，Ⅸ型コラーゲン，ラミニン，フィブロネクチンなどを分解するとともに，ほかのMMP前駆体に作用して活性化させる．
- MMP-3によるプロテオグリカン分解は，Ⅱ型コラーゲンを露出し，コラゲナーゼによる分解を促進するとともに，ほかのメタロプロテイナーゼを活性化することにより，

関節リウマチの軟骨破壊に直接関与する．

- 関節リウマチの活動性マーカーであり，疾患活動性を反映して上昇し，CRP や ESR，腫脹関節数などと相関するので，抗リウマチ薬の治療効果判定に有用である．さらに，MMP-3 高値の場合，その後の X 線上の骨軟骨破壊の進行は早く，MMP-3 は RA の関節破壊や身体機能障害を規定する予後不良因子の一つである．
- 関節リウマチに特異的ではなく，関節リウマチ以外にも MMP-3 が高値となる疾患や病態（全身性エリテマトーデス，リウマチ性多発筋痛症，腎疾患，大動脈炎症候群，ステロイド投与など）に注意する．

生体内での動態

規定因子と血中レベルを決める機序

- 健常人の血中に検出される MMP-3 は，結合組織に存在する滑膜細胞や軟骨細胞，線維芽細胞などから分泌され，生理的な細胞外マトリックスの代謝に関与すると考えられる．
- 健常人では，基準値に性差があり，男性のほうが女性よりも高値である．

異常値の出るメカニズム

- MMP-3 は TNFα や IL-1 など炎症性サイトカインにより滑膜細胞から誘導されるので，関節リウマチやリウマチ性多発筋痛症，乾癬性関節炎など関節滑膜や滑液包の滑膜炎をきたす疾患で上昇する．
- MMP-3 は滑膜炎以外にも，腎疾患（糸球体や尿細管上皮，メサンギウム細胞での発現亢進）や腎障害（腎機能低下に伴うクリアランス低下）により上昇する．また，大動脈炎症候群や動脈硬化症では，血管障害を反映して上昇する．
- ステロイド投与に伴う MMP-3 上昇の機序は不明であるが，MMP-3 前駆体のクリアランスをステロイドが低下させるためと考えられている．

参考になる検査とその意義

- 間質コラゲナーゼ（MMP-1）やゼラチナーゼ A（MMP-2）など 20 以上の MMP やそのインヒビター（tissue inhibitor of metalloproteinase：TIMP）が同定されており，細胞外マトリックス代謝における役割が明らかにされているが，その測定は研究室レベルである．

診断へのアプローチ

- MMP-3 は関節リウマチに特異的ではないが，ほかの診断マーカー（抗 CCP 抗体やリウマトイド因子）と組み合わせることで診断効率があがる．

ピットフォール

- ステロイド投与中の，関節リウマチ患者では疾患活動性はよくコントロールされていても，MMP-3 が高値となることがある．

予後とフォローアップ

- 血清 MMP-3 は早期 RA において測定時の疾患活動性のみならず，その後の関節破壊の進行と有意な相関を示し，関節破壊不良の予測マーカーの一つである．

■文献

1）Yamanaka H, Matsuda Y, Tanaka M et al：Serum matrix metalloproteinase 3 as a predictor of the degree of joint destruction during the six months after measurement, in patients with early rheumatoid arthritis. Arthritis Rheum 43（4）：852-858, 2000

2）Ribbens C, Porras M, Franchimont N et al：Increased matrix metalloproteinase-3 serum levels in rheumatic diseases：relationship with synovitis and steroid treatment. Ann Rheum Dis 61：161–166, 2002

3）大内栄子，岩田和士，山中　寿：関節リウマチにおける血清 MMP-3 測定の有用性．炎症・再生 24（3）：154-160，2004

（太原恒一郎，沢田哲治）

V. 感染症検査

抗酸菌培養検査

acid fast bacterium cultivation test

感染病巣から採取した検査材料を，抗酸菌を増加させることができる培地に接種して抗酸菌を検出する検査であり，わが国の検査室で実施されている抗酸菌検査では検出感度が高いため，結核などの抗酸菌症を疑う場合は必須の検査である．

検体の採取・取り扱い・保存

- 検査材料は感染病巣から十分量採取されたもので良質な検査材料であることを医師自らが肉眼的に確認することが大切であり，検査室が指定する滅菌容器で冷蔵保存する
- 検体（特に喀痰）の質は検出感度に影響する（すべての抗酸菌検査に共通する）
- 検査室においてはエアロゾルの発生など，感染対策を十分考慮し，検査材料の処理，操作はすべて生物学的安全キャビネット内で行う

基準値・測定法

- 陰性
- 液体培地と固形培地を用いる方法がある．液体培地は，自動培養システムとしてわが国ではBact/ALERT 3D（シスメックス・ビオメリュー），BACTEC MGIT 960（日本ベクトン・ディッキンソン）が多く導入されている．固形培地は，わが国ではほとんどが鶏卵を用いた小川培地が用いられている．その他にMiddlebrook 7H10などの寒天培地がある

陽性，陰性のときの主な疾患

- 結核菌群が発育したときはほぼ結核症であるが，非結核性抗酸菌の場合は水道水などの環境中に存在するため，臨床検体から検出されても必ずしも起炎菌であるとは限らない．結核症，非結核性抗酸菌症の診断には培養結果のみではなく臨床所見やほかの検査とあわせて総合的に判断する．また，培養検査が陰性であっても抗酸菌症を否定できない．同様に総合的に判断する必要がある

意義・何がわかるか？

- 培養検査を実施すると生きた抗酸菌を証明することができる．結核の確定診断には生きた結核菌がいることを証明することが重要である．
- *M. leprae*（らい菌）以外のヒトに病原性を示す可能性のある抗酸菌を培養することができる．遺伝子検査では検査対象の菌でなければ検出することはできない．
- 通常の薬剤感受性検査は，培養検査で生きた菌を得ることにより実施することができる．

生体内での動態

規定因子と血中レベルを決める機序

異常値の出るメカニズム，異常値のときの生体内での動態

- 結核に罹患している患者由来の飛沫核を吸入することにより感染する．肺胞に達した結核菌は肺胞マクロファージに貪食される

がマクロファージ内で増殖して初期病変を形成する（初期感染）．その多くは細胞性免疫の発現によって自然に治癒するが，感染者の約10％は初期感染に引き続き発病する（一次結核）．増殖した結核菌は血流などにより肺外へ移行し，骨関節や泌尿器，腸管などに結核病変を形成することもある（肺外結核）．大部分の感染者では菌は増殖することなく生存し続けて後年，宿主の抵抗力が低下したときに再び増殖を開始する（二次結核）．

参考となる検査と意義

- 抗酸菌遺伝子検査：塗抹検査が陽性の検査材料であれば培養検査と同時に遺伝子検査を実施することで結核診断および *M. avium* complex（MAC）の検出が約1～6時間で可能である（使用機器による）．同定される非結核性抗酸菌の約80％がMAC，15％が *M. kansasii* である．培養検査で発育した非結核性抗酸菌の同定には，通常DDHマイコバクテリア（極東製薬）が用いられる．DDH法は18菌種の同定が可能である．
- 結核菌群抗原精密測定：結核菌群に特異的な蛋白抗原MPB64をイムノクロマトグラフィー法を用いて約15分で検出する迅速同定法である．キャピリアTB（タウンズ），BDミジットTBcID（日本ベクトン・ディッキンソン）が市販されている．

診断へのアプローチ

- 培養検査は検体の前処理，培地の選択と培養および結果の判定からなる．
- 一般的には液体培地で6週間，固形培地では8週間要するため，培養前に検査材料中の一般細菌や真菌を除去する必要がある（前処理）．これらの菌は発育が旺盛なため除去しないと抗酸菌の検出ができなくなる（雑菌汚染）．抗酸菌は一般細菌や真菌より酸やアルカリに対して抵抗性が強い．このことを利用した前処理法として結核菌検査指針2007（日本結核病学会）ではNALC－NaOH法を推奨している．
- 雑菌汚染は適切な前処理が行われているかの指標となる．雑菌汚染率は培養した検体の約5％が望ましいとされる．5％以下では前処理が強すぎて抗酸菌も死滅させているおそれがある．また10％以上では前処理が不十分と考えられる．
- 前処理した検査材料を液体培地と固形培地に接種し37℃で培養を開始する．Bact/ALERT 3Dでは液体培地中で発育した抗酸菌の代謝により発生したCO_2濃度を10分ごと，またBACTEC MGIT 960では発育した抗酸菌の培地中のO_2の消費量を1時間ごとにモニタリングすることにより抗酸菌の発育を迅速に判定している．培養検査では抗酸菌のみが発育するわけではないので，培養陽性となった培地はチールネルゼン染色などの顕微鏡検査により抗酸菌の存在を確認すると同時に，グラム染色で一般細菌や真菌などの汚染がないことを確認して同定検査で菌名を確定する．
- 検査材料からの抗酸菌の検出率を上げるため，膿性部分が多く良質な3 mL以上の喀痰が採取された場合は1日1回，連続3日間の検査を行う．良質な喀痰が採取できないときは喀痰の誘発を試みるか胃液の採取，もしくは気管支鏡での検体採取も有効である．
- 培養検査には，わが国では液体培地と小川培地が広く用いられている．液体培地は発育速度は速いが検査手技が煩雑で高価である．小川培地は発育したコロニーの定性および観察，複数菌種の存在の確認が可能で安価であるが，発育速度が遅く発育支持能も液体培地と比べて若干劣るといわれている．これらはそれぞれの特徴を有しているので診断時の3回の培養検査時には併用することが望ましい．
- 非結核性抗酸菌群は遅発育菌群と迅速発育菌群に分類することができる．遅発育菌群とは小川培地上で発育が確認されるまでに7日間以上を要し，迅速発育菌群とは7日以内に発育する菌群であり *M. fortuitum*

や *M. chelonae* などがある．よって菌の発育速度も迅速な推定同定に重要な情報となる．

ピットフォール

- 検査材料に複数の菌種の抗酸菌が存在すると，液体培地や遺伝子検査では検出が困難な場合がある．その際の分離には固形培地による培養を試みるが，分離できないことも少なくない．
- 検体（喀痰）の採取はほかの患者や病院職員への感染対策に十分留意する．
- 抗結核薬服薬中の培養検査は発育が遅い可能性がある．また，塗抹検査が陽性でも発育してこないこともある．
- 検査材料中の菌量が少ないと培養できない（検出感度：10〜数百個/mL）．

予後とフォローアップ

- 結核は空気感染対策が必要である．結核の疑いが強いときは培養の結果を待たずに感染対策を実施する．
- 化学療法後の培養検査は，治療開始後 4 週間は 2 週間に 1 回，それ以降は 1 ヵ月ごとに 1 回行う．

（中井達郎，糸山　智）

抗酸菌遺伝子検査

acid fast bacterium genetic test

検査材料の培養検査と同時に行うことにより，結核菌群または *M. avim* complex（MAC）の検出が数時間で可能な検査である．分離培養後の菌株の同定，抗結核薬リファンピシン（RFP）の耐性遺伝子の検出にも用いられる．

検体の採取・取り扱い・保存

- 検査材料の採取は抗酸菌培養検査と同様である．検査室が指定する滅菌容器に十分量採取し冷蔵保存する
- 検査材料の分離培養後に検査を実施する場合は，発育後の液体培地の培養液または固形培地上の菌株を検体とする

基準値・測定法

- 陰性
- 検査材料中に存在する結核菌群や非結核性抗酸菌に特異的な遺伝子領域（DNA または RNA）をターゲットにして，対象とする菌を検出する核酸増幅法や，菌株から抽出した核酸と基準株から抽出した核酸との相同性を利用した同定法などが用いられる

高値，低値のときの主な疾患

- 遺伝子検査が陽性の場合は検査材料中に目的の DNA もしくは RNA が存在することを示す．それによる感染症であると判断された場合は，当該抗酸菌による抗酸菌症と診断される

意義・何がわかるか？

- 検査材料から直接，結核菌群または MAC を数時間で検出可能である．
- 塗抹陽性検体での遺伝子検査の陽性は，検査材料中における検査対象菌の存在を意味する．結核菌群と非結核性抗酸菌の迅速な鑑別は，感染症の診断のみならず医療関連感染や集団感染の防止対策として非常に重要である．
- 培養後の菌株に用いる場合は数時間で最大 18 菌種の同定が可能である．
- 検査材料または菌株から結核菌群の RFP 耐性遺伝子である *rpoB* 遺伝子を約 6 時間で検出することができる．

検査材料からの結核菌群検出試薬

- コバス TaqMan MTB（ロシュ）のリアルタイム PCR 法，ジーンキューブ MTB（東洋紡）の PCR 法，TRC Rapid M.TB（東ソー）の TRC 法，DNA プローブ「FR」-MTD（富士レビオ）の TMA, HPA 法，ジェノスカラー Rif TB（ニプロ）の PCR, LiPA 法，Loopamp 結核菌群検出試薬（栄研化学）の LAMP 法．

検査材料からの MAC 検出試薬

- コバス TaqMan MAI･MIN（ロシュ），ジーンキューブ MAC（東洋紡），TRC Rapid MAC（東ソー），DNA プローブ「FR」-MAC（富士レビオ）．

●適応とする検査材料は製品によって異なる.

菌株，培養液からの同定試薬

●結核菌群同定試薬：コバス TaqMan MTB, TRC Rapid M.TB, ジェノスカラー Rif TB, アキュプローブ結核菌群同定（極東製薬）.

● MAC 同定試薬：コバス TaqMan MAI・MIN, TRC Rapid MAC, アキュプローブマイコバクテリウム　アビウムコンプレックス（極東製薬）.

●結核菌群, MAC など 18 菌種の同定試薬：DDH マイコバクテリア（極東製薬）.

結核菌群 RFP 耐性遺伝子検出試薬

●ジェノスカラー Rif TB.

生体内での動態

規定因子と血中レベルを決める機序

異常値の出るメカニズム，異常値のときの生体内での動態

●感染病巣にはその原因となる抗酸菌が含まれている. その部位から検査材料を採取して, そこに含まれる抗酸菌に特異的な遺伝子領域を増幅, 検出することにより菌の同定を行う.

参考となる検査と意義

●抗酸菌塗抹検査：現在市販されている遺伝子検査キットでは検体中に含まれる菌量はわからない. 感染対策や接触者検診などには塗抹検査での菌量の把握が重要である.

●抗酸菌培養検査：菌が生菌か死菌かの鑑別ができる. また, 遺伝子検査は, 検体に含まれる菌量が少ない場合や検査の対象とした菌種以外の抗酸菌は検出できないため培養検査を欠くことはできない. 遺伝子検査対象菌の検出感度は, 培養検査＞遺伝子検査＞塗抹検査である.

●抗酸菌薬剤感受性検査：多剤耐性結核菌の判定ができる.

●結核菌群抗原精密測定：イムノクロマトグラフィー法による菌株もしくは培養液からの結核菌群検出試薬である. 操作が簡便で 15 分間で結果が得られる.

診断へのアプローチ

●遺伝子検査は, 結核を強く疑うときに実施する. しかし, 保険点数上, 月に 1 回しか認められていないので, 遺伝子検査を実施する検体は, 塗抹検査が陽性の検査材料もしくは良質な検体（唾液様の喀痰ではない）を選択して実施する. 塗抹検査が陽性の検査材料での遺伝子検査は 95％以上が陽性である. しかし塗抹検査が陰性の検査材料での遺伝子検査陽性は 50〜80％程度である. 特異度は塗抹検査の結果にかかわらず, ほぼ 100％である. よって, 塗抹検査陽性, 遺伝子検査陽性の場合は対象抗酸菌の存在が強く疑われるが, 塗抹検査が陰性の検査材料は遺伝子検査陰性であってもこれらを否定することはできない. 塗抹検査が陰性の検査材料を用いて結核を否定する目的の遺伝子検査は実施しない.

●遺伝子検査にはさまざまな要因によるコンタミネーションが原因の偽陽性, 死菌や BCG 株による陽性, ヘパリンや血液または原因不明の増幅反応を阻害する要因による偽陰性の問題がある. よって本検査はあくまでも抗酸菌症診断の補助的検査であることを絶えず意識する必要がある. 特に非結核性抗酸菌は水道水などの環境に存在しており, 気管支鏡の洗浄時における汚染などの問題もあるため, 塗抹検査が陰性の検査材料での非結核性抗酸菌の遺伝子検査の実施は考慮が必要である. 日本結核病学会および日本呼吸器学会の基準である非結核性抗酸菌症診断に関する指針（2008 年）においてもその診断には培養検査が必須である. 確定診断は遺伝子検査のみではなく, 臨床症状や X 線所見, CT 検査などの結果を総合的に判断して行うことが重要である.

ピットフォール

- 検査材料中に複数の菌種が存在すると，すべての菌種を検出することは困難である場合がある．特に結核菌群と非結核性抗酸菌が混在する場合は結核菌群を検出できないことがある．
- 遺伝子検査法は塗抹検査，培養検査と同時に実施する迅速診断法として有用であるが，わが国の検査室では遺伝子検査を部外委託している施設も少なくない．その場合，検体の運搬などに時間を要するので結果が得られるまで数日（3〜4日）必要である．自施設で遺伝子検査を実施している場合も検査室の多くは毎日実施していない．緊急性を要する場合は検査室に直接連絡して至急である旨を伝えることが重要である．
- 遺伝子検査では結核菌は結核菌群（*Mycobacterium tuberculosis* complex）として報告される．結核菌群とは結核菌のほかに，BCG株である *M. bovis*（ウシ型結核菌），*M. africanum*，*M. microti* が含まれる．

予後とフォローアップ

- 核酸増幅法は治療の結果，結核菌が死菌でも遺伝子が存在すれば陽性となるため，結核患者の治療効果の正確な判定に用いることはできない．菌の陰性化の判定には塗抹・培養検査が適している．

（中井達郎，糸山　智）

結核菌群抗原精密測定

determination of *Mycobacterium tuberculosis* complex antigen

抗酸菌培養検査を実施した後に培地に発育した抗酸菌が，結核菌群か非結核性抗酸菌かを約 15 分で判定できる.

検体の採取・取り扱い・保存

- 抗酸菌培養検査で抗酸菌が発育した液体培地の培養液または固形培地の菌株を検体とする

基準値・測定法

- 陰性
- マイコバクテリウム抗原キット・キャピリア TB-Neo（タウンズ）は，結核菌群が培地上で増殖中に産生する結核菌群に特異的な蛋白抗原 MPB64 を，免疫クロマトグラフィー法で検出することにより結核菌群を同定する．BD ミジット TBcID（日本ベクトン・ディッキンソン）も市販されており，その原理および測定法はキャピリア TB とほぼ同様である

陽性↑

- 結核症が疑われる

意義・何がわかるか？

- 抗酸菌培養が陽性になった場合はそれが結核菌群か，それとも非結核性抗酸菌かを迅速に明らかにしなければならない．本検査では結核菌群に特異的な蛋白抗原 MPB64 を検出することにより約 15 分で簡便に検体中の結核菌群の存在を知ることができる.
- 結核菌群とは *M. tuberculosis* のほかに BCG株である *M. bovis*（ウシ型結核菌），*M. africanum*，*M. microti* が含まれる.

生体内での動態

規定因子と血中レベルを決める機序

異常値の出るメカニズム，異常値のときの生体内での動態

- テストプレートに検体を接種すると，テストプレート中の金コロイド標識抗 MPB64 マウスモノクローナル抗体と検体中の MPB64 抗原が結合する．この免疫複合体が判定部で抗 MPB64 抗体（捕捉抗体）に捕捉され赤紫色に発色することにより検体中の MPB64 の存在の有無を判定する.

参考となる検査と意義

- 抗酸菌培養検査：本検査を実施するためには培養検査を実施して，抗酸菌が発育した培養液もしくは菌株を得る必要がある.
- 抗酸菌遺伝子検査：結核菌群抗原精密測定で迅速同定が可能なのは結核菌群のみである．本検査が陰性であっても結核を強く疑う場合は偽陰性を考慮し，また *M. avium* complex の可能性がある場合には遺伝子検査による同定を行う.

診断へのアプローチ

- 液体培地が陽性となった場合は，培養液をそのまま検体として用いることができる．固形培地が陽性となった場合は，専用の抽出用緩衝液に菌体を懸濁させ検体とする.
- *Staphylococcus aureus* などのプロテイン

Aを産生する菌が混在すると偽陽性を示すことがあるので，培養液のグラム染色を行い一般細菌などが含まれていないことを確認する．また，抗酸菌検査と同じ検体で実施された一般細菌検査の培養結果も参考になる．

- キャピリア TB-Neo では *M. marinum* との交差反応の可能性がある．

ピットフォール

- 操作と判定が非常に簡単である．前処理などは必要ない．検体を滴下して15分後にラインの有無を判定するのみで遺伝子検査とほぼ同等の結果が得られる．
- MPB64 に変異を生じた結核菌群は検出することができない．
- 結核菌群と非結核性抗酸菌が混在した培養液に本法を用いると陽性の結果が得られる．しかし培養液を固形培地に分離したときは，発育速度の違いから非結核性抗酸菌しか得られない場合が多い．非結核性抗酸菌の薬剤感受性検査を実施すると一般的には薬剤耐性であるため，多剤耐性結核菌や高度多剤耐性結核菌に誤同定されてしまう可能性がある．したがって薬剤感受性検査を実施する固形培地上のコロニーの性状をよく観察し，本検査の結果と矛盾するときは，そのコロニーに関してもう一度同定検査を行うことを考慮しなければならない．
- 喀痰や胃液，気管支擦過液などの臨床検体から直接実施することはできない．

（中井達郎，糸山　智）

抗酸菌薬剤感受性試験（結核菌薬剤感受性試験）

acid fast bacteria susceptibility test

感染病巣から採取した検査材料を分離培養して得られた菌株を用いて，治療に使用する薬剤が有効であるかを調べるために実施する検査であり，結核治療の際は初回分離株を用いて必ず実施する．

検体の採取・取り扱い・保存

- 液体培地または固形培地に発育した新鮮な培養液もしくは菌株を検体とする．液体培地を用いた場合は培養陽性後，固形培地に分離して複数の菌種が存在しないことを確認する
- 結核菌が含まれると考えられる検査材料（主に喀痰）を検体とする方法もある
- 菌株の保存は－80℃で可能である

基準値・測定法

- 感受性（S）
- 培養検査で検出された結核菌群の対象抗結核薬に対する耐性の割合を調べることにより，その効果を判定する．一定の薬剤濃度に対して1％以上の耐性を示す場合を耐性と判定する．試験管を用いた小川培地を用いる比率法が標準法であり，検体から実施する直接法と培養して得られた菌株から実施する間接法がある．その他に簡易検査キットを用いた簡易法や液体培地を用いる方法がある

陽性，陰性のときの主な疾患

- イソニアジド（INH）とリファンピシン（RFP）の２剤に耐性を示した結核菌は多剤耐性結核菌（MDR-TB）であり，さらにフルオロキノロン系抗菌薬のいずれか１剤以上に耐性でカナマイシン（KM）・アミカシン（AMK）・カプレオマイシン（CPM）の３剤中１剤以上の耐性を示した結核菌は高度多剤耐性結核菌（XDR-TB）であり，それらによる感染症が疑われる

意義・何がわかるか？

- 結核患者から分離された株に対する治療薬の効果を推定することができる．薬剤感受性検査は培養陽性後，さらに検査に時間を要するため結核の治療開始前に結果を得ることはできないが，耐性を示す薬剤の使用は耐性菌を生じさせるおそれがあるため，耐性が判明した時点で使用の変更を考慮する必要がある．

生体内での動態

規定因子と血中レベルを決める機序

異常値の出るメカニズム，異常値のときの生体内での動態

- 結核菌の薬剤耐性は染色体上の自然突然変異によってのみ獲得される．
- 薬剤耐性結核菌は医師の不適切な処方や患者の自己判断による服薬の中止などの繰り返しにより，野生耐性株が選択され増殖し多剤耐性化する．

参考となる検査と意義

- 抗酸菌培養検査：薬剤感受性検査を実施するためには培養検査を実施して生きた菌株を得る必要がある．
- 結核菌群 RFP 耐性遺伝子検査：喀痰または分離株から直接 RFP 耐性遺伝子である *rpoB* 遺伝子の変異を約 6 時間で検出するジェノスカラー･Rif TB（ニプロ）がある．検出感度は 95％以上とされている．RFP 耐性の結核菌は統計学的に INH 耐性，つまり MDR-TB の可能性が高いので感染対策の徹底，慎重な抗結核薬の選択が求められる．

診断へのアプローチ

小川培地を用いる方法

- 標準法である比率法は対象菌 1 mg/mL の菌液を作製し，100 倍および 1 万倍希釈の菌液を調製する．対象抗結核薬の入っていない小川培地に 100 倍希釈と 1 万倍希釈液 0.1 mL を 1 本ずつ（対照 1 と対照 2），対象抗結核薬の入っている小川培地 1 本に 100 倍希釈液を 0.1 mL 接種して 36±1℃で培養を開始する．対照 1，2 の小川培地にコロニーが十分に形成された時点（3～4 週間）で判定を行う．対照 2 と抗結核薬の入っている小川培地のコロニー数を比較して，抗結核薬の入っている小川培地上に発育したコロニー数が多いとき，耐性菌の割合が 1％以上であり，耐性と判断する．本法は検査材料を検体とする場合を直接法といい，培養後の菌株を検体とする場合を間接法と呼ぶ．直接法は迅速性に優れているが接種菌量や均一な菌液の調整が困難などの理由により正しい成績を得ることが難しい．間接法は検査に時間を要するが精度の高い成績が得られるため結核菌検査指針 2007（日本結核病学会）では間接法を推奨している．しかし，本法は判定に 3～4 週間を要し操作も煩雑であるため，ほとんど実施されておらず（市販品はない）簡易法が普及している．
- 簡易法はあらかじめトレイにセットされた小川培地を基礎とする培地に菌液を接種する．ウエルパック培地 S（日本ビーシージーサプライ）とビットスペクトル-SR（極東製薬）が市販されており，2～4 週間で 10 薬剤の判定ができる．
- 比率法では INH は 2 濃度，INH 以外は 1 濃度で検査される．INH の治療には 0.2 µg/mL の成績を参考にする．INH 1.0 µg/mL の成績は，多剤耐性菌で使用可能な抗結核薬が限られる場合にのみ参考とする．

液体培地を用いる方法

- 自動機器である BACTEC MGIT 960（日本ベクトン・ディッキンソン）を用いる比率法，マイクロプレートを用いる微量液体希釈法とピラジナミド（PZA）感受性検査法がある．
- BACTEC MGIT 960 を用いる方法は薬剤添加培地と無添加培地での発育を機器が自動判定を行うため迅速性に優れている（4～13 日）．本法は結核菌を対象として，INH，RFP，ストレプトマイシン（SM），エタンブトール（EB），PZA の 5 薬剤の判定ができる．ただし，*M. kansasii* の RFP に対する感受性結果は臨床効果と相関するので測定することができる．
- 微量液体希釈法は最小発育阻止濃度（MIC）を求めることができる．結核菌用にブロスミック MTB-I（極東製薬）：INH，RFP，SM，EB，KM，リファブチン（RBT），レボフロキサシン（LVFX），シプロフロキサシン（CPFX）の 8 薬剤，非結核性抗酸菌用にブロスミック NTM（極東製薬）：RFP，SM，EB，KM，RBT，LVFX，クラリスロマイシン（CAM），エチオナミド（TH），AMK の 9 薬剤の検査可能な試薬が市販されており 7 日間で判定が可能である．
- PZA は pH5.5 で抗菌活性を示すため通常の薬剤感受性検査では検査できない．BACTEC MGIT 960 を用いる方法のほか，結核菌感受性 PZA 液体培地（極東製薬）は酸性条件下で結核菌の PZA 感受性を 7～

14日で判定できる．

- *M. avium* complex（MAC）の薬剤感受性検査はCAMを除き確立されていない．
- 結核菌検査指針2007においては，その迅速性から液体培地法が推奨されている．
- 液体培地に発育した培養液を用いて同定・感受性検査を実施する場合は，それと同時に固形培地にも分離してコロニーの性状を確認する．培養液中に結核菌群と非結核性抗酸菌などが複数存在している場合は，同定方法の検出原理の違いや菌種による発育速度の違いなどから，同定は結核菌群，感受性結果は一般的に耐性傾向を示す非結核性抗酸菌の結果となり多剤耐性菌に誤同定されたり，結核菌が存在しても検出できずその存在を見落とす可能性もある．よって陽性となった培養液は，複数の菌種の存在を確認するため固形培地を用いて分離培養する必要がある．その操作には小川培地よりMiddlebrook 7H10などの寒天培地が適している．

ピットフォール

- 検査薬や被検菌の状態（新鮮さなど）によっては接種菌の前培養が必要である．その場合は判定までさらに時間を要する．
- 結核菌の薬剤感受性検査を実施したとき，数日で菌の発育が認められた場合は一般細菌や真菌のコンタミネーションが考えられる．接種菌液を血液寒天培地などに塗布しておくと一般細菌混入の確認ができる．
- 2007年の結核療法研究協議会の調査によると，初回治療患者由来の結核菌の分離株に対する薬剤耐性率はINH 3.1%，RFP 0.7%，SM 5.6%，EB 1.3%であり，既治療の患者に由来する株ではINH 12.3%，RFP 6.7%, SM 12.3%, EB 2.6%であった．
- MDR-TBまたはXDR-TBが分離された場合は治療が非常に困難であるため，結核治療の専門医に委ねることが望ましい．

予後とフォローアップ

- 結核菌初回分離後，治療にもかかわらず培養検査が3ヵ月陰性化しない場合は薬剤耐性菌の出現が疑われるため，直近の分離株で再び薬剤感受性検査を実施する．

（中井達郎，糸山　智）

ツベルクリン反応（ツ反）

tuberculin skin test（TST）

ツベルクリンと呼ばれる結核菌の培養濾液を，結核菌の感染や，BCG 接種を受けた生体に皮内注射すると，局所に遅延型アレルギー反応を起こし，48 時間をピークとして発赤，硬結などの皮膚反応を生じる．これを用いて結核感染の判定を行う検査．

検体の採取・取り扱い・保存

- 精製ツベルクリン溶液 0.1 mL を，前腕屈側面の皮内に注射し，6～10 mm 径の丘疹をつくる
- 同一部位に反復して行うと促進反応を起こすことがあるため注意が必要である

基準値・測定法

- 陰性：発赤長径 9 mm 以下
- 陽性：発赤長径 10 mm 以上
  弱陽性：発赤長径 10 mm 以上で硬結を伴わない
  中等度陽性：発赤長径 10 mm 以上で硬結を伴う
  強陽性：発赤長径 10 mm 以上で硬結，二重発赤，水疱，壊死などの副反応を伴う
- 注射 48 時間後に皮膚反応を測定する．明るい間接光の下で，mm 単位で発赤長径，副反応（硬結，二重発赤，水疱，壊死）を測定する

陽性
- 結核菌への感染
- BCG の接種

陰性化・減弱
- ウイルス感染（麻疹，ムンプス，水痘，風疹など）
- 細菌感染（チフス，猩紅熱など）
- 粟粒結核
- 加齢，栄養不良，悪液質
- リンパ増殖性疾患
- ステロイド，免疫抑制薬
- サルコイドーシス，過敏性肺臓炎　など

意義・何がわかるか？

- 結核菌感染後 4～6 週間後に陽転化する．ただし，陽転しても結核感染によるものか BCG 接種によるものかの区別は困難である．
- BCG 接種歴がある患者でも，反応が強陽性となったり，新しく硬結や水疱が出現したりするような場合は，結核感染の可能性を考慮する．
- 過去のツベルクリン反応の結果や BCG 接種歴が把握されている場合には，細胞性免疫機能の確認に使用することもできる．

生体内での動態

- ツベルクリン反応は結核菌の感染や，BCG接種を受けた生体の，ツベルクリン液に対する遅延型アレルギー反応である．
- 結核菌感染またはBCG接種によりT細胞が結核菌抗原に感作されている生体では，ツベルクリン液を皮内注射すると感作T細胞が注射局所でツベルクリンと反応してさまざまなサイトカインを放出し，多彩な細胞性反応が引き起こされ，皮内局所に発赤とマクロファージ集積による硬結が生じる．
- T細胞が感作されていない生体では，このような特異的な反応は生じない．

診断へのアプローチ

- ツベルクリン反応の結果のみから結核感染を診断したり否定したりすることはできない．あくまで結核感染の可能性を評価するうえでの検査の一つとして捉えるべきである．

ピットフォール

- ブースター現象：BCG接種後のツベルクリンの過敏性は時間とともに減弱するが，その過程でツベルクリン検査を行うと，これが刺激となり，ツベルクリンの過敏性の回復が起こり，その後の反応が最初の反応よりも強くなることが知られている．これをブースター現象（回復現象）と呼び，初回の検査から1～3週間経過するとみられるようになる．
- 2回目の反応が1回目よりも強く出ても結核感染を意味するとはいえず，ブースター現象の可能性を考える必要がある．

予後とフォローアップ

- 学校保健法や結核予防法の改正により小中学校や乳幼児におけるツベルクリン反応検査は原則廃止となった．したがって，現在，定期的に行われるツベルクリン反応検査はなくなり，結核の補助的診断で用いられることが多くなっている．代わって結核感染診断法としてクォンティフェロン（QFT）が汎用されるようになってきている．
- 一方で，今後BCG接種の機会も少なくなることが予想されており，ツベルクリン反応検査の価値が再認識される可能性も十分にある．

■参考文献

1）日本結核病学会 編：結核診療ガイドライン 改訂第2版．南江堂，2012
2）四元秀毅，山岸文雄：医療者のための結核の知識 第3版．医学書院，2008

（長村　航）

結核菌特異蛋白刺激性遊離インターフェロン-γ（QFT-3G）

interferon-gamma relesed by mycobacterium tuberculosis specific protein（Quanti FERON-3G）

結核菌が特異的に有する蛋白がリンパ球T細胞を刺激することで，血清中に産生されるインターフェロンγ（IFN-γ）をELISA法により測定する検査．総称してIFN-γ遊離試験（interferon gamma release assay：IGRA）と呼ばれる．QFT-3Gは従来のQFT-2Gを改良した結核感染の体外診断キットで，2009年4月に承認され，同7月より販売されている．

検体の採取・取り扱い・保存

●静脈採血を行い，全血を試験管内にて3種類の結核菌特異抗原（ESAT-6，CFP-10，TB7.7）で刺激する．その後，血漿成分にリンパ球から遊離されたIFN-γをELISA法で測定する

基準値・測定法

●各検体の測定値は，結核抗原血漿（A）と陽性コントロール血漿（M），のIFN-γ濃度（IU/mL）から，それぞれ陰性コントロール血漿（N）のIFN-γ濃度（IU/mL）を減じて求め，これらの測定値により判定基準が定められている

測定値A（IU/mL）＝IFN-γ（A）－IFN-γ（N）

測定値M（IU/mL）＝IFN-γ（M）－IFN-γ（N）

●測定値A（QFT値）が0.35 IU/mL以上の場合を陽性とする

●測定値M（陽性コントロール）が0.5 IU/mL以上で，QFT値が0.1 IU/mL未満であれば陰性とする

●QFT値が0.1 IU/mL以上0.35 IU/mL未満の場合，判定保留とする

●QFT値が0.35 IU/mLを超えず，かつ測定値Mが0.5 IU/mL未満の場合，判定不可とする

●**陽性**：結核感染を疑う（最近の感染と既感染の区別，潜在性結核と活動性結核の区別はできない）

●**陰性**：結核感染は否定的

●**判定保留**：通常，結核感染は否定的と判断するが，リスクが高い場合は陽性と推定する（結核感染の集団に属していた，感染力の高い患者と濃厚な接触があった，など）

●**判定不可**：結核の有無の判定はできない

意義・何がわかるか？

●活動性結核患者と接触して結核に感染した場合，QFTが陽性になるまでの期間は2～3ヵ月と考えられる．

●活動性結核の診断の基本は喀痰塗抹検査，培養検査，遺伝子検査や胸部X線検査である．活動性結核が疑われるが，これらの各種検査によって結核菌検出が困難で確定診断に至らない場合，QFTは診断補助として有用である．

● QFTは診断の補助であって，この結果だけで活動性結核の確定診断とすることはできない．

生体内での動態

●結核菌に感染すると，発症の有無にかかわらず免疫学的記憶が成立する．結核菌が特異的に有する蛋白がリンパ球T細胞を刺激することで，血清中に産生されるインターフェロンγ（IFN-γ）をELISA法により定量し，結核菌に対する細胞性免疫応答を検出する．

診断へのアプローチ

●ツベルクリン反応はBCG接種の影響を受けるが，QFTではBCG接種や非結核性抗酸菌感染症の影響を受けず，結核菌感染に特異度が高い．

● QFT-3Gの感度は92.6%，特異度は98.8%とされている．

●喀痰検査で結核を確定できず，症状やほかの検査所見から結核を疑う場合の補助診断に有用である．

●小児の活動性結核では，乳幼児でも高い感度を示すと考えられている．しかし，5歳未満の乳幼児では細胞性免疫能が未熟であり，判定不可となる例が多く認められたり，偽陰性を呈する場合もある．そのため，小児においてはQFT陰性のみで結核感染を否定することはできない．

● 30〜49歳の日本人の約95％は結核未感染と推定されており，対象年齢の上限は49歳とされることが多い．ただし，最近は50〜60歳代でも結核既感染率が低下してきており，50歳以上でも結核感染の疑いが強い場合は検査を行うことが勧められている．

ピットフォール

● QFT検査の結果が陽性と判定された場合，それが過去の感染によるものか，最近の感染によるものかを区別することはできない．特に高齢者などの結核既感染率の高い者を対象にQFT検査を実施する場合には，陽性であれば最近の感染があるとはいえないことがある．

● HIV患者，透析患者，糖尿病患者，ステロイド投与中の患者など免疫抑制状態にある患者においては，活動性肺結核の発症リスクが高く，発症の多くは潜在性結核感染症からの内因性再燃による．

●このような免疫抑制状態にある患者ではQFT応答が抑制され，結核感染を受けていても陰性，または判定不可となる可能性が指摘されている．

●免疫抑制状態にある患者に対しては，ある程度感度が低下している可能性を念頭におきながらQFTを施行すべきである．

予後とフォローアップ

● QFTはツベルクリン反応よりも優れた検査という位置づけとされているが，ツ反の有用性についてはコホート研究によるエビデンスが多く存在するものの，QFTに関してはこれに匹敵するエビデンスはない．

●潜在性結核感染症の診断に関するGold Standardはない．

●活動性結核を発症した者と，潜在性結核感染症にとどまっている者では免疫応答に差がある可能性もあり，このような背景を反映して「判定保留」という基準が設定されている．カットオフ値を低く設定した基準を設けることは，集団感染事例など感染リスクが高い場合の偽陰性を減らすうえで有用であると考えられている．

●今後，これらの問題に関しては，新たなエビデンスが集積されていくことが期待されている．

■文献

1）日本結核病学会予防委員会：クォンティフェロンTBゴールドの使用指針．Kekkaku 86（10）：839-844，2011

2）日本結核病学会 編：結核診療ガイドライン 改訂第2版．南江堂，2012

3）四元秀毅，山岸文雄：医療者のための結核の知識 第3版．医学書院，2008

（長村　航）

アスペルギルス（アスペルギルス抗原，アスペルギルス抗体） *Aspergillus*

Aspergillus の細胞壁成分であるガラクトマンナンを検出するのが，アスペルギルス抗原検査である．標的抗原は *Aspergillus* 属の中で最多の *A. fumigatus* を用いている．アスペルギルス抗体についても *A. fumigatus* に対する抗体を測定している．

検体の採取・取り扱い・保存

- アスペルギルス抗原の測定には，血清や気管支肺胞洗浄液（bronchoalveolar lavage fluid：BALF）を用いる
- アスペルギルス抗体の測定には，血清を用いる

基準値・測定法

アスペルギルス抗原：プラテリア® アスペルギルス

- 血中：陰性（0.5 未満）
- double-sandwich ELISA 法を用いている．血液疾患，特に造血幹細胞移植患者においては，陽性のカットオフインデックス（COI）を 0.5 としたほうがよいとされている．BALF では COI は設定されていないが，0.5～0.7 程度とすることが多い

アスペルギルス抗体

- 陰性
- オクタロニー法（二重免疫拡散法）や CF 法（IgG 検出）により *A. fumigatus* に対する抗体を検出する（現在のところ保険未収載である）．研究室に依頼して行うことも多い

陽性

- アスペルギルス抗原：侵襲性アスペルギルス症（invasive aspergillosis：IA，肺炎・肺膿瘍・播種性病変を含む），肺アスペルギローマ．交差反応を示すその他の真菌感染症や偽陽性については「異常値の出るメカニズム」を参照
- アスペルギルス抗体：肺アスペルギローマ（強陽性），慢性壊死性肺アスペルギルス症，アレルギー性気管支肺アスペルギルス症（allergic bronchopulmonary aspergillosis：ABPA）など（弱陽性）

陰性

- プラテリア® アスペルギルスの検出感度は，精製ガラクトマンナン量として 0.5 ng/mL である
- アスペルギルス症以外の真菌感染症，特に酵母様真菌の感染症
- アスペルギルス抗体：IA では免疫不全が基礎にあり，抗体が産生されるまでに死亡してしまうことがある．このため検出されにくい

意義・何がわかるか？

- IAは早期に治療を開始しなければ致死的であるが，生検などの侵襲的手技はcompromised hostではしばしば行うことが難しい．このため迅速で，かつ非侵襲的な補助診断法として抗原検査が開発された．
- IAでの抗原検査の成績をまとめたメタアナリシスでは，proven case（病理組織ないしは無菌部位からの培養での証明例）において感度は71％，特異度は81％であった[1)]．
- これにprobable症例（呼吸器系検体からの培養と画像所見を有する例）を加えると，感度79％，特異度86％であった（ただしこの検討での患者の多くは血液疾患患者である）[1)]．
- 肺アスペルギローマ，慢性壊死性肺アスペルギルス症について，アスペルギルス沈降抗体による感度は79％，特異度は96％であり，抗原検査よりも有用であった[2)]．

生体内での動態

規定因子と血中レベルを決める機序

- *A. fumigatus*のほかに，*A. flavus, A. niger, A. terreus*が原因となるが，菌種によって検出に差があるかについてはいまだ不明である．
- マンナン抗原は，IA患者の血清，尿，BALFなどの体液中に遊離状態か，免疫複合体をつくって存在している．
- 肺アスペルギローマでは，主にIgG抗体が増加するため，CF法による抗体検査で陽性となりやすい．一方ABPAではIgE抗体が産生されるとともにIgG，IgA，IgDが多クローン性に産生される．

異常値の出るメカニズム：プラテリア® アスペルギルス

- 空気中に存在する*Aspergillus*により汚染が起こりうる．このため埃の多い場所や空調の近くでは測定を行わない．
- マンナンは豆や種子に多く含まれており，食物繊維としても種々の食品に添加されている．さらに味噌，醤油など多くの食品でコウジカビ（*Aspergillus*属）が発酵に使われている．このため消化管粘膜に損傷のある患者や乳幼児では，食物の影響により陽性となることがある．
- piperacillin/tazobactamやamoxicillin/clavulanateの投与，ビフィドバクテリウム属の腸管内定着，*C. neoformans*のガラクトキシロマンナン，大豆蛋白を含む経管栄養，食事（シリアル，チップス，ドライケーキなど）により上昇を示すことがある．
- 著しい溶血や高脂血清も測定値に影響を及ぼす．自己免疫疾患患者では非特異反応が起こりうる．一方，慢性肉芽腫症の患者では濃度が低くなる．
- *Cryptococcus*属，*Penicillium*属，*Alternaria*属では交差反応が認められている．
- 一方で感染初期には臨床症状や画像所見に先んじて陽性となる例もある．

参考になる検査とその意義

- 診断のゴールドスタンダードは，臨床状況に合致した*Aspergillus*の分離培養ないし病理組織での検出である．ただしアスペルギローマでは時に培養で分離できるが，IAでは分離できないか，かなり進行してから分離できる場合が多い．
- 抗原検査で最初に製品化されたのは，ラテックス凝集法によるパストレックス® アスペルギルスであったが，感度が低いのが問題であった．
- 血清では陰性であっても，BALFで抗原が陽性になることがある．特に造血幹細胞移植患者では鑑別のためにもBALFを採取する意義は大きい．
- 一方，尿中のマンナン抗原の迅速検出キットが開発中である[3)]．

診断へのアプローチ

- IAのハイリスク群，特に造血幹細胞移植患者，好中球減少患者，免疫抑制状態にある患者で，抗菌薬に反応しない発熱や，画像的に本症を疑う所見があるときに，早期診断を目的として抗原が測定される．

- あくまで診断補助法であり，臨床症状や微生物検査，画像所見，病理検査などを総合して判断する．

ピットフォール

- 抗原に関するデータの多くは，造血幹細胞移植を受けたハイリスク群を対象とした検討で得られたものである．ほかの状態においてもこの0.5というCOIを適用してよいかについては不明である．
- 抗原検査では，*Aspergillus* 属以外の真菌や，未確認の血清成分との交差反応による偽陽性例が少なくないとみられている．

予後とフォローアップ

- 臨床的にIAの疑いが強く，抗原検査もそれを示唆すれば，早期に抗真菌薬の投与を開始したほうがよい．
- IAかどうか臨床的にはっきりせず，抗原が低値で陽性になる例では，あらためて基礎の状態や，画像所見を確認し，PCR検査を行ったり，気管支鏡の施行を急ぐべきか検討する．

■文献

1）Pfeiffer CD, Fine JP, Safdar N：Diagnosis of invasive aspergillosis using a galactomannan assay：a meta-analysis. Clin Infect Dis 42：1417-1427, 2006
2）安藤陽一郎，北里裕彦，田尾義昭 他：血清アスペルギルス沈降抗体検査症例の臨床的検討．日本呼吸器学会誌 1：3-7，2013
3）Dufresne SF, Datta K, Li X et al：Detection of urinary excreted fungal galactomannan-like antigens for diagnosis of invasive aspergillosis. PLoS One 7：e42736, 2012

（吉田　敦）

カンジダ

Candida

Candida 属は深在性ならびに表在性感染症を生じるが，深在性感染症は免疫能が低下した患者や皮膚・粘膜バリアが破綻した患者に発症しやすい．深在性感染症の検査法には，①塗抹標本や培養，②病理組織標本，③菌体の抗原ならびに代謝産物検出，④抗体検出，⑤遺伝子検査があるが，ここでは③を中心に述べる．

検体の採取・取り扱い・保存

- *Candida* 属は口腔，消化管，膣や皮膚に常在する
- 塗抹検査・培養は，血液や血管内カテーテル，呼吸器系検体，尿・膣分泌物などの泌尿生殖器系検体，腹水，髄液，生検組織などで行われる
- 病理検査は，播種性カンジダ症を疑う際の生検組織で特に有用である
- 抗原検査では血清を対象とする

基準値・測定法（カンジダ抗原，D-アラビニトール検出系）

カンジダ抗原：シカファンギテストカンジダ®

- 陰性
- *C. albicans* の菌体よりマンナン抗原を調整し，それに対するウサギ由来ポリクローナル抗体を作成，ELISA 法により検出する．抗体に結合したアルカリホスファターゼによって紫色に発色させる

カンジダ抗原：ユニメディ® カンジダ

- 陰性
- *C. albicans* マンナン抗原に対するウサギのポリクローナル抗体をプローブとし，サンドイッチ ELISA 法と酵素サイクリング増幅法とを組み合わせている

カンジダ抗原：Cand-Tec®

- 4 倍未満（4 倍以上が陽性）
- カンジダ属の易熱性蛋白をラテックス凝集反応によって検出する

D-アラビニトール：アラビニテック・オート®

- 19 μmol/L 以下（クレアチニン比では 1.5 μmol/mg creatine 以下）
- *C. glabrata, C. krusei* を除くほとんどすべての *Candida* が，ウロン酸経路を通じて D-アラビニトール（DA）を産生することを利用する．検体中に DA があると，DA 脱水素酵素と NAD を加えた場合, DA の酸化によって NADH が生じる．これにウォーターソルブル・テトラゾリウムを加えると黄色のホルマザンへ変化するので，ホルマザンを比色定量する（自動分析機が使用可能）

陽性	●カンジダ抗原，D-アラビニトール：*Candida* 属による菌血症，侵襲性感染症
陰性	●最小検出感度は，シカファンギテスト®では 0.1 ng マンナン/mL，ユニメディ®では 0.05 ng マンナン/mL である ●菌種によりカンジダ抗原の上昇の程度には差があるといわれている．このため菌血症や侵襲性感染症でも上昇しない例がある．しかしこの偽陰性については詳しい成績はない

意義・何がわかるか？

●多糖体であるマンナン抗原は，*Candida* 細胞壁の主要な構成成分である．血中での出現は発症に相関するとみられるが，あくまで補助的診断法にすぎない．

● *Candida* 血症における感度・特異度は，ユニメディ®では 69％，89％，シカファンギテスト®では 82％，96％であったという[1)]．しかしシカファンギテスト®について追試した試験では，感度 63％，特異度 96％であった[2)]．

● Cand-Tec® は特異度が低く，マンナン抗原に及ばない（感度 12％以上，特異度 29％以上でさまざま）．臨床的有用性は低い．

●アラビニテック・オート®の有用性に関しては小規模の臨床試験しか行われておらず，感度は 30〜50％であった．

生体内での動態

規定因子と血中レベルを決める機序

●マンナン抗原は血中では大部分が抗体などと結合している．このため熱または化学的処理を行い，解離させてから検出する．

●ユニメディ®は反応に伴う処理過程がシカファンギテスト®よりも多く，かかる時間も長い．シカファンギテスト®は単回使用に都合がよいのも特徴である．

● DA は糸球体濾過によって腎臓から排出されるが，そのクリアランスはクレアチニンと同様であり，腎機能障害があると上昇する．

異常値の出るメカニズム

●シカファンギテスト®は，*Cryptococcus neoformans* や *Rhodotorula minuta* と交差反応を有しないが，*Saccharomyces cerevisiae* で弱い陽性反応を示す．

●ユニメディ®では，*C. parapsilosis* や *C. glabrata* の反応性は低く，*C. krusei* はほとんど反応しないという．

●アラビニテック・オート®は，腎機能障害を有する患者では DA 濃度とクレアチニン濃度の比を指標として用いたほうがよい．また輸液中のキシリトール，マンニトールによって偽陽性を示すことがある．

参考になる検査とその意義

● *Candida* 症診断のゴールドスタンダードは，無菌検体からの分離培養や，組織での鏡検による検出（特に仮性菌糸形成）である．

● *Candida* が菌糸を伸ばしているものを仮性菌糸と呼ぶ．仮性菌糸は病原性を発揮している際に認めやすいので，鏡検で仮性菌糸を認めたら単なる常在よりも感染の可能性を考える．

● *Candida* の分離には，酵素基質入りの呈色培地（クロモアガーカンジダ®など）を使用することが多い．菌種により発色の色調が異なるため，色調から容易に菌種の推定を行うことができる．菌種により薬剤感受性も異なるので，菌種の推定が治療薬の選択にとっても重要である．

●これまで診断マーカーとして利用ないし検討されてきた抗原には，ほかにエノラーゼ，47 kDa 熱ショック蛋白質（Hsp90）がある．

●マンナン抗原検出系として，ラテックス凝集反応によるパストレックス® カンジダとELISA 法によるプラテリア® カンジダ Ag が存在したが，感度の低さや菌種による検出力の差といった問題があった．

●深在性 *Candida* 症では β-D-glucan も上昇する．*Candida* 血症での β-D-glucan とマンナン抗原を比較した研究では，β-D-glucan のほうが良好な成績（感度・特異度はそれぞれ 88～95%，84～86%）を得ている[1,3]．

●深在性 *Candida* 症の患者では免疫不全を伴っていることが多く，抗体産生が低いため，カンジダ抗体の有用性は低い．

診断へのアプローチ

●以下のうち，いくつかを有し，発熱している場合には *Candida* 血症を積極的に疑う：①粘膜バリアーが破綻するような状態（例えば炎症性腸疾患や消化管穿孔），②血管内カテーテル挿入中，③近々の抗菌薬の投与歴，④高カロリー輸液，⑤ステロイドなどの免疫抑制薬の投与中．血液培養やカテーテル先端培養を行って *Candida* を検出する．

●一方，特に抗菌薬投与後において，*Candida* は呼吸器検体や尿から高頻度に分離されるが，これらの多くは選択されて残ったにすぎない．一般的に *Candida* 肺炎の頻度は低く，尿路 *Candida* 症もほかの所見を総合して診断すべきである．

ピットフォール

● *Candida* 血症の検出は，あくまで血液培養によるべきである．その治療効果の判定も血液培養を重視すべきである．

●いまだカンジダ抗原の有用性が高いとはいえず，β-D-glucan にも及ばない．測定するにしても深在性真菌症の可能性が十分疑える状態（検査前確率が高い）に限定すべきである．

予後とフォローアップ

●血液培養や無菌検体から検出された *Candida* 属は，同定と薬剤感受性を行って，適切な抗真菌薬を選択する．

●抗原検査やアラビニトールがフォローに有用という結果は得られていない．

■文献

1）Fujita S, Takamura T, Nagahara M et al：Evaluation of a newly developed down-flow immunoassay for detection of serum mannan antigens in patients with candidaemia. J Med Microbiol 55：537-543, 2006

2）Takazono T, Izumikawa K, Nagayoshi Y et al：Evaluation of the Cica Fungi Test Candida, a novel serum Candida mannan antigen kit, and its comparison with Cand-Tec in candidemia patients. Jpn J Infect Dis 64：116-120, 2011.

3）Held J, Kohlberger I, Rappold E et al：Comparison of (1->3)-β-D-glucan, mannan/anti-mannan antibodies, and Cand-Tec Candida antigen as serum biomarkers for candidemia. J Clin Microbiol 51：1158-1164, 2013

（吉田　敦）

クリプトコックス

Cryptococcus

クリプトコックス *Cryptococcus neoformans* は主に肺クリプトコックス症，髄膜炎・脳髄膜炎，皮膚病変，前立腺病変を生じる．検査法には，①塗抹標本や培養，②病理組織標本，③菌体外側の莢膜多糖〔グルクロノキシロマンナン（glucuronoxylomannan：GXM）〕を検出する抗原検査，④抗体検出法，⑤遺伝子検査があるが，ここでは③クリプトコックス抗原を中心に述べる．

検体の採取・取り扱い・保存

- 塗抹標本・培養では，血液や気管支肺胞洗浄液（bronchoalveolar lavage：BAL）・肺組織，髄液・脳組織，皮膚組織を用いる
- 病理組織では肺・脳・皮膚組織で検出できることが多い
- クリプトコックス抗原は，通常，血清や髄液を対象とするが，BAL を用いて測定することも可能である．凍結した検体を溶解後に調べることもできる

基準値・測定法

セロダイレクト®‘栄研’クリプトコックス

- 陰性
- 逆受身ラテックス凝集法であり，定性法と定量法に分けられる．定性法では，血清では原液と 8 倍希釈の両方を測定し，一方で凝集が認められれば陽性と判定する．髄液では 8 倍希釈で凝集が認められれば陽性とする（カットオフ値 1：8）
- 定量法では，検体希釈液で検体を 2 倍ずつ連続希釈し，凝集を示した最大希釈数値を抗原価とする

パストレックス® クリプトプラス

- 陰性
- ラテックス凝集法であり，原液のまま陽性/陰性を判定する．さらに陽性検体を緩衝液で希釈すれば，半定量の結果を得ることができる

陽性

- 血中：肺クリプトコックス症，クリプトコックス髄膜炎，皮膚や前立腺のクリプトコックス症
- 髄膜炎の場合，髄液中の抗原も陽性になる
- *C. neoformans* 以外のクリプトコックス（*C. albidius*, *C. laurentii*, *C. curvatus*），トリコスポロン（*T. asahii*, *T. cutaneum*）でも陽性になることがある

陰性

- クリプトコックス，トリコスポロン以外の酵母様真菌および糸状菌は陰性となる
- セロダイレクトでは抗原量の測定感度は 6.25 ng/mL，パストレックスでは 50 ng/mL（血清中）とされる

意義・何がわかるか？

●クリプトコッコス症の診断について，セロダイレクト®を用いた場合の感度・特異度は，髄膜炎ではそれぞれ93～100%，95%，肺クリプトコックス症では82～91%，100%であった[1]．また，皮膚クリプトコックス症での感度は75%であったという．

●パストレックス®では，HIV陽性者のクリプトコックス症は感度100%，特異度97%で検出できたという．

生体内での動態

規定因子と血中レベルを決める機序

●GXMはクリプトコックスの表層に局在する可溶性多糖成分である．クリプトコックスは経気道的に感染し，肺に初感染病巣を形成するが，胸部異常陰影で受診し，播種性病変のない肺クリプトコックス症でも血中の抗原検査は陽性になることから，肺局所での増殖であってもGXMは血中に入ると予想される．

●血行性に播種し，中枢神経や皮膚などに病変を生じた例でも血中抗原は陽性になる．しかしヒト体内でのGXMに関する代謝についてはあまりわかっておらず，臓器障害による血中半減期の違いについても明らかではない．

●抗原価は病態の重さを反映し，予後の判定や再燃の予知に役立つという．また，HIV感染者よりも非感染者において，血中の抗原量は臨床経過を反映しやすい（下記）．

異常値の出るメカニズム

●*C. neoformans* 以外の *Cryptococcus* 属菌，*Cryptococcus* 属と近縁の *Trichosporon* 属の抗原は，*C. neoformans* のGXMと交差反応を示す．このためこれらの真菌の感染を受けた患者でも，クリプトコックス抗原は上昇する．

参考になる検査とその意義

●クリプトコックス症診断のゴールドスタンダードは，鏡検による検出または培養による分離同定である．直接鏡検では墨汁染色（India ink染色）が用いられる．

●ただし肺クリプトコックス症で病巣が小さい場合，喀痰の常在菌叢の中からクリプトコックスを検出することは容易ではない．このためバードシード寒天培地など専用の分離培地を用いるのがよい．

●寒天培地においてクリプトコックスを疑う酵母様真菌が認められれば，生化学的性状による同定と薬剤感受性検査を行う．

●クリプトコックス抗原検出法として，海外ではELISA法ならびに尿を用いた迅速検査が開発されている．

●クリプトコックスが有するglucanは主に(1, 3)-α-D glucanで，さらにβ-D glucanとしても（1, 6）が約80%で（1, 3）が約10%である．このため（1, 3)-β-D gulucanは検出されないか，低値である．このため本症の診断に（1, 3)-β-D glucan測定の有用性は低い．

●クリプトコックスのGXMは構造によってA, B, C, D, ADに分けられる（血清型ないし莢膜型）．現在血清型BとCは別な菌種：*C. gattii* として独立し，*C. neoformans* は血清型がA, D, ADのものを指す．わが国で分離されるクリプトコックスの95%は血清型Aである．なお免疫学的手法を用いて血清型を区別できるキットはもはや市販されておらず，ITS領域や莢膜遺伝子の塩基配列から菌種を決定するのが一般的である．

診断へのアプローチ

●もともと健康な人で，画像上肺がんや肺結核と鑑別を要する結節影や浸潤影を認めたとき，免疫不全者で肺に異常陰影を認めたときは，肺クリプトコックス症の可能性を考える．

●頭痛や発熱に加え，髄膜刺激症状を認め，さらに肺に異常陰影がある場合には，結核やクリプトコックスによる髄膜炎の可能性がある．

●直接鏡検による検出または培養を試みると同時に，肺クリプトコックス症が疑われる例では血清中の抗原を，髄膜炎疑い例では血清中と髄液中の抗原を測定する．BAL中の抗原検出が診断に役立つ例もあるが，この際の陽性的中率は低く[2]，得られた成績にも差がある．
●培養で発育し，菌種の同定ができれば診断が確定する．さらに抗真菌薬への感受性も確認できる．
●微生物学的検査・抗原検査とともに，可能な限り病理組織検査も行う．

ピットフォール

●*C. gattii* は近年まで *C. neoformans* として分類されていたが，脳に腫瘤性病変を生じる，免疫正常者に発症しやすいなど，臨床像も異なっている．わが国での *C. gattii* の報告例はまだ数例にすぎないが，*C. gattii* に対するクリプトコックス抗原検査の反応性はやや低いという．
●上記のように播種性トリコスポロン症，夏型過敏性肺臓炎の患者は偽陽性反応を示すことがある．
●検体の酵素処理によりリウマチ因子などによる偽陽性が少なくなるが，この酵素処理は抗凝固剤のEDTAにより影響を受ける．採血には抗凝固剤を使用しないほうがよい．

予後とフォローアップ

●抗原価は臨床経過と治療経過を反映するが，髄膜炎の場合治療が奏功しても，髄液中の抗原価が8倍未満になるまでに1.7〜7.3ヵ月かかったという報告がある[3]．
●血中の抗原価は髄液よりも遅く推移し，発症から半年経過してもまだ陰性にならないこともある．重症例では特に緩徐である．このため治療期間の指標には用いられない．

■文献

1）篠田孝子，池田玲子，西川朱實 他：クリプトコックス症診断用ラテックス試薬の開発と評価．真菌誌 30：211-221，1989
2）Baughman RP, Rhodes JC, Dohn MN et al：Detection of cryptococcal antigen in bronchoalveolar lavage fluid：a prospective study of diagnostic utility. Am Rev Respir Dis 145：1226-1229, 1992
3）岸　一馬，本間　栄，中谷龍王 他：クリプトコックス髄膜炎の臨床的検討―クリプトコックス抗原価の推移を中心として―．感染症誌 77：150-157，2003

（吉田　敦）

V. 感染症検査
真菌

真菌感受性試験

antifungal susceptibility testing

分離（培養）された真菌が，抗真菌薬に対してどの程度感受性を示すのか *in vitro* で定量的に判定する検査である．一般細菌と同様，最小発育阻止濃度（minimum inhibitory concentration：MIC）として示す方法が開発されている．

検体の採取・取り扱い・保存

- 臨床検体（血液・髄液などの無菌検体や，気管支肺胞洗浄液を含む呼吸器系検体，膿瘍，術中検体など）から分離された菌株を用いる．いったん凍結保存した菌株を用いることも可能であるが，十分に発育させた新鮮な状態が望ましい
- 糸状菌では，発育させた菌株から分生子（胞子）を採取して用いる

基準値・測定法

- 大別して酵母様真菌（*Candida*，*Cryptococcus* など），糸状菌（*Aspergillus* など）で方法が異なる．酵母様真菌のほうが検査法が確立しており，得られた結果と臨床的効果もより相関している
- 酵母様真菌では，微量液体希釈法（栄研化学の酵母様真菌 DP および FP‘栄研’®，および極東製薬工業の ASTY®）や E-test（培地に塗布した真菌上に，抗真菌薬を固着したストリップをおき，発育阻止円をみる方法）が通常行われる．*Cryptococcus* では 70～72 時間，それ以外では 24 時間と 48 時間で判定する
- ASTY では培地に酸化還元反応呈色色素のレサズリン・ナトリウム塩が含有されており，菌の発育に伴って培地が青色から紫色～ピンク色に変色する．これによって発育終末点の判読を容易にしている
- DP および FP‘栄研’® は，日本医真菌学会標準化委員会（1995 年）により実用化されたものであり，米国 Clinical and Laboratory Standards Institute（CLSI）の推奨法[1]にも近い方法である
- CLSI が提唱する酵母様真菌の判定基準（ブレークポイント）[2] を表 1 に示す
- 糸状菌の感受性試験は，時間と手間を要することから，医療機関の検査室で行われることは少なく，研究機関での実施が主である
- 糸状菌にはブレークポイントは設定されていないが，参考として表 2 のような情報がまとめられている[3]

高値

- 酵母様真菌において，MIC の高値（＝低感受性や耐性）が問題になる例として，以下がある．
  ① *Candida* とアゾール系：一般的に *C. krusei*，*C. glabrata, C. dubliniensis* は fluconazole に耐性である．
  ② *Candida* とキャンディン系：*C. parapsilosis*，*C. guilliermondii*，*C. lusitaniae* のキャンディン系の MIC は高い
  ③キャンディン系に耐性を示すその他の酵母様真菌：*Cryptococcus*，*Tricho-*

高値	*sporon*, *Rhodotorula*, *Exophiala* ④ amphotericin B 耐性：*C. lusitaniae*（特に投与中に耐性が生じやすい） ●糸状菌で低感受性や耐性が問題となるものとして，主に以下がある． ① *Aspergillus*：fluconazole 耐性，②接合菌：voriconazole 耐性，③ *Scedosporium*：amphotericin B 耐性の菌種あり（治療には voriconazole のほうが適している），④ *Fusarium*：キャンディン系耐性
低値	●一般的に *Candida albicans* は amphotericin B，アゾール系，キャンディン系のいずれにも低い MIC を示す

表1　酵母様真菌のブレークポイント（24時間判定）

CLSI M27-A2（2002年）でのブレークポイント				
抗真菌薬	感性（S）	用量依存的感性（S-DD）*	中間（I）	耐性（R）
fluconazole	≦8	16～32	－	≧64
itraconazole	≦0.125	0.25～0.5	－	≧1
flucytosine	≦4	－	8～16	≧32
CLSI M27-S4（2012年）でのブレークポイント				
抗真菌薬	感性（S）	用量依存的感性（S-DD）*	中間（I）	耐性（R）
fluconazole（*C. albicans*，*C. parapsilosis*，*C. tropicalis*）**	≦2	4	－	≧8
fluconazole（*C. glabrata*）**		≦32		≧64
voriconazole（*C. albicans*，*C. parapsilosis*，*C. tropicalis*）***	≦0.12	0.25～0.5	－	≧1
voriconazole（*C. krusei*）***	≦0.5	1	－	≧2
micafungin/caspofungin（*C. albicans*，*C. tropicalis*，*C. krusei*）***	≦0.25	－	0.5	≧1
micafungin（*C. glabrata*）***	≦0.06	－	0.12	≧0.25
micafungin/caspofungin（*C.parapsilosis*，*C. guilliermondii*）***	≦2	－	4	≧8

・米国 CLSI による．上段は 2002 年の M27-A2 に，下段は 2012 年の M27-S4 に基づくもの．M27-S4 は提唱から 1 年間の猶予期間をおいて，正式に採用される予定である．

・M27-S4 ではブレークポイントが菌種ごとに設定され，特に fluconazole のブレークポイントが厳しくなっている点に注意．

＊可能な範囲で達成できる最高血中濃度に依存する．fluconazole では腎機能が正常な成人の場合，6 mg/kg/day 以上が必要である．

＊＊fluconazole では，*Candida* 属による粘膜感染症・侵襲性感染症に関する多くの経験に基づいている．なお *C. krusei* は内因性に fluconazole に耐性なので，この基準を用いない．

＊＊＊データの多くは好中球減少症のない *Candida* 血症に基づいている．これ以外の状況での意義についてはまだわかっていない．

表2　糸状菌の抗真菌薬への感受性

薬　剤	MIC や MEC*の解釈
amphotericin B	皮膚糸状菌以外の日和見糸状菌では，MIC は 0.5〜2.0 μg/mL になるのがほとんどである．ただし *A. terreus* や *Scedosporium apiospermum*, *S. prolificans* では 2〜16 μg/mL になる．一方で MIC 値と治療効果の相関に関するデータは実際ほとんど存在しない
flucytosine	通常，糸状菌は耐性を示す（ほとんどは MIC>64 μg/mL）．ただし *Aspergillus* 属と黒色真菌では例外がありうる
fluconazole	通常，糸状菌は耐性を示す（ほとんどは MIC>64 μg/mL）．ただし二相性真菌と皮膚糸状菌では例外がありうる
itraconazole, voriconazole	itraconazole の MIC が>8 μg/mL のときは臨床的に耐性と考えてよい．voriconazole での解釈についてはまだ情報が少なく，確立されていない
micafungin, caspofungin	これまで検討されてきたのは主に *Aspergillus* 属に対してである．*Aspergillus* 属の MEC は通常 1 μg/mL だが，MEC と臨床的相関に関しては不明の点が多い

MEC：minimal effective concentration
いずれの薬剤においても MIC（ないし MEC）≦1 μg/mL を感性，2 を中間，4 を耐性とするのがよいと考えられているが，ブレークポイントの設定にはまだ至っていない．

意義・何がわかるか？

- 酵母様真菌，特に *Candida* 属においては，菌種ごとにブレークポイントが設定されつつある（表1）．
- これまで真菌では，測定された MIC 値の臨床的意義は，一般細菌での場合よりも明確ではなかった．しかし酵母様真菌では侵襲性感染症を含むさまざまな宿主での成績が蓄積された．このため徐々に進歩がみられている．
- なお，酵母様真菌の菌種と感受性の程度の間には高い相関がみられる．感受性結果が同定結果を裏づけることにもなる．
- 一方で糸状菌では，感受性試験法と終末点の判定，ブレークポイントの設定において課題が残り，薬剤ごとの感受性と治療効果の相関について今後も成績の蓄積が必要である．現時点では，菌種から推定される抗真菌薬の効果を，症例での経過をみながら確かめていく例がほとんどである．
- amphotericin B では，明らかに発育が阻止されて清明になったウェルを目視で確認できるので，MIC を判定しやすい．
- 一方アゾール系では，いくつかの希釈濃度にまたがって徐々に発育が阻止される現象がみられる〔トレーリング発育（trailing growth）〕．この領域は用量依存的感性（S-DD）とみなされるが，終末点の判定を困難にしてもいる．薬剤非添加の陽性コントロールと比較して，80％以上濁度が抑制された濃度を MIC としている．この場合 24 時間判定が望ましいとされる．
- 糸状菌の場合も，薬剤非添加のウェルと比較して濁度が抑制された程度により MIC を判定する．しかし中にはキャンディン系のように，*Aspergillus* に対して静菌的に作用し，発育阻止が起こりにくい薬剤もある．この場合は菌糸の形態変化が確認できる濃度（minimal effective concentration：MEC）で代用せざるをえない[2]．

生体内での動態

規定因子と血中レベルを決める機序

- 薬剤感受性の結果は，①使用する培地，②接種菌量の調整，③用いる薬剤の安定性，④判定までの時間，⑤終末点の判定基準に左右される．

異常値の出るメカニズム

- 標準化した手法に従えば，感受性結果に最も影響を与えるのは，②の接種菌量と⑤の判定基準である．菌種の同定結果からみて予想外の MIC 値が得られた場合には，条件の確認と，必要に応じて再検査を行う．

●理由は不明だが，キャンディン系において，目的のMICよりも高い濃度のウェルで発育がみられる（つまり発育したウェルがとびとびでみられる）ことがある．
● ASTYでは，レサズリンの呈色反応が光による影響を受けるため，手際よい操作や遮光に十分な注意が必要である．

参考になる検査とその意義

●抗真菌薬がしみこんだストリップを用いるE-testも検討されている．簡単にMIC値を得ることができるが，培地の自家調整が必要である．
● CLSIはディスク拡散法を用いた方法も提唱している．ディスク法は簡便であるという特徴がある．ただし現時点でブレークポイントが設定されているのは，fluconazole，voriconazole，caspofungin（暫定基準）のみである（CLSI M44-A2とM44-S3）．

診断へのアプローチ

●臨床的には，血液培養を含む無菌検体から分離された酵母様真菌について，薬剤感受性を調べることが多い．

ピットフォール

●培養24時間から48時間でも発育がみられるため，24時間培養よりも48時間培養のほうがMICが高くなる．判定時間には注意が必要である（トレーリング発育を参照）．
●糸状菌に対するキャンディン系のMEC判定は特に難しく，MEC値の意義についても不明なところが多い．
●感受性結果により臨床的効果を予想できるものは，いまだ一部の菌種と臨床病態にとどまっている．

予後とフォローアップ

●同定と感受性結果の両方を参考にして，適切な抗菌薬の投与を行うように努める．
●有効と思われる抗真菌薬を投与しても改善が乏しい場合には，積極的に検体を（再）採取し，検出に努める．陽性であれば再度感受性試験を行う．

■文献

1) Clinical and Laboratory Standards Institute（CLSI）：Reference method for broth dilution antifungal susceptibility testing of yeasts；approved standard-third edition（M27-A3），2008
2) Clinical and Laboratory Standards Institute（CLSI）：Reference method for broth dilution antifungal susceptibility testing of yeasts；fourth informational supplement（M27-S4），2012
3) Clinical and Laboratory Standards Institute（CLSI）：Reference method for broth dilution antifungal susceptibility testing of filamentous fungi；approved standard-second edition（M38-A2），2008

（吉田　敦）

真菌関連遺伝子検査

fungal related gene testing

①臨床検体から分離培養を経ることなく，原因真菌の遺伝子検出あるいは遺伝子による菌種同定を直接行う，②分離株の菌種を決定する，③真菌の遺伝子を用いて疫学的解析を行うといった目的で行われる．通常は抽出したDNAを用いる．

検体の採取・取り扱い・保存

- 真菌の遺伝子は，血液・髄液といった無菌検体や膿瘍内容物，さらに呼吸器系検体から得ることができる．冷蔵した検体からも可能である．菌株が培養できた場合には，十分発育した，新鮮なコロニーを用いるのがよい
- ホルマリン固定した標本ではDNA損傷が強いので，できるかぎり生標本がよい

基準値・測定法

- 疑われる原因真菌の遺伝子の検出を行うのが①②である

① geniQ アスペルギルス，geniQ カンジダ，geniQ ニューモシスティス・イロベチ（*P.* カリニ）（*P. jirovecii*） 血漿・血清

- 基準値：いずれも<40 コピー/mL
- real-time PCR 法により血中のそれぞれの遺伝子を定量する．商品化されているが，保険未適用である．原理上は血液以外の検体でも可能である

②ニューモシスチスカリニ（*P. jirovecii*）DNA 喀痰・肺胞洗浄液・胸水・組織

- 基準値：陰性
- 通常のPCR法により *P. jirovecii* 特異的領域を増幅する（定性検査）

③リボゾームRNA遺伝子を用いた真菌遺伝子の検出ならびに菌種決定

- 基準値：なし
- 真菌では菌種により，リボゾームRNA遺伝子の18S-ITS1-5.8S-ITS2-28S領域（ITSはinternal transcribed spacerの略）が多型に富んでいる
- このため，菌種特異的プライマーを使用すれば，特定の菌種を検出できる．一方で保存された箇所にプライマーを設定すれば，未知の真菌の検出・同定が可能になる
- 得られたDNAについて，PCR反応の後にシークエンサーで塩基配列を決定する．決定した配列をデータベースに照会し，その中で配列が一致した菌種を同定の候補として考える
- 研究機関に依頼して行うことが多いが，商業ベースのものもある〔例：東洋紡バイオロジックス 微生物同定試験（遺伝子解析法）ITS 1〕

陽性

- geniQ の場合：それぞれ侵襲性アスペルギルス症，カンジダ症，ニューモシスチス肺炎
- ニューモシスチスカリニ（*P. jirovecii*）DNA：ニューモシスチス肺炎

> **陰性**
> ●特にアスペルギルス症では，検体中のDNA量（コピー数）が少ないことが予想される．このため病初期であったり，検体の種類によっては，検出できないことがある

意義・何がわかるか？

●深在性真菌症の診断においては，培養などの真菌学的検査と血清診断を用いても限界があり，特に発症早期での診断法で満足できるレベルものはまだない．この点を補うために遺伝子検査の研究・開発が活発に進んでいる．

●商品化された中では，進行の速さと早期診断の必要性の高さ，微生物特異的な診断補助の点から *Aspergillus* と *P. jirovecii* が最も重要かつ有用性が高いといえる．

●リボゾームRNA遺伝子配列を用いた真菌同定法は，以下の場合に最も有用である：①鏡検すると観察できるが，培養できない菌，②鏡検では菌種の鑑別に使う分生子や胞子を観察できない菌，ルーチンの同定では見分けられない構造のみを有する菌，③迅速に発育しない菌．これらでは従来法よりも時間と労力を省略できる．

生体内での動態

規定因子と血中レベルを決める機序

●臨床検体中の真菌由来遺伝子は少量であることが多いので，陽性になった場合の意味は大きいといえる．

●感染局所からうまく検体の採取ができるかどうかも重要である．最も菌が存在すると思われる箇所から，なるべく多くの検体を得ることが陽性率を高める．

異常値の出るメカニズム

●DNAは検体処理までの過程で各種の酵素により容易に分解されうるので，速やかな処理が望ましい．

●リボゾームRNA遺伝子配列を用いた菌種同定においては，既知の菌の塩基配列をデータベースとして用いる．このデータベースに載っている配列数は増加を続けているが，その中には必ずしも正確でなかったり，菌の分類が変更になったものも存在するので注意する．

参考になる検査とその意義

●菌種の同定に遺伝子検査を行う場合には，まず臨床像，分離箇所，鏡検所見，培養所見をよく確認すること．

●菌種特異的プライマーを用い，検体中でハイブリダイズさせて検出する，*in situ* ハイブリダイゼーション法も開発中である[1]．

●血液疾患の好中球減少時，血液からPCR法を用いて真菌遺伝子の検出を試みたところ，すべて血液培養が陰性時の検体であったにもかかわらず，*Candida*，*Aspergillus* のほか，*Fusarium* や接合菌，*Rhodotorula* の遺伝子が検出できたという報告がある[2]．

●真菌の遺伝子を用いた疫学解析法（分子疫学的手法）としては，①パルスフィールドゲル電気泳動法（pulsed-field gel electrophoresis：PFGE）や，②MLST（multi locus sequence typing）などが用いられている（菌種によっても異なる）．いずれも研究目的で行われる．

診断へのアプローチ

●遺伝子検出・同定が特に有用であるのは，*Aspergillus*，*P. jirovecii*，接合菌，*Scedosporium*，そして黒色真菌など同定が容易でない酵母の場合である．

●臨床上最も疑われる真菌の菌種を想定することで，検査前確率と検出感度が異なってくる．

●ほかの方法と組み合わせると感度が向上する．侵襲性アスペルギルス症（invasive aspergillosis）の診断に際して，気管支肺胞洗浄液中のマンナン抗原とPCR法による遺伝子検出の両方を行うと，感度90％，

特異度96%で診断できたという[3]．

ピットフォール

●遺伝子検査のみの結果で診断せず，あくまで臨床病態と合致しているかどうかで診断ないし判定する．

予後とフォローアップ

●定量検査は疾患の経過を反映して推移すると考えられるが，これについての情報はまだ少ない．

■文献

1）Chen SC, Kontoyiannis DP：New molecular and surrogate biomarker-based tests in the diagnosis of bacterial and fungal infection in febrile neutropenic patients. Curr Opin Infect Dis 23：567-577, 2010

2）Sugawara Y, Nakase K, Nakamura A et al：Clinical utility of a panfungal polymerase chain reaction assay for invasive fungal diseases in patients with haematologic disorders. Eur J Haematol 90：331-339, 2013

3）Avni T, Levy I, Sprecher H et al：Diagnostic accuracy of PCR alone compared to galactomannan in bronchoalveolar lavage fluid for diagnosis of invasive pulmonary aspergillosis：a systematic review. J Clin Microbiol 50：3652-3658, 2012

（吉田　敦）

ASO（抗ストレプトリジン-O抗体）
ASK（抗ストレプトリジン-K抗体）

antistreptolysin O, antistreptolysin K

ASOとASKは，咽頭炎・扁桃炎の起因菌の一つであるA群β溶連菌の産生する成分に対する中和抗体であり，感染後1週後から上昇し感染後1〜2ヵ月頃にピークとなるため，最近の溶連菌感染症の有無，リウマチ熱や溶連菌感染後急性糸球体腎炎などの続発症の診断の補助に用いられる.

検体の採取・取り扱い・保存

- ASO・ASKは血清を用いた検査であり，生化学検査と同様に検体を取り扱う

基準値・測定法

- 基準値は，年齢・地域によって異なるが，ASOは学童では240〜320倍以下，成人では120倍以下とされることが多く，一方ASKは小児2,560倍未満，成人1,280倍未満とされることが多い
- 測定には定量法が用いられており，ASOの測定法としてはネフェロメトリー法，ASKではマクロ法やマイクロタイター法が用いられている

高値	●溶連菌感染症：猩紅熱，丹毒，咽頭扁桃炎・膿痂疹・蜂窩織炎・肺炎・髄膜炎・リンパ管炎などの化膿性疾患 ●溶連菌感染の続発症：リウマチ熱，溶連菌感染後急性糸球体腎炎 ●非特異的な上昇：多発性骨髄腫，黄疸，高コレステロール血症 ●抗原を同一とする感染症：*Clostridium welchii* 感染症
低値	●免疫不全

意義・何がわかるか？

- A群β溶連菌とは，連鎖球菌属のLancefield分類でA群に分類され，血液寒天培地上でβ溶血（完全溶血）するものの総称である. 複数菌種あるA群β溶連菌の中で，化膿レンサ球菌（*Streptococcus pyogenes*）と同義とする場合もある.
- ストレプトリジン（streptolysin）とは，連鎖球菌属（*Genus Streptococcus*）の産生する細胞溶解素（cytolysin）の一つであり，そのうちストレプトリジン-O（streptolysin-O）はA群β溶連菌が血液寒天培地でβ溶血（完全溶血）する原因となる物質である.
- 抗ストレプトリジン-O抗体（ASO）は，A群β溶連菌（主に*Streptococcus pyogenes*）の成分に対する抗体とされているが，A群溶連菌のみならず，C群溶連菌やG群溶連菌の感染でもASOが上昇しうる.
- 溶連菌感染の続発症の際には，溶連菌感染から時間が経過していることもあり，細菌培養検査や抗原迅速検査で溶連菌感染の証明が難しいが，ASO・ASKは溶連菌感染後1週間後から上昇し始め，感染後1〜2ヵ月後頃にピークとなる（ASKのほうがピークは遅い）ため，血清学的に最近の溶連菌感染症の有無・リウマチ熱や溶連菌感染後

急性糸球体腎炎などの続発症の診断の補助に用いられる．

- 約 80％の急性リウマチ熱，約 60％の溶連菌感染後急性糸球体腎炎で ASO の上昇を認めるといわれており，溶連菌感染後結節性紅斑に関しても先行感染の証明に重要とされている．

生体内での動態

規定因子と血中レベルを決める機序

- 先行感染である溶連菌感染の際に抗菌薬が投与されると，合併症発症時に測定した ASO の上昇の程度は軽度になりうる．
- ASO・ASK は溶連菌感染後 1 週間後から上昇し始め，ASO 感染後 1 ヵ月後頃，ASK は感染後 2 ヵ月後頃にピークとなり，2〜3 ヵ月後には感染前のレベルまで戻るとされている．

異常値の出るメカニズム

- 抗ストレプトリジン-O 抗体（ASO）は，A 群 β 溶連菌のうち，A 群が産生する代表的な菌体外産生物質である溶血毒素（streptolysin-O）に対する抗体で，溶連菌感染症で上昇する．

参考になる検査とその意義

- 溶連菌培養：患者が実際に感染，または保菌していることを証明できる．
- 溶連菌抗原迅速診断キット：特異度・感度ともに高く有用だが，陰性の場合は溶連菌培養検査も同時に行う．

診断へのアプローチ

- ASO は 320 倍以上，ASK は 1,280 倍以上であれば感染を強く疑うが，臨床経過と照らし合わせて判断しなければならないことが多い．
- ASO・ASK の溶連菌感染の血清学的診断としては，2 週以上間隔を空けたペア血清で抗体価の上昇をもって有意な抗体価上昇とされるが，溶連菌感染症の急性期がすぎてから上昇するため，溶連菌感染症の治療方針の判断には用いない．

ピットフォール

- 健常な小児や成人でも溶連菌は常在していることがあり，咽頭粘膜から検出されたとしても血清中の抗体価が上昇しない場合は溶連菌感染症とは限らない．
- コレステロールも ASO と同様にストレプトリジン-O を中和するので，脂質異常症，特にネフローゼ症候群での ASO 上昇では，解釈に注意が必要である．
- 免疫不全患者では，感染していても免疫が不十分なため抗体価は上昇しないことがあるため，全身状態と照らし合わせ検査値を評価していく必要がある．同様に，高齢者では上昇の程度が大きくないことがある．
- また，全身感染症を伴わないような局在感染症，例えば皮膚感染症では ASO は上昇しにくい傾向がある．
- ASO が溶連菌感染の続発症で遅れて上昇することもあり，ASO の抗体価をフォローすることが必要である．
- ASO の抗体価とリウマチ熱の重症度とは相関しないとされている．

予後とフォローアップ

- 溶連菌感染症合併症はペニシリンが登場するまでは予後の悪い疾患だったが，ペニシリン登場後，リウマチ熱は激減し予後は非常によいとされている．ただし，実際に合併症を発症した場合は，専門医へ紹介することが望ましい．

■文献

1）Kaplan EL et al：The influence of the site of infection on the immune response to group A streptococci. J Clin Invest 49：1405-1414, 1970
2）Shulman ST et al：Clinical practice guideline for the diagnosis and management of group A streptococcal pharyngitis：2012 update by the Infectious Diseases Society of America. Clin Infect Dis 55：e86-e102, 2012
3）Eison TM et al：Post-streptococcal acute glomerulonephritis in children：clinical features and pathogenesis. Pediatr Nephrol 26：165-180, 2011

（岡田　啓，糸山　智）

A 群 β 溶連菌抗原迅速検査

Rapid antigen detection testing for group A Streptococcus

扁桃炎・咽頭炎で溶連菌感染が疑われたときに，A 群 β 溶連菌に感染しているかを調べる迅速検査である．

検体の採取・取り扱い・保存

●扁桃・咽頭のぬぐい液を検体とし，速やかに検査を行う

基準値・測定法

●陰性
●測定法としては，イムノクロマト法や免疫クロマトグラフィーなどが用いられており，どれも抗原の有無を測定するものである

陽性	●A 群 β 溶連菌の感染症の可能性がある
陰性	●A 群 β 溶連菌の感染症の可能性は低いが否定はできない

意義・何がわかるか？

●A 群 β 溶連菌とは，連鎖球菌属の Lancefield 分類で A 群に分類され，血液寒天培地上で β 溶血（完全溶血）するものの総称である．複数菌種ある A 群 β 溶連菌の中で，化膿レンサ球菌（*Streptococcus pyogenes*）と同義とする場合もある．

●A 群 β 溶連菌は扁桃炎・咽頭炎の原因菌であるが，原因微生物としてはウイルス，細菌の順番に多く，A 群 β 溶連菌が関連するのは扁桃炎・咽頭炎全体の 15〜30％とされる．

●A 群 β 溶連菌感染症は，続発症としてリウマチ熱や溶連菌感染後急性糸球体腎炎があるため，また感染者は周囲に伝染させる可能性が 30％程度あるため，診断は重要である．

●A 群 β 溶連菌に限らず広く溶連菌感染症の場合，発症後 2 日目以内に抗菌薬治療を開始すると，上気道症状の持続期間を短縮できる．また，溶連菌感染症の続発症のリウマチ熱は，溶連菌感染の早期の抗菌薬治療で発症率を下げることができるが，溶連菌感染後急性糸球体腎炎に関しては発症率を避けるかどうかははっきりとしていない．

生体内での動態

規定因子と血中レベルを決める機序

●A 群多糖体抗原を検出する検査であり，検体内に検出感度以上の抗原があれば定性法で陽性と判定する．

異常値の出るメカニズム

●増殖した A 群 β 溶連菌の抗原を検出する．

参考になる検査とその意義

●溶連菌培養：患者が実際に感染，または保菌していることを証明できる．

診断へのアプローチ

●発熱と咽頭痛がある患者において，扁桃の発赤や腫脹に白苔を伴っている場合や，頸部のリンパ節腫脹を伴う場合は，A 群 β

溶連菌による急性化膿性扁桃炎の可能があり，本検査を積極的に行う．

- 本検査は，あくまでA群β溶連菌感染症の補助となるものであるため，確定診断は，経過や臨床症状，時に培養検査などのほかの検査方法の結果をあわせて総合的に判断されるものである．
- 咳嗽，鼻汁，嗄声，口腔内潰瘍を伴う場合は，ウイルス性の可能性が高いといわれるが，細菌性が除外されるわけではないので必要に応じて検査を行う．
- 小児については猩紅熱様発疹，口蓋の点状出血，咽頭滲出液，嘔吐，頸部リンパ節圧痛があれば溶連菌感染の可能性は高まるとされている．
- 本検査はA群β溶連菌のA群多糖体抗原を検出する迅速診断キットであり，特異度は一般的に高く，また感度は80％以上であるが，抗原量すなわち菌量に依存するため，咽頭擦過物の採取方法が重要である．

ピットフォール

- この迅速検査は，保菌や治療後にも陽性となる可能性があるため，臨床症状がない場合は行う意義に乏しく，あくまで疑われるときに行うべきである．
- 抗原迅速検査が陰性の場合，培養で真の陰性かどうか確認を取るべきであるが，陽性の場合は，特異度が高いことから感染かどうかの培養検査を必要とはしない．
- 症状があって検査が陽性でも確定診断とは必ずしもならないため，総合的な判断が必要である．
- 本検査は治療効果判定には使用できず，菌が死滅したかどうかの参考には培養検査が有用である．
- ASO・ASKは溶連菌の感染1週後から抗体価が上昇し，1〜2ヵ月後にピークとなる．そのため，即座の感染の検査としては有用ではないため，A群β溶連菌感染症発症の早期診断としては不適切である．
- A群β溶連菌は，*Streptococcus pyogenes*が代表的ではあるが，ほかの菌種も存在するため本検査が陽性であっても*Streptococcus pyogenes*が存在するという意味とは必ずしもならない．
- 溶連菌感染症の続発症のリウマチ熱は，溶連菌感染の早期の抗菌薬治療で発症率を下げることができるが，溶連菌感染後急性糸球体腎炎に関しては発症率を避けるかどうかははっきりとしていない．

予後とフォローアップ

- A群β溶連菌による咽頭炎・扁桃炎は，小児では特に続発症を予防する意味でも，症状が改善していても除菌を目的に10日の治療期間を遵守することが重要である．A群β溶連菌のペニシリン耐性は少ないため，改善しない場合は偽陽性などの可能性もあり注意が必要である．ただし，実際に合併症を発症した場合は，専門医へ紹介することが望ましい．

■文献

1) Shulman ST, Bisno AL, Clegg HW et al：Clinical practice guideline for the diagnosis and management of group A streptococcal pharyngitis：2012 update by the Infectious Diseases Society of America. Clin Infect Dis 55：e86-e102, 2012
2) Wessels MR：clinical plactice. Streptococcal pharyngitis. N Engl J Med 364：648-655, 2011

（岡田　啓，糸山　智）

黄色ブドウ球菌
メチシリン耐性黄色ブドウ球菌

Staphylococcus aureus, methicillin resistant *Staphylococcus aureus* (MRSA)

黄色ブドウ球菌 *Staphylococcus aureus* はグラム陽性球菌であり，臨床的には皮膚軟部組織感染や心内膜炎，骨髄炎，病院内における人工呼吸器関連肺炎や創部感染症など，市中から院内までさまざまな状況で認められる．

検体の採取・取り扱い・保存

- 滅菌容器を用いて，検体が漏れないよう密封し，速やかに培養検査に提出する．尿検体，喀痰または咽頭ぬぐい液，中耳貯留液などで迅速検査を行う場合は綿棒で採取し，速やかに検査を行う

基準値・測定法

- 培養検査：健常者でも保菌として検出される場合があるので，培養陽性が必ずしも感染を示すものではない．ディスク法や微量液体希釈法により各抗菌薬に対する感受性も測定可能である
- 白血球中細菌核酸同定：陰性，*in situ* ハイブリダイゼーション
- 黄色ブドウ球菌ペニシリン結合蛋白（PBP）2′：陰性，ラテックス凝集反応

異常値

- 培養検査陽性：臓器感染所見を伴い培養陽性であった場合は本菌による感染症を疑う
- 白血球中細菌核酸同定陽性：黄色ブドウ球菌感染症（菌血症）
- 黄色ブドウ球菌ペニシリン結合蛋白（PBP）2′陽性：メチシリン耐性黄色ブドウ球菌（methicillin resistant *Staphylococcus aureus*：MRSA）の可能性
- 薬剤感受性試験：MRSA 感染症，バンコマイシン耐性黄色ブドウ球菌（vancomycin resistant *Staphylococcus aureus*：VRSA）などの報告がある

どのような菌か？

- 黄色ブドウ球菌 *Staphylococcus aureus* は自然界に広く存在し，表面多糖抗原，蛋白抗原，莢膜抗原など複数の抗原が病原性に関与する．特に毒素･酵素として，溶血毒，ロイコシジン，エンテロトキシン（腸管毒），毒素性ショック症候群毒素（toxic shock syndrome toxin 1：TSST-1），剥脱性毒素，コアグラーゼなど，数多くの病原因子を有する．
- メチシリン耐性を規定するペニシリン結合蛋白（PBP）2′を産生する遺伝子（*mecA*）を保有するか，オキサシリンに対する親和性の変化など，その他のメチシリン耐性機序を有する株はメチシリン耐性黄色ブドウ球菌（methicillin resistant *Staphylococcus aureus*：MRSA）と呼ばれる．

生体内での動態・臨床症状

- 健常者でも皮膚や鼻咽腔粘膜，腸管内に常在する．鼻咽腔粘膜での保菌率は10～40％程度である．
- 化膿性病変として皮膚化膿症のほか，肺炎・肺化膿症，骨髄炎，中耳炎，副鼻腔炎，心

内膜炎など深在性化膿病変を形成する．

● 産生される毒素による特異的な病状も認められる．エンテロトキシンは消化管から吸収され，潜伏期数時間で嘔吐中枢に作用し，激しい嘔吐を引き起こす．また，TSST-1 がスーパー抗原として T 細胞や単球を活性化し，短期間のうちに大量のサイトカインを誘導し，発熱，発疹，血圧低下（ショック），多臓器不全などをきたす毒素性ショック症候群も知られる．このほか，剥脱性毒素によりブドウ球菌性熱傷様皮膚症候群（staphylococcal scalded skin syndrome：SSSS）を発症することもある．

参考になる検査とその意義

● グラム染色ではブドウの房状に集塊したグラム陽性球菌として認識できる．

● 血液中の白血球に貪食された黄色ブドウ球菌の特定の DNA 配列を，*in situ* ハイブリダイゼーションを用いて検出する方法として，白血球中細菌核酸同定検査が用いられる．血液培養と比較し短期間（1～2 日）で結果を得られるが，白血球が少ない場合や無顆粒球症患者では検査結果が得られにくい場合がある．

● MRSA では治療戦略が異なるため，通常の培養検査に加え，薬剤感受性試験はできるだけ行う．

診断へのアプローチ

● 本来無菌である血液などから採取された検体から分離同定された場合には，基本的に本菌による感染症と考える．

● PBP2′ の産生有無により MRSA であるか否かを迅速に判断できるが，最終的な薬剤感受性検査で感受性を確認したほうがよい．

一般的な治療薬・耐性菌・その他

● 一般的な治療薬：MRSA でなければ多くの薬剤に感受性を有する．セファゾリン（CEZ）などが用いられるが，適宜薬剤感受性を参考に投薬を変更する．

● 薬剤耐性：MRSA であれば，バンコマイシン（VCM），テイコプラニン（TEIC），アルベカシン（ABK），リネゾリド（LZD），ダプトマイシンなどが用いられる．

● その他：厚生労働省院内感染対策サーベイランス事業（JANIS）での 2012 年の集計データでは入院患者由来の検体として提出されたもののうち，黄色ブドウ球菌全体に占める MRSA の割合は 53.0％であった．

● その他：MRSA は主に医療機関において検出されるものであるが，近年，入院や通院など MRSA 感染のリスクがない健常人において，医療機関でみられる MRSA とは異なるタイプの MRSA が報告され，市中獲得型 MRSA（community-acquired MRSA：CA-MRSA）と呼ばれている．Panton-Valentine leucocidin（PVL）という毒素を産生し，病原性が高い株がある．

● その他：MRSA 感染症は感染症法における 5 類感染症（定点）である．指定届出機関の管理者は，当該指定届出機関の医師が MRSA 感染症と診断した場合，月単位で翌月の初日に届け出る．

予後とフォローアップ

● 黄色ブドウ球菌感染症は保菌として非常によくみられるが，日和見感染症や院内感染として生じる側面もあることから，感染と判断されれば速やかに治療を開始する．

● 小児における SSSS の予後はよいが，成人では死亡率は 50％以上に及ぶ．

■文献

1）Que YA, Moreillon P：*Staphylococcus aureus*（Including Staphylococcal Toxic Shock）．In “Priniples and Practice of Infectious Disease, 7th ed” eds. Mandell GL, Bennett JE, Dolin R. Elsevier, USA, pp 2543-2578, 2010

2）梅田昭子：ブドウ球菌属．“戸田新細菌学 改訂 33 版” 吉田眞一，柳 雄介，吉開泰信 編．南山堂，pp 460-467, 2007

3）厚生労働省院内感染対策サーベイランス事業 院内感染対策サーベイランス検査部門 2011 年報 http://www.nih-janis.jp/report/open_report/2012/3/1/ken_Open_Report_201200.pdf

（藤倉雄二）

肺炎球菌

Streptococcus pneumoniae

肺炎球菌 *Streptococcus pneumoniae* はグラム陽性球菌であり，臨床的には肺炎，中耳炎，髄膜炎，敗血症，膿胸をはじめ，さまざまな感染症の原因となる．

検体の採取・取り扱い・保存

- 滅菌容器を用いて，検体が漏れないよう密封し，速やかに培養検査に提出する．尿検体，喀痰または咽頭ぬぐい液，中耳貯留液などで迅速検査を行う場合は綿棒で採取し，速やかに検査を行う

基準値・測定法

- 培養検査：健常者でも保菌として検出される場合があるので，培養陽性が必ずしも感染を示すものではない．必要に応じ，ディスク法や微量液体希釈法により各抗菌薬に対する感受性も測定される
- 肺炎球菌迅速試験（髄液）：陰性，ラテックス凝集法
- 尿中肺炎球菌莢膜抗原：陰性，イムノクロマト法
- 喀痰肺炎球菌細胞壁抗原検査：陰性，イムノクロマト法

異常値

- 培養検査陽性：臓器感染所見を伴い培養陽性であった場合は本菌による感染症を疑う
- 肺炎球菌迅速試験（髄液）：細菌性髄膜炎
- 尿中肺炎球菌莢膜抗原陽性：肺炎球菌感染症
- 喀痰肺炎球菌細胞壁抗原検査陽性：肺炎球菌肺炎
- 薬剤感受性試験：ペニシリンGに対する耐性株，マクロライドに対する耐性株などがみられる

どのような菌か？

- 肺炎球菌 *Streptococcus pneumoniae* は1881年にフランスのPasteurとアメリカのSternbergによって同時に独立して分離され，その後長い間大葉性肺炎をきたす菌として認知されていた．
- 厚い莢膜抗原を有し，その抗原性により現在90種類以上の血清型が知られている．
- 莢膜やpneumococcal surface proteinは白血球貪食，補体による溶菌に抵抗し，宿主への付着に重要な役割を果たす．その他，細胞傷害性を有するpneumolysinなど複数の病原因子を有する．宿主側の気道上皮に発現するplatelet-activating factorも本菌の付着に関与する．

生体内での動態・臨床症状

- 小児では20～40％，成人では5～10％程度で鼻咽腔での保菌がみられるが，対象集団の環境次第では40～60％以上で保菌がみられることもある．
- 鼻咽腔などに付着した本菌は直接伝播し，中耳炎や副鼻腔炎，下気道感染の原因となる．さらに血流を介し，中枢神経や弁膜，骨・関節などに感染をきたす．胸腔・胸膜へは直接伝播，血流いずれかの経路で感染をき

たす．

●中耳炎，副鼻腔炎，市中肺炎，髄膜炎における最多起炎菌である．

●血液，髄液から検出された場合，侵襲性肺炎球菌感染症と呼ぶ．

●本菌のような莢膜を有する細菌に対し，十分にオプソニン化されない菌体が存在する場合，そのクリアランスは主に脾臓が関与しているため，脾摘患者，機能的無脾症では侵襲性肺炎球菌感染症は重症化する．

参考になる検査とその意義

●グラム染色ではグラム陽性双球菌として認識できる．

●尿中に排泄される肺炎球菌莢膜抗原を用いた迅速診断法，髄液中の肺炎球菌迅速試験，喀痰や中耳貯留液などに含まれる肺炎球菌細胞壁抗原 C-ps に対する抗体反応を利用した喀痰肺炎球菌細胞壁抗原検査などは，結果が実施者の経験に左右されにくい簡便な検査方法である．

●成人患者における尿中抗原の感度は 70〜80％，特異度は 90％以上，喀痰細胞壁抗原検査の感度は 89.1％，特異度 95.3％であった．保菌状態でも陽性になる場合もあるため，解釈は慎重に行う．

●薬剤感受性試験はできるかぎり施行する．ペニシリン低感受性株やマクロライド耐性株などが報告されている．

●髄膜炎が疑われる状況では，ほかの細菌性髄膜炎と同様，好中球優位の細胞数増加，糖の減少，蛋白の増加がみられる．

診断へのアプローチ

●本来無菌である血液，髄液，関節液，胸腔や，中耳貯留物から検出された場合には基本的に本菌による感染症として考える．

●最終的には培養検査をもって確定するが，前述のグラム染色や尿や髄液，喀痰や中耳貯留物など各種抗原を用いた検査も診断の参考となる．

一般的な治療薬・耐性菌・その他

●一般的な治療薬：ペニシリン G（PCG）やアンピシリン（ABPC）が用いられるが，その他多数の薬剤に感受性である．ペニシリン耐性肺炎球菌（penicillin resistant *Streptococcus pneumoniae*：PRSP）であればバンコマイシン（VCM）を用いる．適宜薬剤感受性試験を参考にする．

●薬剤耐性：ペニシリン結合蛋白（penicillin binding protein：PBP）のうち，PBP1A，PBP2X，PBP2B の変異によるペニシリンやセフェムに対する耐性菌のほか，マクロライド作用点であるリボソームがメチル化したもの *erm*（B）やマクロライド排出にかかわる *mef*（A）などマクロライド耐性も認められる．

●その他：2008 年に Clinical Laboratory Standards Institute の基準が改定され，髄膜炎と髄膜炎以外でブレイクポイントの値がそれぞれ別に定められるようになった．このため，髄膜炎以外で従来 PRSP として扱われていたものがペニシリン感受性として扱われることとなり，PCG による治療が可能となった．

●その他：侵襲性肺炎球菌感染症は感染症法における 5 類感染症（全数）である．診断した医師は 7 日以内に最寄りの保健所に届け出る．

予後とフォローアップ

●侵襲性肺炎球菌感染症，特に髄膜炎では後遺症を残したり，致命的となる場合がある．

■文献

1）Musher DM：*Streptococcus pneumoniae.* In "Priniples and Practice of Infectious Disease, 7th ed" eds. Mandell GL, Bennett JE, Dolin R. Elsevier, USA, pp 2623-2642, 2010

2）柳原克紀：「肺炎球菌細胞壁抗原検査」に関して．Modern Media 57：207-210，2011

3）CLSI. Performance Standards for Antimicrobial Susceptibility Testing：Twenty-Second Informational Supplement. CLSI document M100-S22. Wayne, PA：Clinical and Laboratory Standards Institute, 2012

（藤倉雄二）

髄膜炎菌

Neisseria meningitidis

髄膜炎菌 *Neisseria meningitidis* はグラム陰性の双球菌であり，軽症の菌血症から時間単位で重症化する劇症型の敗血症・髄膜炎まで，さまざまな臨床像を示す．集団内での流行がしばしば報告されている．

検体の採取・取り扱い・保存

- 滅菌容器を用いて，検体が漏れないよう密封する．乾燥や光線，低温環境などにきわめて弱いため，適切な培地と温度で管理する必要があることから，検体は速やかに提出する．迅速抗原検査の場合は凍結保存も可能である

基準値・測定法

- 培養検査：本菌は健常者でも鼻咽腔から検出されうるが，血液や髄液から検出された場合は感染と考える．必要に応じ，ディスク法や微量液体希釈法により各抗菌薬に対する感受性も測定される
- 髄液中髄膜炎菌抗原：陰性，ラテックス凝集法

異常値

- 培養検査陽性：臓器感染所見を伴い培養陽性であった場合は本菌による感染症を疑う
- 髄液中髄膜炎菌抗原陽性：髄膜炎菌性髄膜炎
- 薬剤感受性試験：ペニシリン結合蛋白（penicillin binding protein：PBP）の親和性低下によるペニシリン低感受性株の報告がある

どのような菌か？

- 1805 年に初めて流行性脳髄膜炎 epidemic cerebrospinal meningitis についての報告がなされて以来，同様の疾患の流行が繰り返し報告された．髄膜炎菌 *Neisseria meningitidis* は，ヒトの髄液より分離，1887 年に報告され，同疾患の起炎菌であることが判明した．
- 本菌は莢膜多糖体の抗原性の違いから，少なくとも 13 の血清型に分離される．このうち，A，B，C，Y，W135 は髄膜炎で多く分離される．A，B，C 型で全体の 90％を占め，A 型は大流行，B 型は小流行を起こす．
- 線毛を有し，粘膜上皮細胞への定着に寄与する．莢膜多糖体は白血球貪食や補体による溶菌に抵抗する．莢膜のほかに lipooligosaccharide なども病原性に関与する．

生体内での動態・臨床症状

- 健常者でも 5～20％において鼻咽腔粘膜での保菌がみられる．わが国における健康保菌者は 0.4％程度である．
- 本菌の感染経路は飛沫感染であり，経気道的に定着，感染をきたすと考えられ，しばしば集団内での流行が報告されている．流行時の保菌率は 70～80％に達する．
- 鼻咽腔粘膜に定着し増殖した本菌は，粘膜を傷害して粘膜下から血流に入り，脳脊髄膜に達し化膿性炎症を引き起こす．
- セプシスに至らない軽症の菌血症で軽快するもの，セプシスにはなるが髄膜炎に至らないもの，髄膜炎に至るもの，髄膜炎に加

え脳神経症状を示すものなど，その臨床症状はさまざまである．血液，髄液から検出された場合，侵襲性髄膜菌感染症と呼ぶ．

- 本菌による菌血症では，眼瞼結膜や粘膜の点状出血，体幹や下肢の出血斑がよくみられる．播種性血管内凝固（DIC）をきたし，副腎の血管が傷害され出血を伴うと，急性副腎不全症となりショックに陥る（Waterhouse-Friderichsen syndrome）．
- まれではあるが，肺炎や喉頭蓋炎，尿道炎，関節炎の原因になる．
- 髄膜炎菌に対する抗体は母親からの移行抗体もあるため，生後間もなくでも50％ほどの児で抗体を有しているが，その後6〜24ヵ月前後で抗体価は最も低値となり，この時期には髄膜炎菌による髄膜炎のリスクが増加する．

参考になる検査とその意義

- グラム染色ではグラム陰性双球菌として認識される．髄液中の菌はしばしば好中球に貪食されている．
- 髄膜炎が疑われる状況では，ほかの細菌性髄膜炎と同様，好中球優位の細胞数増加，糖の減少，蛋白の増加がみられる．
- 血清群型別には型別用の抗血清があり，凝集反応の有無で型別を判定する．
- ラテックス凝集反応を用いた迅速抗原検査もあるが，すべての血清型で反応が得られるものではない．
- 培養検査，迅速抗原検査はそれぞれ長所・短所を有するため，両検査は同時に提出するよう心がける．

診断へのアプローチ

- 髄液のグラム染色にてしばしば白血球に貪食されているグラム陰性の双球菌を確認する．あわせて，髄液，血液などから培養検査で菌を証明する．本菌は乾燥や光線，低温環境などにきわめて弱いため，37℃で保存し速やかに検査室に提出する．
- 迅速抗原検査も診断の参考になる．
- 鼻咽腔からの菌の証明は保菌者の検索に重要である．分離菌は型特異的抗血清を用いて型判定を行う．

一般的な治療薬・耐性菌・その他

- 一般的な治療薬：治療にはセフォタキシム（CTX），セフトリアキソン（CTRX）が推奨される．感受性が確認できればペニシリンG（PCG）でもよい．その他，メロペネム（MEPM）も有効である．
- 薬剤耐性：国内での頻度は低いものの，ペニシリン結合蛋白（PBP2またはPBP3）の親和性低下によるペニシリン低感受性株の報告がある．
- その他：侵襲性髄膜炎菌感染症は感染症法における5類感染症（全数）である．診断した医師は7日以内に最寄りの保健所に届け出る．
- その他：学校保健安全法における第二種の学校感染症である．学校医その他の医師において感染のおそれがないと認められるまでは出席停止となる．

予後とフォローアップ

- 髄膜炎を発症すると適切な治療が行われない場合の致死率はほぼ100％であり，治療を行っても致死率は10％程度とされる．
- 本菌による髄膜炎は集団発生することもある．患者周辺に保菌者が存在している可能性があり，拡大防止には保菌者の検索，および保菌者に対する予防内服が必要である．リファンピシン，キノロン，マクロライドなどの予防投与が行われる．

■文献

1）Apicella MA：*Neisseria meningitidis*. In "Priniples and Practice of Infectious Disease, 7th ed" eds. Mandell GL, Bennett JE, Dolin R. Elsevier, USA, pp 2737-2752, 2010
2）田中　博，黒木俊郎，渡辺祐子 他：わが国の健康者における髄膜炎菌の保菌状況．感染症誌 79：527-533，2005
3）渡辺祐子，高橋智恵子，大屋日登美 他：髄膜炎菌の薬剤感受性について．感染症誌 81：669-764，2007

（藤倉雄二）

ヘモフィルスインフルエンザ

Haemophilus influenzae

ヘモフィルスインフルエンザ（インフルエンザ菌）*Haemophilus influenzae* はグラム陰性桿菌で，主に小児において髄膜炎や化膿性関節炎の原因となる莢膜抗原b型と，副鼻腔炎，中耳炎，肺炎など気道感染症の原因となる無莢膜型が重要である．

検体の採取・取り扱い・保存

●滅菌容器を用いて，検体が漏れないよう密封する．本菌は比較的容易に死滅するため，培養検査を行う場合には速やかに検査室に提出することが望ましい．迅速抗原検査の場合は凍結保存も可能である

基準値・測定法

●培養検査：健常者でも保菌として検出される場合があるので，培養陽性が必ずしも感染を示すものではない．必要に応じ，ディスク法や微量液体希釈法により各抗菌薬に対する感受性も測定される

●髄液・尿中ヘモフィルスインフルエンザb抗原：陰性，ラテックス凝集法

●インフルエンザ菌（無莢膜型）抗原：陰性，ELISA法

異常値

●培養検査陽性：臓器感染所見を伴い培養陽性であった場合は本菌による感染症を疑う

●髄液ヘモフィルスインフルエンザb抗原陽性：細菌性髄膜炎

●薬剤感受性試験：ペニシリナーゼを産生するアンピシリン耐性株のほか，β-ラクタマーゼを産生せず，アンピシリンに耐性を示す株（β-lactamase negative ampicillin resistant *Haemophilus influenzae*：BLNAR）もみられる．その他，テトラサイクリン，エリスロマイシン，ST合剤などに対する耐性株もみられる

どのような菌か？

●ヘモフィルスインフルエンザ *Heamophilus influenzae*（インフルエンザ菌）は小型の芽胞非形成性菌で，ヒトの上気道から分離され，1892年に報告された．

●莢膜抗原によりa～fまで分類されるもののうちtype b（*Haemophilus influenzae* type b：Hib）と，莢膜抗原を欠く無莢膜型（non-typable *Haemophilus influenzae*：NTHI）が主に問題となる．予後の悪い侵襲性感染症の95％はHibにより引き起こされる．

●莢膜多糖体は白血球貪食，補体による溶菌に抵抗し，宿主への定着に重要な役割を果たす．線毛は上皮細胞への定着に関与している．

生体内での動態・臨床症状

●健常者でも保菌している場合がある．

●小児においては60～90％が上気道に保菌しており，このうちほとんどが無莢膜型である．保菌率は，成人ならびに6ヵ月未満の乳児では低く，就学前の幼児が最も高い．Hibに限ると，ワクチン未接種の場合1～5％が保菌している．3～5歳では保菌

率が高く，3～5%である．

●NTHIは主に中耳炎，副鼻腔炎(上顎洞炎)，市中肺炎，慢性閉塞性肺疾患（COPD）の増悪といった，気道感染症の起炎菌となる．鼻咽腔から局所に本菌が直接伝播することにより感染が成立する．

●Hibは，粘膜への定着後，血行性に進展する．髄膜炎や喉頭蓋炎の原因となるほか，化膿性関節炎や肺炎，膿胸などの原因にもなる．

●血液，髄液から検出された場合，侵襲性インフルエンザ菌感染症と呼ぶ．

●Hibはpolyribitol ribose phosphate（PRP）を有しており，これが病原性に関与する．小児の場合，母体からのPRPに対する移行抗体が減少し始める生後3ヵ月頃からHibによる侵襲性感染症のリスクが増加する．

参考になる検査とその意義

●グラム染色ではグラム陰性の小型短桿菌として認識できる．

●髄膜炎が疑われる状況では，ほかの細菌性髄膜炎と同様，好中球優位の細胞数増加，糖の減少，蛋白の増加がみられる．

診断へのアプローチ

●NTHIは健常人における上気道でも検出されうる．また，COPD（慢性閉塞性肺疾患）や気管支拡張症など慢性の気道疾患を有する患者では，NTHIは疾患を発症していなくてもしばしば検出されるため，起炎菌の判断は慎重に行う．

●中耳炎では滲出液の培養が参考になる．

●気道から検出された場合はその病原性については検討が必要であるが，血液，髄液，関節液など本来無菌である部位から検出された場合は，起炎菌として考える．

一般的な治療薬・耐性菌・その他

●一般的な治療薬：髄膜炎や喉頭蓋炎といった侵襲性感染症ではセフォタキシム（CTX），セフトリアキソン（CTRX）が推奨される．その他の状況ではアモキシシリン/クラブラン酸（AMPC/CVA）や経口セフェムであるセフジトレンピボキシル（CDTR-PI）などが用いられる．適宜薬剤感受性試験を参考にする．

●薬剤耐性：ペニシリナーゼを産生するアンピシリン（ABPC）耐性株は従来から知られており，これらの菌はペニシリンには耐性を示すが，セフェム系薬剤には感受性を示す．ところが近年，抗菌薬作用部位であるペニシリン結合蛋白（PBP）3の変異により，アンピシリン耐性を獲得するBLNARが報告されるようになった．これはアンピシリンのみならず，一部のセフェム系に対しても耐性を示す．

●その他：侵襲性インフルエンザ菌感染症は感染症法における5類感染症（全数）である．診断した医師は7日以内に最寄りの保健所に届け出る．

●その他：前述のPRPを利用したHibワクチンがあり，母体からの移行抗体が消失する生後2, 3ヵ月頃から任意接種が可能である．

予後とフォローアップ

●Hibによる侵襲性感染症のうち，髄膜炎や喉頭蓋炎は短期間のうちに臨床症状が悪化し，致死的となる場合があるため，迅速な診断および治療が不可欠である．

●髄膜炎では，適切な治療が行われた場合の致死率は5%以下とされているが，難聴や硬膜下水腫，てんかんなどの後遺症を残すことがある．

■文献

1）Murphy TF：*Haemophilus* Species（Including *H.influenzae* and *Chancroid*）. In "PrinIples and Practice of Infectious Disease, 7th ed" eds. Mandell GL, Bennett JE, Dolin R. Elsevier, USA, pp 2911-2919, 2010

2）齋藤光正：ヘモフィルスとパスツレラ．"戸田新細菌学 改訂33版" 吉田眞一，柳 雄介，吉開泰信 編．南山堂，pp 513-517，2007

3）西山宏幸，三澤成毅：迅速検査．"臨床微生物検査ハンドブック 第四版" 小栗豊子 編．三輪書店，pp 222-225，2011

（藤倉雄二）

レジオネラ

Legionella

レジオネラ（*Legionella*）属はグラム陰性桿菌であり，自然界においては湿潤環境に広く存在する．代表的な種である *Legionella pneumophila* のほか，ヒトに病原性を示すものとして現在 20 菌種ほどが報告されている．

検体の採取・取り扱い・保存

- 臨床検体は滅菌容器を用いて，検体が漏れないよう密封し，乾燥を避ける．一時的な冷蔵保存も可能であるが，喀痰などでは常在菌がレジオネラの発育を阻害するため，微生物検査を行う場合は速やかに塗抹検鏡と培養検査を開始する．迅速抗原検査や血清などは凍結保存が可能である

基準値・測定法

- 培養検査：陰性　レジオネラは発育が遅く，通常 3〜6 日間の培養を要する．培養には BYCEα 培地を用いる
- 尿中レジオネラ抗原：陰性，イムノクロマト法・酵素抗体法
- レジオネラ核酸同定：陰性，LAMP 法
- レジオネラ抗体：陰性（128 倍未満），マイクロプレート凝集法

異常値

- 培養検査：陽性
- 尿中レジオネラ抗原：陽性
- レジオネラ核酸同定：陽性
- レジオネラ抗体：単一血清で 256 倍以上，またはペア血清による抗体陽転または抗体価の有意な上昇で，少なくとも 1 回は 128 倍以上
- 臨床症状を有し，上記の何らかの検査方法で陽性であった場合にはレジオネラ症と診断できる

どのような菌か？

- 1976 年に米国フィラデルフィアで開催された在郷軍人大会において 221 人が肺炎に罹患し，そのうち 34 人が死亡したという肺炎の集団発生が報告された．その起炎菌として 1977 年に分離されたものが，*Legionella pneumophila* である．
- 偏性好気性菌であり，土壌や湖沼など湿潤環境中に広く生息する．空調冷却塔水，循環濾過式浴槽水，温泉，加湿器などにも存在することがある．
- 現在レジオネラ属には 50 以上の菌種が属し，そのうちヒトに対し病原性を示すものは 20 菌種である．レジオネラ属菌による感染症はレジオネラ症と呼ぶ．重症の肺炎に至るような型がある一方，自然に軽快するポンティアック（Pontiac）熱型もある．

生体内での動態・臨床症状

- 本属菌は上気道に常在することはない．
- もともと環境中にいた本属菌が，空調冷却塔水や循環濾過式浴槽水などの水利用設備に入り，そこに生息する細菌捕食性原虫で増殖し，エアロゾルに含まれて散布される

場合に最も経気道感染の機会が多い．
- ヒト－ヒト感染はないとされる．
- レジオネラ症（肺炎型）は2～10日の潜伏期間を経て，全身倦怠感や頭痛，筋痛に始まり，急速に肺炎となる．高熱を呈する一方で，比較的徐脈がみられることがある．膿性痰を伴うのは半数程度とされる．その他，腹痛，下痢，意識障害などを伴うこともあるが，これらの症状のみで本症を確定することはできない．
- ポンティアック熱は，本属菌曝露後，数時間～3日以内に生じる一過性の発熱，倦怠感，筋痛，頭痛などが主体の症状であり，肺炎はきたさない．無加療でも3～5日で自然治癒する．

参考になる検査とその意義

- 培養した本属菌はグラム陰性であるが，臨床検体では細胞内で増殖しておりグラム染色は困難である．この場合，ヒメネス染色や鍍銀染色を行う．
- 尿中抗原検査では，尿中に排泄された可溶性のリポポリサッカライド（LPS）抗原を迅速に検出することができ感度も比較的高いが，*Legionella pneumophila* 血清型1にのみ有効である．
- レジオネラ核酸同定ではレジオネラ11菌種を検査できるので，尿中抗原検査で検出できない *Legionella pneumophila* の型でも対応できる．
- レジオネラ抗体は通常感染後2～4週の間に血清抗体価の上昇がみられる．

診断へのアプローチ

- 循環濾過式浴槽（24時間風呂）や温泉など入浴施設の利用といった病歴から本症を疑い，積極的に検査を勧める．
- 臨床症状だけでレジオネラ症（肺炎）とほかの病原体による肺炎との区別は困難である．
- 喀痰検査のほか，胸水，血液，気道分泌物（気管支洗浄液）などが分離・同定の検査対象となる．また，尿中に排泄された抗原を検出することもできるため，レジオネラ症を疑った場合は複数種類の検体を提出することを心がける．
- レジオネラ抗体検査では単一血清で256倍以上，またはペア血清による抗体陽転または抗体価の有意な上昇で，少なくとも1回は128倍以上を陽性と判断する．
- 臨床的特徴を有し，何らかの検査で陽性所見が得られた場合にはレジオネラ症と診断する．

一般的な治療薬・耐性菌・その他

- 一般的な治療薬：レボフロキサシン（LVFX）やシプロフロキサシン（CPFX）などのキノロン系，エリスロマイシン（EM）やアジスロマイシン（AZM）などのマクロライド系が有効である．リファンピシン（RFP）が併用されることもある．細胞内寄生菌であるため，βラクタム系などは無効である．
- 耐性菌：臨床上問題となるような耐性菌の報告はほとんどない．
- その他：レジオネラ症は感染症法における4類感染症である．診断した医師はただちに最寄りの保健所に届け出る．

予後とフォローアップ

- 肺炎は急速に進行し，肝機能障害，腎機能障害，播種性血管内凝固（DIC）などを呈し重症化することがある．
- レジオネラ症（肺炎）は適切な治療がなされた場合の致死率は10％以下ともいわれるが，免疫抑制状態ではこれよりも高い．

■文献

1）Edelstein PH, Cianciotto NP：*Legionella.* In "Priniples and Practice of Infectious Disease, 7th ed" eds. Mandell GL, Bennett JE, Dolin R. Elsevier, USA, pp 2969-2984, 2010

2）吉田眞一：レジオネラ属．"戸田新細菌学 改訂33版" 吉田眞一，柳　雄介，吉開泰信 編．南山堂，pp 497-501, 2007

3）小栗豊子，三澤成毅：Legionellaの検査法．"臨床微生物検査ハンドブック 第四版" 小栗豊子 編．三輪書店，pp 209-212，2011

（藤倉雄二）

百日咳菌

Bordetella pertussis

百日咳菌 *Bordetella pertussis* はグラム陰性短桿菌であり，百日咳の原因菌である．ワクチンにより百日咳の罹患者は劇的に減少したものの，現在では1歳未満のワクチン未接種者とともに成人でも再び増加している．

検体の採取・取り扱い・保存

●検体は喀痰ないしは鼻咽頭分泌物（採取は不飽和脂肪酸を含まないレーヨン製の綿棒などを使用）を用いる．ただちに培養ができない場合，翌日までに菌培養が行えるのであれば冷蔵も可能である．血清検体は凍結保存が可能である

基準値・測定法

●培養検査：陰性，培地上に肉眼で認められるコロニーを形成するのに少なくとも3日以上の培養を必要とする．7日目まで培養陰性であれば菌培養は陰性と判断する．Bordet-Gengou（ボルデ・ジャング）培地やCSM（cyclodextrin solid medium）培地を用いる

●百日咳抗体（PT-IgG，FHA-IgG）：10 EU/mL未満，EIA

異常値

●培養陽性：百日咳の可能性がきわめて高い

●百日咳抗体：本文参照

●なお，2週間以上持続する咳嗽を有し，特徴的な咳嗽発作，または新生児・乳児においてほかに明らかな原因のない咳嗽後の嘔吐または無呼吸発作がある場合は百日咳と診断できる

どのような菌か？

●百日咳菌 *Bordetella pertussis* は小型のグラム陰性短桿菌であり，1906年に初めて分離された．百日咳そのものは，1578年に流行が報告されたのが最初である．

●飛沫感染によりヒト－ヒト間の流行を起こす．

●ワクチンにより患者数は大幅に減少したが，近年，小児のみならず成人での百日咳症例が増加している．2010年には半数以上が20歳以上であり，決して小児に多い疾患とはいえない．

●百日咳毒素（pertussis toxin：PT），線維状赤血球凝集素（filamentous hemagglutinin：FHA），易熱性皮膚壊死毒素，アデニル酸シクラーゼ，tracheal cytotoxin，線毛，pertactinなど種々の病原因子を有する．

生体内での動態・臨床症状

●保菌する場合もあると考えられているが，培養での検出は困難である．

●百日咳菌は飛沫感染により，上気道に付着後，気管支粘膜上皮細胞や線毛間で増殖し，局所粘膜を傷害，感染症状をきたす．全身症状は強くないものの，局所症状としての特徴的な咳嗽を認める．

●現行の無菌体百日咳ワクチンの免疫効果は4～12年で減弱することが知られており，ワクチン効果が減弱した青年・成人は百日咳菌に対する感受性者である．

●臨床経過は感冒症状から始まるカタル期が約2週間持続した後，次第に発作性の途切れなく続く連続的な咳（paroxysmal cough/staccato）と，それに引き続いて吸気性笛声（whooping）を生じる咳発作を繰り返すようになる（レプリーゼ）．これが2, 3週間続いた後，さらに2, 3週間かけて緩やかに改善し，全経過は2～3ヵ月程度である．

診断へのアプローチ

●カタル期であれば培養検査が有用である．小児では喀痰採取が困難であるため，鼻咽腔分泌のほうが採取しやすい．この場合，培養には3日以上の期間を要し，7日目まで観察が行われるが，分離同定は困難なことが多い．

●培養が困難である場合には補助診断として百日咳抗体を測定する．百日咳の血清診断の目安を図に示す．

●抗FHA抗体はパラ百日咳菌との交差反応が認められるため，解釈には注意する．

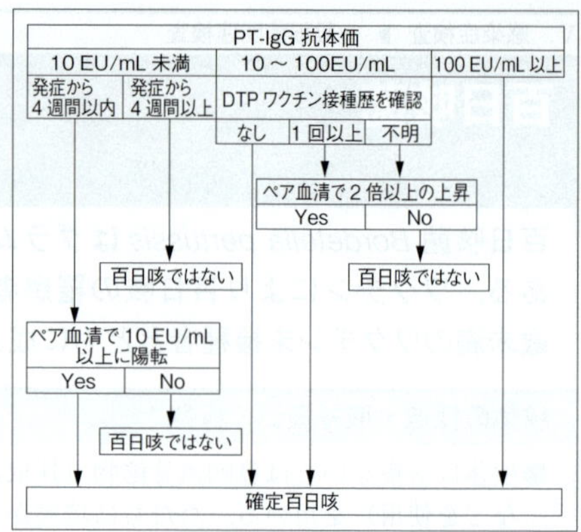

図　百日咳血清診断の目安（参考）

（文献1より引用）

一般的な治療薬・耐性菌・その他

●一般的な治療薬：エリスロマイシン（EM），クラリスロマイシン（CAM），アジスロマイシン（AZM）などマクロライド系が有効である．マクロライド系が使えない場合はST合剤も選択肢である．特徴的な咳が出てくるまでが最も有効である．

●耐性菌：わが国の分離株は，現時点ではマクロライド耐性は認められていない．

●その他：百日咳は感染症法における5類感染症（定点報告対象）である．指定届出機関の管理者は，当該指定届出機関の医師が百日咳と診断した場合，週単位で翌週の月曜日に届け出る．

●その他：学校保健安全法における第二種の学校感染症である．特有の咳が消失するまでは出席停止となる．ただし，病状により伝染のおそれがないと認められたときはこの限りではない．

予後とフォローアップ

●1歳以下の乳児，特に生後6ヵ月以下では死に至る危険性もある．

●合併症としての肺炎は百日咳による死亡原因として最も多い．また生後6ヵ月までの乳児では1%程度でけいれん，脳症が認められる．

●濃厚接触者にはマクロライド系の予防内服を行う方法がある．

■文献

1）岡田賢司：百日咳における血清診断の意義と評価．臨床検査 56，412-416，2012

2）Waters V, Halperin S：*Bordetella pertussis*. In "Priniples and Practice of Infectious Disease, 7th ed" eds. Mandell GL, Bennett JE, Dolin R. Elsevier, USA, pp 2955-2964, 2010

3）岡田賢司：百日咳菌とボルデテラ属．"戸田新細菌学 改訂33版" 吉田眞一，柳　雄介，吉開泰信 編．南山堂，pp 510-512，2007

4）国立感染症研究所：菌凝集素価法を用いた百日咳血清診断について．IASR 32：236-237，2011

（藤倉雄二）

ヘリコバクター・ピロリ（HP）

Helicobacter pylori

Helicobacter pylori（*H. pylori*）は1980年代にヒト胃粘膜から分離培養される細菌として報告され，これまで不明であった多くの慢性胃炎の原因であると判明した．*H. pylori*感染によるヒトへの影響は慢性胃炎にとどまることが多いが，胃・十二指腸潰瘍や，胃がん，MALTリンパ腫，特発性血小板減少性紫斑病などが明らかとなっており，*H. pylori*感染の有無を確認し除菌療法を行うことが日常診療で広く行われている．

総　論

●ヘリコバクター・ピロリ菌感染の診断法には内視鏡検査を必要とするものとしないものがある．内視鏡を必要とするものには培養法，病理組織診断法，迅速ウレアーゼ試験（rapid urease test：RUT），フェノールレッド色素内視鏡法, PCR法（polymerase chain reaction法），内視鏡検査を必要としないものには ^{13}C-尿素呼気試験（urea breath test：UBT），糞便中 *H. pylori* 抗原検出法（HpSA），尿中 *H. pylori* 抗体検出法，血清抗 *H. pylori* 抗体測定法などがある．有効な検査のオーダーや，検査結果の正しい解釈のためには，それぞれの検査法が直接菌体そのものを検出する方法であるのか，菌の存在下で体内に産生されるものから間接的に測定する方法であるのかを理解することが近道である．直接法は培養・病理組織診断法・PCR法・HpSAがあり，間接法には血中および尿中抗体法・UBT・RUTがある．

●感染診断において現在UBT，RUT，血中抗体法，HpSA，鏡検法，培養法のうち，原則1項目が保険適用である．ここではそのうちUBT，RUT，血中抗体法，HpSAについて記載する．

尿素呼気試験（UBT）

urea breath test

胃内の *H. pylori* によって尿素がアンモニアと二酸化炭素に分解される反応を利用し，*H. pylori* 感染を診断する検査である．
炭素原子を標識した尿素を服用し，腸で吸収されて肺から排出される呼気中の二酸化炭素の標識炭素原子の増加率（Δ^{13}C値）から判定する．

検体の採取・取り扱い・保存

●数秒間の息止めの後に，薬剤服用前の呼気を専用呼気バッグに採取する
●標識尿素100 mgと水100 mLで溶解し飲用．口腔洗浄後左側臥位5分後に座位にして薬剤服用後20分後の呼気を採取する

基準値・測定法

●カットオフ値：Δ^{13}C≧2.5‰

迅速ウレアーゼ試験（RUT）

rapid urease test

内視鏡検査時に胃の生検組織をし，胃粘膜組織中に含まれるウレアーゼ活性を検出することで *H.pylori* 感染を判定する検査である．

検体の採取・取り扱い・保存

- 胃幽門前庭部と胃体大弯の 2 ヵ所より上部内視鏡検査時に生検を行う．検体採取後速やかに，尿素と pH 指示薬が混入された試薬液へ接種し，キャップを閉め軽く振り，15～30℃で静置する

判　定

- 多くのキットではキット中に含まれる pH 指示薬がフェノールレッドであり，*H.pylori* 陽性時には黄色から赤色に変色する．※陰性時：黄色，陽性時：赤色
- 判定時間はキットにより異なるが 20 分から 2 時間以内に判定可能である

抗 *Helicobacter pylori* 抗体測定法

anti-*Helicobacter pylori* IgG antibody test

胃粘膜に *H.pylori* が感染すると *H.pylori* に対する特異抗体が産生される．*H.pylori*-IgG 抗体を測定する．

検体の採取・取り扱い・保存

- 分離血清を使用するのが一般的であるが全血や尿を判定に利用するキットもある

基準値・測定法

- 使用するキットごとにカットオフ値が異なる
- ELISA（enzyme-linked immuno sorbent assay）法，EIA 法，イムノクロマト法，ラテックス凝集法

便中抗原測定法（HpSA）

H. pylori specific antigen test

糞便中の *H.pylori* 抗原を抗 *H.pylori* 抗体を用いて検出する検査である．希釈糞便中の *H.pylori* 抗原をアフィニティ精製したポリクロナール抗体で捕捉し，酵素反応による基質の発色により検出する．

検体の採取・取り扱い・保存

- 保存液の入った専用容器を用いると測定までの保存期間は冷蔵では 2 週間，凍結では 1 ヵ月以上可能である．ただし凍結融解を繰り返すと測定誤差が生じることがある

基準値・測定法

- サンドイッチ EIA 法，ELISA 法

異常値の出るメカニズム

尿素呼気試験（UBT）（図 1）

- *H. pylori* は強いウレアーゼ活性をもつ．
- *H. pylori* はウレアーゼ活性で胃内の尿素を分解しアルカリ性のアンモニアを産生する．
- 自然界に存在する炭素（^{12}C）の安定同位元素である ^{13}C（または ^{14}C）により標識された尿素製剤を服用すると *H. pylori* が胃内に存在すればウレアーゼにより尿素が分解され，生じた $^{13}CO_2$ は速やかに吸収され呼気中に $^{13}CO_2$ が排泄される．
- 尿素服用前後の呼気中の $^{13}CO_2$ 濃度を測定し，服用後の値が服用前より増加していれば胃内に *H. pylori* が存在すると診断できる．

迅速ウレアーゼ試験（RUT）（図 2）

- *H. pylori* が存在すれば *H. pylori* 由来のウレアーゼにより試験薬中の尿素が加水分解され，アンモニアが生じる．
- アンモニアが生じると基質試薬中の pH 指示薬であるフェノールの色調が黄色から赤色に変化し，その色調を目視することにより *H. pylori* の有無を判定できる．

意義（および長所）

尿素呼気試験（UBT）

- 胃粘膜全体の *H. pylori* の存在を反映する面診断法であり，除菌判定において感度・特異度が 95％と現在ある *H. pylori* 感染検査の中で最も診断能が優れている．
- 簡便で患者の負担が軽く，小児や妊婦に対しても検査できる．

→スクリーニング，除菌前判定，除菌後判定に向いている．

迅速ウレアーゼ試験（RUT）

- 15 分～2 時間程度の短時間で診断可能で安価である．内視鏡医がその場で結果を判定可能であり，速やかに除菌療法のプランを立てることができ，除菌前の診断に有用性が高い．

→内視鏡検査のついでに除菌前判定を行う場合に向いている．

抗 *Helicobacter pylori* 抗体測定法

- UBT，RUT と異なり，PPI など潰瘍治療薬服用中や服用中止直後の菌体密度が減少している病態で偽陰性とならず，有用である．
- 患者の負担が軽く，感染の長期モニタリングに適している．
- 抗体価の低下率が参考になる．抗体価の低下率はガイドラインに示されていないが除菌終了後 6 ヵ月の変動率 50％以下の低下が除菌成功の一つの指標と考えられている．

→スクリーニング，除菌前判定には向いている．

服用した尿素$(NH_2)_2{}^{13}CO$
胃
$^{13}C{=}O(NH_2)_2 + H_2O \xrightarrow{\text{ウレアーゼ}} {}^{13}CO_2 + 2NH_3$
腸管に吸収後，呼気へ排泄される

図 1　尿素呼気試験（UBT）

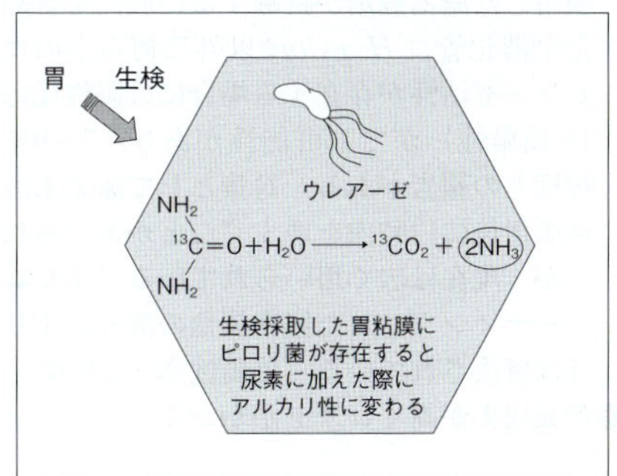

図 2　迅速ウレアーゼ試験

便中抗原測定法（HpSA）

- 糞便を採取するだけで簡単に診断でき，検査時の患者の負担がなく，小児でも安全に検査でき，コストも安い．
- 除菌判定にも2ヵ月後以降であれば有用である．
- 近年では糞便を用いて胃粘膜から分離培養されたものと同様 clarithromycin（CAM）耐性に関与する23Sリボソーム RNA 変異を検出することが可能となり糞便からでも CAM 耐性 *H. pylori* の有無を知ることが可能である．

→スクリーニングや除菌前判定，除菌後判定に向いている．

ピットフォール（短所および注意事項）

- いずれも上部消化管出血の急性期には偽陰性になりやすい．

尿素呼気試験（UBT）

- 偽陰性，偽陽性がある

〈偽陰性になりやすいのは〉

1）プロトンポンプ阻害剤（PPI）による影響：機序は不確定だが PPI 投与は UBT 値を低下させる．現時点では少なくとも4週間の休薬後に検査を行うのが望ましい．

2）H_2 受容体拮抗薬による影響：UBT 値低下の報告があるが PPI に比較し影響は軽微とされる．

〈偽陽性になりやすいのは〉

1）口腔内・咽頭内の雑菌のウレアーゼ活性：服用した尿素製剤が接触する口腔内を含めた全消化管に *H. pylori* 以外に何らかのウレアーゼ活性が存在する場合には陽性反応（＝偽陽性）がでる可能性があり，7～9％程度との報告がある．対策として尿素水溶液服用後に口腔内をゆすぐことが挙げられるが，現在は広く用いられているフィルムコーティングされた尿素製剤の開発によりほぼ解決されている（偽陽性率3％程度）．

- 標識尿素が高くコストがかかる．

迅速ウレアーゼ試験（RUT）

- サンプリングエラーがある：RUT は生検による点診断であり，内視鏡所見で胃粘膜の高度萎縮を伴っている場合はサンプリングエラーを生じやすい（高度萎縮粘膜は *H. pylori* が生息できない状態となっている）．偽陰性が疑われたときはもう一つの *H. pylori* 検査法とあわせて判定を行う．
- 除菌前後で感度が異なる．

（除菌前）感度 92～98.5％

（除菌後）感度 58.8～60.5％

特異度はいずれも 90～100％

→除菌後判定には向かない．

- 偽陰性がある：除菌療法直後で *H. pylori* 菌数が一時的に減少している場合は偽陰性となる可能性があるため治療薬の投与中止後4週間以降に行う．

抗 *Helicobacter pylori* 抗体測定法

- 除菌直後の判定には向かない：除菌に成功していても抗体価は徐々に低下する．除菌直後は抗 *H. pylori* 抗体値は正常域まで低下していない．
- 精度および有用性は抗原を抽出した *H. pylori* 菌株および有病率に依存する：海外で用いられているキットでは欧米株が使用されており，わが国では感度・特異度がばらつく．わが国の *H. pylori* 菌株から抽出した抗原を用いて開発されたキットでは良好な精度がある（感度 91～100％，特異度 80～90％）．
- 偽陰性と偽陽性がある：カットオフ値近傍に偽陰性，偽陽性が含まれているためキットは判定保留域が設定されていないものを選択するとよい．

便中抗原測定法（HpSA）

- 除菌前後で感度が異なる．

（除菌前）感度 93～96％　特異度 97％

（除菌後）感度 86～89％　特異度 92％

しかし2ヵ月以降は感度がほぼ100％となるとの報告もあり，除菌後判定にも有用であるといえる．

●偽陰性がある：UBTやRUTと同様にプロトンポンプ阻害薬の使用後には20～30%の偽陰性が指摘されている.

参考になる検査とその意義

●内視鏡検査：萎縮性胃炎の多くはピロリ菌感染によるものであり，前庭部を中心とした萎縮性胃炎が内視鏡的に認められることは，*H. pylori* 持続感染または既感染を示唆する.

●ペプシノゲンⅠ/Ⅱ比：萎縮の程度を推定することができる.

●尿素呼気試験，抗体法，迅速ウレアーゼ試験，便中抗原法など相互的に参考にする．保険適用上では除菌前の *H. pylori* 感染診断として, RUT, 鏡検法, 培養法, 抗体測定, UBTの検査法のうちいずれかを実施した場合に1項目のみ算定できる．また検査の結果，*H. pylori* 陰性となった患者に対しては，異なる検査法により再度検査を実施した場合に限り，さらに1回に限り算定できるとしている.

診断へのアプローチ（図3）

●陽性：*H. pylori* 持続感染.

●陰性：*H. pylori* 非感染，*H. pylori* 除菌療法後，*H.pylori* 自然除菌（他疾患での抗生剤治療などによる）.

●胃潰瘍・十二指腸潰瘍はNSAIDの関与を除けば，その9割強の原因を *H. pylori* が占めるとされ，陰性の場合には偽陰性の要因がないかよく検討しほかの手法で再検査を行う．*H. pylori* 感染が否定的で良性潰瘍であれば高ガストリン血症やクローン病などの可能性も考慮する必要がある.

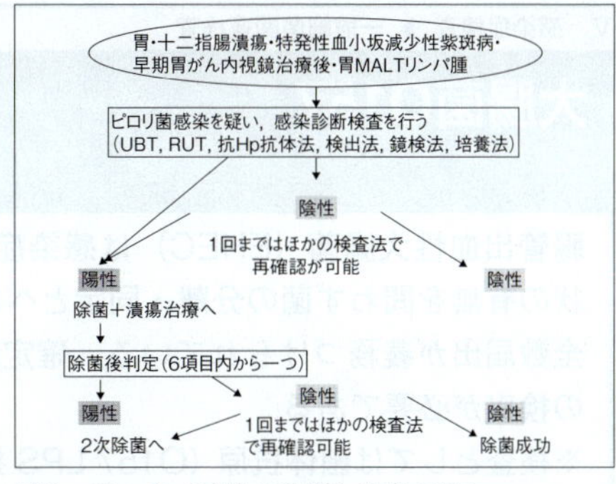

図3　*H. pylori* 感染の診断と治療の流れ

予後とフォローアップ

●再感染率は0～3%とされており，除菌成功確認後には *H. pylori* の存在診断についてのフォローアップはほぼ不要と考えられる．除菌判定時2～6ヵ月以内に判定を行った場合や偽陰性の多い検査法であった場合には1年後にも再検を行ったほうが無難である.

●除菌後の消化性潰瘍の再発は2%程度との報告がある.

●*H. pylori* 感染は除菌後に至っても胃がんのリスクファクターであり，除菌後も胃がんスクリーニング目的には定期的に内視鏡検査が必要である.

■文献

1）工藤俊彦，大原秀一，鈴木秀和 他：*Helicobacter pylori* の診断と臨床応用．臨床検査 54（2）：164-175, 2010

2）山本一成，福田能啓，指尾宏子 他：各種診断法の利点と欠点. *Helicobacter* Research 1：127-130, 1997

3）H.pylori 感染の診断と治療のガイドライン 2009 改訂版．日本ヘリコバクター学会誌 10（Suppl）：17-21, 2009

（中山千恵美，小野敏嗣，小池和彦）

大腸菌O157

Escherichia coli O157

腸管出血性大腸菌（EHEC）は感染症法では３類感染症として定義され，症状の有無を問わず菌の分離・同定とベロ毒素（verotoxin：VT）の確認により全数届出が義務づけられている．確定診断には，糞便からの病原体分離とVTの検出が必要である．

※検査としては菌体抗原（O157 LPS 抗原）を検出するもの，VT（VT1, VT2）を検出するもの，O157 LPS 抗体を検出するものがある．

検体の採取・取り扱い・保存

糞便・菌株・食品（O157 LPS 抗原，VT 産生性試験）

- 原則採取後はただちに検査を行う．採取後検査に供するまで気密容器で2～8℃の暗所で72時間または－20℃凍結保存が可能なキットもある．添付の採便綿棒の使用を指定しているキットもあり，糞便検体はカップなどに適当量採取する

血清（O157 LPS 抗体）

- 採血後，遠心分離した血清を用いる．血清検体は4℃で7日間，－20℃では1年間保存可能

基準値・測定法

- O157 LPS 抗原・VT 産生性試験 ⇒ ラテックス凝集法，酵素抗体法，イムノクロマト法
- O157 LPS 抗体 ⇒ ラテックス凝集法，酵素抗体法

が主に用いられている．

意義・何がわかるか？

- 大腸菌は病原性のないものから，EHECのように強い病原性を有するものまでさまざまな種類がある．
- EHECは出血性大腸炎を引き起こすことからこの名称で呼ばれる一方，産生する毒素の性状からVT産生性大腸菌・志賀毒素産生性大腸菌とも呼ばれる．
- 特に小児や高齢者ではHUSや脳症を引き起こしやすく注意が必要である．
- EHECの診断は糞便から大腸菌を分離し，分離株の毒素産生性の確認または毒素遺伝子の検出によって行う（糞便からの病原体分離とVTの検出が必要である）．
- 便培養法は検出に最低3日程かかる．
- 発症後比較的早期に腸管から除菌されてしまうため，特にHUS発症時にはすでに糞便から分離できないことも多い．検査の迅速化を目的とし，免疫学的手法を用いて便からのO157抗原やVTを検出するキットが販売され普及している．
- 抗生剤の使用後など上記検査でEHECが検出できない場合には，血清でO157抗体（LPS抗体）を測定する方法が有用である．
- HUS患者におけるEHECの分離率は60～70％である．
- HUS発症例に限り，便からの分離が不能でも便からのVT検出あるいは患者血清のLPS（lipopolysaccharide：リポ多糖）抗体などの検出により診断されれば届出が必要である．

大腸菌O157 LPS抗原（大腸菌O157抗原）

lipopoly saccharide O-antigen of O157

便中LPS（O157）抗原法は，糞便を培養せずに免疫学的手法により直接便から抗原を検出する検査である．

基準値・測定法

- ラテックス凝集反応（感度：10^6～10^7CFU/mL以上で検出可能）
- ELISA法（感度：5×10^5 CFU/mL）
- イムノクロマト法（感度：2～5×10^5 CFU/mL）
- 免疫磁気ビーズ法 （感度：10^3 CFU/mL ）
- 自動免疫蛍光測定法（感度：10^6 CFU/mL）

メカニズムおよび特徴

- LPSはグラム陰性菌細胞壁外膜の構成成分で内毒素（エンドトキシン）であり，脂質および多糖から構成されている．
- LPSの糖鎖部分はコア多糖と呼ばれる部分と，O側鎖多糖（O抗原）と呼ばれる部分から構成され，O側鎖多糖は同種の細菌の中でも菌株ごとに異なり，菌株の分類や鑑別に用いることができる．
- 抗原抗体反応をもとにした免疫学的方法により，O157 LPS抗原 =O157抗原を検出し，O157感染診断を行う．
- 腸管出血性大腸菌の診断には培養法がスタンダードだが，時間がかかる．酵素抗体法では約1時間で，ラテックス凝集法では2分程度，イムノクロマト法では10～15分で判明するため，外来での迅速診断とそれに続く早期治療が可能になる．

ピットフォール

- 水様性下痢のように検体中の菌体量が少ない場合には偽陰性を呈する．
- 大腸菌O157抗原と共通抗原をもつ*Citrobacter freundii*および*Salmonella Kumasi*, *Aeromonas Sobria*に交差反応性があり，その他の原因により偽陽性を呈する．
- EHECでは最終的にはVTの確認が重要である．菌が検出されても腸管出血性大腸菌感染症といえない．O157以外の血清型にもVT産生菌があり，結果が陰性でもEHEC感染を完全には否定できない．

大腸菌O157 LPS抗体（*α*-O157 LPS）

anti LPS-antibody

抗生剤の使用後などで培養法や便中抗原からEHECが検出できない場合に，血清でO157抗体（LPS抗体）を測定する方法である．加熱菌または菌体O抗原（LPS）を用いる．

基準値・測定法

- ELISA法（IgM抗体）
- ラテックス凝集法

メカニズム・特徴

- O抗原に対して産生される抗体は発症後5～7日後から急激に増加する.
- EHEC感染症が疑われながらも，すでに下痢症発症から5日以上経過している患者では，糞便から原因菌を検出することは困難である．特にHUSなどを発症し重症化がみられる頃は感染からの時間が経過していることが多く，便検体からの診断が困難である．その際に非常に簡単でかつ短時間で調べられ，診断の一助となる.

ピットフォール

- 抗体上昇が認められるまでに1週間以上必要である．陽性となってもEHECの感染であることを確定するためには菌分離あるいは糞便からのVTあるいはVT遺伝子の証明も必須である.
- O157以外の血清型の菌株では陰性になる.
- O157 LPSと共通抗原性を有する細菌の感染でも抗体上昇がみられるため注意する必要がある.
- *Esherichia hermannii, Citrobacter freundii, Hafnia alvei, Yershinia enterocolitica* O9などの腸内細菌はO157抗原と共通抗原をもつ.

大腸菌Vero毒素（Vero毒素産生性試験）

verotoxin test

VT産生性試験にはVTをコードする遺伝子を検出するPCR法以外に，VTを検出する下記の方法がある.

基準値・測定法

- ラテックス凝集反応法（感度：1～2 ng/mL～）
- 酵素抗体（ELISA）法（感度：0.07～0.15 ng/mL～）
- イムノクロマト法（感度：VT1 1.6～3.3 ng/mL，VT2 1.0～2.0 ng/mL）

メカニズム・特徴

- VTは真核細胞のリボソームに作用して，蛋白質合成を阻害する働きをもつ.
- 赤痢菌の出す志賀毒素と同じ1型（VT1）と生物学的性状は類似するが免疫・物理学的性状は異なる2型（VT2）とこれらの亜型がある.
- 抗原抗体反応をもとにした種々の免疫学的方法により，VTを検出することにより，VT産生性を判定する.

ピットフォール

- VTの検出は，分離株においてEHECを確定するために必須であるが検体から直接実施するスクリーニング検査で陽性となっただけでは確定診断とならない.
- イムノクロマト法は20分程度で判定できることから迅速で簡便な方法として優れているが，感度はラテックス凝集反応法に比べ4倍程度低い．ラテックス凝集反応法は安価で感度も高いが16時間以上静置する必要がある.
- VT2変異型のVTの場合，ラテックス凝集法では感度が低下し，イムノクロマト法やELISA法では検出されないことがある.
- イムノクロマト法やELISA法では菌の濃度が極端に薄いと偽陽性を示す場合がある.
- VTの型についての届け出は不要である.

補　足

※ VT 抗体測定法

●血清の VT に対する抗体を測定する検査もあるが，この抗体（IgG）は症状が出てから1ヵ月後に検出されるものの，重症化した場合においてもあまり高い力価で検出されることはない．

＊　＊　＊

参考になる検査

●検査の感度は培養検査のほうが優れており，いずれの場合も培養検査を並行するべきである（これらの検査は保険適用であるが培養検査，O157 LPS 抗原，O157 LPS 抗体検査を同時に実施しても1項目しか算定されない）．

予　後

●腸管出血性大腸菌の感染では，無症状～軽い腹痛や下痢のみで終わるもの，頻繁な水様便・激しい腹痛・著しい血便とともに重篤な合併症を起こし死に至るものまで程度はさまざまである．

●感染の機会のあった者の約半数は，およそ3～8日の潜伏期間ののち頻繁な水様便で発病する．激しい腹痛，著しい血便を伴う出血性大腸炎が生じることもある．

●出血性大腸炎の6～7%が，下痢などの初発症状の数日から2週間以内（多くは5～7日後）にHUSや脳症などの重症合併症を発症するといわれ，HUSを発症した患者の致死率は1～5%とされている．

■文献

1）小野恵美：感染症診断の迅速化をめざして－感染症検査のPOCTを中心に ②迅速キットの実際 腸管出血性大腸菌 O157 およびベロ毒素．臨床と微生物 34：515-520，2007

2）竹田多恵：イムノクロマトグラフィー市販キットを用いた *Escherichia coli* O157 患者の迅速診断．感染症学雑誌 72：834-838，1998

3）小栗豊子：腸管出血性大腸菌感染症の現状と対策 腸管出血性大腸菌の検査法．化学療法の領域 20（9）：2439，2004

（中山千恵美，小野敏嗣，小池和彦）

カンピロバクター

Campylobacter

カンピロバクター属菌は17菌種あり，うち *Campylobacter jejuni* と *Campylobacter coli* が食中毒菌に指定されている．本菌による食中毒が疑われるときは，食品衛生法に基づき24時間以内に保健所長に発生の届け出が必要である．カンピロバクター食中毒の発生件数はわが国および先進国において増加傾向であり，日常診察でも遭遇する機会が増えている．

検体の採取・取り扱い・保存

- 糞便，血清，食品，飲料水，調理器具や機材の拭き取り材料などが検査対象となる
- 糞便は培地に，食品は約200 gを滅菌袋などに採取し10℃以下で速やかに検査室へ提出する

基準値・測定法

- 培養法（検体は①糞便，②食品・拭き取り材料・飲料水）：
  増菌→分離培養→スクリーニング試験（形態・運動性検査・ペルオキシダーゼ試験）→確認試験→同定試験※1 →血清型別※2

増菌培養後は，下記の方法が開発されている

- 遺伝子診断法：PCR法，real-time PCR法，LAMP法
- 免疫学的手法：酵素抗体法，イムノクロマト法（検体は食品）

※1 カンピロバクターの同定・鑑別のため生化学的性状解析を行う．近年は同定のためラテックス凝集法によるキットも用いられている

※2 血清型の同定には抗原抗体反応を応用したキットが市販されている

意義・何がわかるか？

- カンピロバクター属菌はグラム陰性のらせん状あるいはコンマ状細菌で一本の鞭毛をもつ．微好気環境を好み，室温では死滅するが低温では比較的長時間生存できる[1〜3]．
- 約100年前から家畜の腸炎・流産の起因菌として知られていたが，ヒトの下痢症の原因となることは1973年に初めて報告され，以降人畜共通感染症として公衆衛生上重要視されている[1]．
- カンピロバクター食中毒の発生件数は常に上位を占め，近年増加の傾向にある．
- 感染経路としては感染食肉・内臓の摂取やそれらによる二次汚染を受けた食品の摂取，未殺菌の飲料水，保菌動物との接触が主たるものである．食中毒として原因食品が明らかになったものの多くは鶏肉であるが，次いで鶏肉以外の焼肉や牛レバーの生食が挙げられる．
- カンピロバクター腸炎の原因菌は主に *C. jejuni*, *C. coli* であり，約90%が *C. jejuni*，残り8%程度が *C.coli* によるものである[2]．
- 従来行われていた培養法では菌種の同定に7〜10日間程度の時間がかかり，微好気培養に特殊な装置が必要であること，培養温度差による発育試験が必要であることなど問題が多かった．キットの開発により1〜2日間程度の前培養の後，real-time PCR

やLAMP法では約1.5～2時間，食品に対してはイムノクロマト法で20分程度と，迅速なカンピロバクターの検出と同定が可能となった．

ピットフォール

- キットの開発により早期診断が可能となったが，確定診断のためには培養は不可欠である．
- 鶏肉では比較的菌量は多いが，一般に食品中の菌量は比較的少なく直接培養は難しいため，増菌培養後に分離培養が必要である．
- 食品中の汚染菌量が比較的少なく分離困難であること，潜伏期間が比較的長く，食品中の菌分離が困難であることなどにより，感染源の特定は困難なことが多い．

予後とフォローアップ

- カンピロバクター食中毒の潜伏期間は2～11日とほかのものに比べて長い．水様性あるいは粘血性下痢，発熱，腹痛，嘔吐などほかの細菌性腸炎と類似した症状で発症し，下痢は通常1～3日で回復する．稀に敗血症，肝炎，胆管炎，髄膜炎などを合併するほか，腸炎の2～3週後にGuillain-Barré症候群を発症することがある．

■文献

1）Shirrow MB：*Campylobacter* enteritis：a new disease. Br Med J 2：9-11, 1977
2）小野一晃：食水系感染症病原体の検査法-2　カンピロバクター．モダンメディア 54（5）：5-9, 2008
3）三澤尚明：カンピロバクター属と感染症．"獣医微生物学 第二版"見上　彪 監修．文永堂出版，pp 82-84，2003

（中山千恵美，小野敏嗣，小池和彦）

V. 感染症検査

一般細菌関連検査

クロストリジウム・ディフィシレ

Clostridium difficile

Clostridium difficile は健常人の2～15％の腸内常在菌だが，抗生剤投与による偽膜性腸炎をはじめとした抗生剤関連腸炎の原因菌でもある．この腸炎 *C. difficile*-associated colitis（CDAD）の発症には菌から産生されるtoxin A, Bのうち特にtoxin Aがかかわっている．

検体の採取・取り扱い・保存

- 保存はできるだけ避け，室温の場合は数時間以内には検査する（－4℃なら2～3日以内）
- －20℃あるいは－80℃に凍結した場合は長期間の保存が可能であるが凍結融解を繰り返すと偽陰性となる危険性がある

基準値・測定法

C. difficile の検出

- 嫌気培養による菌分離
- PCR

菌特異抗原の検出

- *C. difficile* のD-1抗原であるグルタミン酸脱水素酵素を検出：ラテックス凝集反応法・酵素免疫測定法によるキットがある
- toxin Aまたは，toxin A/Bの検出：酵素免疫測定法，イムノクロマト法によるキットがある

意義・何がわかるか？

- *C. difficile* はヒトの腸管内の常在菌である一方，抗菌薬投与後に続発する抗菌薬関連腸炎や偽膜性腸炎の原因菌でもある．
- *C. difficile* は偏性グラム陽性桿菌で芽胞を形成する．芽胞ではかなり長時間環境中で生存可能で院内感染の原因菌としても重要．
- 本菌が産生する毒素には，toxin Aとtoxin Bの2種類が知られ，従来，毒素産生株は常にtoxin A，toxin Bを産生し非産生株はどちらも産生しないと考えられてきた．
- 腸炎 *C.difficile*-associated diarrhea（CDAD）の発症にはtoxin Aが深くかかわっているとされるが，病原性については明確ではないtoxin A-toxin B+株も少なくない．
- 生後1ヵ月未満の新生児の約50％で検出されるのに対し，生後1ヵ月をすぎると検出率は減少し，2歳以降になると5％以下となるがCDADを発症する可能性がでてくる．新生児～乳児期は腸管免疫が未熟であることが関係していると考えられている[1, 2]．

参考になる検査とその意義

- 培養と菌特異抗原の結果を総合して診断する．
- 大腸内視鏡検査で円形に隆起した白色あるいは黄白色の偽膜を伴う腸炎を認めれば偽膜性腸炎と診断される．

診断へのアプローチ

- 菌の存在，毒素の存在をそれぞれの検査で評価し，その結果の組み合わせより下記のような可能性を考えながら，診断を行う[1].

①培養または菌特異抗原検査が陽性かつ
(a) 糞便中毒素が陽性
・*C. difficile* による下痢症.
(b) 糞便中毒素が陰性
・毒素非産生株の保菌.
・毒素産生株を保有しているが産生されていない.
・毒素の変性・失活，阻害反応など.
②培養または菌特異抗原検査が陰性かつ
(a) 糞便中毒素陽性
・不適切な保存による菌の死滅.
・*C. difficile* による下痢症が疑われるが，菌量がきわめて少数である.
(b) 糞便中毒素が陰性
・保菌していないか，菌数がきわめて少数除菌後である.

ピットフォール

- キットによる糞便中の毒素検出が可能になったが，細菌培養法と比べ感度に劣る.
- 菌特異抗原検査はtoxin検査のキットよりも感度・特異度が劣るため単独で行うべきではない.
- 院内感染の疫学的調査には菌株が必要である.
- 上記3つから *C. difficile* の分離と分離菌株の毒素産生性の検討を並行して行うことが望まれる.
- CDAD発症には特にtoxin Aが重要とされておりtoxin Aのみ検出するキットのみ導入されていた．キットの感度の問題やA-B+菌株が少なくないことから2007年以降はtoxin A, Bともに検出可能なキットが開発，販売されている.
- 検査対象となる患者背景によっても感度・特異度の値が異なるため，診断には抗菌薬投与の有無や臨床的症状（下痢）の有無などの患者情報が重要といえる.

予後とフォローアップ

- 抗生物質関連下痢症の20～30%は *C. difficile* が原因といわれている．軽い下痢症状のみの場合もあるが，重症例では腸閉塞・消化管穿孔・敗血症を生じ死亡することもある.
- 1/4の症例では誘因薬剤の中止で2~3日以内に症状が改善するが，中止しても下痢などの症状が改善しない場合や重篤な場合は，メトロニダゾールやバンコマイシンによる抗生物質の内服治療を行う.
- 6～25%の患者で再発がみられ，繰り返す場合もある．稀に数年にわたり下痢や大腸炎を繰り返すこともある.

■文献

1) 三澤成毅：病原微生物別にみた迅速検査 *Clostridium difficile*. 臨床と微生物 27：637-643, 2000
2) 加藤はる：*Clostridium difficile* 感染症の細菌学的検査法と結果の解釈．日本臨床微生物学雑誌 21 (4)：125, 2011

（中山千恵美，小野敏嗣，小池和彦）

破傷風菌

Clostridium tetani

破傷風菌（*Clostridium tetani*）は芽胞を形成する偏性嫌気性菌で自然界，特に土壌中に存在し，創部などから感染する．破傷風菌が産生する破傷風毒素は強い神経毒性を有し，発症すると開口障害や強直性けいれんなど神経症状を呈する．感染症法５類全数把握疾患である．

検体の採取・取り扱い・保存

- 感染部位の膿やぬぐい，切除組織などの培養検査を行う際には，速やかに偏性嫌気性菌であるため破傷風菌の分離培養に適した条件で行う
- 芽胞形成菌であるため検体を扱う周辺環境の汚染にも注意する

基準値・測定法

- 細菌培養検査：破傷風菌は破傷風毒素を産生するプラスミドを保有しないものも存在するため，プラスミド保有の確認をPCR法や毒素産生をマウスへの投与試験などで確認する必要もある

意義・何がわかるか？

- 破傷風菌感染症であることがわかる．

生体内での動態

- 土壌などから創傷部位に侵入した破傷風菌は破傷風毒素を産生し，神経系に作用すると開口障害などの神経症状を呈するようになる．

異常値の出るメカニズム

- 破傷風菌による感染．

参考になる検査とその意義

- 保険収載はないが，破傷風毒素に対する抗体価測定が可能である．しかし，ワクチン接種の効果をみるものであり，診断には不向きである．

診断へのアプローチ

- 開口障害などの特有の神経症状を呈している場合に疑う．特に外傷が契機となることが多い．
- 感染創がある場合は，創部の細菌培養検査を行い，毒素を産生する破傷風菌が存在することを確認する．確認できなくても臨床症状から診断し，早期治療を考慮することも必要である．

ピットフォール

- 破傷風菌の培養陽性率は低く，治療は早期に行う必要があるため，病歴や臨床症状から診断し治療を早期開始することも必要である．

予後とフォローアップ

- 治療が遅れると予後が不良なため，病歴と臨床症状から早期に抗破傷風ヒト免疫グロブリン療法などを開始する．
- 予防のため感染リスクがある場合はワクチン接種を行っておく．

■文献

1）Mandell GL et al：Mandell, Douglas, and Bennett's principals and practice of infectious diseases 7th ed. Churchill livingstone, Philadelphia, pp 3091-3096, 2010

（奥川　周）

ボツリヌス毒素

Clostridium botulinum

ボツリヌス菌（*Clostridium botulinum*）は芽胞形成する嫌気性菌で土壌に生息し，主に食中毒を引き起こす細菌である．土壌から創部への感染がみられることもある．本菌が産生するボツリヌス毒素は神経毒性が強く，神経，筋肉の麻痺症状を引き起こす．ボツリヌス毒素のみの摂取でも発症する．感染症法４類疾患である．

検体の採取・取り扱い・保存

●患者の血清，便，吐物，胃内容物や原因となった食品が検体となる

基準値・測定法

わが国ではいずれも一般的ではないため，専門機関と相談する

●PCR法による細菌の毒素遺伝子の検出　●患者の血清や便などのマウスへの投与試験

●ELISA法による毒素の検出

意義・何がわかるか？

●ボツリヌス毒素によるボツリヌス症．

生体内での動態

●血行性に全身に広がったボツリヌス毒素はボツリヌス毒素に特異的な受容体に結合し，神経毒性を発揮する．

異常値の出るメカニズム

●ボツリヌス毒素やボツリヌス菌の摂取によって起こる．

参考になる検査とその意義

●細菌検査：ボツリヌス菌を便や胃内容物などから検出する．しかし，ボツリヌス症はボツリヌス毒素のみでも起こるため，必ずしも細菌が検出されるわけではない．

●反発誘発筋電図による高頻度刺激でのM波振幅の漸増所見も参考となる．

診断へのアプローチ

●食中毒としての発生が多いため集団発生の情報を参考にする．

●食中毒では初めに吐き気や下痢などの消化器症状がみられ，その後神経症症状として，複視などの眼症状，次第に四肢麻痺や呼吸不全を示すようになる．このような臨床症状があればボツリヌス症を疑う．

●確定診断のため，ボツリヌス毒素およびボツリヌス菌検出を行う．

ピットフォール

●いずれの検査も一般的でないため病歴や臨床症状からボツリヌス症を疑うことが重要である．

予後とフォローアップ

●呼吸不全などの神経症状に対する対症療法とともに，米国では馬血清による毒素中和療法が行われる．

■文献

1）Mandell GL et al：Mandell, Douglas, and Bennett's principals and practice of infectious diseases 7th ed. Churchill livingstone, Philadelphia, pp 3097-3102, 2010

（奥川　周）

野兎病菌

Francisella tularensis

野兎病は野兎病菌（*Francisella tularensis*）によって起こる感染症で，ウサギやネズミおよび節足動物などの保菌動物から感染する．発熱，悪寒などの全身症状とともに所属リンパ節の腫大や膿瘍化がみられる．感染症法４類疾患である．

検体の採取・取り扱い・保存

- 腫脹や膿瘍化したリンパ節などの病変部位を採取し野兎病菌の検出を行う
- わが国では一般に行われていないが，野兎病菌に対する抗体を凝集検査で検出することも可能である

基準値・測定法

- 培養：一般的な細菌検査の培地では培養が困難なため専用の培地を用いる

意義・何がわかるか？

- 野兎病菌の感染．

生体内での動態

- 野兎病菌は健常な皮膚であっても感染し，所属リンパ節へ広がる．さらにリンパ行性，血行性に播種することもみられる．

異常値の出るメカニズム

- 野兎病菌感染による．

参考になる検査とその意義

- PCR 法検査：専用の培地を用いても培養が容易でないため遺伝子検査法が有用である．
- 凝集検査：わが国では一般的な検査ではないが存在する．臨床診断とともに行われるが，感染後２週間くらいで陽性となるため，急性期の診断には向いていない．
- 血液・生化学検査：炎症所見や肝機能異常を認めることがあるが非特異的である．

診断へのアプローチ

- 保菌動物との接触歴とともに，発熱やリンパ節腫脹などの臨床症状を呈する場合に疑う．
- 腫大したリンパ節の細菌培養検査や PCR 法検査を行い野兎病菌の検出を行い診断する．

ピットフォール

- 一般的な細菌検査では培養が困難であるため，検査に提出する際，臨床的に野兎病菌が疑われることを検査室に伝えることが必要である．

予後とフォローアップ

- 培養が困難であることから診断が遅れやすい．保菌動物との接触や臨床症状から野兎病が疑われる際には診断のための検体を採取後に早期に抗菌薬による治療を開始すると予後がよい．

■文献

1）Tarnvik A et al：New approach to diagnosis and therapy of tularemia. Ann NY Acad Sci 1105：378-404, 2007

（奥川　周）

猫ひっかき病

cat-scratch disease

主にバルトネラ属の *Bartonella henselae* によるリンパ節炎を起こす感染症である．猫において本菌保有率が高く，ヒトへは猫に引っかかれたり噛まれたりすることで感染することが多いことから猫ひっかき病といわれる．

検体の採取・取り扱い・保存

- 血清を用いた抗体検査を行う

基準値・測定法

- 64 倍以上またはペア血清で 4 倍以上の抗体価の上昇
- IFA 法（保険収載されていない）

意義・何がわかるか？

- 病歴や臨床症状とあわせ，猫ひっかき病であることがわかる．

生体内での動態

- *B. henselae* は感染した皮膚および所属リンパ節への侵入でとどまることが多いが，免疫不全患者では全身に播種することがある．

異常値の出るメカニズム

- 猫ひっかき病．

参考になる検査とその意義

- 血液検査や生化学検査で炎症所見をみることがあるが，特異的な所見ではないため，臨床症状，ペットへの接触歴なども参考に診断する．
- *B. henselae* の培養は非常に困難であるため，PCR 法による細菌検出が試みられる．
- リンパ節腫脹を認める疾患鑑別のため，リンパ節の一般細菌・抗酸菌培養や病理診断が参考となる．

診断へのアプローチ

- 猫などのペットへの接触歴とともにリンパ節腫脹，発熱がみられれば本感染症を疑う契機となる．
- 診断のためには抗体検査とともに，腫大しているリンパ節の細菌培養検査や PCR 検査，病理検査などを行い *B. henselae* の感染を確認する．

ピットフォール

- IFA 法による抗体検査の特異度，感度は必ずしも高くないため，猫などのペットへの接触歴を含む臨床情報や感染組織の PCR 法による *B. henselae* の証明など，ほかの検査を組み合わせ総合的に診断を行う．

予後とフォローアップ

- 猫ひっかき病は多くは局所の感染で自然治癒することが多いが，免疫不全患者では播種することがあり注意が必要である．
- 抗体価は治療の指標としては使えないため，臨床症状を参考に治療効果を判定する．

■文献

1）Regnery RL, Olson JG, Perkins BA et al：Serological response to "Rochalimaea henselae" antigen in suspected cat-scrathch disease. Lancet 339（8807）：1443, 1992

（奥川　周）

淋菌・淋菌遺伝子検査(STD-1NG)

Neisseria gonorrhoeae

淋菌(*Neisseria gonorrhoeae*)は主に尿路性器感染，時に咽頭炎を起こすグラム陰性双球菌である．性感染症として広がり，尿路感染では膿性分泌物がみられ排尿時痛を生じることが多い．感染症法5類定点把握疾患である．

検体の採取・取り扱い・保存

●淋菌は生体外では死滅しやすい細菌であるため迅速に検査室に提出する
●遺伝子検査は，死滅した細菌であっても遺伝子を検出することは可能であるが，薬剤感受性は測定できない

基準値・測定法

●陰性・陽性　●遺伝子増幅法

陽性↑　●淋菌感染症

意義・何がわかるか？

●淋菌による感染症であることがわかる．

生体内での動態

●淋菌は尿路性器感染が主であるが，オーラルセックスにより咽頭炎を起こすこともある．

異常値の出るメカニズム

●淋菌感染による．

参考になる検査とその意義

●細菌塗沫検査：尿のグラム染色塗沫検査により尿路感染を迅速に知ることができる．
●細菌培養・感受性検査：遺伝子検査のみでは判定できない抗菌薬感受性を知ることができる．
●尿検査：尿沈渣で白血球の出現をみる．

診断へのアプローチ

●性交渉などの感染リスクの病歴と症状で淋菌感染症を疑う．
●さらに診断を確定するため，本検査や細菌検査を行い診断を確定する．

ピットフォール

●遺伝子検査は治療開始後も死滅した細菌の遺伝子により陽性となることがあるため，治療効果の判定には使用されない．治療効果は自覚症状や尿沈渣，細菌塗沫培養検査を参考とする．
●抗菌薬耐性淋菌の分離頻度が増加しているため，薬剤感受性検査の結果にも注意する必要がある．
●性感染症ではクラミジア・トラコマティス(*Chlamydia trachomatis*)との同時感染の頻度が高いため同時に遺伝子検査がすすめられる．

予後とフォローアップ

●抗菌薬治療で良好な治療効果が得られるが，抗菌薬耐性淋菌の増加に注意する必要がある．

(奥川　周)

Widal反応

Widal reaction

Georges-Femand Widal により 1896 年に考案された腸チフスの血清学的診断法で，チフス，パラチフスなどのサルモネラ感染症の血清学的診断に用いられる凝集反応である．

検体の採取・取り扱い・保存

- 血清
- 凍結保存可能

基準値・測定法

- Vi 抗原（莢膜性抗原）：20 倍未満
- TO 抗原（腸チフス O 抗原）：160 倍未満
- PA 抗原（パラチフス A 菌 O 抗原）：80 倍未満
- PB 抗原（パラチフス B 菌 O 抗原）：160 倍未満
- いずれの測定法も細菌凝集反応

高値	●ペア血清で Vi 抗原価が 4 倍以上上昇した場合，腸チフスの可能性が高くなる．O 抗原は腸チフス・パラチフスともに上昇することと，腸チフスワクチンでも上昇するので注意が必要．PA 抗原，PB 抗原はパラチフス感染症で上昇する
低値	●病気で低値になるわけではないが，病初期に抗菌薬治療を行うと Widal 反応陰性になることがある

意義・何がわかるか？

- チフス菌，パラチフス菌などのサルモネラ菌感染症の血清学的診断に用いられる凝集反応である．

生体内での動態

測定因子と血中レベルを決める機序

- 抗原抗体反応であり，血中レベルを決める機序としては，チフス菌，パラチフス菌血に対する宿主の抗体によって決まる．
- 腸チフスワクチンにより一定の予防効果があるため，抗体によりチフス菌に対して感染予防に働くものと考えられる．

異常値の出るメカニズム

- チフス菌，パラチフス菌などのサルモネラ菌感染症があった場合，生体内で産生されるようになり，異常高値になる．
- 発病後 2〜3 週間で抗体値は上昇し，4〜5 週間で最高値をとり徐々に低下する．

参考になる検査とその意義

- チフス菌，パラチフス菌による感染症を想定した検査のため，細菌感染症のゴールドスタンダードである分離培養検査が参考になる検査といえる．特に「腸チフス」の名前に反して，発熱が主な症状で下痢はほとんどみられないため，血液培養で検出することが標準的な診断方法である．

●近年は特にチフス菌で薬剤耐性菌が問題になっており，抗菌薬治療を行う面では感受性の判断が欠かせないため，基本的には分離培養検査を試みる．

診断へのアプローチ

●流行地域への渡航歴があり，発熱・比較的徐脈などの症状がある場合，チフス菌あるいはパラチフス菌の感染症を疑う．有熱期に抗菌薬非投与下で血液培養を行えば，検出される頻度は高い．保菌などの問題があるため，同時に便培養も行う．

●Widal反応を行ってもよいが，血清学的診断は急性期と回復期の両方で抗体価を調べ，4倍以上の上昇がみられた場合に有意と判定するのが原則である．また，特異度に問題がある検査のため，渡航歴や症状が全くなければ，抗体価が上昇しただけではチフス菌，パラチフス菌の感染症であるとはいえない．

ピットフォール

●Widal反応は検査法が煩雑で，類属菌との交差反応がみられ，特異度に問題がある．治療を行ううえでは，抗菌薬の感受性がわからないのも問題点である．このような理由から，今日では検査自体が行われなくなっている．

予後とフォローアップ

●治療を受けなかった場合の腸チフスの予後は10～30％が死亡し，10％程度が同じ症状繰り返すとされる．

■文献

1）Shukla S et al：100 years of Widal test and its reappraisal in an endemic area. Indian J Med Res 105：53-57, 1997
2）Watson KC：Laboratory and clinical investigation of recovery of Salmonella typhi from blood. J Clin Microbiol 7：122-126, 1978

（奥川　周，龍野桂太）

エンドトキシン

endotoxin

グラム陰性桿菌の細胞膜に存在するリポ多糖体（LPS）であり，菌体の破壊によって遊離され，生体に放出されることにより敗血症性ショックを起こす，発熱の代表的な原因物質として知られている．

検体の採取・取り扱い・保存

- 血液
- エンドトキシンフリーの検体容器で無菌的に採取が必要．4℃前後で冷蔵保存し，凍結保存は不可

基準値・測定法

- エンドトキシン：5.0 pg/mL 未満
- 比濁時間分析法

高値	●グラム陰性桿菌感染症（胆管炎や尿路感染症など） 真菌感染症や重症肝疾患で偽陽性になることがある
低値	●疾患で低値になることはない

意義・何がわかるか？

- エンドトキシン血症の存在が確実になる．
- 理屈ではエンドトキシン血症を除去することで全身性炎症反応を制御し，末梢循環を保つことから，敗血症性ショックの予後が改善するはずである．実際，急性腹症においてエンドトキシン吸着カラムを使用した体外循環を使用した場合，呼吸・循環はより維持されるようになり，生命予後もわずかながら改善したという報告がある．
- ただし，敗血症の治療として広くコンセンサスが得られているのは，早期に十分量の輸液を行い末梢循環不全を改善することと，適正な抗菌薬治療を行うことであり，エンドトキシン吸着はまだ十分に確立した方法とはいい難い．

生体内での動態

測定因子と血中レベルを決める機序

- エンドトキシンは血中で種々の蛋白と結合しており，その結合状態によって生理活性も体内動態も異なっているはずであるが，今日の測定法ではこれらの影響を加味して測定することはできない．
- 腸管での産生増加，腸管透過性亢進，Kupffer 細胞の機能低下，肝内外シャント，血中不活性化障害，などにより血中レベルが決まると考えられている．

異常値の出るメカニズム

- 腸管での産生増加，腸管透過性亢進，Kupffer 細胞の機能低下，肝内外シャント，血中不活性化障害によって異常高値となる．
- ほかにもエンドトキシン血症に至るルートとして，腸管穿孔などの腸管の直接的な破

綻，腎盂腎炎などの泌尿器系からの逆行性感染，血管留置カテーテルからの直接侵入，などのルートが原因として挙げられる．

参考になる検査とその意義

- グラム陰性桿菌による細菌感染症を想定した検査のため，細菌感染症のゴールドスタンダードである分離培養検査が参考になる検査といえる．特に血液培養でグラム陽性球菌や真菌ではなく，グラム陰性桿菌の菌血症が証明されれば，エンドトキシン血症の証左となる．
- 分離培養検査で起因菌が同定できた場合，エンドトキシン血症の直接的な証拠だけでなく，抗菌薬の感受性も判断できるため，基本的には分離培養検査を試みる．

診断へのアプローチ

- 血液培養もエンドトキシン検査も，今のところ検査結果が判明するまで数日以上の時間を要するため，抗菌薬治療を開始すべきか否かの早期判断にはやや不向きである．抗菌薬治療やエンドトキシン吸着療法などと同時並行で検査し，その有用性を検証して治療を続けるべきか否か，後で判断していくということになる．
- エンドトキシン検査はグラム陰性桿菌感染症の陰性的中率が高いといわれているため，これが低値であった場合で血液培養などで起因菌が同定できない場合，少なくともエンドトキシン吸着療法を中断する一つの根拠になりうる．

ピットフォール

- リポ多糖体をもたないグラム陽性球菌では敗血症が起きないという意味ではない．実際にはグラム陽性球菌によっても重症敗血症は起こるため，血中エンドトキシン濃度が低値ということで，敗血症を除外することはできない．
- 逆に，末期肝硬変などの重症肝疾患では，敗血症がなくても血中エンドトキシン濃度が上昇することがある．Kupffer 細胞の機能低下，食道静脈瘤などの肝内外シャント，などの影響と考えられる．

予後とフォローアップ

- グラム陰性桿菌による菌血症の死亡率は約10〜40％と，統計によって幅がある．敗血症性ショックや播種性血管内凝固症候群など，重篤な合併症を伴った場合に予後が悪くなる一方，初期治療の迅速さなどによっては良好な結果になるためと考えられる．
- 血中エンドトキシン濃度をフォローアップしながら治療方針を決める，という考え方はあまり一般的ではなく，そのような方針の意義は検証されていない．臨床的にはむしろ血液培養が陰性化しているか，などが治療に対する指標として好まれる．

■文献

1）Cruz DN et al：Early use of polymyxin B hemoperfusion in abdominal septic shock：the EUPHAS randomized controlled trial. JAMA 301：2445-2452, 2009

2）土谷正和：エンドトキシン研究 5−研究と治療の進歩−. 医学図書出版，2002

3）Gikas A et al：Gram-negative bacteremia in non-neutropenic patients：a 3-year review. Infection 26：155-159, 1998

（奥川　周，龍野桂太）

β-D-グルカン〔(1→3)-β-D-グルカン〕

β-D-glucan

真菌類，藻類および高等植物の細胞壁構成成分として自然界に広く分布している多糖である．細菌ではみられず，生体内で合成されることもないため，深在性真菌症の補助診断として用いられる．

検体の採取・取り扱い・保存

- 血液
- エンドトキシンフリーの検体容器で無菌的に採取が必要．4℃前後で冷蔵保存し，凍結保存は不可

基準値・測定法

- 20 pg/mL 以下，発色合成基質法
- 11.0 pg/mL 以下，比濁時間分析法

高値	●カンジダ血症や侵襲性肺アスペルギルス症，ニューモシスチス肺炎などの深在性真菌症で高値になる．透析でのセルロース膜使用，アルブミン製剤使用などで偽陽性になる
低値	●疾患によって低値になるということはないが，深在性真菌症の中でもクリプトコッカス症や接合菌症では高値にならないことに注意が必要

意義・何がわかるか？

- 真菌や植物などが保有する細胞壁成分で，真菌では1→3と1→6の2種類のβ結合様式の多糖が知られている．単にβ-D-グルカンというときは，1→3を指しているものと考えてよい．
- ヒトには存在しない物質であり，生理的な状態では血中のβ-D-グルカン値は低値になっている．血中β-D-グルカン値上昇がみられる場合，血液中に至るほど侵襲した深在性真菌感染症の可能性が高いと考えられる．

生体内での動態

測定因子と血中レベルを決める機序

- β-D-グルカンは血球や蛋白質に結合することなく，ほとんどが血漿中に分布し続ける．数十分の単位で速やかに肝臓の網内系で処理されるが，低分子量のβ-D-グルカンとなった状態では血漿中に長期間分布し，血中半減期は数時間以上になる．

異常値の出るメカニズム

- カテーテル関連血流感染症などによりカンジダ真菌血症が発生することで，血液中にβ-D-グルカン高値になる．カンジダによる食道炎や膣炎などの表在性真菌症の場合，表面に留まるだけで血中β-D-グルカン値が上昇することはない．
- アスペルギルスも血管侵襲性があるため，侵襲性肺アスペルギルス症から血中に侵入しβ-D-グルカン高値になる．

参考になる検査とその意義

- アスペルギルス抗原検査が侵襲性肺アスペルギルス症に対して比較的特異度が高いため，透析患者などβ-D-グルカンが偽陽性になりうる状況であれば，偽陽性との区別に役立つ.
- カンジダ抗原検査も同じく有用だが，偽陽性などの問題よりアスペルギルス抗原ほどの有用性はない.

診断へのアプローチ

- 血中β-D-グルカン高値で，想定している真菌に感染する免疫不全があれば，深在性真菌症である可能性が高いと考えられる．逆に，中心静脈カテーテルが挿入されておらず，抗がん剤使用に伴う好中球減少がない患者の場合，β-D-グルカンが高値でもカンジダによる深在性真菌症の可能性は低くなってしまう．アスペルギルスなどの糸状菌では，抗がん剤使用による好中球減少が最も強いリスクになるが，ほかにもコントロール不良な糖尿病や慢性閉塞性肺疾患も基礎疾患になり，これらいずれの基礎疾患もなければ，β-D-グルカンが高値であっても，深在性真菌症の可能性が低いといえる.
- また，アスペルギルスなどの糸状菌による感染症は画像所見でとらえることが比較的容易なため，副鼻腔～胸部CTで異常が認められない場合，糸状菌による深在性真菌症の可能性はやはり低い.
- 基礎疾患を有するか，画像的に異常を認める場合，深在性真菌症を疑う．まずは感染症の診断のゴールドスタンダードは，感染している臓器からその微生物を分離培養することである．カンジダ真菌血症を疑った場合は血液培養を，侵襲性肺アスペルギルス症を疑った場合は喀痰培養を行う．分離培養が困難なニューモシスチスは喀痰PCR検査が代用されるが，保険適用外の検査である点に注意が必要である．ただし，これらの検査で十分な感度とはいえないため，血中β-D-グルカン値，特異抗原，画像所見などを総合して診断していく.
- 例えば，抗がん剤使用中の好中球減少患者において，胸部CTで結節影が新しく認められた場合，喀痰培養でアスペルギルスが確認されなくても，血中β-D-グルカンとアスペルギルス特異抗原が高値であれば，アスペルギルス症の臨床診断例として治療を行うことがある.

ピットフォール

- 透析で使用されるセルロース膜や，手術などでガーゼが使用される場合など，多糖体が血液に物理的に接する機会があると，偽陽性になることがあり注意が必要である.
- 逆に，深在性真菌症の中でもクリプトコッカス症や接合菌症では高値にならないため，血中β-D-グルカンが低値ということのみで，深在性真菌症を否定することはできない.

予後とフォローアップ

- カンジダ血症や侵襲性肺アスペルギルス症においては，治療する経過で血中β-D-グルカン値が低下することが経験され，ある程度は治療効果の目安になりうる．ただし，治療が有効でも低下しない例もあるので，解釈に注意が必要である．ニューモシスチス肺炎でも，治療する過程で低下していくことを経験するが，重症度を反映しないため直接的な治療効果判定には用いない.

■文献

1) 深在性真菌症のガイドライン作成委員会 編：深在性真菌症の診断・治療ガイドライン2007．協和企画，2007
2) Pisculli ML, Sax PE：Use of a Serum β-Glucan Assay for Diagnosis of HIV-Related Pneumocystis jiroveci Pneumonia in Patients with Negative Microscopic Examination Results. Clin Infect Dis 46：1928-1930, 2008

（奥川　周，龍野桂太）

プロカルシトニン（PCT）

procalcitonin

生理的にはカルシトニンの前駆蛋白として甲状腺のC細胞において産生されるが，細菌，寄生虫，真菌による感染症の場合は，肺・腎臓・肝臓・脂肪・筋肉など全身の臓器で産生されるようになるため，重度の炎症マーカーとしての意義がある．

検体の採取・取り扱い・保存

- 血清
- EDTA 血漿，ヘパリン血漿も検査可．凍結保存

基準値・測定法

- 0.05 ng/mL 以下
- 敗血症（細菌性）の鑑別診断のカットオフ値：0.50 ng/mL 未満
- 敗血症（細菌性）の重症度判定のカットオフ値：2.00 ng/mL 以上

高値	●重症の細菌，真菌，寄生虫感染症
低値	●甲状腺摘出，また，疾患によって低値になるということではないが，ウイルス感染症，慢性炎症性疾患，自己免疫疾患，アレルギー疾患，腫瘍，手術などの侵襲では上昇しない

意義・何がわかるか？

- 重症細菌感染症や多臓器不全などで選択的に誘導され，血中濃度が上昇するため，細菌感染症による敗血症の鑑別に用いられる．
- カルシトニンの前駆蛋白として甲状腺のC細胞において産生されるが，重症感染症では炎症性サイトカインの刺激により全身の臓器で産生されるようになるため，甲状腺摘出を受けた患者でも上昇する．
- 炎症性サイトカインに次いで発症早期より血中濃度が上昇するため，CRPよりも早期に上昇する．また，ウイルス感染症の場合には上昇しない性質がある．このため，細菌培養検査などの時間を要する検査結果が出るまでの間，抗菌薬治療をすべきか否かの判断材料として有用ではないかと期待され，実際に市中肺炎においてその有用性が示されている．

生体内での動態

測定因子と血中レベルを決める機序

- カルシトニンの前駆蛋白であり，生理作用はないものと考えられていた．炎症性サイトカインによって単核球でも産生が亢進することから，免疫に関係した何らかの生理作用があるものと考え直されてきているが，その詳細はいまだ不明である．
- 炎症性サイトカイン刺激により2〜3時間程度で血中濃度が上昇し，20〜24時間と比較的長い半減期をもつ．

異常値の出るメカニズム

- 重症の細菌，真菌，寄生虫感染症の場合，

炎症性サイトカイン刺激によって，肺・腎臓・肝臓・脂肪・筋肉など全身の臓器で産生が亢進し，カルトシニンに変換されることなく安定的に血中に分泌されることで，高値となる．

- 同じ感染症でもウイルスによる感染症の場合，プロカルシトニンは上昇しない傾向がみられる．インターフェロンγによってプロカルシトニン産生が抑制されるためと考えられている．

参考になる検査とその意義

- 細菌感染症とウイルス感染症の区別としての役割が期待されている．このため，細菌感染症のゴールドスタンダードである分離培養検査が参考になる検査といえる．ウイルスにおいてはウイルス分離よりも血中あるいは髄液中PCR検査や感染組織の免疫染色，ペア血清などがより重要な検査となる．
- 上記に挙げたいずれの検査も，検査結果が判明するまで数日以上の時間を要するため，抗菌薬治療を開始すべきか否かの早期判断にはやや不向きである．反面，プロカルシトニンでは具体的な起因菌名や抗菌薬に対する感受性はわからないため，この値のみを指標にして適正な抗菌薬を選択するのは困難である．

診断へのアプローチ

- 発熱などの全身的な炎症があり，プロカルシトニンも上昇していた場合には細菌感染症の可能性がより高くなる．分離培養検査に必要な検体を採取した後，抗菌薬治療を開始し，数日後に判明する培養検査結果に従ってより適正な抗菌薬に変更していく，というのが理想的なアプローチになる．
- 発熱などの全身的な炎症があっても，プロカルシトニンも上昇しない場合，ウイルス感染症として矛盾しない臨床像であれば，抗菌薬治療を行わないで経過観察という方針もとれる．ただし，ウイルス感染症といっても，中にはHSV脳炎などの抗ウイルス治療が必要な場合もあるため，プロカルシトニンが上昇していないから治療が不要だという意味にはならない．

ピットフォール

- 真菌感染症でも上昇するため，プロカルシトニンが高値だから細菌感染症の治療だけ開始すればよい，ということにはならない．
- ウイルス感染症ではプロカルシトニンが上昇しないことにはある程度コンセンサスがあるが，細菌感染症で特異的に上昇するかどうかはいまだ不明である．プロカルシトニンが上昇しているから抗菌薬が必要だ，ということにはならない．

予後とフォローアップ

- 敗血症の重症化に伴い上昇し，治療経過をよく反映するとされ，治療経過のモニタリングに使用可能と考えられている．

■文献

1) Assicot M et al：High serum procalcitonin concentrations in patients with sepsis and infection. Lancet 342：515-518, 1993
2) Christ-Crain M et al：Procalcitonin guidance of antibiotic therapy in community-acquired pneumonia：a randomized trial. Am J Respir Care Med 174：84-93, 2006
3) Linscheid P et al：In vitro and in vivo calcitonin I gene expression in parenchymal cells：a novel product of human adipose tissue. Endocrinology 144：5578-5584, 2003

（奥川　周，龍野桂太）

クラミジア・トラコマティス

Chlamydia trachomatis

ヒトを自然宿主として性交渉によりヒト－ヒト感染し，1～3週の潜伏期間で発症する．無症候感染が多く，最も頻度の高い性感染症（STD）の一つとされており，感染症法では五類定点把握疾患に指定されている．

検体の採取・取り扱い・保存

- 頸管炎は子宮頸管スワブ，尿道炎は初尿，咽頭炎は咽頭スワブ，新生児肺炎では鼻腔スワブなど，結膜炎は結膜スワブなどを使用する

基準値・測定法

- 分離培養：細胞培養
- 遺伝子検査：PCR法，SDA法，TMA法，LCR法
- 抗原検査：直接蛍光抗体法（DFA法）
  酵素抗体法（EIA法，ELISA法）
  免疫クロマトグラフィー法
- 抗体検査：間接蛍光抗体法（MIF法）
  酵素抗体法（ELISA法）

陽性

- *Chlamydia trachomatis* による尿道炎，精巣上体炎，子宮頸管炎，子宮付属器炎，骨盤腹膜炎，肝周囲炎，咽頭炎，肛門直腸炎，結膜炎，新生児肺炎，封入体結膜炎

意義・何がわかるか？

- 本菌は代表的なSTDで，子宮頸管炎や尿道炎などを発症する．男女とも症状が軽微で，無症候感染の割合も高いため受診機会を欠いて診断･治療に至らない症例も多く，感染拡大の原因となっている．未治療のまま放置されると上行感染して，女性では子宮付属器炎をきたして不妊症，子宮外妊娠，流早産の原因となることや，さらに骨盤腹膜炎･肝周囲炎などに進展することがある．男性では精巣上体炎などを引き起こす．口腔性交や肛門性交では咽頭炎や直腸炎をきたす．感染母体からの母子感染では封入体結膜炎・新生児肺炎を発症する．現在，わが国ではあまりみられないが，血清型によっては性器クラミジア感染症以外の疾患の原因となる．血清型A，B，Ba，Cはトラコーマを，血清型L1，L2，L3は鼠径リンパ肉芽腫を引き起こす．

生体内での動態

規定因子と血中レベルを決める機序

- クラミジア科（*Chlamydiaceae*）は現在2属9種が知られており，ヒトに病原性を発揮するものは *Chlamydia trachomatis*, *Chlamydophila pneumoniae*, *Chlamydophila psittaci* の3種で，近年，*Chlamydophila felis* の感染報告もある．本菌は宿主ATPに依存して増殖するため，生きた細胞内でのみ増殖が可能な偏性細胞内寄生菌である．基本小体（elementary body：EB）が宿主細胞の貪食作用で細胞内に侵

入して，宿主細胞質に封入体を形成し，網様体（reticular body：RB）となって増殖する．分裂停止後，RB から移行菌体である中間体（intermediate form：IF）を経て EB に成熟変換し，やがて感染細胞が崩壊して，放出された EB が次の細胞に感染する．菌体は lipopolysaccaride（LPS），外膜，内膜からなる．EB は種特異的抗原を多く含み，RB は属特異的な抗原を多く含む．

異常値の出るメカニズム

●病原体検出検査として分離培養検査，抗原検査，遺伝子検査があり，抗体検査としては間接蛍光抗体法や酵素抗体法がある．分離培養は可能だが細胞培養が必要なため検査施設は限られ，感度も高くないため日常臨床ではあまり用いられない．抗原検査は酵素抗体法，直接蛍光抗体法，免疫クロマトグラフィー法などがある．EIA 法などの酵素抗体法は，感度は高いが，抗体が一部の細菌と交差反応するため，多数の常在菌が混入する検体では偽陽性に注意が必要であり，属特異的な抗体を使用したものは種の区別ができない．直接蛍光抗体法は特異的に蛍光を発する抗原を判定するのに熟練が必要である．遺伝子検査はいずれの検査法も 2EB/assay 程度まで検出可能と感度が高く，特異度にも優れる．淋菌の同時検出も可能なキットが市販されている．PCR 法，SDA 法，LCR 法はクラミジアの cryptic plasmid DNA を，TMA 法はクラミジアの 23S rRNA を増幅標的としている．PCR-restriction fragment length polymorphism（RFLP）法で血清型を判別可能である．

参考になる検査とその意義

●本菌は性行為で感染するため，淋病，梅毒，B 型肝炎，HIV など，ほかの STD の合併の検索が必須である．特に尿道炎症例ではしばしば淋菌の合併感染を認めるため，クラミジアが検出されたとしても必ず淋菌も検査し，適切な治療薬を選択しなければならない．

診断へのアプローチ

●IgM 抗体は感染直後に上昇し，治療とは関係なく速やかに陰性化する．尿道炎・子宮頸管炎・咽頭炎などは症状が軽微なため IgM の上昇を検出することは難しく，IgG も高値は示してもペア血清で上昇をとらえられないことが多い．そのため，本症の診断には通常，病原体検出が基本となる．骨盤内感染症など感染部位からの抗原検出が困難な場合に抗体検査が補助診断として用いられる．ただ，IgG，IgA は治療後も数ヵ月から数年間以上陽性になるため，現在の感染の判定には注意を要する．クラミジアは抗体を有していても何回でも再感染する．感染が判明した場合は，パートナーも検査をして必要があれば同時に治療することが重要である．近年はオーラルセックスによりクラミジアの咽頭感染もみられる．*β*-ラクタム剤に抵抗性の慢性咽頭炎や，無症候であっても感染の高リスク者では咽頭検査を考慮する．未治療の *C. trachomatis* 保菌妊婦の分娩では，新生児の 20～50％が封入体結膜炎，5～20％が肺炎を合併するため，すべての妊婦に対して妊娠 30 週までにスクリーニングを行うことが推奨されている．

ピットフォール

●PCR 法は尿，血液，粘液などに含まれるインヒビターにより偽陰性となることがあるので，子宮頸管スワブの採取時には頸管粘液はよく拭き取り，出血させないように注意する．また PCR 法で検出不能な Criptic plasmid の欠損株が報告されていることにも注意する．欠損株は SDA 法や TMA 法では検出可能である．DNA を増幅対象とする PCR 法・SDA 法は死菌も検出するため治療効果判定には不向きで，判定に使用する場合には治療後 3 週間以上など時間を空けて検査する．また女性においては子宮頸管の病原体が検出されなくても持続感染や卵管感染は否定できないので，症状・所見をもとに抗体検査なども参考に診断する．

予後とフォローアップ

●通常はマクロライドなどの第一選択薬が有効であり，治療無効例は稀である．妊婦では治療終了3週後に効果判定が推奨されているが，それ以外では服薬コンプライアンスの不良や症状の持続などがなければ，治療直後の効果判定はすすめられていない．しかし，パートナーからの再感染のリスクがあるため，パートナーの治療状況にかかわらず治療後3ヵ月程度で再感染の有無を検査すべきとする勧告もある．米国などでは特に感染率の高い25歳以下で性行為のある女性には年1回のクラミジアのスクリーニング検査が推奨されている．

■文献

1）Centers for Disease Control and Prevention（CDC）：Chlamydial infections. In：Sexually transmitted diseases treatment guidelines, 2010. MMWR Recomm Rep 59（RR-12）：44-49, 2010
2）Ripa T, Nilsson P：A variant of Chlamydia trachomatis with deletion in cryptic plasmid：implications for use of PCR diagnostic tests. Euro Surveil 11（11）：E061109, 2006
3）Stamm WE：Chlamydia trachomatis（Trachoma, Perinatal infections, Lymphogranuloma Venereum, and Other Genital Infectins）. In Mnadell GL, Bennett JE, Dolin R, eds. Mandell, Douglas, and Bennet's Principles and Practice of infectious diseases. 7th ed. New York：Churchill Livingstone Inc, pp 2443-2463, 2009

（後藤耕司，畠山修司）

クラミドフィラ(クラミジア)・シッタシ

Chlamydia psittaci

主にインコなどの鳥類から感染する人獣共通感染症で，本菌が原因となるオウム病は四類全数把握疾患となっている．わが国では年間40～50例ほどの報告があり，多くは散発例であるが，鳥展示場での集団発生事例もある．

検体の採取・取り扱い・保存

- ヒトでは鼻咽頭スワブ，喀痰，剖検組織，血液，トリでは総排泄腔スワブ，糞便，肝・脾・肺・腸管などの臓器を用いる

基準値・測定法

- 分離培養：細胞培養
- 遺伝子検査：PCR 法
- 抗体検査：micro-immunofluorescence 法（MIF 法）
  microplate immunofluorescence antibody 法（MFA 法）
  complement fixation 法（CF 法）

陽性↑
- オウム病（気管支炎，肺炎，髄膜炎）

意義・何がわかるか？

- 本菌は鳥類のほとんどが感受性をもち，多数の哺乳動物にも分布している人獣共通感染症である．ヒト－ヒト感染は特殊な状況以外は稀とされる．ハトやインコなどの野鳥や愛玩鳥が保菌しており，輸入鳥の感染率の高さも指摘されている．保菌鳥は，外見は健常であっても不定期に便中や分泌物中に排菌し，乾燥した排泄物を吸入する飛沫感染が主体である．唾液にも分泌されるので口移しの給餌でも感染する．産卵や子育てなどストレス時により大量に排菌する．
- 1～2 週間程度の潜伏期で，突然の高熱で発症する例も多く，頭痛・関節痛・筋肉痛などがみられ，比較的徐脈や肝脾腫を呈する．呼吸器症状は上気道炎，気管支炎から肺炎，ARDS までさまざまで，髄膜炎を呈することもある．呼吸器症状が目立たず，高熱を呈することがあるので，時として不明熱の原因になる．マイコプラズマ肺炎が小児に多いのに対して，本症は小児よりは40～70 歳の成人に多い．

生体内での動態

規定因子と血中レベルを決める機序

- クラミジア科（*Chlamydiaceae*）は現在 2 属 9 種が知られており，ヒトに病原性を発揮するものは *Chlamydia trachomatis*，*Chlamydophila pneumoniae*，*Chlamydophila psittaci* の 3 種で，近年，*Chlamydophila felis* の感染報告もある．本菌は宿主 ATP に依存して増殖するため，生きた細胞内でのみ増殖が可能な偏性細胞内寄生菌である．基本小体（elementary body：EB）が宿主細胞の貪食作用で細胞内に侵入して，宿主細胞質に封入体を形成し，網様体（reticular body：RB）となって増殖する．分裂停止後，RB から移行菌体である中間体（intermediate form：IF）を経て EB に成熟変換し，やがて感染細胞が崩壊

して，放出されたEBが次の細胞に感染する．菌体はlipopolysaccaride（LPS），外膜，内膜からなる．EBは種特異的抗原を多く含み，RBは属特異的な抗原を多く含む．

異常値の出るメカニズム

● 抗体検査にはmicro-immunofluorescence法（MIF法），microplate immunofluorescence antibody法（MFA法），complement fixation法（CF法）がある．MIF法は抗原として精製EBを使用するため種特異性が高く，クラミジア抗体測定のgold standardであるが，判定には熟練を要する．またわが国で使用可能なキットはなく，抗原の準備が特殊であることなどから，実験室診断にのみ使用されている．MFA法は抗原として感染後期の封入体を使用するため，EBを精製する必要はなく，感度も高い．しかし多数のRBも含むため，種間の交差反応がみられる．CF法は抗原にLPSを使用するため属共通抗体を検出し，種の判別はできない．

参考になる検査とその意義

● *Mycoplasma pneumoniae*，*Chlamydophila pneumoniae*，*Chlamydia trachomatis*.

診断へのアプローチ

● 呼吸器検体や血液から*C. psittaci*が検出されるか，ペア血清でIgG抗体の4倍以上の上昇を認めればオウム病と診断できる．また，シングル血清でIgM抗体が32倍以上か，PCRでDNAが検出されれば補助診断となる．分離培養は可能だが細胞培養を必要とし，培養すると感染性が高いため実験室内感染の観点からも実施可能な施設は限られる．そのため，現在のところ主に血清学的に診断されている．以前はCF法が使用されていたが，種の区別はできず，これまでオウム病と診断されていた中に*C. pneumoniae*肺炎が多く含まれていた．国際的に急性感染の診断法として推奨されているのはMIF法であり，わが国でも2006年4月から感染症法に基づく届け出基準はMIF法のみとなった．したがって，オウム病を疑う症例でCF法が陽性になった場合は，MIF法で確認する必要がある．国立感染症研究所や一部の地方衛生研究所で検査可能である．

ピットフォール

● 鳥の接触歴・飼育歴があれば本症が疑われる．ペットショップや鳥類展示場への訪問なども感染リスクとして重要であり，トリとの接触がなくても近所に公園や神社がないかなどの問診も必要である．

予後とフォローアップ

● 早期に診断されれば多くは7～14日程度で治療可能であるが，再燃は起こりうるので注意する．未治療の場合，死亡率は20％程度だが，早期に診断治療されれば1％以下とされる．

■文献

1）Centers for Disease Control and Prevention：Compendium of measures to control Chlamydia psittaci infection among humans（psittacosis）and pet birds（avian chlamydiosis）. MMWR Recomm Rep 49：3-17, 2000
2）Schlossberg D：Chlamydophila（Chlamydia）psittaci. In Mnadell GL, Bennett JE, Dolin R, eds. Mandell, Douglas, and Bennet's Principles and Practice of infectious diseases. 7th ed. New York：Churchill Livingstone Inc, pp 2463-2467, 2009

（後藤耕司，畠山修司）

クラミドフィラ(クラミジア)・ニューモニエ

Chlamydophila pneumoniae

ヒト−ヒト感染により呼吸器感染をきたすが，多くは不顕性感染や感冒様症状にとどまるなど症状は軽微である．小児から高齢者まで全年齢層にみられ，抗体保有率は幼稚園以降の学童期に急激に上昇し，成人では60〜70%に達する．

検体の採取・取り扱い・保存

●鼻咽頭スワブ，喀痰，気管支肺胞洗浄液，血液

基準値・測定法

●分離培養：細胞培養
●抗原検出：DFA 法
●遺伝子検査：PCR 法
●抗体検査：MIF 法，MFA 法，ELISA 法，CF 法

陽性↑ ● *C. pneumoniae* による咽頭炎，扁桃炎，副鼻腔炎，中耳炎，気管支炎，肺炎

意義・何がわかるか？

●1965 年に台湾で無症状の児童結膜から分離され，1989 年に *C. pneumoniae* と命名された．主に飛沫感染により伝播し，3〜4 週程度の潜伏期で咽頭炎，扁桃炎，副鼻腔炎，中耳炎，気管支炎，肺炎などを引き起こすが，不顕性感染や感冒様症状にとどまるなど症状は軽微なことが多く，遷延性咳嗽も特徴である．発熱は数日のことが多く，あまり目立たない．複合感染も多く，特に肺炎球菌との重複感染で重症化しやすいといわれている．動脈硬化などへの関与を示唆する報告はあるが，関連性はまだはっきりとしていない．

生体内での動態

規定因子と血中レベルを決める機序

●クラミジア科（*Chlamydiaceae*）は現在 2 属 9 種が知られており，ヒトに病原性を発揮するものは *Chlamydia trachomatis*，*Chlamydophila pneumoniae*，*Chlamydophila psittaci* の 3 種で，近年，*Chlamydophila felis* の感染報告もある．本菌は宿主 ATP に依存して増殖するため，生きた細胞内でのみ増殖が可能な偏性細胞内寄生菌である．基本小体（elementary body：EB）が宿主細胞の貪食作用で細胞内に侵入して，宿主細胞質に封入体を形成し，網様体（reticular body：RB）となって増殖する．分裂停止後，RB から移行菌体である中間体（intermediate form：IF）を経て EB に成熟変換し，やがて感染細胞が崩壊して，放出された EB が次の細胞に感染する．菌体は lipopolysaccaride (LPS)，外膜，内膜からなり，グラム陰性菌に類似する．EB は種特異的抗原を多く含み，RB は属特異的な抗原を多く含む．

異常値の出るメカニズム

●病原体検出検査として分離培養検査（細胞培養），抗原検査，遺伝子検査があり，抗体検査としては間接蛍光抗体法（MIF 法），酵素抗体法（ELISA 法），補体結合法（CF 法）などがある．MIF 法は抗原として精

製EBを使用するため種特異性が高く，クラミジア抗体測定のgold standardであるが，判定には熟練を要する．またわが国で使用可能なキットはなく，抗原の準備が特殊であることなどから，実験室診断にのみ使用されている．わが国でよく使用されていたELISA法によるヒタザイムC. ニューモニエは，特異度が低く，偽陽性が多かった．2007年に吸着材と陽性基準の改定で特異度は80%程度まで上昇したが偽陽性は残り，感度が低下した．2009年にわが国でも承認されたELISA法によるエルナスプレート肺炎クラミジアIgM（Ani-Labsystems社）は，MIF法と比較して特異度は同等で，感度が優れるとされている．CF法は抗原にLPSを使用するため属共通抗体を検出し，種の判別はできない．

参考になる検査とその意義

● *Mycoplasma pneumoniae*, *Chlamydophila psittaci*, *Chlamydia trachomatis*.

診断へのアプローチ

●本菌は無症候感染者が多く，抗原検査や遺伝子検査が陽性でも起因菌かどうかの判定には注意が必要である．分離培養は可能だが細胞培養が必要で，手技が煩雑なため検査施設は限られる．そのため，急性感染の診断は抗体価測定が中心となっている．血清学的診断法として最も推奨されているのはMIF法であり，IgM抗体が16倍以上，あるいはペア血清でIgG抗体が4倍以上上昇すれば*C. pneumoniae*肺炎と診断される．シングル血清でIgG抗体が512倍以上であれば急性感染を疑ってもよいが，高抗体保有者も多数存在するため，ペア血清で変化がなければ急性感染としない．

ピットフォール

●初感染ではIgM抗体産生には発症から2〜3週かかるため，症状発現後10日前後ではIgM抗体は未産生なことも多く，再感染時にはIgMはほとんど上昇しない．IgG抗体は，高抗体価保有者が多数存在するためシングル血清での診断は推奨されず，再感染では1〜2週で上昇するが初感染では抗体価上昇まで6〜8週程度かかるためペア血清の間隔は4〜8週まで長くとる必要がある．IgM，IgGいずれも迅速診断としての有用性に乏しく，急性期の診断が難しくなっている．IgA抗体値の解釈は一致した見解はなく，米国CDCでも急性感染の基準は設けられていない．

予後とフォローアップ

● *C. pneumoniae*感染症はほとんどが軽症で，外来で対応可能である．ただ，基礎疾患がある場合や肺炎球菌との混合感染などでは重症化することがあるため注意する．通常，治療には良好に反応するが，回復は緩徐であり，適切な治療後も咳嗽や倦怠感が遷延することがある．稀に，感染性心内膜炎，Guillain-Barré症候群，結節性紅斑，脳炎などをきたすことがある．

■文献

1) Kuo CC, Jackson LA, Campbell LA et al：Chlamydia pneumoniae（TWAR）. Clin Microbiol Rev 8（4）：451-461, 1995
2) Dowell SF, Peeling RW, Boman J et al：Standardizing Chlamydia pneumoniae assays：recommendations from the Centers for Disease Control and Prevention（USA）and the Laboratory Centre for Disease Control（Canada）. Clin Infect Dis 33（4）：492-503, 2001
3) Hammersdhlag MR, Kohuhoff SA, Apfalter PM：Chlamydophila（Chlamydia）pneumoniae. In Mnadell GL, Bennett JE, Dolin R, eds. Mandell, Douglas, and Bennet's Principles and Practice of infectious diseases. 7th ed. New York：Churchill Livingstone Inc, pp 2467-2476, 2009

（後藤耕司，畠山修司）

レプトスピラ凝集反応

Leptospira agglutination test

スピロヘータの *Leptospira interrogans* の感染は，インフルエンザ様症状からWeil病までさまざまな症状の原因となる．レプトスピラ感染症の診断には主に抗体検査が用いられる．

検体の採取・取り扱い・保存

●血清（最低250 μL）を，発症直後と発症後10日から14日程度に採取する

基準値・測定法

●陰性
●顕微鏡下凝集試験（microscopic agglutination test：MAT）

陽性

抗体陽転もしくは4倍以上の抗体価上昇
●最近もしくは現在のレプトスピラ症

上記以外の抗体価陽性
●レプトスピラ既感染
●感染早期
●感染後期
●感染初期の抗菌薬投与による免疫反応の遅れ
●非特異的反応

意義・何がわかるか？

●レプトスピラ症の診断に用いられる．
●患者血清とレプトスピラ生菌を混合し37℃で3時間培養した後，暗視野顕微鏡で凝集を観察する．
●陰性対照と比較して，50％が凝集した血清の最大希釈倍数を抗体価とする．
●代表的な血清型（血清群）および地域で流行している血清型（血清群）のレプトスピラ菌を抗原として用いる．
●原因血清型同定のためのスクリーニング検査と，抗体価測定のための定量検査の2つのステップからなる．
●ペア血清で抗体陽転もしくは4倍以上の抗体価上昇がみられた場合，陽性と判定する．シングル血清での診断については定まった基準はなく，流行地域かどうかによっても値の解釈は異なる．非流行地域で抗体価100倍以上，流行地域で抗体価400～1,600倍以上で感染が示唆される．

生体内での動態

規定因子と血中レベルを決める機序

●通常発症から5～7日で血中に抗体が産生される．
●早期には複数の血清型と反応するレプトスピラ属特異的抗体が産生され，数ヵ月持続する．
●発症後数週から数ヵ月で徐々に血清型（血清群）特異抗体が産生されるようになり，数年持続する．

異常値の出るメカニズム（偽陰性になる要因）

●発症と血清採取のタイミングが適当でない．

●抗菌薬投与（免疫反応が遅れる）.
●原因となったレプトスピラ菌と同じ血清型がMATのパネルに含まれない.

参考になる検査とその意義

●暗視野顕微鏡による直接観察（感染初期の血液や尿）：早期に実施可能だが，感度，特異度ともに低い.
●培養による分離（抗菌薬投与以前の血液，尿，髄液，組織）：培養に時間を要するため早期診断には用いられないが，確定診断および血清型同定に用いられる.
●ELISA法によるレプトスピラ属特異的IgM抗体の検出：特異度は低いが，MATより早期に検出可能であるため，早期補助診断に用いられる.
●PCR法によるレプトスピラDNAの検出（血液，尿，髄液，房水，組織）：抗体産生開始前に検出可能な場合があり，早期診断に有用な可能性がある.

診断へのアプローチ

●常に微生物学的検査とともに臨床症状と疫学データ（曝露歴，危険因子の有無など）を考慮する.
●臨床症状は多岐にわたるが，通常，軽度のインフルエンザ様症状，ワイル病（黄疸，腎不全，出血，不整脈を伴う心筋炎），髄膜炎・髄膜脳炎，肺胞出血を伴う呼吸不全，の4つに分類される.
●感染動物（リス，ネズミなどのげっ歯類および牛，豚，馬，犬などの家畜）やその尿に汚染された環境への曝露の有無を確認する.

ピットフォール

●（特に感染早期で）感度が低い.
●試験に用いた血清型（血清群）以外に対する抗体は検出できない可能性がある.
●ペア血清を用いるために時間がかかる.
●抗体（特にIgG抗体）は感染後数ヵ月から数年持続することがある.

予後とフォローアップ

●予後：ほとんどの患者で全快するが，回復に数ヵ月から数年を要する場合もある．重症化した場合，腎不全，心肺不全，広汎な出血などが原因で死亡に至る場合がある．稀に後遺症として，慢性疲労，神経精神症状，眼症状などが残る.
●フォローアップ：通常必要としない．1ヵ月以上を経過してMATを再検した場合，血清型特異抗体によって血清型を同定できる場合がある.

■文献

1）Levett PN：Leptospirosis. Clin Microbiol Rev 14：296-326, 2001
2）World Health Organization：Human leptospirosis：guidance for diagnosis, surveillance and control. World Health Organization, Geneva, Switzerland, 2003
3）Toyokawa T et al：Diagnosis of acute leptospirosis. Expert Rev Anti Infect Ther 9：111-121, 2011

（岡本　耕，畠山修司）

梅毒血清反応（主に STS 法）

serologic reaction for syphilis

梅毒は，スピロヘータの *Treponema pallidum* による感染症である．診断には主に血清学的検査（血清梅毒反応）が用いられ，カルジオリピン，レチシンのリン脂質を抗原とする非トレポネーマ試験〔ここではこれを STS（serological tests for syphilis）法と呼ぶこととする〕と，梅毒トレポネーマ由来の抗原を用いる方法（TP 抗原法）の 2 つがある．

検体の採取・取り扱い・保存

● 血清を用いる．検体は冷蔵保存する

基準値・測定法

● 1 倍以上．力価は，十分な反応が起こる最大希釈倍数として報告される（2 倍，4 倍，8 倍，16 倍など）

● STS 法には，補体結合反応（緒方法，ワッセルマン反応），沈降反応を原理としたガラス板法（VDRL 法），凝集法を原理としたカードテスト法（RPR カードテスト），梅毒凝集法（ラテックス凝集法）がある．現在，緒方法・ワッセルマン反応は手技が煩雑なため用いられない

陽性  ● 現在の感染（症候性梅毒，無症候性梅毒），梅毒の既往，生物学的偽陽性

意義・何がわかるか？

● 梅毒トレポネーマは培養不可能で，組織中に菌体を同定することが困難なことが多いため，診断には血清学的検査法が広く用いられる．

● STS 法は，感染・治療に応じて力価が上昇・低下するため，梅毒感染のスクリーニングと治療効果判定に広く用いられる．

生体内での動態

規定因子と血中レベルを決める機序

● 梅毒トレポネーマの感染により，生体内の脂質が梅毒トレポネーマに結合し，免疫原性をもつようになる．

● その脂質に対する IgG 抗体・IgM 抗体が産生される．

● 通常，感染から 3 週以内，時に 6 週程度で抗体検査（STS 法）が陽性になる．

● 無治療の場合，抗体陽性率および力価は，病期・活動性によって異なる．

● 力価は第Ⅱ期および早期潜伏梅毒で最大となり，その後徐々に低下し，通常 4 倍以下に低下する．

● 治療により徐々に力価は低下する（第Ⅰ期，第Ⅱ期梅毒では，6〜12 ヵ月で 4 倍以上低下する）．

● 治療による力価の低下の速度は，活動性・病期によって異なる．

異常値の出るメカニズム

● 感染の初期を除き，STS 法陽性，TP 抗原法陰性の場合を生物学的偽陽性反応（biologoic false positive：BFP）と呼ぶ．BFP の場合，力価は通常 8 倍以下である．

● BFP の原因として，感染性のもの（ライム病，レプトスピラ症，回帰熱，ネズミ咬熱，

ハンセン病，結核，肺炎球菌性肺炎，亜急性感染性心内膜炎，軟性下疳，猩紅熱，リケッチア感染症，マラリア，トリパノソーマ，マイコプラズマ肺炎，天然痘，性病性リンパ肉芽腫，C型肝炎，伝染性単核球症），および非感染性のもの（薬物反応，膠原病，リウマチ性心疾患，輸血，妊娠，高齢，ワクチン接種，慢性肝疾患）が知られている．

参考になる検査とその意義

- TP抗原法：特異度が高く，確認検査に用いられる．STS法に比べ1〜2週間遅れて陽性化する．活動性は反映せず，治療の有無にかかわらず終生持続する．TPHA法やFTA-ABS法がある．まれに，BFPと同じような原因により，偽陽性となることがある．

診断へのアプローチ

- 病期によって異なるが，通常STS陽性，TP抗原法陽性で梅毒と診断される．
- 神経梅毒が疑われる場合は，髄液検査など追加の検査が必要となる．

ピットフォール

- 異なる検査法や検査会社・検査室で調べられた力価を比較することは困難である．
- 治療効果判定のために力価をフォローする場合は同じ検査法および検査会社・検査室で検査を行う必要がある．
- 治療によっても力価が持続する場合（特に4倍以上）は，生物学的偽陽性，持続感染，再感染を考える．
- 梅毒感染が確認された場合や治療失敗が疑われた場合は，HIV感染症の検査も行う．

予後とフォローアップ

- 治療開始後6〜12ヵ月ごとに力価の低下を確認する．

■文献

1) Tramont EC：Treponema pallidum (Syphilis). In "Mandell, Douglas, and Bennett's Principles and Practice of Infectious Diseases, 7th ed." eds. Mandell GL, Bennett JE, Dolin R. Churchill Livingstone, Philadelphia, pp 3035-3053, 2010
2) Workowski KA, Berman S：Sexually transmitted diseases treatment guidelines, 2010. MMWR Recomm Rep 59：1-110, 2010
3) Larsen SA, Steiner BM, Rudolph AH：Laboratory diagnosis and interpretation of tests for syphilis. Clin Microbiol Rev 8：1-21, 1995

（岡本　耕，畠山修司）

ライム病ボレリア(ボレリア・ブルグドルフェリ)

Borrelia burgdorferi

ライム病はボレリアによって引き起こされる人獣共通感染症である．ボレリア・ブルグドルフェリ *Borrelia burgdorferi* は原因となる代表的なボレリアである．診断には血清学的検査が有用である．

検体の採取・取り扱い・保存

- 血清 0.5 mL を要する
- 血清の混濁を防ぐため食後 3 時間は採血を避ける
- 検体は 4℃以下で保存する

基準値・測定法

- 陰性
- 蛍光抗体法（FA），酵素免疫測定法（ELISA），ウェスタンブロット法

意義・何がわかるか？

- ボレリア・ブルグドルフェリによるライム病は北米や欧州で多く報告されている．マダニによって媒介され，皮膚や神経系，心臓，関節などに多彩な臨床症状を引き起こす．未治療の場合，早期感染から播種期，慢性期へと進み，病期ごとに異なった症状を呈する．
- 微生物学的に確定診断することが難しく，血清学的検査は診断の一助となる．

生体内での動態

異常値の出るメカニズム

- 感染後，ポリクローナルな B 細胞の活性化に伴って特異的 IgM が産生される．数週間して IgG が産生されるようになる．
- 感染早期の抗体陽性率は約 30％である．通常 IgM に由来する．感染後 2～4 週で陽性率は 65～75％に上昇する．
- IgG は 4 週以降に検出されることが多い．
- 1 ヵ月以上の経過で，IgM のみ陽性であった場合は，偽陽性の可能性が高い．
- IgG および IgM は，治療後も長期にわたって検出される場合がある．すなわち，IgM の陽性結果は必ずしも急性感染を意味しない．

参考になる検査とその意義

- 患者検体の Barbour-Stoenner-Kelly（BSK）培地による分離培養検査が微生物学的な確定診断方法である．ボレリアの分離には遊走性紅斑病変の皮膚生検を要する場合が多く，血液や髄液から分離されることは稀である．培養が陽性となるのは感染早期である．
- 慢性期には PCR 検査が有用であり，関節液，髄液などで陽性となる．
- これらの検査は研究目的で実施されることが多い．

診断へのアプローチ

- ライム病を疑った場合は，FA や ELISA によってスクリーニングを行う．陽性あるいは弱陽性反応がみられれば，特異度の高いウェスタンブロット法で IgM および IgG を確認する．2 種類の血清学的検査を組み合わせて判断することが推奨されている．

●検査結果は，採取時期と免疫グロブリンのアイソタイプをあわせて解釈する必要がある．
●スクリーニングで陰性であった場合も，初回検査より2週間後の再検査で陽性の結果を得ることがある．
●診断は，血清学的検査結果のみならず，流行地域への渡航やマダニ刺傷などの病歴，遊走性紅斑などの特徴的な臨床徴候を総合して行う．むしろ，病歴や身体所見こそ診断の重要な手がかりとなる．
●遊走性紅斑の皮膚組織の培養検査を行うことで確定診断が得られる可能性がある．

ピットフォール

●感染早期に抗菌薬治療を行った場合，回復期の抗体上昇がみられないことがある．
●ライム病の既往あるいは無症候性感染を有する場合，抗体陽性をもってほかの疾患をライム病と誤って診断する危険性がある．
●ELISAにおける偽陽性は，ほかのボレリア感染症（回帰熱），スピロヘータ感染症（梅毒，レプトスピラ症など），細菌感染症（感染性心内膜炎），ウイルス感染症，自己免疫疾患（SLE，関節リウマチ）などでみられることがある．

予後とフォローアップ

●早期感染の場合，適切な抗菌薬治療を行った後の再燃は稀で，予後は良好である．神経ボレリア症は，より長い経過をたどるが，やはり治療後の再燃は少ない．関節炎は，少数例で遷延することがあり，関節液のPCR検査を要する場合がある．PCRが陰性であれば対症療法を行う．
●適切な治療を行った後も，筋骨格系の疼痛，集中力の低下，不安や抑うつ，疲労などの自覚症状を残す場合がある．Post-Lyme disease syndromeと呼び，対症療法を行う．

■文献

1）Steere AC：*Borrelia burgdorferi*（Lyme Disease, Lyme Borreliosis）. In "Principles and Practice of Infectious Diseases 7 th edition" eds. Mandell GL, Bennett JE, Dolin R. Elsevier/Churchill Livingstone, Philadelphia, pp 3071-3081, 2010
2）Wormser GP：Early Lyme Disease. N Engl J Med 354：2794-2801, 2006
3）Recommendations for test performance and interpretation from the Second National Conference on Serologic Diagnosis of Lyme Disease. MMWR Morb Mortal Wkly Rep 44：590-591, 1995

（石岡春彦，畠山修司）

リケッチア症（Weil-Felix反応，発疹チフス，紅斑熱，ツツガムシ病）

rickettsiosis

リケッチアは，genus *Rickettsia* に属する細菌で，ヒトに各種のリケッチア症を引き起こす．間接蛍光抗体法などの血清学的検査によって診断を確定する．Weil-Felix 反応は，臨床的有用性を失いつつある．

検体の採取・取り扱い・保存

- 血清 0.5 mL を要する
- 血清の混濁を防ぐため食後 3 時間は採血を避ける
- 検体は 4℃以下で保存する

基準値・測定法

- 陰性
- 間接蛍光抗体法（IFA），免疫ペルオキシダーゼ法（IPA），Weil-Felix 反応

意義・何がわかるか？

- リケッチアは，偏性細胞内寄生を営むグラム陰性球桿菌である．節足動物を介してヒトに伝播される．リケッチア症は，発疹熱群，紅斑熱群，ツツガムシ病に大別される．
- 発疹熱群は，*R. prowazekii* を病原体とするシラミ媒介性の発疹チフス，*R. typhi* によるネズミノミ媒介性の発疹熱を含む．
- 紅斑熱群は，世界各地に分布するダニ媒介性の疾患で，病原体となるリケッチアも15種を超える．ロッキー山紅斑熱（RMSF）が代表的であるが，わが国には *R. japonica* を病原体とする日本紅斑熱が存在する．
- ツツガムシ病は，*Orientia tsutsugamushi* を病原体とし，*Leptotrombidium* 属のダニ（ツツガムシ）の幼虫によって媒介される．東アジアから東南アジアに広く分布する疾患である．
- いずれのリケッチア症も，確定診断には特異抗原を用いた IFA あるいは IPA などの血清学的検査を行うことが多い．一般に，IgM の上昇，もしくは，急性期と回復期のペア血清で 4 倍以上の抗体上昇を認めた場合に陽性と判断する．
- Weil-Felix 反応は，リケッチア症の診断に 20 世紀初頭から使用されてきた．発疹熱群および紅斑熱群リケッチア症の患者血清は，*Proteus vulgaris* の OX-2 株と OX-19 株を凝集させる異好抗体を有する．同様に，ツツガムシ病の患者血清は *Proteus mirabilis* の OX-K 株を凝集させる．この交差反応を利用し，凝集価を測定することで，リケッチア症の鑑別が可能となる．しかし，その感度および特異度は低く，ほかに有用な検査法がある現在，Weil-Felix 反応の意義は小さい．

生体内での動態

異常値の出るメカニズム

- 抗体の出現は，発疹チフスや RMSF の場合で，早くても発症後 7〜14 日以降となる．その他の疾患では，通常 3 週間以上を要する．

参考になる検査とその意義

- 培養細胞などを利用したリケッチアの分離培養も一部のリファレンスセンターで行われる．BSL-3 の施設を要すること，結果

を得るまで時間がかかること（*O. tsutsugamushi* で平均 27 日間）などから，臨床での利用は限られる．

●血液（buffy coat 分画が望ましい），刺傷部位の組織や痂皮，媒介節足動物などを材料として，PCR 法による DNA の検出も可能である．

診断へのアプローチ

●病歴と身体所見が重要となる．居住地や職業，流行地域への渡航，野外活動の有無，虫刺傷やネズミとの接触歴などの情報を確認する．ダニ刺傷を疑う病変や皮疹の有無を確認する．

●発疹熱群の診断には IFA を用いることが多い．発疹チフスの場合，IgM は 32 倍，IgG は 128 倍が抗体価のカットオフ値となる．*R. prowazekii* と *R. typhi* の間に交差反応があるため，鑑別には血清の吸収試験を行う．

●紅斑熱群の場合も IFA を使用する．RMSF の抗体価カットオフ値は 64 倍である．種間の交差反応が強いため，種の同定にはウェスタンブロット法や PCR などの検査を要する．

●ツツガムシ病の診断は，IFA がゴールドスタンダードであるが，IPA も使用される．流行地域ではペア血清の 4 倍以上の上昇が確実な診断基準である．急性期単血清の抗体上昇のみで診断する場合のカットオフ値のコンセンサスは定まっていない．

●ツツガムシ病は多数の血清型が報告されている．抗原間の交差反応がみられないことがあるため，わが国では，診断用抗原株に Kato，Karp，Gilliam，Kawasaki，Kuroki を使用することが推奨されている．

●リケッチア症は，急性期に抗体上昇を認めず，ペア血清は時間を要することから，急性期における血清学的検査の有用性は低い．病歴と身体所見から本症を疑い，早期に治療を開始することが患者予後に関連する．

●ツツガムシ病や一部の紅斑熱では，刺傷部組織や痂皮を用いた PCR 法で早期診断が可能な場合がある．

ピットフォール

●世界各地でみられるリケッチア症は，輸入感染症として認識しておく．海外渡航歴のある患者に本症を疑った場合は，渡航地域に応じた幅広い鑑別診断を考える必要がある．

●わが国では，ツツガムシ病と日本紅斑熱を臨床的に鑑別することは困難な場合が多く，両者に対する血清学的検査が必要となる．

予後とフォローアップ

●発疹熱群は，治療後の予後は良好である．紅斑熱群は，各疾患によって重症度は異なる．RMSF は早期治療が有効であるが，重症例や後遺症を残す例も稀ではない．

●ツツガムシ病は，未治療の場合，中枢神経障害，循環不全，間質性肺炎などの合併症を伴い，死亡することもある．適切な抗菌薬治療を行った場合，48 時間以内に解熱することが多く，予後は良好である．

■文献

1）Cowan GO, Friman G, Günther G：Rickettsial Infections. In "Manson's Tropical Diseases 22nd edition" eds. Cook GC, Zumla AI. Saunders Elsevier, pp 885-902, 2009

2）Blacksell SD, Bryant NJ, Paris DH et al：Scrub typhus serologic testing with the indirect immunofluorescence method as a diagnostic gold standard：a lack of consensus leads to a lot of confusion. Clin Infect Dis 44：391-401, 2007

（石岡春彦，畠山修司）

寒冷凝集反応（寒冷赤血球凝集反応）

cold agglutination（cold hemagglutination）

マイコプラズマの感染を疑う際に，血清中の寒冷赤血球凝集反応の亢進を確認することで，補助診断として用いる．マイコプラズマ感染症における感度，特異度とも高くないため，除外目的や確定診断目的では使用しない．

検体の採取・取り扱い・保存

- 検体採取後すぐは冷却せずに，血清分離を行うまでは20℃以上37℃以下で保管・移送する
- 血清分離後は4℃以下で保存する

基準値・測定法

- 32～256倍以上で陽性（基準値は施設による）

高値

- マイコプラズマ感染症，寒冷凝集素症，種々の細菌，リケッチア，ウイルス感染症（特にインフルエンザウイルス，アデノウイルス，サイトメガロウイルスなど）

意義・何がわかるか？

- 寒冷凝集素は抗赤血球IgM抗体の一つで，低温条件で赤血球の凝集反応を引き起こす．
- マイコプラズマの感染1～2週間後に，約50％の症例で産生され，2～3ヵ月の間高値を示す．

生体内での動態

規定因子と血中レベルを決める機序

- マイコプラズマに感染した患者の赤血球表面膜上に存在する異常I抗原に対して生産される．

異常値の出るメカニズム

- マイコプラズマ感染によって惹起される過酸化水素の産生などによりI抗原が修飾を受けて抗原性を発揮するようになるとする説や，*Mycoplasma pneumoniae* 抗原に対して産生された寒冷凝集素が赤血球I抗原と交差反応を起こすとする説がある．

参考になる検査とその意義

- マイコプラズマ抗体（PA法，CF法）のペア血清測定は疾患特異度も高く，最近の感染を反映するため，あわせて判定することで診断確率をさらに上げることができる．

診断へのアプローチ

- マイコプラズマ感染症の約半数で寒冷凝集素価の上昇がみられる．
- 軽症のマイコプラズマ肺炎では上昇しないこともあるが，重症例では高値を示すことが多いとされる．
- 検査前確率がかなり高いと考えられるときは参考のため測定してもよい．
- 異常高値を示した場合，寒冷凝集素症を考える．

ピットフォール

- 検査感度は50％程度と低い．
- マイコプラズマ感染症に特異度の高い検査

ではなく，インフルエンザなどのウイルス感染，各種細菌・リケッチア感染後にも上昇することがある．

● 単独で診断に用いることはせず，その他の血清学的検査や画像検査などとあわせて総合的に診断する．

予後とフォローアップ

● 寒冷凝集素の上昇に関連した慢性腎不全や溶血性貧血も報告されており，特に抗体価が高い場合は血液検査などのフォローアップが必要と考えられる．

■文献

1) Mandell GL, Dolin R, Bennett JE：Mycoplasma pneumonia and Atypical Pneumonia. In "Mandell, Douglas, and Bennett's Principles and Practice of Infectious Diseases" Mandell GL, Dolin R, Bennett JE, Churchill Livingstone, pp 2484-2486, 2010

2) Waites, Talkington：*Mycoplasma pneumoniae* and Its Role as a human pathogen. Clin Microbiol Rev 17 (4)：697-728, 2004

（十菱大介，畠山修司）

マイコプラズマ・ニューモニエ抗体

Mycoplasma pneumoniae antidoby

マイコプラズマ感染症の血清診断として用いる．ペア血清での抗体価の上昇によって判断する．

検体の採取・取り扱い・保存

- 血清分離後速やかに検査する．すぐに検査が実施できない場合は，－20℃で保存する

基準値・測定法

- 陰性：粒子凝集法（PA 法）
- 陰性：補体結合反応法（CF 法）
- 陰性：イムノカードマイコプラズマ抗体（IgM 抗体を EIA 法で検出する）

陽性↑	●マイコプラズマ感染症
陰性↓	●非感染，マイコプラズマの感染早期

意義・何がわかるか？

- ペア血清で抗体価が上昇していた場合，マイコプラズマの新規感染が示唆される．
- 細胞内寄生菌である *Mycoplasma pneumoniae* の培養検査は感度が低く，時間もかかるため，より感度が高く，簡便な血清学的抗体検査がマイコプラズマ感染症の診断に用いられることが多い．

生体内での動態

規定因子と血中レベルを決める機序

- マイコプラズマの抗原刺激により，B 細胞で各種免疫グロブリンが産生される．
- 感染から血中濃度が上昇するまで時間差があり，IgM が最も早く 7～10 日で上昇を認める．

異常値の出るメカニズム

- マイコプラズマの生体への感染に対して IgG，IgM 抗体が産生され，異常値として検出される．

参考になる検査とその意義

- 核酸増幅法：PCR 法は感度が高く，検査可能な環境であれば診断に用いることが考慮される．現時点では商業ベースで利用できる検査キットはない．LAMP 法を用いる検査キットは販売されており，評価が待たれる．
- 寒冷凝集反応は感度・特異度ともに抗体検査より劣る．

診断へのアプローチ

- PA 法，CF 法とも IgG および IgM 抗体の両者を反映するため，急性期の感染と既感染のどちらを反映しているのか判別することは難しく，基本的にはペア血清を判定に用いる．
- 単一血清で急性感染を判断する明確な基準は存在しないが，PA 法で 640 倍以上，CF 法で 64 倍以上などが一つの目安とされる．
- イムノカードマイコプラズマ抗体検査は，IgM 抗体を検出する迅速定性検査である．しかし，検出感度および特異度は十分でな

いという報告がある．

ピットフォール

- 病初期（感染から7〜10日）には陽性にならないことが多い．
- 単一血清では既感染との区別が困難なため，ペア血清を用いる．
- CF法は，例えば細菌性髄膜炎患者など，マイコプラズマと関係のない臓器特異抗原や免疫複合体などと交差反応を起こし偽陽性を示すことがある．

予後とフォローアップ

- *Mycoplasma pneumoniae* 感染症の診断においては培養検査，血清学的検査ともに限界があるため，病歴や身体所見，画像所見などとあわせて総合的に診断するのが望ましい．

■文献

1) Daxboeck F, Krause R, Wenisch C：Laboratory diagnosis of *Mycoplasma pneumoniae* infection. Clin Microbiol Infect 9（4）：263-273, 2003
2) Waites KB, Talkington DF：*Mycoplasma pneumoniae* and its role as a human pathogen. Clin Microbiol Rev 17（4）：697-728, 2004
3) Mandell GL, Dolin R, Bennett JE：Mycoplasma pneumonia and Atypical Pneumonia. In "Mandell, Douglas, and Bennett's Principles and Practice of Infectious Diseases" Mandell GL, Dolin R, Bennett JE, Churchill Livingstone, pp 2484-2486, 2010

（十菱大介，畠山修司）

マラリア

malaria

マラリアは，マラリア原虫（*Plasmodium species*）がハマダラカを介してヒトに感染することで引き起こされる疾患である．末梢血塗抹標本で赤血球内の原虫を確認することで診断する．

検体の採取・取り扱い・保存

- 血液を1滴スライドガラスにとり塗抹する．原虫の形態変化を防ぐため，採血後速やかに標本を作成する
- 迅速抗原検査，PCR 検査にも全血を用いる

基準値・測定法

- 陰性：末梢血塗抹標本
- 染色法：Giemsa 染色（pH 7.2），Wright 染色，Field 染色
- 陰性：迅速抗原検査，PCR 検査

意義・何がわかるか？

- ヒトに感染するマラリア原虫は，熱帯熱マラリア *P. falciparum*，三日熱マラリア *P. vivax*，四日熱マラリア *P. malariae*，卵形マラリア *P. ovale*，サルマラリア *P. knowlesi* の5種である．熱帯熱マラリアは，脳性マラリア，アシドーシス，急性腎障害など多様な合併症を伴い，重症化することがある．
- 光学顕微鏡による末梢血塗抹検査が診断のゴールドスタンダードである．厚層塗抹標本と薄層塗抹標本を作成する．厚層塗抹標本は感度が高く，スクリーニングに有用だが，観察に熟練を要する．薄層塗抹標本は，種の同定が可能である．
- 熱帯熱マラリアの標本では，輪状体が観察されることが多い（図1，2）．重症では栄養体や分裂体もみられる．バナナ型の生殖母体は熱帯熱マラリアに特異的である．intraleukocytic pigment は予後不良を示す．
- 三日熱マラリアでは，輪状体や栄養体などいずれかのステージの原虫が観察される．

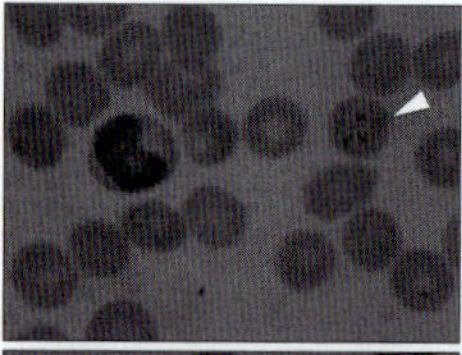

図1 熱帯熱マラリアの輪状体（ring form）．右上部の赤血球内には2つの輪状体を認める（double infection）．Field 染色

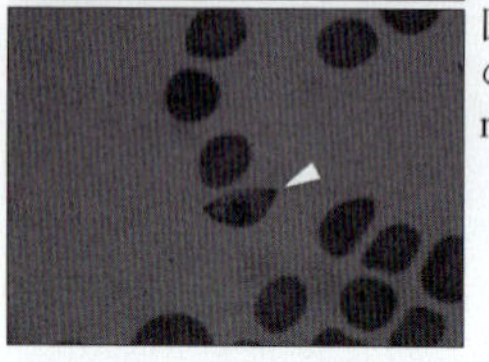

図2 熱帯熱マラリアの未成熟生殖母体（gametocyte）．Field 染色

感染赤血球は肥大し，シュフナー斑点を認める．

- 四日熱マラリアは，栄養体が帯状の形状を示す（band form）．卵形マラリアは，感染赤血球が卵形となる．*P. knowlesi* は，四日熱マラリアと類似した形態を示す．

生体内での動態

異常値の出るメカニズム

- 蚊の唾液腺からヒトに注入されたスポロゾイトは，血流にのって肝臓に到達する．肝

細胞内で分裂体に発育し，数千から数万のメロゾイトとなって血中に現れる．赤血球に侵入したメロゾイトは，輪状体から栄養体，分裂体へと変化する．分裂体から多数のメロゾイトを生じ，赤血球を破壊して再び血中に現れる．この赤血球内における無性生殖段階の原虫が塗抹検査の主な観察対象となる．

参考になる検査とその意義

- 迅速抗原検査（rapid diagnostic test：RDT）は，イムノクロマトグラフィー法を用いて，少量の血液からマラリアの特異抗原を検出する診断法である．専門的な技術や機材が不要のうえ，塗抹検査に匹敵する感度および特異度を有する．一方で，高コスト，定量不能，低寄生虫血症の際の感度および特異度の低下，などのデメリットがある．*Plasmodium falciparum* histidine-rich protein 2（PfHRP-2）を検出するキット（Paracheck-Pf® ほか），PfHRP-2 および *Plasmodium* aldolase を検出するキット（BinaxNOW® Malaria），Plasmodium lactate dehydrogenase（pLDH）を検出するキット（OptiMAL-IT® ほか）などが代表的である．PfHRP-2 検出キットは熱帯熱マラリアの診断に有用だが，ほかの種には向かない．pLDH 検出キットは感度がやや劣る．
- PCR 検査は，種の同定が可能なこと，顕微鏡で診断できない低寄生虫血症も検出できることなどのメリットがある．2 種類以上のマラリア原虫による重複感染の診断に有用である．しかし，臨床での使用は一般的ではない．

診断へのアプローチとピットフォール

- マラリア流行地域への渡航歴を有する発熱患者は，末梢血塗抹検査によってマラリアを除外する必要がある．検査は複数回行うのが望ましい．特に，死亡率の高い熱帯熱マラリアを鑑別することが重要である．マラリアを疑う場合，ほかの熱帯地域特有の感染症も鑑別診断として考える必要がある．
- すでに抗マラリア薬の投与を受けた患者では，塗抹検査は偽陰性のリスクが増す．この場合，血中に長く残存する PfHRP-2 を検出する RDT が有用である．

予後とフォローアップ

- 治療開始後も塗抹検査による原虫の定量を繰り返すことで，治療効果を判定する．
- 治療後の予後は通常良好だが，重症マラリアの場合は適切な治療を行っても死亡率は 15～20％と高い．重症マラリアの診断基準は WHO ガイドラインを参照されたい．塗抹検査で 2％以上の寄生率（高流行地域では 5％以上）を認めた場合も，重症マラリアに該当する．
- 三日熱および卵形マラリアでは，プリマキンを使用しない場合，残存するヒプノゾイトから再発（relapse）する恐れがある．熱帯熱マラリアでは，不十分な治療あるいは薬剤耐性によって再燃（recrudescence）することがある．

■文献

1）White NJ：Malaria. In "Manson's Tropical Diseases 22nd edition" eds. Cook GC, Zumla AI. Saunders Elsevier, pp 1201-1300, 2009

2）"Guidelines for the treatment of malaria 2nd edition". World Health Organization 2010

（石岡春彦，畠山修司）

赤痢アメーバ

Entamoeba histolytica

赤痢アメーバ症は原虫の *Entamoeba histolytica* による感染症で，大腸炎，肝膿瘍などを起こす．画像検査や内視鏡検査などとともに，光学顕微鏡を用いた糞便・膿瘍液・組織中の原虫検出や，血清抗体などで診断する．

検体の採取・取り扱い・保存

- 栄養型虫体が運動している様子を確認するため，糞便検体は排出後速やかに37℃程度に保温して提出する（1 時間以内が望ましい）

基準値・測定法

- 糞便・肝膿瘍液・組織の光学顕微鏡検査による栄養型虫体または囊子（シスト）の検出
  基準値：陰性
- 血清検査〔ELISA，赤血球凝集（HA）法，間接蛍光抗体（IFA）法など〕
  基準値：100 倍未満（IFA 法）

陽性

- 大腸炎，肝膿瘍およびその他の腸管外アメーバ症

意義・何がわかるか？

- 糞便・肝膿瘍液・組織の光学顕微鏡検査では，栄養型虫体もしくは囊子を検出する．

生体内での動態

規定因子と血中レベルを決める機序

- 赤痢アメーバは通常栄養型虫体として大腸に寄生する．
- 感染者の 5～10％において，栄養型虫体が大腸上皮細胞を傷害し，大腸炎・腸穿孔を起こしたり，門脈を経て転移し，肝臓・肺・脳・皮膚などの組織・臓器に膿瘍を形成する．
- 大腸内で囊子化し，糞便中に排出されて，別のヒトがこれを経口摂取することにより，感染が成立する．
- 感染後約 1 週間以内に血中に IgG 抗体が出現する．

異常値の出るメカニズム

- 肝膿瘍の場合，糞便検体の顕微鏡検査で陽性になるのは 10％以下である．

参考になる検査とその意義

- 抗原検査：主に糞便もしくは肝膿瘍液を用いて，*E. histolitica* 抗原を検出する．キットによっては，膿瘍液などを用いることもできる．感度・特異度ともに非常に高い．
- 遺伝子検査（PCR）：糞便を用いて，DNA もしくは RNA を検出する．感度・特異度ともに非常に高く，また病原性の *E. histolitica* と非病原性の *E. dispar*，*E. moshkovskii* の鑑別が可能である．

診断へのアプローチ

- 病歴，理学所見，画像検査（大腸炎の場合には内視鏡検査，肝膿瘍の場合には腹部 CT 検査）と微生物学的検査をあわせて総合的に診断する．
- 大腸炎が疑われる場合，日を変えて 10 日以内に少なくとも 3 回，糞便検査を実施する．

ピットフォール

- 輸入感染例のほかに，男性同性愛者間や障害者施設において国内感染例がみられる．
- 糞便の顕微鏡検査では，検査までに時間を要したり，保温がうまくいかないと，栄養型虫体の観察は困難になる．
- 糞便の顕微鏡検査では，病原性の *E. histolitica* と非病原性の *E. dispar*，*E. moshkovskii* の鑑別はできない．また多核球やマクロファージなどによる偽陽性が知られている．
- 栄養型虫体による赤血球貪食像は，*E. histolitica* だけでなく，*E. dispar* でもみられる．
- 抗体陽性率は時間とともに上昇するため，感染初期には陰性となることもある（大腸炎と肝膿瘍のいずれも，急性期で70％以上，回復期で90％以上が抗体陽性となる）．

予後とフォローアップ

- 抗体は終生持続するため，活動性感染と既感染の鑑別は困難である．
- 赤痢アメーバ症は5類感染症に定められており，診断がなされた場合は届出が必要である．

■文献

1）Fotedar R, Stark D, Beebe N et al：Laboratory diagnostic techniques for Entamoeba species. Clin Microbiol Rev 20：511-532, 2007

2）Tanyuksel M, Petri WA：Laboratory diagnosis of amebiasis. Clin Microbiol Rev 16：713-729, 2003

3）野崎智義，大友良光，赤見正行 他：赤痢アメーバ．国立感染症研究所病原体検出マニュアル http://www.nih.go.jp/niid/ja/labo-manual.html

（岡本　耕，畠山修司）

トリコモナス鏡検

microscopy of *Trichomonas*

主に女性の泌尿生殖器の感染症であるトリコモナス症の診断に用いる．原虫の *Trichomonas vaginalis* は腟粘膜や尿道に寄生し，腟炎・尿道炎の原因となる．また，男性の尿道炎や前立腺炎を生じることもある．

検体の採取・取り扱い・保存

- 腟上皮を軽く拭きとり迅速に鏡検する．腟分泌物や尿道分泌物も可能な限り迅速に鏡検する
- 検体の保存は基本的には行わない

基準値・測定法

- 陰性
- 検体に温めた生理食塩水を落として鏡検すると動いているトリコモナス原虫を確認できる．塗抹標本はギムザ染色をして鏡検する
- 鏡検でトリコモナス原虫を認めれば陽性である

意義・何がわかるか？

- 腟トリコモナスは成人女性の5～10%，男性の1～2%に感染しているとされており，トリコモナス腟炎は女性の症候性腟炎の4～35%を占めている．
- 腟トリコモナスは主に女性の腟炎・尿道炎の原因となる．子宮頸管炎や卵管炎を起こすこともある．
- トリコモナス腟炎では5～28日の潜伏期の後，腟分泌物の増量，悪臭のある黄緑色泡状の分泌物が認められ，帯下の増量，外陰部のびらんや掻痒感が出現する．女性では約半数が無症状である．
- 男性では稀に尿道炎・前立腺炎を起こすことがある．症状は軽く無症状のことが多い．
- 腟および尿道分泌物の直接塗抹標本を用いた鏡検により運動性のトリコモナス原虫を検出することが診断に有用である．

生体内での動態

- 腟トリコモナスには嚢子の時期はなく，栄養型が性行為により直接伝播する．宿主は基本的にヒトのみである．
- 腟粘膜や尿道粘膜に寄生するが，組織侵入性はなく，子宮内に侵入することは稀である．
- 性行為以外に産婦人科での内診時，浴場，衣類や便座からの感染の可能性もある．また，母子感染によると考えられる新生児の感染事例も報告されている．体外では腟トリコモナスは湿った環境で2～3時間は生存が可能であるとされる．
- 男性では，通常は腟トリコモナスの寄生は持続せず，10日以内に自然消失することが多い．

参考になる検査とその意義

- 腟トリコモナスの培養検査は最も高感度であり，鏡検による腟トリコモナスの検出率は培養検査で陽性である症例の60～70%とされる．
- 治癒の判定には培養検査を用いることが望まれるが，培養ができる施設は限られており，病原体の検出には3～7日かかる．

●腟トリコモナスの迅速抗原検査はキットとして販売されており，トリコモナス症の有病率が高く鏡検や培養検査ができない地域では有効な診断方法でありうる．

診断へのアプローチ

●腟分泌物または尿道分泌物の鏡検でトリコモナス原虫を確認することが診断の基本である．

●トリコモナス腟炎を症状のみで細菌性腟炎やカンジダ腟炎と区別することは難しい．

ピットフォール

●細菌性腟炎やカンジダ腟炎との鑑別が必要になる．また，混合感染も起こりやすい．

●性感染症（STD：sexually transmitted diseases）であり，パートナーも同時に治療する必要がある．

●クラミジア子宮頸管炎や尿道炎，淋病などほかの STD の合併に注意する．

●無症候性のトリコモナス症も性交渉のパートナーへの伝播を避けるために治療の適応になる．

●子宮頸がん患者の腟トリコモナスの寄生率は一般人の 3～6 倍高いとされる．

●未治療のトリコモナス症は低出生体重児，前期破水や早産のリスクとなる．

●大腸に寄生し下痢の原因となる腸トリコモナス（*Pentatrichomonas hominis*）や，口腔内に寄生し病原性はない口腔トリコモナス（*Trichomonas tenax*）も存在する．

予後とフォローアップ

●治療が終了し，症状が消失するまで性交渉は控える．

●コンドームの使用など安全な性交渉の指導が必要になる．

■文献

1）吉田幸男：図説人体寄生虫学 第六版．南山堂，pp 46-47，2002

2）黒川　清，福井次矢 監修：ハリソン内科学 第三版．メディカル・サイエンス・インターナショナル，pp 1379-1380，2009

（中村春香，畠山修司）

トキソプラズマ抗体

antibodies of *Toxoplasma*

トキソプラズマ症は原虫である *Toxoplasma gondii* の感染により生じ，トキソプラズマ抗体価が陽性となる．トキソプラズマはほとんどが不顕性感染であるが，免疫不全者での脳炎や，妊婦の初感染での胎児の先天奇形を生じることがある．

検体の採取・取り扱い・保存

- 血清分離後，ただちに検査する．保存する場合は－20℃で凍結保存する

基準値・測定法

- 色素試験（Sabin-Feldman dye test, DT） Sabin- Feldman 法（小林変法）＜16 倍
- 間接赤血球凝集反応（IHA） トキソ HA（WK）（共和薬工）＜160 倍
- 間接ラテックス凝集反応（ILA） トキソテスト-MT（栄研化学）＜32 倍
- 間接蛍光抗体法（IFA-IgG） Remington 法＜16 倍
- 間接蛍光抗体法（IFA-IgM） Remington 法＜10 倍
- 酵素抗体法（ELISA）

意義・何がわかるか？

- トキソプラズマ症は先天性トキソプラズマ症と後天性トキソプラズマ症に分けられる．
- 妊婦の初感染は，経胎盤感染による胎児の先天性トキソプラズマ症のリスクとなる．
- 後天性トキソプラズマ症には，初感染に伴う急性トキソプラズマ症と，免疫不全者における再活性化（AIDS 患者におけるトキソプラズマ脳炎など）がある．

体内での動態

- 猫の糞便や，加熱が不十分な食肉に含まれるシストを経口摂取することで感染する．免疫が正常な成人ではほとんどが不顕性感染である．
- 免疫正常者での急性トキソプラズマ症は通常は無症候性で自然治癒するが，発熱・頸部リンパ節腫脹などの伝染性単核球症様症状を呈することもある．
- 妊娠中にトキソプラズマに初感染した妊婦の約 1/3 で胎児に経胎盤感染が生じ，先天性トキソプラズマ症を発症する．感染時期の在胎日数により症状は異なり，水頭症や脈絡網膜炎をきたす．
- AIDS 患者では，トキソプラズマ脳炎は中枢神経の主要な日和見感染症であり，95％以上が潜伏感染の再燃であるとされる．
- トキソプラズマ IgM 抗体価は感染後 5～7 日で陽性となり，短期間で陰性化する．急性感染の指標であり，診断的意義は高い．
- IgG 抗体価は感染後 2～3 週間で陽性となり，6～8 週間で最大値となった後は徐々に低下する．抗体価は生涯持続するとされ，IgG 抗体価のみが上昇している場合は慢性（潜伏）感染が示唆される．

参考になる検査とその意義

- 妊婦の初感染が疑われる場合は，胎児への感染を評価するために胎児の血液採取に代わり羊水の PCR が用いられることがある．

PCR 検査は髄液やリンパ節を検体としても施行できる.

診断へのアプローチ

- トキソプラズマ症の診断には組織の病理検査で原虫を検出することが望ましいが, 実際には困難であることも多く, 血清のトキソプラズマ抗体価が利用されている.
- 妊婦の初感染は妊娠期間中の伝染性単核球様症状と IgM または IgG 抗体の陽転化より診断される.
- 新生児で生後 1 週間以降の IgM 抗体価の上昇や, 持続的に IgG 抗体価が陽性であるときは経胎盤的にトキソプラズマに感染した可能性が高い.
- 免疫正常者でリンパ節腫脹があり IgM 抗体価が陽性であればトキソプラズマの急性感染と考えられる.
- AIDS 患者におけるトキソプラズマ脳炎では IgG 抗体価の上昇が 97%以上で認められる. 頭部 MRI では造影効果のある限局性または多巣性の腫瘤が認められることが多い.

ピットフォール

- トキソプラズマ網脈絡膜炎や AIDS 患者では抗体価が上昇しないことがある.
- 無症状の免疫正常者ではトキソプラズマ感染の多くは不顕性感染であり, IgG 抗体価が陽性であっても必ずしも活動性の感染を示さず, 治療の必要性もないことが多い.
- 一般人の 6〜10%に不顕性感染があるとされる.

予後とフォローアップ

- 先天性トキソプラズマ症では, 感染した新生児の 25%は抗体価が陰性であるため, 眼科的検査と脳の評価, 髄液検査, 放射線検査がトキソプラズマの感染を診断するうえで重要である.
- 免疫正常者おけるトキソプラズマのリンパ節炎では IgM 抗体価が治療の指標になる.
- HIV 感染者ではトキソプラズマの潜伏感染の有無を評価するために IgG 抗体価を測定する. IgG 抗体価が陽性であり, 細胞性免疫が低下している（CD4 陽性リンパ球数が 100 個/μL 未満）場合はトキソプラズマ脳炎の予防内服を行う.

■文献

1) 黒川 清, 福井次矢 監修：ハリソン内科学 第三版. メディカル・サイエンス・インターナショナル, pp 1370-1375, 2009
2) Montoya JG, Liesenfeld O：Toxoplasmosis. Lancet 363：1965-1976, 2004

（中村春香, 畠山修司）

アニサキス抗体

antibodies of *Anisakis*

アニサキス症の場合に陽性となる．急性の胃アニサキス症の場合は上部消化管内視鏡検査が有用である．腸アニサキス症や異所性アニサキス症の場合には補助的診断として用いられる．

検体の採取・取り扱い・保存

●血清分離後，ただちに検査する．すぐに検査が実施できない場合は，－20℃で保存する

基準値・測定法

●アニサキス IgG・IgA 抗体　ELISA

陽性	●アニサキス症（既往，死虫体による感作も含む）
陰性	●非感染，アニサキスの感染早期

意義・何がわかるか？

●代表的な病型である胃アニサキス症の場合は，魚介類の摂食後数時間以内に激しい上腹部痛を起こすことが特徴的であり，上部消化管内視鏡検査により虫体を確認することにより診断がなされる．

●日本人の IgG 抗体保有率は比較的高いとされ，単回検査で IgG 抗体が陽性であることの診断意義は限られる．

●アニサキス抗体価の上昇は，内視鏡で虫体の確認が難しい腸アニサキス症や異所性アニサキス症（アニサキスが腸管外に迷入）が疑われる場合に診断の補助として用いる．

生体内での動態

●アニサキスは，クジラ・イルカ・アザラシを終宿主としオキアミを中間宿主とする寄生虫（アニサキス線虫）であり，これに感染した魚介類（サバ，タラ，イカなど）を加熱や冷凍処理が不十分なままヒトが経口摂取することによりアニサキス幼虫が体内に侵入する．

●アニサキス症は摂取されたアニサキス幼虫の穿入部位により，胃アニサキス症，腸アニサキス症，異所性アニサキス症に分類される．

●初感染のときは軽症であるが，過去の感染により感作されている場合は，再感染により蕁麻疹や即時型過敏反応（呼吸困難，皮膚紅潮など）を伴うことがある．

参考になる検査とその意義

●アニサキス症の診断に関連する検査として，末梢血中の好酸球の増多がある．

診断へのアプローチ

●前述の海産物などの摂取歴を詳細に問診する必要がある．

●胃アニサキス症では，摂取後数時間で心窩部痛，悪心，嘔吐などがみられる．診断は上部消化管内視鏡検査でなされ，同時に虫体を除去することで治療が可能である．

●腸アニサキス症は，摂取後数日の経過で，腹痛・下痢・便秘などの症状や腸閉塞を生じる．肉芽腫が形成されることもある（慢

性アニサキス症）.

●腸アニサキス症や異所性アニサキス症の診断は病歴，抗体価の測定などにより補助的に診断が行われ，超音波やCTなどの画像検査および外科的切除による病理所見を含めて最終的に診断されることが多い.

ピットフォール

●初感染の場合は抗体が産生されるまで1～2週間かかるため，抗体価を即時的な診断に用いることはできない.

●アニサキスの既往や死虫体による感作でも抗体価の上昇を認めるため，抗体価の陽性所見が現時点のアニサキス症を診断する根拠とはならない.

予後とフォローアップ

●アニサキス幼虫は体内では2週間ほどで死滅し吸収されてしまい症状も緩和する.

●60℃下では数分間で死亡し，－20℃では数時間で死亡する．酢漬け，塩漬け，燻製処理には耐性であり，摂食する24時間以内に料理または冷凍をしておく必要がある.

■文献

1）吉田幸男：図説人体寄生虫学 第六版．南山堂，pp 96-101，2002

2）Mandell GL, Bennett JE, Dolin R：Principles and practice of infectious diseases 7th edition, Churchill Livingstone, United States, pp 3618-3619, 2010

3）赤尾信明：アニサキス症．カラー版内科学．西村書店，pp 1896-1897，2012

（中村春香，畠山修司）

エキノコッカス

Echinococcosis

血清中のエキノコッカス抗体を検出し，エキノコッカス症の補助診断または除外診断のために用いることができる．エキノコッカス症は単包条虫または多包条虫の幼虫による感染症であり，肝臓や脳に嚢胞を形成する．

検体の採取・取り扱い・保存

- 血清分離後，ただちに検査する．保存する場合は－20℃で凍結保存する．

基準値・測定法

- 陰性
- ELISA，ウェスタンブロット法

意義・何がわかるか？

- エキノコッカスの国内の分布はほぼ北海道に限られ，多包条虫が主体である．
- 血清学的検査は，画像診断とともに補助的診断に用いられる．

生体内での動態

- 多包条虫（*Echinococcus multilocularis*）はイヌやキツネを最終宿主とし，自然界では中間宿主は野ネズミである．ヒトやブタは中間宿主にだけなりうる．
- イヌやキツネの糞便中に虫卵が排泄され，ヒトには虫卵に汚染された水や食物を摂取することで感染する．
- ヒト－ヒト感染やエキノコッカスが寄生したブタ肉の摂食による感染はないとされる．
- 腸管内で虫卵から出た幼虫は腸管壁に侵入し，血流あるいはリンパ流にのり肝・肺・脳などに運ばれて定着する（包虫）．
- 多包虫では約98％で肝臓に一次的に病巣を形成する．
- 多包虫の発育は緩徐であり，虫卵を摂取したのち数年から数十年後に肝腫大，腹痛，黄疸，肝機能障害などが現れる．
- 嚢胞の破裂や破損により内容物が流出すると重篤なアレルギー反応が生じることがある．

参考になる検査とその意義

- 超音波やCT，MRIで肝臓・肺・脳などに石灰化を伴う多嚢胞性病変を認める．

診断へのアプローチ

- 流行地への居住や旅行歴を詳細に聴取する必要がある．感染したキツネやイヌの体毛には多くの虫卵が付着しており，川の水や山菜も虫卵で汚染されている可能性がある．
- 病歴や身体所見，画像でエキノコッカス症が疑われた場合には，スクリーニング検査としてELISAを用いる．陽性例ではウェスタンブロット法で確認を行う．
- 嚢胞の生検・穿刺はアナフィラキシーや播種を生じる可能性があるため，ほかの検査で診断がつかない場合に検討する．

ピットフォール

- 血清学的検査はエキノコッカスの感染部位によって検出感度が異なる．肝の場合が最も感度が高いとされる．
- 末梢血の好酸球増多とエキノコッカス症と

の相関はないとされる.

予後とフォローアップ

- 脳病変がある場合は意識障害やけいれんをきたすこともある.
- 手術で嚢胞が取りきれない場合は予後が悪い.
- 病歴や画像などでエキノコッカス症を疑う所見があるにもかかわらず抗体価が陰性である場合はエキノコッカス症の可能性は否定できず慎重に経過観察をする必要がある.

■文献

1）吉田幸男：図説人体寄生虫学 第六版．南山堂，pp 196-199，2002
2）国立感染症研究所 感染症情報センター：2001 年 48 週　エキノコッカス症
3）Mandell GL, Bennett JE, Dolin R：Principles and practice of infectious diseases 7th edition, Churchill Livingstone, United States, pp 3613-3615, 2010

（中村春香，畠山修司）

A型肝炎ウイルス(HAV)免疫検査(IgM-HA抗体, HA抗体)

hepatitis A virus immunity test

① IgM-HA 抗体, ② HA 抗体

①急性 A 型肝炎の診断, または② A 型肝炎ウイルス (HAV) の感染既往をみるための検査. HAV 感染時に, ヒト側が作り出す抗体を検出する.

検体の採取・取り扱い・保存

● 検体は血清. 冷蔵. −20℃以下で保存可能

基準値・測定法

● ①陰性 (S/CO* 0.8 未満), CLIA 法
● ②陰性 (S/CO* 1.0 未満), CLIA 法
* S/CO : Sample RLU/Cut Off (= カットオフ値に相当)

高値

● ①急性 A 型肝炎. 陽性は, S/CO 1.21 以上 (0.8〜1.2 の範囲は判定保留)
② HAV の感染既往 (または HAV ワクチン接種後). 陽性は, S/CO 1.0 以上

意義・何がわかるか?

● 通常, A 型肝炎の感染診断は血清学的に, HAV に対する抗体の検出で行われる. 初感染を表す IgM-HA 抗体陽性ならば, 急性 A 型肝炎と診断できる.
● HA 抗体は IgM, IgA, IgG の各クラスの総和であるが, その大部分は IgG クラスである.
● HA 抗体が高値陽性ならば, HAV の既往感染と判定できる. 強い免疫が生じ, 終生免疫を得る. こちらは主として疫学調査などに用いられる.
● HAV ワクチン接種の効果判定としても用いられる.

生体内での動態

規定因子と血中レベルを決める機序

● HAV 感染は 2〜6 週の潜伏期間がある (平均 4 週).
● IgM-HA 抗体は発症後 1 週目から出現し, 3〜4 週目に抗体価がピークとなる (次項図).
● IgM-NA 抗体は, 重症例ほど抗体価が高く, 高値が持続するとされる. 通常は 3〜4 ヵ月にわたって検出される.
● HA 抗体は発症後 4 週目ころより陽性となり, 3 ヵ月以降でピークを迎え, 長く血中で検出される.
● IgG-HA 抗体は中和抗体であり, 肝炎は慢性化することなく終息する.

異常値の出るメカニズム

● HAV に汚染された水や食品から感染する経口感染である. 食品としては生ガキをはじめとした二枚貝 (シジミ, アサリなど) が多い. ほかに, 汚染水に曝された生野菜や果物も原因となりうる.
● 肝炎はウイルスによる直接の細胞障害ではなく, 宿主側の感染肝細胞に対する免疫応答によって引き起こされる.
● 発症直後では, まだ抗体産生がなされていない可能性がある.

参考になる検査とその意義

- 肝細胞障害型の肝炎（AST，ALT 優位の上昇，非閉塞性の黄疸）.
- 異型リンパ球，IgM の上昇など.
- ウイルス本体の検査も可能．発症前後の糞便検体や血液中の HAV-RNA を検出する（次項）．発症前から発症後，長期では 3 ヵ月程度まで排泄される[1]．
- 一般臨床には用いられないが，IgA-HA 抗体は糞便中に早期より陽性となる．また，血中にも 1〜2 年間は残存する．

診断へのアプローチ（次項参照）

- わが国では衛生環境の改善により激減したが，今でも散発性急性肝炎の主要な原因の一つである．1990 年前後では A 型肝炎は急性肝炎の 50％前後を占めていたが，2000 年代後半にかけて，B 型肝炎が増加，現在，急性肝炎のおよそ 10％を占める．
- ウイルスが糞便中に排出されるので，感染が拡大しやすく，家族内感染も多い．
- 近年，男性同性愛者間の感染が増えている[2]．その際は HIV にも注意する．
- A 型肝炎では 38℃以上の高熱になることが多い．発熱が先行し，その数日後より全身倦怠感，食欲不振，悪心・嘔吐，上腹部膨満感，腹痛，下痢などがみられ，さらにその後黄疸を認める．
- A 型肝炎患者の約半数で急性期末血中に異型リンパ球の出現や IgM の上昇を認める．
- 血清トランスアミナーゼ値が 5,000 IU/L を超えるような急性ウイルス感染は，A 型肝炎に多い．
- 画像では，腹部超音波や CT で，①肝脾腫，②胆嚢内腔虚脱・壁肥厚，CT で③門脈周囲の低吸収域（periportal collar sign）を認める．

ピットフォール

- 発症直後では IgM-HA 抗体が陰性の場合がある．その際は，①便または血中の HAV-RNA の検出，②時間を空けての IgM-HA 抗体の再検，③ HA 抗体価の経時的変化（上昇）をみることにより，診断できる．

予後とフォローアップ（次項参照）

- 通常は特別な治療を要とすることなく，予後は良好である．A 型肝炎は 1％以下で劇症化し，その約 40％が死亡する．よって，A 型肝炎全体の致死率は 0.3％程度．
- AST，ALT の上昇は単峰性で，通常は黄疸の出現後，4〜8 週の経過で治癒する．
- トランスアミナーゼは高値を示すが，改善は早く，正常化するまでの期間は他のウイルス肝炎に比して最も短い．

■文献

1) Yotsuyanagi H, Koike K, Yasuda K et al：Prolonged fecal excretion of hepatitis A virus in adult patients with hepatitis A as determined by polymerase chain reaction. Hepatology 24：10-13, 1996
2) Takahashi H, Yotsuyanagi H, Yasuda K et al：Molecular epidemiology of hepatitis A virus in metropolitan areas in Japan. J Gastroenterol 41：981-986, 2006

（五藤　忠）

A型肝炎ウイルス遺伝子(HAV-RNA)検査

hepatitis A virus-RNA

急性肝炎発症時の，ウイルスそのものの検出．急性A型肝炎の診断．

検体の採取・取り扱い・保存

- 検体は血清，または糞便．血漿を用いる際はPCR反応の妨げとなるヘパリンは使用不可．EDTAかクエン酸を使用．コンタミネーションに注意
- A型肝炎ウイルス（HAV）は比較的外界の環境に抵抗性（酸，熱，乾燥などに強く，界面活性剤などに耐性）があり，体外で数ヵ月生き残る．凍結融解で感度が低下する．85度超，1分以上の加熱で不活化する
- 高圧滅菌，UV照射，ホルマリン処理，塩素剤処理でも失活する

基準値・測定法

- 陰性
- RT-PCR法

陽性 ↑
- 急性A型肝炎

意義・何がわかるか？

- HAV自体の直接の証明．検体の取り扱いは注意が必要だが，陽性であればHAVの感染と診断できる．

生体内での動態

規定因子と血中レベルを決める機序

- 発症2週間前から発症後数週以上にわたって，ウイルス血症が続く（図）．糞便中には血中出現の前より多量に排出され，その検出は血中よりも長く続くが，2週前から発症後1週間の時期の糞便の採取が望ましい．糞便に比べ，血液中のウイルス量は少ない．
- 遺伝子配列も同定できるので，原因と推定される食品からウイルスが得られれば感染源，感染経路の解明が可能となるが，A型肝炎は2～6週の潜伏期間があるため，同定できないことも多い．

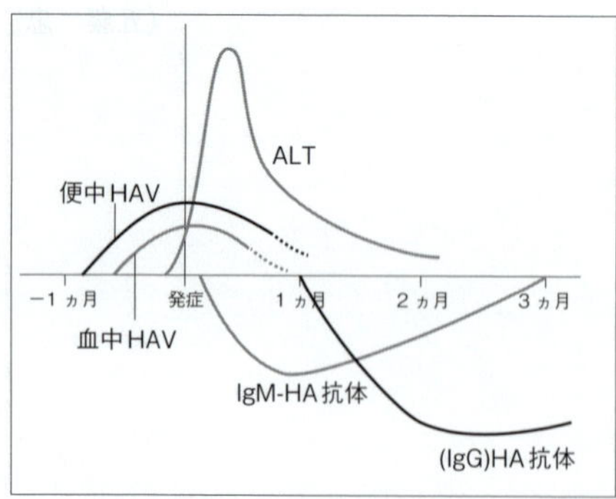

図 急性A型肝炎の経過

異常値の出るメカニズム

- HAVに汚染された水や食品から感染する経口感染である．

参考になる検査とその意義

- 前項のとおり．

診断へのアプローチ（前項参照）

- 散発性急性肝炎の主要な原因の一つ．発展

途上国で感染し帰国後発症する海外感染例は急性A型肝炎の1割を占める．

- わが国では，集団発生は激減した．そのため逆に，抗体保有率は年々低下している．
- 現在では50歳以下では2%程度とされる（参考までに，東南アジアなどでは6歳までに抗体保有率90%以上）．
- 国際化でA型肝炎流行地との交流が増えており，生鮮食料類の輸入も増加しているため，抗体保有率の低下した日本人の集団発生のリスクは高まっている．
- 2005年米国で，メキシコ産のグリーンオニオンによる大規模なA型肝炎の集団発生が報告された[1]．輸出前，生産地においてHAVに汚染されたものと考えられている．患者数601人，3人が劇症肝炎で死亡（致死率0.5%）．
- ほかに1988年 上海で約30万人の患者が発生，32人の死者（致死率0.01%）が出ている[2]．
- 6歳未満の小児では70%で無症状であるが，成人では多くで症状があり70%以上で黄疸を認める．

ピットフォール

- 2003年の感染症法改正でA型肝炎は「四類感染症」に定められ，診断した医師はただちに最寄りの保健所に届け出る必要がある．
- 予防として国産の不活化ワクチンが1995年から使用されている．
- HAV粒子をホルムアルデヒドで失活し作製．単回投与で1年，6〜12ヵ月後の追加免疫で長期にわたる抗体を得られる．衛生状態のよくない地域へ旅行する際，感染既往のない人ではワクチン接種が推奨される．

予後とフォローアップ（前項参照）

- 高齢で感染した場合，劇症化のリスクが上がる．A型肝炎全体の致死率は0.3%であるが，50歳以上では1.8%と報告される．有症状者のうち10%程度で数ヵ月の遷延を認める．
- 慢性の肝臓疾患をもっている人では重症化しやすく，慢性C型肝炎患者にHAVが重複感染した場合の劇症化率は7/17人で，41%にのぼると報告される[3]．
- 肝外合併症として，急性腎不全，再生不良性貧血，溶血性貧血，Guillain-Barré症候群，膵炎，心筋障害などを認めることがある．

■文献

1) Wheeler C, Vogt TM, Armstrong GL et al：An outbreak of hepatitis A associated with green onions. N Engl J Med 353：890-897, 2005
2) Halliday ML, Kang LY, Zhou TK et al：An epidemic of hepatitis A attributable to the ingestion of raw clams in Shanghai, China. J Infect Dis 164：852-859, 1991
3) Vento S, Garofano T, Renzini C et al：Fulminant hepatitis associated with hepatitis A virus superinfection in patients with chronic hepatitis C. N Engl J Med 338：286-290, 1998

（五藤　忠）

B型肝炎ウイルス（HBV）免疫検査

hepatitis B virus immunity test

① HBs 抗原，② HBs 抗体，③ HBc 抗体，④ IgM-HBc 抗体，⑤ HBe 抗原，⑥ HBe 抗体，⑦ HBV 関連 DNA ポリメラーゼ

現在のＢ型肝炎の感染の有無①③，感染既往②③⑥，急性肝炎④，ウイルスの増殖力⑤⑥⑦などを示し，多様なＢ型肝炎の病態を把握するための検査．各マーカーを組み合わせて，総合的に判断する．

検体の採取・取り扱い・保存

● 検体は血清．冷蔵．－20℃以下で保存可能

基準値・測定法

● ①陰性（0.9 COI 以下），CLEIA 法，CLIA 法，または陰性（8 倍未満）MAT 法など，②陰性（9.9 mIU/mL 以下），CLEIA 法，CLIA 法，③陰性（S/CO* 1.00 未満），CLIA 法，④陰性（S/CO* 1.0 未満），CLIA 法，⑤陰性（S/CO* 1.0 未満），CLIA 法，⑥陰性（阻害率 50.0%未満），CLIA 法，⑦ 30 cpm 未満，RA 法

* S/CO：Sample RLU/Cut Off

陽性

● ① HBV 感染あり，② HBV 感染の既往（または HBV ワクチン接種後），③ HBV 感染の既往または持続感染，④高値で急性Ｂ型肝炎（または低値で慢性肝炎の急性増悪），⑤⑦ HBV の増殖力・感染性が高い状態，⑥多くは HBV の増殖力・感染性が低い状態，または HBV 感染の既往

陰性

● ① HBV 未感染または既往（時に例外あり→ピットフォール），② HBV 未感染ないし，HBs 抗原陽性で慢性感染状態，③ HBV 未感染，または古い既往，④急性Ｂ型肝炎の否定，⑤⑦ HBV 未感染または増殖力が低い状態，⑥ HBV 未感染または増殖力が高い状態

意義・何がわかるか？

● HBV 感染の有無．急性期か慢性期か．慢性感染時のウイルス増殖力の程度．

生体内での動態

規定因子と血中レベルを決める機序

● HBV 感染には，主に母子感染によりキャリア化した持続感染（＝慢性肝炎）と，成人期の水平感染による一過性感染（＝急性肝炎）とがある（一部に慢性化あり）．これら感染様式と時期により，病態はさまざまであり，各マーカーを組み合わせて病状を把握する必要がある．

異常値の出るメカニズム

● 急性肝炎の場合：成人の感染では HBV 感染後，ウイルスの増殖と，それに対する宿主側の免疫反応によって肝炎が生じる．ウイルス増殖とともに HBs 抗原，HBc 抗原，HBe 抗原が作られ，それに対し，各抗体が産生され，肝炎が収束する．

● 慢性肝炎の場合：乳幼児期の感染では免疫機構が未発達なため，十分な抗体産生がな

されず，免疫寛容となり慢性化する．10歳代までは肝障害を認めないが，HBe抗原，HBV関連DNAポリメラーゼが高い状態が続く．

- 通常，青年期に肝炎を生じ，HBe抗原の消失とともにHBe抗体が出現，多くの場合は肝炎が収束する．ただし，一部でHBe抗体出現後も肝炎が持続する（後述）．

参考になる検査とその意義

- HBV-DNA，HBV genotype，プレコア変異およびコアプロモーター変異，HBcrAg（別項参照）

診断へのアプローチ

- HBs抗原陽性の場合，B型肝炎と診断．急性，慢性，慢性肝炎の急性増悪を判断．
- HBs抗体はHBs抗原に対する抗体であり，HBV感染の既往を意味する（＝中和抗体）．HBワクチン接種により陽性になる．この場合にHBc抗体は陰性で，HBs抗体のみの，単独陽性となる．
- HBc抗体はHBc抗原に対する抗体の総和であり，HBV感染の既往，または持続感染を意味する．
- IgM-HBc抗体は，高値であれば最近の感染を意味する．抗体価カットオフ値10以上で，90％以上の精度で鑑別することが可能とされる．HBVキャリアの急性増悪でも低力価で陽性化する．その際，HBc抗体は高力価である．
- HBe抗原はHBV遺伝子のプレコア〜コア領域で産生される抗原．陽性では，HBV増殖性が高く，血中HBV-DNA量は多い．
- HBe抗原の陰性化，およびHBe抗体の出現はeセロコンバージョンと呼ばれる．通常肝炎の鎮静化を意味するが，25〜40％で炎症が持続する．これにはプレコア変異およびコアプロモーター変異が関与する（別項参照）．
- HBV関連DNAポリメラーゼは，HBVが産生する4つの蛋白の一つ．逆転写を行う酵素．30 cpm以上が陽性．これはおおむね血中HBV-DNA量が6 Logcopies/mL程度と考えられる．現在はウイルスの定量法が高感度に可能となり（次項参照），すでに過去の検査となった．

ピットフォール

- HBs抗原陰性（時にHBs抗体陽性も）にもかかわらずHBV DNAが陽性となることがある〔＝潜在的HBV感染（occult HBV infection）〕．急性B型肝炎回復後，ウイルスは排除され治癒するとされてきたが，ウイルスの変異や宿主への組み込みが関連して，HBs抗原消失後も微量のHBVが血中に存在することがわかってきた．
- ワクチンエスケープ変異：ワクチン投与後あるいは自然経過中にS遺伝子の抗原決定基に変異が入ることにより，HBs抗原の抗原性が変化し，HBs抗体陽性でもHBVの増殖がみられることがある．

予後とフォローアップ

- 急性肝炎：成人感染では70〜80％は不顕性であり肝炎症状が出るのは20〜30％とされる．劇症化は1〜2％である．
- 慢性肝炎：HBVに感染後，持続感染状態に移行する割合は感染年齢に影響される．WHOの報告では，年齢による持続感染化の割合は，感染者が1歳以下の場合90％，1〜5歳の場合は25〜50％，それ以上の年齢で1％以下である[1]．
- 近年，HBs抗原量が肝がんの発生リスクであることが報告され[2]，また，核酸アナログ製剤使用中のウイルス動態の指標となることから，高感度法でのモニタリングが推奨されている．

■文献

1) World Health Organization, Department of Communicable Disease Surveillance and Response. Hepatitis B（WHO/CDS/CSR/LYO/2002.2）. http://www.who.int/emc, 2002
2) Tseng TC et al：High levels of hepatitis B surface antigen increase risk of hepatocellular carcinoma in patients with low HBV load. Gastroenterology 142：1140-1149, 2012

（五藤　忠）

B型肝炎ウイルス遺伝子（HBV-DNA）検査

hepatitis B virus-DNA

慢性B型肝炎の程度，進行は血中B型肝炎ウイルス（HBV）-DNA量と強く相関する．血中HBV-DNA量を測定することは病態の把握に役立つ．HBV既往感染者に化学療法，免疫抑制剤を使用すると，時にHBVが再活性化することが知られている．HBs抗原陽性となる前からHBV-DNAが陽性となる．HBV再活性化による肝炎（＝*de novo*肝炎）発症予防のためにモニタリングすることが求められている[1]．

検体の採取・取り扱い・保存

●検体は血清．凍結保存．コンタミネーションに注意が必要．HBV-DNAはほかの肝炎ウイルスがRNAであることに比して安定している

基準値・測定法

●陰性〔2.1 logcopies（LC）/mL未満，かつ増幅反応シグナル検出せず〕．2.1～9.0 LC/mLまでは定量性がある　●リアルタイムPCR法

陽性	●陽性はHBVの存在を示す
陰性	●陰性の場合でもHBVの存在の否定にはならない（例えばエンテカビル，テノホビルなどの核酸アナログ内服中）

意義・何がわかるか？

●慢性肝炎におけるウイルスの増殖力の指標である．血中HBV-DNA量が多ければ多いほど，肝硬変や肝がんへの進展リスクが増大する[2,3]．

●治療適応のありなし，治療方法の選択，治療反応の予測をたてる際にHBV-DNA量の測定は必須である．

●わが国のB型慢性肝炎・肝硬変の治療ガイドラインにおいて，ALT 31以上でHBe抗原陽性症例ではウイルス量5.0 LC/mL以上，HBe抗原陰性症例ではウイルス量4.0 LC/mL以上，肝硬変症例ではウイルス量3.0 LC/mL以上が治療適応である．

●ウイルス量（7.0 LC/mL未満/以上），HBe抗原の有無，年齢（35歳未満/以上）により，推奨される治療法が異なる．

●HBVの再活性化は致死的であり，HBV既往症例にリツキサンなどの化学療法や免疫抑制剤を使用する際はHBV-DNAの毎月のモニタリングを必要とする．

生体内での動態

規定因子と血中レベルを決める機序

●青年期まではHBe抗原陽性，HBV-DNA高値で推移するが無症候である（＝免疫寛容期）．

●青年期に肝炎を発症(＝肝炎期)，85～90％はe抗原消失，HBV DNAが減少し肝炎が沈静化する(＝無症候性キャリア期)(図)．10～15％は慢性肝炎へ移行（HBe抗原陽性または陰性かつHBV DNA高値）する．

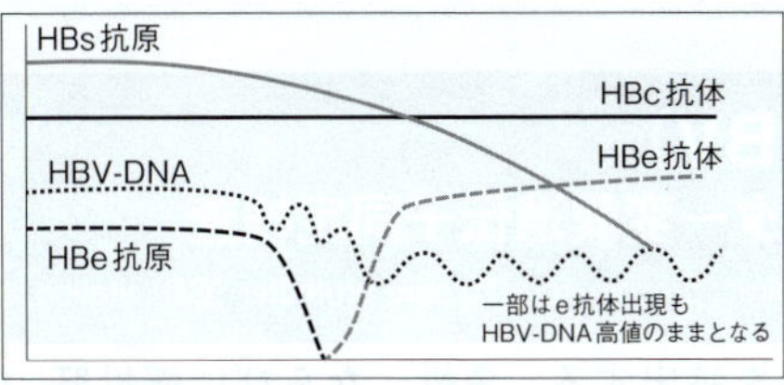

図　慢性B型肝炎の経過

- HBe抗体陽性例でも，一部はHBV-DNA量が減少せず，肝炎が持続する．

異常値の出るメカニズム

- 前項参照．
- 分岐DNAプローブ法やTMA法に比べ，リアルタイム-PCR法は検出感度が高く，また，上限も幅広い．現在はリアルタイム-PCR法が主流である．

参考になる検査とその意義

- HBV genotype：現在A～Hまで8つのgenotypeが報告されている．
- 垂直感染が中心のわが国を含むアジアは，B/C（わが国は85%がgenotype C，12%がgenotype B）が多く，成人水平感染〔sexual transmitted disease（STD）〕が中心の欧米では多くがgenotype A/Dである．
- 臨床経過はgenotypeによって大きく異なる．genotype Bではgenotype Cに比べてHBe抗体が早期に出現し一般的に予後が良いとされる．
- わが国では従来，成人期のHBV感染は一過性のことが多かった（genotype B/C）が，近年，西欧に多いgenotype Aeの急性肝炎が都市部を中心に増加している．
- genotype Ae感染は，散発性急性肝炎の30%程度を占めており，成人の初感染でも10%程度で慢性化を認める．
- わが国での検査は「HBV遺伝子型・血清型」である．「遺伝子検査（＝genotype）」ではなく，HBs抗原への「抗体のタイプ（＝セロタイプ）」をEIA法で測定し，A～Dまでを判定する．サブタイプ判定はできない．これらの検討にはPCR-Invader法を用いる．

診断へのアプローチ

- 前項参照．

ピットフォール

- HBe抗原陽性妊婦からの出生児で85～90%にHBV感染が成立する．
- 1986年から開始されたB型肝炎母子感染防止事業により，新規のHBVキャリアは，年間300～400人（0.04%）に減少した．
- 母親のHBV-DNAが高値の場合，母体内感染の可能性があり，4%程度とされる．

予後とフォローアップ

- 慢性肝炎において，以前はHBe抗原からHBe抗体へのセロコンバージョンが目標だったが，セロコンバージョン後もウイルス量の多いプレコア変異株症例も認められる（別項参照）．
- 治療目標は，持続的HBV-DNAの抑制とALTの正常化である．これにより肝不全，肝がんへの進展を抑制する．HBV-DNAが4.0～5.0 LC/mL以下で肝炎は沈静化する．
- 核酸アナログ製剤の使用により，HBV-DNA量は著明に低下する．投与中のHBV-DNA量の増加は耐性ウイルスの出現を意味する．
- 肝炎鎮静化例でも一定の割合で発がんを認めるため，腹部エコーなどの肝がんスクリーニングは継続する．

■文献

1）坪内博仁，熊田博光，清澤研道 他：肝硬変を含めたウイルス性肝疾患の治療の標準化に関する研究班　日本肝臓学会　http://www.jsh.or.jp/medical/index.html, 2011
2）Iloeje UH, Yang HI, Su J et al：Predicting cirrhosis risk based on the level of circulating hepatitis B viral load. Gastroenterology 130：678-686, 2006
3）Chen CJ, Yang HI, Su J et al：Risk of hepatocellular carcinoma across a biological gradient of serum hepatitis B virus DNA level. JAMA 295：65-73, 2006

（五藤　忠）

血清中B型肝炎ウイルス（HBV）プレコア変異およびコアプロモーター変異遺伝子同定検査

serum hepatitis B virus, precore（preC）/ core promoter（CP）utation

B 型肝炎ウイルス（HBV）の遺伝子変異を検出する．急性，ならびに慢性肝炎の予後予測の指標となる．

検体の採取・取り扱い・保存

●検体は血清．凍結保存

基準値・測定法

●野生型（変異なし）

●PCR 法＋①ミニシークエンス法，②特異的プローブ法

意義・何がわかるか？

●急性肝炎では，感染したウイルスにプレコア（preC）およびコアプロモーター（CP）変異のいずれか片方または両方に変異があった場合，肝炎が重症化・劇症化しやすい[1]．

●慢性肝炎では，preC 変異は HBe 抗原産生低下から，B 型肝炎ウイルス（HBV）量の減少がみられ，肝炎が鎮静化しやすいとされる．一方，CP 変異が単独で生じた例では，肝炎が持続・重症化する傾向が高いとされる．

生体内での動態

規定因子と血中レベルを決める機序

●HBV は増殖時に RNA から DNA への逆転写過程をもつため，経年によって変異が生じやすい．

●HBV genotype 別に，変異の頻度に差がある．わが国では genotype B，C が大多数を占めている（前項参照）が，preC 変異は gneotype B で，CP 変異は gneotype C で多くみられる．

異常値の出るメカニズム

●慢性肝炎において，gneotype B では genotype C に比べて HBe 抗体が早期に出現し一般的に予後がよいとされる．これは，プレコア（preC）およびコアプロモーター（CP）変異である程度説明ができる．

●genotype B の preC 領域の 83 番塩基（nt1896）は G→A 変異が生じやすい．この変異により 28 番目のアミノ酸に stop codon を形成し，HBe 抗原の産生が停止，HBe 抗体が早期に出現し，ウイルス量の低下が期待できる．

●他方，genotype C では CP 領域の転写因子結合部位に相当する nt1762 において A→T 変異が，また nt1764 において G→A 変異が生じやすい．この変異によって転写因子の結合能に変化が生じ，HBe 抗原の産生は減る一方で，pregenomic mRNA の転写は増すことが示唆されている．

●以前よりわが国を除くアジアでの genotype B 症例は肝がんの若年発症が多く，わが国でみられる予後の良い genotype B とは乖離があった．その原因も上記の変異で説明しやすい．すなわち，アジアに多い genotype Ba 型はコアプロモーターからプレコア・コア領域が，予後不良とされる genotype C と組換えを起こしており，組

換えのない日本型 genotype Bj とはウイルス学的に異なっていたことがわかった[2)].

参考になる検査とその意義

● HBV genotype（前項参照），HBV-DNA，HBe 抗原，HBe 抗体

診断へのアプローチ

● 急性 B 型肝炎と診断した際，重症化・劇症化の予測として検査する．
● 慢性 B 型肝炎と診断した際，今後の病状の進展予測のため検査する．

ピットフォール

● preC 領域・CP 領域とも野生型のまま HBV-DNA 量が減少するタイプは予後がよいことが報告されている[3)].

予後とフォローアップ

● 急性肝炎では，劇症型に移行しやすい遺伝子変異の有無を同定し，早期の治療介入を検討する．
● 慢性肝炎の経過観察中に肝炎増悪が疑われた際，測定する．治療方針の決定に役立つ．

■文献

1) Omata M, Ehata T, Yokosuka O et al：Mutations in the precore region of hepatitis B virus DNA in patients with fulminant and severe hepatitis. N Engl J Med 324：1699-1704, 1991
2) Sugauchi F, Orito E, Ichida T et al：Epidemiologic and virologic characteristics of hepatitis B virus genotype B having the recombination with genotype C. Gastroenterology 124：925-932, 2003
3) Misawa N, Matsumoto A, Tanaka E et al：Patients with and without loss of hepatitis B virus DNA after hepatitis B e antigen seroconversion have different virological characteristics. J Med Virol 78：68-73, 2006

（五藤　忠）

B型肝炎ウイルスコア関連抗原(HBcr Ag)定量

hepatitis B virus core-related antigen

B型肝炎ウイルス(HBV)の肝組織内covalenty closed circular DNA(ccc DNA)量と相関する.核酸アナログ製剤投与中のウイルスの活動性の指標となり,再燃予測や治療中止の判断に用いられる.

検体の採取・取り扱い・保存

- 検体は血清.冷蔵,凍結保存

基準値・測定法

- 3.0 LogU/mL 未満
- CLEIA 法

高値
- (核酸アナログ治療中を含む)慢性B型肝炎

低値
- HBe抗原セロコンバージョン後,HBV-DNA量低値,活動性が低い状態

意義・何がわかるか?

- 未治療例の慢性B型肝炎患者において,B型肝炎ウイルスコア関連抗原(HBcrAg)は血清中HBV-DNA,肝内total HBV-DNA,肝内のccc DNAと正の相関関係がある[1,2].
- 核酸アナログ投与中,血中HBV-DNAは速やかに低下するが,HBV複製中間体である肝細胞内のccc DNA量は変わらず,HBcrAgはこのccc DNA量を反映するため,HBcrAgの測定により肝内のウイルス活動性を推定することができる.
- 肝内の検査法(肝生検)は侵襲が高く,簡便な本検査は有用である.

生体内での動態

規定因子と血中レベルを決める機序

- HBVは脱殻して肝細胞に侵入すると,ウイルス遺伝子が肝細胞の核内に移行し,不完全二本鎖DNAから完全二本鎖DNA,ccc DNAになる(図)[3].
- 肝細胞核内のccc DNAからは4つのmRNAが転写され,それぞれからHBs抗原,HBc抗原,HBe抗原およびDNAポリメラーゼ,X蛋白が翻訳される.pregenomic RNAは,DNAポリメラーゼとともにコア粒子に取り込まれ,不完全二本鎖DNAを合成,さらにHBs抗原に内包され,ウイルス粒子(Dane粒子)となり血中に放出されるサイクルをとる.
- 一方で,Dane粒子以外にも,mRNAより翻訳されたHBs抗原,HBc抗原とp22cr抗原を含む中空粒子(DNAの核がない粒子)やHBe抗原などは,多量に血中に放出される.
- HBcrAgはpregenomic mRNAから翻訳されるHBc抗原と,precore mRNAから翻訳されるHBe抗原,p22cr抗原の3つの抗原の総和である.

異常値の出るメカニズム

- 通常,未治療状態ではHBV-DNAのモニターにより,HBVの活動性,ひいては肝障害の程度,進行度が推定可能である.

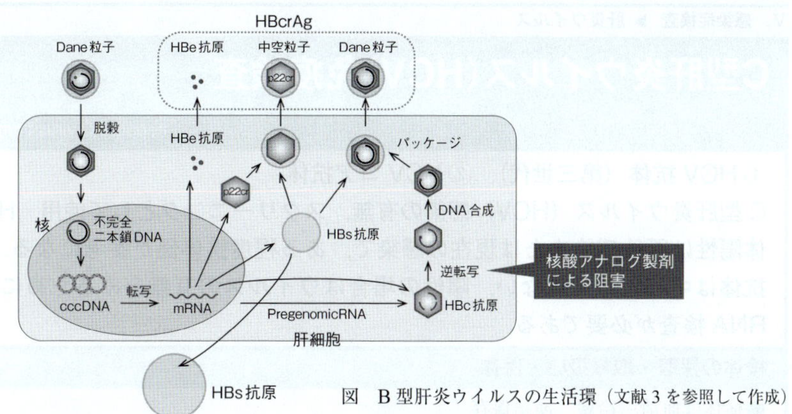

図　B型肝炎ウイルスの生活環（文献3を参照して作成）

●核酸アナログ製剤による抗ウイルス療法においては，肝細胞内HBVのpregenomic RNAからの逆転写が阻害されるため（図），血中に放出されるHBV-DNA量（Dane粒子）は減少する．一方でHBV複製中間体である肝細胞内のccc DNA量は変化しないため，核酸アナログ治療開始とともに両者には乖離がみられる．

●HBV-DNAのモニターによるウイルス動態把握は困難となり，活動性の指標としてはHBcrAgのほうが精密となる．

参考になる検査とその意義

●HBs抗原：HBs抗原もHBcrAgと同じくccc DNAより，HBV-DNAとは異なる経路で産生されるため，最近では抗ウイルス療法中におけるウイルス活動性の指標として注目されている．

診断へのアプローチ

●ccc DNAからのmRNA転写は核酸アナログ製剤では阻害されないため，HBs抗原やHBe抗原はウイルス複製のマーカーになりうる．

●ccc DNAは感染した肝細胞数を最も正確に反映するマーカーと考えられ，HBcrAgの減少はccc DNAの減少を反映し，これにより核酸アナログ治療中止後の再発を予測できる．

ピットフォール

●HBV-DNAとHBcrAgの同一月の測定は，保険上認められていない．

予後とフォローアップ

●慢性B型肝炎において，自然経過でHBe抗原のセロコンバージョンが生じた症例では，HBV-DNAとHBcrAgはセロコンバージョン後に，並行して急激な低下を示す．予後は良好．

●核酸アナログ使用時にHBV-DNAは検出感度以下となっても，HBcrAgが高値のままで治療を中止した場合には，肝炎が再燃することが多い．

●核酸アナログ使用時にHBV-DNA量とは異なった動きを示し，耐性株出現の予測や治療中止の判定に有用と考えられる．

■文献

1）Kimura T, Rokuhara A, Sakamoto Y et al：Sensitive_enzyme immunoassay for hepatitis B virus core-related antigens and their correlation to virus load. J Clin Microbiol 40：439-445, 2002
2）Suzuki F, Miyakoshi H et al：Correlation between serum hepatitis B virus core-related antigen and intrahepatic covalently closed circular DNA in chronic hepatitis B patients. J Med Virol 81：27-33, 2009
3）田中靖人，溝上雅史：B型肝炎ウイルスコア関連抗原（HBcrAg）測定法の基礎的・臨床的検討．モダンメディア 54：347-352, 2008

（五藤　忠）

C型肝炎ウイルス（HCV）免疫検査

hepatitis C virus immunity test

① HCV 抗体（第三世代），② HCV コア抗体

C 型肝炎ウイルス（HCV）感染の有無．スクリーニングとして使用．HCV 抗体陽性は既往感染または現在の感染で，ある程度抗体価が参考になる．HCV 抗体は中和抗体ではない．陽性の場合はウイルスの有無をみるために HCV-RNA 検査が必要である．

検体の採取・取り扱い・保存

●検体は血清．冷蔵．凍結保存

基準値・測定法

●①陰性（カットオフ値 1.0 未満），CLEIA 法，②陰性（1.0U 未満），IRMA 法

高値	●高値陽性のとき：現在の HCV 感染の可能性が高い
低値	●低値陽性のとき：C 型肝炎既往感染の可能性が高い．時に感染の比較的初期

意義・何がわかるか？

●持続する肝障害（＝慢性肝炎）で C 型肝炎を疑った際，通常まずは簡便，安価かつ短時間で測定できる HCV 抗体を測定する．

●急性 C 型肝炎の場合，抗体検査であるがゆえ，陰性であっても C 型肝炎は否定できない（ピットフォール参照）．

● C 型肝炎では初回感染者の 60～80％で慢性化し，HCV 抗体は高値（10.0 以上）で推移する．

●低値（COI 6.7 未満）の場合は既往感染である可能性が高いが，最終的には HCV-RNA を測定し，判断する．

生体内での動態

規定因子と血中レベルを決める機序

● 1989 年，米国カイロン社により感染チンパンジー血漿から HCV の遺伝子断片が発見され[1, 2]，わが国の非 A 非 B 型肝炎の多くが C 型肝炎であることが判明した．

●非構造領域である C100-3 抗原（NS3-NS4 領域 aa1569-1931）に対応するリコンビナント抗原を用いた第一世代，構造領域のコア蛋白（C22-3 抗原，aa2-120）と，非構造領域の NS3-4（C200 抗原，aa1192-1931），C100-3 抗原に対応するリコンビナント抗原を用いた第二世代から，現在はコア蛋白（C22-3 抗原），NS3-4（C200 抗原）に NS5 蛋白（aa2054-2995）に対応したリコンビナント抗原を用いた第三世代の HCV 抗体が通常用いられる．

●第一世代抗体は genotype2a，2b に対する感度が悪く，現在はほとんど使用されない．抗体価がウイルスの増殖を反映するとされる．

● HCV コア抗体は，HCV コア領域由来の C22-3 蛋白抗原を用いている．

●一般に，コア抗体価は HCV-RNA 量と相関し，NS3 抗体は ALT 値と相関するとされる．

●住民検診では，まず① HCV 抗体検査を施

行する．高値で感染の可能性が高いと判断し，低値で陽性の場合は② HCV コア抗原（陽性は 20 fmol/mL 以上，CLEIA 法）を測定，陽性の場合は感染の可能性が高いと判断，さらに陰性時に③ HCV-RNA を測定することとなっている．現在は，②は省略されることが多い．

異常値の出るメカニズム

● HCV は血液を介して感染する．潜伏期間は 2 週〜6 ヵ月と幅がある．
●感染から HCV 抗体が陽性化するまでに，2〜3 ヵ月を要する（ウィンドウピリオド）．

参考になる検査とその意義

● HCV-RNA（別項参照），HCV セロタイプ（別項参照），HCV genotype（Invader 法），ウイルス変異（core 70，NS5A）（別項参照）．

診断へのアプローチ

●わが国の散発性急性肝炎の 5〜10％前後を占める．
●針刺し事故による感染の成立は HCV で 3.0％程度（HBV は〜30％，HIV は〜0.3％程度，血中のウイルス量による）である．予防法は確立されていない．
● C 型肝炎の夫婦間感染は 0〜0.6％/年と低い．母子感染は 5％以下で，そのうち半数は自然消失するとされる．

ピットフォール

● A 型や B 型肝炎と異なり，急性 C 型肝炎についてはいまだ IgM 系抗体の有用性が認められていない．急性期には HCV 抗体は陰性でも，ウィンドウピリオドを考慮して，HCV-RNA を測定する．
● HCV 抗体は中和抗体ではない．

予後とフォローアップ

● HCV 感染が成立した場合，多峰性の ALT 変動は慢性化を示唆し，その際はインターフェロン治療を考慮する．
●急性肝炎の間に治療したほうが慢性化した後よりもウイルス消失効果が高い[3]．
● C 型肝炎のインターフェロン治療において，コア抗体価が治療前に比べて 50％以下に低下した場合にはウイルスの消失例が多い．
●慢性肝炎に関しては次項参照．

■文献

1）Choo QL, Kuo G, Weiner AJ et al：Isolation of a cDNA clone derived from a blood-borne non-A, non-B viral hepatitis genome. Science 244：359-362, 1989
2）Kuo GG, Choo QL, Alter HJ et al：An assay for circulating antibodies to a major etiologic virus of human non-A, non-B hepatitis. Science 244：362-364, 1989
3）Omata M, Yokosuka O, Takano S et al：Resolution of acute hepatitis C after therapy with natural beta interferon. Lancet 338：914-915, 1991

（五藤　忠）

C型肝炎ウイルス(HCV)群別判定(HCVセロタイプ，またはセログループ)

hepatitis C virus serotype, serogroup

C型肝炎ウイルス(HCV)には現在1~6までの6つのgenotypeが知られ[1]，インターフェロン療法の効果はgenotypeごとに違いがある．genotypeの確定は，治療法，治療期間決定のために重要な検査であるが，簡便，安価かつ短時間で測定できるセロタイプ(遺伝子型)判定が保険収載されている．

検体の採取・取り扱い・保存

●検体は血清．冷蔵．保存は凍結

基準値・測定法

●基準値：セロタイプ(セログループ)1　または　セロタイプ(セログループ)2
●測定法：EIA法

意義・何がわかるか？

●本セロタイプ検査は「HCV遺伝子型・血清型」である(HBV-DNA項genotype参照)．「遺伝子検査(＝genotype)」ではなく，NS4領域(aa1676-1760)のC14-1抗原(グループ1特異抗原)またはC14-2抗原(グループ2特異抗原)への反応性から，血清学的に「抗体のタイプ(＝セロタイプ)」をEIA法で測定，間接的に「genotype」を判定するものである[2]．

●「genotype」のサブタイプ(1aまたは1b，2aまたは2b)は判定できない．これらの検討にはHCV-RNAをRT-PCRで増幅し，Invader法を用いる．

生体内での動態

規定因子と血中レベルを決める機序

●C型肝炎ウイルス(HCV)はNS5領域222ベースペアの塩基配列とアミノ酸配列の相同性によりgenotype1～6に群別，さらにサブタイプに別れ，インターフェロン療法の効果に違いがある．わが国ではgenotype 1b型が70%，2a型が20%，2b型が10%を占め，3～6型はほとんどみられない．また，わが国ではセロタイプ1≒genotype 1bであり1aは非常に少ない．

●ちなみに米国では1a型，欧州では1a型と3a型が主．

●genotype 1bではインターフェロン治療に対する反応が不良である．

異常値の出るメカニズム

●急性感染から約2～3ヵ月を経てHCV抗体が作られる．慢性化した場合に，治療法の決定のためウイルス量の測定とともに遺伝子型判定が必要となる．

●HCV-RNAからの遺伝子型判定は煩雑で高コスト，また，コンタミネーションにも注意が必要なため，ヒトが作り出す抗体側からの検査である，セロタイプが汎用される．

参考になる検査とその意義

●HCV抗体(別項参照)，HCV-genotype(Invader法)，HCV-RNA(別項参照)，ウイルス変異(core 70, NS5A)(別項参照)．

診断へのアプローチ

- 急性C型肝炎では通常ALTは多峰性を示し，60〜80%が慢性化する．一過性で終息するのは30%程度である．慢性化した場合にHCVが自然消失する確率はきわめて低く，抗ウイルス療法が必要となる．
- 抗ウイルス療法の治療効果は，ヒト側の因子（例えばIL28B SNP，性，年齢，肝線維化など），ウイルス側因子，治療法（インターフェロン単独，リバビリン・プロテアーゼ阻害剤併用など）により異なる．ウイルス側因子としては，HCV-RNA量，セロタイプが最重要である．
- 治療抵抗性であるgenotype 1bにおいては，core70変異やNS5Aの変異も重要な要素となる．

ピットフォール

- NS4領域のC14-1，C14-2を用いた検査であるため，①全体の数パーセント存在するC14抗体をもたない患者は判定不能，②C14-1, C14-2両抗原に反応する場合(抗体価が片方の2倍以内)は判定保留となる．この場合は，HCV遺伝子判定が必要である．

予後とフォローアップ

- C型慢性肝炎のインターフェロン治療の効果は，HCV-RNA量とセロタイプとで大きく差がみられる．
- セロタイプ2のほうがセロタイプ1に比して効きやすく，ウイルス排除が得られやすい．
- セロタイプ2においては，インターフェロン単独治療では2aのほうが2bよりも効きやすいが，リバビリン併用療法ではほとんど差はない．

■文献

1) Simmonds P, Alberti A, Alter HJ et al：A proposed system for the nomenclature of hepatitis C viral genotypes. Hepatology 19：1321-1324. 1994
2) Tsukiyama-Kohara K, Kohara M, Yamaguchi K：A second group of hepatitis C viruses. Virus Genes 5：243-254, 1991

（五藤　忠）

C型肝炎ウイルス遺伝子（HCV-RNA）検査

hepatitis C virus-RNA

現在のC型肝炎ウイルス（HCV）感染の有無をみる．治療開始前，治療中のHCV-RNA量のモニタリングにより，抗ウイルス療法の治療効果予測に用いられる．また，治療終了6ヵ月後のHCV-RNA陰性は，ウイルスの排除消失を意味する．

検体の採取・取り扱い・保存

- 検体は血清．凍結保存．血漿を用いる際はPCR反応の妨げとなるヘパリンは使用不可．EDTAかクエン酸を使用．コンタミネーションに注意

基準値・測定法

- 陰性（1.2 LogIU/mL未満，かつ増幅反応シグナル：検出せず）
- RT-PCR（TaqMan PCR）法[1)]

- 定量の範囲は1.2～7.8 LogIU/mL（15～69,000 KIU/mL，それ以下で増幅反応シグナル陽性は，ごく微量のウイルスの存在を表す）
- HCV抗体が陽性で，HCV-RNAが検出されない場合，急性肝炎治癒例，抗ウイルス療法後ウイルス消失例と判定する

意義・何がわかるか？

- 陽性であれば現在のHCV感染，ウイルス血症を示す．

生体内での動態

規定因子と血中レベルを決める機序

- 血中HCVウイルスの検出は，branched-DNAプローブ法（検出感度は0.5～120 Meq/mL，1 Meq/mL=1,000 KIU/mL），アンプリコアモニター法（「ハイレンジ法」の検出感度は5～5,000 KIU/mL，「オリジナル法」の検出感度は0.5～500 KIU/mL）と，その感度は高まってきた．さらに現在の検出法であるTaqMan PCR法は測定範囲が非常に広くなり，その上限においても下限においても従来の検出系をカバーしているため，汎用されている．

異常値の出るメカニズム

- HCVは血液を介して水平感染し，急性肝炎例の70％が慢性化する．
- 感染後HCV-RNAは3週間程度で陽性となる．保険上は，抗体検査前の検査は認められていない．

参考になる検査とその意義

- HCV抗体（別項参照），HCVセロタイプ（別項参照），HCV-genotype（Invader法），ウイルス変異（core 70, NS5A）（別項参照）．

診断へのアプローチ

- 以前は輸血で感染することが多かったが，現在は献血者における核酸増幅検査（nucleic acid amplification test：NAT）の導入により，輸血後肝炎はほぼ制圧された．
- 現在は主として薬物常習者間での注射針の使いまわし，入れ墨やピアスの穴あけなど

が，また，透析もリスクに挙げられる．

ピットフォール

● HCVの急性感染からHCV抗体が陽性化するまでに，約2〜3ヵ月を要する（ウィンドウピリオド）ため，この間はHCV感染が成立しても抗体は陰性である．よって，HCV-RNA検査を要する（保険診療には制限あり）．

● 一方でHCV抗体が低力価陽性の際は，既往感染の可能性が高く，同じくHCV-RNA検査で陰性を確認する必要がある．TaqMan PCR法は検出感度が高いため，この検査で陰性であれば，ほぼウイルスはいないものと考えてよい（抗ウイルス療法中を除く）．

● 一般にウイルス量は自然経過でも10倍程度の変動を示すため，いわゆる難治性のウイルス量と判断されないものの，境界領域のウイルス量の場合には，複数回のウイルス測定を試みたほうがよく，総合的に判断する．

予後とフォローアップ

● 肝障害があれば，未治療では慢性肝炎から肝硬変，肝がんへと進展するため，診断をつけ，治療することが大切である．

● C型慢性肝炎のインターフェロン療法の効果は，HCV-RNA量とセログループにより大きく差がみられる[2)]．HCV量が少ないほど，ウイルス排除（sustained virological response：SVR）が得られやすい．一般に，5 LogIU/mL以上を高ウイルス量，5 LogIU/mL未満を低ウイルス量とする．

● インターフェロン治療中，早期にHCV-RNAの陰性化が得られた症例は，SVRが得られやすい．

● SVRの得られにくい高ウイルス量のセログループ1（わが国では≒genotype 1b）症例に対しては，現在もっとも治療効果の高いペグインターフェロン・リバビリン・プロテアーゼ阻害剤の併用療法が推奨される．同治療においてセロタイプ1型は24週投与により70〜90%でSVRが得られる．

● セロタイプ2型はペグインターフェロン・リバビリン併用療法の24週投与により約80〜90%がSVRに至る．

■文献

1） Gelderblom HC, Menting S, Beld MG：Clinical performance of the new rRoche COBAS TaqMan HCV Test and High Pure System for extraction, detection and quantitation of HCV RNA in plasma and serum. Antivir Ther 11：95-103, 2006

2） Shiratori Y, Kato N, Yokosuka O et al：Predictors of the efficacy of interferon therapy in chronic hepatitis C virus infection. Tokyo-Chiba Hepatitis Research Group. Gastroenterology 113：558 -566, 1997

（五藤　忠）

血清中C型肝炎ウイルスコア蛋白70アミノ酸変異，NS5A蛋白アミノ酸変異同定検査

hepatitis C virus (HCV) core 70 amino acid mutation / NS5A amino acid mutation

genotype 1b のＣ型肝炎ウイルス（HCV）はインターフェロン（IFN）療法に抵抗性がある．治療前に HCV コア蛋白 70 アミノ酸（amino acid, aa 70）変異，NS5A 蛋白領域（aa 2209-2248）のアミノ酸変異数をみることにより，治療効果の予測ができる．

検体の採取・取り扱い・保存

- 検体は血清．凍結保存．血漿を用いる際は PCR 反応の妨げとなるヘパリンは使用不可．EDTA かクエン酸を使用．コンタミネーションに注意

基準値・測定法

コア蛋白 70 アミノ酸変異
- 野生型，PCR-Invader 法

NS5A 蛋白領域変異
- 野生型，サンガー法

- コア蛋白 70 アミノ酸：野生型（R：アルギニン）→変異型（Q：グルタミンあるいは H：ヒスチジン）
- NS5A 蛋白領域アミノ酸：野生型，変異型（アミノ酸の一つ以上の変異）

意義・何がわかるか？

- コア蛋白 70 アミノ酸において，野生型（R：アルギニン）は IFN/リバビリン（RBV）療法が効きやすく，変異型（Q：グルタミン）は効きにくい[1]．
- IFN 単独療法において，NS5A 蛋白領域（IFN 感受性決定領域 aa 2209-2248：interferon sensitivity-determining region：ISDR）のアミノ酸変異数が 0 の野生型は治療抵抗性であり，1〜3 個の中間型，4 個以上の変異型と，アミノ酸の変異数が増えるに従って，IFN 感受性が高くなる[2]．また，IFN/RBV 併用療法においても同様に，野生型または変異が一つの場合は効きにくく，2 つ以上の変異があればウイルス消失が得られやすい．
- さらに NS5A 蛋白の別の領域（IFN/ RBV 抵抗性決定領域 aa 2334-2379：interferon and ribavirin resistance-determining region：IRRDR）も，6 個以上の変異でウイルス消失が得られやすいことが，わが国から報告されている．

参考になる検査とその意義

- HCV 抗体（別項参照），HCV セロタイプ（別項参照），HCV-genotype（Invader 法），HCV-RNA（別項参照）．

診断へのアプローチ

- genotype 1b は難治性であるが，わが国では HCV 慢性感染者 200 万人の約 70％が genotype 1b である．

● HCVの治療は，現在IFNベースの治療が中心である．ウイルス側因子であるウイルス量，セロタイプが最重要であるが，セロタイプ1かつ，高ウイルス量は難治性である．

● genotype 1bにおいては，上記のウイルス側の因子をさらに検討することが，治療前の治療効果予測として大切である．

ピットフォール

● IFN治療の感受性に関し，ヒト側の因子として，IL28Bの遺伝子多型（single nucleotide polymorphisms：SNPs）が報告された[3]．

● IFNの一種であるIL28B遺伝子周辺に存在するSNPsに関して，遺伝子変異番号rs8099917がマイナーアレルTG/GGの場合，メジャーアレルであるTTと比べ，ペグIFN/RBV併用療法が30倍効きにくかった．

● さらに効かなかった症例でIL28B遺伝子発現レベルが有意に低いことがわかった．

予後とフォローアップ

● 現在IFNを使用しない，プロテアーゼ阻害剤，ポリメラーゼ阻害剤などを組み合わせた治療で，良好な成績が報告されてきている．上記のいくつかの治療抵抗性の要素をもちあわせた症例では，治療を待つことも選択肢となる．

■文献

1）Akuta N, Suzuki F, Kawamura Y et al：Predictive factors of early and sustained responses to peginterferon plus ribavirin combination therapy in Japanese patients infected with hepatitis C virus genotype 1b：amino acid substitutions in the core region and low-density lipoprotein cholesterol levels. J Hepatol 46：403-410, 2007

2）Enomoto N, Sakuma I, Asahina Y et al：Mutations in the nonstructural protein 5A gene and response to interferon in patients with chronic hepatitis C virus 1b infection. N Engl J Med. 334：77-81, 1996

3）Tanaka Y, Nishida N, Sugiyama M et al：Genome-wide association of IL28B with response to pegylated interferon-α and ribavirin therapy for chronic hepatitis C. Nat Genet 41：1105-1109, 2009

（五藤　忠）

D型肝炎ウイルス(HDV)(デルタ型肝炎ウイルス)

hepatitis D virus (delta hepatitis virus)

① HDV（デルタ）抗体，② HDV-RNA

D 型肝炎ウイルス（HDV）感染の診断のための検査.

検体の採取・取り扱い・保存

● ①②検体は血清．冷蔵，凍結保存．RNA 測定の際には，コンタミネーションに注意が必要

基準値・測定法

● ①陰性，RIA 法，EIA 法，②陰性，RT-PCR 法

陽性 ↑ ● D 型肝炎ウイルス（HDV）の持続感染①＋②，または既往（①のみの場合）

意義・何がわかるか？

● HDV 感染の有無をみる.

生体内での動態

規定因子と血中レベルを決める機序

● HDV は B 型肝炎ウイルス（HBV）の殻である HBs 抗原を必要とするため，HBV と重感染する．HBs 抗原の内部にデルタ抗原と HDV-RNA が存在する.

● B 型肝炎の重症例（劇症例）に，HDV 感染を考慮する．また，HDV は HBV を抑えるため，慢性 B 型肝炎で，HBV-DNA 低値にもかかわらずトランスアミナーゼ高値の際に考慮する.

異常値の出るメカニズム

● 感染パターンは 2 つ，すなわち HBV との同時感染（co-infection）と HBV キャリアへの重複感染（superinfection）である.

● D 型肝炎は同時感染にて劇症化を，重複感染では重症化を生じやすいとされる.

● HBV 未感染者への同時感染では通常，一過性感染となり，重複感染の際には，多くがキャリア化する.

参考になる検査とその意義

● HBs 抗原（陽性），HBV-DNA（低値）.

診断へのアプローチ

● 感染ルートは，HBV に準じる．HDV は HBV よりはるかに強い感染力をもつ.

● 欧米の麻薬常習者では，HBs 抗原陽性者の 50％以上と報告され，重症の B 型肝炎の 25～50％は HDV の感染が関与する国もある．一方わが国では，慢性 D 型肝炎の頻度は比較的低く HBs 抗原陽性者の 1％未満とされる.

● わが国の HDV は地域集積性がある．上五島，宮古島などの離島での HDV 陽性者は HBV キャリアの 8％以上にのぼるため[1, 2]，出生地の把握は診断を助ける．その他の地域では HBV キャリアの 0.4～1.0％が陽性で，急性肝炎の原因としては稀である.

● HDV は HBV の複製を抑制し，血中 HBV 量は極端に減少することが知られている．HBe 抗原陰性かつ HBV-DNA 陰性の B 型肝炎，B 型劇症肝炎などの原因として HDV 感染を考慮し，HDV マーカーの検索を行う.

ピットフォール

- HDV抗体は，感染初期には出現せず，HDV持続感染状態なら高力価となる．一過性感染なら時間経過とともに低力価（=既往感染）となり，消失する．
- 従来のRIA法によるHDV抗体測定法は，比較的強陽性の抗体反応しか捕捉できず，陽性者はHDVキャリアと考えてよい．近年のEIA法は感度が鋭敏で陽性率も高く，HDV一過性感染例も捕捉するが，特異性に問題がある．
- IgM-HDV抗体が感染初期に出現する．HDV抗体は各クラスの抗体の総和で，ほとんどがIgG-HDV抗体である．血中デルタ抗原は，まだ抗体産生のない初期にのみ検出可能である．標識したHDV抗体を用いるので，自身の抗体が作られるようになると，影響を受ける．

予後とフォローアップ

- わが国の症例は，必ずしもHDVが，HBVキャリアの自然史を変えるという結果にはなっていない．
- 3種類の遺伝子型が存在する．Ⅰ型は全世界に，Ⅱ型は日本，台湾などの東アジアに，Ⅲ型は南米アマゾン川流域に分布している．Ⅱ型はⅠ型に比べ，重症化，肝硬変への進行例が少ないとされる．
- 慢性D型肝炎の治療としては，最近になり，ペグインターフェロンα-2aの1年投与が有効と報告された[3]．

■文献

1）Iwanami E, Yano M, Koga M et al：Local spread of HDV infection transiently occurring in Japan. J Gastroenterol Hepatol 8：565-568, 1993

2）Nakasone H, Sakugawa H, Shokita H et al：Prevalence and clinical features of hepatitis delta virus infection in the Miyako Islands, Okinawa, Japan. J Gastroenterol 33：850-854, 1998

3）Wedemeyer H, Yurdaydin C, Dalekos GN et al：Peginterferon plus adefovir versus either drug alone for hepatitis delta. N Engl J Med 364：322-331, 2011

（五藤　忠）

E型肝炎ウイルス(HEV)

hepatitis E virus

① IgA-HEV 抗体，② HEV-RNA

E 型肝炎ウイルス（HEV）感染の診断のための検査．急性 E 型肝炎の診断．

検体の採取・取り扱い・保存

- ①検体は血清．冷蔵，凍結保存
- ②検体は血清，または糞便．血漿を用いる際は PCR 反応の妨げとなるヘパリンは使用不可．EDTA かクエン酸を使用．コンタミネーションに注意．凍結融解で感度が低下する

基準値・測定法

- ①陰性，EIA 法，②陰性，RT-PCR 法

陽性↑
- ①②陽性は急性 E 型肝炎を示す

意義・何がわかるか？

- ① IgA-HEV 抗体は，IgM-HEV 抗体とほぼ同様に推移する．陽性であれば HEV の感染と診断できる．
- ②検体の取り扱いは注意が必要だが，陽性であれば HEV の感染と診断できる．

生体内での動態

規定因子と血中レベルを決める機序

- HEV 感染は 2～8 週の潜伏期間がある（平均 6 週）．
- 発症前後で，血中と糞便中で HEV-RNA が検出される（図）．発症 1～2 週前から血中 HEV-RNA が検出され，HEV-RNA は通常 3 週目くらいまでに陰性となる．糞便中のほうが，検出期間はやや長い．
- 豊富に胆汁に排出されるが，糞便への排出は少なく続発性の伝播は稀とされている．
- IgA-HEV 抗体（保険収載あり）は感染初期から発症後 3～4 ヵ月にかけて検出される．一方 IgG-HEV 抗体は回復期に高力価となる．

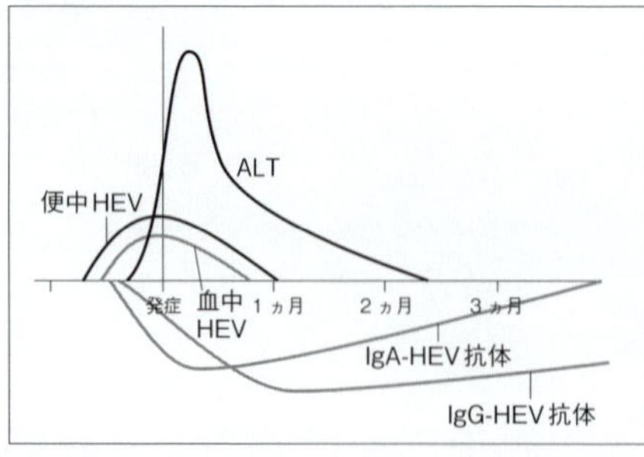

図　急性 E 型肝炎の経過

異常値の出るメカニズム

- HEV は A 型肝炎ウイルスと同じく，汚染された食物や飲料水などを介する経口感染である．
- 2000 年代初頭までわが国では輸入感染症とされてきたが，2003 年国内において，野生のシカ肉を生食した 2 家族 7 名中 4 例に急性 E 型肝炎の発症を認め，保存されていた冷凍シカ肉の HEV と遺伝子型が一致したことより[1]，ブタ，シカ，イノシシなどが感染源となる人畜共通感染症として認識されるようになった．

参考になる検査とその意義

- ブタ，シカ，イノシシなどのレバーの生食歴．
- 肝細胞障害型の肝炎（AST，ALT 優位の上昇，非閉塞性の黄疸）．

診断へのアプローチ

- わが国における散発性急性肝炎の原因の30〜40％は非 ABC 型肝炎であるが，保存血清を調べてみると，そのうちの10〜15%で HEV 抗体がみつかっている[2)]．
- E 型肝炎の多発地域での IgG-HEV 保有率は通常 80％以上．1993 年のわが国の健常人の血清における IgG-HEV 抗体保有率は5.4%．50 代 23%，40 代 16%，30 代 6.2%で，20 代以下では 0.4%とされる．
- 市販の豚レバーを調べた結果，1.9％から HEV-RNA が検出されている[3)]．また，わが国の豚では，生後 1〜6 ヵ月の豚の糞便からも HEV-RNA が検出される．4〜5 ヵ月で 100％の豚が抗体を保有するとされ，通常豚が出荷される 6 ヵ月齢の血液中からはほとんどで HEV が消失する．

ピットフォール

- HEV-RNA はその塩基配列に多様性があるため，増幅プライマーによっては偽陰性となることがある．
- 2003 年の感染症法改正で E 型肝炎は「四類感染症」に定められ，診断した医師はただちに最寄りの保健所に届け出る必要がある．

予後とフォローアップ

- 一過性感染で終わる．通常は軽微な症状で経過するが，A 型肝炎と比較すると症状が重く，やや致死率が高い（1〜2%）．凝固障害・胆汁うっ滞の遷延が多いとされる．
- 小児における不顕性感染は A 型肝炎と比べて少ない．高齢者，慢性肝疾患患者では重症化しやすい．
- E 型肝炎では妊婦で劇症化しやすく，その致死率は 20%とされる．

■文献

1）Tei S, Kitajima N, Takahashi K et al：Zoonotic transmission of hepatitis E virus from deer to human beings. Lancet 362：371-373, 2003
2）Yano K, Tamada Y, Yatsuhashi H et al：Dynamic epidemiology of acute viral hepatitis in Japan. Intervirology 53：70-75, 2010
3）Yazaki Y, Mizuo H, Takahashi M et al：Sporadic acute or fulminant hepatitis E in Hokkaido, Japan, may be food-borne, as suggested by the presence of hepatitis E virus in pig liver as food. J Gen Virol 84：2351-2357, 2003

（五藤　忠）

GBウイルス-C/G型肝炎ウイルス(GBV-C/HGV)(HGV)

GB virus-C/hepatitis G virus

① HGV-E2 抗体，② HGV-RNA

GB ウイルス-C/G 型肝炎ウイルス（GBV-C/HGV，以下 HGV）感染の診断のための検査.

検体の採取・取り扱い・保存

●①②検体は血清．凍結保存．コンタミネーションに注意

基準値・測定法

●①陰性，ELISA 法，②陰性，RT-PCR 法

陽性 ↑ ● HGV 感染を示す

意義・何がわかるか？

● HGV 感染の有無．血中 HGV-RNA が検出されれば，HGV 感染と診断される．HGV-E2 抗体は，感染の既往を表す.

生体内での動態

規定因子と血中レベルを決める機序

● 1995 年 Abbott 社 が GB virus C を，Genelabs 社が hepatitis G virus を別々に発見し，発表した[1,2]．公開された両ウイルスの遺伝子配列は 85％の相同性があり，また，アミノ酸配列は 95％で一致していた．これらは同一ウイルスと判明し，GBV-C/HGV と表記されることが多い.

異常値の出るメカニズム

● HGV は血液を介して感染する．発見当初は急性および慢性肝炎の原因として考えられたが，一般に肝障害の程度は軽い.

●輸血後感染症例からの検討により，現在では急性肝炎の原因としては否定的とされる.

●血行感染という感染機序から，C 型肝炎ウイルス（HCV）との同時感染も多いが，必ずしも C 型慢性肝炎の増悪因子となってはいない．また，HCV /HGV 共感染者にインターフェロン治療を行った反応性から，慢性肝炎の原因としても否定的とされた（HGV の消退にかかわらず，HCV の消失時のみ肝障害改善が得られる).

●増殖の首座も肝臓よりは造血細胞であることが示唆されており，「肝炎ウイルス」としての定義から外れている可能性がある.

参考になる検査とその意義

● HIV 検査（後述).

診断へのアプローチ

●血液を介して感染する．わが国での HGV 感染率は，一般人口で約 1%，血友病患者で 14～24％，透析患者で 3～10％と報告されている.

● HGV は HCV と同様にフラビウイルス科に属する．臨床的にも HCV 感染に類似するとされるが，肝障害の程度は概して軽い.

●構造的にも HCV と類似する（E1，E2，NS3-5B の蛋白をコードしている）が，コア蛋白をコードする領域が欠如している．病原性の欠如はこれが原因の可能性がある.

●HGVは3種類の遺伝子型が知られている．1型はアフリカ，2型は西欧・米国，3型はアジアに分布している．

ピットフォール

●HGVではコア蛋白が欠損しているため，コア抗体の検出系ない．HGV-RNAの検出が唯一，HGV感染を証明する方法である．

予後とフォローアップ

●HGV単独感染では予後に影響は与えない．

●HIV感染者において，HIV単独感染に比べて，HIV/HGV共感染者のほうが予後が良いことが報告された[3]．

●HGVの急性感染例ではHGV-RNAが出現した後に，肝炎が治癒してHGV-E2抗体が出現する．大多数の例ではHGV-RNAとHGV-E2抗体は同時には存在せず，中和抗体と考えられている．

■文献

1）Simons JN, Leary TP, Dawson GJ et al：Isolation of novel virus-like sequences associated with human hepatitis. Nat Med 1：564-569, 1995

2）Linnen J, Wages J Jr, Zhang-Keck ZY et al：Molecular cloning and disease association of hepatitis G virus：a transfusion-transmissible agent. Science 271：505-508, 1996

3）Williams CF, Klinzman D, Yamashita TE et al：Persistent GB virus C infection and survival in HIV-infected men. N Engl J Med 350：981-990, 2004

（五藤　忠）

成人T細胞白血病ウイルス（ATLV）抗体〔ヒトT細胞白血病ウイルス1型（HTLV-1）抗体〕

adult T cell leukemia virus antibody（human T cell lymphotropic virus type 1 antibody）

成人Ｔ細胞白血病の原因ウイルスに対する抗体を検出する検査である．成人Ｔ細胞白血病ウイルス感染のスクリーニング検査と確認検査がある．

検体の採取・取り扱い・保存

●血清・冷蔵

基準値・測定法

スクリーニング検査

●陰性（PA法の場合16未満）
　陽性　HTLV-1感染を疑う．偽陽性（免疫グロブリン製剤投与者，妊娠など）

● PA法，CLEIA法，EIA法など

●スクリーニング検査陽性の場合は確認検査を行う

確認検査

●陰性（WB法の判定については表参照）
　陽性　HTLV-1感染と考える

●ウェスタンブロット（WB）法，蛍光抗体法（FA法）

表　WB法の判定

判定	内容
陽性	env蛋白（gp46, gp62/68）のバンドおよびgag蛋白（p19，p24，p53）のバンドがそれぞれ一つ以上認められるもの
陰性	全くバンドが認められないもの
保留	陰性および陽性の判定基準に一致しないもの

●判定保留の場合は，原理の異なる複数の検査法の実施や経時的検査を行う必要がある

意義・何がわかるか？

●白血病・リンパ腫などの血液疾患や脊髄症を含む種々の病態におけるHTLV-1の関与の検討

●献血者や妊婦のスクリーニングによるキャリアの発見

●輸血や母子間の感染の予防

● HTLV-1ウイルスの疫学調査

生体内での動態

規定因子と血中レベルを決める機序

● HTLV-1に対する抗体検査はそれぞれ長所と短所があり，単独の検査で真の抗体陽性者（キャリア）と真の陰性者（未感染者）を確実に識別できない．したがって，各検査法の特徴を熟知したうえで，検査の目的に応じた組み合わせを選択する必要がある．

● HTLV-1抗体（PA法）は，簡便で多数の検体を測定できるため，献血者スクリーニングに適しているが，低力価での偽陽性，が問題である．

● HTLV-1抗体（EIA法）は自己抗体による非特異反応が認められることがある．

●スクリーニング試験で陽性になった検体が

すべて真の抗体陽性とは限らないため，確認試験を実施することが必須である．

- 確認検査には，特異度が高いWB法が用いられる．スクリーニング検査で陽性であっても，WB法で陰性と判定された場合には抗体陰性（スクリーニングの結果は偽陽性）と考える．
- WB法で判定保留であった場合に考慮すべき検査は，PCR法によるHTLV-1プロウイルスDNAの検出である．

異常値の出るメカニズム

- ATLVは，日沼らにより1981年に成人T細胞白血病（ATL）の原因ウイルスとして発見されたが，1980年にGalloらにより発見されていたHTLV-1と同一のウイルスであることが判明した．
- ヒトT細胞白血病ウイルス1型（HTLV-1）は，HTLV-1関連脊髄症（HAM）や気管支肺症，ぶどう膜炎，多発性筋炎，Sjögren症候群，リウマチ様関節炎などの自己免疫疾患様の病態の一部において，関与が考えられている．
- わが国には，約100万人のHTLV-1キャリアがいると推定されており，九州，沖縄，四国，に多い．
- キャリアからのATLの発症は，ほとんど母子感染例であり，成人以降にHTLV-1に感染した場合，ATLを発症する可能性はきわめて低い．

参考になる検査とその意義

- polymerase chain reaction（PCR）法：HTLV-1プロウイルスDNAの断片をDNAポリメラーゼによって増幅して検出する方法である．ウイルス量の多いキャリアではATLの発症のリスクが高いことがわかってきている．

診断へのアプローチ

- HTLV-1抗体陽性の場合，HTLV-1に感染していると判断できる．ただし，ATLと最終診断するためのウイルス学的検査としては，リンパ球内部にHTLV-1プロウイルスDNAがモノクローナルに組み込まれていることを証明する必要がある．
- 末梢血液中に出現するATL細胞は，特徴的な花びらのような形状をした核を有する．T細胞ががん化したもので，強い免疫不全を示す．

ピットフォール

- 感染後間もなくはウインドウ期間として抗体陰性（偽陰性）となる．
- 経胎盤移行抗体が残っている乳児期では感染していなくても抗体陽性（偽陽性）となることがある．

予後とフォローアップ

- HTLV-1キャリアからのATL発症は，750～2,000人のキャリアの中から1年につき1人程度と推定されている．
- ATLは母子感染によってキャリアとなった人の中から発症するので，母子感染予防対策を講ずる必要がある．
- 母子感染は主に母乳の長期直接授乳で起こるので，HTLV-1キャリアの母親は母子感染予防のために直接授乳せずに人工栄養のみで育てること（完全人工栄養）を選択することも考慮される．

■文献

1）平成22年度厚生労働科学特別研究事業「ヒトT細胞白血病ウイルス-1型（HTLV-1）母子感染予防のための保健指導の標準化に関する研究」（研究代表者：森内浩幸）HTLV-1母子感染予防対策 保健指導マニュアル（改訂版）
http://www.mhlw.go.jp/bunya/kodomo/boshi-hoken16/dL/05.pdf

（太田康男）

ヒト免疫不全ウイルス・ヒト免疫不全ウイルス（HIV）抗体

human immunodeficiency virus, human immunodeficiency virus（HIV）antibody

ヒト免疫不全ウイルスに対する抗体を検出する検査である．ヒト免疫不全ウイルス感染のスクリーニング検査と確認検査がある．

検体の採取・取り扱い・保存

●血清・冷蔵

基準値・測定法

スクリーニング検査

●陰性（PA 法の場合 16 未満）
陽性　HIV-1 あるいは HIV-2 感染を疑う，あるいは偽陽性（免疫グロブリン製剤投与，妊娠，血液疾患，自己免疫性疾患，アルコール性肝炎，ヘルペスウイルスなどのほかのウイルス感染など）

●PA 法，ELISA 法，IC 法，抗原抗体 ELISA 法など（HIV-1，HIV-2 同時に測定）

●スクリーニング検査陽性の場合は確認検査を行う

確認検査

●陰性（WB 法の判定については表 1 参照）
陽性　HIV-1 感染または HIV-2 感染と考える

●HIV-1 ウェスタンブロット（WB）法，HIV-2 ウェスタンブロット（WB）法，HIV-1 リアルタイム PCR 法（HIV-1 核酸増幅検査）

表 1　WB 法（HIV-1）の判定

陽性	3 本の env 蛋白（gp41, gp120, gp160）のバンドおよび gag 蛋白（p24）のバンドのうち 2 つ以上認められるもの
陰性	全くバンドが認められないもの
保留	陰性および陽性の判定基準に一致しないもの

意義・何がわかるか？

●HIV 感染の有無

●献血者や妊婦のスクリーニングによるキャリアの発見

生体内での動態

規定因子と血中レベルを決める機序

●HIV はレトロウイルスであり，全世界的に蔓延している HIV-1 と，主として西アフリカで認められる HIV-2 に分けられる．後者の発生はわが国ではきわめて稀である．スクリーニング検査では，HIV-1 および HIV-2 を同時に測定するが，確認検査（WB 法）は，HIV-1 と HIV-2 を別々に測定する必要がある．HIV に感染しても 6〜8 週間くらいは，抗体価が陽性にならない時期（ウインドウ期）があるので注意が必要である（図 1）．

●スクリーニング検査には，抗体のみを測定する第三世代のキットと抗体と抗原（p24）の両方を同時に検出する第四世代のキットがある．後者は，感染後間もないウインド

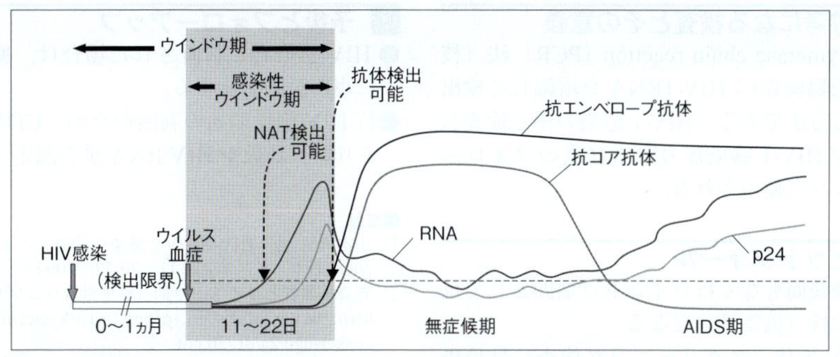

図1　HIV 感染症における抗体および RNA 量の推移（文献2より引用）

表2　HIV-1 確認検査の結果

WB 法	核酸増幅検査	判定・指示事項
陽性	陽性	HIV-1 感染
	検出せず	HIV-1 感染　⇒　HIV-2 WB の実施
保留または陰性	陽性	急性 HIV-1 感染　⇒　後日 WB 法で陽転確認の必要
	検出せず	HIV-2 WB の実施　⇒　陽性（HIV-2 感染） HIV-2 WB の実施　⇒　陰性（判定保留）　⇒　2 週間後に再検：陽性（HIV-2 感染）・陰性（HIV 非感染）

（文献1を参照して作成）

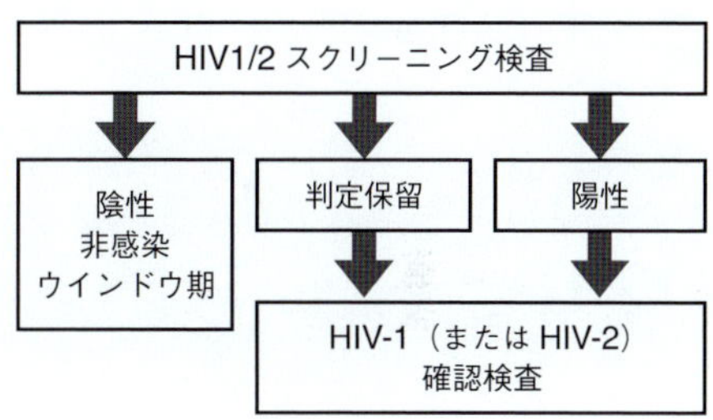

図2　HIV 検査フローチャート

ウ期での検出を目的としている．また短時間で検出可能な IC 法によるスクリーニングも行われているが，迅速である半面，偽陽性が高くなる傾向がある．確認検査の WB 法はスクリーニング検査に比べ感度が劣るため，WB 法で判定できない場合は，PCR 法（核酸増幅検査）を行うべきである．

異常値の出るメカニズム

- HIV 抗体（スクリーニング検査）は，簡便で多数の検体を測定できるが，偽陽性が問題となることがある．
- スクリーニング試験で陽性になった検体がすべて真の抗体陽性とは限らないため，確認試験を実施することが必須である．
- 確認検査には，特異度が高い WB 法が用いられる．スクリーニング検査で陽性であっても，WB 法で陰性と判定された場合には抗体陰性（スクリーニングの結果は偽陽性）と考える．
- WB 法で判定保留であった場合のアプローチは，表2（HIV-1 確認検査の結果）を参照のこと．

診断へのアプローチ

- HIV 感染を疑った場合，ます HIV 抗体スクリーニング検査を行う．
- HIV 抗体スクリーニング検査で陽性あるいは判定保留の場合は，WB 法などの確認検査を行う（図2）．
- 確認検査で HIV-1 抗体陽性の場合，HIV-1 に感染していると判断できる．

参考になる検査とその意義

- polymerase chain reaction（PCR）法（核酸増幅検査）：HIV-1RNA を増幅して検出する方法である．HIV-1 感染の確認検査およびHIV-1 感染症の臨床経過のフォローアップに使用される．

ピットフォール

- 感染後間もなくはウインドウ期間として抗体陰性（偽陰性）となる．
- HIV 抗体（スクリーニング検査）は偽陽性の場合もある．

予後とフォローアップ

- HIV 感染者と判断された場合は，原則的に専門医を受診する．
- 抗 HIV 治療開始の判断のため，CD4 陽性 T リンパ球数や HIV RNA 量を測定する．

■文献

1）山本直樹 他：HIV-1/HIV-2 感染症診断ガイドライン 2008. 日本エイズ学会誌 11：70-72，2009

2）感染症報告とウインドウ期（厚生労働省ウェブサイト）http://www.mhlw.go.jp/new-info/kobetu/iyaku/kenketsugo/2a/dL/2b.pdf

（太田康男）

ヒト免疫不全ウイルス　HIV関連遺伝子検査

HIV genetic testing

ヒト免疫不全ウイルス（HIV）の遺伝子学的定量を行う検査である．

検体の採取・取り扱い・保存

●血清または血漿・3〜4 mL・5 日程度であれば冷蔵保存可能．それを超える場合は，凍結保存．1ヵ月を超える場合は，−70℃で保存．血漿の場合は EDTA を抗凝固剤として用いる

基準値・測定法

●検出せず（20 コピー/mL 未満）

●リアルタイム PCR 法

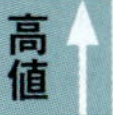

高値

●（10^5 コピー/mL 以上）HIV-1 感染早期などの HIV-1 未治療患者で認められる

意義・何がわかるか？

●HIV ウイルス量が定量される．したがって，HIV-1 感染の診断の際に HIV RNA が検出されれば, HIV-1 感染が確認される．ただし通常は，HIV-1 感染症のフォローアップ目的に使用される．HIV RNA 量が多ければ，病態の進行が一般に早い．また抗 HIV 治療開始後であれば，抗 HIV 薬の治療効果の判定に使用される．

生体内での動態

規定因子と血中レベルを決める機序

●HIV は RNA ウイルスであるため，通常血漿あるいは血清中のウイルス粒子内の RNA を標的としたリアルタイム PCR 法を行い，HIV ウイルス量を定量する．

異常値の出るメカニズム

●HIV 感染の無症候期には，血中のウイルス量は見かけ上安定しているが，体内で 1 日当たり 10^9〜10^{10} 個ものウイルス粒子が産生され，CD4 陽性 T 細胞に感染し破壊されるというダイナミックな過程が日々繰り返されている．

●HIV と宿主の免疫系とのたゆみない戦いが繰り返され，最終的には宿主の免疫系が破綻し AIDS が発症するものと考えられる．血中ウイルス量は AIDS 発症と相関があり，患者の予後を予測する重要な因子である．

●無症候期に定常状態になったときのウイルス量を（ウイルス学的）セットポイントといい，この値がその後の予後に重要な関係がある．セットポイント時のウイルス量が多いほど短期間で AIDS を発症しやすい．

参考になる検査とその意義

●CD4 陽性 T リンパ球数：フローサイトメトリーを用いて，1 mm^3 当たりの CD4 陽性 T リンパ球の数を測定する検査である．HIV 感染症の病態の進行の程度，治療開始基準ならびに治療効果の判定に重要である．

●HIV ジェノタイプ薬剤耐性検査：治療開始前や治療開始後でウイルス抑性が不十分の際の薬剤耐性を調べる検査である．

表　血中ウイルス量の測定時期

測定時期の目安	測定の時期・間隔
急性 HIV 感染症で抗体検査結果が不確定のとき	感染初期，後日抗体検査を再確認
治療開始または変更時	治療開始前，治療開始あるいは治療変更後 2～4 週以内（8 週を超えないように） ウイルスが検出感度以下になるまでは，4～8 週ごとに測定
副作用で治療薬を変更したとき	治療変更後 2～8 週ごとに測定
病状が安定しているとき	3～4 ヵ月ごとに測定 ウイルス量が 2～3 年以上抑制されており，病態が安定している場合は，6 ヵ月ごとの測定でも可

上記の測定時期は最低限必要な測定時期を示す．（文献 1 を参照して作成）

診断へのアプローチ

- 1 コピーは，HIV RNA 1 個を表す．
- 患者の状態を正確に把握するためには，1 回の測定ではなく，複数回の測定が必要である．
- 測定値には 1/3～3 倍程度の変動がある．
- 低濃度の検体では，測定値のばらつきが大きいことがある．

ピットフォール

- HIV-1 サブタイプ O や HIV-2 の検出，定量はできない．
- 血漿と血清では測定値が異なることがあり，同一患者の測定では，どちらかに統一すべきである．
- 血漿を採取する際にヘパリンを用いた場合，逆転写酵素反応を阻害し，低値となることがある．

予後とフォローアップ

- 血中ウイルス量の測定は最低限，表に示した時期に行う必要がある．急性 HIV 感染症で抗体検査結果が不確定で HIV 感染が確定できない場合は，血中ウイルス量を測定し，ウイルスが検出されれば，HIV-1 感染と診断される．ただし，この場合，後日抗体検査を再確認する必要がある．
- 治療開始時や治療薬を変更する際にも一定の間隔で測定が必要である．さらに，病状が安定している場合でも定期的に測定することが推奨されている．

■文献

1）HIV 感染症治療研究会：HIV 感染症「治療の手引き」第 17 版，2013

（太田康男）

ヒト免疫不全ウイルス　HIVジェノタイプ薬剤耐性検査

genotypic testing for HIV drug resistance

薬剤耐性に関連するHIV遺伝子の変異を検出する．すなわちHIV逆転写酵素，プロテアーゼおよびインテグラーゼ領域の塩基配列，アミノ酸を決定し，耐性に関与するアミノ酸が置換されているかを確認する検査である．

検体の採取・取り扱い・保存

- 血清または血漿：1 mL，血漿を採取する際は，EDTA 採血管を用いる

基準値・測定法

- 基準値：逆転写酵素遺伝子，プロテアーゼ遺伝子，インテグラーゼ遺伝子．いずれも薬剤耐性変異なし
- RT-nested PCR 法による遺伝子増幅後に該当遺伝子の塩基配列を決定する

意義・何がわかるか？

- HIV 薬剤耐性検査には大きく分けて遺伝子検査（ジェノタイプ検査）と感受性検査（フェノタイプ）の2つの方法がある．本項で述べる遺伝子検査は，体内で増殖しているHIVの遺伝子解析を行い，得られたアミノ酸配列をデータベースや一定のアルゴリズムと照合して薬剤耐性を間接的に評価する方法であり，保険収載されている．感受性検査（フェノタイプ検査）は，HIV感染者のリンパ球を培養してウイルスを分離・回収，あるいは遺伝子組換えにより感染者ウイルス由来のプロテアーゼと逆転写酵素などをもつ感染性ウイルスを再構築し，抗HIV薬存在下での増殖能を検討し，薬剤耐性を直接的に評価する方法であるが，きわめて煩雑である．

生体内での動態

規定因子と血中レベルを決める機序

- 多剤併用療法に用いられている逆転写酵素阻害薬，プロテアーゼ阻害薬，インテグラーゼ阻害薬のそれぞれの薬剤に対し関連する遺伝子の特定部位に変異が生じることで耐性を獲得することが知られており，わが国における新規診断症例の約5〜10%に薬剤耐性変異が確認されている．
- 本検査では薬剤耐性に関連するHIV遺伝子の変異を検出する．すなわちHIV逆転写酵素，プロテアーゼおよびインテグラーゼの塩基配列，アミノ酸を決定し，耐性に関与するアミノ酸に変異が生じているかを確認する検査である．

異常値の出るメカニズム

- これまでのデータの蓄積から強い耐性を示す変異部位と該当する薬剤の関係が同定されており，International AIDS society-USAでは，各薬剤の耐性変異のリストを随時更新し公開している．公開されている逆転写酵素遺伝子，プロテアーゼ遺伝子，インテグラーゼ遺伝子の主要な変異を表1，2，3に示す．この表には主要な変異（major mutation）のみ掲載したが，これらのほかにも耐性に関与する変異は存在する．これらの表に示した変異を含め，複数の変異をあわせもつことで薬剤に対するより強固な耐性を獲得することも知られており，スタンフォード大学のHIV Drug Resistance Databaseでは遺伝子型による耐性

表1　逆転写酵素阻害薬耐性に関連する遺伝子変異
核酸系逆転写酵素阻害薬（NRTI）耐性に関連する遺伝子の変異（major mutation）

コドン番号	41	65	67	70	74	115	184	210	215	219
野生型アミノ酸	M	K	D	K	L	Y	M	L	T	K
アバカビル		R	NS	M	V	F	V			
ジダノシン		R			V					
エムトリシタビン		R	NS	AM			VI			
ラミブジン		R					VI			
サニルブジン	L	R	N	R				W	YF	QE
テノフォビル		R		E						
ジドブジン	L		N	R				Q	YF	QE

非核酸系逆転写酵素阻害薬（NNRTI）耐性に関連する遺伝子の変異（major mutation）

コドン番号	100	101	103	106	108	138	179	181	188	190	221	225	227	230
野生型アミノ酸	L	K	K	V	V	E	V	Y	Y	G	H	P	F	M
エファビレンツ	I	P	NS	M	I			CI	L	SA		H		
エトラビリン	I	P						CIV						
ネビラピン	I	EP	NS	AM	I			CI	CLH	A				
リルピビリン						AGKQR	L	CIV			Y		C	IL

（文献1を参照して作成）

表2　プロテアーゼ阻害薬（PI）耐性に関連する遺伝子の変異（major mutation）

コドン番号	30	32	46	47	48	50	54	58	74	76	82	83	84	88	90
野生型アミノ酸	D	V	M	I	G	I	F	Q	T	L	V	N	I	N	L
アタザナビル*						L			L	V		H	V	S	
ダルナビル*				V		V	ML						V		
ホスアンプレナビル						V			CL		AF		V		
インジナビル*			IL								AFS		V		
ロピナビル*		I		VA						V					
ネルフィナビル	N														M
サキナビル*					V										M
ティプラナビル*				V				E	P		LT	D	V		

*：リトナビルとの併用

（文献1を参照して作成）

表3　インテグラーゼ阻害薬耐性に関連する遺伝子の変異（major mutation）

コドン番号	92	143	148	155
野生型アミノ酸	E	Y	Q	N
ラルテグラビル	Q	RHC	HKR	H

（文献1を参照して作成）

検査結果を解釈するために役立つ指針を公開している（http://www.hivdb.stanford.edu/を参照のこと）

●なお治療薬の選択，変更に関しては，専門医による総合的な判断に従うことが望ましい．

参考になる検査とその意義

●HIV RNA定量：HIVウイルス量が定量される．HIV-1感染の診断の際にHIV RNAが検出されれば，HIV-1感染が確認される．HIV-1感染症のフォローアップの際は，HIV RNA量が多ければ，病態の進行が一般に早い．また抗HIV治療開始後であれば，抗HIV薬の治療効果の判定に使用される．

- 指向性検査：HIVのco-receptorのCCR5あるいはCXCR4への指向性を調べる検査である．マラビロクの使用の際には，指向性検査を行って，CCR5指向性を確認する必要がある．

診断へのアプローチ

- ①HIV感染症の新規診断時，②治療開始時，③治療開始後十分な治療効果が認められないとき，④治療中薬剤耐性の出現が疑われたとき，⑤ウイルス学的失敗以外の理由で薬剤を変更するとき，⑥治療の中断と再開時，⑦HIV感染妊婦において予防投与を行うとき，などに薬剤耐性検査を行うことが推奨されている．
- 検査結果に基づいて，治療薬の選択・変更を行う．

ピットフォール

- 検査に際し，HIV RNA量が1,000コピー/mL以下の場合には遺伝子増幅が困難となる場合があり，結果が得られない可能性がある．
- HIV感染症患者の体内では多数なウイルスが共存した集団（quasi species）が形成されるが，薬剤耐性HIVの増殖能は野生型に比べて劣るため，耐性変異をもつHIVは全体の一部に留まることが多い．本検査は野生株も耐性株もまとめて遺伝子配列を決定するため，耐性HIV株が全体の約30％以上を占めなければ検出は困難である．
- 薬剤耐性を評価する方法として，種々の特徴的なアルゴリズムが開発されているが，異なるアルゴリズムで同じ塩基配列やアミノ酸変異を照合すると，異なる結果が得られる場合がある．

予後とフォローアップ

- HIV RNA量がコントロールできていない症例で耐性変異が検出されない場合には，その患者が薬剤を内服していなかった可能性，すなわち治療へのアドヒアランスに問題があった可能性を考慮する必要がある．

■文献

1) Pocket Cards：HIV Drug Resistance Mutations, International AIDS society-USA https://www.iasusa.org/content/hiv-drug-resistance-mutations
2) HIV薬剤耐性ガイドライン Ver6, 平成23年度厚生労働科学研究費補助金エイズ対策研究事業，HIV感染症の医療体制の整備に関する研究班 http://www.hiv-resistance.jp/pdf/hiv_resistance_guideline_v6.pdf
3) 松田昌和，杉浦　亙：新しい検査法．モダンメディア 53（11）：319，2007

（太田康男，古賀一郎）

EBウイルス　EBウイルス抗体（EBV抗体）

Epstein-Barr virus

EB ウイルス感染の疑いがある場合の感染の有無を診断する方法である．病原体診断（遺伝子検査）と血清診断（特異抗体測定）に大別される．通常は特異抗体の測定で診断するが，必要に応じて遺伝子診断が行われることもある．

検体の採取・取り扱い・保存

●血清：各 0.2 mL，冷蔵

基準値・測定法

● FA（蛍光抗体法）法：血清 10 倍未満，髄液 1 倍未満
● EIA 法：陰性（1.0 未満）

高値	●伝染性単核症，Burkitt リンパ腫，Duncan 病，上咽頭がん，慢性活動性 EBV 感染症
低値	●関節リウマチ，Gianotti 症候群，Hodgkin 病，Sjögren 症候群，Guillain-Barré 症候群

意義・何がわかるか？

● EB ウイルス感染が原因かどうかを判断できる．

生体内での動態

規定因子と血中レベルを決める機序

● EB ウイルスは，Burkitt リンパ腫細胞中より見いだされたヘルペス属の DNA ウイルスであり，持続感染や再活性化することが特徴である．EBV は一般に唾液を介して伝播し，母親からの抗体以降が消失する 6 ヵ月頃から初感染が成立し，2～3 歳頃までに約 70％が抗体を獲得する．EBV の既感染者の約 15～20％は唾液中にウイルスを排泄しており，感染源となりうる．幼少期の感染は通常不顕性感染であるが，思春期以降の初感染で伝染性単核症を発症する．伝染性単核症以外にも，EBV は多種多様な疾患との関連が判明あるいは示唆されている．Burkitt リンパ腫，上咽頭がんをはじめ，T/NK 細胞性リンパ腫/白血病，胃がん，Hodgkin 病との関連も報告されている．さらには，EB ウイルスに特異的な免疫不全症 Duncan 病（X 連鎖リンパ増殖症候群：XLP）や慢性活動性 EBV 感染症（CAEBV），EBV 関連血球貪食症候群（VAHS）なども知られている．さらには，移植患者や AIDS 患者などの免疫不全者の日和見リンパ腫，リンパ増殖性疾患（LFD）の原因なる．

異常値の出るメカニズム

●抗 VCA・IgM 抗体の上昇は初感染を示唆する．抗 VCA・IgG 抗体は急性期に次第に上昇，回復した後も終生持続する．抗 VCA・IgA 抗体は EB ウイルス関連の上咽頭がんに特徴的であり，早期発見や治療効果・再発の指標になる．抗 EADR 抗体はウイルスの増殖の程度とよく相関する抗体である．抗 EBNA 抗体は感染から回復

したことを示す．またPCRによる組織からのEBVの検出は，EBウイルスの存在する直接的な証拠となる．

参考になる検査とその意義

- EBウイルスDNAクロナリティ検査：大部分のEBV関連腫瘍やEBV関連リンパ球増多症においては，EBV感染細胞のモノクローナルな細胞増殖が認められる．サザンブロットハイブリダイゼーションにより腫瘍細胞のクロナリティを解析することにより，EBV関連腫瘍の鑑別診断の指標に用いられる．
- EBウイルスDNA：リアルタイムPCRを用いて行うEBV DNAの定量解析である．伝染性単核症，慢性活動性EBV感染症，リンパ増殖性疾患患者では，末梢血中のRBV DNAが有意に高く，無症候性再活性化と症候性EBV疾患とを区別するのに有効である．
- Paul-Bunnell（ポール・バンネル）反応：非特異的な赤血球凝集反応であり，EBVによる伝染性単核症の際の補助診断に用いられる．

診断へのアプローチ

- EBウイルス感染症の診断は，その特異抗体の検出による．特異抗体は，カプシド抗原（VCA），核抗原（EBNA），早期抗原（EA）に対する抗体である．EBウイルス感染A（時期の）診断にはVCA IgG，VCA IgM，EBNA，EA IgGの4項目から抗体検査（FA，EIA）を選択し，その結果から感染時期を推定する．
- VCA IgM抗体は，初感染の急性期に出現し，比較的早期に低下，消失する抗体であり，VCA IgG抗体は，初感染の急性期に上昇し，回復後も終生持続する抗体である．EBNA抗体は，初感染の回復期以降に出現する抗体で，感染既往の指標となる抗体である．EA IgG抗体は初感染の急性期および再活性時に出現する抗体である．EBV初感染とその後の抗体価の推移を図に示す．また表1にEBV特異抗体のパターンとその意義について，表2に各疾患別の推奨される特異抗体の組み合わせについてまとめた．
- 伝染性単核症の診断は，EBNA抗体が陰性であり，①VCA抗体IgMが陽性（10

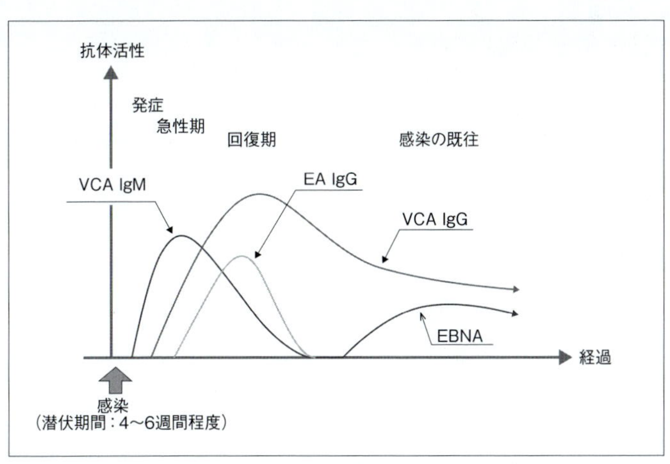

図1　EBV初感染とその後の抗体価の推移（文献1より引用）

V. 感染症検査
その他のウイルス

表1　EBV 特異抗体のパターンとその意義

	VCA IGM	VCA IgG	EBNA	EA IgG
未感染	−	−	−	−
初感染急性期	＋	＋	−	＋/−
初感染回復期	＋/−	＋	＋/−	＋/−
感染既往	−	＋	＋	＋/−
再活性化	＋/−	＋	＋	＋

表2　各疾患別の推奨される特異抗体の組み合わせ

対象疾患	VCA IGM	VCA IgG	VCA IgA	EBNA	EA IgG
伝染性単核症	○	○		○	○
EBV 再活性化の疑い		○		○	○
Burkitt リンパ腫		○		○	○
上咽頭がん		○	○	○	○
慢性活動性 EBV 感染症		○	○		○

倍以上），② VCA 抗体 IgG がペア血清で 4 倍以上の上昇，③ VCA 抗体 IgG 抗体価が 640 以上の高値，④ EBNA 抗体が後に陽転化，などが有用である．慢性活動性 EBV 感染症では，一般的に FA 法での VCA IgG 抗体価 640 倍以上，EA IgG 抗体価 160 倍以上が診断の目安となる．

ピットフォール

● FA 法での抗体測定は，リウマトイド因子や抗核抗体などによる非特異的な反応のため，判定不能になることがある．

予後とフォローアップ

● 腫瘍性疾患の場合は，腫瘍細胞から EB ウイルスを検出し，*in situ* ハイブリダイゼーション法にて EBER1（EBV encoded small nuclear RNA 1）の検出を試みる．

■文献

1）SRL LABEAM（感染症検査情報統計サービス） EB ウイルスによる伝染性単核症
http://www.srl.info/srlinfo/90_virus/sonota/topics/201205.html）

2）国立感染症研究所：感染症の話　伝染性単核症
http://idsc.nih.go.jp/idwr/kansen/k03/k03_23/k03_23.html

（太田康男）

RSウイルス（RSV）

respiratory syncytial virus

RS ウイルス感染の疑いがある場合の感染の有無を診断する方法である．病原体診断と血清診断（抗体測定）に大別される．また病原体診断は，抗原検査，遺伝子検査とウイルス分離がある．通常は，抗原検査と抗体検査が行われる．

検体の採取・取り扱い・保存

抗原検査

●鼻腔拭い液，鼻腔吸引液（約 0.5 mL），鼻腔洗浄液（2～3 mL の生理食塩水を用いて吸引回収）が使用可能．調製した検体は，2～8℃で 72 時間，−20℃で 1 週間，保存可能

抗体検査

●血清 0.2 mL，髄液 0.4 mL，冷蔵保存

基準値・測定法

抗原検査

●陰性　　●イムノクロマトグラフィー法

抗体検査

●血清 4 倍未満，髄液 1 倍未満　　●CF，NT 法

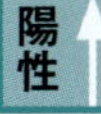
陽性

●RS ウイルスによる．特に乳幼児における気管支炎・細気管支炎・肺炎

意義・何がわかるか？

●気管支炎・細気管支炎・肺炎における RS ウイルス感染の有無．

生体内での動態

規定因子と血中レベルを決める機序

●RS ウイルスは，パラミクソウイルス科に属する一本鎖 RNA ウイルスで，主として冬季の急性呼吸器感染症の原因になる．ウイルスの名称は，感染細胞にみられる細胞変性効果を示す特有の合胞体（syncytium）に由来する．遺伝学的には，A と B の 2 つのサブグループに分類される．

●乳児期の発症が多く，2 歳までにほぼ 100％が初感染をきたす．

異常値の出るメカニズム

●特徴的な病像は細気管支炎，肺炎である．2 日～1 週間（通常 4～5 日）の潜伏期間の後に，初感染の乳幼児では上気道症状（鼻汁，咳など）から始まり，その後下気道症状が出現する．38～39℃の発熱が出現することがある．25～40％の乳幼児に気管支炎や肺炎の徴候がみられる．1 歳未満，特に 6 ヵ月未満の乳児，心肺に基礎疾患を有する小児，早産児が感染すると，呼吸困難を伴う重篤な呼吸器疾患を引き起こす．乳児では，細気管支炎による喘鳴が特徴的である．

●乳幼児のみならず，高齢者，移植患者においても RS ウイルス感染の重症化が報告されている．したがって院内感染対策の点でも，RS ウイルス抗原検査の有用性は高い．

参考になる検査とその意義

- RS ウイルス分離：Hep-2 細胞などを用いて，臨床検体から RS ウイルスを分離する実験室診断である．
- RS ウイルス遺伝子検査：PCR 法により，RS ウイルス遺伝子を増幅し，検出する実験室診断である．
- インフルエンザ抗原検査：インフルエンザと流行時期や臨床症状が類似するので，インフルエンザの鑑別が必要なこともある．

診断へのアプローチ

- 急性期の診断は，抗原検査で行う．
- 鼻腔洗浄液および鼻腔吸引液は鼻腔拭い液に比べ RS ウイルスの検出感度が高い．
- 抗体測定法では，急性期と回復期のペア血清で 4 倍以上の抗体価の上昇を認める場合，有意と判定する．
- 1 歳以上の幼児では CF，NT の抗体価は比較的よく上昇する．

ピットフォール

- 抗原検査が陰性でも必ずしも RS ウイルス感染を否定できない．
- 1 歳未満では抗体産生能が低く，十分に抗体価が上昇しないことがある．

予後とフォローアップ

- 急性期の診断には，抗原検査を用いる．
- 抗原検査が陰性で，かつ RS ウイルス感染を強く疑う場合は，必要に応じてウイルス分離などを行う．

■文献

1）国立感染症研究所：RS ウイルス検査マニュアル http://www0.nih.go.jp/niid/reference/RS-manual.pdf

（太田康男）

アデノウイルス

adenovirus

アデノウイルス感染の疑いがある場合の感染の有無を診断する方法である．病原体診断と血清診断（抗体測定）に大別される．また病原体診断は，抗原検査，遺伝子検査とウイルス分離がある．通常は，抗原検査と抗体検査が行われる．

検体の採取・取り扱い・保存

抗体検査

●血清 0.2 mL，髄液 0.4 mL，冷蔵

抗原検査

●角結膜拭い液 1 mL，咽頭拭い液少量，専用容器で冷蔵，糞便 1 g，凍結保存

基準値・測定法

抗体検査

●血清 4 倍未満，髄液 1 倍未満（CF，NT 法）

●血清 8 倍未満，髄液 1 倍未満（HI 法）

抗原検査

●陰性（イムノクロマトグラフィー法，EIA 法，ラテックス凝集反応）

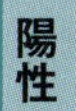

陽性

●アデノウイルスによる急性上気道炎，下気道炎，肺炎，咽頭結膜熱，流行性角結膜炎，急性胃腸炎，出血性膀胱炎など

意義・何がわかるか？

●アデノウイルス感染の有無．

生体内での動態

規定因子と血中レベルを決める機序

●ヒトアデノウイルスは二本鎖 DNA ウイルスである．体内に侵入すると，咽頭，眼球結膜，小腸などで増殖する．アデノウイルスには，1 型から 51 型まで 51 の血清型があり，血清型により，急性上気道炎，下気道炎，肺炎，咽頭結膜熱，流行性角結膜炎，急性胃腸炎，出血性膀胱炎などさまざまな病気を起こす．アデノウイルスの 1 型，2 型，3 型，4 型，5 型，7 型などは，呼吸器感染症の原因となり，秋から初春にかけての寒い季節に発生が多い．咽頭結膜熱は，プール熱の呼称もあり，夏期に多く，アデノウイルスの 3 型が主体であるが，4 型，7 型，14 型などでも起こる．また，流行性角結膜炎は，8 型，19 型，37 型などが原因となる．急性胃腸炎を起こす 40，41 型は，腸管アデノウイルスともいわれ，季節による発症の変動は少ない．

異常値の出るメカニズム

●近年，免疫不全者や臓器移植後の患者で，ウイルス血症に引き続き，肺炎，肝炎，腸炎などを引き起こし，しばしば致死的となることが問題になっている．その一方で，感染しても症状を示さない不顕性感染も認められる．また 1 型，2 型および 5 型は，小児の扁桃に潜んで，糞便中に長く排泄される．

●感染ルートは，主として糞口感染であるが，

飛沫感染や接触感染もある．また眼科などの医療施設では，汚染された医療器具や手指を介して感染が広がり，院内感染の原因になることがある．

参考になる検査とその意義

- アデノウイルス分離：HEK，Hela 細胞などを用いて，臨床検体からアデノウイルスを分離す検査である．実験室診断であり，ウイルスが分離されれば確定診断となる．
- アデノウイルス遺伝子分離：PCR 法を用いて，臨床検体からアデノウイルス遺伝子を検出する実験室検査である．
- ロタウイルス抗原：ロタウイルス感染の有無を調べる検査である．特に乳幼児の急性胃腸炎の原因の鑑別に重要である．
- ノロウイルス抗原：ノロウイルス感染の有無を調べる検査である．急性胃腸炎の原因の鑑別に重要である．

診断へのアプローチ

- 急性期の診断には，抗原検査を用いる．発症から 1 週間程度は抗原が検出される．
- 抗体測定法では，急性期と回復期のペア血清で 4 倍以上の抗体価の上昇を認める場合有意と判定する．

ピットフォール

- 抗原検査が陰性であっても，アデノウイルス感染を否定できない．
- CF 法はアデノウイルスに対する共通抗原を用いるため，アデノウイルス感染の診断には有用であるが，型の判別はできない．
- 咽頭拭い液の採取手技により検出率が左右される．

予後とフォローアップ

- 抗原検査が陰性であるがアデノウイルス感染を強く疑う場合は，必要に応じて抗体測定を行う．
- 乳幼児の急性胃腸炎でアデノウイルス抗原陰性の場合，必要に応じてロタウイルス抗原，ノロウイルス抗原の検査を行う．

■文献

1）水田克己，調恒　明，木村博一 他：ヒトアデノウイルス．“ウイルス感染症の検査・診断スタンダード” 羊土社，pp 52-56，2011

（太田康男）

インフルエンザウイルス（A型，B型，A/B型インフルエンザウイルス）抗体

influenza virus（influenza A, B, A/B virus）antibody

インフルエンザウイルス感染の疑いがある場合の感染の有無を診断する方法である．病原体診断と血清診断（抗体測定）に大別される．また病原体診断は，抗原検査，遺伝子検査とウイルス分離がある．通常は，抗原検査と抗体検査が行われる．

検体の採取・取り扱い・保存

- 血清 0.2 mL，冷蔵
- 髄液 0.4 mL，凍結

基準値・測定法

- CF 血清 4 倍未満，髄液 1 倍未満
- HI 血清 10 倍未満，髄液 1 倍未満

陽性

- インフルエンザウイルス感染症，インフルエンザ感染に伴う合併症（肺炎・心筋炎・髄膜炎）

意義・何がわかるか？

- A 型インフルエンザ，B 型インフルエンザに対する抗体検査である．A 型インフルエンザ，B 型インフルエンザへの感染の有無を判断できる．またインフルエンザワクチンの有効性の評価にも使用できる．

生体内での動態

規定因子と血中レベルを決める機序

- インフルエンザウイルスは，オルソミクソウイルス科に属し，核蛋白質とマトリックス蛋白質の抗原性の違いにより A，B，C の 3 型に分類される．A 型ではウイルス表面に存在するヘマグルチニン（HA）の抗原性で 16 亜型（H1〜H16）に，ノイラミニダーゼ（NA）の抗原性に基づいて 9 亜型（N1〜N9）に分けられる．B 型，C 型には亜型は存在しない．また C 型は，A 型，B 型と異なり，季節性の流行を示さない．A 型は，ヒト以外にカモ，ニワトリなどの鳥類やブタなどの哺乳類に感染する．B 型はヒトのみに感染する．
- これまでに世界的な大流行を起こしてきたのは A 型である．HA や NA 遺伝子の突然変異により変異株が出現し大流行をきたす．2009 年には，ブタ由来の新型インフルエンザ A/H1N1pdm2009 が発生した．2012 年 11 月現在，A/H1N1pdm2009，A/H3N2（香港型）および B 型の 3 つが流行している．

異常値の出るメカニズム

- インフルエンザは急性の呼吸器系疾患であり，わが国では主として 12 月ころから 3 月ころに流行する．感染力が比較的強いため，短期間に飛沫感染などによって人から人へと広がる．上気道炎様症状に加えて，全身症状（発熱，頭痛，全身倦怠感，筋肉痛，

関節痛など）が強いことが特徴である．また高齢者，乳幼児，特に循環器系や呼吸器系の基礎疾患を有する患者では，肺炎などを合併し死亡に至ることがある，したがって，インフルエンザを早期に診断し，適切な治療を行うことはきわめて有用である．

参考になる検査とその意義

- インフルエンザ抗原：鼻腔，咽頭拭い液中のインフルエンザ抗原をイムノクロマト法や酵素免疫法により検出する検査である．15分程度で判定できる．検査の特異度は高いため，急性期にインフルエンザ抗原陽性が確認されれば，インフルエンザ感染と考えられる．
- インフルエンザウイルスRNA：鼻腔，咽頭拭い液中，あるいは髄液中のインフルエンザRNAを検出する検査であり，感度・特異度ともに高い．
- インフルエンザウイルス分離：鼻腔，咽頭拭い液などの臨床検体からMDCK（Madin-Darby canine kidney）細胞や孵化鶏卵を用いてインフルエンザウイルスを分離する実験室診断である．

診断へのアプローチ

- 必ず急性期（発病後早期）と回復期（発病後2〜3週間）のペア血清を同時に測定し，抗体価が4倍（2管差）以上の上昇がみられる場合は血清学的に有意（インフルエンザ感染）とみなす．
- ただし，インフルエンザ抗体検査は，急性期におけるインフルエンザ感染の診断目的には適さない．
- CF法は，型特異的な検査であり，A型，B型を区別できるが，A型ウイルスの亜型の判別はできない．この抗体は感染後速やかに消失することが多いので，比較的最近の感染の推定に利用することができる．
- HI法は，HA蛋白に対する抗体を測定するため，A型インフルエンザの亜系に対する抗体も測定できる．ワクチンの有効性や流行株の調査など，主として疫学調査などで使用されることが多い．

予後とフォローアップ

- 急性期の診断には，インフルエンザ抗原検査などを用いる．

■文献

1）国立感染症研究所：感染症の話　インフルエンザ http://idsc.nih.go.jp/idwr/kansen/k05/k05_08/k05_08.html

（太田康男）

ノイラミニダーゼ

neuraminidase

インフルエンザウイルス感染で重要な働きをする酵素の一つのノイラミニダーゼ活性を測定することにより，インフルエンザウイルス感染の疑いがある場合の感染の有無を診断する方法である.

検体の採取・取り扱い・保存

● 咽頭拭い液・適量・冷暗所保存

基準値・測定法

● 陰性
● 酵素免疫測定法

陽性

● インフルエンザウイルス感染

意義・何がわかるか？

● インフルエンザウイルス感染の有無.

生体内での動態

規定因子と血中レベルを決める機序

● インフルエンザウイルスは，オルソミクソウイルス科に属し，核蛋白質とマトリックス蛋白質の抗原性の違いによりA，B，Cの3型に分類される．A型ではウイルス表面に存在するヘマグルチニン（HA）の抗原性で16亜型（H1～H16）に，ノイラミニダーゼ（NA）の抗原性に基づいて9亜型（N1～N9）に分けられる．B型，C型には亜型は存在しない．またC型は，A型，B型と異なり，季節性の流行を示さない.

異常値の出るメカニズム

● A型およびB型インフルエンザは，ノイラミニダーゼを有している．インフルエンザウイルスが感染する際，ウイルスの表面にあるヘマグルチニンを使って宿主細胞の糖蛋白質の一種であるシアル酸に結合し，感染する．宿主細胞からインフルエンザウイルスが遊離される際に，ノイラミニダーゼは酵素として特異的に働き，ヘマグルチニンが結合する宿主細胞のシアル酸を切断する．ノイラミニダーゼ検査は，A型，B型インフルエンザのノイラミニダーゼに特異的なノイラミン酸誘導体を基質とした酵素反応により，A型，B型インフルエンザを迅速検出するものである．ただし，A型，B型インフルエンザの型別は区別できない.

参考になる検査とその意義

● インフルエンザ抗原：鼻腔，咽頭拭い液中のインフルエンザ抗原を検出する検査である．検査の特異度は高いため，急性期にインフルエンザ抗原陽性が確認されれば，インフルエンザ感染と考えられる.

● インフルエンザウイルスRNA：鼻腔，咽頭拭い液中，あるいは髄液中のインフルエンザRNAを検出する検査であり，感度・特異度ともに高い.

● インフルエンザウイルス抗体：インフルエンザウイルスに対する抗体の有無を調べる検査である．急性期においてインフルエンザ感染の有無を調べることはできない.
- インフルエンザウイルス分離：鼻腔，咽頭拭い液などの臨床検体からMDCK（Madin-Darby canine kidney）細胞や孵化鶏卵を用いてインフルエンザウイルスを分離する実験室診断である.

診断へのアプローチ

- インフルエンザウイルスの酵素活性を利用する検査のため，ウイルスが排泄される感染早期の検体を用いる.

ピットフォール

- 陰性であっても必ずしもインフルエンザ感染を否定できない．臨床的にインフルエンザを強く疑う場合は，RT-PCR法などを試みる.
- 陽性の場合でも，ほかの病原微生物との重複感染の可能性もある.

予後とフォローアップ

- 急性期の診断には，通常インフルエンザ抗原検査などを用いる.

■文献

1）三田村敬子，山崎雅彦，菅谷憲夫 他：ノイラミニダーゼ活性を利用したA,B型インフルエンザウイルス迅速診断キットの臨床的検討．日本感染症学会雑誌 74：12-16，2000

（太田康男）

高病原性鳥インフルエンザ（H5N1）

highly pathogenic avian influenza

高病原性鳥インフルエンザ（H5N1）感染の有無を調べる検査である．病原体診断と血清診断（抗体測定）に大別される．また病原体診断は，遺伝子検査とウイルス分離がある．

検体の採取・取り扱い・保存

- 最寄りの保健所と連携のうえ，検体を採取，送付する
- 病原体診断は，通常は咽頭拭い液を採取する．咽頭拭い液の採取が困難な場合，鼻腔洗浄液や鼻腔拭い液で代用するが，ウイルス検出感度が低くなると考えられている．もし可能であれば，気管吸引液あるいは肺胞洗浄液を採取することも望ましい
- 採取した検体は保健所を通じて地方衛生研究所などへ送付する．全国の地方衛生研究所ではPCR法により，H5亜型のウイルスの有無の判定を行う．地方衛生研究所で対応できない場合および確認検査は，国立感染症研究所で行う
- また上記検体を用いて，培養細胞（MDCK細胞など）を用いたウイルス分離も行われる
- 急性期と回復期のペア血清を検体として採取し，中和抗体を測定することによる診断も可能である
- 市販されているインフルエンザウイルス核蛋白（NP）を酵素抗体法で検出する迅速診断キットでは，原則的にはウイルスの型別しか判定できないので，ほかの方法で亜系を判定する必要があるが，補助診断としての有用性はある
- 病原体診断では，検査までの日数が1週間以内であれば冷蔵保存し，検体を冷蔵で輸送する．それ以上の場合は，検体を－70℃に保存し，輸送も凍結のまま行う．ウイルス分離用の検体は，凍結を避けることが望ましい．検体の輸送には，防水性，密封性の三層構造の容器を用いる

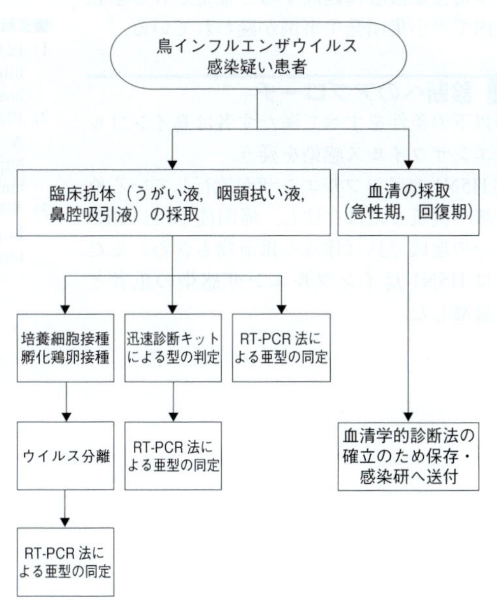

図　高病原性鳥インフルエンザ診断の流れ（文献3より引用）

基準値・測定法

●陰性，RT-PCR 法
●陰性，中和抗体（マイクロ中和抗体法）

陽性 ↑	●高病原性鳥インフルエンザ感染

意義・何がわかるか？

●高病原性鳥インフルエンザ（H5N1）感染の有無．

生体内での動態

規定因子と血中レベルを決める機序

●2003 年末以来，東南アジアやエジプトなどの地域で高病原性鳥インフルエンザ（H5N1）の鳥からヒトへの感染伝播が発生している．これらの感染者のほとんどは病鳥との密接な接触により感染したと考えられている．また，鳥からヒトへの感染は効率的でなく，接触者の多くが感染しているとはいえない．ヒトからヒトへの感染に関しては，感染者を看病するなどの濃厚かつ密接な接触に起因すると推定される家族内での小集団発生事例が疑われている．

診断へのアプローチ

●以下の条件をすべて満たす者は鳥インフルエンザウイルス感染を疑う．

① H5N1 鳥インフルエンザが流行している地域へ渡航または在住し，帰国後 10 日以内．
②その地域で鳥（体液や排泄物も含む）または H5N1 鳥インフルエンザ感染の患者と接触した．
③咳・痰・呼吸困難などの呼吸器症状，および発熱を有する．

●ただし，①・③を満たすが②を満たさない患者であっても，基礎疾患を有せずかつ急激に症状が悪化する症例については，鳥インフルエンザウイルス感染を疑う必要がある．

●患者に直接接する医療従事者は空気予防策・飛沫予防策・接触予防策のすべてを講じる必要がある．

ピットフォール

●検査結果が陰性であっても必ずしも高病原性鳥インフルエンザ（H5N1）感染を否定できない．

■文献

1）国立感染症研究所：高病原性鳥インフルエンザ http://idsc.nih.go.jp/disease/avian_influenza/56idsc-hosp.html#jump3
2）国立感染症研究所：鳥インフルエンザに関するＱ＆Ａ http://idsc.nih.go.jp/disease/avian_influenza/QA110215.html#Q7
3）病原体検査マニュアル：高病原性鳥インフルエンザ http://www.pref.aomori.lg.jp/soshiki/kenko/hoken/files/germa_test.pdf

（太田康男）

SARSコロナウイルス

SARS coronavirus

SARSコロナウイルス感染の有無を調べる検査である．病原体診断と血清診断（抗体測定）に大別される．また病原体診断は，遺伝子検査とウイルス分離がある．

検体の採取・取り扱い・保存

- 行政検査として行われる．SARSコロナウイルスに関する一次検査は検査可能な全国の地方衛生研究所もしくはそれに準じる機関（および医療機関）において行う．確認検査および血清抗体検査は，国立感染症研究所において行う．したがって，SARSが疑われる患者が発生した場合は，最寄りの保健所と連携のうえ，検体を採取，送付する
- SARS検査への協力を被験者（被験者が小児などの場合はその保護者）に十分説明のうえ，インフォームド・コンセントを得たうえで実施する
- 48時間以内に検体を輸送することが可能な場合には，検体採取後ただちに冷蔵庫に保存し，4℃（保冷剤）で輸送する．48時間以上輸送することが不可能な場合は，検体採取後ただちに施設内で－70℃以下の冷凍庫に保存し，冷凍（ドライアイス）にて輸送する
- 検体は，スクリューキャップ付きプラスティックチューブに入れ，蓋をした後，さらにパラフィルムにてシールする．感染性材料の持参輸送に用いる容器は，基本型には三重包装容器を用いる

基準値・測定法

遺伝子検査

- 陰性　● LAMP法，RT-PCRなど

抗体検査

- 陰性　● ELISA法，IFA法など

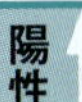
陽性

- SARSコロナウイルスによる重症急性呼吸器症候群

意義・何がわかるか？

- SARSコロナウイルス感染の有無が判断できる．

規定因子と血中レベルを決める機序

- コロナウイルスは，プラス一本鎖RNAをゲノムとして有するエンベロープのあるウイルスである．2003年に世界的なアウトブレイクを起こした．WHOの集計によれば，SARS可能性例の累計は8,096人で，774人が死亡し，致死率は9.6％ときわめて高かった．また2012年には中東地域で，新種のコロナウイルスによる重症急性呼吸器症候群の患者が発生している．
- SARSは，38℃以上の発熱，咳，呼吸困難感，息切れなどの下気道症状，肺炎またはRDS（respiratory distress syndrome）に矛盾しない肺浸潤影などの臨床所見が認められる．
- SARSコロナウイルス感染後，早期に

SARS コロナウイルスを血液や糞便中に検出することが可能である．

- LAMP 法やリアルタイム PCR 法などの高感度法を用いた場合は，（発熱後）発症0～3 日目でも検出できる可能性が高い．
- ウイルス分離は発症 10 日目頃の検体が有用とされている．
- 検体は，喀痰，鼻咽頭拭い液，血液，便，尿が用いられる．検体量は，いずれも少量で可．
- 血清診断の検体は，発症 10 日目以内（通常初診時）と 発症 28 日目以降のペアで必ず採取する．血清で 1～2 mL 程度必要．

参考になる検査とその意義

- インフルエンザ抗原検査：臨床症状からインフルエンザの鑑別が必要なこともある．

診断へのアプローチ

- 以下に示す臨床的特徴，病原体検査および疫学的要因を満たす場合，SARS を疑う．ただし，今後新種の SARS コロナウイルスの流行が認められた場合，以下の定義が変更になる可能性もある．
- 臨床的特徴（以下の 3 つをすべて満たす場合）

  ①発熱（38℃以上）および一つ以上の下気道症状（咳嗽，呼吸困難，息切れ）を有する．

  ②肺炎または呼吸窮迫症候群の肺浸潤影と矛盾しない放射学的所見，あるいは明らかなほかの原因がなく，肺炎または呼吸窮迫症候群の病理所見と矛盾しない病理解剖所見がある．

  ③ほかにこの病態を完全に説明できる診断がない．
- 病原体検査

  SARS 以外の，急性呼吸器感染症を引き起こす代表的な病原体による感染が否定的なもの．
- 疫学的要因（以下の 3 つのいずれかを満たす）

  ①（過去に）SARS の地域内伝播が確認された地域へ発病前 10 日間以内に渡航歴のある場合．

  ②生きた SARS コロナウイルスを取り扱う検査室で働いている場合．

  ③ SARS コロナウイルスが疑われる肺炎症例と，発病前 10 日間以内に密接な接触をした場合．

ピットフォール

- 検査の感度が十分とはいえない場合があり，病原体検査が陰性であっても SARS を否定するものではない．

予後とフォローアップ

- 1 回のみの検査ではなく，複数回行うことが有用な場合もある．

■文献

1）国立感染症研究所：SARS コロナウイルスに関する検査対応について・5 訂
http://idsc.nih.go.jp/disease/sars/update111-ke.html

（太田康男）

エンテロウイルス

Enterovirus

エンテロウイルス感染の疑いがある場合の感染の有無を診断する方法である．病原体診断と血清診断（抗体測定）に大別される．また病原体診断は，遺伝子検査とウイルス分離がある．

検体の採取・取り扱い・保存

抗体測定

- 血清または髄液
- 検体量：血清，髄液ともに各 0.4 mL・冷蔵保存

遺伝子検査（RT-PCR）

- 髄液（CSF），咽頭拭い液などから直接ウイルスゲノムを検出する
- 髄液 1.0 mL，凍結保存，咽頭拭い液，室温保存

基準値・測定法

抗体測定

- 血清：4 倍未満，髄液：1 倍未満
- NT 法

遺伝子検査

- 陰性
- RT-PCR

陽性

- エンテロウイルス（70,71）感染．エンテロウイルス感染による手足口病，急性出血性結膜炎，無菌性髄膜炎

意義・何がわかるか？

- エンテロウイルス（70,71）感染の有無が判断できる．遺伝子検査は，早期診断に適した方法とされている．

規定因子と血中レベルを決める機序

- ポリオ以外のエンテロウイルス属にはエコーウイルス，コクサッキー A ウイルス，コクサッキー B ウイルス，ならびに 1969 年以降に発見された新しいエンテロウイルスに分類される．
- エンテロウイルスは，エンベロープを有しない小型の RNA ウイルスである．エンテロウイルス 70 型は急性出血性結膜炎の原因となり，眼分泌液から排出され，感染力が強い．71 型は手足口病の原因ウイルスである．手足口病は，主として夏に流行し，口腔粘膜，手掌，足底や足背などの四肢末端に水疱が発生する特徴的な臨床像を有することから，その診断は容易である．稀に中枢神経症状を呈することがある．
- したがって，急性出血性結膜炎の場合は，コクサッキーウイルス A 群 24 型などの，手足口病の場合は，コクサッキーウイルス A 群 16 型などのほかの原因ウイルスとの鑑別が可能になる．
- 手足口病は夏季を中心に流行し，5 歳以下の乳幼児に多い．一方，無菌性髄膜炎は幼

児期および学童期の感染が多い．

参考になる検査とその意義

- エンテロウイルス分離同定法：RD，HEp-2，Vero，HEL 細胞などの感受性細胞を用いて，臨床検体からエンテロウイルスを分離する検査である．特殊な設備や技術を必要とするため一般的ではない．ただし確定診断には有用な検査法である．

診断へのアプローチ

- 手足口病や急性出血性結膜炎は，特徴的な臨床症状のため，臨床診断は容易である．手足口病は，口腔粘膜，四肢に現れる発疹，急性出血性結膜炎は，激しい出血症状を伴う結膜炎が特徴的である．
- 抗体測定法では，急性期と回復期のペア血清で4倍以上の抗体価の上昇を認める場合有意と判定する．
- NT 抗体価は長く持続するので，ペア血清で測定した場合，既感染であると有意な抗体価の上昇をみない．

ピットフォール

- 抗体測定は，細菌繁殖などにより細胞が汚染され，測定不能になる場合がある．また急性期の診断には向かない．

予後とフォローアップ

- 急性期の診断には，遺伝子検査を用いる必要がある．

■文献

1）国立感染症研究所：感染症の話　手足口病 http://idsc.nih.go.jp/idwr/kansen/k01_g2/k01_27/k01_27.html

（太田康男）

コクサッキーウイルス

coxsackie virus

コクサッキーウイルス感染の疑いがある場合の感染の有無を診断する方法である．病原体診断と血清診断（抗体測定）に大別される．また病原体診断は，遺伝子検査とウイルス分離がある．

検体の採取・取り扱い・保存

抗体測定
- 血清また髄液
- 検体量：血清 0.2 mL，髄液 0.4 mL・冷蔵または凍結保存

遺伝子検査（RT-PCR）
- 髄液（CSF），咽頭拭い液などから直接ウイルスゲノムを検出する
- 髄液 1.0 mL，凍結保存，咽頭拭い液，室温保存

基準値・測定法

抗体測定	●血清：4 倍未満，髄液：1 倍未満	● CF または NT 法
遺伝子検査	●陰性	● RT-PCR

陽性↑
- コクサッキーウイルス感染

意義・何がわかるか？

●手足口病，ヘルパンギーナ無菌性髄膜炎，心筋炎などにおけるコクサッキーウイルス感染の有無が判断できる．遺伝子検査は，早期診断に適した方法とされている．

生体内での動態

規定因子と血中レベルを決める機序

●コクサッキーウイルスは，エンテロウイルス属の一本鎖 RNA ウイルスでエンベロープを欠く正二十面体の構造をしている．病原性の違いから，A 群と B 群の 2 つに分類される．さらに血清型の違いから，A 群は 23 型に，B 群は 6 型に分類される．A 群は，主として夏期に，小児における上気道炎，ヘルパンギーナの原因となる．ほかに無菌性髄膜炎をきたすことがある．また主としてコクサッキー A 群 16 は，手足口病の原因となる．B 群も主として夏期に小児の上気道炎や無菌性髄膜炎の原因となるが，心筋炎をきたすこともある．

参考になる検査とその意義

●ウイルス分離同定法：特殊な設備や技術を必要とするため一般的ではない．ただし確定診断には有用な検査法である．

診断へのアプローチ

●抗体測定法では，急性期と回復期のペア血清で 4 倍以上の抗体価の上昇を認める場合有意と判定する．

ピットフォール

●抗体測定は，急性期の診断には向かない．
● CF 法は交差反応が多い．

■文献
1）加地正英：コクサッキーウイルス．日本臨牀（63 増刊）：373-376，2005

（太田康男）

サイトメガロウイルス（CMV）

cytomegalovirus

サイトメガロウイルス（CMV）感染の疑いがある場合のCMV感染の有無を診断する方法である．病原体診断と血清診断（抗体測定）に大別される．また病原体診断は，遺伝子検査，抗原検査，分離同定検査がある．

検体の採取・取り扱い・保存

- 抗体測定：血清あるいは血漿　1 mL，冷蔵・凍結保存
- サイトメガロウイルスpp 65抗原（アンチゲネミア法）：EDTA加血液で3 mL．室温（新鮮血液で検査を行う）
- サイトメガロウイルス核酸診断：血液，尿，髄液，咽頭拭い液，気管支肺胞洗浄液（BALF）など～5 mL．CMV-DNAは乾燥材量，固定済組織も可能．CMV-mRNAは新鮮材料のみ．冷蔵または凍結保存

基準値・測定法

- 抗体価の基準値は，測定法や検査施設により異なる．EIA，ELISA，NT，CF，PA法など
- サイトメガロウイルスpp 65抗原（サイトメガロウイルスアンチゲネミア）：免疫染色法（直接法，間接法）　（－）（陽性細胞数スライド0個）
- サイトメガロウイルス核酸診断：基準値はなし．各測定法ごとに異なる．PCR法，LAMP法，NASBA（nucleic acid sequence based amplification）法など

陽性↑
- CMV感染症

意義・何がわかるか？

- CMV感染の有無の可能性が判断できる．

生体内での動態

規定因子と血中レベルを決める機序

- CMV感染症は，CMVの初感染，再感染あるいは再活性化によって起こる病態である．CMV感染とCMV感染症は異なることを明確にする必要がある．通常は，乳幼児期に不顕性感染の形で感染し，その宿主に生涯潜伏感染する．CMVは，造血幹細胞移植，腎臓，肝臓などの臓器移植の患者や，後天性免疫不全症候群（AIDS）および自己免疫疾患などの免疫抑制下の患者において，再活性化し，間質性肺炎や網膜炎などのきわめて重篤な合併症を引き起こすことが知られている．免疫学的に正常であっても，肝炎や伝染性単核症などを発症する場合がある．
- サイトメガロウイルスpp 65抗原検査は，白血球中のサイトメガロウイルス抗原を検出し，活動性CMV感染症を早期にかつ迅速に診断することが可能である．
- サイトメガロウイルス核酸診断は，CMVの核酸の存在を判断する検査であり，活動性CMV感染症を早期にかつ迅速に診断することが可能である．

参考になる検査とその意義

- サイトメガロウイルスIgG抗体アビディ

チィー・インデックス：CMV 初感染の判断をするための検査である．抗原と抗体の機能的結合力をアビディチィー（avidity）といい，時間経過に従って大きくなる．したがって，初感染から間もない時期にはアビディチィーが弱い．

診断へのアプローチ

- 抗体測定では，ペア血清を用いた同時測定法では，4 倍以上の抗体価の上昇が認められる場合あるいは CMV-IgM 抗体を検出した場合，活動性の CMV 感染を疑う．CMV-IgM 抗体は，CMV の初感染のみならず，回帰感染でも陽性になりうる．
- CMV 抗原血症は，健常者には認められないため，活動性の CMV 感染を意味する．抗原陽性細胞の出現頻度と CMV 感染の重症度は，一般的に相関する．
- サイトメガロウイルス核酸診断（CMV-DNA，CMV-mRNA）：CMV 感染の診断のための検査である．通常は CMV が検出されない血液，髄液，羊水などからの検出，複数の検体での検出，定量的な測定法での一定量以上の CMV-DNA が検出される場合は活動性の CMV 感染が疑われる．mRNA は通常潜伏感染状態では検出されないため，感染症発症の予知，ならびに抗ウイルス剤投与中止の指標となりうる．
- CMV 感染症の診断は，臨床所見とこれらの検査所見を総合的に加味して判断する必要がある．

ピットフォール

- 日本人成人の 70％以上は CMV 既感染であり，輸血や免疫グロブリン投与を行った患者では，CMV-IgG 抗体価の解釈に注意が必要である．
- サイトメガロウイルス pp 65 抗原は，新生児や乳児で検出されにくい傾向がある．また白血球数が減少している患者では，検査が困難である．
- CMV-DNA は CMV 潜伏感染細胞の存在のみでも陽性になることがあるので，単一の検体での CMV-DNA の検出のみでは CMV 感染症とはいえないことがある

予後とフォローアップ

- 免疫不全者に認められるサイトメガロウイルス感染症では，CMV 抗原血症や核酸診断で CMV 感染の有無を検討することに加え，感染臓器を明らかにする必要がある．

■文献

1) 国立感染症研究所：サイトメガロウイルス感染症 http://idsc.nih.go.jp/idwr/kansen/k03/k03_15.html
2) 峰松俊夫：CMV 感染症の診断．日本臨牀 64（増刊 3）：460-465，2006

（太田康男）

ムンプスウイルス

mumps virus

ムンプスウイルス感染が疑われる場合の感染の有無の判定を行う検査である．通常血清診断（抗体検査）が行われる．またムンプスウイルスの既感染の有無やムンプスワクチン接種後の抗体獲得の有無も判断できる．

検体の採取・取り扱い・保存

- 血清 0.2 mL
- 髄液 0.4 mL

基準値・測定法

- CF，NT 法：血清 4 倍未満，髄液 1 倍未満
- HI 法：血清，髄液ともに 8 倍未満
- EIA：陰性（血清 IgG 2.0 未満，IgM 0.80 未満，髄液 IgG 0.20 未満）

陽性↑
- ムンプスウイルスによる流行性耳下腺炎，無菌性髄膜炎，精巣炎，膵臓炎

意義・何がわかるか？

- ムンプスウイルス感染の有無．
- ムンプスウイルスの既感染の有無，抗体保有率．
- ムンプスワクチン接種後の抗体獲得の有無．

規定因子と血中レベルを決める機序

- ムンプスウイルスは，パラミクソウイルス科の比較的大型のエンベロープをもつ一本鎖 RNA ウイルスである．ムンプスウイルスは，主として小児期（3～6 歳）に発症する耳下腺腫脹を主症状とする流行性耳下腺炎の原因ウイルスである．流行性耳下腺炎は，通常約 2 週間強の潜伏期を経て発症する．耳下腺腫脹は，発症後 1～3 日にピークとなり，その後消退する．耳下腺腫脹の前後 7 日間に唾液中へのウイルス排泄があり感染源となる．特に成人で感染した場合には，精巣炎，卵巣炎，膵炎を合併することがある．またムンプスウイルスは，無菌性髄膜炎を起こすことが知られている．不顕性感染感染も高率（約 30％）に認められる．

参考になる検査とその意義

- ムンプスウイルス分離：Vero 細胞などを用いて，臨床検体からムンプスウイルスを分離する方法である．最も直接的な診断方法であるが，ウイルス分離には時間を要するため，一般的には血清学的診断が行われる．
- ムンプスウイルス遺伝子検査：RT-PCR 法や LAMP 法を用いて，臨床検体からムンプスウイルス遺伝子を検出する検査である．

診断へのアプローチ

- 典型的な臨床症状を呈する症例では，臨床診断は容易である．急性耳下腺腫脹は，急性化膿性耳下腺炎などを鑑別する必要がある．耳下腺腫脹を伴わず無菌性髄膜炎をきたすこともあるが，この場合はエンテロウイルス属などのほかの原因もあわせて鑑別する必要がある．

- ムンプスの血清学的検査にはNT，CF，HI，EIAなどがある．
- EIA法は，手技が容易なため，近年では汎用されている．急性期にIgM抗体を検出するか，ペア血清でIgG抗体価の有意な上昇にて診断される．
- CFはムンプスウイルスに対するIgG抗体を主に測定している．NTは感度，特異性ともに優れているが，煩雑で時間を要する．HIは特異性が低い．急性期と2週間以上間隔をあけた回復期のペア血清で，CF，NT法で4倍以上，HI法で8倍以上の上昇を有意とする．
- 中枢神経系の疾患の場合，髄液を用いたEIA法（IgG）が有用である．
- ワクチン接種後の抗体検査は，EIA法のIgGが有用である．

■文献

1）加藤　篤：ムンプスウイルス．"ウイルス感染症の検査・診断スタンダード" 羊土社，pp 71-75，2011

（太田康男）

ノロウイルス

Norovirus

ノロウイルス感染の疑いがある場合の感染の有無を診断する方法である．病原体診断が行われる．従来は電子顕微鏡にてウイルス粒子を直接確認する方法が主流であったが，より高感度で簡便なノロウイルス遺伝子の一部を増幅する遺伝子検査が行われるようになった．またイムノクロマト法による迅速診断キットが開発され，保険収載された．

検体の採取・取り扱い・保存

抗原検査（迅速診断キット）

- 原則的に院内検査

遺伝子検査

- 糞便少量，保存する場合は凍結

基準値・測定法

抗原検査

- 陰性
- イムノクロマト法，ELISA 法

遺伝子検査

- 陰性
- RT-PCR 法，LAMP 法

陽性↑

- ノロウイルス感染症，ノロウイルスによる急性胃腸炎

意義・何がわかるか？

- 急性胃腸炎の原因として，ノロウイルスの関与の有無．

生体内での動態

規定因子と血中レベルを決める機序

- ノロウイルスはカリシウイルス科に属するプラス一本鎖 RNA をもつエンベロープをもたない小型球形ウイルスである．5 つの異なった遺伝子グループ（GⅠ, GⅡ, GⅢ, GⅣ, GⅤ）が存在するが，うち GⅠ, GⅡ, GⅣの 3 つがヒトに感染する．カキの体内や野菜・果物などの表面を含むさまざまな環境表面に存在する．
- ノロウイルスは，あらゆる年齢の人に急性胃腸炎を起こし，きわめて感染力の強いウイルスであり，ウイルス量が 100 個以下の少量でも感染症を発症する．特に冬季（主に 11～2 月）に流行する．

異常値の出るメカニズム

- ノロウイルスに感染すると，おおむね 1～2 日の潜伏期の後，下痢，嘔吐，腹痛，発熱などの症状がみられる．通常発症から 1～2 日で回復するが，乳幼児や高齢者では，重症化することがある．
- ノロウイルスは，口から入ることで感染するが，大きく分けて次の 3 つの感染ルートがある．①感染者の嘔吐物，糞便などを処理する際などに，手指にノロウイルスが付

いて，手指を介して口に入り感染する，あるいは乾燥して浮遊したノロウイルスを吸い込んで感染する場合，②感染者が調理時に食物にノロウイルスを付け，その食物を食べて他人が感染する場合，③ノロウイルスを蓄積したカキなどの二枚貝などの生食あるいは十分加熱せずに食べて感染する場合．

- 不顕性感染も30％程度存在するが，糞便中にノロウイルスを排出することから，感染源となりうる．糞便中のウイルスの排出は，小児では4週間以上，成人では3週間以上にわたる．遺伝子変異により大流行をきたす．

参考になる検査とその意義

- 電子顕微鏡検査：電子顕微鏡にて臨床検体（糞便中）のウイルス粒子を直接確認する方法である．
- ロタウイルス抗原検査：ロタウイルスとノロウイルスによる急性胃腸炎は流行時期も重なり，臨床症状からは区別できないことが多い．したがって，特に乳幼児の場合，急性胃腸炎の原因として，ロタウイルスを鑑別する必要がある．

診断へのアプローチ

- 感染性胃腸炎の診断は，問診および頻繁な嘔吐，水様性下痢などの臨床症状から比較的容易であるが，ロタウイルスなどのほかの原因微生物との鑑別が必要となる．感染性胃腸炎の症例で，ノロウイルス感染が強く疑われる場合は，イムノクロマト法によるノロウイルス抗原検査が医療現場では推奨される．イムノクロマト法によるノロウイルス抗原検査は，便検体の遠心操作が不要であり，15分程度で測定できることから医療現場で汎用されている．

ピットフォール

- 抗原検査が陰性であっても，ノロウイルス感染を否定できない．RT-PCR法と比較した場合，抗原検査の感度は約80％，特異度はほぼ100％であることが示されている．

予後とフォローアップ

- ノロウイルスに対する抗体は，感染後約6ヵ月程度しか持続せず，かつ単一の遺伝子型に対する抗体のため，多くの遺伝子型が存在するノロウイルスの感染防御には効果が乏しい．

■文献

1）厚生労働省：ノロウイルス検出法 http://www.mhlw.go.jp/topics/syokuchu/kanren/kanshi/dL/031105-1a.pdf
2）田中智之：ノロウイルス．“ウイルス感染症の検査・診断スタンダード”羊土社，pp 129-133，2011

（太田康男）

ロタウイルス

Rotavirus

ロタウイルス感染の疑いがある場合の感染の有無を診断する方法である．病原体診断（抗原検査）と血清診断（抗体測定）に大別される．

検体の採取・取り扱い・保存

抗体検査

- 血清 0.2 mL，髄液 0.4 mL，冷蔵保存

抗原検査（迅速診断キット）

- 糞便 0.1 g 程度で可，保存する場合は凍結

基準値・測定法

抗体検査

- 血清：4 倍未満，髄液：1 倍未満
- CF

抗原検査

- 陰性
- イムノクロマト法，ELISA 法，ラテックス凝集反応

陽性↑

- ロタウイルス感染症，特にロタウイルスによる急性胃腸炎

意義・何がわかるか？

- 急性胃腸炎の原因としてロタウイルス関与の有無．

規定因子と血中レベルを決める機序

- ロタウイルスはエンベロープのない二本鎖 RNA からなるゲノムを有するウイルスであり，乳幼児の下痢症の原因ウイルスとして最も重要である．電子顕微鏡で観察すると，車輪状に見え，これがウイルスの名前の由来（rota はラテン語で車輪という意味）となっている．
- ロタウイルスは，A，B，C，D，E，F，G の 7 つの血清群に分類され，A，B，C の 3 つの群がヒトに感染するが，大部分は A 群に属する．母親からの移行抗体のなくなる生後 6 ヵ月から 2 歳半ぐらいにロタウイルス感染症を発症する．

異常値の出るメカニズム

- わが国での流行時期は，11〜3 月までの冬期であるが，夏期にも稀に発生することがある．下痢，悪心，嘔吐，腹痛，発熱などの臨床症状を呈するが，2 日〜1 週間以内に回復する．典型的なロタウイルスによる下痢症の便は白色であることが多いが，実際白色となるのは半数以下である．また急性期にはロタウイルスは患者の糞便中に大量に排泄される．また，乳幼児が感染した場合，重症の脱水症を呈することがあり，開発途上国では乳幼児の死亡の主要な要因の一つになっている．
- ロタウイルス感染は生涯にわたって繰り返し起こるが，年長期以降は一般に軽症であったり，不顕性感染が多い．ロタウイルスによる急性胃腸炎は，院内感染対策の点からも重要である．

●ロタウイルスは胃腸炎以外にも，腸重積症，肝炎，胆道閉鎖症，脳症およびⅠ型糖尿病などの疾患との関連が推定されている．急性期の診断には抗原検査を用いる必要がある．近年ロタウイルスワクチンが導入された．

参考になる検査とその意義

●電子顕微鏡：急性期に糞便中に大量に排泄されるロタウイルスを電子顕微鏡を用いて直接観察する方法である．

●ポリアクリルアミドゲル電気泳動：ポリアクリルアミドゲル電気泳動によりロタウイルス RNA を検出する方法である．

●ロタウイルス遺伝子検査：RT-PCR 法を用いて，ロタウイルス遺伝子を臨床検体から検出する実験室検査である．

●ノロウイルス抗原検査：ロタウイルスとノロウイルスによる急性胃腸炎は流行時期も重なり，臨床症状からは区別できないことが多い．したがって，急性胃腸炎の原因として，ノロウイルスを鑑別する必要がある．

診断へのアプローチ

●臨床症状からロタウイルス感染を診断することはできない．ロタウイルス感染を証明する方法は，患者の糞便中の抗原の検出と血清抗体の上昇の有無を調べることである．糞便中から直接ロタウイルス抗原を検出する方法として，EIA 法があり，抗体検査として CF 法がある．

●抗体測定法では，急性期と回復期のペア血清で 4 倍以上の抗体価の上昇を認める場合有意と判定する．抗体検査は，主として抗原検査が陰性の場合のロタウイルス感染の有無を判断する際に使用される．

ピットフォール

●抗原検査が陰性であっても，ロタウイルス感染を否定できない．

■文献

1）小林美由紀：ロタウイルス抗原・抗体．臨床医 28（増刊）：1222-1223，2002
2）中込　治，中込とよ子：ロタウイルス．"ウイルス感染症の検査・診断スタンダード" 羊土社，pp 124-128，2011

（太田康男）

単純ヘルペスウイルス（HSV）

herpes simplex virus

検体中の単純ヘルペスウイルスの抗原あるいは抗体を検出する検査である．

検体の採取・取り扱い・保存

- 抗体検査は血清・髄液を検体として用いる
- 抗原・遺伝子検査は口唇，泌尿器などの病変部位から無菌的に採取した検体を用いる

基準値・測定法

- 陰性　補体結合反応（CF）：血清 4 倍未満，髄液 1 倍未満
  中和反応（NT）：血清 4 倍未満，髄液 1 倍未満
  蛍光抗体法（FA）：IgG 10 倍未満，IgM 10 倍未満
  酵素免疫測定法（EIA）：IgG 陰性（2.0 未満），IgM 陰性（0.8 未満）
- HSV 特異抗原（FA）：陰性

陽性

- HSV 感染症（歯肉口内炎，口唇ヘルペス，角膜炎，陰部ヘルペス，ヘルペス脳炎など）

意義・何がわかるか？

- HSV は α-ヒトヘルペスウイルス科のエンベロープを有する DNA ウイルスで，血清型および遺伝子型から 1 型（HSV-1）と 2 型（HSV-2）の 2 亜型に分類される．
- HSV-1 は口腔・口唇・顔面・目などの上半身，HSV-2 は陰部の皮膚粘膜病変などの下半身に主に感染するが，この違いは厳密ではなく，HSV-1 が性器ヘルペスの病変部から検出されることも少なくない．
- HSV の特徴は初感染後体内に持続感染（潜伏感染）することである．初感染の多くは不顕性感染で，初感染後ウイルスは三叉神経節，仙骨神経節に潜伏感染し，疲労，妊娠，怪我，熱性疾患などの原因によってウイルスが再活性化されると口唇周辺や陰部など特定の皮膚部位に水疱を生じる（回帰性ヘルペス）．

生体内での動態

規定因子と血中レベルを決める機序

- HSV-IgG 抗体は初感染後，持続的に陽性化するため陽性率は加齢とともに上昇する．
- HSV-1 は小児期から感染しやすく，性感染する HSV-2 の抗体陽性率は 20 代から増加する．
- 近年わが国では 10～20 代の抗 HSV-1 IgG 抗体陽性率は 30～40％と低下傾向を認めており，成人の HSV 初感染も稀ではない．
- 一方，抗 HSV-2 IgG 抗体陽性率は 10％前後と増加傾向を認めている．

異常値の出るメカニズム

- 抗原検出検査では病変部の擦過標本中の HSV 抗原を蛍光標識したモノクローナル抗体を用いて検出する．
- 抗体検出検査はさまざまな検査法が用いられるが，EIA 法は感度が高くまた IgG，IgM 抗体の分別測定も可能である．
- 初感染では一般的に感染後 7～10 日で

IgM 抗体の上昇が認められる.

●近年 HSV-1，2 型の糖蛋白である glycoprotein G-1，2 を抗原とした ELISA 法により抗 HSV-1 型と 2 型の特異抗体が区別して測定できるようになった（保険適用外）.

参考になる検査とその意義

●保険適用外であるが，参考になる検査として以下のものがある.

●ウイルス分離：病変組織からの HSV の分離同定は薬剤感受性情報や分子疫学上は有用な検査であるが，2～7 日間の培養期間を有し，また水疱出現後時間が経過した症例では検出感度が低下する.

● Tzanck test：水疱内容液を採取してスライド標本を作成後，ギムザ染色によって多核巨細胞を証明する方法であるが，ほかのウイルス性疾患でも認められるため，特異的ではない.

● PCR 法：リアルタイム PCR 法は感度も高く，脳炎や眼科領域の感染症における診断および抗ウイルス薬の治療判定，予後判定などにも用いられている.

診断へのアプローチ

●口唇や陰部などに有痛性の水疱・潰瘍性病変が出現した症例では HSV 感染症を疑い病変部位からのウイルス抗原の検出を試みる[1].

●ヘルペス脳炎は三叉神経節やほかの脳神経から HSV-1 が脳に侵入することにより生じる. わが国では年間 350 例程度の報告があり，散発性の脳炎として最も多い疾患である. 典型例では発熱・頭痛・精神症状・けいれん・意識障害を起こす. 本症を疑った場合は髄液を用いた PCR 法が広く使用され，診断的意義が高い. また，頭部 MRI で側頭葉内側を中心とした異常や，脳波で周期性一側性てんかん型放電などの所見が認められることもある.

●抗体検査ではペア血清で IgG 抗体が 4 倍以上の上昇を認めた場合を有意と考える.

ピットフォール

● HSV と水痘・帯状疱疹ウイルス（VZV）には共通抗原があるため，CF 法では交差反応により VZV 感染時に同時に抗 HSV 抗体が上昇することがあるため注意を要する.

● HSV 特異 IgM 抗体は再感染，再発でも検出されることがあるので抗体陽性であっても初感染とは限らない.

● PCR 法による HSV-DNA 検出は検出感度が高いため，検体に唾液が含まれると唾液中に自然排泄された HSV が検出されてしまう場合がある. 検体採取に際しては偽陽性がでないよう注意を要する.

予後とフォローアップ

●多くの HSV 感染症は不顕性感染や治療を要しない皮疹であり予後は良好である. しかし，再発を繰り返す角膜・陰部ヘルペスは失明の危険性や生活の質の著しい低下を招く. ヘルペス脳炎は抗ウイルス剤（アシクロビル）治療の導入により死亡率が 60～70%から 20%程度へと改善されたが，重度の後遺症を残す例は多く，社会復帰できるのは半数程度と予後の悪い疾患である[2].

■文献

1）国立感染症研究所編：性器ヘルペスウイルス感染症検出マニュアル
Available at：http://www.nih.go.jp/niid/images/lab-manual/genital_herpes_2011.pdf

2）Annunziato PW, Gershon A：Herpes simplex virus infections. Pediatr Rev 17：415-423, 1996

（貫井陽子）

水痘・帯状疱疹ウイルス(VZV)

varicella-zoster virus

検体中の水痘・帯状疱疹ウイルスの抗原あるいは抗体を検出する検査である.

検体の採取・取り扱い・保存

- 抗体検査は血清・髄液を検体として用いる
- 抗原検査は水疱疹などの病変部位から無菌的に採取した検体を用いる

基準値・測定法

- 陰性　補体結合反応(CF):血清4倍未満,髄液1倍未満
　酵素免疫測定法(EIA):陰性(IgG:2.0未満,IgM:0.8未満)
　蛍光抗体法(FA):血清10倍未満,髄液1倍未満
　免疫粘着血球凝集反応(IAHA):血清2倍未満
　感染細胞膜抗原蛍光抗体法(FAMA):血清2倍未満
- VZV抗原:陰性(FA)

陽性 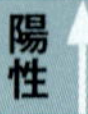
- VZV感染症(水痘,帯状疱疹,VZV髄膜炎,VZV不顕性感染)

意義・何がわかるか?

- VZVはα-ヒトヘルペスウイルス科のエンベロープを有するDNAウイルスで,初感染時には水痘を発症し,その後,脊髄後根神経節に潜伏し再活性化により帯状疱疹をきたす.
- 水痘は主に小児に罹患し皮疹を形成する疾患で,感染力は強く,不顕性感染は少ない.潜伏期間は10～21日で,掻痒を伴う退色丘疹が出現し,2～3日間で水疱,膿疱,痂皮の順に急速に進行する.
- 水痘・播種性の帯状疱疹は空気感染するため,早期の診断および感染対策が重要である.

生体内での動態

規定因子と血中レベルを決める機序

- VZVは上気道粘膜に感染し,リンパ組織で増殖後,リンパ球に感染して一次ウイルス血症を引き起こす.その後肝臓や脾臓などに伝播し,そこで増殖したウイルスが二次ウイルス血症を起こす.二次ウイルス血症の終期(感染後2週間程度)に水痘を発症する[1].
- 水痘は幼児から学童期に多く,成人の大部分はVZV既感染と推測される.しかし,抗体陽性率は検査法によって異なる.EIA法によるVZV-IgG抗体陽性率は3～4歳ころから上昇し,10歳以降では95%以上である.
- 発症2日前からすべての皮疹が痂皮化するまでウイルスは排泄され,感染源となりうる.

異常値の出るメカニズム

- 抗原検出検査では水疱疹の擦過標本中のVZV抗原を蛍光標識したモノクローナル抗体を用いて検出する.HSVとの交差反応はない.
- 抗体検出検査はさまざまな検査法が用いられる.感度・特異度が最も高いのはFAMA法であるが,ウイルス感染細胞を維持する必要があることや結果の解釈が困難なことより日常検査には用いられない.コマー

シャルベースの抗体検査法で最も感度・特異度が高いのはEIA法である．

- 水痘では発疹出現後，1週以内にIgM抗体が上昇する．IgG抗体は1週間後から陽転化し，2〜4週に最高値になり，その後も高力価のIgG抗体が長期にわたり維持される．
- 帯状疱疹では抗体産生は二次応答を起こすことが多い．発症時IgG抗体は弱陽性で，発症5日ごろからブースター効果により抗体価は上昇する．IgM抗体の陽性率は50%以下であり，診断的価値は乏しい．
- VZVに対するIgG抗体の存在は水痘の既往やさらなる感染に対する防御抗体を有することを意味する．これらの検査は医療従事者の曝露に対する感受性の評価やワクチン接種後の反応性の評価などにも用いられる．

参考になる検査とその意義

- 保険適用外であるが，参考になる検査として以下のものがある．
- ウイルス分離：病変組織からのVZVの分離同定は1〜2週間の培養期間を有し，また水疱出現後時間が経過した症例では検出感度が低下する．
- Tzanck test：水疱内容液を採取してスライド標本を作成後，ギムザ染色によって多核巨細胞を証明する方法であるが，ほかのウイルス性疾患でも認められるため，特異的ではない．
- PCR法：リアルタイムPCR法は迅速かつ感度が高い診断法であり，皮膚病変，髄液や気管支洗浄液などの体液からの検出も可能である．また，PCR法を基本とした遺伝子診断は特異性も高く，ほかのウイルスとの交差反応も認められないという特性を有する．顔面の帯状疱疹に顔面神経麻痺を合併するRamsay Hunt症候群では，唾液中からVZV DNAが検出され，そのウイルス量は重症度に比例すると報告されている．

診断へのアプローチ

- VZV感染は通常特徴的な水疱性病変より臨床的に診断されることが多い．しかし，免疫不全者における非典型的な皮疹や皮疹を伴わない播種性病変の可能性がある場合はさらなる診断根拠が必要となる．
- 水疱塗抹標本を用いたVZV抗原検出検査は迅速であり有用である．
- 水痘の血清診断ではペア血清でIgG抗体が4倍以上の上昇を認めた場合を有意と考える．
- 急性期の単一血清のみで判定しなければならない場合はEIA法によるVZV-IgM抗体を測定する．

ピットフォール

- CF抗体は水痘罹患後1年程度で消失するので既感染の判定には適さない．また単純ヘルペスウイルス感染症で交差反応によって抗体価が上昇することがあるため注意を要する．
- 免疫不全者では水痘に罹患しても抗体反応が遅延したり，陽転化しない場合がある．また帯状疱疹では，正常人でも特異抗体反応が乏しいことがあるため注意を要する．

予後とフォローアップ

- 水痘では急性小脳失調症の合併が1/4,000，脳炎が1/33,000と重篤な合併症の頻度は高くないが，白血病患者などの免疫不全者や成人例は重症化しやすい[2)]．
- 帯状疱疹は臨床上遭遇する頻度が高い疾患であるが，発症の背景にHIV感染症やがんなどの免疫能を低下させる疾患が潜んでいる場合があるため，基礎疾患の有無に注意が必要である．また帯状疱疹後神経痛は患者のQOLを低下させる．

■文献

1) Dworkin RH, Johnson RW, Breuer J et al：Recommendations for the management of herpes zoster. Clin Infect Dis 44 Supple1：S1-26, 2007
2) Galil K, Choo PW, Donahue JG et al：The sequelae of herpes zoster. Arch Intern Med 157：1209-1213, 1997

（貫井陽子）

日本脳炎ウイルス(JEV)

Japanese encephalitis virus

検体中の日本脳炎ウイルス(JEV)の抗体を検出する検査である.

検体の採取・取り扱い・保存

●抗体検査は血清, 髄液を検体として用いる

基準値・測定法

●陰性　補体結合反応(CF):血清 4 倍未満, 髄液 1 倍未満
赤血球凝集抑制反応(HI):中山株　10 倍未満, JaGAr 株　10 倍未満

陽性 ↑
●日本脳炎, あるいはほかのフラビウイルス感染症, 日本脳炎ウイルスワクチン接種後

意義・何がわかるか?

●JEV はフラビウイルス科に属する一本鎖の RNA ウイルスであり, 主としてブタと蚊の間で感染環が維持され, 蚊を介してヒトに感染し脳炎を引き起こす. 世界ではアジアを中心に毎年約 6 万人の新規発生患者がある[1].

●日本国内ではワクチンの普及により, 急激に患者発生が減少し, 1992 年以降の患者発生は年 10 名以下である. ほとんどの患者は予防接種を受けていない. 感染者の大部分は不顕性であるが, 発症すると高熱・頭痛・意識障害を三主徴とする急性脳炎となる.

●マウス脳由来の日本脳炎ワクチン接種後に急性散在性脳脊髄炎を発生した事例があったことから, わが国において 2005 年 5 月以降, ワクチン接種の積極的勧奨は中止されたが, 組織培養由来不活化ワクチンが新たに開発され, 2009 年から接種が再開されている.

生体内での動態

規定因子と血中レベルを決める機序

●蚊の吸血の際に皮膚から侵入したウイルスは血管内皮細胞, リンパ節, 肝臓, 脾臓その他細網内皮系細胞で増殖する. その後, 血流あるいは鼻神経を介して脳内に侵入し, 脳の神経細胞で増殖して細胞を破壊することによって脳炎特有の症状を呈する. 潜伏期間は 6~16 日である.

●近年, ほぼすべての年齢で JEV 抗体保有率の低下が認められる. 抗体価は患者年齢・ワクチン接種状況により規定される.

異常値の出るメカニズム

●JE 患者の中で初診時に血清抗体価が陽性となるのはよそ 60~70%の症例である. 血清中の IgM 抗体は発症後 1 週間以内から上昇し始め, 9 日目にはほぼ 100%の症例で陽性となる.

●髄腋中の抗体価は入院時におよそ 70~90%の症例で陽性となる. 髄液中の IgM 抗体は症状出現後 5~8 日目に検出可能となる.

参考になる検査とその意義

●日本脳炎ウイルス感染の診断に関するほかの検査異常値としては, 髄液圧の上昇, 髄液蛋白の増加, 髄液細胞数の増加(初期は

多核球優位，その後リンパ球優位）が認められる．

- また，保険適用外であるが，参考になる検査として以下のものがある．
- ウイルス分離：生検脳組織からのウイルス分離．
- PCR 法：血清・髄液中のウイルス遺伝子の検出が可能であるが，陽性率は高くない．

診断へのアプローチ

- 日本脳炎は突然の高熱・頭痛・嘔吐で始まり，第二病日には髄膜刺激症状が出現し，第 3～5 病日には意識障害・けいれんなどが出現する．わが国では夏季に養豚場近くに住む乳幼児や老人に，また流行地域からの帰国者にこのような症状が認められる場合，積極的に検査を行う．
- CF，HI 抗体で確定診断する場合，単一血清ではそれぞれ 1：32，1：640 以上の抗体価であることが必要である．急性期と回復期のペア血清で抗体価が 4 倍以上上昇を認める際も診断が確定する．
- 髄液中の IgM 抗体が陽性であれば，中枢神経にウイルスが感染増殖したことを間接的に証明したことになり，診断的価値は高い[2]．

ピットフォール

- 抗体価の解釈には，ワクチン接種歴，抗体が交差反応しうるほかのウイルス（デングウイルス，ウエストナイルウイルスなど）の流行状況なども考慮に入れる．
- 発症初期には IgM 抗体が十分に上昇していないこともあるため，注意を要する．

予後とフォローアップ

- ヒトにおける感染者の大部分は不顕性であるが，発症すると急性脳炎となり，致死率は 20～30%と高く，回復しても約 30～50%で，精神・神経障害を伴う後遺症が認められる[3]．

■文献

1）Solomon T, Dung NM, Kneen R et al：Japanese encephalitis. J Neurol Neurosurg Psychiatry 68：405-415, 2000
2）Solomon T, Thao TT, Lewthwaite P et al：A cohort study to assess the new WHO Japanese encephalitis surveillance standards. Bull World Health Organ 86：178-193, 2008
3）Halsted SB, Jacobson J：Japanese encephalitis. Adv Virus Res 61：103-138, 2003

（貫井陽子）

ウエストナイルウイルス(WNV)

West Nile virus

検体中のウエストナイルウイルス(WNV)の遺伝子･抗体を検出する検査である.
行政検査として国立感染症研究所や地方衛生研究所などで実施される.

検体の採取・取り扱い・保存

● WNVの分離，遺伝子・抗体の検出には血清，髄液を検体として用いる

基準値・測定法

● WNV：陰性　ウイルス分離，ウイルス遺伝子の検出（PCR法）
● WNV抗体：陰性　特異的IgM，IgG（ELISA，NT）

陽性
●ウエストナイル熱・ウエストナイル脳炎・髄膜炎
●ほかのフラビウイルス感染症

意義・何がわかるか？

●WNVはフラビウイルス科に属する一本鎖のRNAウイルスであり，日本脳炎ウイルスと近縁のウイルスである．WNVは鳥と蚊の間で感染環が維持され，主に蚊（イエカ･ヤブカなど）を介してヒトに感染し，ウエストナイル熱やウエストナイル脳炎を引き起こす．WNVはウガンダのウエストナイル地方で発熱した患者から最初に分離され，現在アフリカ，ヨーロッパ，中東，米国などに広く分布している．わが国では平成17年に米国からの輸入症例が1例あるが，国内感染例の報告は現時点で認められない．

●ウエストナイル熱の症状は突然の発熱，頭痛，筋肉痛，消化器症状，発疹などであり，症状は3〜6日間持続する．ウエストナイル脳炎では筋力低下，頭痛，意識障害，けいれんが認められる．

生体内での動態

規定因子と血中レベルを決める機序

●ヒトにおける潜伏期間は2〜14日である．感染例の約80％は不顕性感染に終わる．発熱2日前から4日後までは血中にウイルスが認められることがあるが，通常直接の感染源となることはないと考えられている．一方，米国でWNVに感染した臓器提供者から移植を受けた患者での発症や，輸血による感染例の報告もある．

●感染の進展様式は完全には解明されていないが，WNVはまず皮膚や所属リンパ節で増殖し一次ウイルス血症を起こす．次に網内系において増殖し二次ウイルス血症を起こし中枢神経に到達すると考えられている[1]．

●ウイルス血症の期間は平均約6日間（1〜11日間）である．中枢神経症状を呈した時点でウイルス血症はすでに存在しないことが多い．

異常値の出るメカニズム

●WNVに感染すると感染後7日目までに特異的IgM抗体が血中に認められる．7日目以降にIgG抗体が検出され始める．よって早期診断にはIgM抗体の検出が最適である．脳神経症状を呈する患者の場合には脳脊髄液中にも特異的IgM抗体が検

出され，診断的価値が高い．

参考になる検査とその意義

- 末梢血中の白血球数は通常正常あるいは軽度増加を認める．
- 中枢神経症状を合併する場合，髄液圧の上昇，髄液蛋白の増加，髄液細胞数の増加（リンパ球増加）が認められる．

診断へのアプローチ

- 流行地への渡航歴のある患者で発熱・脳炎症状などを認めた際は保健所に連絡のうえ，検査を依頼する．
- ① WNV あるいは遺伝子が血液あるいは脳脊髄液から分離される，② WNV 特異的 IgM が血液あるいは脳脊髄液中に検出される，③ WNV 特異的 IgG（中和法で確認する）が血液中に検出され，ペア血清において 4 倍以上の上昇が確認されることにより確定診断が可能となる[2]．

ピットフォール

- 特異的 IgM 抗体は日本脳炎ウイルスと交差するため，日本脳炎ウイルスに対する抗体価よりも高値であることを確認する必要がある．
- IgM 抗体の検出は感染後 6 ヵ月以上持続する症例もあるため，結果の解釈には注意を要する．
- WNV には分子生物学的多様性があり，1990 年代末から北米大陸で大流行した New York 株以外にも相同性の異なる多くのウイルス株が分離されている．New York 株の遺伝子構造に基づいて設計されたプライマーによる RT-PCR の場合，主に西アジア地域に分布するほかの WNV 株に反応しない（偽陰性）ことがある．渡航先によっては WNV ゲノムのより保存された領域に設定されたプライマーを用いた測定法を選択する必要性がある．

予後とフォローアップ

- ウエストナイル熱の場合，急性期の症状は 3～10 日程度持続するが，通常の生活に戻るまでに要した期間の中央値は 60 日間と，回復までに時間がかかる症例が多いことが報告されている．
- ウエストナイル髄膜炎・脳炎重症例の多くは高齢者であり，死亡率は 3～15％である．また稀に横紋筋融解症，膵炎，肝炎，心筋炎，尿崩症を合併することがある[3]．

■文献

1）Gea-Banacloche J, Johnson RT, Bagic A et al：West Nile virus：pathogenesis and therapeutic options. Ann Intern Med 140：545-553, 2004

2）国立感染症研究所編：WNW 病原体検査マニュアル http://www.nih.go.jp/vir1/NVL/WNVhomepage/WN-VLbotest/pdf

3）Loeb M, Hanna S, Nicolle L et al：Prognosis after West Nile virus infection. Ann Intern Med 149：232-241, 2008

（貫井陽子）

風疹ウイルス

rubella virus

検体中の風疹ウイルスに対する抗体を測定する検査である．

検体の採取・取り扱い・保存

●抗体検査は血清・髄液を検体として用いる

基準値・測定法

●陰性　HI：血清 8 倍未満，髄液 1 倍未満
CF：血清 4 倍未満，髄液 1 倍未満
EIA：IgG 陰性（2.0 未満），IgM 陰性（0.8 未満）
IFA（IgG，IgM）血清 10 倍未満，髄液 1 倍未満

陽性↑ ●風疹ウイルス感染後，風疹ワクチン接種後

意義・何がわかるか？

●風疹はトガウイルス科に属する RNA ウイルスの感染によって起こる発疹性ウイルス感染症である．

●風疹ウイルスに感染後，約 14～18 日の潜伏期を経て，融合性のない淡紅色紅斑が全身に出現する．一般に 3 日程度で消失するが，長期間になる場合もある．発熱は約半数にみられ，耳後部，後頭下部，頸部リンパ節腫脹が特徴的である．

●妊娠初期の女性が風疹を発症すると，胎児に感染し出生時に先天性風疹症候群を発症することがある．先天性風疹症候群は白内障，心疾患，難聴を三主徴とする[1)]．

●従来は小児で多く発生を認めていたが，近年は成人男性の感染例が多く報告されており，2012 年度には大きな流行を認めている．ワクチン接種により予防できる疾患であるため，小児だけでなく，風疹ワクチン接種歴のない成人および妊娠可能年齢で風疹抗体がない場合，職業上のリスクがある場合などはワクチン接種が推奨される．

生体内での動態

規定因子と血中レベルを決める機序

●風疹ウイルスは飛沫を吸入することにより感染する．最初に鼻咽頭で増殖し，頸部リンパ節を介して血液中に侵入する．ウイルス血症は感染後 5～7 日目から始まり，全身へと感染が広まる．この時期にはウイルスは鼻咽頭だけでなく，尿，脊髄液などからも検出されることがある．ウイルスの排泄期間は発疹出現の前後 1 週間前後といわれている．

●先天性風疹症候群は母体のウイルス血症に由来する．母体感染後 5～7 日後に生じるといわれる．胎盤に感染した後ウイルスは胎児へ感染する．特に母子感染のリスクが高いのは妊娠 10 週以内といわれている[2)]．

異常値の出るメカニズム

●風疹特異的 IgM 抗体は，発疹が出現してから 4 日目頃より検出され，初感染の場合 6～8 週間持続する．

●IgG 抗体は発疹が出現してから 10 日程度で検出されるようになり，2～4 週間で最高価に達し，治癒とともに徐々に低下する

が，終生免疫を獲得する．

参考になる検査とその意義

- 保険適用外であるが，参考になる検査として以下のものがある．
- ウイルス分離：鼻咽頭分泌物や臍帯血，胎盤，尿から分離が可能である．
- PCR 法：血液，咽頭拭い液，尿，髄液，羊水，角膜検体などからの検出が可能である．

診断へのアプローチ

- 先天性風疹症候群や風疹に伴う合併症を認めている重症例では速やかに検査を行う必要がある．
- 急性期の単一血清で EIA 法による特異的 IgM 抗体陽性であれば風疹と診断できる．
- HI 法では急性期と回復期に 2 週間以上の間隔をあけてペアで調べ，4 倍以上の上昇で有意と考える．
- 先天性風疹症候群の診断は，新生児の血清，臍帯血からの風疹特異的 IgM 抗体の検出および新生児の風疹 IgG 抗体が母体からの受動免疫の期間以上に高値が続く場合に確定される．

ピットフォール

- 成人では 10～15％が不顕性感染であり，母親が無症状であっても先天性風疹症候群は発生しうる．
- CF は感染後比較的早期に陰性化するので抗体保有の有無の確認には不適である．
- IgM 抗体の偽陽性はリウマチ因子の存在下や，パルボウイルス，EB ウイルス，サイトメガロウイルス感染時に認められることがある．

予後とフォローアップ

- 風疹患者の 3,000～5,000 人に 1 人程度は血小板減少性紫斑病を合併し，4,000～6,000 人に 1 人程度は風疹脳炎を合併するという報告がある．また成人発症例では 5～30％で関節炎の合併も認められる．いずれも一般的に予後はよい．
- 先天性風疹症候群の後期合併症としては約 20％の患者で糖尿病を，また約 5％の患者で甲状腺機能異常を認めることがある[3)]．

■文献

1）Duszak RS：Congenital rubella syndrome major review. Optometry 80：36-43, 2009

2）Thomas HI, Morgan-Capner P, Cradok-Watson JE et al：Slow maturation of IgG1 avidity and persistence of specific IgM in congenital rubella：implications for diagnosis and immunopathology. J Med Virol 41：196-200, 1993

3）Gale EA：Congenital rubella：citation virus or viral cause of type 1 diabetes? Diabetologia 51：1559-1566, 2008

（貫井陽子）

麻疹ウイルス

measles virus

検体中の麻疹ウイルスに対する抗体を測定する検査である.

検体の採取・取り扱い・保存

- 抗体検査では血清が検体として用いられる
- 亜急性硬化性全脳炎など中枢神経疾患では髄液検体を採取する

基準値・測定法

- 陰性　HI：血清 8 倍未満，髄液 1 倍未満
  EIA：陰性（IgG：2.0 未満，IgM：0.8 未満）
  CF，NT：血清 4 倍未満，髄液 1 倍未満

陽性↑
- 麻疹，麻疹ワクチン接種後

意義・何がわかるか？

- 麻疹ウイルスはパラミクソウイルス科に分類される球形 RNA ウイルスであり，急性発熱性発疹性疾患を引き起こす.
- 麻疹は空気感染（飛沫核感染），飛沫感染，接触感染のいずれの経路でも感染する.
- 麻疹ウイルスのヒトに対する感染力はきわめて強く，約 10～12 日の潜伏期を経て，発熱，咳，鼻汁，結膜充血などのカタル症状，口腔粘膜の Koplik 斑，および全身皮膚の融合性発疹が認められる．顕性感染率は 90～95%，罹患後は終生免疫が成立する.
- 母親からの移行抗体が残存している乳児期早期，ワクチン接種後年数の経過とともに免疫が減衰してきた時期，γグロブリン投与後などに麻疹ウイルスの感染を受けた場合，典型的な症状を欠く軽症の麻疹を発症する場合があり修飾麻疹と呼ばれる[1].

生体内での動態

規定因子と血中レベルを決める機序

- 麻疹ウイルスは気道粘膜や結膜から体内へ侵入した後，リンパ組織を中心に感染し，血流を介して網内系へ伝播し，多彩な症状を呈する.
- 麻疹ウイルスの感染は一時的な細胞性免疫機能の低下を引き起こすことがあり，結核の再燃などがみられることもある.

異常値の出るメカニズム

- 麻疹 IgM 抗体は発疹発現の 4 日目から検出され，およそ 1 ヵ月間検出可能である.
- 麻疹 IgG 抗体は発疹出現後の 8 日目以降から検出され，14 日目がピークとなる.

参考になる検査とその意義

- 麻疹はこれまで臨床症状のみでの診断がなされていたが，修飾麻疹の増加に伴い，診断体制の強化が 2010 年より図られている．臨床上麻疹と診断した場合，発疹出現後 7 日以内に保健所を通して，血液・咽頭拭い液・尿を地方衛生研究所へ提出し，PCR 法，ウイルス分離を行う.
- 麻疹のウイルス遺伝子型判別は感染経路の推定に役立つ.
- 血液検査所見ではリンパ球および血小板の減少を認めることがある.

診断へのアプローチ

●抗体検査では急性期と回復期のペア血清で麻疹 IgG 抗体の陽転あるいは有意上昇で診断する.

●PCR 法あるいはウイルス分離で一つ以上の検体から麻疹ウイルスが検出された場合も検査診断として確定する[2].

ピットフォール

●急性期における IgM 抗体単独での診断には注意が必要である. IgM 抗体価の測定は発疹出現後 3 日以内の検体では麻疹であっても偽陰性になることがある.

●パルボウイルス B19 による伝染性紅斑, ヒトヘルペスウイルス 6 あるいは 7 による突発性発疹, 風疹, デング熱などのほかのウイルス感染症の急性期に麻疹 IgM 抗体が弱陽性となることがある.

予後とフォローアップ

●麻疹は全身性感染症であり, さまざまな臓器に影響を与える.

●麻疹の合併症による死亡率は開発途上国では 4〜10% と高い. 特に肺炎, 中枢神経系感染の合併が重要である.

●肺炎の合併は 15%, 脳炎の合併は 0.01% と報告されている. またこのほかに中耳炎, 下痢, 肝機能障害などの合併もある[3].

●麻疹治癒後 7〜10 年経過してから亜急性硬化性全脳炎を発症する場合があり, 頻度は麻疹患者 10 万人に 4 人と推計されている.

●妊婦が発症すると流産あるいは早産にいたることがある.

■文献

1) Perry RT, Halsey NA：The clinical significance of measles：a review. J Infect Dis 189（Supple 1）：S4-16, 2004

2) 駒瀬勝啓, 木村博一, 長野秀樹 他：麻疹検査診断体制並びに検査診断法について. 病原体微生物検出状況 30：45-47, 2009

3) Beckford AP, Kaschula RO, Stephen C：Factors associated with fatal cases of measles. A retrospective autopsy study. S Afr Me J 68：858-863, 1985

（貫井陽子）

ライノウイルス

rhinovirus

検体中のライノウイルスを検出する検査である．ライノウイルスに対する特異的な治療法はなく，自然軽快する予後良好な疾患を引き起こすのみであり，一般臨床では実施されることはなく，主に疫学的な調査のために行われ，保険適用ではない．

検体の採取・取り扱い・保存

- 鼻咽頭ぬぐい液，鼻咽頭吸引液，鼻腔洗浄液が用いられ，鼻腔洗浄により得られた鼻咽頭分泌液がよい[1]
- 取り扱いはバイオセーフティレベル2施設および安全キャビネット（クラスⅡA/ⅡB）内で行われる[2]
- 検体採取後ただちに処理が行われることが望ましいが，難しい場合には－80℃で保存する[2]

基準値・測定法

- ウイルス分離：陽性・陰性
- reverse transcription polymerase chain reaction（RT-PCR）：陽性・陰性

陽性	●ライノウイルス感染症（顕性感染または不顕性感染）
陰性	●ライノウイルスが検体中に存在しない，または検出できない

意義・何がわかるか？

- ライノウイルス属はピコルナウイルス科に属する一本鎖RNAウイルスである．
- ライノウイルスは急性呼吸器疾患の30～50％に関与しており，かぜ症候群の最も重要な病原体であるとともに，喘息の悪化への関与も示唆されている[3]．

生体内での動態

規定因子と血中レベルを決める機序[1]

- ライノウイルスはヒト2倍体線維芽細胞でしか複製しない．
- ヒト胎児性線維芽細胞またはライノウイルス感受性のあるHela細胞が培養に用いられ，ある細胞ラインではほかよりも複製がよいため複数の細胞ラインで培養を行う．
- 33～34℃での培養が最適な複製には必要である．

異常値の出るメカニズム

- ライノウイルスは鼻腔粘膜細胞に感染，増殖し，生体反応として鼻汁中に排出される．
- 鼻汁中のライノウイルスをウイルス分離，またはRT-PCRで検出する．

参考になる検査とその意義

- 血清学的検査は，赤血球凝集抑制法（HI法）と補体結合反応法（CF法）が試みられたがいずれも感度，特異度とも低く，実用化されていない[1]．ライノウイルスは血清型が100以上に及ぶことから血清学的検査を感染症の診断に用いるには非現実的であり，あらかじめ血清型が判明している場合すなわちある特定の集団での伝播などの疫学的調査の場合や実験的に感染を成立させた場合などの限られた場合を除いて有用な検査ではない．

●ライノウイルスは抗原が多様性に富み，また適切な抗体が存在しないため抗原検出法で診断することはできない[1]．

診断へのアプローチ

●かぜ症候群の40～50％がライノウイルスによるとされている[3]．

●鼻閉，鼻汁は必ず存在し，主たる症状でなくてはならない[1]．ただし，症状だけではほかの病原体と区別できるような特異的なものは存在しない．

●病原体が特定できても治療方法に変更はないため，一般的な実地臨床ではライノウイルスの検査は行われない．

ピットフォール

●ライノウイルスは顕性感染，不顕性感染ともに検出されうる．

●かぜ症候群ではライノウイルス以外にも数多くの原因となりうるウイルスがある．

予後とフォローアップ

●かぜ症候群はその症状は中央値で7日間，約1/4では2週間続き，自然軽快する良性の疾患である[3]．

●10日以上経過し改善してこないあるいは悪化する急性呼吸器症状では二次性細菌性副鼻腔炎を疑う必要がある[3]．

■文献

1）Gregory AS：Diagnostic Virology. In "Fields Virology 5th ed" Wolters K. Lippincott Williams & Wilkins, Philadelphia, pp 565-604, 2007

2）水田克巳 他：ライノウイルス検査マニュアル 国立感染症研究所編 病原体検出マニュアル http://www0.nih.go.jp/niid/reference/index.html

3）Ronald BT：Rhinovirus. In "Mandell, Douglas, and Bennett's principles and practice of infectious diseases 7th ed" Gerald L. Mandell et al eds. Churchill Livingstone, Elsevier, Philadelphia, pp 2389-2398, 2010

（齋藤　真，貫井陽子）

抗エコーウイルス抗体

anti-echovirus antibody

血清中に存在するエコーウイルスに対する抗体を検出する検査である．血清型 1，3，4，5，6，7，9，11，12，13，14，16，17，18，19，21，24，25，30 型に対する中和反応法（NT 法）が商業的に検査可能であり，1 検体につき 8 項目まで保険適用である．

検体の採取・取り扱い・保存

- 血清が検体として用いられる
- 髄液の検査も可能である

基準値・測定法

- 血清：陽性（4 倍以上）または陰性（4 倍未満）
- 髄液：陽性（1 倍以上）または陰性（1 倍未満）
- 中和反応法（NT 法）

陽性	●エコーウイルス感染症（急性あるいは既感染） ●エコーウイルスに起因する無菌性髄膜炎 ●頻度は少ないが，手足口病，ヘルパンギーナの原因となることもある
陰性	●エコーウイルスに未感染

意義・何がわかるか？

- エコーウイルスはピコルナウイルス科エンテロウイルス属に分類される．
- エンテロウイルスは血清型により 100 以上に区別され，ポリオウイルスを除いたエンテロウイルス属，すなわちグループ A コクサッキーウイルス，グループ B コクサッキーウイルス，エコーウイルス，エンテロウイルスは特に年少者でのさまざまな疾患への関与が示されている．
- 感染者の 90％以上が無症状であるか，またはかぜ症候群のような非特異的な発熱性疾患を示すのみであるが，血清型によっては無菌性髄膜炎や手足口病，ヘルパンギーナなどを生じることがあり，また，流行性，時期性（夏期に多い）がみられる．
- 血清学的診断は，抗エコーウイルス抗体を検出することにより診断するものであるが，数多くの血清型があり，それぞれに対して特異的な抗体を検出の対象とすること，およびペア血清での判断となるため，通常の臨床診断にはあまり有用ではないが，特定の流行血清型が判明している際などの限られた状況では有用である．

生体内での動態

規定因子と血中レベルを決める機序

- NT 法ではある特定の血清型のエコーウイルスに対する中和抗体の有無を測定している．
- 中和抗体の産生は感染者の免疫状態と感染からの期間により規定される．

異常値の出るメカニズム

- エコーウイルスの感染により抗原抗体反応が引き起こされ，感染した血清型に対する特異的な抗体が産生される．

参考になる検査とその意義

- エコーウイルスの検査方法はウイルス分離，RT-PCR，血清学的診断の 3 つの方法がある．
- ウイルス分離は確定診断の gold standard であるが，高価でかつ限られた施設でのみ実施が可能であり，2～8 日の培養期間を要する．分離株の血清型タイピングが可能であるが，抗原変異により難中和性を示すことがあり，また新規の血清型については抗血清がない[1]．検体としては便や直腸ぬぐい液がよく用いられ髄液，血液，尿，咽頭ぬぐい液などが用いられることもある[2]．
- reverse transcription polymerase chain reaction（RT-PCR）は，VP1 部分領域あるいは VP4-VP2 部分領域を対象とする汎エンテロウイルスプライマーを用いる．短時間で結果が得られるものの，血清型タイピングはできず，混合感染には対応できない．一方で新規の血清型株や難中和性株の場合でも対応が可能である[1]．

診断へのアプローチ

- 血清型により疾患との関連性が指摘されている．病態とウイルスは 1 対 1 に対応している訳ではないが，急性無菌性髄膜炎では 4，6，7，9，11，13，16，18，30，33 が多く，脳炎では 6，9，手足口病では 18，ヘルパンギーナでは 3，6，9，16，17，25，30，心外膜炎では 9，22 が多いとされている[3]．

ピットフォール

- 血清型に特異的な抗体が産生されるため，罹患した血清型に対応する抗体のみが陽性となる．したがって目的とする疾患に頻度の多い血清型を選択する必要がある．
- また，血清学的には急性期と回復期のペア血清で判断をするため，あくまで後方視的にしか診断はできない．

予後とフォローアップ

- エコーウイルスによる無菌性髄膜炎は，自然軽快する予後のよい疾患であり，主に症状緩和を目的とした対症療法が中心となる．細菌性髄膜炎が髄液所見から否定できない際には抗菌薬の投与が初期治療として開始されるが，RT-PCR でエコーウイルスが検出されれば抗菌薬の中止の決定の参考となる．血清学的検査は治療の意思決定には役に立たないが，回復期（2～3 週間後）に再検され，後方視的に診断が可能である．

■文献

1）若月紀代子 他：エンテロウイルスの遺伝子解析に関する諸問題 Infectious Agents Surveillance Report 26：237-238，2005

2）Gregory AS：Diagnostic Virology. In "Fields Virology 5th ed" Wolters Kluwer. Lippincott Williams & Wilkins, Philadelphia, pp 565-604, 2007

3）John FM：Coxsackieviruses, Echoviruses, Newer Enteroviruses, and Parechoviruses. In "Mandell, Douglas, and Bennett's principles and practice of infectious diseases 7th ed" Gerald L. Mandell et al eds. Churchill Livingstone, Elsevier, Philadelphia, pp 2353-2365, 2010

（齋藤　真，貫井陽子）

抗ポリオウイルス抗体

anti-poliovirus antibody

血清中のポリオウイルスに対する中和抗体であり，ポリオの感染あるいはポリオワクチンの接種により産生され，保険適用である．

検体の採取・取り扱い・保存

- ポリオウイルス抗体は血清で測定する
- 髄液での検査も可能である

基準値・測定法

- 血清：陽性（4 倍以上）または陰性（4 倍未満）
- 髄液：陽性（1 倍以上）または陰性（1 倍未満）
- 中和反応法（NT 法）

陽性	●ポリオウイルス感染症（急性あるいは既感染）またはポリオウイルスワクチン接種後
陰性	●ポリオウイルスに未感染であり，かつポリオウイルスワクチン未接種状態

意義・何がわかるか？

- ポリオウイルスはエンテロウイルス属に分類され，急性灰白髄炎（ポリオ）の原因ウイルスである[1)]．
- その確定診断はウイルス分離が主であるが，補助的に血清学的診断が用いられる．
- わが国では野生株ポリオの発症は 1998 年以降なく，血清学的検査はワクチンによる抗体保有の有無の調査，およびワクチン関連麻痺性ポリオが疑われる際に考慮される．
- ポリオウイルスのワクチンとしては経口生ワクチンと不活化ワクチンが存在している．いずれのワクチンでも，既定回数の接種後における中和抗体の陽性化は 90％以上と高く，長期間陽性が維持されるとされている[2)]．NT 法では中和抗体を測定しており，ポリオに対する防御抗体の有無をみることができる．

生体内での動態

規定因子と血中レベルを決める機序

- 抗体産生は免疫状態と感染あるいはワクチン接種からの時間経過で規定される．
- 経口生ワクチンの場合，IgM 抗体はワクチン接種から 1～3 日後には検出が可能となり，2～3 ヵ月維持される．IgG 抗体は同時期に上昇し，生涯にわたり維持される[2)]．
- NT 法は総和としての中和抗体を測定しており，麻痺症状の出現時には検出が可能であることが多い[2)]．

異常値の出るメカニズム

- ポリオウイルスは 1，2，3 の 3 つの血清型に分かれている．ポリオウイルス感染後には感染した血清型に対しての抗体が産生されるが，ほかの血清型に対しても弱い抗体活性が誘導されることがある[2)]．
- ワクチン接種後には 3 つの血清型すべて

の免疫応答が引き起こされ，抗体が産生される．

参考になる検査とその意義

●ポリオウイルス感染症の診断において血清学的検査は補助的であり，便，髄液などを検体としたウイルス分離が重要である．

●ポリオウイルス自体は感染1週後程度から血液，咽頭分泌物，便中に認められる[1]が，便が最も長期的に排出される．

●ウイルス分離を行う際には，発症後なるべく早く検体（便，咽頭ぬぐい液）を採取し，−20℃で保存し，バイオセーフティレベル2施設で取り扱う[3]．

●ワクチン接種後には全例で便中にワクチン株ウイルスが認められるため，ワクチン関連麻痺性ポリオの診断の際には便からのウイルス分離は確定診断にはならず，その頻度は稀であるが髄液からの検出に診断価値がある[1]．

●急性灰白髄炎では，髄液検査では細胞数増多を認め，無菌性髄膜炎の所見を認める．

診断へのアプローチ

●ポリオウイルス感染者の90〜95％は不顕性感染で終わり，4〜8％では9〜12日の潜伏期間の後，2〜3日間の発熱，頭痛，咽頭痛，悪心などの症状を起こし，不全型と分類される．1〜2％では無菌性髄膜炎を生じ，非麻痺型と分類される．四肢の急性非対称性弛緩性麻痺を特徴とする麻痺型ポリオは全感染者の0.1％程度である．不顕性感染はウイルス分離および血清学的診断によってしか認識できない[1]．

●散発性の急性運動神経障害の原因としてはポリオウイルスのほかにエンテロウイルスやウエストナイルウイルスも挙げられる．Guillain-Barré 症候群との鑑別はポリオが非対称性の運動神経障害であるのに対し，Guillain-Barré 症候群では感覚障害を伴う対称性両側性の上行性運動障害が生じることである[1]．

●これらの臨床症状およびワクチン接種歴，渡航歴（インド，アフガニスタン，ナイジェリア，パキスタンなど），接触歴（家族内の経口弱毒生ワクチン接種歴）からポリオを疑い，便からのウイルス分離を行い診断する．

●血清学的検査では急性期と回復期（2〜3週間後）のペア血清で4倍以上の抗体価の上昇が認められれば急性感染と診断できる．

ピットフォール

●血清学的検査では野生株とワクチン株とを区別することはできない．

●NT法では，1型，2型，3型それぞれの抗体を検査する必要がある．

予後とフォローアップ

●疾患に特異的な治療法はなく，対症療法が中心となる．呼吸筋の麻痺により機械的換気が必要になることもある．

●麻痺性ポリオ患者の約2/3で永続的な筋力低下が後遺症として残る．9ヵ月を超えてからの機能的回復は望めない．ポリオ流行時代の致死率は5〜10％であった[1]．

■文献

1）John F. Modlin : Poliovirus. In "Mandell, Douglas, and Bennett's principles and practice of infectious diseases 7th ed" Gerald L. Mandell et al eds, Churchill Livingstone, Elsevier, Philadelphia, pp 2334-2351, 2010

2）Roland Sutter et al : Poliovirus vaccine-live. In "Vaccines 5th ed" Stanley A. Plotkin, Walter A. Orenstein, and Paul A. Offit eds. Saunders, Elsevier, pp 631-685, 2008

3）国立感染症研究所 編：病原体検出マニュアル：pp 106-126
http://www0.nih.go.jp/niid/reference/index.html

（齋藤　真，貫井陽子）

抗ヒトパルボウイルスB19抗体

anti-human parvovirus B19 antibody

ヒトパルボウイルスB19は小児の伝染性紅斑，溶血性疾患患者でのtransient aplastic crisis，成人の急性多関節炎，胎児水腫などに関与し，紅斑を認める妊婦に対してはヒトパルボウイルスB19のIgM抗体検査が保険適用となっている．

検体の採取・取り扱い・保存

● パルボウイルス感染が疑われる患者で血清中の抗体を測定する

基準値・測定法

● ヒトパルボウイルスB19のIgG，IgM検査とも，抗体指数（検体の吸光度/弱陽性コントロールの吸光度）が1.0以上を陽性，0.8未満を陰性とする
● 測定原理：酵素免疫測定法（EIA法）

陽性
● パルボウイルス感染症（伝染性紅斑，transient aplastic crisis，パルボウイルスによる急性多関節炎など）

陰性
● IgM（−）かつIgG（−）は免疫正常者では未感染，IgM（+）かつIgG（−）は急性感染，IgM（−）かつIgG（+）は既感染と判断できる

意義・何がわかるか？

● パルボウイルスB19はパルボウイルス科エリスロウイルス属に分類される一本鎖DNAウイルスである．
● パルボウイルスB19に対する抗体の有無がわかり，既感染，急性感染，未感染のいずれであるかの判断の参考となる．

生体内での動態

規定因子と血中レベルを決める機序

● ヒトパルボウイルスB19抗体検査は，EIA法を測定原理とし，血清中のIgG，IgMを測定する．これらは免疫応答の結果として産生されるため，患者の免疫状態と，感染からの時間が主な規定因子となる．
● IgM抗体は感染から約10〜12日後より産生され，2〜3ヵ月間陽性が持続する．伝染性紅斑では紅斑の出現時，またtransient aplastic crisisでは3病日までには約90%でIgMの検出が可能である．IgG抗体は約2週間後より産生され，生涯にわたり陽性が維持される[1]．
● 免疫抑制者ではIgG，IgMとも陰性となりうる．

異常値の出るメカニズム

● パルボウイルスB19による感染により正常な免疫応答が生じるとIgM抗体，IgG抗体が産生される．

参考になる検査とその意義

● パルボウイルスB19は赤芽球系前駆細胞でしか効率的に増殖できないため，一般にウイルス分離培養検査が困難であり，血清学的検査または核酸増幅検査によって診断される．

●血清中のパルボウイルスB19のDNAをpolymerase chain reaction（PCR法）で検出することが可能であるが，免疫正常者では高力価でのDNA検出が可能であるのはわずか2〜4日間であり，その有用性は高ウイルス血症となっている病態および時期に限られている[2)].

診断へのアプローチ

●伝染性紅斑は小児の急性感染であり，発熱，鼻炎，頭痛，消化器症状から始まり，2〜5日後に両頬に平手打ち様の発赤がみられる．さらに数日して体幹部や四肢にレース様の発赤がみられることもある．これらの症状をもとに伝染性紅斑を鑑別診断とし，パルボウイルスB19 IgM抗体を測定する．皮疹が出現する時期にはウイルス血症は終息しており，感染性はなく，またこの時期のPCRは有用ではない．

●紅斑を認める妊婦でパルボウイルス感染症が疑われる場合には，パルボウイルスB19 IgM抗体を測定する．

●血清学的にはペア血清を用いて，陽転化あるいは4倍以上の上昇をもって急性感染の診断と判断することが可能であり，伝染性紅斑の診断に適した検査である[2)].

ピットフォール

●IgM抗体は発疹の出現から数日のうちに現れるが，風疹，麻疹，Epstein-Barr virus（EBV），cytomegalovirus（CMV）との交差反応が報告されている[2)]．また，2〜3ヵ月間陽性が持続する[3)].

●以下に示すように，伝染性紅斑以外のパルボウイルスB19感染症の診断においては血清学的検査の役割は限定的である．

●transient aplastic crisisは感染から発症までが短く，発症から約1週間経てからしか抗体の上昇がみられないことがあり，一方で早期からウイルス血症が生じているためPCRが最も適している[2)].

●免疫不全者における慢性低形成性貧血ではパルボウイルスB19抗体を産生できないような病態であることが多いため，血清学的検査は診断に適しておらず，一方，慢性的なウイルス血症となっているためPCRが適している[3)].

●胎児水腫が発症した時期には母体のIgMは陰性となりえ，羊水や臍帯血のPCRでの検出が可能である[3)].

予後とフォローアップ

●ほとんどのパルボウイルスB19感染は不顕性感染であり，また急性顕性感染は良性で自然軽快する感染症であり，特異的な治療法はなく，対症療法が主となる．また，一度罹患すると生涯にわたる免疫を獲得する．

●transient aplastic crisisでは輸血と支持療法で治療が可能であることがほとんどである．

●免疫抑制者における持続感染の場合には，免疫抑制薬の一時的な中止により自己の免疫応答でウイルスの排除がなされる場合が多い．中止ができない場合には免疫グロブリン療法が考慮される[1)].

■文献

1）Kevin EB：Human Parvoviruses, Including Parvovirus B19 and Human Bocavirus. In "Mandell, Douglas, and Bennett's principles and practice of infectious diseases 7th ed" Gerald LM et al eds. Churchill Livingstone, Elsevier, Philadelphia, pp 2087-2095, 2010

2）Gregory AS：Diagnostic Virology. In "Fields Virology 5th ed" Wolters K, Lippincott Williams & Wilkins, Philadelphia, pp 565-604, 2007

3）Young NS, Brown KE：Parvovirus B19. N Engl J Med 350（6）：586-597, 2004

（齋藤　真，貫井陽子）

赤血球沈降速度（ESR，赤沈，血沈）

erythrocyte sedimentation rate

血液に抗凝固薬を加え放置すると赤血球が沈んでいき，血漿の一部が上部に分離されてくる．この上部の血漿層の高さが血沈値と呼ばれる．種々の病態で血沈値は変動する．

検体の採取・取り扱い・保存

- 現在，わが国で行われている方法は Westergren 法と呼ばれるもので，クエン酸ナトリウムと血液を 1：4 の割合で混合し，内径 2.55±0.15 mm，全長 300±1.5 mm の Westergren 管に吸い上げて垂直に立て，18〜25℃で放置し，1 時間後に上部の血漿層の高さを測定する

基準値・測定法

- 男性では 2〜10 mm/h，女性では 3〜15 mm/h である．この性差は赤血球の大きさが異なるために生じる
- 測定法は上記

高値	●そもそも赤血球が少ない：貧血，妊娠 ●フィブリノゲン，α-グロブリンの増加：炎症性疾患（膠原病，感染症，悪性腫瘍），大きな外的ストレス（手術，外傷），妊娠 ●免疫グロブリンの増加：多クローン性増加〔慢性感染症，膠原病，肝疾患（HCV/HBV の慢性感染），悪性腫瘍〕，単一クローン性増加（骨髄腫，マクログロブリン血症，良性 M 蛋白血症） ●アルブミンの低下
低値	●赤血球が多い；脱水，多血症 ●フィブリノゲンの減少：DIC，無フィブリノゲン血症 ●免疫グロブリンの減少：先天的もしくは後天的な無γグロブリン血症

意義・何がわかるか？

- 血沈では，まず赤血球の連銭形成（最初の 5〜25 分）が起き，続いて沈降・沈積が起きる．連銭形成の速さ・強さは，フィブリノゲン・α-グロブリン，免疫グロブリンの量に比例する．したがって，血沈からフィブリノゲン・α-グロブリン，免疫グロブリンの量を推測することができる．

生体内での動態

規定因子と血中レベルを決める機序

- 規定因子は血中のフィブリノゲン・α-グロブリン，免疫グロブリンの量である．

異常値の出るメカニズム

- そもそも赤血球が多かったり少なかったりすると血沈値は大きく変動する．
- フィブリノゲン・α-グロブリン，免疫グロブリンのそれぞれはさまざまな疾患で量が

変動する．これらは赤血球の連銭形成を促進する物質なので，量が増える場合は血沈値は大きくなり，量が少なくなる場合は血沈値は小さくなる．

参考になる検査とその意義

- CRP も同時に測定し，血沈の結果と同時に評価することが多い．
- 血沈亢進かつ CRP 陽性：現在，炎症が盛んに起きている（組織破壊性疾患，感染など）．
- 血沈亢進しかし CRP 陰性：炎症からの回復期（CRP よりも血沈のほうが回復が遅いため），赤血球が少ない（貧血，妊娠），炎症を伴わない高フィブリノゲン疾患（ネフローゼ症候群，高 γ グロブリン血症）
- 血沈遅延：多血症，フィブリノゲン減少．

診断へのアプローチ

- 慢性炎症ではフィブリノゲンが増え，アルブミンが低下し，貧血傾向になるのでいずれも血沈亢進に働く．

ピットフォール

- 測定技術上の要因で大きな誤差が生じうる．例えば混合するクエン酸の比率が異なったり，Westergren 管が少しでも傾いていると血沈値は大きく異なってしまう．

（榎奥健一郎）

C反応性蛋白（CRP）

C-reactive protein

CRP は炎症急性期に増加する蛋白で，炎症マーカーとして広く臨床に利用されている．

検体の採取・取り扱い・保存

- 血清 0.3 mL．冷蔵保存

基準値・測定法

- 基準値は従来は 0.4 mg/dL 程度であったが，実際には健常人の CRP は中央値 0.02 ng/dL 程度で，健常人の 90％は 0.05 mg/dL 以下である．よって最近は 0.1～0.2 mg/dL を基準値とする施設が多い
- 測定法は抗体をラテックス粒子の周りに付け免疫凝集をみる方法（ラテックス凝集免疫比濁法）が用いられている

高値

あくまで傾向であるが，

- CRP が著明に高い：細菌感染症，活動期の膠原病，増殖の速い悪性腫瘍，心筋梗塞，外傷・手術
- CRP が高い：ウイルス感染症，慢性期の膠原病，増殖の遅い悪性腫瘍，脳梗塞
- 高感度 CRP が高い（0.1～0.4 mg/dL 程度）：動脈硬化や脂肪蓄積に関連

低値

- 特になし

意義・何がわかるか？

- 肝臓が産生する炎症急性期蛋白のうち CRP と SAA が最も鋭敏とされている．
- 高感度 CRP が高い（0.1～0.4 mg/dL 程度のレベル）場合には動脈硬化や脂肪蓄積が関連していると考えられている．

生体内での動態

規定因子と血中レベルを決める機序

- 局所での炎症刺激（組織の破壊・壊死，病原体成分の存在）が強いほど肝臓での CRP の産生量も高くなる傾向がある．

異常値の出るメカニズム

- 炎症刺激（組織の破壊・壊死，病原体成分の存在）が局所のマクロファージや肥満細胞を活性化させると，これらの細胞は TNF-α と IL-1 を放出する．TNF-α と IL-1 を一次性炎症性サイトカインという．TNF-α と IL-1 はマクロファージ自身と周囲の間質細胞に働きかけ IL-6 を産生させる．IL-6 は肝臓まで運ばれ肝細胞の蛋白合成を劇的に変化させる．つまり，アルブミンやトランスフェリンなどの通常時の血清蛋白はつくられなくなり，CRP や SAA，フィブリノゲンなどの急性期蛋白が大量につくられるようになる．
- CRP は炎症性サイトカインの変化を総合的に，増幅して反映しているといえる．

参考になる検査とその意義

●CRPはさまざまな炎症性疾患で上昇する非特異的なマーカーである．したがって，その原因を突き止めるためには詳細な問診，病歴聴取，身体所見・画像所見，ほかの採血所見が欠かせない．感染を疑うのであればフォーカスを必ず特定する．

診断へのアプローチ

●CRPの値の高低のみでは疾患の重症度や種類は特定できない．CRPはその非特異的性質が長所でもあり短所でもある．必ず患者の診察を詳細に繰り返し，CRPは補助として用いる．

ピットフォール

●炎症刺激後，CRPが明らかに増加するのには少なくとも12時間はかかる．そして2～3日でピークとなる．急性炎症を伴う重症な疾患ではCRPの上昇をみてから対処したのでは遅いことがよくある．そのような場合は臨床症状や白血球数など変動の速いマーカーに注意を払い，迅速に対応する必要がある．

（榎奥健一郎）

血清アミロイド蛋白A（SAA）

serum amyloid protein A

CRP 同様，疾患非特異的な炎症急性期蛋白である．

検体の採取・取り扱い・保存

- 血清 0.2 mL，冷蔵保存する必要がある

基準値・測定法

- 健常者の 90%は SAA が 3 μg/mL 前後である
- 健常者上限は 8.0 μg/mL，境界値は 10～20 μg/mL，炎症の識別境界値は 20 μg/mL

高値	●炎症性疾患（感染症や自己免疫疾患），組織の破壊・壊死（腫瘍や梗塞）
低値	●特になし

意義・何がわかるか？

- 肝臓が産生する炎症急性期蛋白のうち CRP と SAA が最も鋭敏とされている．
- ほとんどの場合で SAA は CRP とほぼ並行した濃度変化を示す．しかし，CRP と SAA が乖離する場合があり，補助診断として有用である．細菌感染では CRP と SAA の両方が上昇するが，ウイルス感染では SAA のほうが優位に上昇する．SLE の急性増悪期では CRP の上昇しない症例が多いが，SAA はほとんどの症例で上昇し，しかも SAA の上昇量が疾患活動性を反映している．抗がん薬もしくはステロイド治療中の感染症，腎移植での拒絶反応などでも CRP よりも SAA のほうが鋭敏に反応することが知られている．

生体内での動態

規定因子と血中レベルを決める機序

- 生体内の炎症（感染症や自己免疫疾患），組織の破壊・壊死（腫瘍や梗塞）が強いほど，肝臓での SAA 産生量も多くなる傾向がある．
- 炎症が強いときには基準範囲の 100 倍以上に増加する．

異常値の出るメカニズム

- 炎症刺激（組織の破壊・壊死，病原体成分の存在）が局所のマクロファージや肥満細胞を活性化させると，これらの細胞は TNF-α と IL-1 を放出する．TNF-α と IL-1 を一次性炎症性サイトカインという．TNF-α と IL-1 はマクロファージ自身と周囲の間質細胞に働きかけ IL-6 を産生させる．IL-6 は肝臓まで運ばれ肝細胞の蛋白合成を劇的に変化させる．つまり，アルブミンやトランスフェリンなどの通常時の血清蛋白はつくられなくなり，CRP や SAA，フィブリノゲンなどの急性期蛋白が大量につくられるようになる．
- SAA と CRP が乖離するメカニズムについては解明されていない．
- 慢性炎症性疾患に続発するアミロイドーシスにおいて組織に沈着するアミロイド A の前駆体である．

参考になる検査とその意義

- SAA は CRP 同様，さまざまな炎症性疾

患で上昇する非特異的なマーカーである．したがって，その原因を突き止めるためには詳細な問診，病歴聴取，身体所見・画像所見，ほかの採血所見が欠かせない．感染を疑うのであればフォーカスを必ず特定する．

診断へのアプローチ

- SAAはCRP同様，値の高低のみでは疾患の重症度や種類は特定できない．SAA・CRPはその非特異的性質が長所でもあり短所でもある．必ず患者の診察を詳細に繰り返し，SAA・CRPは補助として用いる．
- 関節リウマチ，結核など慢性炎症性疾患においてSAAが持続的に上昇しているときはアミロイドーシスの合併も考慮する必要がある．

ピットフォール

- 炎症刺激後，SAAが明らかに増加するのには少なくとも6〜12時間はかかる．そして1〜2日でピークとなる．急性炎症を伴う重症な疾患ではCRPの上昇をみてから対処したのでは遅いことがよくある．そのような場合は臨床症状や白血球数など変動の速いマーカーに注意を払い，迅速に対応する必要がある．
- 個人の基礎値はSAAの遺伝子多型によって差がみられる．上昇の程度も個人差が大きいので注意が必要である．

（榎奥健一郎）

α_1-酸性糖蛋白（AAG）〔α_1アシドグリコ蛋白（α_1-AG）〕

α_1-acid glycoprotein

AAG は炎症急性期に増加する蛋白だが，炎症マーカーとしては CRP や SAA に比べ鋭敏性に劣る．

検体の採取・取り扱い・保存

●血清 0.3 mL，冷蔵保存する必要がある

基準値・測定法

● 40～100 mg/dL

高値	●炎症性疾患（感染症や自己免疫疾患），組織の破壊・壊死（腫瘍や梗塞）
低値	●肝臓で産生されるため，肝機能が低下しているときには低値になる

意義・何がわかるか？

●急性期蛋白として炎症性疾患（感染症や自己免疫疾患），組織の破壊・壊死（腫瘍や梗塞）の炎症活動性を反映する．しかし，CRP や SAA に比べ，鋭敏性に劣る．

生体内での動態

規定因子と血中レベルを決める機序

●生体内の炎症（感染症や自己免疫疾患），組織の破壊・壊死（腫瘍や梗塞）が強いほど，肝臓での AAG 産生量も多くなる傾向がある．

異常値の出るメカニズム

●炎症刺激（組織の破壊・壊死，病原体成分の存在）が局所のマクロファージや肥満細胞を活性化させると，これらの細胞は TNF-α と IL-1 を放出する．TNF-α と IL-1 を一次性炎症性サイトカインという．TNF-α と IL-1 はマクロファージ自身と周囲の間質細胞に働きかけ IL-6 を産生させる．IL-6 は肝臓まで運ばれ肝細胞の蛋白合成を劇的に変化させる．つまり，アルブミンやトランスフェリンなどの通常時の血清蛋白はつくられなくなり，CRP や SAA，フィブリノゲン，そして AAG などの急性期蛋白が大量につくられるようになる．

参考になる検査とその意義

● AAG は CRP・SAA 同様，さまざまな炎症性疾患で上昇する非特異的なマーカーである．したがって，その原因を突き止めるためには詳細な問診，病歴聴取，身体所見・画像所見，ほかの採血所見が欠かせない．感染を疑うのであればフォーカスを必ず特定する．

診断へのアプローチ

● AAG は CRP・SAA 同様，値の高低のみでは疾患の重症度や種類は特定できない．その非特異的性質が長所でもあり短所でもある．必ず患者の診察を詳細に繰り返し，補助として用いる．

ピットフォール

●炎症刺激後，AAG が明らかに増加するのには少なくとも 12～24 時間はかかる．そ

して2〜3日でピークとなる．急性炎症を伴う重症な疾患ではAAGの上昇をみてから対処したのでは遅いことがよくある．そのような場合は臨床症状や白血球数など変動の速いマーカーに注意を払い，迅速に対応する必要がある．

- CRPよりも鋭敏さに欠けることに注意する．
- 半減期は5日と長い．上昇幅はCRPに比べ小さい．

（榎奥健一郎）

シアル酸

sialic acid

シアル酸はCRP同様，疾患非特異的な炎症急性期蛋白である．しかし，鋭敏性においてCRPやSAAよりも劣る．

検体の採取・取り扱い・保存

- 血清0.5 mL，冷蔵保存する必要がある

基準値・測定法

- 45～75 mg/dL

高値	●炎症性疾患（感染症や自己免疫疾患），組織の破壊・壊死（腫瘍や梗塞）
低値	●肝臓で産生されるため，肝機能が低下している場合は低値になる

意義・何がわかるか？

- 肝臓が産生する炎症急性期蛋白の増減を反映している．

生体内での動態

規定因子と血中レベルを決める機序

- 生体内の炎症（感染症や自己免疫疾患），組織の破壊・壊死（腫瘍や梗塞）が強いほど，高くなる傾向がある．
- シアル酸とは糖蛋白N末端のアセチルノイラミン酸のこと．シアル酸の値は血清中のシアル酸含有糖蛋白の量を反映している．

異常値の出るメカニズム

- 炎症刺激（組織の破壊・壊死，病原体成分の存在）が局所のマクロファージや肥満細胞を活性化させると，これらの細胞はTNF-αとIL-1を放出する．TNF-αとIL-1を一次性炎症性サイトカインという．TNF-αとIL-1はマクロファージ自身と周囲の間質細胞に働きかけIL-6を産生させる．IL-6は肝臓まで運ばれ肝細胞の蛋白合成を劇的に変化させる．つまり，アルブミンやトランスフェリンなどの通常時の血清蛋白はつくられなくなり，CRPやSAA，フィブリノゲン，α_1-酸性糖蛋白などのシアル酸含有糖蛋白が大量につくられるようになる．

参考になる検査とその意義

- さまざまな炎症性疾患で上昇する非特異的なマーカーである．したがって，その原因を突き止めるためには詳細な問診，病歴聴取，身体所見・画像所見，ほかの採血所見が欠かせない．感染を疑うのであればフォーカスを必ず特定する．

診断へのアプローチ

- 値の高低のみでは疾患の重症度や種類は特定できない．その非特異的性質が長所でもあり短所でもある．必ず患者の診察を詳細に繰り返し，補助として用いる．

ピットフォール

- CRPよりも変動が遅いことに注意する．
- 測定値には個人差の影響もある．

（榎奥健一郎）

Ⅵ. 腫瘍・線維化・骨代謝マーカー

CEA（がん胎児性抗原），乳頭分泌中CEA

carcinoembryonic antigen, carcinoembryonic antigen determination in nipple discharge

血中 CEA は消化器がんのほか，肺がん，乳がん，婦人科がんなど幅広い癌腫で陽性となる腫瘍マーカーである．一方で乳頭分泌中 CEA は，乳頭異常分泌症において，乳がんを非侵襲的にスクリーニングすることができる．

検体の採取・取り扱い・保存

血中 CEA

- 検体量：血清 0.2～0.3 mL
- 保　存：－20℃で 1 ヵ月の保存が可能

乳頭分泌中 CEA

- 検体量：EIA 法　乳頭異常分泌液 1 μL
イムノクロマトグラフィー法　乳頭異常分泌液 5 μL
- 保　存：すぐに測定しない場合は，遠心分離して脂肪成分を除き凍結保存する

基準値・測定法

血中 CEA

- CLIA：5 ng/mL 以下，IRMA：2.5 ng/mL 以下，MEIA：5 ng/mL 以下
- CLIA，IRMA，MEIA

乳頭分泌中 CEA

- 400 ng/mL 以下
- EIA 法もしくはイムノクロマトグラフィー法

高値

血中 CEA

- 大腸がん，膵臓がん，胆道がん，胃がん，食道がん，肝細胞がん
- 肺がん（腺がん），乳がん，甲状腺がん（髄様がん），泌尿器がん，子宮がん，卵巣がん
- 肺炎，気管支炎，結核
- 胃潰瘍，胃ポリープ，炎症性腸疾患
- 急性肝炎，慢性肝炎，肝硬変，胆石症，胆嚢炎，慢性膵炎
- 糖尿病，甲状腺機能低下症，自己免疫性疾患
- 乳腺症，子宮内膜症，良性卵巣腫瘍
- 腎不全
- 長期喫煙者，高齢者，妊婦

乳頭分泌中 CEA

- 乳がん
- 乳管内腺腫，乳腺症

意義・何がわかるか？

- CEAは，1965年にGoldらによってヒト大腸がんおよび胎児組織に見いだされた分子量約18万の糖蛋白で，がん胎児性抗原(carcinoembryonic antigen)と名付けられた．
- 血中CEAは消化器がんのほか多種多様ながんで陽性となり，臓器特異性は低く，良性疾患でもしばしば異常値を示すことがある．
- 血中CEAは進行がんでは上昇するが，早期がんでは上昇しないことが多く，早期がんの診断には適さない．
- 血中CEAは，がん治療後の再発や転移などの発見に有用である．
- 乳頭分泌中CEAは，乳頭異常分泌症において乳がんを非侵襲的にスクリーニングすることができる．
- 乳頭分泌中CEAを測定することで，触知不能なT0乳がんを発見できることがある．

生体内での動態

規定因子と血中レベルを決める機序

- CEAは微量ながら正常成人においても，胃・大腸・胆管・気管などの粘膜上皮に発現している．上皮細胞膜の管腔側の表面に存在し，通常は血液や組織液と接することなく排泄されるため，血中には微量しか認められない．
- がん組織においては，細胞極性が乱れ，組織構築が壊れることにより，管腔側だけでなく細胞膜全体からCEAが分泌され，血管やリンパ管へ流出するようになる．
- CEAは肝臓で異化されるため，その血中濃度は腫瘍組織における産生量，血中への移行量，肝臓での異化量などに依存している．
- CEAは通常尿中には排泄されない．

異常値の出るメカニズム

- がん組織においては，組織構築が破壊されることにより，細胞膜全体からCEAが分泌されるようになり，血管やリンパ管へCEAが流出することで血中CEAが上昇する．
- CEAは正常な消化管・気管支・胆管粘膜などでも産生されるため，当該部位に炎症が起こるとCEA産生が亢進し，それに引き続き粘膜が破壊されて，血中にCEAが漏出することで血中CEAが上昇する．
- CEAは肝臓で異化されるため，肝機能障害があるとCEA異化障害が起こり，血中CEAが上昇する．
- 透析患者では血中CEAが軽度上昇していることが多い．CEA自体は尿中に排泄されない．血中CEAとして測定されるもののなかに，尿中に排泄される低分子分画のものがあり，これが腎不全・透析患者では貯留してしまう．また透析患者でしばしば使用されるエリスロポエチンにもCEAを増加させる作用がある．
- 糖尿病患者では約20％に血中CEAの上昇を認めるという報告もあるが，明らかな機序はわかっていない．
- CEAは非浸潤性乳がんでの発現レベルが高く，管腔側に分泌されるため，乳がんにおいては乳頭分泌液中で高値を呈する．

参考になる検査とその意義

- 消化器がんではCA19-9やDU-PAN-2などの腫瘍マーカーを測定する．
- 肺がんでは，SCCやCYFRAなどの腫瘍マーカーを測定する．
- 乳がんでは，CA15-3やNCC-ST-439などの腫瘍マーカーを測定する．
- 良性疾患による偽陽性の可能性もあるため，肝機能，腎機能，甲状腺機能，炎症反応をチェックするとともに，糖尿病や自己免疫性疾患などがないか確認することが必要である．

診断へのアプローチ

- 血中CEAは臓器特異性が低いため，CEAのみでは原発巣の同定はできない．
- 自覚症状やほかの腫瘍マーカーと組み合わせることで，原発巣を推定する必要がある．
- 診断には，内視鏡検査やCT・MRI検査などの画像検査を行うことが必要である．
- 血中CEAは良性疾患でも上昇することが

あるが，その多くは基準値の2倍以内である．ただし稀に基準値の2倍以上になることもある．

- 乳頭分泌中CEAは特異度の高い検査ではあるものの，乳腺症などでも上昇することがあるので鑑別が必要である．
- 尿および髄液中には通常CEAは検出されないため,陽性であればがんの存在を疑う.

ピットフォール

- 血中CEAは健常人でも約3%は基準値を超える場合がある.
- 血中CEAは日内変動や性差による差は認めないが,高齢者で高値を示す傾向にある.
- 血中CEAは喫煙により上昇し，喫煙量と相関するが，10 ng/mL以上を示すことは稀である.
- 血糖コントロールにあわせて血中CEAが増減することがある.
- 進行がんの手術，放射線，化学療法直後から1週間以内は，腫瘍中のCEAが大量に血中に放出されるため，一過性に血中CEAの上昇を示すことがある．治療効果をみる場合には1~2週間後の検査が望ましい.
- 白血球表面に発現しているnonspecific cross reacting antigen（NCA） は，CEAと共通のアミノ酸配列を有している．そのためNCAなどがCEAとして感知されてしまうことがあり，高度の炎症所見がみられる時期にCEAを測定すると，血中CEA値が上昇してしまうことがある.

予後とフォローアップ

- 血中CEAが上昇した場合には，各種画像検査によりがんの診断を行うが，明らかながんが存在しない場合には，1~2ヵ月ごとに血中CEAを測定し経過観察する.
- がんに対する治療をしていないのに血中CEAが低下する場合には，良性疾患による偽陽性の可能性が高いと考えられるが,常にがんの合併や新出には注意が必要である.

（佐々木　隆）

CA19-9（糖鎖抗原19-9）

carbohydrate antigen 19-9

血中CA19-9は消化器がんのほか，肺がん，婦人科がんなど幅広い癌腫で陽性となる腫瘍マーカーである．とりわけ膵臓・胆道がんで陽性率が高く，治療効果の判定や再発の早期発見に効果を発揮する．

検体の採取・取り扱い・保存

- 検体量：0.5 mL
- 保存：室温で1日，4℃で1週間，−20℃で長期保存が可能

基準値・測定法

- 37.0 U/mL 以下
- RIA，CIA，IRMA，EIA，ELISA，FIA，CLEIA

高値

- 膵臓がん，胆道がん，肝細胞がん，肝内胆管がん，大腸がん
- 肺がん，卵巣がん，子宮がん
- 慢性肝炎，肝硬変，胆石症，胆管炎，閉塞性黄疸，慢性膵炎
- 消化性潰瘍，スクラルファート内服者
- 間質性肺炎，気管支炎，気管支嚢胞，気管支拡張症，肺結核
- 子宮内膜症，子宮筋腫，卵巣嚢腫
- 若年女性，妊婦
- 糖尿病
- 溶連菌感染症

低値

- Lewis 陰性患者（1 U/mL 以下）

意義・何がわかるか？

- CA19-9は，1979年にKoprowskiらによってヒト結腸がん細胞株SW1116を免疫原として作製されたモノクローナル抗体NS19-9に認識される血液型関連糖鎖抗原である．
- CA19-9のエピトープは，Ⅰ型糖鎖を基本骨格とする血液型抗原ルイスA（Le^a抗原）にシアル酸が結合したシアリルLe^aである．
- CA19-9の糖鎖抗原は，健常人では分子量約20万の糖蛋白上に，がん患者で約500万の巨大ムチン糖蛋白上に存在している．
- 血中CA19-9は消化器がんのほか多種多様ながんで陽性となり，臓器特異性は低く，良性疾患でもしばしば異常値を示すことがある．
- 血中CA19-9は進行がんでは上昇するが，早期がんでは上昇しないことが多く，早期がんの診断には適さない．
- がん細胞は表面のシアリルLe^a糖鎖を介して，血管内皮細胞のE-セクレチンと結合し，血管内皮細胞に接着し，転移巣を形成する．そのためCA19-9は，がん細胞が血行性転移しやすいかの指標に有用である．

生体内での動態

規定因子と血中レベルを決める機序

- CA19-9は，Lewis抗原陽性の人では，膵管，胆管，胆嚢，胃，大腸，唾液腺，気管支，前立腺，子宮内膜の細胞膜に局在しているが，膵管，胆嚢，胆管に多く発現している．CA19-9は上皮細胞膜の管腔側の表面に存在し，通常は血液や組織液と接することがなく排泄されるため，血中には微量

しか認められない.

- CA19-9は本来，膵管，胆管を通り，消化管に排泄されている.
- がん組織においては，細胞極性が乱れ，組織構築が壊れることにより，管腔側だけでなく，細胞膜全体にCA19-9が発現するため，血液中への逸脱を生じる.
- CA19-9は血中半減期が約12時間である．外科的に腫瘍を摘出すれば，手術後1週間程度でCA19-9は陰性化する.

異常値の出るメカニズム

- CA19-9は転移した腫瘍から産生され，血中に増加する．がん化した細胞ではI型糖鎖合成の過程で，ガラクトース転移酵素の欠損や低下が起こり，細胞内に Le^a 抗原が大量に蓄積する．さらにがん化した細胞では，シアル酸転移酵素が活性化され，CA19-9が大量に産生されると推定されている．CA19-9は，悪性疾患では産生が亢進しているため，腫瘍細胞の細胞膜のみならず，細胞質にもびまん性に検出される.
- CA19-9は，膵臓・胆道系が閉塞し消化管へ排泄されないと，膵管・胆管の内圧が上昇することによっても血中に逸脱し，血中CA19-9値が上昇する.
- CA19-9は正常胆管，胆嚢，膵管上皮にもわずかに分布しているため，胆嚢炎や胆管炎などで胆嚢や胆管上皮が障害を受けると，上皮内に存在するCA19-9が血液中へ逸脱するため，血中CA19-9が上昇する.
- CA19-9は正常気管上皮細胞にも微量ながら分布しているため，間質性肺炎のような肺良性疾患においても，広範囲に病変が広がった症例ではCA19-9が高値を示すことがある.
- 糖尿病の合併によりCA19-9が上昇することがあるが，そのメカニズムは明らかではない.

参考になる検査とその意義

- 消化器がんでは，CEAやDU-PAN-2などの腫瘍マーカーを測定する.
- 肺がんでは，SCCやCYFRAなどの腫瘍マーカーを測定する.
- 良性疾患による偽陽性の可能性もあるため，肝機能，腎機能，炎症反応などをチェックするとともに，糖尿病などの合併がないか確認することが必要である.

診断へのアプローチ

- 血中CA19-9は臓器特異性が低いため，CA19-9のみでは原発巣を同定はできない.
- 診断には，内視鏡検査やCT・MRI検査などの画像検査を行うことが必要である.
- 閉塞性黄疸例では血中CA19-9が著明高値となることがあり，その場合には減黄処置が完了してから再度測定する必要がある．血中半減期が12時間であるため，減黄完了後1週間も経てばその影響は消失する.

ピットフォール

- シアリル Le^a 抗原の合成には，Le酵素が必要である．Le酵素が欠損している人では，がんがあってもCA19-9は上昇しない.
- Le^a 陰性は日本人の4～10%に存在し，このような症例ではI型糖鎖から Le^a 糖鎖がつくれずCA19-9が陰性となる．Le酵素が欠損している人では，CA19-9（シアリル Le^a 抗原）の前駆体であるシアリル Le^c 抗原は上昇しうるので，DU-PAN-2の測定は有用である.
- 進行がんの拡大切除では，術後一過性に上昇することがある.

予後とフォローアップ

- 血中CA19-9が上昇した場合には各種画像検査によりがんの診断を行うが，明らかながんが存在しない場合には，1～2ヵ月ごとに血中CA19-9を測定し経過観察する.
- がんの治療がしていないのに血中CA19-9が低下する場合には，良性疾患による偽陽性の可能性が高いと考えられるが，常にがんの合併や新出には注意が必要である.

（佐々木　隆）

CA50（糖鎖抗原50）

carbohydrate antigen 50

血中CA50は消化器がんのほか，肺がん，婦人科がんなど幅広い癌腫で陽性となる腫瘍マーカーである．とりわけ膵臓・胆道がんで陽性率が高く，治療効果の判定や再発の早期発見に効果を発揮する．

検体の採取・取り扱い・保存

- 検体量：血清 0.3 mL
- 保　存：早朝空腹時に採血後，血清分離し，4℃で11日間暗所保存が可能．長期保存には−20℃が望ましい

基準値・測定法

- 40 U/mL 以下（EIA，RIA）
- 35 U/mL 以下（FIA）
- EIA，RIA，FIA

高値

- 膵がん，胆道がん，肝臓がん，胃がん，大腸がん
- 肺がん，卵巣がん，子宮がん
- 慢性肝炎，肝硬変，胆石症，胆管炎，閉塞性黄疸，慢性膵炎
- 腎不全，透析患者
- 気管支嚢胞，気管支拡張症
- 子宮内膜症，子宮筋腫，卵巣嚢腫
- 若年女性，妊婦
- 糖尿病

意義・何がわかるか？

- CA50は，1983年にヒト大腸がん細胞株Colo-205を免疫原とするモノクローナル抗体C-50により認識される糖鎖抗原で，CA19-9からフコースだけを取り除いたsialyl lact-N-tetraose構造をもち，CA19-9に対して交差反応性を示す．
- Le^a陰性者でもCA50は検出されるという利点がある．
- SLXやDU-PAN-2と組み合わせることにより陽性率が上昇する．
- 血中CA50は，膵・胆道系を中心とした消化器がんの治療効果，再発のモニターに有用である．

生体内での動態

規定因子と血中レベルを決める機序

- CA50は消化管，膵管，胆管，唾液腺，前立腺，乳腺，気管支などの正常組織に微量ながら存在する．
- 女性が男性に比べて1.5〜2倍高値を示す．
- 性周期，妊娠による変動は認められない．

異常値の出るメカニズム

- がん化に伴い当該部位におけるCA50の発現量が増加し，さらに周囲の間質に遊離することで血清CA50値が上昇すると考えられている．

参考になる検査とその意義

●消化器がんでは，CEA や CA19-9，DUPAN-2 などの腫瘍マーカーを測定する．
●肺がんでは，SCC や CYFRA などの腫瘍マーカーを測定する．
●良性疾患による偽陽性の可能性もあるため，肝機能，腎機能，炎症反応などをチェックするとともに，糖尿病などの合併がないか確認することが必要である．

診断へのアプローチ

●血中 CA50 は臓器特異性が低いため，CA50 のみでは原発巣を同定はできない．
●自覚症状やほかの腫瘍マーカーを組み合わせることで，原発巣を推定する必要がある．
●診断には，内視鏡検査や CT・MRI 検査などの画像検査を行うことが必要である．

ピットフォール

●血中 CA50 は女性でやや高値を示すが，性周期の影響は受けない．
●唾液の混入で高値になるため注意が必要である．
●抗凝固剤を用いた検体は不可である．
●クエン酸ナトリウムにより測定値が低下する傾向がある．
●ヘパリン使用でわずかに測定値が上昇する．
●アスコルビン酸濃度の上昇とともに，測定値が低下する．

予後とフォローアップ

●血中 CA50 が上昇した場合には各種画像検査によりがんの診断を行うが，明らかながんが存在しない場合には，1～2ヵ月ごとに血中 CA50 を測定し経過観察する．
●がんの治療がしていないのに血中 CA50 が低下する場合には，良性疾患による偽陽性の可能性が高いと考えられるが，常にがんの合併や新出には注意が必要である．

（佐々木　隆）

DU-PAN-2

Duke pancreatic cancer-associated antigen-2

血中DU-PAN-2は特に膵がん，胆道がん，肝がんで高い陽性率を示し，これら悪性疾患の診断補助ならびに治療後の経過観察に有用である．ただし肝硬変や肝炎時の偽陽性率も高いため，その判定には注意が必要である．

検体の採取・取り扱い・保存

- 検体量：血清 0.2 mL
- 保　存：血清分離後に凍結保存（−20℃）すると1年間安定．ヘパリン，EDTA 血漿でも測定可能

基準値・測定法

- 150 U/mL 未満
（ただし，がん特異性を考慮する場合は400 U/mL 未満として利用することが望ましい）
- RIA，EIA

高値

- 膵臓がん，胆道がん，肝細胞がん，肝内胆管がん
- 食道がん，胃がん，大腸がん
- 急性肝炎，慢性肝炎，肝硬変
- 胆石症
- 消化性潰瘍

意義・何がわかるか？

- DU-PAN-2は，1982年にMetzgarらがヒト膵がん患者の腹水中から得られた腺がん細胞HPAF-1を免疫原として作成したDU-PAN-1～5までの5種類のモノクローナル抗体のうちのDU-PAN-2が認識する分子量数百万の巨大糖蛋白で，シアル酸が抗原活性に関与する糖鎖抗原と考えられている．
- DU-PAN-2のエピトープは，Le^a抗原の前駆体であるLe^c抗原にシアル酸が結合したシアリルLe^cである．
- DU-PAN-2は，fucose転位酵素（フコシルトランスフェラーゼ）の作用を受ける前のCA19-9の前駆体である．
- 血清中では，膵がん・胆道がん・肝がんで高い陽性率を示すが，食道・胃・大腸などの消化器がんでは陽性率が低い．
- 早期診断には不適であるが，治療効果・再発のモニターには有用である．

生体内での動態

規定因子と血中レベルを決める機序

- 正常組織では，各種消化管，膵管，胆管，気管などの上皮細胞に微量ながら存在する．

異常値の出るメカニズム

- DU-PAN-2はCA19-9と同様に，閉塞性黄疸や胆管炎により上昇する．

参考になる検査とその意義

- 消化器がんでは，CEAやCA19-9などの腫瘍マーカーを測定する．

●良性疾患による偽陽性の可能性もあるため，肝機能などをチェックする必要がある．

診断へのアプローチ

●DUPAN-2は，膵がん，肝・胆道がんにはとりわけ高い陽性率を示し，これら悪性疾患の診断補助ならびに術後・治療後の経過観察に有用な指標となる．

●なお，DUPAN-2の健常者cut-off値として一般に150 U/mLが用いられているが，良性疾患においてはかなりの偽陽性が認められる．がん特異性を考慮する場合には400 U/mLをより高次のcut-off値として利用することが望ましい．

●診断には，内視鏡検査やCT・MRI検査などの画像検査を行うことが必要である．

●最初に良性疾患を疑うか悪性疾患を疑うかの目安は1,000 U/mLである．

ピットフォール

●血中DU-PAN-2値はLewis抗原の影響を受けないため，Le[a]陰性であるCA19-9陰性症例でも検出可能である．

予後とフォローアップ

●血中DU-PAN-2が上昇した場合には各種画像検査によりがんの診断を行うが，明らかながんが存在しない場合には，1〜2ヵ月ごとに血中DU-PAN-2を測定し経過観察する．

●がんの治療をしていないのに血中DU-PAN-2が低下する場合には，良性疾患による偽陽性の可能性が高いと考えられるが，常にがんの合併や新出には注意が必要である．

（佐々木　隆）

Span-1

S-pancreas-1 antigen

Span-1は，膵がんおよび肝胆道系がんで高い陽性率を示し，また良性疾患での陽性率が低いため，膵がんとの鑑別診断の指標に有用であり，治療効果のモニタリングとしても用いられる．

検体の採取・取り扱い・保存

- 検体量：血清 0.3 mL
- 保　存：冷蔵保存

基準値・測定法

- 30 U/mL 以下
- IRMA（ビーズ固相法）

高値

- 膵臓がん，胆道がん，肝細胞がん，肝内胆管がん
- 食道がん，胃がん，大腸がん
- 肺がん，乳がん，悪性リンパ腫
- 急性肝炎，慢性肝炎，慢性膵炎

意義・何がわかるか？

- SPan-1は，Chungら（1987）によってムチン産生性のヒト膵がん細胞株SW1990を免疫原として作製されたモノクローナル抗体により認識される糖鎖抗原である．
- Span-1は，シアリルLe^{a}とシアリルLe^{c}の2つの糖鎖構造を認識するといわれ，シアリルLe^{c}をあわせて認識するためにLe^{a}陰性血液型患者においても上昇しうる．複数の糖鎖構造を認識するため感度は高い．
- SPan-1抗原の良性疾患による偽陽性率はきわめて低く，さらに膵がんとの鑑別に困難を伴う慢性膵炎の偽陽性例も多くは軽度上昇にとどまることから，より特異性の高いがんの診断，および術後・治療後の経過観察に有用な指標とされる．
- Span-1はLe^{a}陰性患者でも産生され，Le^{a}陰性患者において特に有用である．

生体内での動態

規定因子と血中レベルを決める機序

- 正常膵管上皮，腺房細胞の一部，胆嚢上皮，胆管上皮，腎細尿管上皮，気管上皮に発現している．
- 女性では男性よりもやや高値を取る傾向がある．
- 加齢により上昇することがある．
- ビリルビンや脂質の影響を受けない．

異常値の出るメカニズム

- 免疫組織化学的には，主に膵がんをはじめとする消化器がんに膜構成成分として本抗原が存在することが認められ，その強い分泌性から血中にも高率に出現する．
- Span-1は良性肝疾患で偽陽性を示すメカニズムとしては，正常肝細胞にはSpan-1抗原は発現していないことから，肝内の胆管上皮細胞からのSpan-1抗原の血中への逸脱が推察されている．

参考になる検査とその意義

- 膵がんや肝胆道系がんを疑う場合には，CEA，CA19-9 などの腫瘍マーカーを測定する．
- 消化管のがんが疑われる場合には，CEA などの腫瘍マーカーを測定する．

診断へのアプローチ

- Span-1 は膵がんで陽性率が高いものの，ほかの癌腫でも陽性になることがあるため，Span-1 のみでは原発巣の同定はできない．
- 自覚症状やほかの腫瘍マーカーを組み合わせることで，原発巣を推定する必要がある．
- 診断には，EUS や ERCP などの内視鏡検査や CT・MRI 検査が必要である．

ピットフォール

- 良性肝疾患（急性肝炎，慢性肝炎）に対する偽陽性率は CA19-9 よりも高いため注意が必要である．
- 各種疾患における陽性率は CA50 と類似している．
- 唾液中に Span-1 が存在するため，唾液の混入に注意が必要である．

予後とフォローアップ

- 血中 Span-1 が上昇した場合には各種画像検査によりがんの診断を行うが，明らかながんが存在しない場合には，1～2 ヵ月ごとに血中 Span-1 を測定し経過観察する．
- がんの治療がしていないのに血中 Span-1 が低下する場合には，良性疾患による偽陽性の可能性が高いと考えられるが，常にがんの合併や新出には注意が必要である．

（佐々木　隆）

NCC-ST-439

national cancer center-stomach-439

NCC-ST-439 は主として乳がんや大腸がんの再発モニタリングに用いられている．また臓器特異性は乏しいものの，ほかの腫瘍マーカーとは相関せず，さらに良性疾患での偽陽性率が低いのが特徴とされる腫瘍マーカーである．

検体の採取・取り扱い・保存

- 検体量：血清 0.5 mL
- 保　存：冷蔵（2～8℃）で 1 週間，冷凍（－20℃）で 4 週間保存が可能

基準値・測定法

- 4.5 U/mL 未満（男性もしくは 50 歳以上の女性）
  7.0 U/mL 未満（49 歳以下の女性）
- EIA 法

高値

- 乳がん・大腸がん・膵臓がん・胆道がん
- 肺腺がん，胃がん，肝細胞がん，卵巣がん，子宮体がん
- 慢性肝炎，肝硬変，胆管炎，慢性膵炎
- 大腸ポリープ
- 子宮内膜症，妊婦（特に妊娠初期）

意義・何がわかるか？

- NCC-ST-439 は，1984 年に広橋らによってヒト胃低分化腺がん細胞株 St-4 を免疫原として作成されたモノクローナル抗体によって認識される糖鎖抗原である．
- NCC-ST-439 のエピトープは，分子量 100 万以上のムチン様高分子蛋白で，ムチンのコア蛋白に N-アセチルガラクトースアミンを介して直接Ⅱ型糖鎖であるシアリル Le^x 抗原が結合した構造を有する糖鎖抗原である．
- NCC-ST-439 は，消化器がんのほか多種多様ながんで陽性となるが，CA19-9 など従来の糖鎖抗原とは異なり，肝胆道系の良性疾患における偽陽性率がきわめて低いことから，がん特異性の高いマーカーとして評価されている．
- NCC-ST-439 などシアリル Le^x 系糖鎖は，セクレチンリガンドとして血管内皮細胞の E-セクレチンと結合し，血管内皮細胞に接着し，転移巣を形成するため，がんの血行性転移に関与していると考えられている．

生体内での動態

規定因子と血中レベルを決める機序

- 正常組織において NCC-ST-439 は，唾液腺，気管支腺，食道扁平上皮，肝細胞，膵ラ氏島，近位尿細管上皮に分布している．
- 各種がん組織では，胃がん，大腸がん，膵臓がん，胆道がん，肺がん，乳がんで高頻度に分布している．

異常値の出るメカニズム

- がん組織においては，細胞極性が乱れ，基底膜を含めて細胞膜全体に分布するようになり，しばしばがん細胞周囲の間質にも遊

離し，血中NCC-ST-439が上昇するようになる．

- 正常細胞では細胞表面の糖鎖は多様な修飾を受けているが，がん細胞においてはその修飾機構が機能不全になり，発現する糖鎖が単純化し，NCC-ST-439などの糖鎖抗原の血中濃度は増加する．

参考になる検査とその意義

- 乳がんが疑われる場合には，CEAやCA15-3を測定する．
- 大腸がんが疑われる場合には，CEAを測定する．
- 膵臓がんや胆道がんが疑われる場合には，CA19-9を測定する．

診断へのアプローチ

- NCC-ST-439は良性疾患での偽陽性率が比較的少ないという特徴があり，ほかの腫瘍マーカーと併用することで，特異性を高めるのに有用である．
- 消化器がんの診断においてNCC-ST-439は，CEAやCA19-9と比べて特異度は高いものの感度は低いと考えられている．
- 診断には，内視鏡検査やCT・MRI検査などの画像検査を行うことが必要である．
- SLXとは互いに相関があるため，両者を併用する意義は少ない．
- 再発乳がんにおける陽性率は50〜70%と高値で，特に再発が確認される直前の陽性率はほかの腫瘍マーカーに比べて高く，再発を早期に予知するために有用と考えられている．
- 再発大腸がんにおける感度も高いことから，術後再発例におけるモニタリングに有用と考えられている．
- 乳がんでは腫瘍マーカーに用いられるErbB-2蛋白と逆相関し，両者の併用により再発乳がんの診断における陽性率の向上が期待される．

ピットフォール

- NCC-ST-439の基準値は，性別や年齢（閉経前後）により異なる．
- 女性ホルモンによりNCC-ST-439値が上昇することがある．そのため，月経周期や妊娠，ホルモン剤投与により高値を示すことがある．
- 5-FUもしくはその誘導体によっても異常高値を示すことがある．
- 肝胆道良性疾患（脂肪肝，胆嚢ポリープ，胆石）で偽陽性を示すことがある．
- 婦人科良性疾患（卵巣嚢腫，子宮筋腫）で偽陽性を示すことがある．
- NCC-ST-439は，唾液による汚染によって偽陽性を示すことがある．

予後とフォローアップ

- NCC-ST-439は偽陽性が比較的少ないといわれてはいるものの，一部で偽陽性例は存在する．そのため各種画像検査により明らかながんが存在しない場合には，1〜2ヵ月ごとに血中NCC-ST-439を測定し経過観察する．
- がんの治療をしていないのに血中NCC-ST-439が低下する場合には，良性疾患による偽陽性の可能性が高いと考えられるが，常にがんの合併や新出には注意が必要である．

（佐々木　隆）

PIVKA-Ⅱ

protein-induced by vitamin K absence or antagonist

PIVKA-IIとはprotein-induced by vitamin K absence or antagonistの略で，ビタミンK依存性凝固第Ⅱ因子の前駆体．肝細胞がんで特異的に上昇するが，AFPとは相関がなく，診断においては相補的なマーカーである．

検体の採取・取り扱い・保存

●日内変動はない．冷蔵保存する

基準値・測定法

● 40 mAU/mL 未満

高値	●肝細胞がん，肝芽腫，ビタミンK欠乏，ワーファリン使用中 ●閉塞性黄疸（脂溶性ビタミンの吸収が妨げられるため），アルコール性慢性肝障害 ●抗生物質（N-MTT基をもつセフェム系）投与中
低値	●特になし

意義・何がわかるか？

●肝細胞がんの80%ではAFPかPIVKA-Ⅱのどちらかもしくは両方が上昇する．

●PIVKA-Ⅱは肝細胞がんの腫瘍量に比例することが多く，特に腫瘍の直径が大きい場合に高値になる．

●肝細胞がんの門脈浸潤があると著明に高くなる．

生体内での動態

規定因子と血中レベルを決める機序

●凝固因子のうちⅡ，Ⅶ，Ⅸ，Ⅹ因子は肝臓で産生される．これらの凝固因子の産生にはビタミンKが必要である．これらの凝固因子はアミノ末端にγ-カルボキシグルタミン酸をもち，これらがビタミンKの存在下γ-カルボキシグルタミン酸となりカルシウムイオンに結合できるようになる．ゆえに，これらの凝固因子はビタミンK欠乏状態では正常な凝固機能を呈しない不活性な凝固因子蛋白，すなわちprotein induced by vitamin K absence or antagonist（PIVKA）となって産生される．PIVKA-Ⅱとは凝固因子のうちの第Ⅱ因子であるプロトロンビンのPIVKAすなわち異常プロトロンビンを意味する．

●肝細胞がんでPIVKA-Ⅱが上昇する機序としては，肝細胞がん内でのカルボキシル化の異常やビタミンKの欠乏が想定されている．

異常値の出るメカニズム

●血液凝固因子の第Ⅱ因子であるプロトロンビンは肝細胞内で前駆体として産生されるが，その後肝細胞内でアミノ末端近傍10個のグルタミン酸残基が，還元型ビタミンK存在下にてビタミンK依存性カルボキシラーゼによりγ-カルボキシグルタミン酸に変換される．γ-カルボキシグルタミン酸になるとカルシウムイオンと結合しやすくなり生物学的な活性が出る．しかし，ビタミンK欠乏状態になるとプロトロンビンの前駆体のグルタミン酸残基が十分にγ-カルボキシグルタミン酸に変換されず，カルシウムイオンと十分に結合できない，つまり正常な凝固能を有さない異常プロトロンビン（PIVKA-Ⅱ：des-γ-carboxyprothrombinとも呼ばれる）が産生される．

参考になる検査とその意義

- 肝細胞がんのスクリーニングとしてはAFP，AFP-L3分画も測定し相補的に用いる．

診断へのアプローチ

- 肝細胞がんを疑う場合には画像診断が必須である．肝硬変が進んでいるときには，肝実質が粗で再生結節が多発していたり，肝萎縮により腸管が腹壁前面に位置していたりするので超音波検査では十分なスクリーニングができないことが多い．造影CTもしくは造影MRIを使用し速やかに診断をつける必要がある．

ピットフォール

- 血中半減期は2〜3日である．
- PIVKA-Ⅱは肝細胞がんの診断補助として用いる．測定値だけから肝細胞がんの確定診断はできない．
- ビタミンK剤を投与されている場合，PIVKA-Ⅱ量が減少することがあるので注意する．
- ビタミンK拮抗薬（ワーファリンなど）および抗生物質の投与によりPIVKA-Ⅱ量が上昇することがあるので注意する．
- 持続飲酒しているアルコール性肝障害の場合，PIVKA-Ⅱが陽性（カットオフ値以上）となることがあるので，注意する．

（榎奥健一郎）

α-フェトプロテイン（AFP），α-フェトプロテインレクチン分画（AFP-L_3，AFP-P_4＋P_5）

α-fetoprotein

AFP（α-fetoprotein）は肝細胞がん，肝芽腫，卵黄嚢腫瘍の血清中で増加するため，これらの腫瘍マーカーとして利用されている．AFPのL_3分画は肝細胞がんに特異性が高い．

検体の採取・取り扱い・保存

- 血清 0.3 mL，保存する場合は凍結する

基準値・測定法

- 健常成人では通常 10 ng/mL 以下であるが，測定法により異なる．妊婦，小児の基準値はもっと高い．妊娠中は正常分娩でも後期になるほどAFPが上昇する

高値	●肝芽腫，肝細胞がん，卵黄嚢腫瘍，転移性肝がんの一部 ●肝硬変や慢性肝炎でも軽度上昇する ●胎児異常（神経管欠損症など）
低値	●特になし

意義・何がわかるか？

- 肝細胞がん，肝芽腫，卵黄嚢腫瘍の診断や治療効果のモニタリングに利用されている．
- 慢性肝炎や肝硬変でも軽度上昇し，特にAFPが高い症例では肝細胞がんの発がん率が高いことが知られている．したがって肝細胞がんの高リスク群を選別することができる．
- 妊娠中のAFP異常高値は多胎妊娠や神経管欠損症を考える．
- AFPは1分子あたり1本の糖鎖があるが，この糖鎖の構造の違いで亜分画が存在する．レクチンに対する親和性の相違を用いて非結合性分画（L_1），弱結合性分画（L_2），強結合性分画（L_3）と分けられる．慢性肝炎や肝硬変ではL_1分画が，卵黄嚢腫瘍ではL_2分画が，肝細胞がんではL_3分画が増加する．

生体内での動態

規定因子と血中レベルを決める機序

- がん化により本来未分化な肝細胞に発現するAFPの産生亢進が生じたことを反映している．

異常値の出るメカニズム

- AFPは590個のアミノ酸から構成される糖蛋白である．AFPの生理的意義については不明な点が多い．

参考になる検査とその意義

- AFPとL_3分画やPIVKA-Ⅱとの有意な相関はないとされており，それぞれ独立した因子として利用すべきとされている．肝細胞がんのスクリーニングとしてはそれぞれを測定し相補的に用いる．

診断へのアプローチ

- 肝細胞がんを疑う場合には画像診断が必須

である．肝硬変が進んでいるときには，肝実質が粗で再生結節が多発していたり，肝萎縮により腸管が腹壁前面に位置していたりするので超音波検査では十分なスクリーニングができないことが多い．造影 CT もしくは造影 MRI を使用し，速やかに診断をつける必要がある．

- AFP は慢性肝炎や肝硬変などの良性疾患でも上昇することから，AFP のみでは良性肝疾患と肝細胞がんの鑑別は困難なことが多い．経時的な AFP の変化を確認する必要がある．
- L_3 分画は肝細胞がんに特異度が高いが絶対的なものではなく，劇症肝炎や肝硬変の再燃，重症化によっても上昇する．

ピットフォール

- AFP が低値であっても，L_3 分画が高い場合は肝細胞がんが存在しているか今後発がんする可能性が高い．注意深いフォローアップが必要になる．
- L_3 分画が高い肝細胞がんは悪性度が高い傾向がある．
- 胃がんの特殊な組織型で AFP 産生胃がんというものがあり，肝転移が高率に認められ，L_3 分画が高値となる．

（榎奥健一郎）

サイトケラチン19フラグメント〔シフラ21-1（CYFRA21-1）〕

cytokeratin 19 fragment

CYFRA21-1 は 19 個あるケラチンファミリー遺伝子のうち上皮細胞で特異的に発現しているケラチン 19 の断片で，扁平上皮がんをはじめとする非小細胞肺がんで高値を示し，病勢の評価に用いられる．

検体の採取・取り扱い・保存

- 検体は血清 0.5 mL である
- 凍結保存（−20℃）可能である

基準値・測定法

- 3.5 ng/mL 以下（EIA，ECLIA），2 ng/mL 以下（RIA，IRMA）
- EIA，ECLIA，RIA，IRMA

高値

- 肺がん（扁平上皮がん），食道がん，胃がん，結腸･直腸がん，卵巣がん，肝がん，子宮がん，肝良性腫瘍，肺良性腫瘍

意義・何がわかるか？

- ケラチンは中間径フィラメントの一種であるケラチンフィラメントを構成する細胞骨格蛋白で，CYFRA21-1 はその 19 個あるケラチンファミリー遺伝子のうち，上皮細胞で特異的に発現しているケラチン 19 の断片で水溶性のものである．
- 扁平上皮がんをはじめとする非小細胞肺がんで高値となり，病勢の評価に用いられる．

生体内での動態

規定因子と血中レベルを決める機序

- 上皮細胞内のケラチンフィラメントは本来は一度形成されると水に難溶性であるが，がんでは細胞内の蛋白分解酵素の制御破綻により，ケラチンフィラメントの一部も消化され，血中に放出されると考えられている．

異常値の出るメカニズム

- サイトケラチンは細胞骨格の中間径フィラメントを形成するケラチン線維蛋白で，分子量 40〜90 kDa のポリペプチドで，19 の亜分画に分類され，そのうちサイトケラチン 19 のヒトがんにおける発現が検討されている．
- 1992 年，Sieber らが 2 つのモノクローナル抗体 KS 19.1, BM 19.21 を用いた測定系を開発し，血中のサイトケラチン 19 フラグメントが，特に扁平上皮がんに対して有用な腫瘍マーカーであることを報告した．
- 現在，肺扁平上皮がんにおいては，特に早期がんで SCC 抗原以上に有用であることが報告されている．
- 肺がんで扁平上皮がん以外の非小細胞肺がんや小細胞肺がんでも高値をとる場合がある．
- 各種婦人科がん，消化器がんにおいて非扁平上皮がんでも陽性となり，これらのがんの腫瘍マーカーとしても有用である．

参考になる検査とその意義

- ケラチン 19 の発現は肺がん特異性が高く，

特に扁平上皮がんで特異性が高いとされているが，SCCとは血液への放出機序が異なることから，相関性はなく，CYFRA21-1陽性扁平上皮がんとSCC陽性扁平上皮がんがありうる．

診断へのアプローチ

- 肺扁平上皮がんでは早期に60％以上の陽性率となり，画像診断，血液学的検査を行うことで診断を確定し，治療を開始する．
- CYFRA21-1は偽陽性が少ないマーカーであり，陽性の場合には婦人科領域，消化器を含めた精査を必要とする．
- 治療後のフォロー中に上昇を認めた場合，それが画像診断などでの再発確認に先行して認められることがある点を考慮し，詳細に全身を精査する必要がある．

ピットフォール

- 男性は女性に比べ，高値である．
- 加齢により上昇を認める．

予後とフォローアップ

- 良性肺疾患の偽陽性率が低く，肺がん特異性が高いため，治療中のマーカーとしても有用である．

（川上正敬）

サイトケラチン19 mRNA（CK19 mRNA）

cytokeratin 19 RNA

CK19 mRNAは，乳がんの転移陽性リンパ節においてmRNA発現が特異的に高い遺伝子を探索し，最終的に最適な乳がんマーカーとして選択された遺伝子である．サイトケラチンは上皮性細胞のマーカーであり，血液細胞などの間葉系細胞にはほとんど発現しない．サイトケラチンには20個のアイソタイプがあり，ケラチン8，19，20は単クローン性抗体により上皮細胞のみに発現することがわかっている．

検体の採取・取り扱い・保存

- 検体はリンパ節のホモジネート2 μLである
- すぐに検査ができない場合には凍結保存する

基準値・測定法

- 陰性（2.5×10^2 コピー/μL）
- OSNA（one-step nucleic acid amplification）法

高値
- 乳がんリンパ節転移

意義・何がわかるか？

- 乳がんではリンパ節転移の有無により異なった手術法が選択され，その判定は手術中に必要な検査であるが，本検査で用いられるOSNA法ではmRNAの精製を行わず，リンパ節抽出液をそのままサンプルとして遺伝子増幅をするので，すべての反応を30分以内で行うことが可能で，乳がんのリンパ節転移の手術中迅速診断として使用できる．

異常値の出るメカニズム

- CK19 mRNAは，リンパ内のリンパ球，マクロファージなどに発現しておらず上皮細胞のみに発現するため，これを定量的に測定することにより，リンパ節中に存在するがん細胞数を評価できる．
- 乳がん細胞で発現が高く，バックグラウンドのリンパ節では認めないマーカーとしてESTデータベースから抽出され，多数の臨床サンプルを用いた絞り込みから，最も感度・特異性に優れたマーカーであるという結果が得られた．

参考になる検査とその意義

- ごく一部の乳がんではCK19が低発現のものがあり，これらについては病理検査（細胞診あるいは組織診）を併用することで，偽陰性を避ける必要がある．

診断へのアプローチ

- 組織型によらず，乳がんの所属リンパ節転移におけるがん細胞量を反映して，陽性，強陽性などの結果を示す．

ピットフォール

- 非上皮性の乳腺悪性腫瘍は陰性を示す．
- 乳腺良性疾患，正常例では陽性は示さないが，コンタミネーションによる偽陽性に注意する．

予後とフォローアップ

●現在は，リンパ節転移の程度を 3 分類した UICC の基準に基づき，2.5×10^2 コピー/μL が陽性，陰性のカットオフ値に設定されるが，今後予後に関係するがん細胞数の定量的な検討が詳細に行われれば，新たなカットオフ値を設定し，さらに細かい分類が可能となることが期待される．

■文献

1) Xenidis N, Perraki M, Kafousi M et al：Predictive and prognostic value of peripheral blood cytokeratin-19 mRNA-positive cells detected by real-time polymerase chain reaction in node-negative breast cancer patients. J Clin Oncol 24（23）：3756-3762, 2006

（川上正敬）

シリアルSSEA-1〔シリアル Le^x-i 抗原(SLX)〕

sialyl stage-specific embryonic antigen-1 sialyl $Lewis^x$-i antigen

シリアル Le^x-i 抗原（SLX 抗原）は胎児性抗原 SSEA-1（stage-specific embryonic antigen-1）/CD15 の糖鎖末端にシアル酸が付加された高分子糖蛋白であり，肺腺がんをはじめとした各種がんで高値となる．

検体の採取・取り扱い・保存

- 検体は血清 0.2 mL
- 唾液中に本抗原が大量に含まれているため，唾液の混入に注意する
- 白血球にも本抗原が存在するので，血球分離を速やかに行う
- 凍結保存により 2 ヵ月は安定である

基準値・測定法

- 38 U/mL 以下
- RIA

高値

- 肺がん（特に肺腺がん），膵がん，胆道系がん，卵巣がん，食道がん，胃がん，大腸がん，肝がん，子宮がん，子宮筋腫，卵巣良性腫瘍，慢性肝疾患，慢性肺疾患

意義・何がわかるか？

- SLX 抗原はがん細胞の表面に発現しており，肺腺がんをはじめ卵巣がん，子宮がん，膵がん，肝細胞がん，胆道がん，大腸がんで高値となり，その値は再発，化学療法の効果判定に有効である．

生体内での動態

規定因子と血中レベルを決める機序

- SLX 抗原は胎生期に多分化能性幹細胞に発現しており，着床前期（受精～受精後 9 日まで）の細胞の遊走や，接着に関与するとされている．
- がん細胞での SLX 発現は血管内皮細胞上の E-セレクチンとの結合性を促進するとされ，がんの結構転移に関係すると考えられている．

異常値の出るメカニズム

- SSEA-1 はマウスの初期胚に特徴的に発現するがん胎児性抗原で，ムチン型糖鎖であり，悪性腫瘍で種々の修飾を受けるが，その代表がシリアル SSEA-1（SLX）である．
- 本抗原は E-セレクチンのリガンドであることがわかっており，正常組織における炎症反応，がん細胞の転移能に関与している可能性がある．
- 臨床的に SLX 抗原は主として肺腺がん，卵巣がん，膵がんの血清診断に用いられる．
- びまん性汎細気管支炎や肺線維症などでも上昇することが報告されている[1, 2]．

参考になる検査とその意義

- エピトープが 2 型糖鎖（Galβ_1 → 4GlcNAc）なので 1 型糖鎖（Galβ_1 → 3GlcNAc）をエピトープとする CA19-9，CA50 と相関が

なく，組み合わせて使用することで診断能の向上に有用である．

診断へのアプローチ

- 高値の場合には悪性腫瘍の存在を想定し，各種画像診断，ほかの腫瘍マーカーの併用により診断を確定する．高度に値が増加している場合には，特に可能性の高い肺腺がんの存在を想定し，画像診断などの検査を厳密に行う．
- 本抗原陽性のがんは血行性転移を生じやすいと考えられるので，陽性の場合は原発巣の大きさにかかわらず転移の有無を精査する．

ピットフォール

- 精査，年齢の影響，喫煙，耐糖能異常の影響を認めない．
- 2型糖鎖に属しているため，血液型によって影響はされない．
- 唾液中に本抗原が大量に含まれているため，唾液の混入により高値となる．

予後とフォローアップ

- SLX抗原は，血管内皮細胞に発現する接着因子E-セレクチンのリガンドであり，がん細胞側の糖鎖リガンドと血管内皮側のE-セレクチンの発現がともに上昇すれば，血行性転移の頻度は増加する．
- 特に肺がんの手術症例でがん細胞にこれら糖鎖が発現している例では，血清E-セレクチンと予後の相関を認めるとされる．
- SLX陽性がんは転移しやすく，予後が不良であるとされる．

■文献

1) Mukae H, Hirota M, Kohno S et al：Elevation of tumor-associated carbohydrate antigens in patients with diffuse panbronchiolitis. Am Rev Respir Dis 148：744-751, 1993
2) Yokoyama A, Kohno N, Kondo K et al：Comparative evaluation of sialylated carbohydrate antigens, KL-6, CA19-9 and SLX as serum markers for interstitial pneumonia. Respirology 3：199-202, 1998

（川上正敬）

SCC抗原

squamous cell carcinoma

子宮頸がんから抽出された蛋白で，扁平上皮に多く分布する．扁平上皮がん，および扁平上皮の増殖，浸潤，破綻などにより血中に放出される．

検体の採取・取り扱い・保存

- 検体は血清 0.3 mL である
- 皮膚表面，唾液中に大量に存在するので，測定者はマスク，手袋を着用する
- 採血者は複数回の穿刺による組織液の混入に気をつける
- 4℃で 1～2 週，−20℃で数年安定である

基準値・測定法

- 1.5 ng/mL 以下（RIA ビーズキット，EIA），2.6 ng/mL 以下（RIA）
- RIA，IRMA，EIA

高値	
↑	子宮頸がん（扁平上皮がん），腟扁平上皮がん，外陰がん，皮膚がん，肺がん（扁平上皮がん），食道がん，肺がん（非扁平上皮がん），上気道がん，頭頸部がん，成熟嚢疱奇形腫の悪性化，膀胱がん（扁平上皮がん，移行上皮がん），各種呼吸器良性疾患（肺炎，肺結核，慢性閉塞性肺疾患，気管支喘息），乾癬，天疱瘡

意義・何がわかるか？

- SCC 抗原は扁平上皮に多く分布し，SCC 抗原が陽性の場合には，子宮頸部，肺，食道，頭頸部などの扁平上皮がんの可能性が強く示唆される．
- 各種臓器の扁平上皮がんの診断，治療効果，経過観察のモニターとして有用である．

生体内での動態

規定因子と血中レベルを決める機序

- 正常子宮頸部にも微量は存在するが，子宮頸部その他の扁平上皮がんで大量に作られ血清で検出される．
- 扁平上皮の増殖，浸潤，破綻などにより血中に放出される．

異常値の出るメカニズム

- 扁平上皮がんでは細胞外へ放出されることが多い酸性分画が上昇しており，これが血中へ放出されるため，血中陽性率が高くなると考えられる．
- 一般に扁平上皮の存在する部位に広範な重症疾患が存在すれば，血中濃度は上昇しうる．

参考になる検査とその意義

- 肺扁平上皮がんに対する血清腫瘍マーカーとして，CYFRA21-1 とは血液への放出機序が異なることから，相関性はなく，CYFRA21-1 陽性扁平上皮がんと SCC 陽性扁平上皮がんがありうる．

診断へのアプローチ

- 高値を認めた場合には，扁平上皮がんの出現を考え，婦人科的検索や気管支鏡検査により悪性腫瘍の検索を早期に行う．
- 特に高値の場合，進行がんの可能性が高いので，その対処を行う．

●子宮や肺では, 腺がんにも陽性例がみられ, 組織鑑別には限界がある.
●疑陽性は, 肺の慢性炎症性疾患に認められるほか, 稀に健常者に原因不明の高値が報告されている.

ピットフォール

●SCC リアビーズキットによる測定の場合, 抗体ビーズに指先で触れることにより, 異常に高値を示すことがある.
●唾液や汗, 皮膚表面に大量に存在するため, 検体採取時にこれらが混入し, 異常高値を示すことがある.
●喫煙者と非喫煙者に有意差があるという報告と, ないとする報告がある.
●腎不全患者では陽性率が高い.
●新生児では高値となる.

予後とフォローアップ

●治療後の症例で上昇を認めた場合は, 再発, 転移を疑い, その検索を行う.
●血中の半減期が短いので, 根治手術後2日程度で正常化する.
●根治手術後, 低下しない場合は転移を, また術後再上昇する場合には再発を考える.

(川上正敬)

神経特異エノラーゼ(NSE)

neuron-specific enolase

神経特異エノラーゼは神経細胞特異的に発現し，肺小細胞肺がんのほか，肺外の小細胞がん，神経芽細胞種，褐色細胞腫，膵島がんなどで高値を示し，診断や治療効果評価に用いられる.

検体の採取・取り扱い・保存

- 検体は血清 0.3 mL である
- 速やかに血清分離する
- −20℃で数ヵ月は保存可能
- 溶血により高値を示すので，採血および血清分離の際は注意を要する

基準値・測定法

- 10 ng/mL 以下（RIA），9 ng/mL 以下（EIA）
- RIA，IRMA，EIA

高値

- 神経芽細胞腫，肺小細胞がん，非小細胞肺がん，乳がん，卵巣がん，食道がん，胃がん，膵がん，大腸がん，甲状腺髄様がん，褐色細胞腫，ガストリノーマ，インスリノーマ，カルチノイド，中枢神経系の炎症，血管障害，肝炎，肝硬変

意義・何がわかるか？

- 神経細胞特異的に発現する神経特異エノラーゼ（NSE）は，肺内の神経内分泌上皮を前駆細胞とする小細胞がんで特異的に上昇することが知られており，診断や治療効果の評価，再発の予測に用いられる.
- 食道や尿管原発の肺外小細胞がん，神経節細胞由来の神経芽細胞腫や褐色細胞腫でも高値を示し，膵島がんなどでも高値を示す場合がある.

生体内での動態

規定因子と血中レベルを決める機序

- エノラーゼは解糖系の最後から 2 番目の 2-ホスホグリセリン酸がホスホエノールピルビン酸に変換される際の酵素で，ほとんどの細胞の細胞質に存在する α，筋肉に特異的に発現する β，神経細胞に特異的に発現する γ の 3 つのアイソフォームが 2 つずつ組み合わさって，$\alpha\alpha$，$\beta\beta$，$\gamma\gamma$，$\alpha\beta$，$\alpha\gamma$ の 5 つのアイソザイムが存在する.
- 神経細胞には $\gamma\gamma$ および $\alpha\gamma$ 型のアイソザイムが存在するが，赤血球でも $\gamma\gamma$ 型アイソザイムが発現し，溶血により異常高値を示す.
- 日内変動，季節変動は認めない.

異常値の出るメカニズム

- NSE は神経細胞と軸索突起に特異的に存在し，グリア細胞には認められないため neuron-specific enolase と呼ばれている. 神経芽腫や網膜芽腫で上昇する.
- 神経内分泌細胞（脳下垂体前葉，甲状腺傍細胞，膵ランゲルハンス島細胞）などにも発現し，これらの腫瘍でも上昇し，神経内分泌腫瘍の性格をもつ肺小細胞がんの診断，治療のマーカーとして臨床応用されている.

●また食道がん，胃がん，大腸がん，その他肺がんにも存在が確認され，これらのがんの治療効果，再発のモニターとしても有用である．

参考になる検査とその意義

●神経内分泌腫瘍では同時に臓器関連ホルモンの測定が必要となる．下垂体腫瘍では各種下垂体ホルモン，インスリノーマではインスリン，グルカゴノーマではグルカゴン，カルチノイドにはセロトニン，褐色細胞腫ではカテコールアミン，甲状腺髄様がんではカルシトニンを測定する．

●また，肺がんではCEA，SCCなどを同時に測定することで，腺がん，扁平上皮がんなどとの鑑別を行う．

●小細胞がんでは異所性ホルモン産生腫瘍を呈することも多く，ACTH，CRF，PTHrPなどの測定も必要である．

●神経芽細胞腫ではN-Mycの増幅の有無が参考になる．

診断へのアプローチ

●画像所見で肺がんが疑われ，NSEが高値の場合は肺小細胞がんの可能性を考え，病理診断などによる確定診断を急ぐ．

ピットフォール

●肝障害による値の変動はないが，腎不全では影響される．

●透析後の上昇が報告されている．

●溶血検体では高値を示す．

予後とフォローアップ

●NSEは逸脱酵素であるため，化学療法後の腫瘍崩壊に伴い一過性に上昇することがあるので，注意が必要である．

（川上正敬）

ガストリン放出ペプチド前駆体(ProGRP)

Pro-gastrin-releasing peptide

ガストリン放出ペプチド（gastrin-releasing peptide：GRP）はガストリンの分泌を促進する27アミノ酸の消化管ホルモンであるが，肺小細胞肺がんで高率に発現していることが知られている．GRPは血液中では半減期が短く，その前駆体のガストリン放出ペプチド前駆体（ProGRP）が臨床検査には用いられている．

検体の採取・取り扱い・保存

- 検体は血清0.2 mLである
- 普通採血，室温凝固
- 血清は4℃または凍結保存する

基準値・測定法

- 46 pg/mL未満
- ELISA

高値 ●肺小細胞がん，良性呼吸器疾患，肺非小細胞がん，腎障害，ほかの神経内分泌腫瘍

意義・何がわかるか？

- ProGRPはガストリン放出ペプチド（GRP）の前駆体であり，神経内分泌細胞に存在する．
- 肺小細胞がんで産生，分泌され，血中でも比較的安定なことから，小細胞がんのマーカーとして頻用されている．
- 非小細胞がんでの陽性率はきわめて低く，ProGRPが高値の場合は，ほぼ肺小細胞がんと断定できる．
- NSEとは相関がなく，画像による再発検出より優れているとされており，小細胞がん治療後の経過観察に有効である．

生体内での動態

規定因子と血中レベルを決める機序

- ProGRPはGRPの前駆体の一部分で，それ自体はホルモン活性はもたないが，GRPより血中半減期が長い．

異常値の出るメカニズム

- 神経内分泌細胞に存在し，肺小細胞がんで産生，分泌されるため，陽性率が高い肺小細胞がんのマーカーとして診断補助と，治療モニターに利用される．
- 腎臓から排泄されるため，慢性腎不全の症例では排泄障害により高値となる．

参考になる検査とその意義

- 肺がんの疑いのある症例では，CEA，CYFRA，ProGRPの3つの腫瘍マーカーの測定が，組織型の予測として最も効率がよいと考えられる．

診断へのアプローチ

- 肺小細胞がんの大部分は肺門型であり，比較的中枢部の気管，気管支に発生するため，早期例では胸部X線写真上異常陰影を呈さないことが多いため，ProGRP高値例では，速やかに気管支鏡検査を施行し，内腔を観察し，必要に応じて生検を実施する．

● ProGRP 値が 200 pg/mL 以上の場合には，ほぼ 100％小細胞がんと考えてもよい．

ピットフォール

● NSE に比べ，陽性症例での増減幅が大きく，フォローアップに適する．

●腎臓から排泄されるため，腎障害があると高値となるので，化学療法による腎機能の悪化での値上昇に注意する必要がある．

予後とフォローアップ

●肺小細胞がんは進行が早い分，化学療法への感受性も比較的良好であるとされ，治療効果のモニターとして ProGRP は重要である．

（川上正敬）

CA15-3

carbohydrate antigen 15-3

carbohydrate antigen 15-3（CA15-3）はMUC1遺伝子でコードされた糖蛋白である．モノクローナル抗体であるDF3と115-D8で検出される．乳がんに特異的の高い腫瘍マーカーといわれている．

検体の採取・取り扱い・保存

● 血清をポリスピッツに冷蔵保存する

基準値・測定法

● 25.0 U/mL 以下
● 化学発光酵素免疫測定法（CLEIA法）

高値	● 乳がん，特に局所進行乳がんや転移性乳がん
低値	● 該当する病態はない

意義・何がわかるか？

● 薬物療法の治療効果を局所進行乳がん・転移性乳がん患者に実施するのに役立つ．
● 再発転移巣を疑う病変が出現した乳がん術後患者で，CA15-3が高値であると乳がんの再発を強く示唆することになる．
● 原発不明がんにおいてCA15-3が高値であると乳がんの検索が必要であることを示唆する．
● 乳がん腫瘍マーカーとしての特異性はCA15-3のほうがCEAよりも優れているとされている．
● CA15-3は転移性乳がんの患者のうち73%が陽性になる．一方正常人でも9.4%で上昇することが知られている．

生体内での動態

規定因子と血中レベルを決める機序

● 乳がん細胞がCA15-3産生腫瘍であることと，一定レベル以上の腫瘍量が存在する必要がある．

異常値の出るメカニズム

● CA15-3の絶対値は同じ腫瘍量でも患者により異なるが，その経時変化は原則として腫瘍量の増減を反映することとなる．

参考になる検査とその意義

● CTなどの画像診断と組み合わせることにより，腫瘍マーカーの値の意義がより正確に判断できる．

診断へのアプローチ

● 原則的にはCA15-3の増減が抗がん剤などの治療効果に並行することが多い．ただ，実臨床上は判断に迷うケースも少なくない．特に，治療開始後，一時的に腫瘍マーカーが開始前よりも10%以上の上昇を認める有効症例も報告されている．患者の状態が許せば，全身状態や画像情報も加味しつつ，2〜3ヵ月のスパンで判断するのが無難である．

ピットフォール

- 甲状腺機能低下症，特定の良性腎腫瘍（benign renal oncocytoma）でCA15-3が高値になった症例が報告されている．
- 乳がん検診でCA15-3をはじめとする腫瘍マーカーが用いられることはない．
- 乳がん術後無再発患者において，再発発見のための腫瘍マーカーの測定の意義は現在では明確に否定されている．
- 乳がん術後無再発患者の経過観察の主眼は異時原発乳がんの早期発見にあり，年1回のマンモグラフィーが推奨されている．

予後とフォローアップ

- 術前CA15-3の値と無再発生存の予後因子であるとする報告が散見されてきた．近年でも7,942人の術前乳がん患者の多変量解析のよると20 U/mL以上のCA15-3は腫瘍径，リンパ節転移，エスロトゲンレセプター，プロゲステロンレセプター，HER2，Ki67，脈管侵襲とは独立して無再発生存の予後因子であるという．

■文献

1）Sandri MT, Salvatici M, Botteri E et al：Prognostic role of CA15.3 in 7942 patients with operable breast cancer. Breast Cancer Res Treat 132：317-326, 2012
2）Kim HS, Park YH, Park MJ et al：Clinical significance of a serum CA15-3 surge and the usefulness of CA15-3 kinetics in monitoring chemotherapy response in patients with metastatic breast cancer. Breast Cancer Res Treat 118：89-97, 2009
3）Hayes DF, Zurawski VR Jr, Kufe DW：Comparison of circulating CA15-3 and carcinoembryonic antigen levels in patients with breast cancer. J Clin Oncol 4：1542-1550, 1986

（多田敬一郎）

BCA225

breast cancer antigen225

breast cancer antigen 15-3（BCA）は糖蛋白であり，モノクローナル抗体であるMU18とMU46で検出される．乳がんに特異性の高い腫瘍マーカーといわれている．

検体の採取・取り扱い・保存

●血清をポリスピッツに冷蔵保存する

基準値・測定法

● CA15-3：160.0 U/mL 以下　●酵素免疫測定法（EIA 法）

高値

●乳がん，特に局所進行乳がんおよび転移性乳がん．この他，妊娠33週以降の妊婦，良性の子宮卵巣疾患患者．頻度は低いが大腸がん，膵臓がん，卵巣がんなどでも上昇することがある

低値

●該当する病態はない

意義・何がわかるか？

●薬物療法の治療効果を局所進行乳がん・転移性乳がん患者に実施するのに役立つ．

●原発性乳がん患者で11.1～18%，転移性乳がんで28.9%～66.7%で陽性なると報告されている（表）．

●再発転移巣を疑う病変が出現した乳がん術後患者で，BCA225が高値であると乳がんの再発を強く示唆することになる．

●原発不明がんにおいてBCA225が高値であると乳がんの検索が必要であることを示唆する．

生体内での動態

規定因子と血中レベルを決める機序

●乳がん細胞がBCA225産生腫瘍であることと，一定レベル以上の腫瘍量が存在する必要がある．

異常値の出るメカニズム

● BCA225の絶対値は同じ腫瘍量でも患者により異なるが，その経時変化は原則として腫瘍量の増減を反映することとなる．

表　主要な乳癌腫瘍マーカーの陽性率

	報告者	腫瘍マーカー陽性率			症例数
		BCA225	CA15-3	CEA	
原発乳がん	杉山ら	11.4%	12.5%	11.4%	176 例
	塩崎ら	11.1%	11.1%	12.1%	99 例
	金子ら	18.0%	11.0%	18.0%	28 例
再発乳がん	杉山ら	66.7%	53.7%	42.6%	54 例
	塩崎ら	28.9%	42.1%	30.3%	46 例
	金子ら	60.0%	67.0%	60.0%	15 例

参考になる検査とその意義

- CT などの画像診断と組み合わせることにより，腫瘍マーカーの値の意義がより正確に判断できる．

診断へのアプローチ

- 原則的には BCA225 の増減が抗がん剤などの治療効果に並行することが多い．ただ，実臨床上は判断に迷うケースも少なくない．
- 患者の状態が許せば，全身状態や画像情報も加味しつつ，2～3ヵ月のスパンで判断するのが無難である．

ピットフォール

- 乳がんで頻用される各腫瘍マーカーを同時に測定すると BCA225 と CA15-3 は相関しやすいが，BCA225 と CEA とは相関性が低いといわれている．
- 乳がん検診で BCA225 をはじめとする腫瘍マーカーが用いられることはない．
- BCA225 はわが国では頻用される重要な乳がん腫瘍マーカーであるが，欧米からの報告は少ない．

予後とフォローアップ

- 乳がん術後無再発患者において，再発発見のための腫瘍マーカーの測定の意義は現在では明確に否定されている．
- 乳がん術後無再発患者の経過観察の主眼は異時原発乳がんの早期発見にあり，年 1 回のマンモグラフィーが推奨されている．

■文献

1) 杉山和義，八木義弘：乳癌における腫瘍マーカー BCA225 に関する研究．日臨外医会誌 51：1380-1388，1990

2) 塩崎滋弘，神原　健，軸原　温：乳癌の腫瘍マーカーの臨床的意義 CA15-3, NCC-ST-439, BCA225 および CEA の比較検討．日臨外医会誌 55：1077-1082, 1994

3) 金子祐一郎，井本秀志，笠倉新平：乳癌腫瘍マーカーとしての CEA，TPA，CA15-3，BCA225 の臨床的有用性．臨床病理 43：696-702，1995

（多田敬一郎）

血清中抗p53抗体

serum p53 antibodies

変異 p53 蛋白に対する血清中の抗体である．p53 は代表的ながん抑制遺伝子である．p53 は通常免疫染色法では検出されないが，変異を起こすと核内に蓄積する．その結果として変異 p53 蛋白に対する抗 p53 抗体が出現してくる．

検体の採取・取り扱い・保存

●血清 0.3 mL をポリスピッツに冷蔵保存する

基準値・測定法

● 1.30 U/mL 以下
●酵素免疫測定法（ELISA 法）

陽性 ●食道がん，大腸がん，乳がん（保険収載されているもの）

陰性 ●該当する病状はない

意義・何がわかるか？

●通常の腫瘍マーカーに比較して早期に診断できるのがこの検査の特徴である．
●食道がん患者のうちの 29.9％，大腸がん患者の 24.0％，乳がん患者の 18.3％で抗 p53 抗体が上昇する．この他，保険収載はないが，頭頸部がんの 32.3％，子宮体がんの 22.7％，子宮頸がんの 18.9％で抗体が上昇する．

生体内での動態

異常値の出るメカニズム

●野生型 p53 は DNA 損傷や発がん刺激などのストレスによって発現が促進され，四量体を形成してプロモーター領域に作用し，細胞周期の停止・アポトーシス・加齢などを誘導する蛋白質の発現を促進してがん抑制遺伝子としての役割を果たすこととなる．
●変異型 p53 は野生型 p53 に対して dominant negative に作用する．すなわち変異型 p53 は野生型 p53 と四量体を形成することで p53 プロモーター領域が作動しなくなり，結果としてがん細胞は形質転換・浸潤・転移・薬剤抵抗性を獲得することとなる．
●野生型 p53 が発現すると，p53 自らの産生を抑制する MDM2 や MDM4 の発現を促進させる auto-regulation 機構が働く．変異型 p53 においてはこのような機構も破綻しており，変異型 p53 が細胞核内に沈着する．結果として変異 p53 に対する抗体が血中に産生される．

参考になる検査とその意義

● high risk 患者のスクリーニングにおいては早期に画像診断・内視鏡診断を実施すべきである．
●病変部での p53 蛋白の過剰発現が生じているはずであるが，臨床的に証明する意義は乏しいと考えられる．

診断へのアプローチ

●早期がんの診断：通常の腫瘍マーカーより

も早期に上昇するため，high risk 患者におけるがんの早期診断に有用である可能性がある．Barrett 上皮に由来する早期食道がんの診断に有用とする報告もある．

- 根治手術の予後予測因子：大腸がんでは根治手術後の抗 p53 抗体遺残例では高率に再発することが示されている．
- 治療後のモニタリング：治療可能な再発病変に対するモニタリングとして有用である可能性がある．例えば食道がん・大腸がんに対する内視鏡的手術の局所再発の早期診断に有用かもしれない．

ピットフォール

- 乳がん術後無再発患者において，再発発見のための腫瘍マーカーの測定の意義は現在では明確に否定されている．乳がんスクリーニングのための抗 p53 抗体の意義は今後の課題と考える．

予後とフォローアップ

- この検査実施の適応は，特定のがんのハイリスク患者で，早期診断によって予後改善が期待できる患者に限るべきである．

■文献

1）Shimada H, Ochiai T, Nomura F：Titration of serum p53 antibodies in 1,085 patients with various types of malignant tumors：a multiinstitutional analysis by the Japan p53 Antibody Research Group. Cancer 97：682-689, 2003

2）島田英昭：血清 p53 抗体測定法の開発と臨床的意義. モダンメディア　54：233-237，2008

3）竹田明彦，小山　勇，島田英昭：大腸癌に対する血清 p53 抗体測定の有用性と臨床的意義. 日本大腸肛門病会誌 60：198-204，2007

（多田敬一郎）

変異p53蛋白

p53 protein variants

p53は代表的ながん抑制遺伝子である．野生型p53は通常免疫染色法では検出されないが，変異を起こすと核内に蓄積して検出されるようになる．予後因子や治療効果判定への有用性が期待されている．

検体の採取・取り扱い・保存

●免疫組織染色による．ホルマリン固定組織での検出には熱処理が必要である

基準値・測定法

●免疫染色による核染色有無

陽性	●変異p53蛋白が検出された場合，その細胞はがん化あるいはそれに類する状態にあると判断できる
陰性	●染色されないのが正常である

意義・何がわかるか？

●変異p53蛋白が検出されれば場合，その細胞はがん化あるいはそれに類する状態にあると判断できる．

●しかしながら，p53の分子生物学的メカニズムはかなり研究が進んでいるものの予後予測や薬物感受性などの臨床的な意義の確立は今後の課題と考える．

生体内での動態

異常値の出るメカニズム

●野生型p53はDNA損傷や発がん刺激などのストレスによって発現が促進され，四量体を形成してプロモーター領域に作用し，細胞周期の停止・アポトーシス・加齢などを誘導する蛋白質の発現を促進してがん抑制遺伝子としての役割を果たすこととなる．

●変異型p53は野生型p53に対してdominant negativeに作用する．すなわち変異型p53は野生型p53と四量体を形成することでp53プロモーター領域が作動しなくなり，結果としてがん細胞は形質転換・浸潤・転移・薬剤抵抗性を獲得することとなる．

●野生型p53が発現すると，p53自らの産生を抑制するMDM2の発現を促進させるauto-regulation機構が働く．変異型p53においてはこのような機構も破綻しており，変異型p53が細胞核内に沈着することとなり，免疫染色で検出されることとなる．

●p53のノックアウトマウスは一見正常に生まれてくるものの，生後6ヵ月までの間にさまざまな新生物を合併することが知られており，p53のがん抑制遺伝子として役割を証明している．

●p53が卵細胞レベルで変異を起こしている疾患がLi-Fraumeni syndromeであり，若年でさまざまな悪性腫瘍が合併しやすいことが知られている．

●変異型p53は野生型p53のdominant negativeであるばかりではなくp53ファミリーといわれるp63やp73も抑制することが知られている．

●p53 変異頻度はヒト腫瘍全体の約 50％に起こるといわれている．

参考になる検査とその意義

●別項にある血清中抗 p53 抗体は変異 p53 蛋白に対する抗体である．採血で検討でき，早期に診断できるというメリットがあるといわれている．

診断へのアプローチ

●p53 はアポトーシスを誘導することから，変異型 p53 を有するがん細胞ではアポトーシスの誘導に障害があるために，抗がん剤による抗腫瘍効果が減弱しているのではないかと考えられている．しかしながら，臨床データではいまだ明確には実証されておらず今後の課題である．

ピットフォール･予後とフォローアップ

●変異型 p53 発現は細胞増殖能力が高く，再発，死亡と相関するとする報告が散見される．

●例えば乳がんの予後についてのメタアナリシスによれば変異型 p53 はハザード比 2.0 の，腫瘤径やリンパ節転移などの古典的因子とは独立した予後因子であることが示されている．

●しかし実地臨床上頻用されておらず，ほかの新しい予後因子と比較しての意義は今後の課題である．

■文献

1）Goh AM, Coffill CR, Lane DP：The role of mutant p53 in human cancer. J Pathol 223：116-126, 2011

2）田中知明：p53 ワールド～その発見 30 年の歴史，現在，そして未来．実験医学 28：370-377，2010

3）大塚和令，石岡千加史：TP53 変異と分子疫学．癌と化学療法 34：683-689，2007

（多田敬一郎）

エストロゲンレセプター

estrogen receptor

細胞の核内蛋白で，エストロゲンに対する受容体である．今日の乳がん診療において治療方針決定にあたっての必須の検査となっている．

検体の採取・取り扱い・保存

●ホルマリン固定組織標本を用いた免疫組織染色による

基準値・測定法

●観察領域内で1%以上の乳がん細胞に染色されれば陽性と判定する

陽性

●乳がん内分泌療法に対する感受性とエストロゲンレセプターに染色される細胞割合・染色強度は並行するといわれている
●染色される細胞割合が高いほど，染色強度が高くなるほど治療効果は高くなる
●染色割合1%以上と1%未満の間でも治療効果に差があるため，1%以上の細胞に染色される場合は，陽性として内分泌療法を実施するべきであると考えられている

陰性

●染色される細胞数が1%未満であれば，陰性と判定する．一般的にホルモン療法の適応はない

意義・何がわかるか？

●乳がん患者に対する内分泌療法の適応決定において重要である．
●エストロゲンレセプター陽性で，ステージ1から3の術後乳がん患者に対して生存率改善のため，タモキシフェン5年投与を実施する．
●閉経後であればより治療成績が高いアナストロゾールあるいはレトロゾールを5年投与されることもある．
●閉経前患者であれば，タモキシフェンのほかにリュープロレリンあるいはゴセレリンが2～5年併用される場合がある．
●ノルバデックス服用後2～3年経過した閉経患者であれば治療成績を高めるためエキセメスタンへスイッチすることがある．
●ノルバデックス服用後5年経過した閉経患者であれば，治療成績を高めるため引き続きレトロゾールを少なくとも3年投与することがある．
●一方，ステージ4の転移性乳がん患者に対して，病状の悪化を防ぎ，QOLを維持する目的でエストロゲンレセプター陽性であればホルモン療法が適応となる．
●ステージ4の乳がんでどの段階でホルモン療法を用いるかあるいは抗がん剤を用いるかについては，ホルトバギーのアルゴリズムに基づくことが多い．すなわち，短期間に生命維持に危機を及ぼすような病変がなければ原則としてホルモン療法から実施されることが多い．

参考になる検査とその意義

●プロゲステロンレセプターの発現状況も勘案して治療方針を策定する．ただし，内分泌療法治療効果予測因子としてはプロゲス

テロンレセプターよりもエストロゲンレセプターのほうが優れるといわれている.

診断へのアプローチ

●原発巣はもちろん，後から出現した転移巣に対して再度生検および免疫染色を実施することについては一定の意義があるとされる．すなわち，転移性乳がんにおいてはERの発現状況は原発巣と転移巣では10%程度の確率で異なることがありうることが知られている.

ピットフォール

●頻度は低いがエストロゲンレセプターが陰性でプロゲステロンレセプターが陽性となるケースがある．このケースはERが偽陰性であり，ホルモン療法の感受性はあるものとして対応する.

●エストロゲンレセプターにはisoformが2つあることが知られている.（ERαとERβ）臨床上重要なのはERαであり，エストロゲンレセプターというときは通常はERαのことを指す.

予後とフォローアップ

●一般的にエストロゲンレセプター陽性乳がんは陰性乳がんに比較して予後良好といわれている.

●しかしながら，術後長期経過後の再発が少なくないことも知られている．実際術後5年以上経過した乳がん無再発患者においては，エストロゲンレセプター陽性患者のほうが陰性患者に比して再発の頻度が高くなり，注意が必要である.

●エストロゲンセプター，プロゲステロンレセプター，HER2すべて陰性の場合triple negativeといわれていて，特に予後不良因子といわれている.

●intrinsic subtypeは乳がん組織の遺伝子発現パターンで類型化を試みたものである．この類型の一つであるbasal cell typeはtriple negative乳がんの中に包含されているといわれている.

■文献

1）Harvey JM, Clark GM, Osborne CK et al：Estrogen receptor status by immunohistochemistry is superior to the ligand-binding assay for predicting response to adjuvant endocrine therapy in breast cancer. J Clin Oncol 17：1474-1481, 1999

（多田敬一郎）

プロゲステロンレセプター

progesterone receptor

細胞の核内蛋白で，プロゲステロンに対する受容体である．今日の乳がん診療において治療方針決定にあたっての必須の検査となっている．

検体の採取・取り扱い・保存

●ホルマリン固定組織標本を用いた免疫組織染色による

基準値・測定法

●観察領域内で1％以上の乳がん細胞に染色されれば陽性と判定する

陽性

●乳がん内分泌療法に対する感受性とエストロゲンレセプターに染色される細胞割合・染色強度は並行するといわれている

●染色される細胞割合が高いほど，染色強度が高くなるほど治療効果は高くなる

●染色割合1％以上と1％未満の間でも治療効果に差があるため，1％以上の細胞に染色される場合は，陽性として内分泌療法を実施するべきであると考えられている

陰性

●染色される細胞数が1％未満であれば，陰性と判定する．前項にあるエストロゲンレセプターも陰性であれば，ホルモン療法の適応はない

意義・何がわかるか？

●乳がん患者に対する内分泌療法の適応決定において重要である．

●プロゲステロンレセプターの発現することは，エストロゲンレセプターによる細胞内情報伝達の機能が正常であることの指標であるといわれている．このため，プロゲステロンレセプター陰性症例では，エストロゲンレセプター陽性症例であってもホルモン療法に対する感受性は低下している可能性がある．

●ステージ1から3までの乳がんにおいて，プロゲステロンレセプターは予後予測因子の一つといわれている．結果的にプロゲステロンレセプター発現状況はホルモン療法のみならず，補助化学療法実施適応を決める因子となる．

●また，ステージ4の転移性乳がんについても，内分泌療法感受性を予測する予測因子としての意義がある．すなわちプロゲステロンレセプター陰性で一次ホルモン治療が無効であれば，二次ホルモン治療が奏功する確率は当然低くなる．

参考になる検査とその意義

●内分泌療法治療効果予測因子としてはプロゲステロンレセプターよりもエストロゲンレセプターのほうが優れるといわれている．

診断へのアプローチ

●原発巣はもちろん，後から出現した転移巣について再度生検および免疫染色を実施することについては一定の意義があるとされる．

●転移性乳がんにおいてはプロゲステロンレ

セプターの発現状況は原発巣と転移巣では25％程度の確率で異なることがありうることが知られている．

ピットフォール

●プロゲステロンレセプターにはisoformが2つあることが知られている．

予後とフォローアップ

●プロゲステロンレセプターは，エストロゲンレセプターほどは臨床的意義は明確には確立されていない．

●しかしながら，プロゲステロンレセプター低発現状況は，ホルモン療法低感受性の示唆や，予後不良因子の可能性が指摘されており，薬物治療方針決定に一定の影響を与えていると思われる．

■文献

1）Mohsin SK, Weiss H, Havighurst T et al：Progesterone receptor by immunohistochemistry and clinical outcome in breast cancer：a validation study. Mod Pathol 17：1545-1554, 2004

2）Bardou VJ, Arpino G, Elledge RM et al：Progesterone receptor status significantly improves outcome prediction over estrogen receptor status alone for adjuvant endocrine therapy in two large breast cancer databases. J Clin Oncol 21：1973-1979, 2003

3）Early Breast Cancer Trialists' Collaborative Group：Tamoxifen for early breast cancer：an overview of the randomised trials. Lancet 351：1451-1467, 1998

（多田敬一郎）

シアリルLe^{x}抗原(CSLEX)

sialyl Lewis^x antigen

シアリルLe^{x}抗原は，肺腺がんや再発乳がんなどの診断や経過観察に有用な糖鎖性血中腫瘍マーカーである．Lewis血液型の影響を受けないとされる．

検体の採取・取り扱い・保存

●血清，凍結保存，溶血を避ける

基準値・測定法

● 8 U/mL 以下　● EIA 法

高値

●肺がん（特に肺腺がん），乳がん（特に再発乳がん），胆嚢がん，大腸がん，卵巣がん，胃がん，肝細胞がん
●慢性肝炎，肝硬変，呼吸器感染症

意義・何がわかるか？

●シアリル Le^x 抗原（CSLEX）はヒト胃がん細胞を免疫原とするマウスモノクローナル抗体 CSLEX-1 により検出される糖鎖性抗原である[1]．

●がん以外の肝疾患や感染症で増加することも多く，腫瘍マーカーとしての特異性は SLX に及ばないが，SLX と異なり乳がんでの陽性率が高いという特徴がある．

生体内での動態

規定因子と血中レベルを決める機序

● CSLEX はⅡ型糖鎖に属する抗原であり，その構造は Lewis 式血液型の Le^a 型を定める糖鎖の異性体である Le^x の末端にシアル酸が結合したシアリル Le^x であることが知られている[1]．

$$\mathrm{NeuAc}\alpha 2 \rightarrow 3\mathrm{Gal}\beta 1 \rightarrow 4\mathrm{GlcNAc}\beta 1 \rightarrow 3\mathrm{Gal}\beta \rightarrow$$

$$\begin{array}{c}3\\ \uparrow\\ \mathrm{Fuc}\alpha 1\end{array}$$

●肺，乳腺，大腸，卵巣，胃，肝臓，膵臓などのがん組織に認められるほか，肝炎における肝細胞周囲や，腎臓の近位尿細管，食道粘膜や顆粒球にも存在が確認されている．

異常値の出るメカニズム

●肺がんや乳がんでの陽性例が多く，特に再発乳がんでは 62％の陽性率を示すと報告されている[2]．乳腺良性疾患での陽性率は低い．

●顆粒球や肝炎での肝細胞周囲にも存在することから，感染症や慢性肝炎でも異常値を示すことも多い．

参考になる検査とその意義

● CSLEX-1 抗体はシアリル Le^x 系の糖鎖一般と広く反応し，同じⅡ型糖鎖抗原である SLX の抗原糖鎖とも反応するが，乳がんにおいては SLX の陽性率が低く，両者の相関は認められない．

●肺がんや乳がんの腫瘍マーカーとして常用される CEA や，乳がんマーカーである CA15-3（糖鎖抗原 15-3）との相関も認められないが，CA15-3 とあわせて測定した場合は保険算定上主たるもののみ算定されることに注意が必要である．

診断へのアプローチ

- 高値の場合乳がんや肺腺癌の可能性を念頭におき，CT その他の画像検査やほかの臨床所見とあわせ総合的に判断する．

ピットフォール

- 肝炎・肝硬変や呼吸器感染症でも上昇することから，結果の解釈には注意を要する．
- 性差や性周期の影響はほとんど受けない．
- Lewis 血液型の影響を受けない．

予後とフォローアップ

- 再発乳がんでの陽性率が高いことから，乳がん患者の経過観察・再発スクリーニングに特に有用であると考えられる．

■文献

1）Fukushima K, Hirota M, Terasaki P et al：Characterization of sialylated Lewis^x as a new tumor-associated antigen. Cancer Res 44：5279-5285, 1984
2）三嶋芳樹，中野ムラ子，片山勝博 他：腫瘍マーカー CSLEX の基礎的臨床的検討．医学と薬学 29（5）：1193-1200，1993

（有本貴英，大須賀穣）

CA125（糖鎖抗原125）

carbohydrate antigen 125

CA125は，卵巣がんの診断や治療効果判定，経過観察に頻用される糖鎖関連血中腫瘍マーカーである．子宮内膜症や子宮体がんの補助診断や治療効果判定にも有用である．

検体の採取・取り扱い・保存

- 血清，凍結保存（－20℃で1年間保存可能）

基準値・測定法

- 35 U/mL 以下（男性および閉経後女性 25 U/mL 以下，閉経前女性 40 U/mL 以下）
- CLEIA 法，RIA 法

高値

- 卵巣がん，子宮体がん，子宮頸部腺がん，肝細胞がん，胆囊がん，膵臓がん，肺がん
- 子宮内膜症，子宮腺筋症
- 腹膜炎，胸膜炎，子宮内膜炎
- 妊娠初期，月経期，産褥期

意義・何がわかるか？

- CA125（糖鎖抗原 125）は分子量 200～2,000 kD と比較的巨大な糖蛋白質であり，ヒト卵巣漿液性囊胞腺がん由来の細胞株 OVCA433 を免疫原とするマウスモノクローナル抗体 OC125 により認識される抗原である．
- 上皮性卵巣がんで陽性率がきわめて高く，また高濃度に存在することから卵巣がんの腫瘍マーカーとして最も汎用されている．
- 近年の CA125 のクローニングにより，CA125 はムチン性蛋白 MUC16 と同一であるものと考えられている．

生体内での動態

規定因子と血中レベルを決める機序

- CA125 は胎生期体腔上皮に存在する糖蛋白と関連していると考えられている．卵巣がん組織のほか，正常腹膜，胸膜，心膜，子宮内膜，卵管内膜にも存在し，また胃，胆囊，膵臓，大腸，腎臓，肺の上皮にも存在が確認されている[1]．
- CA125 分子は，糖鎖により修飾された反復領域をもつ細胞外ドメイン，膜貫通ドメイン，短い細胞内ドメインからなり，抗体 OC125 や M11 が細胞外ドメインと結合することにより測定される[2]．

異常値の出るメカニズム

- 上皮性卵巣がんの存在下で異常値を示すことが多いが，組織型別では漿液性囊胞腺がんが陽性率 80～90％と高く，絶対値も高値であることが多いのに対し，粘液性囊胞腺がんでは陽性率は 50～60％で，絶対値も比較的低いことが多い．
- 卵巣がんが完全寛解し CA125 がいったん基準値以下まで低下したにもかかわらず，再上昇を呈する場合は，高率に再発が認められる．がん性腹膜炎やがん性胸膜炎の存在下では特に上昇する．

●上皮性卵巣がんのほか，子宮内膜症性卵巣嚢胞では陽性率50％前後，子宮内膜症関連疾患である子宮腺筋症では陽性率70％前後と比較的高い．

参考になる検査とその意義

●上皮性卵巣がんの腫瘍マーカーとして，CA125以外に汎用性が高く関連があるのはCA19-9である．特にCA125の陽性率が比較的低い粘液性嚢胞腺がんでは，陽性率はCA125よりも高い．

●CA125関連抗原には，モノクローナル抗体130-22と145-9にて認識されるCA130（糖鎖抗原130），モノクローナル抗体602-1と602-6にて認識されるCA602がある．CA125とCA130, CA602は同じコア蛋白分子を認識する腫瘍マーカーであるため，CA130やCA602をCA125と同時に測定する意義は少ない．

診断へのアプローチ

●高値の場合，卵巣がんをはじめとした婦人科がんや子宮内膜症性卵巣嚢胞の可能性を念頭におき，産婦人科医へのコンサルトや超音波断層法，腹部CTや骨盤MRI検査などの画像検査を行う．

●血清CA125値測定と経腟超音波断層法を組み合わせることによる卵巣がん検診の有用性が考えられている．

ピットフォール

●CA125値はエストロゲンの状態に影響を受けやすい．性周期により変動し，月経期に高く，卵胞期から黄体期にかけて低下する．

●妊娠初期（12週まで）に上昇し，500 U/mLを超える例も認められるが，妊娠経過進行に伴い通常は基準域まで低下する．

●悪性腫瘍以外の炎症性疾患（腹膜炎，胸膜炎，付属器炎，子宮内膜炎など）でもCA125値は上昇するため，ほかの臨床的所見をあわせ，結果の解釈には慎重な判読が必要である．

予後とフォローアップ

●CA125値が治療前に基準値上限の2倍以上であった卵巣がんのフォローアップにおいて，治療（化学療法）によりCA125値が50％以上の減少を認めた場合治療効果有効とする基準が提唱されている．CA125値で効果を判定する場合，治療後のCA125の最低値が基準値内であれば，CA125が基準値上限の2倍以上に再上昇したとき，最低値が基準値上限を上回っていればCA125がその最低値の2倍以上に再上昇したときに病変再増悪とする方法が用いられている[3]．

■文献

1）Jacobs I, Bast RC Jr：The CA 125 tumour-associated antigen：a review of the literature. Hum Reprod 4：1-12, 1989

2）平池　修，矢野　哲，武谷雄二：CA125. 日本臨牀 68（増刊号 7）：681-684，2010

3）Rustin GJ：Use of CA-125 to assess response to new agents in ovarian cancer trials. J Clin Oncol 21（10 Suppl）：187–193, 2003

（有本貴英，大須賀穣）

CA130（糖鎖抗原130）

carbohydrate antigen 130

CA130は，CA125，CA602と同様，卵巣がんの診断や治療効果判定，経過観察に有用な糖鎖関連血中腫瘍マーカーである．

検体の採取・取り扱い・保存

- 血清，冷蔵あるいは凍結保存

基準値・測定法

- 30 U/mL 以下（男性および閉経後女性 19 U/mL 以下，閉経前女性 35 U/mL 以下）
- RIA 法，IRMA 法

高値

- 卵巣がん，肺がん，胃がん，肝細胞がん，膵臓がん，胆道系がん，子宮体がん，大腸がん
- 子宮内膜症
- 肝硬変，肝炎
- 妊娠中，月経期

意義・何がわかるか？

- CA130（糖鎖抗原 130）は CA125（糖鎖抗原 125）と同様コア蛋白関連腫瘍マーカーであり，ヒト肺腺がん由来の細胞株 PC-9 を免疫原として作製した 2 種類のモノクローナル抗体 130-22 および 145-9 により認識される抗原である．
- 上皮性卵巣がんで CA125 と類似した陽性率を示し，卵巣がんの腫瘍マーカーとして臨床的に CA125 とほぼ同等の有用性があると考えられている．

生体内での動態

規定因子と血中レベルを決める機序

- 本抗原は CA125 分子上に存在するが，エピトープ構造は CA125 とは異なっていることが報告されている．
- このため CA130 は CA125 と同様に分布し，卵巣がん組織や子宮内膜症組織，肺がん組織のほか，肝細胞や胆嚢，膵臓の上皮にも存在が確認されている．

異常値の出るメカニズム

- 上皮性卵巣がんの存在下で異常値を示すことが多く，漿液性嚢胞腺がんで陽性率 82%，粘液性嚢胞腺がんで陽性率は 63% である．子宮体がんでの陽性率は 38% が得られている．子宮内膜症でも 56% と比較的高い陽性率を示す．
- CA130 と CA125 を同時に測定した場合，陽性例がほぼ一致する．

参考になる検査とその意義

- 臨床的意義は CA125，モノクローナル抗体 602-1 と 601-6 にて認識される CA602（糖鎖抗原 602）と同様であり，卵巣がんや子宮内膜症の診断補助や，治療効果の判定，経過観察，再発診断の補助に用いられる．CA130 と CA125 や CA602 を同時に測定する意義は乏しい．CA130，CA125，CA602 のうち 2 項目または 3 項目をあわせて測定した場合は，主たるもの一つに限り保険算定できる．

- ほかの上皮性卵巣がんの腫瘍マーカーとして，基幹糖鎖関連腫瘍マーカーのCA19-9（糖鎖抗原19-9），シアリルSSEA-1（SLX）や，母核糖鎖関連腫瘍マーカーのCA72-4（糖鎖抗原72-4），CA54/61（糖鎖抗原54/61），シアリルTn抗原（STN），またがん関連ガラクトース転移酵素（GAT）が挙げられる．

診断へのアプローチ

- 高値の場合，卵巣がんをはじめとした婦人科がんや子宮内膜症の可能性を念頭におき，産婦人科医へのコンサルトや超音波断層法，腹部CTや骨盤MRI検査などの画像検査を行う．

ピットフォール

- CA130はCA125と同様，性周期により変動し，月経期に高値となり卵胞期から黄体期にかけて低下する．
- 妊娠初期に上昇するが（妊娠5～9週で最高値となり，200U/mLを超える場合もある），妊娠経過進行につれて低下する．
- 肝炎など悪性腫瘍以外の炎症性疾患でもCA130値は上昇するため，ほかの臨床的所見をあわせ，結果の解釈には注意を要する．

予後とフォローアップ

- CA125におけるRustinの方法のような明確な基準が存在するわけではないが，CA125との臨床的意義の類似性より，CA125に準じた取り扱いが適当と考えられる．

（有本貴英，大須賀穣）

CA602（糖鎖抗原602）

carbohydrate antigen 602

CA602は，CA125，CA130と同様，卵巣がんの診断や治療効果判定，経過観察に有用な糖鎖関連血中腫瘍マーカーである．

検体の採取・取り扱い・保存

- 血清，冷蔵あるいは凍結保存

基準値・測定法

- 63 U/mL 以下
- 酵素免疫測定法（double determinant EIA 法）

高値

- 卵巣がん，子宮体がん，胃がん，肝細胞がん，膵臓がん，大腸がん，肺がん
- 子宮内膜症
- 腹膜炎，胸膜炎
- 妊娠中，月経期

意義・何がわかるか？

- CA602（糖鎖抗原602）はCA125（糖鎖抗原125）と同様コア蛋白関連腫瘍マーカーであり，ヒト卵巣明細胞腺がん由来の細胞株RMG-Ⅱの培養上清を免疫原として作製した2種類のモノクローナル抗体MA602-1およびMA602-6により認識される抗原である．
- 上皮性卵巣がんでCA125と類似した陽性率を示し，卵巣がんの腫瘍マーカーとして臨床的にCA125とほぼ同等の有用性があると考えられている．

生体内での動態

規定因子と血中レベルを決める機序

- CA125を認識する抗体であるOC-125と，MA602-1およびMA602-6が互いに競合阻害を受けず，またMA602-1，MA602-6いずれもdouble determinant assayの測定系がOC-125との間で組めることより，本抗原がCA125分子上にあるが，エピトープ構造はCA125とは異なっていることが判明している[1]．
- このためCA602はCA125と同様，卵巣がん組織や子宮内膜症組織のほか，正常腹膜，胸膜や子宮内膜にも分布する．

異常値の出るメカニズム

- 上皮性卵巣がんの存在下で異常値を示すことが多く，卵巣がん全体では陽性率76％と報告されている．組織型別では漿液性嚢胞腺がんで陽性率86％，類内膜腺がんで85％と高いが，CA125と同様粘液性嚢胞腺がんでは陽性率は59％と比較的低い．
- 良性疾患の子宮内膜症でも57％と比較的高い陽性率を示す[2]．

参考になる検査とその意義

- 臨床的意義はCA125，CA130（糖鎖抗原130）と同様であり，卵巣がんや子宮内膜症の診断の補助や，治療効果判定，経過観察に用いられる．
- ほかの上皮性卵巣がんの腫瘍マーカーとしては，母核糖鎖関連腫瘍マーカーのCA72-4

（糖鎖抗原72-4），CA54/61（糖鎖抗原54/61），シアリルTn抗原（STN）や，基幹糖鎖関連腫瘍マーカーのCA19-9（糖鎖抗原19-9），シアリルSSEA-1（SLX），がん関連ガラクトース転移酵素（GAT）が挙げられる．

診断へのアプローチ

- 高値の場合，卵巣がんをはじめとした婦人科がんや子宮内膜症性卵巣嚢胞の可能性を念頭におき，産婦人科医へのコンサルトや超音波断層法，腹部CTや骨盤MRI検査などの画像検査を行う．
- 90 U/mL以上の場合，卵巣がんの確率が高い．

ピットフォール

- CA125と同様，月経時や妊娠時には高値を示す．
- 胸膜炎や腹膜炎でもCA602値は上昇するため，結果の解釈には注意を要する[3)]．

予後とフォローアップ

- CA125と比べ基準値内での変動に再現性があり，フォローアップに適する．

■文献

1) Nozawa S, Yajima M, Sasaki H et al：A new CA125-like antigen（CA602）recognized by two monoclonal antibodies against a newly established ovarian clear cell carcinoma cell line（RMG-Ⅱ）. Jpn J Cancer Res 82：854-861, 1991
2) 山下　博，片岡史夫，青木大輔：CA546，CA602. 日本臨牀 68（増刊号 7）：688-690，2010
3) 野澤志朗，宇田川康博，佐々木宏輔 他：卵巣癌の新しい腫瘍マーカーCA54/61およびCA602の基礎的，臨床的有用性の検討―(第二報) CA602測定試薬の性能の評価，ならびにその正常値および他の腫瘍マーカーとの相関性の検討―. 癌と化学療法 19：2085-2093，1992

（有本貴英，大須賀穣）

シアリルTn抗原(STN)

sialyl Tn antigen

シアリル Tn 抗原は，卵巣がんや胃がん・大腸がんといった消化器がんの診断や治療効果判定，経過観察に有用な母核糖鎖関連血中腫瘍マーカーである.

検体の採取・取り扱い・保存

●血清，凍結保存，溶血を避ける

基準値・測定法

●45 U/mL 以下
●RIA 法

高値

●卵巣がん，消化器がん（胃がん，大腸がん，膵臓がん，胆道系がん），子宮頸がん
●良性呼吸器疾患
●羊水塞栓症

意義・何がわかるか？

●シアリル Tn 抗原は糖鎖性腫瘍マーカーの一つであり，ムチン型母核糖鎖のグループに属する．構造は NeuAcα2 → 6GalNAcα1 → Ser/Thr で，修飾がシアル酸 1 個のみの単純な構造をもつ.

●卵巣がんや進行胃がん・大腸がんでの陽性率が高く，また卵巣がんの腫瘍マーカーとして汎用されている CA125（糖鎖抗原 125）と比べ，子宮内膜症をはじめとした婦人科系の良性疾患での偽陽性率が低い.

生体内での動態

規定因子と血中レベルを決める機序

●ムチン型母核糖鎖のうち単純な構造をもつシアリル Tn 抗原ががん細胞で増加する機序として，糖鎖不全説が提唱されている[1)]．正常細胞では複雑で多種多様な構造をもつ糖鎖が合成発現するが，がん化した場合その正常な合成が妨げられ，単純な構造をもつ糖鎖が増加するという考え方である.

●細胞のがん化に伴う糖転移酵素の異常により，本来糖が転移されない Ser/Thr 残基にも GalNAcα が付加して抗原性が強くなるという説や，ヒト胎児の腸管で強陽性を示すことから発育分化抗原としての意義をもつという考え方もある.

異常値の出るメカニズム

●血清シアリル Tn 抗原は卵巣がん患者の 43%で高値を示すと報告されている[2)]．早期卵巣がんでは陽性率は 20〜30%であるのに対し，進行がんでは陽性率 60〜70%であり，臨床経過をよく反映して変化する．婦人科がんでは子宮頸がんでも陽性率 38%と報告されている.

●胃がん，大腸がん，膵臓がん，胆道系がんでは 20〜40%の陽性率を示す．卵巣がんの場合と同様，早期がんでは陽性率が低いが，進行がんでは陽性率が高く，変化は臨床経過をよく反映する．胃がん，大腸がんといった管腔性の消化器がんでも，深達度の高度のものや，漿膜浸潤や肝転移が存在

する場合の陽性率は高く，膵臓がんなど実質性の消化器臓器のがんに劣らない．

参考になる検査とその意義

●上皮性卵巣がんの腫瘍マーカーとしてはCA125が汎用性が高いが，子宮内膜症などの良性疾患でも陽性率が高く，がん特異性が低い．シアリルTn抗原は感度はCA125より低いががん特異性が高く，CA125，シアリルTn抗原の両方が陽性である場合は悪性の可能性が高いと判断できる．

●ほかの母核糖鎖関連腫瘍マーカーとしては，CA72-4（糖鎖抗原72-4），CA54/61（糖鎖抗原54/61）が挙げられる．CA72-4を認識するモノクローナル抗体であるB72.3とCC49は，シアリルTn抗原に対する特異的モノクローナル抗体TKH-2と類似の特異性を有し，血清シアリルTn抗原レベルとCA72-4レベルは比較的高い相関を示す．また，CA54/61の測定に用いられている抗体であるMA54，MA61も類似の特異性を有しており，測定値はシアリルTn抗原とよく相関する．臨床的にこれら3種の検査を同時に測定する意義は乏しい．

診断へのアプローチ

●高値の場合卵巣がんの可能性が強く示唆される．産婦人科医へのコンサルトや超音波断層法，腹部CTや骨盤MRI検査などの画像検査を行う．

●上述の通り各種消化器がんにおいても陽性となることがあり，CEA，CA19-9（糖鎖抗原19-9）といった各種腫瘍マーカーや画像検査とあわせ，総合的な診断が必要である．

ピットフォール

●男性は女性より高値を示し，50〜60歳代にピークを認める[3]．女性ではCA125と異なり，性周期や妊娠の影響をほとんど受けない．

●シアリルTn抗原の血清レベルはABO式血液型により影響を受ける．健常者においてはAB型およびB型で最も高く，ついでA型であり，O型は最も低い．健常者でまれに50 U/mL以上の値を示す例があり，血液型AB型やB型に多い．

●呼吸器系の良性疾患では，頻度は10％程度ではあるが100〜250 U/mLとかなり高値を示す例が存在する．

●羊水中にもシアリルTn抗原が存在し，羊水塞栓症では血清中の本抗原が陽性である．

予後とフォローアップ

●卵巣がんにおいて，シアリルTn抗原が高値の患者は低値の患者と比較して予後が有意に悪いというデータがあり，本抗原の測定が患者の予後判定の指標となる可能性がある．

●胃がん，大腸がんにおいても，シアリルTn抗原陽性の患者は陰性の患者と比較して有意に予後不良であると報告されている．

■文献

1）神奈木玲児：STN（シアリルTn抗原）．日本臨牀68（増刊号7）：698-702，2010

2）井村裕夫，森　徹，大倉久直 他：血清中シアリルTn抗原の測定の基礎的検討ならびに臨床的有用性（2）各種悪性および非悪性患者血清の測定結果．癌と化学療法16：3221-3230，1989

3）井村裕夫，森　徹，大倉久直 他：血清中シアリルTn抗原の測定の基礎的検討ならびに臨床的有用性（1）正常値および測定条件の基礎的検討．癌と化学療法16：3213-3219，1989

（有本貴英，大須賀穣）

CA72-4（糖鎖抗原72-4）

carbohydrate antigen 72-4

CA72-4は，胃がん・大腸がんなどの消化器がんや，卵巣がん（特に粘液性嚢胞腺がん）の診断や治療効果判定，経過観察に有用な母核糖鎖関連血中腫瘍マーカーである．

検体の採取・取り扱い・保存

- 血清，冷蔵あるいは凍結保存（2～8℃で30日間，－20℃で3ヵ月間安定），溶血を避ける
- ヘパリン含有血漿では長期保存した場合低値となることがある

基準値・測定法

- 4.0 U/mL以下（IRMA法）
- 6.9 U/mL以下（ECLIA法）

高値

- 卵巣がん（特に粘液性嚢胞腺がん）
- 消化器がん（胃がん，大腸がん，膵臓がん，胆道系がん），肺がん，乳がん，子宮体がん
- 妊娠中

意義・何がわかるか？

- CA72-4（糖鎖抗原72-4）は血液型糖鎖関連抗原の一つであり，ムチン型母核糖鎖のグループに属する．肝転移乳がん細胞の膜成分を免疫原として作製したマウスモノクローナル抗体B72.3と，この抗体と反応する抗原であるtumor-associated glycoprotein 72（TAG72）の精製抗原を免疫原として作製したマウスモノクローナル抗体CC49により認識される抗原である[1)]．
- 胃がんでの陽性率が高く，腹膜播種を示唆するマーカーとしても意義がある[2)]．粘液性嚢胞腺がんをはじめとした卵巣がんでの陽性率も高く，卵巣がんの汎用腫瘍マーカーであるCA125（糖鎖抗原125）と比して偽陽性率が低いのも特徴である．

生体内での動態

規定因子と血中レベルを決める機序

- エピトープはシアリルTn抗原とT抗原にシアル酸が付加したものとされている．細胞のがん化に伴い，Tn抗原のシアル化が増加するため，血中レベルが上昇する．

異常値の出るメカニズム

- CA72-4の胃がんでの陽性率は37～53％と報告されており，CEAに匹敵する．CA72-4とCEA両者陽性例の一致率は約30％であり，交差性はないと考えられている[3)]．大腸がんで29～55％，膵臓がんで38～46％，胆道系がんで23～46％の陽性率を示す．
- 上皮性卵巣がんでのCA72-4の陽性率は50～70％とされている．組織型別では漿液性嚢胞腺がんで39～68％，粘液性嚢胞腺がんで52～68％，類内膜腺がんで44～

57％と，粘液性嚢胞腺がんでの陽性率が高い．早期がんでは陽性率が低く，スクリーニングにおける有用性は明らかではない．

参考になる検査とその意義

- ほかの母核糖鎖関連腫瘍マーカーとしてシアリル Tn 抗原（STN），CA54/61（糖鎖抗原 54/61）が挙げられるが，エピトープが類似しており，CA72-4 と重複して測定する意義は乏しい．
- 上皮性卵巣がんの診断においては，コア蛋白関連腫瘍マーカーである CA125（糖鎖抗原 125）や，基幹糖鎖関連腫瘍マーカーである CA19-9（糖鎖抗原 19-9）などとの組み合わせのほうが有用である．また胃がんにおいては CEA や CA19-9 との組み合わせが有意義であると考えられる．

診断へのアプローチ

- 高値の場合卵巣がんや胃がんなどの消化器がんの可能性を疑い，CEA，CA19-9 といった各種腫瘍マーカーや超音波断層法，腹部 CT や骨盤 MRI 検査などの画像検査，上部・下部消化管内視鏡検査とあわせ，総合的な診断が必要である．

ピットフォール

- 妊娠中の陽性率は約 20％であり，妊娠中期から後期にかけて高値となるが，分娩直前から産褥 7 週間で多くは正常化する．
- 性差，性周期，年齢の影響はほとんど受けない．
- 低頻度ではあるものの，慢性膵炎や肺炎，乳腺症，心筋梗塞で軽度上昇例，また真菌症や間質性肺炎で異常高値を示した例が報告されている．

予後とフォローアップ

- 4 型スキルス胃がんでは，CA72-4 が術前に陰性でも再発再燃時に陽性化する例が存在し，特に腹膜播種を中心とした術後フォローアップにおける有用性が期待されている．

■文献

1）水本泰成，京　哲，高倉正博 他：CA72-4（TAG72）．日本臨牀 68（増刊号 7）：717-719，2010
2）児玉一成，水谷和毅，高宮博樹 他：腫瘍マーカー CA72-4 の 4 型スキルス胃癌に対する意義．癌の臨床 43：871-874，1997
3）生方英幸，片野素信，本橋　行 他：胃癌における腫瘍マーカー CA72-4 の臨床的意義に関する検討．癌と化学療法 30：1821-1824，2003

（有本貴英，大須賀穣）

CA54/61（糖鎖抗原54/61）〔CA546（糖鎖抗原546）〕

carbohydrate antigen 54/61（carbohydrate antigen 546）

CA54/61は，主に卵巣がんの診断や治療効果判定，経過観察に有用な母核糖鎖関連血中腫瘍マーカーである．

検体の採取・取り扱い・保存

- 血清，冷蔵あるいは凍結保存

基準値・測定法

- 12 U/mL 以下
- 酵素免疫測定法（double determinant EIA 法）

高値

- 卵巣がん
- 消化器がん（胃がん，大腸がん，膵臓がん），肺がん
- （低頻度）良性卵巣腫瘍，子宮内膜症

意義・何がわかるか？

- CA54/61（糖鎖抗原 54/61）は糖鎖性腫瘍マーカーの一つであり，ムチン型母核糖鎖のグループに属する．ヒト肺大細胞がん由来細胞株 C-1509 の培養上清抽出物を免疫原として作製されたモノクローナル抗体 MA54 と MA61 により認識され，末端にシアル酸を含む分子量 300 万ダルトン以上の糖蛋白質であることが明らかにされている[1]．
- 卵巣がんでの陽性率が高く，また胃がん，大腸がん，膵臓がんといった消化器がんや肺がんでも陽性となることがある．卵巣がんの汎用腫瘍マーカーである CA125（糖鎖抗原 125）と比べ，子宮内膜症や良性卵巣腫瘍といった婦人科系良性疾患での偽陽性率が低い．

生体内での動態

規定因子と血中レベルを決める機序

- MA54 は末端にシアル酸を含むムチン型糖鎖（シアリル Tn 抗原）を，MA61 はシアル酸を含まないムチン型糖鎖（Tn 抗原）をそれぞれ認識することが判明している[2]．ムチン型母核糖鎖のうち単純な構造をもつシアリル Tn 抗原ががん細胞で増加する機序としては，がん化した場合糖鎖の正常な合成が妨げられ，単純な構造をもつ糖鎖が増加するという考え方である，糖鎖不全説が提唱されている[3]．

異常値の出るメカニズム

- CA54/61 の卵巣がん全体での陽性率は 61％であり，組織型別では漿液性嚢胞腺がん 67％，粘液性嚢胞腺がん 75％，類内膜腺がん 63％，明細胞腺がん 41％と報告されている．粘液性嚢胞腺がんではⅠ期でも 70％と高い陽性率を示す．
- 消化器がんでの陽性率は胃がん 37％，大腸がん 25％，膵臓がん 41％，また肺がんでの陽性率は 35％である．

参考になる検査とその意義

- 上皮性卵巣がんの腫瘍マーカーとして最も汎用されるコア蛋白関連腫瘍マーカーの CA125（糖鎖抗原 125）は，子宮内膜症

などの良性疾患でも陽性率が高くがん特異性が低いという欠点がある．CA54/61 はCA125 などのコア蛋白関連抗原との相関が低いだけではなく，粘液性嚢胞腺がんでの陽性率が高く，がん特異性も高いので，コア蛋白関連腫瘍マーカーと組み合わせることにより診断精度が向上すると考えられる．

- CA54/61 と同様の母核糖鎖関連腫瘍マーカーであるシアリル Tn 抗原（STN），CA72-4（糖鎖抗原 72-4）は，エピトープが類似しており，各マーカーの測定系で用いられる抗体は一部共通の抗原を認識していると考えられている．CA54/61 とシアリル Tn 抗原，CA72-4 を同時に測定する意義は乏しい．

診断へのアプローチ

- 高値の場合卵巣がんの可能性を考え，産婦人科医へのコンサルトや超音波断層法，腹部 CT や骨盤 MRI 検査などの画像検査を行う．特に 20 U/mL 以上の場合は卵巣がんの可能性が高い．
- 各種消化器がんや肺がんにおいても陽性となることがあるため，CEA，CA19-9（糖鎖抗原 19-9）といった各種腫瘍マーカーや画像検査とあわせ，総合的な診断が必要である．

ピットフォール

- CA125 と異なり，年齢や月経周期，妊娠の影響をほとんど受けないが，時に非特異的に高値を示すことがある．
- 頻度は低いものの，良性卵巣腫瘍で 12%，また子宮内膜症においては 19% の陽性率を示す．

予後とフォローアップ

- 特に卵巣粘液性嚢胞腺がんでは，CA125 と比べて陽性率が初期がんでも高く，また良性疾患での偽陽性率が低いためフォローアップに適すると考えられる．

■文献

1）野澤志朗，宇田川康博，佐々木宏輔 他：卵巣癌の新しい腫瘍マーカー CA54/61 および CA602 の基礎的，臨床的有用性の検討—（第一報）CA54/61 測定試薬の性能の評価，ならびにその正常値および他の腫瘍マーカーとの相関性の検討—．癌と化学療法 19：827-835，1992
2）山下　博，片岡史夫，青木大輔：CA546, CA602. 日本臨牀 68（増刊号 7）：688-690，2010
3）神奈木玲児：STN（シアリル Tn 抗原）. 日本臨牀 68（増刊号 7）：698-702，2010

（有本貴英，大須賀穣）

腟分泌液中乳酸脱水素酵素

lactate dehydrogenase in vaginal secretion

腟分泌液中乳酸脱水素酵素は，卵巣がんや子宮体がんでの陽性率が高く，スクリーニングや補助診断に有用性のある腫瘍マーカーである．

検体の採取・取り扱い・保存

- 真空アルミニウムシリンダー入りタンポンを検査直前に開封し，6分間腟内に挿入，抜去後ただちに呈色を判定する

基準値・測定法

- 陰性
- 呈色スケール（青色）による判定

高値

- 卵巣がん，子宮体がん，子宮頸部腺がん
- 乳がん，腟がん
- 子宮内膜症，良性卵巣腫瘍，良性子宮腫瘍
- 腟炎，付属器炎

意義・何がわかるか？

- 乳酸脱水素酵素（LDH）はピルビン酸と乳酸の間の反応を可逆的に触媒する酵素であり，酵素活性は女性生殖器の代謝を反映する．
- 卵巣がんや子宮体がん組織に多量に存在するLDHが，腟分泌液中に高濃度に移行する．
- 腟分泌液中乳酸脱水素酵素陽性例では，卵巣がんや子宮体がんの存在の可能性が示唆される．

生体内での動態

規定因子とレベルを決める機序

- 腟分泌液中に存在するLDHの作用により，タンポンに含まれる塩化ニトロブルーテトラゾリウム（NBT）が呈色化合物ジホルマザンに変換される．呈色（青色）強度により半定量的に測定される[1]．

異常値の出るメカニズム

- 腟分泌液中乳酸脱水素酵素の陽性率は，卵巣がんで65.6%，子宮体がんで64.8%（閉経後は78.8%），子宮頸部腺がんで68.8%であり[2]，卵巣がんと子宮体がんではがんの臨床進行期に関係なく，早期がんでも高い陽性率を示すと報告されている．
- がん以外の婦人科疾患での陽性率は，良性腫瘍で17.7%，炎症性疾患や妊娠中で26.7%から41.7%と報告されている．

参考になる検査とその意義

- 腟分泌液中乳酸脱水素酵素は婦人科がんにおける感度は高いが，偽陽性が多くがん特異性は低い．CA125（糖鎖抗原125），CA19-9（糖鎖抗原19-9），CEA，AFPなどほかの腫瘍マーカーと組み合わせることによって診断の精度を上げることができる．

診断へのアプローチ

- 卵巣がんや子宮体がんといった婦人科がん

の可能性が考えられるため，超音波断層法，腹部 CT や骨盤 MRI 検査などの画像検査，CA125 などほかの腫瘍マーカーの測定を行う．

●上述のとおり婦人科良性腫瘍や婦人科臓器の炎症性疾患でも陽性となることがあり，総合的な診断が必要である．

ピットフォール

●月経などのがん以外の出血，腟炎や頸管炎，性交渉やタンポン挿入直前の細胞診・組織診といった腟に対する物理的刺激，1 週間以内の子宮内避妊具，経口避妊薬，殺精子避妊薬の使用，1 週間以内の降圧剤（カプトリル）の使用により偽陽性を呈することがあり，検査前の行動を指導する必要がある．

●24 時間以内の腟洗浄や 1 週間以内の精神安定剤の服用は偽陰性の原因となる．

●タンポン挿入時間が 5 分以内の場合偽陰性，7 分以上あるいは取り出し後判定まで放置した場合偽陽性の原因となる．

予後とフォローアップ

●腟分泌液中乳酸脱水素酵素は，フォローアップに用いるよりは，卵巣がんや子宮体がんの補助診断法の一つとして，超音波検査や内膜細胞診施行時に用いるのが有用であると考えられる．

■文献

1) 稲葉憲之，深沢一雄，岡嶋祐子 他：腟内 LDH 半定量法による卵巣癌と子宮体癌の診断的有用性について．産科と婦人科 58：881-891，1991

2) 竹内正七（E0758 臨床研究班）：E-0758 による婦人科癌の診断（第二報）．基礎と臨床 21：563-576，1987

（有本貴英，大須賀穣）

がん関連ガラクトース転移酵素（GAT）

galactosyltransferase associated with tumor

がん関連ガラクトース転移酵素は，卵巣がんの診断や治療効果判定，経過モニタリングや，卵巣がんと子宮内膜症性卵巣囊胞の鑑別に有用な腫瘍マーカーである．

検体の採取・取り扱い・保存

- 血清，凍結保存

基準値・測定法

- 16 U/mL 以下
- 酵素免疫測定法（double determinant EIA 法）

高値

- 卵巣がん
- 婦人科以外の悪性腫瘍（乳がん，胃がん，大腸がん，肝臓がんなど）
- 肝血管腫の一部，透析や腎機能障害時

意義・何がわかるか？

- がん関連ガラクトース転移酵素は卵巣がん患者腹水中に見いだされた糖転移酵素であり，正常のβ1,4-ガラクトース転移酵素と比べ長い構造をもつ．
- 卵巣がんで上昇し，子宮内膜症性卵巣囊胞などの婦人科良性疾患での陽性率が低いことから，卵巣がんに対して特異性の高い腫瘍マーカーとしての意義がある．

生体内での動態

規定因子と血中レベルを決める機序

- がん関連ガラクトース転移酵素は，卵巣がん患者腹水から精製した可溶型のガラクトース転移酵素を免疫原として作製されたモノクローナル抗体 Mab8513 ならびに Mab8628 により認識される．Mab8513 は高分子のがん関連ガラクトース転移酵素に特異的に反応し，Mab8628 はがん関連ガラクトース転移酵素と正常のガラクトース転移酵素の両者を認識するため，Mab8513 を固層化抗体，Mab8628 を酵素標識抗体として double-determinant sandwich EIA 法にて血中レベルの測定が行われる[1]．

異常値の出るメカニズム

- がん関連ガラクトース転移酵素の卵巣がんにおける陽性率は 47.9％と報告されている[2]．臨床進行期が進むにつれてがん関連ガラクトース転移酵素の値は高くなる傾向がある．健常女性における陽性率は 2.6％，良性卵巣腫瘍では 7.1％，子宮内膜症性卵巣囊胞では 5.6％と陽性率が低く，卵巣がんにおける特異性が高い．ほかの婦人科悪性疾患では，子宮頸がんで陽性率 9.3％，子宮体がんで 13.3％と報告されている．
- 乳がん・胃がん・大腸がん・肝臓がんなど婦人科以外の悪性腫瘍では 20％前後の陽性率を示す．

参考になる検査とその意義

- 上皮性卵巣がんの腫瘍マーカーとして汎用される CA125（糖鎖抗原 125）は卵巣がんでの感度は高いが，子宮内膜症などの良性疾患でも陽性率が高く，特異度が低い．卵巣がん特異性が高く，ほかの腫瘍マーカーとの間の相関が低いがん関連ガラクトース転移酵素を，CA125 や CA130，CA602 といったコア蛋白腫瘍マーカーや，シアリル Tn 抗原や CA72-4, CA54/61 といった母核糖鎖関連腫瘍マーカーと組み合わせることによって診断の精度を上げることができると考えられる．

診断へのアプローチ

●卵巣がんと子宮内膜症性卵巣嚢胞との鑑別において，陽性反応的中率は 96％と高く，高値の場合は卵巣がんの可能性が強く示唆される．産婦人科医へのコンサルトや超音波断層法，腹部 CT や骨盤 MRI 検査などの画像検査が必要である．

●頻度は高くはないものの上述のとおり婦人科以外の悪性腫瘍においても陽性となることがあり，CEA，CA19-9（糖鎖抗原 19-9）といった各種腫瘍マーカーや画像検査とあわせ，総合的な診断が必要である．

ピットフォール

●がん関連ガラクトース転移酵素の陽性例はがんを疑う強力な根拠となりうるが，卵巣がんにおける陽性率は 50％前後であり，陰性であっても卵巣がんを否定し子宮内膜症性卵巣嚢胞を示唆するものではないことに留意が必要である．

予後とフォローアップ

●卵巣がんの再発症例においてもがん関連ガラクトース転移酵素は高値を示し，再発のモニタリングに有用である．また臨床進行期が進行するにつれてがん関連ガラクトース転移酵素値は上昇する傾向があり，本酵素の測定が患者の予後判定の指標となる可能性がある．

■文献

1）山下　博，斉藤英子，青木大輔：GAT（癌関連ガラクトース転移酵素）．日本臨牀 68（増刊号 7）：768-771，2010

2）野澤志朗，宇田川康博，伊藤高太郎 他：卵巣癌の新しい腫瘍マーカー，癌関連ガラクトース転移酵素（GAT）の臨床的意義―卵巣癌と内膜症性嚢胞との鑑別における GAT の有用性について―．癌と化学療法 21：507-516，1994

（有本貴英，大須賀穣）

SP1/ HCG-β比

pregnancy specific beta-1 glycoprotein/human chorionic gonadotropin-β ratio

SP1/ HCG-β比は，絨毛性疾患の診断と管理，特に胞状奇胎と絨毛がんとの鑑別に有用な血中腫瘍マーカーである.

検体の採取・取り扱い・保存

- 血清，4℃あるいは凍結保存

基準値・測定法

- 妊娠週数につれて増加，妊娠9週で10～100，妊娠18週以降は1,000以上
- RIA法
- 軽度低下の場合，正常妊娠各週での平均値と標準偏差から当該例の低下率（SD比）を計算し，1.1以下をSD比低下と判定する

低値

- （高度低下）絨毛がん，侵入奇胎
- （軽度低下）胞状奇胎

意義・何がわかるか？

- SP-1は妊娠中主に合胞体栄養細胞（syncytiotrophoblast）で産生される分子量42.3kDの糖蛋白であり，胎盤機能をよく反映するが，絨毛性疾患や各種悪性腫瘍患者の血中でも高率に検出される[1].
- HCG（human chorionic gonadotropin：ヒト絨毛性ゴナドトロピン）は分子量約36,700の主に胎盤（絨毛）から産生される糖蛋白で，92個のアミノ酸残基からなるα-subunitと145個のアミノ酸残基からなるβ-subunitの非共有結合によるヘテロダイマーである．HCGの生物活性を有しているのはβ-subunitである.
- 絨毛性疾患の中で，胞状奇胎と比べ絨毛がんではHCG-βと比べSP-1の産生が相対的に低値となるため，SP1/HCG-β比は絨毛がんと胞状奇胎の鑑別の補助として用いられる（絨毛がん<胞状奇胎）.

生体内での動態

規定因子と血中レベルを決める機序

- SP-1遺伝子はがん胎児性抗原（CEA）遺伝子との間で構造上の類似点が多く，50～60％の相同性を有する．胎盤機能を反映し，妊婦における血中濃度は1st trimesterで急激に上昇し，以降も緩徐に増加する.
- HCGβ- subunitは113位のアミノ酸まではLHβ-subunitとほぼ共通だが，それよりC末端側には32個の特異的なアミノ酸残基が付加しており，全アミノ酸残基数もLHβ-subunitより24個多い145個である．このC末端の32個のアミノ酸残基をHCGβ-carboxyl terminal peptide（HCGβ-CTP）と呼び，この部分に対する抗体が近年の精密な測定に用いられている[2].

異常値の出るメカニズム

- SP-1は胞状奇胎患者の血清中でほぼ100％，絨毛がん患者血清中では約70％に検出される．絨毛がん患者血清中のSP-1値

とHCG値は相関し，絨毛がん治療後の量マーカーの値は並行して変動する[1]．

- SP1/ HCG-β比が1.5以下を示したのが胞状奇胎で9%に対し，侵入奇胎・絨毛がんでは90%であったという報告がある[3]．

参考になる検査とその意義

- 絨毛性疾患の腫瘍マーカーとしては上述のHCG（HCG-β）が最も重要である．かつてのHCGの測定方法であった免疫学的半定量法では，LH（黄体化ホルモン）との交差反応があり，絨毛性疾患の治療効果や寛解判定に用いるには，感度や特異性からはなはだ不十分であったが，微量hCG測定系が十分に進歩した現在では，SP1の腫瘍マーカーとしての意義は薄れており，SP1を測定される機会は少なくなっている[2]．
- 特にHCGの産生が少ない場合（胎盤部トロホブラスト腫瘍など）は，hPL（human placental lactogen）やPALP（胎盤性アルカリホスファターゼ）の測定が有用である．

診断へのアプローチ

- SD比は以下のように計算する．
  SD比＝（［症例のSP1/ HCG-β比］－妊娠週の平均値）／妊娠週の標準偏差（1SD）
- SP1/HCG-β比が低く侵入奇胎や絨毛がんの可能性が疑われた場合は，超音波断層法などで子宮内に病変の存在が疑われる場合は組織診断を行うとともに，胸腹骨盤CTなどの画像検査で肺など全身への転移の検索を行う．

ピットフォール

- SP-1は原発性マクログロブリン血症，白血病，肉腫，乳がん，肺がん，リンパ腫，消化器がん，卵巣がん，精巣非精上皮腫など非絨毛性悪性腫瘍患者の約1/4で陽性となる．臨床所見や画像検査とあわせ，総合的な診断が必要である．

予後とフォローアップ

- SP1/HCG-β比の上昇は絨毛性疾患の治療効果判定に有用であるが，前述のように微量hCG測定系が十分に進歩した現在では，主にHCG，HCG-βがフォローアップに用いられている．

■文献

1）森田宏紀，丸尾　猛：妊娠特異β_1糖蛋白（SP-1）．日本臨牀63（増刊号8）：733-735, 2005
2）八杉利治 他：絨毛癌マーカーhCG・SP_1を中心に．検査と技術34：1429-1431, 2006
3）Zhang WY, Yen GL：Serum SP1, hPL and beta-hCG levels in trophoblastic diseases. Chin Med J（Engl）104（12）：995-998, 1991

（有本貴英，大須賀穣）

ヒトパピローマウイルスDNA（HPV-DNA）

human papilloma virus DNA

ヒトパピローマウイルスDNA（HPV-DNA）は，子宮頸がんのスクリーニングにおいて子宮頸部細胞診検査の補助診断法として用いられる，子宮頸がん誘発リスクの評価やフォローアップに有用な検査である．

検体の採取・取り扱い・保存

● 子宮頸部の擦過により細胞を採取する，凍結保存

基準値・測定法

● 陰性
● 固相ハイブリダイゼーション法（Hybrid Capture®2），PCR 法・核酸ハイブリダイゼーション法（アンプリコア®HPV），LAMP（loop mediated isothermal amplification）法・DNA チップ法（クリニチップ®HPV）

陽性↑
● HPV 16，18，31，33，35，39，45，51，52，56，58，59，68 型感染
● 子宮頸がん，子宮頸部異形成の可能性

意義・何がわかるか？

● パピローマウイルスは現在までに 200 タイプ以上が同定されているが，うちヒトパピローマウイルス（HPV）は α，β，γ，μ 属の 4 つに属している．α 属は粘膜と皮膚に感染し，β 属は皮膚型 HPV であり，γ，μ 属にも皮膚型 HPV が含まれる．α 属のうちヒトの子宮頸部や腟，肛門，陰茎，咽頭，喉頭などの粘膜上皮に感染する粘膜型は 51 タイプ存在する．発がんを誘発するものをハイリスク型 HPV と分類しており，世界的にコンセンサスが得られたハイリスク型 HPV は HPV 16，18，31，33，35，39，45，51，52，56，58，59，68 型の 13 タイプと，HPV 73，82 型を加えた 15 タイプである[1)]．

● ハイリスク型 HPV 感染によりヒト上皮細胞が不死化されることが証明されている．さらに HPV の初期遺伝子の発現蛋白である E6 および E7 蛋白がこの不死化に不可欠であり，それぞれががん抑制遺伝子の発現蛋白である p53 および pRb と結合してこれらの作用を不活化することにより，細胞増殖機構を制御不能な状況に至らしめると考えられている[2)]．

生体内での動態

規定因子とレベルを決める機序

● Hybrid Capture®2（HC-2）法は southern blot hybridization 法の原理を応用し，プレート上にプローブを固相化して細胞内に存在する HPV 遺伝子を検出する方法である．遺伝子を増幅せずに HPV 遺伝子を検出するために操作中に起こりうる人為的なコンタミネーションなどの心配はなく最も信頼度が高い方法であるが，遺伝子増幅を利用した検査法に比べ感度は低い．

● アンプリコア®HPV 法は遺伝子増幅法（PCR 法）を用いた HPV 遺伝子検出法であり，HC-2 法と比べて 13 タイプのハイリスク型 HPV 以外の HPV との交差反応が少ないことと，感度が HC-2 法の約 10

倍高いのが特徴である．

- クリニチップ®HPV 法はハイリスク型 HPV 陽性の判定のみならず，HPV タイプを検出できる HPV genotyping 法である．LAMP 法を利用して HPV-DNA を増幅し，ターゲットとなる HPV-DNA の存在を電気信号で検出する方法であるが，コストが高い[1)]．

異常値の出るメカニズム

- 子宮頸がん組織の 95％以上で HPV が検出される．
- 子宮頸がんの前がん病変と位置づけられている子宮頸部異形成のうち，中等度異形成以上の病変では 85～100％の頻度でハイリスク型 HPV が検出される．

参考になる検査とその意義

- 子宮頸がんスクリーニングにおいて現在も中心となっている検査法は子宮頸部擦過細胞診である．細胞診は子宮頸部中等度異形成以上の病変の検出感度が 50～70％程度であり，また診断精度が細胞検査士の診断能力に大きく左右されるという問題点がある．上述のように HPV-DNA 検査は感度が高く，細胞診と HPV-DNA 検査を併用することにより診断精度が向上する．検査の特異度においては細胞診が 96～99％であるのに対し HPV-DNA 検査では 85～95％とやや低い．

診断へのアプローチ

- HPV-DNA 検査陽性で子宮頸部細胞診でも ASC-US 以上の異常がある場合，婦人科専門医によるコルポスコピー検査や子宮頸部組織診が必要である．細胞診が陰性の場合，特に若年者では HPV 一過性感染の可能性も大きいが，子宮頸がん・子宮頸部異形成発症の高リスク例ととらえ，6～12 ヵ月後の再検査が推奨される．

ピットフォール

- 若年者層における HPV 感染はほとんどが一過性の感染にすぎず，HPV-DNA 検査陽性であることがそのまま子宮頸がんや子宮頸部異形成の存在を意味するものではない．
- ハイリスク型 HPV による感染者は加齢とともに減少するといわれている．ASC-US と診断された 28 歳以下の女性ではハイリスク型 HPV の陽性率は 65％であったが，29 歳以上では陽性率は 31％にすぎないとの報告がある[3)]．

予後とフォローアップ

- HPV-DNA 検査陰性で，子宮頸部細胞診も陰性の場合，99.9％以上の確率で子宮頸がんや子宮頸部中等度異形成以上の病変は存在しない．検査後 3 年以内に子宮頸部中等度異形成以上の病変が発生する確率は低く，HPV-DNA 検査導入によるフォローアップ間隔の延長に関しては議論の余地がある．

■文献

1) 笹川寿之：ヒトパピローマウイルス（HPV）．DNA 検査—Hybrid Capture® 法，PCR 法の特徴．臨床検査 55：1433-1443，2011

2) 岩坂　剛，内山倫子：子宮頸癌検診と HPV testing. 産科と婦人科 73：197-203，2006

3) Sherman ME, Schiffman M, Cox JT：Effects of age and human papilloma viral load on colposcopy triage：data from the randomized Atypical Squamous Cells of Undetermined Significance/Low-Grade Squamous Intraepithelial Lesion Triage Study（ALTS）. J Natl Cancer Inst 94：102-107, 2002

（有本貴英，大須賀穣）

前立腺特異抗原（PSA）

prostate specific antigen

PSA は，前立腺がんの診断のみならず，治療効果ともよく相関するので前立腺がん患者のフォローアップにもきわめて有用である．PSA は前立腺組織に特異的な糖蛋白で，セリンプロテアーゼの一種．前立腺がんのスクリーニング，診断，そして治療における PSA 測定の意義は高い．

検体の採取・取り扱い・保存

- 試料（検体）は血清または血漿を用いる
- 検体は速やかに測定するのが原則．冷蔵（2～8℃）保存で 48 時間安定であるが，長期保存する場合は，－20℃以下（凍結融解の繰り返しは避ける）
- 凍結保存した検体を使用する場合，室温にて融解後，検体を十分に転倒混和してから測定
- フィブリンが析出しやすい透析血清検体や乳び検体においては，あらかじめ取り除くか，十分な遠心後に測定

基準値・測定法

- 基準値はタンデム PSA キットで 4 ng/mL をカットオフ値とする
- 測定方法は，化学発光酵素免疫測定法（CLEIA），EIA 法など

基準値について

- 4 ng/mL 未満
  正常，前立腺肥大症（ただし早期の前立腺がんは否定できない）
  生検でのがん陽性率：15～25%
- 4～10 ng/mL
  いわゆるグレイ・ゾーンといわれている
  早期前立腺がん，前立腺肥大症や急性・慢性の前立腺炎
  生検でのがん検出率：25～35%
- 10 ng/mL 以上
  異常高値
  早期～進行前立腺がん，稀に前立腺炎
  生検でのがん検出率：40～80%

意義・何がわかるか？

- 前立腺がんは男性の中で多くみられるがんで，欧米ではがんの死亡原因の上位を占め，近年わが国でも増加．そのため，前立腺がんの早期発見は重要であり，PSA は前立腺がんの診断の補助，治療や前立腺全摘出術後の経過観察の指標として有用．
- PSA は 1979 年に Wang らにより分離，精製された分子量約 34,000 の糖蛋白で，プロテアーゼ活性を有し，精漿中の蛋白を分解して精子の運動性を高めている．血中の PSA は主に 3 つの形で存在し，第一にプロテアーゼインヒビターである α_2-マクログロブリンとの複合体で，PSA のエピ

トープが包まれるために免疫活性を示さない．第二は別のプロテアーゼインヒビターである α_1-antichymotrypsin（ACT）と結合した複合体（PSA-ACT）．第三はプロテアーゼインヒビターとは結合していない遊離の PSA（free PSA）．後者の 2 つの型である PSA-ACT と free PSA は市販の PSA 測定試薬で免疫学的に測定でき，その総和が（total）PSA である．

生体内での動態

規定因子と血中レベルを決める機序

●免疫組織学的研究により，PSA は主に前立腺上皮細胞に見いだされる特異的なマーカー．PSA は正常前立腺組織，前立腺肥大組織，悪性の前立腺組織，前立腺液，精漿中に存在する．精液中の PSA レベルは 0.5〜2.0 mg/mL と非常に高い．

異常値の出るメカニズム

●前立腺がんなど腺上皮で産生された PSA が基底細胞や基底膜の破壊によって，その多くが腺腔に分泌されずに血液に流入するために血中濃度が上昇する．PSA の生理的半減期は 3 日前後（free PSA で 90 分，ACT-PSA で 2〜3 日），異常値が出た場合泌尿器科専門医による診断（触診，画像検査，生検）を行う．通常，日内変動は少ないといわれている．前立腺に操作が加わると一次的に PSA 値は上昇する．尿道カテーテル留置や膀胱鏡検査の後の検査は注意を要する．

参考になる検査とその意義

●後述の PSA の F/T 比の測定
●直腸診検査
●超音波検査（経腹・経直腸）
●前立腺生検（経直腸，経会陰，併用）
● CT/MRI などの画像検査

診断へのアプローチ

●血清 PSA 濃度の上昇のみではがんとは確定できない．PSA は非常に感度の高い検査法であるが，前立腺生検で組織学的に証明する必要がある．一律に 4.0 ng/mL を基準値としているが，本来は年齢によって前立腺重量は変化するために年齢階層別に基準値を設置するほうがよいと考える．

ピットフォール

●急性前立腺炎や薬剤性による尿閉時や射精後，長時間の自転車，バイクの運転なども PSA 値に影響を及ぼす可能性がある．さらに，前立腺に直接操作が加わった場合：前立腺生検，導尿，尿道カテーテル留置，膀胱鏡検査，経尿道的手術（TUR）などでは上昇する．

●測定法に関しては溶血による影響は受けにくいが，特に free PSA は常温での保存で失活するので血清分離後はすぐに測定する場合には −20℃，長期保存する場合には，−80℃での保管が望ましい．

予後とフォローアップ

● PSA 値が高くても必ずしもがんではない場合がある．臨床所見もあわせてがんが疑われるときには，生検による組織学的評価（グリーソンスコア）や臨床病期によって治療戦略や予後は変わる．高感度測定が可能な測定キットは前立腺がん治療後のモニタリングに使われる．

■文献

1）亀山周二：前立腺腫瘍マーカー．臨床検査ガイド 2011-2012，文光堂，2011
2）日本泌尿器科学会 編：前立腺癌診療ガイドライン，2012 年版，金原出版，2012
3）日本泌尿器科学会 編：前立腺癌検診ガイドライン，2010 年増補版，金原出版，2009

（米虫良允，西松寛明，本間之夫）

遊離型PSA/総PSA（フリーPSA/トータルPSA）

free prostate-specific antigen/ total prostate-specific antigen

前立腺がん患者では結合型PSAの割合が高く，遊離型PSA/総PSA比が低い傾向があり，PSA軽度上昇（4～10 ng/mL）の前立腺がん偽陽性率が高いグレーゾーンにおいて，カットオフ値を設定することによって，前立腺がん診断の特異性を向上させることができる．

検体の採取・取り扱い・保存

●血清0.5～0.7 mL，凍結保存

基準値・測定法

●カットオフ値：15～25%
●EIA法，CLEIA法

高値	●前立腺肥大症
低値	●前立腺がん

意義・何がわかるか？

●前立腺特異抗原（PSA）は前立腺の診断，治療効果の判定と経過観察に必須の腫瘍マーカーであるが，PSA軽度上昇域（4～10 ng/mL）は偽陽性率が高いグレーゾーンとされている．

●遊離型PSA/総PSAは前立腺がん患者では低い傾向があることより，PSAグレーゾーンにおいて適切なカットオフ値を設けることによって前立腺がん診断の特異性を向上させ，不必要な生検を回避することができる．

●当初は別個の物質とされていたが，アミノ酸配列およびプロテアーゼとしての機能が明確となり，現在はγ-Smと遊離型PSAは同一物質であることが明らかになった．

生体内での動態

規定因子と血中レベルを決める機序

●PSAは血清中ではα_1-アンチキモトリプシン（ACT），およびα_2-マクログロブリンと結合して複合体を形成しており，一部が非結合の遊離型PSAとして存在する．

●血清中の結合型PSAの大部分はPSA-ACTである．

●いまだ理由は未解決であるが，前立腺がん患者では前立腺肥大症などの前立腺良性疾患に比べて結合型PSAの割合が高い．

異常値の出るメカニズム

●前立腺がん患者において，遊離型PSA/総PSAが低値をとる機序はいまだ明らかではないが，前立腺がん細胞より産生されるPSAは基底膜の破壊により腺腔内での蛋白分解を受けることなく直接血中に逸脱するため，血清中でACTと結合しやすい，あるいはがん細胞自体からもACTが産生され，すぐに結合型PSAを形成して血清中に移行するなどが推測されている．

参考になる検査とその意義

●PSAが異常値を示す場合，特にグレイゾーンであった場合には前立腺がん診断に非常に重要な補助的な材料となる．

- 直腸診
- 前立腺生検
- 超音波検査
- CT/MRIなどの画像検査

診断へのアプローチ

- PSA軽度上昇域（4～10 ng/mL）において，遊離型PSA/総PSAがカットオフ値以下のときは前立腺がんの可能性を考慮して，前立腺生検を含めた精査を行う．

ピットフォール

- 遊離型PSAは経尿道的手術，膀胱鏡検査，直腸診などの影響により上昇しやすく，結合型PSAは尿路操作の影響を受けにくい．
- 遊離型PSAは結合型PSAおよび総PSAに比較して室温あるいは4℃保存にてその値が明らかに低下するため，検体はできるだけ速やかに（2時間以内）血清分離した後に24時間以内に測定するか，すぐに測定できないのであれば−70℃以下で凍結保存することが必要である．
- 遊離型PSA値は年齢と前立腺容積により変化するため，遊離型PSA/総PSA比は対象集団で差が出るため，施設間でカットオフ値が異なる．

予後とフォローアップ

- 治療効果判定，予後推測の意義はまだ確立していない．

■文献

1）栗山 学：腫瘍マーカー，前立腺特異抗原（PSA），前立腺特異抗原・α1-アンチキモトリプシン複合体（PSA-ACT），遊離PSA，F/T比．日本臨牀 68（増刊）：739-742, 2010

（米虫良允，西松寛明，本間之夫）

前立腺酸性ホスファターゼ(PAP)

prostatic acid phosphatase

酸性ホスファターゼは，前立腺，赤血球，血小板，白血球，脾臓，肝臓，腎臓，骨に存在し，酸性溶液中でリン酸エステルを水解する酵素である．その中の一つであるPAPは前立腺上皮細胞で生成される糖蛋白で前立腺組織特異分画であり，前立腺がんの診断および経過観察や治療効果の判定に有用とされてきたが，PSAの出現に伴い，診断・検査薬としての意義は薄れている．

検体の採取・取り扱い・保存

- 検体には新鮮な血清またはヘパリン血漿．酵素活性への影響を受けるために全血や血清では冷蔵保存であってもデータは大きく変化する．同様に血漿であってもヘパリン血漿以外は用いない．溶血による影響が大きいので注意する．検体を保存する場合，冷蔵は避け，－20℃以下で凍結保存

基準値・測定法

- カットオフ値：測定方法により異なる
- 主にRIA法であるが，EIA法，CLEIA法もある

高値	●前立腺がん，前立腺肥大症，前立腺炎
低値	●正常

意義・何がわかるか？

- 骨転移を有する前立腺がん患者で血清の酸性ホスファターゼ値が異常を示すことから，発見されたPAPは前立腺がんで最も古い腫瘍マーカーで，進行前立腺がんの補助診断とフォローアップに用いられてきた．PSAやその関連項目が汎用されている現在では，PAPは前立腺がんの診断における意義は，診断精度や病理学的悪性度，予後を含めた検討でも現在では低いために補助的な診断に用いられている．

生体内での動態

規定因子と血中レベルを決める機序

- PAPは，前立腺特異抗原（PSA）と同様に前立腺がんに特異的なマーカーではない．このためやはり前立腺肥大症や前立腺炎で上昇を示す．正常値がPSAのように統一されたリファレンスがないために基準値が違う点に注意すべきである．

異常値の出るメカニズム

- 上述のごとく酸性ホスファターゼは前立腺以外にも多くの臓器に含まれており，PAPは前立腺の特異分画として抗血清が作成された．前立腺がんなど腺上皮で産生されたPAPが基底細胞や基底膜の破壊によって，その多くが腺腔に分泌されずに血液に流入するために血中濃度が上昇する．

参考になる検査とその意義

- PSA検査：PAPは前立腺がん診断の補助として用いられている．
- 直腸診

- 前立腺生検
- 超音波検査
- CT/MRIなどの画像検査

診断へのアプローチ

- 各キットの基準値が大きく違うために注意が必要である．また前立腺肥大症と早期前立腺がんの陽性率の検討では大きな差異が認められない．著名な高値では進行前立腺がんである可能性が高い．

ピットフォール

- 検体の保存条件で大きく測定結果が違う点と，キットごとに大きく基準値や測定単位が違う点に留意すべきである．

予後とフォローアップ

- 治療効果判定，前立腺がん患者のフォローアップには診断時よりも有用であるとの報告もあり，病勢に対してPSA値が相関していないと考えられる場合に補助的な意味合いで測定する場合がある．

■文献

1) 栗山　学：XIII 腫瘍マーカー. 前立腺酸性ホスファターゼ（PAP），日本臨牀 68（増刊）：747-749, 2010
2) 西松寛明 他：前立腺特異抗原・PSAをめぐる諸問題. 前立腺癌スクリーニングにおけるPSA 泌尿器外科 11（8）：931-937，1998
3) 池田　旭 他：PSA，PAP測定時の検体保存条件の検討（会議録）．臨床病理 43（補冊）：188，1995

（米虫良允，西松寛明，本間之夫）

尿中膀胱腫瘍抗原（尿中BTA）

urinary bladder tumor antigen（BARD BTA test）

膀胱がん，再発膀胱がんのマーカー．感受性と特異性は尿細胞診より高い．膀胱がん治療後の再発マーカー，肉眼的血尿患者のスクリーニングにも用いることができる．

検体の採取・取り扱い・保存

●新鮮尿 数 mL，ラテックス凝集反応（試験紙法），新鮮尿，48 時間以内は冷蔵保存可，発泡スチロール製カップは採尿に用いない

基準値・測定法

●Ⅳ型ヒト由来コラーゲン濃度に換算して 20 μg/mL 以上が陽性

高値 ↑	●膀胱がん，再発膀胱がん，膀胱炎，尿路手術後
低値 ↓	●なし

意義・何がわかるか？

●膀胱がん患者の尿中 BTA と基底膜由来の蛋白分解断片が結合した複合体をラテックス凝集反応で検出することにより，膀胱がん，特に再発膀胱がんのマーカーとして有用．

●簡易な定性検査のため，測定時間も 5～10 分と短い．

生体内での動態

規定因子と血中レベルを決める機序

●膀胱がん細胞から分泌される酵素であるⅣ型コラゲナーゼ，プラスミン，エラスターゼなどの組織プロテアーゼにより膀胱上皮の基底膜が破壊されると，基底膜構成成分であるヒトⅣ型コラーゲン，フィブロネクチン，ラミニン，プロテオグリカンなどの基本成分が断片的に分解される．こうして尿中に放出された基底膜断片は結合し，尿中に特異的な蛋白断片複合体（protein fragment complex）を形成する．この断片複合体により構成された BTA（bladder tumor antigen：膀胱腫瘍抗原）は分子量 16～165 kDa の特異的ポリペプチドで，膀胱がん患者の尿より検出されるため，膀胱がん，特に再発膀胱がんのマーカーとして有用とされている．

異常値の出るメカニズム

●BTA テストは BTA を含む尿試料（陽性試料）をヒト IgG でコーティングしたラテックス粒子を含む BTA 試薬と混合させることにより，抗原抗体反応として凝集反応が起こり，その結果生じた凝集塊に試薬中のコロイド状の青色色素が捕獲される．この色素は水溶性のため，捕獲されない黄色色素のみが試験紙を上昇し，捕獲された青色色素は上昇できないため，試験紙上のパットの上が黄色で下が青色であれば陽性となる．上のパットが緑色～淡緑色であれば陰性となる．

参考になる検査とその意義

●膀胱鏡：膀胱がん診断には膀胱鏡検査が

gold standard.

- 尿細胞診：尿中BTAとともに膀胱鏡検査の補助的試験として重要.
- 超音波検査
- CT/MRIなどの画像検査

診断へのアプローチ

- 現在のところ，膀胱がんの腫瘍マーカーである尿中BTAは膀胱鏡による診断の補助的検査と位置づけられているため，陽性を認めたときは，膀胱鏡を必ず施行して膀胱がんの有無を実際に確認する必要がある.
- 膀胱鏡だけではなく，排泄性尿路造影，造影CT，腹部超音波などで上部尿路精査も行う必要がある.
- 顕微鏡的血尿症例における精査必要例の絞り込み，TUR-Bt後症例における高再発リスク症例の選定に有用と考えられる.

ピットフォール

- 随時尿を使用し，24時間尿は使用しない.
- 容器はプラスチック製カップまたはパラフィンコーティングカップを使用する．紙コップや，発泡スチロール製カップは蛋白が吸着されるので使用しない.
- 採取後できるだけ早く検査したほうがいいが，すぐに検査できない場合には冷蔵（2～8℃で48時間まで）で保存する.
- 尿中に白血球が多数混在する検体では偽陽性になりやすい.
- 血尿，尿路感染，尿路結石，前立腺がん，BCG療法後，尿道膀胱手術後，尿道膀胱鏡検査後などでも偽陽性を生じる可能性がある.
- キットの性能検定（キットの劣化の有無を調べるため）を行う場合，陽性標準液と陰性標準液の両方の検査を同時に測定して確認する.
- 男女差および年齢差は認めない.
- low-grade，low-stageの病変に対する検出率は低い.

予後とフォローアップ

- 感受性と特異性は尿細胞死により高い.
- 尿中BTAを外来診察時に利用すると尿細胞診と異なって即時に測定結果が得られるため，的確なフォローアップを行うことができる.
- 膀胱腫瘍のサイズと数によって陽性率が変わるために注意が必要.
- 保険適用では膀胱がんの経過観察（膀胱内再発チェック）に使用が認められている.

■文献

1）〆谷 直人：腫瘍マーカー．尿中BTA．日本臨牀 68（増刊）：821-824, 2010

（米虫良允，西松寛明，本間之夫）

尿中核マトリックスプロテイン22（尿中NMP22）

urinary nuclear matrix protein 22

尿中核マトリックスプロテイン 22（NMP22）は，細胞の核内蛋白質の一種で，尿路上皮がんで上昇することから，尿路上皮がん診断における膀胱鏡検査の対象者および膀胱がんの治療効果に有用と考えられている．

検体の採取・取り扱い・保存

- 採尿後，速やかに（24 時間以内）安定化剤入りの容器に移す．この検体は 1 週間以内であれば 4℃以下，2 週間以内では −20℃以下で保存すること
- キットの試薬は調整後に速やかに使用する．検体は測定直前に遠心分離〔1,500 rpm（500 G）5 分間〕して不溶物を除去し，上清のみ使用する
- 正誤差を生じるため，肉眼的血尿・カテーテル尿・膀胱鏡検査施行後またはカテーテル施行後 5 日以内の採尿検体は不可
- 安定化剤が入っていないまま凍結されて持ち込まれた尿検体は不可

基準値・測定法

- 12.0 U/mL 未満
- ELISA

意義・何がわかるか？

- 膀胱がんマーカーである，核マトリックスプロテイン 22（NMP22）は，核マトリックス蛋白質（nuclear matrix protein）を免疫原として作製された 2 種類のモノクローナル抗体 302-22 と 302-18 によって認識される核蛋白質である．MNP-22 は，細胞核内に存在する NuMA（nuclear mitotic apparatus associated protein）が細胞死により可溶化型となり，体液中に出現した蛋白質であると考えられている．尿中 NMP22 値は尿路上皮がん（膀胱がんおよび腎盂尿管がん）で上昇することが認められている．また，臨床試験の結果などから，尿中の NMP22 濃度を測定することは，尿路上皮がんの診断，膀胱がんの治療モニタリング，再発がんの発見などに有用とされている．

生体内での動態

規定因子と尿中レベルを決める機序

- NMP22 は細胞死により細胞外に放出される核内蛋白である．尿路上皮がん細胞には正常組織に比べて高濃度の NMP22 が存在しているので尿中濃度が高値になると考えられている．

異常値が出た場合の対応

- 膀胱がんを疑って膀胱鏡検査と尿細胞診（洗浄細胞診）検査を行う．膀胱内に異常が発見できない場合，上部尿路の病変も疑って排泄性腎盂尿管撮影，腹部エコー検査，CT 検査による検索を行う．

参考になる検査とその意義

- 尿細胞診検査：悪性尿路上皮細胞の検出．
- その他の尿中マーカー（サイトケラチン 8, 18 など）．
- 腹部エコー検査

●排泄性腎盂尿管撮影，逆行性腎盂尿管撮影
● CT 検査

診断へのアプローチ

●尿細胞診検査の陽性率は比較的低く，特に異型度の低いがんでこの傾向が強い．膀胱鏡検査は必須であるが侵襲が大きい．尿中マーカーは特異度が79%，感度は61%で細胞診の陽性率より高いと報告されている．このことから血尿患者における尿路上皮がんのスクリーニング検査や，再発に関して経過観察中の尿路上皮がん患者の検査として適している．

ピットフォール

●尿道カテーテル操作や膀胱鏡検査後に採尿しないこと．採尿カップの種類や採取時間を確認する．尿管ステント留置の有無や尿路結石による刺激の有無を確認する．

予後とフォローアップ

●尿路上皮がん手術後のフォローアップとして本検査を用いるときには，前述のごとく尿管や尿道などの尿路ステント留置している場合に偽陽性になることが多い．その他にも腸管を利用した尿路再建術後や尿路結石，尿路感染などでも異常値を示すことがあるので注意を要する．

■文献

1）赤座英之 他：癌と化学療法 24 (7)：829-836，1997
2）Sharma S et al：J Urol 162：53-57, 1999
3）高士宗久：膀胱癌マーカー（尿中 BTA，尿中 NMP22，尿中 BFP，尿中サイトケラチン 8・サイトケラチン 18）．"臨床検査ガイド 2011-2012" 文光堂，2011

（米虫良允，西松寛明，本間之夫）

γ-Sm（γ-セミノームプロテイン）

γ-seminoprotein

前立腺腺上皮細胞と精漿にのみ存在する糖蛋白, PSA とともに前立腺腫瘍マーカーとして重要な役割を果たしている.

検体の採取・取り扱い・保存

● 血清 1 mL, 前立腺の触診, 生検, 膀胱鏡検査前に採血, 採血後ただちに血清分離し −20℃で凍結保存

基準値・測定法

● 4 ng/mL 未満　● EIA 法, RIA 法

高値	● 前立腺がん, 前立腺肥大症, 急性前立腺炎, 急性尿閉
低値	● なし

意義・何がわかるか？

● γ-Sm は前立腺腺上皮細胞と精漿にのみ存在する分子量 28,000〜29,000 の糖蛋白で, 前立腺細胞内において粗面小胞体で蛋白合成され, ゴルジ装置で糖が付加され, 濃縮・貯蔵, 分泌顆粒に梱包され腺腔内に放出されるヒト精漿特異抗原である.

● γ-Sm は PSA とともに前立腺腫瘍マーカーとして使用されており, 当初は別個の物質とされていたが, アミノ酸配列およびプロテアーゼとしての機能が明確となり, 現在は γ-Sm と遊離型 PSA は同一物質であることが明らかになった.

生体内での動態

規定因子と血中レベルを決める機序

● γ-Sm の産生部位は前立腺上皮と尿道周囲腺で, 前立腺産生物とともに前立腺液として精漿へ分泌されるが, 一部が血中に移行している.

● 血中濃度は前立腺容積に相関し, 前立腺上皮が新生増殖, 変性する疾患では上昇する.

異常値の出るメカニズム

● 前立腺がん患者では, がん組織周囲の微小血管の基底膜の崩壊や, 細胞外器質の液状化が生じ, γ-Sm が血中により多く流入し, 血中濃度が上昇する.

● 前立腺肥大症や急性前立腺炎などの良性疾患でも同様に γ-Sm 上昇を認める.

参考になる検査とその意義

● PSA：4 ng/mL 以上, γ-Sm と同様に前立腺がん診断に非常に重要な腫瘍マーカー.

● free-PSA/total-PSA：カットオフ 15〜25%, 前立腺がん患者では結合型 PSA の割合が高く, 前立腺良性疾患患者より低い傾向がある.

● PSA 密度（PSA density：PSAD）：0.15 ng/mL/cm^3 以上, PSA 値を前立腺容積で除した値で, 高値をとるときはがんの可能性が高いとされている.

● 前立腺触診

● 前立腺超音波検査

● CT/MRI などの画像診断

● 前立腺生検

診断へのアプローチ

- γ-Sm が 4.0 ng/mL 以上のときは，前立腺がんの可能性を想定しつつ，前立腺肥大症，前立腺炎などの良性疾患との鑑別が重要．

ピットフォール

- 前立腺への刺激によりかなり変動するため，偽陽性を避けるために採血時には泌尿器科的処置がなされたかどうかの確認が必要．
- 前立腺針生検や経尿道的前立腺摘除術を受けた症例では 6 週間経過後に採血するのが望ましい．
- 直腸診は 2 日経過後，前立腺マッサージは 3 日経過後，経直腸的超音波検査は 1 週間以上経過後に採血をするほうが望ましい．
- 尿道留置カテーテルなどの前立腺への機械的刺激や射精時にも上昇することがあるので注意が必要．
- 血液透析は影響がない．

予後とフォローアップ

- 前立腺がんの症例において，γ-Sm はがんの進行度と相関が高く，4.0 ng/mL 未満であれば 70～80％は被膜内の限局がんであり，10 ng/mL 以上では 50％に被膜外浸潤がみられ，50 ng/mL 以上では 75％にリンパ節転移があるとされており，10 ng/mL 以下では骨転移は稀である．
- 根治的前立腺摘除術後に測定限界値以下にならないものはがん残存の可能性が高い．
- 内分泌療法開始早期に低下する症例では予後が良好．
- 再燃，再発時にはほかの画像診断に先駆けて上昇するなど，治療効果，臨床経過をきわめて鋭敏に反映する．

■文献

1）宮原　茂：腫瘍マーカー，γ-セミプロテイン（γ-Sm）．日本臨牀 68（増刊）：743-746，2010

（米虫良允，西松寛明，本間之夫）

チミジンキナーゼ(TK)活性(デオキシチミジンキナーゼ活性) 免疫抑制酸性蛋白(IAP)

thymidine kinase

血中のチミジンキナーゼ（TK）活性は細胞が分裂するG1-S期に高くなるため，細胞分裂の活発さの指標として用いられる．血液系の悪性腫瘍や，ウイルス感染症で高値となる．免疫抑制酸性蛋白（immunosuppressive acidic protein：IAP）はがん患者の血清中で増加することが知られている．

検体の採取・取り扱い・保存

- 血清．TKはヘパリン採血し低温で血漿分離が必要．TKもIAPも凍結保存

基準値・測定法

- TK：5 U/l 以下
- IAP：500 μg/mL 以下

高値

- TK：悪性腫瘍，急性白血病，ウイルス感染症
- IAP：悪性腫瘍，急性白血病，自己免疫疾患，急性膵炎

低値

- TK：チミジンキナーゼ阻害薬（ガンシクロビルなど）投与中
- IAP：肝硬変，ネフローゼ

意義・何がわかるか？

- TKはDNA合成においてデオキシチミジンをリン酸化する酵素．
- IAPはがん患者の腹水や血清中に見いだされた糖蛋白で，肝細胞・マクロファージ・顆粒球などが産生している．特にがん患者において異常値を示すことが多く，腫瘍マーカーの一つとして利用されている．

生体内での動態

規定因子と血中レベルを決める機序

- TKは細胞の分裂増殖の指標の一つと考えられている．
- IAPは各種担がん状態で著明に上昇し，がんの進行度・治療経過・再発の指標に利用される．また術前・術後の全身状態を知る免疫学的パラメーターとしても用いられる．

異常値の出るメカニズム

- 悪性腫瘍（特に造血器系）では細胞分裂が盛んになるため血中のTK活性が高まる．ウイルス感染症においてはウイルスの盛んなDNA合成を反映しTKが上昇する．
- IAPはがん患者において産生が高まり，血液中の濃度が増加することによってリンパ球の幼若化やNK細胞の活性化が抑制される．しかし非特異的な腫瘍マーカーであり，良性疾患での陽性率も高い．

参考になる検査とその意義

- TKもIAPも疾患特異性は高くないので，想定される疾患に応じて検査を行う必要がある．

診断へのアプローチ

- TKは細胞の分裂増殖の指標の一つと考えられている．臓器移植時のウイルスの再活

性化に対するモニタリングや，造血器系悪性腫瘍の治療効果・予後判定の指標に用いられる．

- 急性白血病，悪性リンパ腫の寛解状態の場合，TK はほぼ健常者と変わらない値まで低下する．MDS については芽球が 20％以上のときに TK は著しい高値をとるが，芽球の少ない症例ではほぼ健常者と変わらない値となる．
- 血中 IAP はさまざまな腫瘍で高値となるが，炎症性疾患・感染症や免疫低下でも上昇するため注意する．

ピットフォール

- TK の保険適用があるのは造血器系の悪性腫瘍である．
- IAP は性差や日内変動は少ない．加齢に伴い若干増加傾向がみられる．
- 腎細胞がんでは特異的な腫瘍マーカーが発見されていないため IAP の利用が検討されている．

（榎奥健一郎）

組織ポリペプチド抗原（TPA）

tissue polypeptide antigen

組織ポリペプチド抗原（tissue polypeptide antigen：TPA）はさまざまな悪性腫瘍の細胞膜や小胞体膜に認める蛋白の一種で，原発に関係なくほとんどのがんで高値を示す．

検体の採取・取り扱い・保存

- 血清，凍結保存

基準値・測定法

- 70 U/mL

高値	●悪性腫瘍，白血病
低値	●特になし

意義・何がわかるか？

- 腫瘍の増殖が盛んなほど高値を示す．悪性腫瘍を見つけるうえで感度は高いが，炎症性疾患でも上昇するため特異度は低い．

生体内での動態

規定因子と血中レベルを決める機序

- 体内で細胞分裂・増殖が盛んな細胞があれば，血清中TPAは高値になる．

異常値の出るメカニズム

- 細胞分裂・増殖が盛んな細胞ではTPA産生が亢進している．TPAは細胞骨格形成に関与している．

参考になる検査とその意義

- 異常値が出た場合，TPAだけでは診断確定できない．ほかの臨床情報を考慮しながら検査を追加する必要がある．

診断へのアプローチ

- 良性疾患である胃潰瘍や急性および慢性肝炎においても上昇傾向が認められる．ほかにも，さまざまな炎症性疾患（膵炎，インフルエンザ，糖尿病，腎不全，腎結石，胆石症，全身性エリテマトーデス，腎盂炎，肺炎，胆道感染症，結核）でも陽性となる．このためTPAのみではがんなのか別の疾患なのかを鑑別できない．
- 手術によっても上昇する．

ピットフォール

- TPAのみで早期がんを見つけたりするのは困難であり，これは別の腫瘍マーカーと同様．
- 若年者や女性では若干低値となる．

（榎奥健一郎）

塩基性フェトプロテイン(BFP)

basic fetoprotein

塩基性フェトプロテイン（basic fetoprotein：BFP）は各種がん組織に広範囲に分布し，血中に移行することから腫瘍マーカーとして用いられている．

検体の採取・取り扱い・保存

- 血清もしくは尿

基準値・測定法

- 血清：75 ng/mL
- 尿：10 ng/mL

高値	●血清：さまざまな悪性腫瘍 ●尿：尿路系悪性腫瘍（膀胱がん，尿道がん，尿管がん），膀胱炎
低値	●特になし

意義・何がわかるか？

- BFPは塩基性のがん関連胎児性蛋白である．血清中BFPはCEA（がん胎児性抗原）と同様に臓器特異性の低い腫瘍マーカーとして広く用いられている．
- 尿中BFPは，尿路上皮がんとりわけ膀胱がんに特異性の高い腫瘍マーカーとして，利用される．

生体内での動態

規定因子と血中レベルを決める機序

- CEA同様，各種がん細胞に存在し血中や尿中に移行する．塩基性であることが特徴．

異常値の出るメカニズム

- 尿中に出現するBFPは血中から移行したものではなく尿路上皮細胞に由来する．なおBFPは白血球中にも存在し，時間経過とともに放出されることから，採尿時，肉眼的に沈渣が認められる場合，一定時間静置後の上清部分を検体とする．

参考になる検査とその意義

- 尿中BFPは尿細胞診と同時に検査する．

診断へのアプローチ

- 血清BFPの場合臓器特異性はないので，速やかに画像診断やほかの腫瘍マーカの測定を行う必要がある．
- 尿中BFPの場合は，尿路系悪性腫瘍のスクリーニングを速やかに開始する．

ピットフォール

- 尿中BFPを測定する場合，BFPは白血球中にも存在し時間経過とともに放出されることから，採尿時に肉眼的に沈渣が認められる場合は，一定時間静置後の上清部分を検体とする．

（榎奥健一郎）

シアル化糖鎖抗原KL-6（KL-6）

sialylated carbohydrate antigen KL-6 mucinous glycoprotein KL-6

肺がん細胞株を抗原として樹立されたモノクローナル抗体 KL-6 の抗原はⅡ型肺胞上皮に発現する MUC1 とされる．血清中の KL-6 の高値は肺胞でのⅡ型肺胞上皮の増殖と肺胞・血管内皮での透過性亢進から肺胞障害の目安として用いられている．

検体の採取・取り扱い・保存

- 検体は血清 0.2 mL である
- 血清は 4℃での 1 ヵ月の保存や凍結融解で安定

基準値・測定法

- 500 U/mL 未満（EIA）
- EIA，ECLIA

高値	間質性肺炎，膠原病関連間質性肺炎，過敏性肺臓炎，放射線肺臓炎，肺結核，肺胞蛋白症，肺気腫，気管支拡張症，好酸球性肺臓炎，BOOP，肺がん，膵がん，乳がん
低値	健常人，非間質性肺炎

意義・何がわかるか？

- 間質性肺炎と非間質性肺炎の鑑別，間質性肺炎，過敏性肺臓炎，放射線肺臓炎などの活動性の評価，肺の線維化をきたす一部の感染症の診断などに有用なマーカーである．

生体内での動態

規定因子と血中レベルを決める機序

- Ⅱ型肺胞上皮細胞で産生されるシアル化糖蛋白抗原で，活動期の間質性肺炎症例の血中で高値を示す．
- 間質性肺炎の活動性評価や薬物性肺障害での肺胞障害の目安となるほか，一部の肺がんでも異常高値を示すことがあり，肺がん細胞自体が KL-6 を産生しているものと考えられる．

異常値の出るメカニズム

- 気道上皮やⅡ型肺胞上皮の肺胞内腔側に KL-6/MUC1 が発現し，間質性肺炎に伴う再生肺胞上皮ではさらにその発現が上昇するとされている．
- KL-6/MUC1 は肺胞腔側に発現しているため，一度肺胞内に放出され，さらに炎症に伴う血管内皮の接合部での透過性亢進から，血管内に取り込まれると考えられている．

参考になる検査とその意義

- 上昇した場合の臨床的意義は類似検査のサーファクタントプロテイン D（SP-D）およびサーファクタントプロテイン A（SP-A）とほぼ同等である．
- 胸部 X 線，胸部 CT 検査により，間質性肺炎に合致する所見の有無とその広がり，性状を検討する．

診断へのアプローチ

- 特発性間質性肺炎で高値となるほか，過敏性肺臓炎，放射線肺臓炎，膠原病肺などのさまざまな間質性肺炎に伴い異常高値となる．
- 一部の肺腺がんや膵がん，乳がんでも高値を示す場合がある．
- 気管支鏡検査による肺組織生検や気管支肺胞洗浄を検討する．
- 病理学的な確定診断のためには，胸腔鏡下肺生検を検討する．

ピットフォール

- 間質性肺炎での感度は高く，活動性，非活動性の鑑別には有効だが，病因に特異的ではない．
- 一部の肺腺がんや膵がん，乳がんでも高値を示す場合があるので，予想外の高値をみたときは，腫瘍性疾患の存在に注意する．

予後とフォローアップ

- 間質性肺炎のステロイドパルス療法では，治療開始後1週間で5%以上増加する場合には予後不良であり，治療法変更を考慮すべきとされる．

（川上正敬）

サーファクタントプロテインA（SP-A）

surfactant protein A

Ⅱ型肺胞上皮細胞で産生されるリン脂質ー蛋白複合体の一つであり，肺胞腔に分泌されることにより肺胞の虚脱を防止する．肺胞の障害に伴い血清中の濃度が上昇するため，間質性肺炎の診断や肺障害の評価に用いられている．

検体の採取・取り扱い・保存

- 検体は血清 0.1 mL である
- 検体は－20℃で保存する

基準値・測定法

- 24.6±9.6 ng/mL（カットオフ値：43.8 ng/mL）
- ELISA

高値	特発性間質性肺炎，膠原病関連間質性肺炎，肺胞蛋白症，過敏性肺臓炎，サルコイドーシス，肺結核，びまん性汎細気管支炎，慢性肺気腫，気管支拡張症，塵肺，細菌性肺炎，喫煙者
低値	健常人，気管支喘息

意義・何がわかるか？

- 活動期の間質性肺炎症例の血中で高値を示し，酵素免疫測定法により特発性間質性肺炎，膠原病関連間質性肺臓炎，肺胞蛋白症では，健常者群に比較して有意に高値であった．
- 間質性肺炎と非間質性肺炎の鑑別，間質性肺炎，過敏性肺臓炎などの急性増悪期，活動性の評価，予後推定の指標などに有用とされる．

生体内での動態

規定因子と血中レベルを決める機序

- 肺胞は側鎖がパルミチン酸のリン脂質である dipalmitoyl phosphatidylcholine と 4 つの蛋白（SP-A，SP-B，SP-C，SP-D）が 9：1 の比率で複合体を構成したサーファクタントで覆われている．
- SP-A は SP-D と同様比較的親水性であり，強い疎水性の SP-B，SP-C がリン脂質と強固に結合しているのとは異なり，肺胞障害に際して血清中に逸脱してくる．

異常値の出るメカニズム

- Ⅱ型肺胞上皮の増生とサーファクタントの産生亢進による血管内への吸収が高値の原因とされる．
- 気管支肺胞洗浄液中の SP-A と血清 SP-A が負の相関を示すことから，肺胞基底膜の損傷のために血清中に分泌されている可能性も示唆されているが，その機序は完全には明らかにされてはいない．

参考になる検査とその意義

- 上昇した場合の臨床的意義は類似検査のシアリル化糖鎖抗原（KL-6）およびサーファクタントプロテイン D（SP-D）とほぼ同等である．

●胸部X線，胸部CT検査により，間質性肺炎に合致する所見の有無とその広がり，性状を検討する．

診断へのアプローチ

●異常高値を示す疾患として，特発性間質性肺炎や膠原病肺，肺胞蛋白症などがある．
●気管支鏡検査による肺組織生検や気管支肺胞洗浄を検討する．
●病理学的な確定診断のためには，胸腔鏡下肺生検を検討する．

ピットフォール

●喫煙者では非喫煙者よりも高い．
●加齢とともに増加する．
●特発性間質性肺炎での陽性率は71％と，SP-Dの陽性率87％より低い．

予後とフォローアップ

●活動性，非活動性の鑑別，ステロイド療法での効果判定に用いうる．
●初診時に高値の症例は予後不良とされる．

（川上正敬）

サーファクタントプロテインD（SP-D）

surfactant protein D

Ⅱ型肺胞上皮細胞で産生されるリン脂質－蛋白複合体の一つであり，肺胞腔に分泌されることにより肺胞の虚脱を防止する．肺胞の障害に伴い血清中の濃度が上昇するため，間質性肺炎の診断や肺障害の評価に用いられている．

検体の採取・取り扱い・保存

- 検体は血清 0.1 mL である
- 検体は－20℃で保存する

基準値・測定法

- 110 ng/mL 未満
- ELISA，ECLIA

高値	特発性間質性肺炎，膠原病関連間質性肺炎，肺胞蛋白症，過敏性肺臓炎，放射線肺臓炎，サルコイドーシス，肺結核，びまん性汎細気管支炎，慢性肺気腫，気管支拡張症，塵肺，細菌性肺炎
低値	健常人，気管支喘息

意義・何がわかるか？

- 活動期の間質性肺炎症例の血中で高値を示し，酵素免疫測定法により特発性間質性肺炎，膠原病関連間質性肺臓炎，肺胞蛋白症では，健常者群に比較して有意に高値であった．
- 間質性肺炎と非間質性肺炎の鑑別，間質性肺炎，過敏性肺臓炎などの急性増悪期，活動性の評価，予後推定の指標などに有用とされる．

生体内での動態

規定因子と血中レベルを決める機序

- 肺胞は側鎖がパルミチン酸のリン脂質である dipalmitoyl phosphatidylcholine と 4 つの蛋白（SP-A，SP-B，SP-C，SP-D）が 9：1 の比率で複合体を構成したサーファクタントで覆われている．
- SP-D は SP-A と同様比較的親水性であり，強い疎水性の SP-B，SP-C がリン脂質と強固に結合しているのとは異なり，肺胞障害に際して血清中に逸脱してくる．

異常値の出るメカニズム

- Ⅱ型肺胞上皮の増生とサーファクタントの産生亢進による血管内への吸収が高値の原因とされる．
- 気管支洗浄液中でも増加するとされるが，そのレベルは低く，臨床的意義は確定していない．

参考になる検査とその意義

- 上昇した場合の臨床的意義は類似検査のシアル化糖鎖抗原（KL-6）およびサーファクタントプロテイン A（SP-A）とほぼ同等である．
- 胸部 X 線，胸部 CT 検査により，間質性肺炎に合致する所見の有無とその広がり，性状を検討する．

診断へのアプローチ

- 異常高値を示す疾患として，特発性間質性肺炎や膠原病肺，肺胞蛋白症などがある．
- 気管支鏡検査による肺組織生検や気管支肺胞洗浄を検討する．
- 病理学的な確定診断のためには，胸腔鏡下肺生検を検討する．

ピットフォール

- カットオフの 110 ng/mL では，特発性間質性肺炎の陽性率は 87%，健常人での偽陽性率は 4%である．
- 活動性，非活動性の鑑別には有効だが，病因に特異的ではない．

予後とフォローアップ

- 初診時に高値の症例は予後不良とされる．

（川上正敬）

Ⅳ型コラーゲン

type Ⅳ collagen

コラーゲンは，真皮，靭帯，腱，骨，軟骨などを構成する蛋白質の一つで，多細胞動物の細胞外基質の主成分である．ヒトのコラーゲン蛋白質は30種類以上あることが報告されているが，このうちⅣ型コラーゲンは基底膜構成成分で，主に肝線維化のマーカーとして用いられる．特に肝線維化の比較的初期から上昇するほかの線維化マーカーより優れている．

検体の採取・取り扱い・保存

- 採血後，血清を分離し速やかに測定する
- 検体は冷蔵庫で3～4日保存できるが，長期保存の場合は－20℃以下で凍結する
- 抗凝固剤，ビリルビン，溶血は測定値に影響しない

基準値・測定法

- 6 ng/mL以下
- RIA法

高値

- 慢性肝炎（非活動性，活動性），アルコール性肝障害，肝硬変，原発性胆汁性肝硬変，肝細胞がん，転移性肝がん，肺線維症，膠原病，腎障害（糖尿病性，膜性腎症，膜性糸球体腎炎）

意義・何がわかるか？

- 結合組織の代謝回転をみるのが意義であり，線維生成の程度を評価する場合に検査を行う．
- 非侵襲的に疾患の状態を把握でき，線維化進行度の判定や治療方針の確立に有用である．

生体内での動態

規定因子と血中レベルを決める機序

- Ⅳ型コラーゲンはネットワーク構造をとり基底膜を構成しているが[1)]，結合組織の代謝回転に伴い血中に出現し，組織沈着した線維とより関連すると考えられる．

異常値の出るメカニズム

- Ⅳ型コラーゲンは合成時に副産物として血中に遊離するのではなく，沈着したⅣ型コラーゲンが分解されるとき，あるいは沈着しない遊離コラーゲンに由来するものと考えられる．

参考になる検査とその意義

- 同様の線維化マーカーとして，Ⅲ型プロコラーゲンペプチドや，ヒアルロン酸がある．
- また，その他，関連検査項目としてプロリン水酸化酵素，TIMP，type Ⅳ-C，ラミニンがあり，あわせて測定することにより病態をより正確に把握できる．

診断へのアプローチ

- 慢性肝炎，特に慢性活動性肝炎，アルコール性肝障害，肝硬変および肝細胞がんで上昇し，肝硬変および肝細胞がんでの異常率は90%を超える．
- 値は組織学上の肝線維化の程度とよく相関

する[2].

●主として肝線維化マーカーとして測定され，肝疾患以外での報告は少ないが，肝疾患以外では慢性骨髄性増殖性疾患，糖尿病性血管障害，肺線維症，各種膠原病などコラーゲン代謝が亢進する疾患で上昇する．

●腎から排泄されるため,腎障害で上昇する．

●炎症に伴う上昇は少ない．

●炎症マーカー，腫瘍マーカーを測定するとともに，超音波検査やCT，MRI，血管造影などの画像診断，腹腔鏡検査，肝生検を行う必要がる．

ピットフォール

●潜在性肝硬変では上昇しないことがある．

●急性肝炎や慢性非活動性肝炎では比較的低値を示すので，測定値が正常範囲内でも肝疾患は否定できず，一般の肝機能検査も考慮すべきである．

予後とフォローアップ

●肝疾患では，急性肝炎，慢性非活動性肝炎での上昇は軽度であるが，慢性活動性肝炎から肝硬変へ進展するに従い上昇する．

●肝硬変では，アルコール性ではウイルス性より高いが，肝細胞がんが合併してもあまり上昇しない．

■文献

1) Timpl R, Wiedemann H, Van delen V et al：A network model for the organization of type Ⅳ collagen molecules in basement membranes. Eur J Biochem 120：203-211, 1981

2) Yamada S, Suou T, Kawasaki H et al：Clinical significance of serum 7S collagen in various liver diseases. Clin Biochem 25：467-470, 1992

（川上正敬）

Ⅵ. 腫瘍・線維化・骨代謝マーカー

線維化マーカー

プロコラーゲンⅢペプチド(P-Ⅲ-P)

type Ⅲ procollagen-N-peptide

タイプⅢプロコラーゲン-N-ペプチド（P-Ⅲ-P）は肝疾患の線維化マーカーの一つとして検査されることが多い.

検体の採取・取り扱い・保存	基準値・測定法
●血清 0.3 mL，長期保存時は凍結保存	● 0.8 U/mL

高値	●肝臓由来（急性肝炎，慢性活動性肝炎，アルコール性肝障害，原発性胆汁性肝硬変） ●肺由来（放射性肺臓炎，肺線維症，間質性肺炎，サルコイドーシス，肺結核），慢性膵炎 ●膠原病，悪性腫瘍
低値	●特になし

意義・何がわかるか？

●体内でのコラーゲン生成の増加を反映している.

●急性肝炎，慢性肝炎，肝硬変で上昇する.

●肺の細胞外基質が増える疾患（肺線維症，間質性肺炎など）でも上昇する.

生体内での動態

規定因子と血中レベルを決める機序

●どの臓器でコラーゲン生成増加があっても上昇するはずだが，肝臓は体内で最大重量を有する臓器であり血流も豊富である．したがって肝臓でのコラーゲン生成をよく反映すると考えられる．正常肝組織は，結合組織の含有量はきわめて少ないが，慢性の障害が加わるとコラーゲンなど結合組織の増生が顕著となり，肝硬変症に移行することがある.

異常値の出るメカニズム

●プロコラーゲンはコラーゲンの前駆体で，ペプチド鎖のN末端とC末端にプロコラーゲンペプチドを有している．細胞内でつくられたプロコラーゲンは細胞外に分泌され，両末端のペプチドが切断されてコラーゲンとなる．P-Ⅲ-Pは切断されたプロコラーゲンⅢ型のN末端側のペプチドであり，コラーゲンの産生量を反映していると考えられている.

参考になる検査とその意義

●肝疾患が想定される場合には，肝機能を評価する検査，肝画像検査を行う必要がある.

診断へのアプローチ

●高値が持続するときは肝炎から肝線維化・肝硬変への進展を考え，治療・検査を行う.

ピットフォール

● P-Ⅲ-PはC型肝炎での肝線維化を反映しているとの報告はあるが，NASHの線維化で上昇するとの報告はない.

●すでに沈着した線維量の目安にはならず，線維化の活発さの目安となる.

（榎奥健一郎）

骨型アルカリホスファターゼ(BAP)

bone alkaline phosphatase

血中のBAPを測定することにより，骨芽細胞ひいては骨形成状態を知る指標になると考えられている．ほかの尿中骨形成マーカーより日内変動が小さく，骨吸収抑制剤の治療効果判定に有用である．

検体の採取・取り扱い・保存

●血清，冷蔵

基準値・測定法

●男性：3.7〜20.9 μg/L，閉経前女性：2.9〜14.5 μg/L　閉経後女性：3.8〜22.6 μg/L
●CLEIA法

高値	●がんの骨転移，原発性副甲状腺機能亢進症，甲状腺機能亢進症，骨ページェット病，腎性骨異栄養症（線維性骨炎），転移性骨腫瘍，閉経後骨粗鬆症
低値	●腎性骨異栄養症（無形性骨症）

意義・何がわかるか？

●血中BAPはその95%が骨および肝臓由来であり，健常者においてその比率は1：1で存在する．特にBAPは骨代謝回転の亢進した海綿骨の骨量とよく相関することから，骨形成マーカーとして有用とされている．

●BAPは骨形成に関与する骨芽細胞において合成・分泌される酵素であるが，骨組織表面に存在し，骨を形成している骨芽細胞のみならず，骨芽細胞の前駆細胞にも存在する．したがって，血中BAP値は未分化な骨芽細胞の前駆細胞が新たに骨組織を形成していく細胞数をも反映しており，骨芽細胞系の全細胞数を推測するものであると考えられている．

●一方，同じ骨形成マーカーであるOCは成熟骨芽細胞のマーカーとして知られている．そのため，両者を比較することによって，生体内における骨芽細胞の分化がどの程度進んでいるかを推測可能とされている．またBAPはOCと異なり，腎機能の影響を受けないことも特徴の一つである．

生体内での動態

●アルカリホスファターゼは細胞膜に存在する糖蛋白質であり，アルカリ性の条件下（pH9〜11）でリン酸エステルを無機リンとアルコールに分解する酵素である．

●この酵素であるALPは形成する遺伝子によって，4つの型（小腸型，胎盤型，胎盤様型，臓器非特異型）に分類することができる．

●骨組織に特異的に存在するALPがBAPと呼ばれ，細胞膜に存在し，ホスファチジルイノシトール（phosphatidylinositol：PI）を介して膜に結合している．

●ヒトのライフサイクルにおいては血中BAPは生理的に骨形成活性の盛んな幼児期と思春期前半に2つのピークを形成する．

●血中BAP濃度は骨芽細胞からの放出速度と肝臓でのクリアランス率の両者に依存す

る．その結果，骨芽細胞機能が亢進し，骨形成活性が亢進している時期には，血中BAPは上昇する．

- 病的な骨代謝の亢進している骨粗鬆症においても，血中BAPは異常高値を示すことがある．このとき，産生されたBAPは有機リン酸エステルを分解して無機リン酸塩濃度を高めると同時に，ハイドロキシアパタイトの結晶形成を限定するピロリン酸を加水分解して，骨芽細胞周辺部のリン酸濃度を上昇させることによって石灰化を促進すると考えられている．
- オステオカルシン（osteocalcin：OC）とBAPの違いは，血中BAPが未分化な骨芽細胞活性を反映するのに対して，OCは分化した骨芽細胞によって合成され，BAPよりもより分化した骨芽細胞機能を反映するとされている．さらにOCの整合性は血中ビタミンDの直接的な影響を受けるので，血中BAPとは異なる．そのため，活性型ビタミンD_3投与時には，血中OCが上昇するので，その値の解釈には注意すべきである．

参考になる検査とその意義

- 同じ骨形成マーカーであるOCは成熟骨芽細胞のマーカーとして知られている．そのため，両者を比較することによって，生体内における骨芽細胞の分化がどの程度進んでいるかを推測可能とされている．またBAPはOCと異なり，腎機能の影響を受けないことも特徴の一つである．骨代謝マーカーとしては，ほかにP1NPが挙げられる．一方，骨吸収マーカーとしては，デオキシピリジノリン，NTX，TRACP-5b，ICTPなどが挙げられる．

診断へのアプローチ

- 骨粗鬆症診断の基本は骨量測定と骨X線である．骨代謝マーカーはあくまでも病勢を知るための補助診断であって，病状の進行度を知るものではない．転移性骨腫瘍の初診時には，ほかの骨代謝マーカーや画像診断の結果をふまえ，総合的に骨代謝状態を評価する．

ピットフォール

- 電気泳動法では健常成人では大部分が肝型ALPで，わずかにBAPを伴うとされているが，ALP総活性が基準範囲内でほかのデータに異常のない健診受診者でも肝型ALPより骨型ALPのほうが高い例があり，ALP総活性が軽度上昇例では，①基準範囲上限の70％の値を骨型上昇の目安とする，②骨型ALPを定量的に評価する，③ノイラミニダーゼ処理後の電気泳動法で骨型が総ALPの何％を占めるかをほぼ定量的に観察する必要がある．

（村木重之）

骨型酒石酸抵抗性酸性ホスファターゼ(TRACP-5b)

tartrate-resistant acid phosphatase-5b

TRACP-5bは破骨細胞活性を直接評価している指標である．従来の骨吸収マーカーと比較して，日内変動がなく，食事の影響を受けない．これによって，日常診療において患者の医療機関への受診時間による影響を考慮する必要がなく，検体採取のタイミングに関する制限が少ないという利点がある．

検体の採取・取り扱い・保存

- できるだけ新鮮な血清もしくはヘパリン血漿．長期保存する場合は，血清またはヘパリン血漿は血清/血漿を分離後できるだけ速やかに－20℃以下の冷凍で保存
- 1ヵ月以上保存する場合は－80℃で保存

基準値・測定法

- 男性：170～590 μg/L，閉経前女性：120～420 μg/L　閉経後女性：3.8～22.6 μg/L
- EIA法

高値

- 骨粗鬆症，がんの骨転移，原発性副甲状腺機能亢進症の骨減少，血液透析患者における骨減少

意義・何がわかるか？

- TRACP-5bは破骨細胞活性を直接評価している指標である．従来の骨吸収マーカーと比較して，日内変動がなく，食事の影響を受けない．これによって，日常診療において患者の医療機関への受診時間による影響を考慮する必要がなく，検体採取のタイミングに関する制限が少ないという利点がある．必ずしも空腹状態で採血する必要がないため患者の負担も軽減される．治療効果判定については，骨吸収マーカーのうち血清マーカーは生物学的変動は小さいが，治療に伴う変化も小さく，逆に尿中マーカーは治療に伴う変化は大きいが，生物学的変動も大きいという欠点があった．その点，TRACP-5bは生物学的変動は小さいにもかかわらず，骨代謝の小さな変化を鋭敏に捉えることができると考えられている．TRACP-5bを用いたビスホスホネート製剤治療のモニタリングについては，治療開始1ヵ月目，3ヵ月目で抑制率がMSCを超える症例の割合が90%を超えており，早期に骨吸収抑制による治療効果判定が可能である[1)]．ビスホスホネート製剤治療だけでなく，ビスホスホネート製剤と比較して骨吸収抑制効果のやや弱いラロキシフェン治療に対する治療効果判定においても，TRACP-5bは良好な結果が得られている[2)]．
- さらにTRACP-5bは血中で分解され不活性化されるため，従来のコラーゲン代謝物の骨吸収マーカーのように，腎機能低下の影響は認められないため，腎機能低下症例や透析症例においても有用と思われる．特に高齢者では血清クレアチニンが正常でも腎機能が低下している場合があるが，TRACP-5bはこの点でも正確に骨代謝を評価することが可能であると考えられる．

生体内での動態

●酸性ホスファターゼ（ACP）は，酸性域（最適 pH5.2）において鉄イオンと結合しリン酸モノエステルを加水分解する反応を触媒する酵素で，細胞質のライソゾームに含まれている．本酵素は，Mn^{2+}で活性化され，アルコール，KCN，NaF などにより不活化される．ヒト前立腺，骨，肝，腎および血球系に由来する５つのアイソザイムがある．

●５つのアイソザイムのうち，酒石酸で酵素反応が阻害されず酒石酸に対して抵抗性の活性をもつ ACP5 は TRAP（トラップ）あるいは TRACP と呼ばれ，マクロファージや血小板などに由来する 5a 型と破骨細胞にみられる 5b 型とがある．破骨細胞由来の 5b 型（TRACP-5b）は破骨細胞の活動を反映し，骨吸収に直接関係し，骨吸収によってできる骨の成分とともに血中に放出されるため，骨吸収の亢進に伴い血中 TRACP-5b も増加する．骨吸収の程度を正確に反映するとされている血中骨吸収マーカーである．

参考になる検査とその意義

●骨代謝マーカーとしては，骨吸収マーカーとして，TRACP-5b のほか，デオキシピリジノリン，NTX，ICTP などが挙げられる．一方，骨形成マーカーとしては，オステオカルシン，BAP や P1NP などが挙げられる．

診断へのアプローチ

●骨粗鬆症診断の基本は骨量測定と骨Ｘ線である．骨代謝マーカーはあくまでも病勢を知るための補助診断であって，病状の進行度を知るものではない．転移性骨腫瘍の初診時には，ほかの骨代謝マーカーや画像診断の結果をふまえ，総合的に骨代謝状態を評価する．

■文献

1）三木隆己，石井光一，中　弘志 他：新規血中酒石酸抵抗性酸フォスファター オリンクス「TRAP-5b」の臨床的検討―骨粗霧症に対するビスフォスフォネート治療における検討．医学と薬学 55：443-458，2006

2）中　弘志，山川義宏，三木隆己 他：新規骨吸収マーカー TRACP5b による Raloxifene 治療効果判定．Osteoporosis 17（1）：153，2009

（村木重之）

ピリジノリン，デオキシピリジノリン

pyridinoline, deoxypyridinoline

骨代謝動態の評価を目的とし，原発性甲状腺機能亢進症や骨粗鬆症患者における骨代謝回転の亢進の確認および治療に対する反応性の確認，悪性腫瘍の骨転移の検索，多発性骨髄腫の病勢判断，治療に対する骨病変の反応モニターに有用である．

検体の採取・取り扱い・保存

● 1 日蓄尿もしくは午前中の第二尿，冷蔵

基準値・測定法

ピリジノリン

●クレアチニン換算値

● 12.5〜41.9 nmol/mmol　● ELISA 法

デオキシピリジノリン

●クレアチニン換算値

●男性：2.1〜5.4 nmol/mmol，女性：2.8〜7.6 nmol/mmol　● ELISA 法

高値

●骨粗鬆症，がんの骨転移，原発性副甲状腺機能亢進症の骨減少，甲状腺機能亢進症，骨 Paget 病，ステロイド薬使用者

低値

●成人においては基準値を下回る場合に病的意義は乏しいが，小児の場合は下垂体小人症を疑う根拠に一つとなる

意義・何がわかるか？

● I 型コラーゲン架橋の各種代謝産物は，骨の代謝回転，特に骨吸収を鋭敏に反映し，なかでもデオキシピリジノリンは，主として骨のコラーゲンに局在することから，骨吸収の指標として信頼性が高いとされている．原発性副甲状腺機能亢進症，甲状腺機能亢進症，骨 Paget 病などの代謝骨疾患や閉経後のエストロゲン欠乏状態においては骨吸収が著明となり，デオキシピリジノリンが有意に高値を示すことが報告されている．また，治療効果を反映し変動することから，骨代謝状態の指標や治療効果判定の指標として有用と考えられる．一方，悪性腫瘍の骨転移においてもデオキシピリジノリンは高値を示し，骨転移の進展により上昇することから，悪性腫瘍の骨転移の診断補助や骨転移病巣の進行度の指標および経過観察において有用考えられる．また，骨粗鬆症をはじめとした骨量減少を伴う各種疾患における骨吸収状態の指標や治療効果判定に有用と考えられる．しかし，より優れた骨吸収マーカーが開発されたことから，その臨床的重要性は乏しくなった．

●なお，デオキシピリジノリンはピリジノリンよりも骨組織特異性が高く，その尿中排泄分画は事実上すべて骨由来と考えてよい．しかし，絶対量がピリジノリンの数分の一にとどまるため，測定値が測定感度未満になることもある．

生体内での動態

●骨の重要な構成成分であるI型コラーゲン分子は三重らせん構造をとっているが，このそれぞれの分子間に架橋が介在することによって構造が維持され，物理・科学的に強固なコラーゲン組織が形成される．ピリジノリンはこれらの架橋がリジル酸化酵素や非酵素反応によって分子修飾を受けた構造の一つである．このような成熟架橋は，骨が形成される段階においては存在しないが，一度形成されると化学構造はきわめて安定している．同様に，デオキシピリジノリンも成熟架橋構造の一つである．両者ともI型コラーゲン分子のC末端テロペプチド領域とらせん部の2ヵ所に架橋を形成しうる．

●骨組織の吸収・破壊によって，遊離したピリジノリン，デオキシピリジノリンが循環中に放出され，そのうちの約40%が遊離体のまま糸球体を濾過され，尿中に放出される．したがって尿中のピリジノリン，デオキシピリジノリンは骨吸収マーカーとして利用されている．

参考になる検査とその意義

●骨代謝マーカーとしては，骨吸収マーカーとして，ピリジノリン，デオキシピリジノリンのほか，NTX，TRACP-5b，ICTPなどが挙げられる．一方，骨形成マーカーとしては，オステオカルシン，BAPやP1NPが挙げられる．

診断へのアプローチ

●骨粗鬆症診断の基本は骨量測定と骨X線である．骨代謝マーカーはあくまでも病勢を知るための補助診断であって，病状の進行度を知るものではない．転移性骨腫瘍の初診時には，ほかの骨代謝マーカーや画像診断の結果をふまえ，総合的に骨代謝状態を評価する．

ピットフォール

●日内変動：骨吸収は深夜から早朝にかけて亢進しその後低下する日内変動を有する．したがって，検体は，1日蓄尿を用いるか，採尿時間を一定にする必要がある．ピリジノリン排泄は夜間から早朝にピークをとるサーカディアンリズムを示す．連続して測定する場合，採尿時間は一定にすべきである．通常は，午前中の第二尿が用いられる．

●デオキシピリジノリンはピリジノリンよりも水酸基が一つ少ないだけであるが，必ずしもピリジノリンが還元されてデオキシピリジノリンが形成されるわけではない．むしろ，ピリジノリン型の架橋構造はsodium borohydrideによって還元されにくい特徴をもっているため，非還元型架橋と呼ばれており，これらの2者はアナログであると考えるべきである．

●尿中濃度を測定するため，その値を水の再吸収で補正する必要があり，この目的で測定値をクレアチニン補正して評価する．この補正法は原尿中のクレアチニン濃度が一定であることを前提としており，したがって腎機能障害者には適応できない．保存検体中でも一昼夜くらいなら十分に安定であるため，本来は蓄尿中の1日排泄量を体格補正して評価すべきである．なお，血清もELISAによって測定可能であるが，一般的には検査対象となっていない．

●ピリジノリンは骨，軟骨，歯をはじめ身体のほとんどの組織に分布する．したがって，尿中排泄量のすべてが骨由来であるとはいえない．しかし，骨吸収によって大量に循環中に放出されるため，その排泄量が骨吸収と相関することは骨形態計測によって確認されている．

●高齢者，るいそう者，スポーツマンなど尿中クレアチニン排泄量が正常域を逸脱する可能性がある場合には解釈は慎重を要する．

●測定法に注意する．HPLCではEIAの数倍の値を示す．

（村木重之）

Ⅰ型プロコラーゲン-N-プロペプチド(P1NP)

type Ⅰ procollagen-N-propeptide

インタクトP1NPはⅠ型プロコラーゲンがⅠ型コラーゲンとしてコラーゲン線維に組み込まれるときに生成する．また，Ⅰ型コラーゲンは特に骨基質に局在することから血中のインタクトP1NP濃度はⅠ型コラーゲンの合成すなわち骨形成を反映すると考えられている．このことから骨粗鬆症における治療効果の判定および経過観察・診断の補助などに有用とされている．

検体の採取・取り扱い・保存

- 血清，凍結

基準値・測定法

- 男性：19.5〜71.2 μg/L，閉経前女性：14.9〜68.8 μg/L　閉経後女性：27.0〜109.3 μg/L
- RIA2抗体法
- 骨粗鬆症の治療効果判定，経過観察，診断補助に有効

意義・何がわかるか？

- コラーゲン代謝産物はこれまでに広く骨代謝マーカーとして活用されている．インタクトP1NPは骨芽細胞でⅠ型プロコラーゲンが合成され，細胞外に放出されるときに特異的なペプチダーゼによりN端側が切断されて血中に放出されるポリペプチドで，骨形成のうち最も早期の骨基質形成を反映すると考えられている．血中にはインタクトP1NPのほかに軟部組織由来でコラーゲン形成能を反映しない低分子量代謝産物（P1NP-Col 1）が存在し，初期に開発された測定キットは両者を検出するため特異性に違いがあった．その後Melkkoらにより分子量35 kDaのインタクト型のP1NPを特異的に測定するキットが開発された1)．わが国ではテイエフビーが製造販売承認（2009年2月）を取得し，これにより臨床での測定が可能となった．（商品名：プロコラーゲンインタクトP1NP）インタクトP1NPはTRACP-5bや骨型アルカリホスファターゼ（BAP）と同様に血清で測定できる．そのため，尿を検体とする従来の骨代謝マーカーのようなクレアチニン補正が不要である．また，コラーゲン代謝産物であるインタクトP1NPは酵素に比べて物質的に安定なことが知られており，検体中の安定性も良好なことから，生理変動，測定値変動の少ない検査項目と思われる．
- P1NPの日内変動は小さく，食事の影響もほとんどない．P1NPは肝臓で代謝されるため肝機能障害時には高値を示すが，腎機能にはほとんど影響されない．現在測定の主流は三量体のインタクトP1NPを特異的に測定しうるRIA2抗体法であるが，新たに電気化学発光免疫測定法（electro chemiluminescence immunoassay：ECLIA）を用いた測定法が開発され，臨床応用が進められている．
- P1NPはほかの骨形成マーカーよりも治療効果に対する反応が早く，変動率が大きいことより治療効果の判定により有用であるとされている．特に副甲状腺ホルモン製剤（teriparatide）による骨粗鬆症治療においては，治療の早期より反応し，後の腰

椎の骨量増加とも関連するとされ，その有用性が注目されている．最近，国際骨粗鬆症財団（International Osteoporosis Foundation：IOF）と国際臨床化学連合（International Federation of Clinical Chemistry and Laboratory Medicine：IFCC）が合同で発表した骨代謝マーカーの骨粗鬆症への使用に関するポジションペーパーでは，P1NP を標準骨形成マーカーとして使用するよう勧告している．

●インタクト P1NP は骨形成の初期に産生されるため，骨代謝回転の変化をその血中濃度（Pt g/L）に鋭敏に反映し，骨代謝の活発な状態では高値となる．この傾向は健常女性の閉経前後の変化で顕著であり，基準値の検討では閉経前（30～44 歳）14.9～68.8，閉経後（45～80 歳）27.0～109.3 と，ほかの骨代謝マーカーと比較しても前後の変化が大きかった．健常男性（40～60 歳）では 19.5～71.2 と報告されている[2]．また，透析前後での血中濃度に有意差は認められず，透析治療患者への使用も期待できる[3]．

生体内での動態

●コラーゲン代謝産物はこれまでに広く骨代謝マーカーとして活用されている．インタクト P1NP は骨芽細胞でⅠ型プロコラーゲンが合成され，細胞外に放出されるときに特異的なペプチダーゼによりＮ端側が切断されて血中に放出されるポリペプチドで，骨形成のうち最も早期の骨基質形成を反映すると考えられている．

●P1NP の日内変動は小さく，食事の影響もほとんどない．P1NP は肝臓で代謝されるため肝機能障害時には高値を示すが，腎機能にはほとんど影響されない．

参考になる検査とその意義

●骨代謝マーカーとしては，骨形成マーカーとして P1NP のほか，オステオカルシンや BAP などが挙げられる．一方，骨吸収マーカーとしては，デオキシピリジノリン，NTX，TRACP-5b，ⅠCTP などが挙げられる．

診断へのアプローチ

●骨粗鬆症診断の基本は骨量測定と骨Ｘ線である．骨代謝マーカーはあくまでも病勢を知るための補助診断であって，病状の進行度を知るものではない．

■文献

1）Melkko J et al：Immunoassay for intact arnino-terminal propeptide of human type I procollagen. Clin Chem 42：947-954, 1996

2）曽根照喜 他：RIA 法による血清 intact P1NP（1 型プロコラーゲンＮ末端プロペプチド）測定の臨床的有用性．ホルモンと臨床 49：1133-1138，2001

3）恵　以盛 他：血液透析患者における血清 intact P1NP の有用性について．臨画透析 19：717-720，2003

（村木重之）

Ⅰ型コラーゲン架橋N-テロペプチド（NTx）

type Ⅰ collagen bridging N-telopeptide

NTx はヒトの骨に対する特異性が高く，閉経女性のエストロゲン分泌の低下や Paget 病などの骨吸収の亢進により高値を示すことより，骨の吸収を直接に反映する指標になる．測定に使用するキット試薬，オステオマークは，NTx に特異性の高いモノクローナル抗体を使用しており，Ⅰ型以外のコラーゲン代謝物は認識しない．また, 骨以外の組織由来のコラーゲン代謝の影響は少なく，骨吸収に対する特異性が優れている．

検体の採取・取り扱い・保存

- 午前中の第二尿，冷蔵

基準値・測定法

基準値（参考値）

- 男性：13.0～66.2 nmol BCE/mmol Cr，ELISA 法
- 閉経前女性：9.3～54.3 nmol BCE/mmol Cr，ELISA 法
- 閉経後女性：14.3～89.0 nmol BCE/mmol Cr，ELISA 法

判定基準

- 骨吸収亢進の指標　55 nmol BCE/mmol Cr 以上
- 副甲状腺摘出術の適応　200 nmol BCE/mmol Cr 以上
- 悪性腫瘍（乳がん，肺がん，前立腺がん）の骨転移の指標　100 nmol BCE/mmol Cr 以上

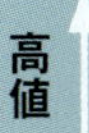

高値

- 骨粗鬆症，がんの骨転移，原発性副甲状腺機能亢進症，多発性骨髄腫，骨 Paget 病，ステロイド薬使用者

意義・何がわかるか？

- 主に高回転性骨減少性の病勢診断に用いられる．標的分子が安定であるためアッセイ値は再現性に優れており，しかもピリジノリン，デオキシピリジノリンの測定値よりも鋭敏に骨吸収活性を反映するとされる．
- 主に骨粗鬆症の診断，治療効果判定に用いられる．また，転移性骨腫瘍や原発性副甲状腺機能亢進症の病勢診断にも有用である．いずれにせよ，NTx が高値を示す場合は，積極的に骨吸収抑制剤を使用する理論的根拠となりうる．
- 近年は強力な骨吸収抑制剤であるビスホスホネート製剤が骨粗鬆症治療薬として本格的に使用されるようになったので，NTx の利用価値は増大している．

生体内での動態

- Ⅰ型コラーゲンは骨，皮膚腱，靭帯などの構成成分であり，特に骨基質においてはその 90％以上を占めている．Ⅰ型コラーゲン分子は 2 本の α_1 鎖と 1 本の α_2 鎖によって織りなされる三重らせん構造をとっているが，N 端と C 端ではそれぞれそのらせん構造がばらけた領域，すなわちテロペプチドが存在する．テロペプチド領域にはほ

かのコラーゲン分子や自らの分子との結合を介在するピリジノリンやデオキシピリジノリンなどの架橋構造が存在し，これによってコラーゲン線維の強度やＩ型コラーゲン分子の三次元構造が保たれている．

- Ｉ型コラーゲン架橋N-テロペプチド（NTx）は，N端テロペプチドと架橋構造をなすピリジノリン，デオキシピリジノリン分子の複合体を標的としたアッセイ系であり，比較的選択的な骨吸収マーカーであると認識されている．この標的分子は，容易に糸球体から濾過される．しかも，ＩCTPとは異なり，尿細管において再吸収されない．したがって，尿中排泄量を測定することで骨吸収の活性を推測することができる．
- なお，尿中濃度を測定するため，その値を水の再吸収で補正する必要があり，この目的で測定値をクレアチニン補正して評価する．この補正法は原尿中のクレアチニン濃度が一定であることを前提としており，したがって腎機能障害者には適応できない．また，血清サンプルでも測定は可能であるが，通常その濃度は尿よりも低い．

参考になる検査とその意義

- 骨代謝マーカーとしては，骨吸収マーカーとして，NTxのほか，デオキシピリジノリン，TRACP-5b，ＩCTPなどが挙げられる．一方，骨形成マーカーとしては，オステオカルシンのほか，BAPやP1NPが挙げられる．

診断へのアプローチ

- 骨粗鬆症診断の基本は骨量測定と骨Ｘ線である．骨代謝マーカーはあくまでも病勢を知るための補助診断であって，病状の進行度を知るものではない．転移性骨腫瘍の初診時には，ほかの骨代謝マーカーや画像診断の結果をふまえ，総合的に骨代謝状態を評価する．

ピットフォール

- 腎機能に留意する．血中クレアチニン値が正常域を超えた場合，尿中排泄量のクレアチニン補正は無意味になる．また，高齢者，るいそう者，スポーツマンなど尿中クレアチニン排泄量が正常域を逸脱する可能性がある場合にも解釈は慎重を要する．
- ほかの骨代謝マーカーとの整合性を確認する．

（村木重之）

Ⅰ型コラーゲンC末端ペプチド(ⅠCTP)

pyridinoline cross-linked carboxyterminal telopeptide of type Ⅰ collagen

Ⅰ型コラーゲンは骨基質の90%以上を占める蛋白質であり，ピリジノリン(Pyr) またはデオキシピリジノリン (Dpyr) により分子間において架橋を形成している．破骨細胞による骨吸収の際には，骨組織のⅠ型コラーゲンが分解され，そのC末端部分からPyrまたはDpyrによって架橋されたペプチドが血中に放出される．このペプチドがⅠ型コラーゲンC末端テロペプチド (ⅠCTP) であり，血中ⅠCTP濃度は骨吸収量を反映する指標と考えられている．

検体の採取・取り扱い・保存

- 血清，冷蔵
- 本来は早朝空腹時採血が望ましいが，必ずしも厳密に遵守される必要はない

基準値・測定法

- 4.5 ng/mL 未満
- RIA2 抗体法
- ただし，慢性腎不全患者の場合 12〜120 ng/mL

高値 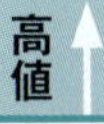

- 多発性骨髄腫，転移性骨腫瘍，関節リウマチ，強皮症，腎不全，肝硬変

意義・何がわかるか？

- 一般に骨吸収マーカーとして認識されている．ⅠCTPに対するホルモン療法の直接的な影響は軽微であるため，乳がんや前立腺がんには特に好んで使用される．この目的におけるⅠCTPによる骨シンチグラムの代行は，医療経済的にも好ましい．また，多発性骨髄腫の骨破壊性病巣の病勢評価にも有用である．
- 一方，骨粗鬆症を含む原発性骨代謝障害に対しては，必ずしも鋭敏に骨吸収状態を反映させることができない．
- ⅠCTPは腎代謝性物質であり，腎不全患者では異常高値を示す．腎不全患者においてもⅠCTP値は骨吸収のマーカーになるが，その基準値は腎機能正常者と大きく異なることに留意すべきである．

生体内での動態

- Ⅰ型コラーゲンは骨，皮膚腱，靭帯などの構成成分であり，特に骨基質においてはその90%以上を占めている．Ⅰ型コラーゲン分子は2本の α_1 鎖と1本の α_2 鎖によって織りなされる三重らせん構造をとっているが，N端とC端ではそれぞれそのらせん構造がばらけた領域，すなわちテロペプチドが存在する．テロペプチド領域にはほかのコラーゲン分子や自らの分子との結合を介在するピリジノリンやデオキシピリジノリンなどの架橋構造が存在し，これによってコラーゲン線維の強度やⅠ型コラーゲン分子の三次元構造が保たれている．
- Ⅰ型コラーゲンC末端テロペプチド (ⅠCTP) のエピトープは，C端 α_1 鎖テロペプチドがほかのC端 α_1 鎖テロペプチドや三重らせん構造と結びついている架橋構

造の周辺ややN端寄りに存在する．1本鎖のテロペプチドのみでは抗原性をもたない．このため，ICTP測定系では形成途中のコラーゲン線維から漏れ出したI型コラーゲン分子は拾わず，一度できあがったコラーゲン線維構造が破壊されて血中に漏出したテロペプチド+架橋構造からなる複合体のみを選択的に感知する．したがって，比較的選択的な骨吸収マーカーであると認識されている．しかし，破骨細胞性骨吸収に主要な役割をはたすカテプシンKはICTP構造を破壊するため，時に，特に疾患によっては，必ずしも骨吸収状態を鋭敏に反映しない．

診断へのアプローチ

●転移性骨腫瘍の初診時には，ほかの骨代謝マーカーや画像診断の結果をふまえ，総合的に骨代謝状態を評価する．既知の腫瘍の経過観察時を除けば，ICTP単独で骨代謝を評価すべきではない．

ピットフォール

●腎機能に留意する．ICTPは腎代謝性物質であり，腎不全患者では異常高値を示す．
●肝機能に留意する．ICTPは時に肝臓の線維化に伴って異常高値を示すことがある．
●ほかの骨代謝マーカーとの整合性を確認する．

（村木重之）

オステオカルシン 〔骨グラ蛋白(BGP)〕

osteocalcin (bone Gla protein)

オステオカルシンは骨代謝回転（特に骨形成）と密接な関係があるといわれ，血中濃度を測定することにより骨の代謝異常あるいは治療効果を知るうえで臨床的に有用と考えられる．

検体の採取・取り扱い・保存

- 血清，凍結

基準値・測定法

- 2.5～13 ng/mL
- RIA2 固相法（IRMA）

高値

- 副甲状腺機能亢進症，甲状腺機能亢進症，骨折，Paget 病，高回転型骨粗鬆症，悪性腫瘍の骨転移，成長期

低値

- 副甲状腺機能低下症，甲状腺機能低下症，Cushing 症候群，低回転型骨粗鬆症

意義・何がわかるか？

- 骨は破骨細胞による骨吸収と，骨芽細胞による骨形成とを常に繰り返す動的組織である．従来骨代謝回転の評価には，侵襲的で時間もかかる骨生検と骨形態計測が必要であった．一方，最近ではオステオカルシンなどの骨代謝マーカーが利用可能となったことから，簡便かつ迅速に骨代謝の評価が可能となった．
- 骨代謝マーカーには，破骨細胞機能を反映する骨吸収マーカーと，骨芽細胞機能を表す骨形成マーカーが存在する．オステオカルシンン高値は，骨代謝回転の亢進，特に骨芽細胞機能の亢進を，逆に低値は骨代謝回転の低下を示している．骨形成マーカーとしてはオステオカルシンに加え，骨型アルカリホスファターゼやⅠ型コラーゲンC端プロペプチドなどが存在する．骨芽細胞は，前骨芽細胞から分化し，石灰化能を有する細胞へと成熟していく．オステオカルシンは，これらの骨形成マーカーのうち，骨芽細胞分化の最も後期のマーカーと考えられている．

生体内での動態

- オステオカルシンは，49 個のアミノ酸からなり，骨芽細胞により産生される非コラーゲン骨基質蛋白である．骨基質蛋白の約 95％はコラーゲンであるが，オステオカルシンは非コラーゲン基質の約 20％を占めるとされている．ヒトオステオカルシンは，17，21 および 24 番目のグルタミン酸が，ビタミンK依存性にγ-カルボキシル化を受けることから，bone Gla protein（BGP）と呼ばれている．
- オステオカルシンは，ヒドロキシアパタイトに対する親和性が高く，骨基質の石灰化に関与したり，骨－体間の Ca^{2+} の動きを制御するといった骨代謝において重要な生理的役割を果たしていると考えられているが，その生理的役割については，不明な点も残されている．

●血中のオステオカルシンは，骨芽細胞によって産生，分泌されたものの一部で，骨基質中に埋没しなかった部分である．一方，骨基質中のオステオカルシンは，骨吸収に伴って再度血中に放出されるが，その際には切断され，フラグメントとなったオステオカルシンが放出されるものと考えられている．IRMA による測定法は，切断を受けていないオステオカルシンをより特異的に測定している．

参考になる検査とその意義

●骨代謝マーカーとしては，骨形成マーカーとしてオステオカルシンのほか，BAP や P1NP が挙げられる．一方，骨吸収マーカーとしては，デオキシピリジノリン，NTx，TRACP-5b，ⅠCTP などが挙げられる．

診断へのアプローチ

●骨粗鬆症診断の基本は骨量測定と骨 X 線である．骨代謝マーカーはあくまでも病勢を知るための補助診断であって，病状の進行度を知るものではない．転移性骨腫瘍の初診時には，ほかの骨代謝マーカーや画像診断の結果をふまえ，総合的に骨代謝状態を評価する．

ピットフォール

●血中オステオカルシン濃度は，夜間に高値となる日内変動を示す．したがって，原則として早朝空腹時の検体で評価する必要がある．また，オステオカルシンは腎臓から排泄されるため，腎機能障害時には血中濃度が上昇する．

●活性型ビタミン D_3 製剤や甲状腺ホルモン製剤などはオステオカルシンを上昇させる．逆にグルココルチコイドやビスホスホネート，エストロゲンなどは骨代謝回転を抑制し，オステオカルシン濃度を低下させる．

（村木重之）

Ⅶ. 遺伝子検査

*EGFR*遺伝子

epidermal growth factor receptor gene

肺がんの組織において，上皮成長因子受容体（epidermal growth factor receptor：EGFR）をコードする*EGFR*遺伝子変異の有無を調べる．

検体の採取・取り扱い・保存

●原発巣を切除した際の手術材料や生検材料を用いる．試料の外科的採取が困難な場合には，がん細胞が含まれる胸水，気管支肺胞洗浄液（BALF），心囊液，細胞診擦過細胞，ホルマリン固定パラフィン包埋組織などが用いられる．検査に供するホルマリン固定パラフィン包埋組織の固定方法は，体液10％中性緩衝ホルマリンにて18～36（6～48）時間程度（生検材料は組織の大きさに準ずる）．薄切後の未染標本の放置は避ける（6週間以内）ことが推奨されている

基準値・測定法

●変異あり
● PCR法

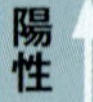
陽性
●肺がん（非小細胞肺癌）

意義・何がわかるか？

●*EGFR*遺伝子変異は，切除不能または再発の肺がん（非小細胞肺癌）の治療に際して，チロシンキナーゼ部位を阻害する分子標的治療薬の低分子薬（EGFRチロシンキナーゼ阻害剤）への効果予測の指標となる．EGFRチロシンキナーゼ阻害剤として，ゲフィチニブ（イレッサ）やエルロチニブ（タルセバ）がある．

●*EGFR*遺伝子変異は，肺腺癌の約40％に認められる．

生体内での動態

規定因子と測定値を決める機序

●EGFRは，正常の上皮細胞組織や種々のがん組織において発現している．EGFRはレセプター分子のHERファミリーに属する．HERファミリーは，EGFR/erB1（HER1）のほか，erB2（HER2），erB3（HER3），erB（HER4）の4種のレセプター分子からなる．これらのレセプター群は，膜貫通型受容体チロシンキナーゼであり，血管新生誘導，細胞増殖促進，アポトーシス阻害などの作用に深く関与する．このチロシンキナーゼ領域の活性化すなわちリン酸化が下流のシグナル伝達を活性化させ，細胞機能を変化させる．*EGFR*の遺伝子増幅や変異は，がんの増殖，進展にかかわるシグナル伝達に重要である．EGFRの過剰発現は，腫瘍増殖･浸潤，病期の進行，再発増加を示す．

異常値の出るメカニズム

●がんの発生や進展の過程で遺伝子が変異する．変異による活性化により，細胞のがん（腫瘍）化やがん細胞の増殖に寄与する．

参考になる検査とその意義

●肺がんにおける*KRAS*（K-ras）遺伝子変異については，主にコドン12，13に点変

異が認められ，同変異が認められると薬効は期待できない．

- *EGFR* 変異と *ALK* 遺伝子異常は相互排他的である．*EGFR* 変異が陰性の場合，ALK は免疫組織化学染色(IHC)法を行い，陽性であれば，FISH 法で確認する．
- 変異 EGFR に対する抗体を用いた IHC 法は EGFR 変異のスクリーニングに有用である．

診断へのアプローチ

- 変異は EGFR 蛋白のチロシンキナーゼ活性部位をコードするエクソン 18，19，20，21 に集中しており，エクソン 18，20，21 では点変異が，エクソン 19 では欠失が主として認められる．特に頻度が高いのはエクソン 19 のコドン 746〜750 を中心とする領域の欠失変異（48％）とエクソン 21 のコドン 858 においてロイシンからアルギニンに変化する（L858R）点変異（43％）で，両者で 90％以上を占める．
- 分子標的治療薬であるゲフィチニブやエルロチニブと遺伝子変異の関係では，特にゲフィチニブの場合においては，エクソン 18，19，21 に変異が認められると感受性を示すが，逆にエクソン 20 に変異が認められると耐性を示す．
- EGFR チロシンキナーゼ阻害剤の臨床効果は，女性，非喫煙者，腺癌，東洋人に高い．*EGFR* 変異もこれら集団に頻度が高い．

ピットフォール

- 検査対象となる病変部の細胞成分に比して検査対象外の細胞成分（正常細胞や非腫瘍細胞など）の混在が大きい検体では，検出標的が希釈されることになるため，結果の偽陰性化を招く恐れがある．なお，検体中の病変部分の占める割合は，HE 染色などによる形態学的手法により確認することができる．
- ホルマリン固定処理は組織中の核酸の断片化を伴うため，PCR 法を用いた検査において検査結果に影響を与えることがある．また，PCR 反応において不正確な増幅が起こることがあるため，検査結果の判定は慎重に行う．

予後とフォローアップ

- *EGFR* 変異陽性の場合，原則として，EFGR チロシンキナーゼ阻害剤の治療効果が期待できる．*EGFR* 変異陰性例では，ほかの治療法として抗がん剤化学療法や ALK 阻害剤が選択肢となる．*ALK* 異常があれば ALK 阻害剤の効果が期待できる．

■文献

1) 日本肺癌学会：肺癌患者における EGFR 遺伝子変異検査の解説，2009 http://www.haigan.gr.jp/modules/bulletin/index.php?page=article&storyid=14
2) 谷田部恭：肺腺癌における EGFR と KRAS. Annual Review 呼吸器 2012：93-98，2012
3) 井上　彰：肺がんにおける個別化治療はどのように進められているか．臨床腫瘍プラクティス 7：283-287，2011

（宮地勇人）

HER2/neu蛋白

HER2/neu protein

腫瘍細胞において，免疫組織化学染色（IHC）法を用いてHER2/neu遺伝子産物（HER2/neu蛋白抗原）を検出し，その蛋白の過剰発現の有無を判定する．

検体の採取・取り扱い・保存

●胃がんや乳がんの原発巣または転移巣の組織が検討対象となる（切除標本および生検標本）．ホルマリン固定パラフィン包埋組織から未染薄切切片を作製し，シランコートスライド（あるいはAPSコート）またはニューシランコートスライド（あるいはMASコート）にのせる．推奨固定液は10%中性緩衝ホルマリンで，推奨固定時間は切除標本で6時間以上48時間程度，生検標本は検体の大きさに準ずる（固定液の浸透は，標準的には1 mm/hと報告されている）．薄切後の未染色スライドの放置を避ける（6週間以内）

基準値・測定法

●陰性
●免疫組織化学染色法

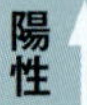
陽性 ●乳がん，胃がん

意義・何がわかるか？

●乳がん症例の15〜25%で*HER2*遺伝子の増幅と*HER2*蛋白の過剰発現が認められる．*HER2*遺伝子増幅/蛋白過剰発現のある乳がん患者は予後不良である．乳がんおよび胃がんにおいて*HER2*遺伝子増幅/HER2蛋白の過剰発現は，それを標的とした分子標的薬トラスツズマブ（ヒト化モノクローナル抗体）適応の判断に用いられる．

生体内での動態

規定因子と測定値を決める機序

●*HER2*遺伝子（HER2/*neu*，*c-erb*B-2）はヒト上皮細胞増殖因子受容体（EGFR）遺伝子と類似の構造を有するがん遺伝子として同定された．*HER2*遺伝子のコードする産物（HER2蛋白）は細胞膜を貫通する受容体型糖蛋白，チロシン残基のリン酸化により活性化され，p21/rasなどを経たシグナル伝達経路を介して細胞の増殖に関与している．HER2蛋白過剰発現の主たる原因は*HER2*遺伝子増幅である．

異常値の出るメカニズム

●がんの発生や進展の過程で遺伝子が変異する．変異（遺伝子増幅）による活性化により，細胞のがん（腫瘍）化，細胞増殖の維持に寄与する．

参考になる検査とその意義

●蛍光*in situ*ハイブリダイゼーション（FISH）法や明視野*in situ*ハイブリダイゼーション（BRISH）法によりHER2蛋白過剰発現の主たる原因である*HER2*増幅をみる．
●エストロゲン受容体，プロゲステロン受容体の検索を行う．

診断へのアプローチ

●腫瘍細胞膜の染色強度に基づき，0～3+ のスコアリングにて判定する．IHC 法 2+ と判定された場合，FISH 法で再検査する．胃がんでは IHC 法を先行することが推奨される．

●トラスツズマブの投与は，IHC 法 3+ および IHC 法 2+/FISH 陽性（HER2/CEP17 比≧2.0）を適用対象とする．

ピットフォール

●胃がんでは，乳がんに比べ腫瘍そのものが不均一である頻度が高く，腫瘍内 HER2 発現も不均一性が高い．HER2 過剰発現をより確実に検出するために，FISH 法に比べ全体像が把握しやすい IHC 法を先行する．

予後とフォローアップ

●HER2 陽性の乳がんでは，トラスツズマブの治療効果が期待できる．トラスツズマブ耐性 HER2 陽性転移性乳がんに対する治療薬としてラパチニブが承認されている．

■文献

1)「HER2 検査ガイド 乳癌編（第三版）」乳癌トラスツズマブ病理部会
http://www.jbcs.gr.jp/HER2henkou/HER2.pdf#search='HER2+ 検査ガイド + 乳癌編'

2)「HER2 検査ガイド 胃癌編」胃癌トラスツズマブ病理部会

（宮地勇人）

*HER2*遺伝子

HER2 gene

腫瘍組織において，HER2 蛋白過剰発現の主たる原因である *HER2* 遺伝子を検出し，その遺伝子増幅の有無をみる．

検体の採取・取り扱い・保存

- HE 染色などによる形態学的手法により，病変細胞部分の多いパラフィン包埋組織ブロックを検体として選択する．10％中性緩衝ホルマリン固定液にて 6～48 時間の固定を行った組織をパラフィン包埋したブロックを用いる

基準値・測定法

- 陰性
- 蛍光 *in situ* ハイブリダイゼーション（FISH）法

陽性↑

- 乳がん，胃がん

意義・何がわかるか？

- 乳がん症例の 15～25％で *HER2* 遺伝子の増幅と HER2 蛋白の過剰発現が認められる．*HER2* 遺伝子増幅/蛋白過剰発現のある乳がん患者は予後不良である．乳がんおよび胃がんにおいて *HER2* 遺伝子増幅/HER2 蛋白の過剰発現は，それを標的とした分子標的薬トラスツズマブ（ヒト化モノクローナル抗体）適応の判断に用いられる．

生体内での動態

規定因子と測定値を決める機序

- *HER2* 遺伝子（HER2/*neu*，*c-erb*B-2）はヒト上皮細胞増殖因子受容体（EGFR）遺伝子と類似の構造を有する癌遺伝子として同定された．*HER2* 遺伝子のコードする産物（HER2 蛋白）は細胞膜を貫通する受容体型糖蛋白で，チロシン残基のリン酸化により活性化され，p21/ras などを経たシグナル伝達経路を介して細胞の増殖に関与している．

異常値の出るメカニズム

- 腫瘍細胞における HER2 蛋白過剰発現は DNA レベルの遺伝子増幅に伴って起きる．

参考になる検査とその意義

- 血清中の遊離抗原を免疫測定（CLIA 法）する．
- エストロゲン受容体，プロゲステロン受容体の検索を行う．

診断へのアプローチ

- FISH 法の判定基準は，HER2 シグナル総数/CEP17 シグナル総数比が乳がん，胃がんそれぞれで，2.2 倍，2.0 倍を超えるものを陽性，1.8 倍，2.0 倍未満を陰性とし，乳がんでは 1.8～2.2 倍を「equivocal（境界域）」とする．乳がんでは FISH 法で equivocal と判定後，FISH 法で細胞数を増やしてカウント（あるいは再検査）しても，equivocal の場合は，陽性基準は 2.0 倍を超えるものとする．

ピットフォール

●胃がんでは，乳がんに比べ腫瘍そのものが不均一である頻度が高く，腫瘍内HER2発現も不均一性が高い．HER2過剰発現をより確実に検出するために，FISH法に比べ全体像が把握しやすい免疫組織化学染色（IHC）法を先行する．

予後とフォローアップ

●HER2陽性の乳がんでは，手術時のリンパ節転移が高率にみられる．トラスツズマブ耐性HER2陽性転移性乳がんに対する治療薬としてラパチニブが承認されている．

■文献

1）「HER2検査ガイド乳癌編（第三版）」乳癌トラスツズマブ病理部会
http://www.jbcs.gr.jp/HER2henkou/HER2.pdf#search='HER2+ 検査ガイド＋乳癌編'

2）「HER2検査ガイド胃癌編」胃癌トラスツズマブ病理部会

（宮地勇人）

悪性腫瘍遺伝子検査（腹水*CEA* mRNA）
CEA（がん胎児抗原）

malignant tumor gene carcinoembryonic antigen mRNA

腹水中の *CEA* mRNA は，腹腔内の微小遊離がん細胞の指標として，悪性腫瘍細胞の検出，進行度の評価を目的として解析が行われる．

検体の採取・取り扱い・保存

- 体細胞遺伝子検査では，がん細胞など病変を示す細胞が検査の対象となる．このため，検体は，病変を示す細胞が含まれる腹水を検査材料とする
- 腹水はダグラス窩から採取する．採取後の各検体は冷蔵（2〜8℃）して保存する．がん細胞分画を分離回収する．ただちに RNA を抽出できない場合は，氷上もしくは 4℃の条件で乾燥を避けて 8 時間以内に前処理を行う．正確な定量を目的とする場合は，検体採取後ただち（2 時間以内）に mRNA を含む total RNA の抽出を行う．ただちに RNA を抽出できない場合は，RNA 安定化に適切な方法にて検体を処理し，RNA 抽出時まで保存する．5 mol/L グアニジンイソチオシアン酸を用いて検体の変性処理を施した場合，室温で 1 週間程度保存できる．抽出した RNAは－70℃以下の超低温にて保存する．この際，検査対象となる病変部分のみを切り分けて保存することが望ましい．抽出した RNA の凍結融解は RNA 劣化の原因となり，偽陰性の結果を生じさせる可能性があるため，繰り返さないように注意する

基準値・測定法

- 陰性
- PCR 法

陽性 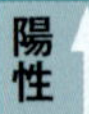

- 胃がんなどの腹膜播種性転移

意義・何がわかるか？

- CEA（がん胎児抗原）は，本来胎児の時期にのみ産生され，がん細胞によって再び産生される胎児性蛋白である．腹水中の CEA mRNA は，がんの進行度（腹膜播種性転移）および治療予後を知るよい指標となる．抗がん剤の腹腔内投与の適用の参考とする．胃がんのステージの判断基準は，胃壁へのがんの深達度とがん細胞の転移による．胃壁は内側から粘膜，粘膜下層，筋層，漿膜下層，漿膜の 5 層に分かれている．進行度は，深達度が外側の漿膜に近づくほど，またリンパ節，遠隔臓器，腹膜への転移が指標となる．

生体内での動態

規定因子と測定値を決める機序

- CEA は細胞接着に関与する糖蛋白で，本来胎児の時期にのみ産生される．がん細胞において mRNA 発現によって再び産生される（胎児性蛋白）．

異常値の出るメカニズム

- 胃がんなどの消化器がんによる腹膜播種性転移で上昇する．がんの進展の過程で遺伝子発現が上昇する．腹膜転移では，胃がん，大腸がん，卵巣がん，膵臓がんなどの臓器がんが腹腔内に播種する．

参考になる検査とその意義

● CT 検査や超音波検査による腹水の有無，腹膜の性状評価を行う．採取された腹水については，一般検査，生化学的検査による性状評価（浸出性，漏出性），さらに細胞診を行う．腹水が明らかでない場合，腹腔鏡検査や開腹時における腹腔の洗浄液による細胞診（洗浄細胞診）を行う．

診断へのアプローチ

●正常組織細胞（脾臓，子宮，膀胱など）においても *CEA* mRNA 発現がみられる．このため，検査結果の判定には，正常細胞の混入の評価が必要である．

ピットフォール

●未分化癌では *CEA* mRNA 発現が低く，結果偽陰性となる場合がある．病変部分を直接的に採取する方法ではないため，正常細胞や炎症細胞などの検査対象外細胞の混入は避けられない．多数の正常細胞が混入した場合，細胞中の遺伝子発現が低下または検出されなくなる（偽陰性）．PCR 法を用いる検査では，検体中にヘパリンなどの PCR 阻害物質が混入した際，PCR 増幅不良による検出不能や偽陰性となる場合がある．

予後とフォローアップ

●腹膜播種性転移の場合，予後不良である．

■文献

1）本胃癌学会編：胃癌治療ガイドライン医師用（2010 年 10 月改訂）
http://www.jgca.jp/guideline/
2）阪倉長平，武村学，宮川公治 他：DNA チップを用いた新しい腹膜播種性転移診断マーカーのスクリーニング．癌と化学療法 29：2271-2274，2002
3）齊藤博昭，廣岡保明，池口正英：腹腔内洗浄細胞診の診断と臨床的意義．病理と臨床 28：1167-1170，2010

（宮地勇人）

EGFR蛋白（ヒト上皮増殖因子受容体）（HER1蛋白）

epidermal growth factor receptor protein

腫瘍組織において免疫組織化学染色（IHC）法による上皮成長因子受容体（epidermal growth factor receptor：EGFR）の検出を行い，その蛋白の過剰発現の有無を判定する．

検体の採取・取り扱い・保存

●ホルマリン固定パラフィン包埋組織から未染薄切切片を作製し，シランコートスライド（あるいはAPSコート）またはニューシランコートスライド（あるいはMASコート）にのせる．推奨固定液は10%中性緩衝ホルマリンで，推奨固定時間は切除標本で6～48時間程度，生検標本は検体の大きさに準ずる（固定液の浸透は，標準的には1 mm/hと報告されている）

基準値・測定法

●陰性
●免疫組織化学染色法

陽性↑ ●結腸・直腸がん，肺がん，頭頸部がん，胃がん

意義・何がわかるか？

●EGFRに特異的に結合することで下流のシグナル伝達を阻害し，抗腫瘍効果を示す分子標的治療薬の抗体医薬セツキシマブ（アービタックス）は，EGFR陽性の治癒切除不能な進行・再発の結腸・直腸がんの治療薬として用いる．セツキシマブ投与前にEGFR蛋白質発現の有無を検索することが必要である．

生体内での動態

規定因子と測定値を決める機序

●EGFRは，正常の上皮細胞組織や種々のがん組織において発現している．EGFRはレセプター分子のHERファミリーに属する．HERファミリーは，EGFR/erB1（HER1）のほか，erB2（HER2），erB3（HER3），erB（HER4）の4種のレセプター分子からなる．これらのレセプター群は，膜貫通型受容体チロシンキナーゼであり，血管新生誘導，細胞増殖促進，アポトーシス阻害などの作用に深く関与する．このチロシンキナーゼ領域の活性化すなわちリン酸化が下流のシグナル伝達を活性化させ，細胞機能を変化させる．*EGFR*の遺伝子増幅や変異は，がんの増殖，進展にかかわるシグナル伝達に重要である．EGFRの過剰発現は，腫瘍増殖・浸潤，病期の進行，再発増加を示す．

異常値の出るメカニズム

●がんの発生や進展の過程で遺伝子が変異する．チロシンキナーゼ領域の活性化すなわちリン酸化ががん細胞の増殖，進展にかかわるシグナル伝達に重要である．

参考になる検査とその意義

●大腸がんにおける*P53*，*KRAS*（K-ras）遺伝子の点変異やLOH（loss of heterozygosity）の解析は，大腸がんの肝転移のリ

スクなど悪性度評価の指標として解析が行われている．EGFRを標的とする分子標的治療薬のセツキシマブやパニツムマブ（ベクティビックス）は，EGFR下流シグナルの*KRAS*遺伝子に変異があると，そのシグナル伝達をブロックできず治療効果が期待できないため，*KRAS*の野生型にのみ投与する．

診断へのアプローチ

● EGFR蛋白は正常の上皮細胞組織や線維芽細胞など間質細胞にも発現している．これらは内部コントロールとして染色性，組織標本の良否の指標として用いる．がん細胞が確認できない細胞は，EGFR蛋白の発現の判定対象から除外する．

ピットフォール

●組織の過固定（3日以上）などの条件によって染色性が低下または消失する．

予後とフォローアップ

● EGFR蛋白が過剰に発現する悪性腫瘍は予後不良を示し，またホルモン療法，化学療法，放射線療法において治療抵抗性を示す．

■文献

1）大塚弘毅：分子標的治療のコンパニオン診断としてのEGFR蛋白検査．Lab Clin Pract 29：85-90，2012

（宮地勇人）

進行性筋ジストロフィー遺伝子検査（Duchenne/Becker筋ジストロフィー遺伝子検査）

Duchenne/Becker muscukar dystrophy gene

筋ジストロフィーの責任遺伝子の欠失および重複の有無を検出する．

検体の採取・取り扱い・保存

● DNA 塩基配列に刻まれた遺伝情報は，全身の細胞が共通して保有する．遺伝学的検査（生殖細胞系列遺伝子検査）の検体として，末梢血白血球が一般的に用いられる

基準値・測定法

●異常（欠失，重複変異） ● multiple ligation-dependent probe amplification：MLPA 法

異常値

●デュシェンヌ（Duchenne）型筋ジストロフィー（DMD），ベッカー（Becker）型筋ジストロフィー（BMD），筋けいれん筋痛症候群，拡張型心筋症

意義・何がわかるか？

● Duchenne 型や Becker 型に代表されるジストロフィン異常症は，筋細胞の細胞骨格を形成する蛋白であるジストロフィンをコードする *DMD* 遺伝子の変異に起因する筋疾患である．両者は遺伝子変異の違いによる．その他，筋けいれん筋痛症候群，拡張型心筋症，精神発達遅滞を引き起す．疾患の責任遺伝子である *DMD* 遺伝子の欠失，重複を MLPA 法によって検出する．

生体内での動態

規定因子と測定値を決める機序

● X 染色体の遺伝子異常では，男性の性染色体は XY 型であるため，母親から異常な X 遺伝子を受け継いだ場合に発症する（ヘミ接合体）．これを X 染色体連鎖遺伝または伴性遺伝という．

異常値の出るメカニズム

● X 連鎖劣性

参考になる検査とその意義

●ジストロフィン検査は組織（骨格筋）から抽出したジストロフィン蛋白を免疫学的に検出する．ウエスタンブロット法にて，ジストロフィン蛋白の分子量と蛋白量の異常を検出することは，進行性筋ジストロフィーの病型の鑑別診断に有用である．

診断へのアプローチ

● 1/3 の症例は点変異により，遺伝的背景をもたない．

ピットフォール

● MLPA 法では，*DMD* 変異情報のうち，エクソンの欠失，重複を検出対象とする．それ以外の微細な欠失，重複や挿入，一塩基置換，スプライス変異は解析できない．

予後とフォローアップ

●骨格筋障害以外に，心筋や脳の障害を引き起こす．

■文献

1）片山義規 他：進行性筋ジストロフィーの DNA 診断．からだの科学増刊高度先進医療：8-12，2005

（宮地勇人）

進行性筋ジストロフィー遺伝子検査（福山型先天性筋ジストロフィー遺伝子検査）

Fukuyama type congenital muscular dystrophy gene

福山型先天性筋ジストロフィーの責任遺伝子の有無を調べる.

検体の採取・取り扱い・保存

- DNA 塩基配列に刻まれた遺伝情報は，全身の細胞が共通して保有する．遺伝学的検査（生殖細胞系列遺伝子検査）の検体として，末梢血白血球が一般的に用いられる

基準値・測定法

- 異常（3kb の挿入変異）
- サザンブロット法

異常値

- 福山型先天性筋ジストロフィー

意義・何がわかるか？

- 福山型先天性筋ジストロフィーのほとんどは Fukuyama type congenital muscular dystrophy（fukutin）（*FKTN*）遺伝子の 3' 非翻訳領域に約 3kb の挿入がある．少数に点変異がみられる．3 kb の挿入変異は特に日本人患者に多く，創始者効果と考えられている．変異のタイプと重症度の関係も明らかにされ，典型例は 3 kb の挿入変異ホモで，片方が挿入変異でもう一方が点変異の場合は重度である．

生体内での動態

規定因子と異常値を決める機序

- 疾患アレルのホモ接合体の場合に発症する．罹患者の親は疾患アレルのヘテロ接合体であり，子が発症する確率は 25%である．

異常値の出るメカニズム

- 常染色体劣性

参考になる検査とその意義

- ジストロフィン異常の有無を調べる．
- 生化学検査にて CK 高値（数 1,000 単位），頭部 MRI で厚脳回や白質髄鞘化の遅れがみられる．

診断へのアプローチ

- 3kb の挿入変異には特有のハプロタイプがあるため，マイクロサテライト多型解析でも診断は可能である．この変異以外の検索は塩基配列決定法による．

ピットフォール

- サザンブロット法では，少数にみられる *FKTN* 点変異は検出できない．

予後とフォローアップ

- 骨格筋障害以外に，精神発達遅滞，脳形成不全を主徴とする．

■文献

1）豊冨轄腱：福山型先天性筋ジストロフィーの発見と現況．小児科臨床 56：1083-1091，2003
2）戸田達史：福山型筋ジストロフィーの発見とその類縁疾患における病態．蛋白質・核酸・酵素 53：1771-1780，2008

（宮地勇人）

●遺伝子変異

Ⅷ. 尿検査

尿 量

urine volume

生体内の水分量を反映する．重症時には腎血流量，腎機能を示すバイタルサインの一つとなる．

検体の採取・取り扱い・保存

- 尿量が重要である場合は膀胱内留置カテーテルが入っていてバッグに蓄尿していると思われるので，採取・取り扱い・保存のうえで特別注意する点はない．自尿の場合は蓄尿を完全にすることが注意点となる

基準値・測定法

- 800～1,600 mL/day
- 蓄尿バッグの目盛り，メスシリンダー

高値	●多飲，尿崩症，糖尿病，急性腎不全利尿期，高カルシウム血症，慢性腎不全
低値	●脱水，ショック，心不全，急性尿細管壊死，急性糸球体腎炎，尿路閉塞（結石，腫瘍などによる）

意義・何がわかるか？

- 尿量は腎・尿路および内分泌代謝系に異常がなければ体内水分量を反映する．したがって，尿量が病的に多い，少ない場合はこれらに異常があることが考えられる．また，ショックなどの際には腎血流量を反映するので，重要なバイタルサインの一つとなる．

生体内での動態

尿量の規定因子

- 尿の産生は腎糸球体での血液の濾過に始まり，尿細管でさまざまな成分の再吸収，分泌によって行われる．水は尿細管（特に集合管）で再吸収されるが，その量は体内の水分量が一定となるように調整される．その後尿は腎盂・尿管・膀胱を通過して体外に排泄される．
- したがって尿量を規定する因子は，生理的には体内水分量であるが，病的には腎血流量，腎糸球体・尿細管機能，調節ホルモン（特にバソプレシン），尿路系の閉塞の有無が重要となる．

異常値の出るメカニズム

- 尿量の減少

1 日尿量が 400 mL 以下のとき乏尿，100 mL 以下のとき無尿という．その背景としては腎臓を中心に①尿の材料である血液の腎臓への供給不全（腎前性），②尿の産生場所である糸球体・尿細管の障害（腎性），③尿が産生された後の経路である尿路の閉塞（腎後性）の 3 つの原因に分けることができる．①の原因としては心拍出量の減少（心不全），循環血漿量の減少（出血性ショック），選択的腎虚血などがあり，②の原因としては，糸球体・尿細管の障害（急性糸球体障害，急性尿細管壊死），③の原因としては尿管，尿道の閉塞（腫瘍，前立腺肥大）がある．

●尿量の増加

尿量が増加する原因としては，Ⓐ体内の水分の増加（多飲），Ⓑ尿に溶けて排泄される物質（溶質）が増加（糖尿などの浸透圧利尿），Ⓒ水分再吸収障害（調節ホルモンであるバソプレシン作用欠乏など）の3つがある．

参考になる検査とその意義

●尿量が減少している場合は，血清クレアチニン，尿素窒素などの腎機能マーカー，血清電解質，尿一般検査，尿浸透圧，尿電解質，尿クレアチンが重症度の把握とともに腎前性と腎性の原因の鑑別に重要（濃縮されていない尿で，沈渣所見異常が著明な場合急性尿細管壊死などの腎性の原因）．腎後性原因検索として腹部単純X線検査，腹部エコー，CTスキャン，MRIなどの画像診断．

●尿量が増加している場合は尿比重，尿浸透圧が浸透圧利尿であるかの鑑別に重要〔高浸透圧（比重）であれば浸透圧利尿を考える〕．

●また，慢性腎不全で尿の濃縮・希釈能ともに障害されると血漿浸透圧（比重）に近い尿浸透圧（比重）が持続する．体内水分量に対して浸透圧が低い場合は水分再吸収障害が考えられるが，このときには水制限試験などによってバソプレシン（ADH）の分泌状態，腎臓の反応性を確認．

診断へのアプローチ

●基本的には尿量に対して身体の水分量のバランスの評価が重要となる．両者がアンバランスな場合は，参考になる検査に述べた検査を行って診断を進める．

ピットフォール

●蓄尿時間が不正確であったり，途中で放尿したりして蓄尿が完全でないと誤差を生じる．

（菊池春人）

尿比重

urine specific gravity

尿の濃さを表す．基本的には体内水分量を反映するが，病的に尿中に存在する物質によっても影響される．

検体の採取・取り扱い・保存

- 清潔な容器に採取する．保存によって尿素が分解されて低値になるので，早めに検査する必要がある

基準値・測定法

- 随時尿ではかなり変動が大きく 1.005～1.030
- 屈折計あるいは試験紙法

高値

- 嘔吐，下痢，発熱，発汗などによる脱水
- 糖尿病，高張輸液，造影剤使用後など溶質の増加

低値

- 尿崩症（中枢性，腎性），多飲，腎不全利尿期

意義・何がわかるか？

- 比重は尿に溶けている物質（溶質）の重量（濃度）であり尿の濃さを表すといえる．本来は浸透圧のほうがより正確な指標であるが，特別な場合を除き比重と浸透圧はほぼ並行し，比重のほうが簡便に測定できるので日常検査としては比重のほうがよく用いられている．尿比重からは体内の水分量，腎糸球体濾過および尿細管での水分調節機能が把握できる．

生体内での動態

尿比重の規定因子

- 尿の産生機序については尿量の項に述べたが，尿比重についても生理的に最も大きな規定因子は体内水分量で通常尿量と尿比重は反比例する．病的には，腎血流量，腎糸球体・尿細管機能，尿量調節ホルモン（特にバソプレシン）および溶質（尿に溶け込んでいるもの）の量が大きく影響する．

異常値の出るメカニズム

- 比重高値
  体内水分量が少ない（脱水），腎血流量の減少（ショック，心不全），溶質の増加（糖尿，高張輸液，造影剤）による．
- 比重低値
  体内水分量が多い（多飲，腎不全利尿期），尿濃縮障害（中枢性·腎性尿崩症）による．
- 等張尿持続
  血清とほぼ等しい比重（1.010）前後を等張尿と呼ぶが，慢性腎不全で尿の濃縮・希釈能ともに障害されると体内水分量が変動しても等張尿が持続する．

参考になる検査とその意義

- 尿量（高張多尿であれば浸透圧利尿，低張で体内水分量に比べて著しく多尿であればバソプレシンの作用不全）．
- 浸透圧（造影剤の混入などで比重と乖離）
- 血清生化学（クレアチニン，尿素窒素，電解質）による腎機能評価．

●尿中への溶質で比重への影響の大きいブドウ糖（血液，尿）．

診断へのアプローチ

●尿比重そのものは変動が大きいため，その異常を診断していくことはあまりなく，尿量，腎機能異常のときの関連検査として用いられるのが一般的であるが，もし診断を進めるとすると，体内水分量・尿量と比重のバランスを評価し，血清電解質，クレアチニン，尿素窒素などを参考にする．尿崩症が疑われる場合は水制限試験を行う．

ピットフォール

●造影剤使用時は比重が高値となる．試験紙による比重測定法ではブドウ糖など非イオン性の溶質は測定されないため偽低値となる．

（菊池春人）

Ⅷ 尿検査

尿pH

urine pH

尿の酸性・アルカリ性の程度を示す．体内 pH とその腎臓での酸塩基平衡調節が反映される．

検体の採取・取り扱い・保存

●清潔な容器に採取する．保存によって尿素が分解されアンモニアが産生されて高値（アルカリ性側）になるので，早めに検査する必要がある

基準値・測定法

●随時尿ではかなり変動が大きく 5.0～7.5 （通常は弱酸性）
●試験紙法（時に pH メーター）

高値

高値（アルカリ性側）で持続する場合
●過換気による呼吸性アルカローシス
●嘔吐，胃液吸引など腎臓以外の原因による代謝性アルカローシス
●尿路感染症および尿の保存によるアンモニア産生

低値

低値（酸性側）で持続する場合
●気管支喘息，肺気腫，呼吸筋麻痺など換気障害による呼吸性アシドーシス
●下痢，乳酸アシドーシス，ケトアシドーシス（糖尿病，アルコール）など腎以外の原因による代謝性アシドーシス

意義・何がわかるか？

●体内の pH は食事や代謝の変化があっても呼吸と腎臓の働きによって一定に保たれており，尿 pH は腎臓での pH 調節の結果である．尿 pH によって体内 pH を間接的に知ることができ，血液 pH とのバランスから腎での pH 調節能が把握できる．また，尿酸排泄促進剤による高尿酸血症の治療やメトトレキサート大量療法の際などは尿の pH を調節する必要があるため，モニターされる．なお，尿蛋白試験紙がアルカリ尿で偽陽性になることがあり，その確認のためにチェックされることもある．

生体内での動態

尿 pH の規定因子

●「意義・何がわかるか？」で述べたように，尿 pH の規定因子は血液 pH と腎臓での酸塩基平衡調節能である．

異常値の出るメカニズム

●尿 pH は腎尿細管での酸塩基平衡調節障害がなければ，血液 pH 調節の結果をみている．したがって，尿 pH に持続的に一定の傾向がある場合，基本的には血液 pH の変動をきたす病態が考えられる．すなわち，呼吸性アシドーシスあるいは代謝性アシドーシスで血液が酸性側に傾けば尿 pH も酸性化され，逆に呼吸性アルカローシスあるいは代謝性アルカローシスでは尿 pH が

アルカリ化する. ただし, 代謝性のアシドーシスの場合腎不全や尿細管性アシドーシスのように腎臓にその原因がある場合は血液pHが酸性になっていても尿の酸性化が不十分となる. その他, 尿pHがアルカリ化する原因には細菌が増殖したことによる尿素からアンモニアの産生がある.

参考になる検査とその意義

- 血液ガスでのアシドーシス, アルカローシスの有無の確認, 血清電解質特にカリウム.
- アシドーシス, アルカローシスの原因の検索としてP_{CO_2}, 血中乳酸, 血中・尿中ケトン体.
- pHがアルカリの場合細菌尿（尿路感染）の確認として尿沈渣細菌, 白血球.

診断へのアプローチ

- 尿pHそのものは変動が大きいため, これのみから生体の異常を診断していくことはあまりなく, 血液pH異常の際に参考項目とされる. また, 血液の酸性の程度に対して尿の酸性化が不十分な場合, 尿細管性アシドーシスを疑って塩化アンモニウム負荷試験や尿細管機能の確認を行う.

ピットフォール

- 保存によって細菌が増殖するとアルカリ化する.

（菊池春人）

尿蛋白

urine protein

一般的に用いられる試験紙による蛋白は，主に腎糸球体の障害把握に用いられる．

検体の採取・取り扱い・保存

●清潔な容器に採取する．保存によって尿素が分解されアンモニアが産生されてpHが高値となると試験紙では偽高値になるので，早めに検査する必要がある

基準値・測定法

●陰性：試験紙法あるいはスルホサリチル酸法
●10 mg/dL未満（随時尿），あるいは100 mg/day未満（蓄尿）：ピロガロールレッドによる定量法

高値

高値（尿蛋白陽性）

●骨髄腫（Bence Jones蛋白），横紋筋融解（ミオグロビン尿），溶血（ヘモグロビン尿）など腎前性の要因
●糸球体腎炎，糖尿病性腎症，膠原病などによる糸球体障害
●薬剤性腎障害，間質性腎炎，重金属中毒などによる尿細管障害
●尿路の感染症，結石，腫瘍など腎後性の要因

意義・何がわかるか？

●正常ではごくわずかにしか尿中に蛋白は存在しない．尿蛋白が陽性（高値）の場合は，腎臓を中心として腎前性，腎性，腎後性の要因が考えられるが（後述），特に尿試験蛋白は腎障害のスクリーニング検査として用いられている．

生体内での動態

尿蛋白の出現を規定する因子

●生理的には分子量の一定以上の蛋白は糸球体で濾過されず（蛋白に対するbarrierの存在），低分子のため濾過された蛋白は尿細管で再吸収される．さらにその後の尿路系に異常がなければ尿に蛋白はほとんど存在しない．したがって，尿蛋白の出現を規定する因子としては血中低分子蛋白濃度（腎前性），腎糸球体，尿細管機能（腎性）および腎盂以降の尿路系での器質的障害（腎後性）があることになる．

異常値の出るメカニズム

●病的とはいえないものとして起立性蛋白尿や発熱・運動時に一時的に生じる蛋白尿がある．疾患として尿中に蛋白が出現する原因は腎臓を中心に腎前性，腎性，腎後性と分類して考えるのが一般的である．腎前性蛋白尿はオーバーフロー蛋白尿とも呼ばれ，Bence Jones蛋白のような糸球体のbarrierをすり抜ける分子量の小さい蛋白が血液中で病的に増加するものである．腎性蛋白尿は糸球体性と尿細管性に分けられるが，前者は腎炎などで糸球体の蛋白に対するbarrierが破綻したもの，後者は生理的には尿細管で再吸収されているα_1-(あるいはβ_2)-マイクログロブリンのような低分

子蛋白が尿細管の障害によって再吸収されなくなって尿中に出現したものである．腎後性蛋白尿は尿路系（腎盂，尿管，膀胱，尿道）からの出血・漏出によって蛋白が混入したものである．これらのなかで臨床的に頻度が多く，また重要なものは糸球体性蛋白尿であり，特に試験紙で把握できるのは糸球体性蛋白尿が大部分である．なお，現在の国内の試験紙は日本臨床検査標準協議会（JCCLS）の指針に従って 1+ が 30 mg/dL となるように統一されている．

参考になる検査とその意義

- 試験紙で蛋白が強陽性あるいは持続的に陽性の場合は定量的に把握するため蛋白定量．
- 腎障害を把握する検査として尿沈渣，血清クレアチニン，尿素窒素，電解質．
- 高度の蛋白尿がある場合は血清蛋白への影響をみるため，血清蛋白，アルブミン濃度，蛋白分画．
- Bence Jones 蛋白が疑われる場合濃縮尿の蛋白分画でスクリーニングし，尿免疫電気泳動あるいは免疫固定法（試験紙では Bence Jones 蛋白への反応性が悪い）．
- 尿細管性蛋白尿が疑われる場合，尿中低分子蛋白（β_2-マイクログロブリン，α_1-マイクログロブリン）および尿中 N-アセチル-β-D-グルコサミニダーゼ（NAG）．

診断へのアプローチ

- 通常蛋白尿は検診，ルーチン検査として行われて発見されたことが多いが，まず，一過性のものか，持続性のものかを繰り返しての検査で確認する．持続性の場合は原発性の腎（糸球体）疾患か糖尿病や膠原病による二次性のものかを鑑別していく．患者管理上は重症度の把握が重要であり，一日尿蛋白排泄量（スポット尿での蛋白/クレアチニン比でも推定できる）を確認する．

ピットフォール

- 保存によって細菌が増殖してアルカリ化した場合，試験紙で偽陽性になることがある．なお，試験紙の反応原理上，検出されるのは主にアルブミンであり，したがって糸球体性の蛋白尿であることが多いことになる．ほかの蛋白は反応性が悪いことが多い．特に問題となるのは Bence Jones 蛋白である（ただし Bence Jones 蛋白は症例によって試験紙への反応性がかなり異なるので，常に検出されないわけではない）．

（菊池春人）

尿中アルブミン

urine albumin

主に糖尿病性腎症の早期発見のため尿中の微量なアルブミンを測定する検査である.

検体の採取・取り扱い・保存

- 清潔な容器に採取する

基準値・測定法

- 早朝尿：16.5 mg/L 以下，10.8 mg/g・クレアチニン以下
- 随時尿：29.3 mg/L 以下，24.6 mg/g・クレアチニン以下
- ラテックス比濁法などによる免疫学的測定法

高値

- 運動，発熱時
- 糖尿病
- 糖尿病性腎症以外の一次性・二次性糸球体疾患（糸球体腎炎，膠原病，骨髄腫など）

意義・何がわかるか？

- 尿蛋白の項で述べたように糸球体性蛋白尿として出現する蛋白はアルブミンが主体であるが，尿中アルブミンといった場合，早期糖尿病性腎症診断目的で試験紙や尿蛋白定量では測定できない低濃度のアルブミンを免疫学的測定法によって定量する，いわゆる微量アルブミンを指すのでそれについて述べる.
- 古典的な糖尿病性腎症は尿試験紙レベルでの持続的蛋白尿で診断されていたが，この段階ではすでに腎障害が不可逆的であるためより微量な尿アルブミン測定が行われるようになった．現在のところ健康保険上は糖尿病または糖尿病性早期腎症患者であって微量アルブミン尿を疑うものしか算定できないが，最近は高血圧や脂質異常などでの腎障害進展，あるいは冠動脈疾患のリスクファクターとしての意義があることが示されてきている.

生体内での動態

尿（微量）アルブミンが増加する機序

- 糸球体での蛋白に対する barrier の破綻による．したがって糖尿病性腎症など糸球体障害が生じる疾患で尿中にアルブミンが出現することになる.
- なお，糖尿病性腎症の診断では，尿中 30～299 mg/g クレアチニンを微量アルブミン尿，それ以上を顕性蛋白尿としている.

参考になる検査とその意義

- 糖尿病性腎症を疑う場合，血糖，HbA1c，グリコアルブミンなど血糖コントロール指標.
- 腎機能障害の程度を把握する検査として血清クレアチニン，尿素窒素，シスタチン C および尿沈渣.
- 微量アルブミンが非常に高値の場合は尿蛋白定量.

診断へのアプローチ

●現在のところ健康保険上は糖尿病または糖尿病性早期腎症患者であって微量アルブミン尿を疑うものしか算定できないので，通常病名診断としては確定しており，その重症度の把握ということになる．ただし，ほかの糸球体疾患でも高値となるので，糖尿病の病状に比べて微量アルブミンが多い場合には原発性の糸球体疾患やほかの疾患による二次性糸球体疾患も考慮する必要がある．

ピットフォール

●運動，発熱時には一過性に高値となる．

フォローアップ

●糖尿病で顕性蛋白尿がない段階で3～6ヵ月に1回定期的に測定．

（菊池春人）

尿潜血

urine occult blood

腎・尿路系の障害を把握するため，尿中の微量な血液を検出する検査である．

検体の採取・取り扱い・保存

●清潔な容器に採取する．また，保存によって反応性が低下するので早めに検査を実施する

基準値・測定法

●陰性
●試験紙法

高値

高値（尿潜血陽性）
●腎糸球体からの出血：糸球体疾患（急性糸球体腎炎，IgA 腎症など）
●糸球体以降の尿路からの出血：腎・尿路系の悪性腫瘍（特に膀胱がん），尿路感染（腎盂腎炎，膀胱炎），尿路結石，外傷，全身的出血傾向
●尿道周囲の血液の混入，外陰部炎症
●ヘモグロビン尿　溶血を起こす疾患（発作性夜間血色素尿症など），心臓弁置換後（機械弁）
●ミオグロビン尿　筋損傷，横紋筋融解

意義・何がわかるか？

●尿中に 1/1,000 くらいの量の血液が混入すると肉眼的にも血尿として認められるが，尿潜血とはそれより少量の血液の混入を意味する．腎・尿路系の出血が検出される．

生体内での動態

尿潜血が出現する機序

●健常人でもごくわずかには赤血球が尿中には存在するが，潜血が陽性となる量の赤血球は腎糸球体の障害あるいはそれ以降の腎・尿路系の疾患によって尿に混入してきたものである．ただし，試験紙潜血はヘモグロビンのペルオキシダーゼ様作用（偽ペルオキシダーゼ作用）を用いているので，ヘモグロビン，ミオグロビンも反応するため，溶血や横紋筋融解などでも陽性となる．
●なお，現在の国内の尿潜血試験紙は日本臨床検査標準協議会（JCCLS）の指針に従って 1+ に相当するヘモグロビン濃度は 0.06 mg/dL，赤血球数に換算すると約 20 個/μL となるように統一されている．

参考になる検査とその意義

●血尿であることを確認するため，尿沈渣の赤血球（もし，潜血陽性で赤血球が少ないときはヘモグロビン尿，ミオグロビン尿を考慮）．
●血尿である場合は，尿蛋白，尿中赤血球形態，腎・尿路系画像診断，尿細胞診などで出血部位の鑑別．
●ヘモグロビン尿が疑われる場合は，溶血に関連する検査〔血清 LD（LDH），総ビリルビン，直接ビリルビン，ハプトグロビン，尿ヘモジデリン，網赤血球数など〕．
●ミオグロビン尿が疑われるときは，骨格筋

障害に関する検査（血清CK，AST，ミオグロビンなど）．

診断へのアプローチ

●まず，参考になる検査のように血尿であることを尿沈渣の赤血球で確認する．血尿の場合は糸球体性のものか，非糸球体性のものかを尿中赤血球形態，尿蛋白の程度，沈渣所見などで鑑別し，糸球体性の場合は腎機能検査など，非糸球体性の場合は腎尿路系の画像診断，尿細胞診などで出血部位の推定を行っていく．潜血陽性で血尿ではないときには，ヘモグロビン尿，ミオグロビン尿を考えて，その関連検査を行う．

ピットフォール

●女性の月経時には混入して陽性となることが多い．また，アスコルビン酸（ビタミンC）に代表される還元剤の尿中への排泄，混入によって偽陰性化する．

（菊池春人）

尿糖（尿グルコース）

urine sugar（urine glucose）

高血糖の有無を間接的に把握する検査である．

検体の採取・取り扱い・保存

- 清潔な容器に採取する．また，保存によって分解されることがあるので早めに検査を実施する

基準値・測定法

- 陰性
- 試験紙法

高値

高値（尿ブドウ糖陽性）

- 糖尿病をはじめとする高血糖をきたす疾患（1型，2型，妊娠糖尿病，膵外分泌疾患，内分泌，疾患，肝疾患など）*I. 生化学検査「グルコース」の項参照
- 腎性糖尿（高血糖を伴わない尿グルコース陽性），家族性腎性糖尿，尿細管障害（間質性腎炎，多発性骨髄腫，薬物，重金属によるものなど）

意義・何がわかるか？

- 尿中に出現する糖で頻度的に圧倒的に多く臨床的に重要なのはグルコース（ブドウ糖）であるため，通常尿糖といった場合グルコースを意味し，現在の尿糖の測定法は通常グルコースを特異的に検出している．したがって，尿グルコースは血糖（血中グルコース）を間接的に知る検査である．ただし，グルコースの尿細管再吸収閾値は個人差がかなりあるため，尿糖から血糖を推測するのは正確ではないので，糖尿病検査としては血糖が測定しにくい場合を除いては意義が乏しくなりつつあると考えられる．

生体内での動態

尿グルコースが出現する機序

- グルコースは分子量が小さいため糸球体で自由に濾過される．しかし，生理的にはそのほとんどが近位尿細管で再吸収され，ごくわずかしか尿中に排泄されない．尿中にグルコースが出現するのは，血糖が高くなり，腎尿細管での再吸収閾値を超えた場合（広義の糖尿病）か，尿細管での再吸収が悪い場合である．健常成人におけるグルコース再吸収閾値は血糖 150～180 mg/dL 程度であるが，これが低くなる（再吸収能が落ちる）場合としては，先天的にグルコースのみの再吸収が悪い先天性腎性糖尿とさまざまな疾患による尿細管障害でほかの物質の再吸収能とともにグルコースの再吸収能が悪い場合（Fanconi 症候群）がある．
- なお，現在の国内の試験紙は日本臨床検査標準協議会（JCCLS）の指針に従って 1+ が 100 mg/dL となるように統一されている．

参考になる検査とその意義

- 当然，糖尿病（高血糖）かどうかを確認する必要があり，血中グルコース，HbA1c，グリコアルブミンなどで血糖コントロールを把握する．高血糖の場合，糖尿病の診断を進めていく．

●尿グルコースが出現しているのに血中グルコースが高値でない場合には，腎性糖尿と考えられるが，尿細管障害の確認を行うため，尿 α_1-マイクログロブリン，β_2-マイクログロブリン，N-アセチルグルコサミニダーゼ（NAG）などが必要な場合もある．

診断へのアプローチ

●尿グルコースが出現している場合，血中グルコースなど血糖コントロールマーカーを確認して糖尿病かどうかを確認する．血中グルコースが高くなく，基礎疾患のない場合は家族性腎性糖尿と考えられるが，尿細管障害の可能性がある場合は尿細管障害マーカーをチェックして確認する．

ピットフォール

●また，アスコルビン酸（ビタミンC）に代表される還元剤の尿中への排泄，混入によって偽陰性化する．

（菊池春人）

尿ケトン体

urine ketone bodies

脂質（脂肪酸）代謝の状況を反映する血中ケトン体を間接的に知るもので，特にケトアシドーシスの有無を把握する．

検体の採取・取り扱い・保存

- 清潔な容器に採取する．また，保存によって揮発，細菌による分解で陰性化するので早めに検査を実施する

基準値・測定法

- 陰性
- 試験紙法

高値

高値（尿ケトン体陽性）*I. 生化学検査「ケトン体分画」の項参照

- コントロール不良な糖尿病など糖質の利用障害
- 絶食・飢餓・周期性嘔吐，高脂肪食，内分泌疾患（甲状腺ホルモン，成長ホルモン，カテコールアミン，グルココルチコイドなどの過剰）など相対的・絶対的糖質不足

意義・何がわかるか？

- ケトン体とはアセトン，アセト酢酸，3-(あるいはβ-)ヒドロキシ酪酸の総称である．アセト酢酸および3-ヒドロキシ酪酸は肝臓で脂肪酸酸化による代謝産物として生成され，アセトンはアセト酢酸から非酵素的に生成される．尿中ケトン体は血中に由来するので，その高値は血中でのケトン体の増加を示す．ただし，尿試験紙で検出できるのはケト基（オキソ基）をもつアセトンとアセト酢酸のみである．

生体内での動態

尿ケトン体が出現する機序

- 血中ケトン体は脂質の燃焼（脂肪酸酸化）が盛んな場合に増加するので，その背景として，①糖質の利用障害，②相対的・絶対的な糖質摂取不足がある．詳細についてはI. 生化学検査「ケトン体分画」の項も参照されたい．

参考になる検査とその意義

- 血中ケトン体測定によってケトン体増加を確認し，定量的に把握．
- ケトン体増加によるアシドーシスの程度の把握およびそれに伴う電解質異常のチェックのため血液ガス，電解質．
- ケトン体増加の原因検索のためには血糖，HbA1cなどによって血糖調節状況の把握．

診断へのアプローチ

- まず，食事摂取の状況，糖尿病関連検査などからケトン体が出現する背景を鑑別する．また，ケトアシドーシスが疑われる場合は血中ケトン体を測定してより詳細に病態を把握する．

ピットフォール

- 尿試験紙では原理的にケトアシドーシスの主体をなす3-ヒドロキシ酪酸が測定されないので，特にアルコール性ケトアシドーシスでは診断感度が悪い．また，比較的薬物による偽陽性が多い．

（菊池春人）

尿ウロビリノーゲン，尿ビリルビン

urine urobilinogen, urine bilirubin

ビリルビンおよびその代謝物であり，ビリルビン代謝の状況を把握する．

検体の採取・取り扱い・保存

- 清潔な容器に採取する．また，どちらも不安定な物質で保存により分解されるが，特にビリルビンは光線によって分解されるので光を避け早めに検査を実施する

基準値・測定法

ウロビリノーゲン

- 正常
- 試験紙法

ビリルビン

- 陰性
- 試験紙

高値

高値（尿ウロビリノーゲン，ビリルビン陽性）

ウロビリノーゲン

- 溶血性疾患，無効造血などビリルビン産生亢進による胆汁中へのビリルビン排泄の増加
- 便秘による腸管でのウロビリノーゲン産生増加
- 肝炎，肝硬変など肝細胞性障害による肝臓でのウロビリノーゲン処理低下

ビリルビン

- 肝炎・肝硬変など肝疾患
- 胆道結石，胆道系悪性腫瘍による胆道閉塞
- Dubin-Johnson 症候群，Rotor 症候群（体質性黄疸の一部）

意義・何がわかるか？

尿ウロビリノーゲン・ビリルビンが増加する機序

- ビリルビンの血中レベルの規定因子はⅠ. 生化学検査「総ビリルビン」の項を参照されたい．肝臓でグルクロン酸抱合されたビリルビンは胆汁中に排泄され，腸管内細菌によって還元されることでウロビリノーゲンが生成される．その一部は腸管から吸収されて門脈を経て肝臓に入り，肝臓から再度胆汁中へ排泄される（腸肝循環）．この過程のなかで，ウロビリノーゲンの一部が大循環に入り，腎糸球体で濾過されて尿中に排泄される．したがって，尿中にウロビリノーゲンが増加する病態は，溶血などでのビリルビンの産生が亢進による胆汁中への排泄増加，便秘による腸管内でのウロビリローゲンの産生増加，肝炎など肝細胞性障害による腸肝循環の際の肝臓での再吸収の低下などである．
- 尿中に排泄されるビリルビンはグルクロン酸抱合を受けた直接ビリルビンのみであるが，生理的には血中に直接型ビリルビンはごくわずかしか存在せず，尿中でも検出で

きない．したがって，尿中ビリルビンが増加するのは直接ビリルビンが増加する病態となり，肝疾患，胆道閉塞，直接ビリルビンの増加する体質性黄疸である．

- ただし，どちらの項目も試験紙による検査では薬物による偽陽性も多く，血液での肝臓関連検査がスクリーニング検査として実施されることの多い現在では検査意義が乏しくなりつつあると考えられる．

参考になる検査とその意義

- ビリルビンおよびその代謝物であるので，血清ビリルビン（総ビリルビン，直接ビリルビン）で血中状況の確認．
- 肝実質性障害，胆汁うっ滞などを鑑別するため肝胆道系酵素〔AST，ALT，ALP，γ-GT（γ-GTP）など〕
- 間接ビリルビンが主体の黄疸の場合，血清LD（LDH），総ビリルビン，直接ビリルビン，ハプトグロビン，尿へモジデリン，網赤血球数など溶血に関する検査．
- 胆汁うっ滞が考えられる場合は，肝胆道系画像診断．

診断へのアプローチ

- 「参考になる検査とその意義」にある検査を進めて，原因を検索する．ただし，どちらも偽陽性の多い項目であることは考慮しておきたい．

ピットフォール

- いずれも安定性の悪い項目であるので，保存によって偽陰性化する．また，薬物での偽陽性がかなり多い．

（菊池春人）

尿亜硝酸塩

urine nitrite

亜硝酸塩は細菌によって産生されるので，細菌尿をチェックする項目である.

検体の採取・取り扱い・保存

●清潔な容器に採取する．また，保存による細菌の増殖で偽陽性化するので早めに検査を実施する

基準値・測定法

●陰性
●試験紙法

高値

高値（尿亜硝酸塩陽性）
●尿路感染症
●長時間保存による採取後の細菌増殖

意義・何がわかるか？

●尿中には通常，亜硝酸塩は存在しない．尿中で硝酸還元能をもつ細菌が増殖すると，硝酸塩が還元されて亜硝酸塩が増加する．したがって，尿亜硝酸塩が陽性の場合は細菌が増殖している尿でありその背景として尿路感染を考える．

●ただし，尿亜硝酸塩が陽性となるためには，①尿中に硝酸塩が存在すること，②硝酸還元能のある細菌の増殖であること，③膀胱内で一定時間貯留することの条件がそろうことが必要である．

生体内での動態

●前述の「意義・何がわかるか？」参照.

参考になる検査とその意義

●細菌の増加，尿路感染に対する反応として沈渣細菌・白血球.

●尿路感染の確認，起炎菌の同定のため尿定量培養.

診断へのアプローチ

●まず，尿沈渣で細菌尿かどうか，白血球が増加している尿路感染がどうかを確認する．必要な場合尿培養を行って，尿路感染の確定，起炎菌を同定する.

ピットフォール

●陽性になるためには「意義・何がわかるか？」の項で示した条件が必要であるため，細菌尿の検出感度はあまり高くない．また，尿保存による細菌増殖で偽陽性となる.

（菊池春人）

尿沈渣

urine sediments

尿中の有形成分を遠心操作によって集め顕微鏡で同定する検査で，主に腎・尿路系の異常（一部代謝の異常）が把握できる．

検体の採取・取り扱い・保存

- 清潔な容器に採取する．また，保存によって分解する成分があり，また，細菌が増加するので4時間以内に検査を行う

基準値・測定法

代表的な成分について異常と判断すべき値を示す

- 赤血球 5個/HPF（20個/μL）以上
- 白血球 5個/HPF以上
- 上皮細胞　扁平上皮・尿路（移行）上皮以外の上皮の存在
- 円柱　硝子円柱　1個/HPF以上，その他の円柱の存在
- 結晶　異常結晶の存在
- 微生物 細菌　1+(5個/HPF）以上，その他の微生物の存在

*HPFはhigh power fieldの略で400倍鏡検での1視野

- 測定法　鏡検法および自動分析法

高値

血球細胞

- 赤血球：糸球体腎炎，尿路結石，尿路悪性腫瘍など血尿をきたす疾患全般
- 白血球：尿路感染症を中心とした尿路系の炎症

基本的上皮

- 扁平上皮：多数認められても病的意義はない
- 尿路上皮（移行上皮）：多数認められるときは膀胱炎，尿路結石
- 尿細管上皮：薬物性腎障害，ショック，急性尿細管壊死など尿細管障害をきたす疾患

変性細胞

- 卵円形脂肪体：ネフローゼ症候群
- 核内封入体細胞：ヘルペス，サイトメガロウイルスなどのDNAウイルス感染症
- 細胞質内封入体：尿路系炎症（原因についての特異性は必ずしもない）

異型（悪性）細胞

- 尿路系の悪性腫瘍，あるいは周囲臓器の悪性腫瘍の浸潤

円　柱

- 硝子円柱：健常人でも少数認められる（特に運動後など），多数認められるときは糸球体障害など

高値	●上皮円柱：尿細管障害 ●顆粒円柱：慢性糸球体障害，尿細管障害など腎の実質性障害 ●ろう様円柱：進行した腎実質性障害 ●脂肪円柱：ネフローゼ症候群 ●赤血球円柱：糸球体性血尿をきたす疾患（急性糸球体腎炎，IgA 腎症など） ●白血球円柱：腎盂腎炎 **微生物・寄生虫** ●細菌：尿路感染症．保存による増殖 ●真菌：真菌感染（主にカンジダ），ただし女性の場合腟に常在しているものが混入することもある ●原虫：（腟トリコモナスがほとんど）：腟トリコモナスによる尿道炎，腟炎 **塩類・結晶類** ●リン酸・尿酸塩，シュウ酸カルシウム・尿酸・リン酸カルシウム・リン酸アンモニウムマグネシウム結晶：健常人でもしばしばみられ基本的には病的意義はない．ただし，尿路結石の成分であることもある ●異常結晶 ①シスチン：シスチン尿症，尿細管障害（Fanconi 症候群） ②ロイシン・チロシン：重症肝障害 ③ 2,8-ジヒドロキシアデニン：先天性プリン代謝異常症（アデニンフォスフォリボシルトランスフェラーゼ（APRT）欠損症）

意義・何がわかるか？

●尿中には水に溶けている成分だけでなく，有形（固形）成分も混入していることが多い．この有形成分を遠心操作によって採取したものが尿沈渣であり，これを顕微鏡で観察し，出現している成分を半定量的に報告する．腎尿路系の変化をとらえる検査として重要なものであり，結晶・塩類は代謝の変化も反映される．なお，尿を遠心せず，フローサイトメトリーあるいは顕微鏡カメラによる撮像によって尿中有形成分をとらえて自動的に解析する装置も普及してきている．

生体内での動態

●「意義・何がわかるか？」の項参照．

参考になる検査とその意義

●各沈渣成分の出現の背景によるが尿試験紙検査は多くの沈渣成分と関連する．

●腎障害が疑われる場合，腎機能検査，尿蛋白定量．

●尿路感染が疑われる場合，尿定量培養で感染の確定，起炎菌の同定．

●異常結晶が認められた場合，結晶成分の定量．

診断へのアプローチ

●それぞれの沈渣成分の異常となる疾患を参考にして臨床症状，追加検査を行っていき，必要に応じて繰り返して沈渣でフォローアップする．

（菊池春人）

尿中α_1-マイクログロブリン

urine α_1-microglobulin

低分子蛋白であり，尿細管機能障害時に尿中に増加する．

検体の採取・取り扱い・保存

●清潔な容器に採取する

基準値・測定法

● 10 mg/L 以下（施設によって異なる）　●免疫学的方法（ラテックス凝集比濁法）

高値

●薬物（特にアミノグリコシド系抗菌薬，金製剤，抗腫瘍薬，消炎鎮痛解熱薬など）による腎障害，間質性腎炎，重金属中毒，ショックなど腎血流量低下，腎移植後の拒絶反応，Fanconi 症候群などによる腎尿細管の器質的・機能的障害

●急性・慢性糸球体腎炎，糖尿病性腎症，ループス腎炎，腎硬化症など糸球体障害

意義・何がわかるか？

● α_1-マイクログロブリンは肝臓で産生される分子量約 30,000 の低分子蛋白である．この程度の分子量の蛋白は腎糸球体で自由に濾過されるが，生理的には腎尿細管上皮で再吸収・異化され排尿時には尿中にほとんど認められない．種々の原因で尿細管の再吸収能が障害されると尿中に増加する．したがって，尿細管の機能的なマーカーとなる．

生体内での動態

規定因子と尿中で増加する機序

●「意義・何がわかるか？」参照．なお，尿中での安定性の点でβ_2-マイクログロブリンよりすぐれている．

参考になる検査とその意義

●ほかの尿細管機能障害マーカーとして尿中β_2-マイクログロブリン．

●尿細管器質的障害マーカーとして N-アセチル-β-D-グルコサミニダーゼ（NAG）．

●糸球体障害マーカーとして血清クレアチニン，尿素窒素，シスタチン C，β_2-マイクログロブリン．

診断へのアプローチ

●尿中 α_1-マイクログロブリンが高値のときは，「参考になる検査とその意義」で述べたような関連マーカーを参考に，尿細管障害あるいは糸球体障害の有無を確認し，それぞれに対応する疾患の鑑別を進める．

ピットフォール

●濃度で評価する場合はそのときの尿の濃さによって変動する．また，運動で増加する．重症肝障害では産生が低下するため，尿細管・糸球体障害に比べて高値とならないことがある．

（菊池春人）

尿中β_2-マイクログロブリン

urine β_2-microglobulin

低分子蛋白であり，尿細管機能障害時に尿中に増加する.

検体の採取・取り扱い・保存

- 清潔な容器に採取する．酸性尿（pH5.5 以下）の場合，室温では速やかに分解されて低値となるので，冷蔵保存して早めに検査を行う

基準値・測定法

- 200 μg/L 以下（施設によって異なる）
- 免疫学的方法（ラテックス凝集比濁法）

高値

- 薬物（特にアミノグリコシド系抗菌薬，金製剤，抗腫瘍薬，消炎鎮痛解熱薬など）による腎障害，間質性腎炎，重金属中毒，ショックなど腎血流量低下，腎移植後の拒絶反応，Fanconi 症候群などによる腎尿細管の器質的・機能的障害
- 急性・慢性糸球体腎炎，糖尿病性腎症，ループス腎炎，腎硬化症など糸球体障害
- 悪性腫瘍特に骨髄腫，炎症性疾患など血中濃度が増加する疾患

意義・何がわかるか？

- β_2-マイクログロブリンは HLA の ClassI の L 鎖であり，全身の有核細胞表面に存在する分子量 11,800 の低分子蛋白である．この程度の分子量の蛋白は腎糸球体で自由に濾過されるが，生理的には腎尿細管上皮で再吸収・異化され排尿時には尿中にほとんど認められない．種々の原因で尿細管の再吸収能が障害されると尿中に増加する．したがって，尿細管の機能的なマーカーとなる．なお，悪性腫瘍特に骨髄腫，炎症性疾患では産生が増加して血中濃度が増加するため尿中への排泄も増加する.

生体内での動態

規定因子と尿中で増加する機序

- 「意義・何がわかるか？」参照．なお，尿中では不安定（特に酸性尿）であるため，α_1-マイクログロブリンの測定のほうが推奨されている.

参考になる検査とその意義

- 血清濃度が増加すると尿中濃度も増加するので血清 β_2-マイクログロブリン.
- ほかの尿細管機能障害マーカーとして尿中 α_1-マイクログロブリン.
- 尿細管器質的障害マーカーとして N-アセチル-β-D-グルコサミニダーゼ（NAG）.
- 糸球体障害マーカーとして血清クレアチニン，尿素窒素，シスタチン C，β_2-マイクログロブリン.
- 炎症マーカーとして CRP.
- 骨髄腫の検索として血清，尿蛋白分画.

（菊池春人）

尿中N-アセチル-β-D-グルコサミニダーゼ(NAG)

urine N-acetyl-β-D-glucosaminidase

尿細管が器質的に障害されたときに細胞内から尿中に出てくる酵素である.

検体の採取・取り扱い・保存

●採取後は冷蔵保存する

基準値・測定法

● 7.0 U/L 以下, 7.0 U/g・クレアチニン以下 (測定施設によって異なることあり)

高値

●薬物性腎障害, 間質性腎炎, 重金属中毒, 腎血流量低下 (ショックなど), 腎移植後の拒絶反応などによる尿細管障害

●一次性糸球体障害 (糸球体腎炎), 二次性糸球体障害 (糖尿病性腎症, ループス腎炎, 腎硬化症など)

意義・何がわかるか?

●NAG は尿細管 (特に近位尿細管) の細胞内に存在する酵素で, 生理的にはほとんど尿中に出現しない. 尿細管に器質的な障害があると細胞内から尿中に逸脱するので尿細管障害マーカーとなる.

生体内での動態

尿中 NAG が高値となるとき

●基本的には「意義・何がわかるか?」に記したように尿細管障害マーカーであり, 薬物性腎障害, 腎虚血など種々の尿細管障害をきたす疾患で高値となるが, 糸球体腎炎などの腎糸球体障害によっても二次的に尿細管障害をきたすので増加する.

参考になる検査とその意義

●尿細管機能障害マーカーである尿 β_2-マイクログロブリン, α_1-マイクログロブリン.

●糸球体障害の程度をみる尿微量アルブミン, 尿蛋白定量.

●腎機能 (糸球体濾過能) の障害をみる血清クレアチニン, 尿素窒素, シスタチン C.

診断へのアプローチ

●投与している薬物など尿細管障害をきたす原因がないかどうかを確認するとともに, 尿細管機能マーカーである α_1 (あるいは β_2)-マイクログロブリン.

ピットフォール

●採取後室温で保存した場合, 細菌の増殖によって尿がアルカリ化すると失活して低値となる.

●濃度で評価する場合はそのときの尿の濃さによって変動する. また, クレアチニン補正での評価では筋肉量が少ないと高値, 多いと低値傾向になることを考慮しておく.

(菊池春人)

Ⅸ. 糞便検査

便潜血（便中ヘモグロビン）

fecal occult blood（fecal hemoglobin）

消化管出血（免疫学的方法では主として下部消化管）からの出血を検出する検査で，特に大腸がんのスクリーニング検査として実施されている．

検体の採取・取り扱い・保存

● 適切な容器に指定された採取方法で適切な量を採取する．大腸がんのスクリーニングとしては便の長軸方向に表面を擦過することで検出力が上がる．当日に検査できない場合は冷蔵保存する

基準値・測定法

● 陰性（定性法）定量法の場合は測定方法によって異なる
● 免疫法（ラテックス凝集法など）

高値

高値（便潜血陽性）

● 大腸がん，大腸ポリープ（腺腫）など大腸の腫瘍性疾患
● 潰瘍性大腸炎，クローン病，感染性腸炎，結核など大腸の炎症性疾患
● 痔疾患
● 胃潰瘍，食道静脈瘤破裂など上部消化管からの大量出血
● 全身出血性傾向がある場合

意義・何がわかるか？

● 便は食物残渣，消化管脱落上皮，消化液，腸内細菌などに由来するものであり，生理的には血液はごく微量にしか存在しない．肉眼的にはわからない少量の便中血液を検出するのが便潜血（ヘモグロビン）である．種々の消化管疾患で便に血液が混入する．

● 以前はヘモグロビンのペルオキシダーゼ様作用を用いた化学的方法もあったが現在試薬の販売がなく，ヒトヘモグロビンに特異的な抗体を用いた免疫法だけになっている．この方法は食事・経口薬の影響を受けないため特に大腸がんのスクリーニング検査として広く行われている．ただし，上部消化管出血では消化液，腸内細菌によってヘモグロビンが変性してしまうために低値となりかなり検出力が落ちる．

参考になる検査とその意義

● 大腸内視鏡で出血部位の確認．

診断へのアプローチ

● 便潜血は主として大腸がんのスクリーニング検査として実施されており，また，現在実施されている免疫学的方法では上部消化管出血の検出力が悪いので，陽性の場合は大腸内視鏡を行い，がんおよび前がん病変としてのポリープを中心とした原因の検索を行う．

ピットフォール

● 上部消化管出血の検出力はかなり悪いので，その目的には適さない．また，室温，特に高温となるような場合には変性して低値化（陰性化）する．

（菊池春人）

X. 血液・尿以外の検査

髄液（CSF）細胞数

cerebrospinal fluid, cell number

髄液中で増加した細胞の数および種類を調べることで，中枢神経系の炎症（感染や自己免疫性機序による炎症など），腫瘍，脱髄性疾患などを診断し，病勢を知ることができる．

検体の採取・取り扱い・保存

- 髄液採取法については本章の「外観・圧」の項目を参照
- 髄液を数本に分けて採取した場合は最初の 1 本目を一般検査に提出する．細胞は速やかに変性融解するため，ただちに検査室に提出する必要がある

基準値・測定法

- 髄液細胞数：0～5 個/μL（単核球）
- Fuchs-Rosenthal 計算盤法

※以前は細胞数を 25/3 mm^3〔3 mm^3（=3 μL）中 25 個〕のように記載していたが，現在は 1 μL 中の細胞数として表記する

高値

- 多核球（好中球）優位：細菌性（化膿性）髄膜炎，脳膿瘍，硬膜下膿瘍，脊髄硬膜下腫瘍，ベーチェット病など
- 単核球（リンパ球）優位：結核性髄膜炎，真菌性髄膜炎，ウイルス性髄膜炎，ウイルス性脳炎，梅毒性髄膜炎，神経梅毒，多発性硬化症，急性灰白髄炎，自己免疫性脳炎，脳脊髄腫瘍，癌性髄膜炎，サルコイドーシス，急性散在性脳脊髄炎，出血後の反応性細胞増多など

意義・何がわかるか？

- 細胞数が増加している場合には中枢神経系に炎症をはじめ，何らかの病変が存在することを意味する．
- 中枢神経感染症の場合には，増加する細胞の種類や増加の程度によって炎症の性質の鑑別を行う．多核球優位の増加は主として化膿性髄膜炎や脳膿瘍など細菌が関与する場合にみられ，リンパ球優位の増加は主としてウイルス性，真菌性，結核性髄膜炎/脳炎などの中枢神経感染症や炎症性疾患の場合にみられる（表参照）．
- 脳腫瘍や癌性髄膜炎では腫瘍細胞が，白血病の髄膜浸潤では白血病細胞が検出されうる．
- 伝染性単核症や，ウイルス性髄膜炎の病初期では異型リンパ球が検出されうる．

生体内での動態

規定因子と血中レベルを決める機序

- 血液と髄液の間には血液－髄液関門が存在し，血液から髄液への物質移行は制限を受けている．病的状態においては血液－髄液関門の破綻や髄液腔内への細胞浸潤などにより，髄液の化学的性質や出現する細胞の種類・比率が変化する．

異常値の出るメカニズム

- 病原微生物が髄液腔内に侵入すると，血中から白血球が動員され髄液細胞は増加す

表　各種髄膜炎の髄液所見の概要

疾　患	細胞数	蛋　白	糖
化膿性髄膜炎	高度増加（多核球優位）	中等度～高度上昇	高度減少
真菌性髄膜炎	中等度増加（リンパ球優位）	中等度上昇	中等度減少
結核性髄膜炎	中等度増加（リンパ球優位）	中等度上昇	中等度減少
ウイルス性髄膜炎	軽度～中等度増加（リンパ球優位）	正常～軽度上昇	正常

る．病原微生物が細菌であれば，貪食能やオプソニン効果を有する好中球が増加し，ウイルス・寄生虫・トレポネーマなどであれば免疫能を司るリンパ球が増加する．

- 中枢神経系の腫瘍が髄液の通路に露出すると，髄液中に腫瘍細胞が検出される．

参考になる検査とその意義

- 中枢神経感染症の場合には髄液総蛋白，髄液糖をあわせて検討することで，病原微生物の鑑別（細菌性，ウイルス性，真菌性，結核性など）に役立つ．例えば，細菌性髄膜炎の場合には，髄液総蛋白の増加と髄液糖の顕著な減少を認める，といった具合に，髄液細胞数，細胞分画，総蛋白，糖の情報を組み合わせて鑑別を行う（表）．
- 感染症の場合には病原体の分離・同定を試みる．具体的には，髄液細菌/抗酸菌培養検査，抗酸菌PCR検査，ウイルス分離検査，などである．
- 脳脊髄腫瘍や癌性髄膜炎を疑う場合には髄液細胞診が有用である．
- 中枢神経リンパ腫が疑われる場合，髄液中の細胞におけるIgHクローナリティ検査が診断のうえで参考になることがある．これは，PCR法による免疫グロブリンH鎖（IgH）遺伝子の再構成を利用したクロナリティ解析で，B細胞性腫瘍では免疫グロブリン重鎖（IgH）の遺伝子再構成が検出されうる．

診断へのアプローチ

多核球（好中球）の増加

- 高度増加（500/μL以上）：細菌性（化膿性）髄膜炎．
- 中等度増加（50～500/μL程度）：細菌性（化膿性）髄膜炎，脳膿瘍，硬膜下膿瘍，脊髄硬膜下腫瘍など．
- 軽度増加（10～50/μL程度）：ベーチェット病．

※結核性髄膜炎，ウイルス性髄膜炎など通常は単核球が増加する場合でも，炎症が高度な場合には多核球増加を伴うことがある．

単核球（リンパ球）の増加

- 中等度増加（50～500/μL程度）：結核性髄膜炎，真菌性髄膜炎，クリプトコッカス髄膜炎，ウイルス性髄膜炎，ウイルス性脳炎，神経梅毒，多発性硬化症，急性散在性脳脊髄炎，出血後の反応性細胞増多など．
- 軽度増加（10～50/μL程度）：多発性硬化症，サルコイドーシス，脳脊髄腫瘍など．

※脳腫瘍や癌性髄膜炎では腫瘍細胞が，白血病の髄膜浸潤では白血病細胞が検出されうる．伝染性単核症や，ウイルス性髄膜炎の病初期では異型リンパ球が検出されうる．

ピットフォール

- 髄液細胞の検査を行う際には，頭蓋内圧亢進がないこと，頭蓋内占拠性病変がないことを頭部CT検査，眼底検査などにより確認してから行う必要がある．これは，頭蓋内圧亢進状態において，髄液穿刺が脳ヘルニアを誘発する可能性があるためである．しかしながら例外的に，画像上で診断困難だがくも膜下出血が強く疑われる場合，ほかのモダリティにて診断困難な中枢神経炎症性疾患などでは，頭蓋内圧亢進があっても慎重に必要最小量の髄液採取を行う場合もある．

●髄液細胞は髄液のはじめに出た部分に多く，後から出た分に少ないため，数本に分注した場合には1本目で細胞数を検査することが望ましい．

●超急性期の髄膜脳炎の場合には，細胞数の増加がみられないなど，髄液所見が正常のことがあるため，注意が必要である．

●ウイルス性など通常は単核球優位の細胞増多を示す場合でも，炎症が急激で高度な場合には多核球優位の細胞増多を示すことがある．また結核性では，その初期または重症の場合に好中球優位の細胞増多を示すことがある．

予後とフォローアップ

●初回の検査で細胞数増加が認められ，髄膜炎や脳炎と考えられた場合には，細胞数のピークアウトが確認されるまで，数回にわたり検査をフォローアップすることが望ましい．その際，細胞分画の変化も参考になる．

●髄液穿刺後8～10日は，穿刺の影響で軽度の細胞増多が生じる．そのため細胞増多が軽度である病態での経過観察では，10日以上の間隔をあけて再施行する必要がある．

（肥田あゆみ，清水　潤）

髄液糖

CSF glucose

髄液糖は血糖値に並行して増減し，血糖値の約 2/3 である．髄膜の炎症があると細胞成分，病原微生物により糖が消費され，髄液糖が減少するため，中枢神経炎症性疾患の鑑別に有用である．同時に採血を行い血糖との比率で評価する．

検体の採取・取り扱い・保存

- 髄液採取法については本章の「外観・圧」の項目を参照
- 採取後の髄液を長く放置すると，特に細菌性髄膜炎では細菌による糖の分解が起こるため，できるだけ速やかに検査室に提出し測定する

基準値・測定法

- 50〜75 mg/dL
- 固定化酵素電極法

高値	●糖尿病，脳腫瘍，脳出血，けいれん発作など
低値	●細菌性髄膜炎，結核性髄膜炎，真菌性髄膜炎，癌性髄膜炎，一部のウイルス性髄膜炎/脳炎，脳出血，全身性エリテマトーデス，サルコイドーシス，異物炎症など

意義・何がわかるか？

- 中枢神経感染症の鑑別に有用である．細菌性髄膜炎では著明低値となり，ゼロとなることも多い．真菌性髄膜炎，結核性髄膜炎では中等度低値（20〜40 mg/dL）となる．ウイルス性髄膜炎では基本的に減少しないとされるが，ムンプスウイルス，単純ヘルペス，水痘帯状疱疹ウイルスなど一部のものでは低下することもある．

生体内での動態

規定因子と髄液中レベルを決める機序

- 髄液糖は，脈絡膜およびくも膜下腔毛細管の透過性，髄液の糖分解速度などの変化によって増減する．
- 髄液糖は細菌や細胞，酵素の解糖作用により消費される．
- 髄液糖は血糖の約 2/3 に維持され，約 1.5〜4 時間前の血糖値を反映する．

異常値の出るメカニズム

- 髄液糖が低下するメカニズムとしては，髄液腔で増殖した病原微生物や好中球による嫌気的解糖作用，あるいは血液脳関門の破綻による糖移送障害が原因とされる．
- 脳腫瘍，脳出血，けいれん発作後などで髄液糖が増加する場合のメカニズムは，糖調節中枢の刺激による．糖尿病では血糖の高値を反映する．

参考になる検査とその意義

- 通常は髄液細胞数と細胞の種類，髄液総蛋白と髄液糖を同時に測定する．
- 髄液細胞数および蛋白の増加，糖の低下より感染症が疑われる場合には，培養検査やPCR，抗体測定などをあわせて行い病原

微生物の検索を行う．

診断へのアプローチ

- 40～50 mg/dL（軽度減少）：サルコイドーシス，一部のウイルス性髄膜炎/脳炎，脳出血，全身性エリテマトーデス，異物炎症など．
- 20～40 mg/dL（中等度減少）：結核性髄膜炎，真菌性髄膜炎，癌性髄膜炎．
- 20 mg/dL 以下（高度減少）：細菌性髄膜炎．

ピットフォール

- 髄液糖を検討する際には同時採血時の血糖が必須であるが，髄液糖は 90 分～4 時間前の血糖値を反映するため，髄液採取の 2 時間程度前に血糖を測定しておくとより正確な検討が可能である．

予後とフォローアップ

- 感染性疾患では必要に応じて主に治療の前後で髄液検査を行い，髄液細胞数，細胞分画，髄液総蛋白とあわせて髄液糖のフォローアップを行う．

（肥田あゆみ，清水　潤）

髄液検査 外観・圧

cerebrospinal fluid CSF analysis, CSF supernatant color・CSF pressure

髄液を採取する際に，その外観（色調，透明度，混濁の有無，凝固物の有無など）を観察する．また，髄液採取の前後でその液圧を測定する（初圧/終圧）．初圧の確認に引き続き Queckenstedt 試験（両側頸静脈圧迫）を行いくも膜下腔の閉塞の有無を確認する．

検体の採取・取り扱い・保存

- 髄液採取法には，腰椎穿刺，後頭下穿刺，頸椎側法穿刺，脳室穿刺の 4 法があるが，通常，腰椎穿刺法を行う．腰椎穿刺では，患者を側臥位とし，第 3～4 腰椎間を基準として穿刺する
- 外観：髄液を採取する際に，その透明度，色調，凝固物，沈殿などの有無を光線にかざし，または試験管を軽く振とうして観察する
- 圧：穿刺針から髄液が出ることを確認ののち，ただちに活栓を閉じ，ガラス管を連結して活栓を開くと髄液は管内を上昇する．ガラス管を垂直に保持して穿刺部から液の上面までの高さを測定し，初圧○ mmH_2O（または cmH_2O）と記載する．用手的に両側頸静脈を圧迫すると健常人では数秒間で圧が 100 mmH_2O 以上上昇し，圧迫を解除すると 10 秒以内にもとの圧まで下降する．このような速やかな圧変化がみられない場合を Queckenstedt 検査陽性と判定し，くも膜下腔の閉塞を示唆する．検査に必要な髄液を採取したのち，必要に応じて再度ガラス管を連結して終圧を測定し検査を終了する

基準値・測定法

- 髄液外観：水様無色透明
- 髄液圧：初圧 70～180 mmH_2O Queckenstedt 試験：100 mmH_2O 以上の圧上昇
- 圧高値（＞180 mmH_2O）：頭蓋内占拠性病変（脳腫瘍，脳膿瘍，脳出血など），静脈うっ血（静脈洞血栓症，上大静脈閉塞など），脳浮腫（脳梗塞，頭部外傷，髄膜脳炎など），髄液産生過剰，髄液吸収障害，Cushing 症候群，副甲状腺機能低下症，薬物服用時（ビタミン A，テトラサイクリン，プロゲステロンなど）など
- 圧低値（＜70 mmH_2O）：原発性低髄圧症候群，髄液漏，腰椎穿刺後の髄液漏出，脊髄くも膜下閉塞，バルビタール中毒，重症脱水など

意義・何がわかるか？

- 髄液の外観は，性状が特徴的な場合は中枢神経疾患の病態の鑑別に役立つ（後述）．髄液圧からは，髄液の産生，吸収などの髄液の動態の把握が可能で，中枢神経疾患の鑑別に役立つ．高髄圧の場合は髄液産生過剰，吸収低下，通過障害，頭蓋内占拠性病変，中枢神経系の炎症などの病態を示唆し，低髄圧の場合は原発性低髄圧症候群，髄液漏，重症脱水などの病態を示唆する（後述）．

生体内での動態

規定因子と血中レベルを決める機序

- 髄液圧は正常では 70～180 mmH_2O の間に保たれる．髄液圧は脈拍に一致して 1～4 mmH_2O 程度，咳嗽・怒責などで 10～

50 mmH$_2$O，深呼吸により約 20 cmH$_2$O 変動する．これは脳と脊髄とのくも膜下腔が自由に交通しており閉塞機転のないことを示している．

異常値の出るメカニズム

- 髄液の産生亢進，吸収低下，髄液通過障害，静脈系うっ滞，血管透過性亢進，頭蓋内占拠性病変の存在があると高髄圧となる．髄圧低下は髄液の漏出などで生じる．

参考になる検査とその意義

- 通常は髄液一般検査（細胞数，細胞分画，髄液総蛋白，髄液糖）とあわせて検討する．

診断へのアプローチ

外　観

- 血性：数本に分けて採取し，次第に血性が薄くなっていく場合や，採取後ただちに遠心して上清が無色透明となる場合は穿刺時出血と考えられ，それ以外の場合は脳出血やくも膜下出血と考えられる．
- キサントクロミー：髄液が淡黄色を呈するもの．脳実質，髄膜の古い出血，脳脊髄腫瘍，髄膜炎，くも膜下腔閉塞，髄液蛋白の高度増加（150 mg/dL 以上）など．
- 日光微塵：髄液中に浮遊する微細な顆粒状の成分が観察されることで，白血球増多や少量の赤血球混入でみられる．
- フィブリン析出：採取直後は透明だが，静置後 24 時間以内にフィブリン（線維素）が析出することがある．結核性髄膜炎などでみられる．
- 混濁（乳白色）：化膿性（細菌性）髄膜炎でみられる．

圧

- 圧高値（$>$180 mmH$_2$O）：頭蓋内占拠性病変（脳腫瘍，脳膿瘍，脳出血など），静脈うっ血（静脈洞血栓症，上大静脈閉塞など），脳浮腫（脳梗塞，頭部外傷，髄膜脳炎など），髄液産生過剰，髄液吸収障害，Cushing 症候群，副甲状腺機能低下症，薬物服用時（ビタミン A，テトラサイクリン，プロゲステロンなど）など．
- 圧低値（$<$70 mmH$_2$O）：原発性低髄圧症候群，髄液漏，腰椎穿刺後の髄液漏出，脊髄くも膜下閉塞，バルビタール中毒，重症脱水など．

ピットフォール

- 外観で血性がみられるとき，赤血球数算定による補正が有用なことがある．
- 特に，肉眼的に血性の程度が強い場合，髄液細胞数が軽度増加している場合，末梢血赤血球減少が著明な場合，高度の白血球増多を示す場合などは補正の意義が高い．

補正式

- 補正後髄液細胞数＝髄液細胞数－（末梢血白血球数／末梢血赤血球数×髄液赤血球数）

  ※補正時の赤血球算定は生理食塩水で 10 倍希釈し，チュルク計算盤を使用する．
- 穿刺時の血管損傷により髄液が血性となることがしばしば経験される．くも膜下出血などの病的血性髄液の場合には白血球が増加しており，遠心上清が溶血のため赤色となる．
- 液圧は，通常髄液を 1 mL 採取するごとに 10 mmH$_2$O 低下するとされる．
- 髄液圧低下は頭痛の原因として重要であり，立位で増強する頭痛では低髄圧を考慮する．
- 採取量が多すぎると低髄圧により頭痛をきたすため注意する．

予後とフォローアップ

- 必要に応じて髄液検査のフォローアップを行い，髄液一般検査（細胞数と細胞分画，髄液総蛋白，髄液糖）とあわせて検討する．

（肥田あゆみ，清水　潤）

髄液蛋白

cerebrospinal fluid protein

髄液蛋白はほとんどが血漿に由来する．主として中枢神経炎症性疾患で上昇することから，髄液蛋白と髄液細胞数/細胞分画をあわせて検討することでこれら疾患の鑑別に役立つ．また脳出血，くも膜下出血，くも膜下閉塞など，炎症性以外の中枢神経疾患においても異常値を示す．

検体の採取・取り扱い・保存

- 髄液採取法については本章の「外観・圧」の項目を参照
- 先に細胞検査を行った後，検体を遠心し，上清の蛋白を測定する．後日ウイルス抗体価などが追加で必要になることを考慮し，上清は凍結保存しておくことが望ましい

基準値・測定法

- 髄液総蛋白：15～45 mg/dL
- ピロガロールレッド・モリブデン錯体発色法

高値	●細菌性髄膜炎，結核性髄膜炎，ウイルス性髄膜炎/髄膜脳炎，真菌性髄膜炎，自己免疫性脳炎，多発性硬化症，神経ベーチェット病，神経梅毒，脳膿瘍，サルコイドーシス，亜急性硬化性全脳炎，Guillain-Barré 症候群，急性散在性脳脊髄炎，脳脊髄腫瘍，ポリニューロパチー，脳出血，くも膜下出血，くも膜下腔閉塞，M 蛋白血症など
低値	●髄液漏，良性頭蓋内圧亢進症，甲状腺機能亢進症

意義・何がわかるか？

- 髄液中に含まれる蛋白成分のほとんどは血漿に由来するが，血液・髄液関門の存在により髄液総蛋白は血清総蛋白の 1/200 以下となっている．主として中枢神経の炎症や腫瘍，脱髄性疾患などで髄液総蛋白が上昇する．

生体内での動態

規定因子と血中レベルを決める機序

- 髄液は主として血漿成分から移行したもので，漏出液としての性状をもっている．
- 髄液中の蛋白成分のほとんどすべては血漿に由来するが，血液髄液関門の存在によって総蛋白濃度は血漿の 1/200 程度であり，巨大分子であるフィブリノゲン，β-リポ蛋白はほとんどなく，IgM，α_2-マクログロブリンも痕跡程度に含まれるにすぎない．
- 肝硬変やネフローゼ症候群，M 蛋白血症などの疾患では血液・髄液関門の破綻はないが，髄液蛋白は血漿蛋白の組成異常を反映する．

異常値の出るメカニズム

- 中枢神経疾患と関係なく，血漿蛋白異常をそのまま反映する場合：M 蛋白血症，肝硬変，ネフローゼ症候群などでは血漿蛋白異常を反映して高値を呈する．
- 血液－髄液関門の破綻により，血漿蛋白が混入する場合：髄膜や脈絡膜の毛細血管の

透過性が亢進する場合で，髄膜炎，頭蓋内腫瘍，脳卒中などで高値を呈する．

- 中枢神経内局所産生増加による場合：中枢神経組織に浸潤する免疫グロブリン産生細胞により産生された免疫グロブリンが髄液中に移行するため，血清蛋白分画に比してγ分画が増加し髄液総蛋白が高値を呈する．髄膜炎，脳炎，多発性硬化症，神経ベーチェット病，脳腫瘍などが該当する．
- 髄液のターンオーバーが阻害されたとき：くも膜下腔閉塞などで髄液がうっ滞したとき髄液総蛋白が高値を呈する．

参考になる検査とその意義

- 通常は髄液細胞数と細胞の種類，髄液総蛋白と髄液糖を同時に測定することで中枢神経炎症性疾患や腫瘍性疾患の鑑別に役立つ．
- IgG 濃度および IgG index：髄液蛋白組成の変化をみるために，髄液中の IgG とアルブミンを定量し，IgG 濃度，IgG index［=(髄液 IgG/髄液アルブミン)/(血清 IgG/血清アルブミン)］を求め，さらに濃縮髄液を用いて蛋白分画と免疫電気影同検査を実施することが有意義である．IgG は多発性硬化症，神経梅毒，髄膜脳炎，亜急性硬化性全脳炎などで上昇する．脳出血，糖尿病性ニューロパチー，圧迫性脊髄症などの場合にも IgG は増加するが，IgG index は基準範囲内のことが多い．IgG index の基準値は報告により異なるが，一般的に 0.7 未満は正常と考える．
- オリゴクローナル IgG バンド：髄液の電気泳動において，γグロブリン分画に幅の狭い数本のバンドが検出される所見であり，中枢神経内の免疫グロブリン産生の指標として多発性硬化症などの脱髄性疾患の診断に有用である．
- ミエリン塩基性蛋白：髄鞘構成蛋白であるミエリン塩基性蛋白は正常髄液中には認められず，多発性硬化症や神経ベーチェット病の症状増悪期に増加し，脳脊髄炎，脳梗塞急性期などでも増加し，脱髄の進行の指標となる．

診断へのアプローチ

- 15 mg/dL 未満：髄液漏，良性頭蓋内圧亢進症，甲状腺機能亢進症など．
- 45～100 mg/dL（軽度上昇）：種々の髄膜炎，ウイルス性脳炎，脳脊髄炎，神経梅毒，脳膿瘍，サルコイドーシス，Guillain-Barré 症候群，神経ベーチェット病，脳出血，多発性硬化症，ポリニューロパチーなど．
- 100～500 mg/dL（中等度上昇）：細菌性髄膜炎，結核性髄膜炎，無菌性髄膜炎，脳膿瘍，脳出血，脳脊髄腫瘍，Guillain-Barré 症候群など．
- 500 mg/dL 以上（高度上昇）：細菌性髄膜炎，脳脊髄腫瘍，脳出血，くも膜下腔閉塞など．

ピットフォール

- Guillain-Barré 症候群，その他のポリニューロパチー，くも膜下腔閉塞などでは，蛋白が増加する一方で細胞増多を伴わないことが多く，蛋白細胞解離と呼ぶ．
- 髄液を採取する際には必ず血清を同時に採取し，髄液分画を検討する際は血清分画と比較して検討する必要がある．

予後とフォローアップ

- 中枢神経疾患では必要に応じて治療の前後で髄液検査を行い，髄液細胞数，細胞分画とあわせて髄液蛋白のフォローアップを行う．

（肥田あゆみ，清水　潤）

気管支肺胞洗浄液（BALF）

broncho alveolar lavage fluid

気管支肺胞洗浄液は肺胞領域の液性成分で，経気管支鏡的に採取される．リンパ球のサブセット解析や，細胞診，細菌学的検査を組み合わせることにより，びまん性，感染性，腫瘍性肺疾患の鑑別に非常に有用な検査となっている．

検体の採取・取り扱い・保存

- 気管支ファイバースコープを用いて限局性の病変はその部位で，びまん性の場合は中葉または舌区に楔入し，微温滅菌生理食塩水 20～50 mL で洗浄回収する
- 上記の操作を 4～6 回繰り返し，回収した BALF はガーゼで粘液成分を濾過し，迅速に分析する
- 検体は多量であるほど好ましい（最低 2～3 mL は必要）
- 冷蔵保存であれば数日間保存可能である

基準値・測定法

基準値（非喫煙者）

総細胞数（10^4/mL）	12.72 ± 8.42
マクロファージ（%）	87.75 ± 7.27
リンパ球（%）	10.69 ± 6.99
好中球（%）	0.94 ± 1.31
好酸球（%）	0.27 ± 0.64
その他（%）	0.34 ± 0.65

（文献 1 を参照して作成）

異常値

- 回収液量，回収細胞数減少：喫煙歴
- リンパ球増加：過敏性肺臓炎，サルコイドーシス，慢性ベリリウム肺，BOOP（bronchiolitis obliterans organizing pneumonia）
- 好中球増加：細菌性肺炎，慢性気道感染症（DPB，気管支拡張症），ARDS
- 好酸球増加：好酸球性肺炎，薬剤性肺炎
- T リンパ球サブセット（$CD4^+/CD8^+$）増加：サルコイドーシス，慢性ベリリウム肺，金製剤肺炎，珪肺症，肺好酸球性肉芽腫症，農夫肺
- T リンパ球サブセット（$CD4^+/CD8^+$）低下：夏型過敏性肺臓炎，BOOP，粟粒結核，後天性免疫不全症候群，石綿肺，肺胞蛋白症
- 米のとぎ汁様の性状：肺胞蛋白症
- 血性：肺胞出血
- 悪性細胞の検出：肺胞上皮がん，がん性リンパ管症
- アスベスト小体の検出：石綿肺

意義・何がわかるか？

- 採取したBALF中の細胞数，細胞分画，CD4/CD8比などの情報は特にびまん性肺疾患において有用な補助情報となる．
- 細胞診，細菌学的検査を組み合わせることにより，経気管支鏡的肺生検などのほかの手技と並んで，びまん性，感染性，腫瘍性肺疾患の鑑別に非常に有用な検査となっている．

異常値の出るメカニズム

- 適切に施行されると，BALFには末梢気道と肺胞腔に存在する細胞および非細胞成分が回収されてくる．
- 細胞成分には赤血球や上皮細胞も含まれるが，一般的にはこれらを除外し，マクロファージ，好中球，リンパ球，好酸球のいわゆる白血球細胞や肥満細胞などを解析の対象とし，種々の呼吸器疾患を反映する．
- 非細胞成分には，洗浄部位の上皮を覆う液体（軌道上皮被覆液）に存在する蛋白質主体の成分が含まれており，疾患によっては微生物やアスベスト小体などの特殊な物体も回収される．

参考になる検査とその意義

- 過敏性肺臓炎の一つである鳥飼病ではBALリンパ球のトリ血清に対する刺激試験で陽性となる．
- 感染性疾患ではニューモシスチス肺炎をはじめとする真菌感染や抗酸菌感染，一般細菌感染などが，培養，polymerase chain reaction（PCR），各種特殊染色などを組み合わせることにより診断可能である．

診断へのアプローチ

- 性状から，血清洗浄液では肺胞出血が考えられ，米のとぎ汁様洗浄液の場合は肺胞蛋白症が疑われる．これらの性状が観察された場合，細胞成分として肺胞出血では血鉄細胞，肺胞蛋白症ではPAS染色陽性のマクロファージが認められれば診断はほぼ確定する．
- 細胞診における悪性細胞の検出は，がん性リンパ管症や，白血病，悪性リンパ腫の肺浸潤などの診断に有用である．
- 感染症では，顕微鏡的観察，培養，遺伝子診断が起因菌判定に高い効果を示す．
- アスベスト小体の存在は石綿曝露を意味し，肺胞マクロファージ内に貪食された物質を分析電子顕微鏡で解析することで，吸入された粉塵の同定が可能である．
- びまん性肺疾患においては，確定診断には至らないが，病理像，CT所見などほかの検査の情報とあわせて診断の補助として用いる．

ピットフォール

- 回収率が25％以下であった場合は，評価が不正確になることが多い．一般的な回収率は60％程度であるが，ウェッジが不十分だと回収の際に空気が吸引され，回収率が低下する．
- 喫煙者は非喫煙者に比べ，有意に回収率は減少し，回収細胞数は増加する．また，細胞分画では，マクロファージの増加，リンパ球の減少，Tリンパ球サブセット（$CD4^{+}$/$CD8^{+}$）の低値を認めるので，喫煙歴の有無を確かめることが必要となる．

予後とフォローアップ

- 気管支肺胞洗浄の合併症として一般的なのは，一過性の低酸素血症および検査後の発熱がある．
- 間質性肺炎（特に特発性肺線維症）では気管支鏡操作自体が急性増悪を引き起こすきっかけとなりうることが知られているので，その適応には慎重な検討を要し，また，検査後は経過に十分注意する．

■文献

1）日本呼吸器学会びまん性肺疾患学術部会，厚生労働省難治性疾患克服研究事業びまん性肺疾患調査研究班 編：気管支肺胞洗浄（BAL）法の手引き．克誠堂出版，2008

（川上正敬）

数字・欧文索引

数　字

ギリシャ文字

A

B

C

D

J

K

L

M

N

O

P

Q

R

U

V

W

Z

和文索引

ア

サ

タ

ナ

ハ

マ

ヤ

ラ

診断に直結する　検査値の読み方事典

2014年3月28日発行　第1版第1刷 Ⓒ

監　修　中原一彦（なかはらかずひこ）　編　著　池田　均（いけだひとし）

発行者　渡辺嘉之

発行所　株式会社　総合医学社

〒101-0061　東京都千代田区三崎町1-1-4
電話03-3219-2920　FAX 03-3219-0410
URL：http://www.sogo-igaku.co.jp

Printed in Japan　新協印刷株式会社
ISBN978-4-88378-872-9